新形态教材

神经病学

Neurology

U0292509

第 9 版

主　　编｜郝峻巍　罗本燕

副 主 编｜王 伟　楚 兰　杨 薇　管阳太

数 字 主 编｜郝峻巍　罗本燕

数字副主编｜曾进胜　王延江　胡 波　施福东

人民卫生出版社
·北 京·

图书在版编目（CIP）数据

神经病学 / 郝峻巍，罗本燕主编. -- 9 版.
北京：人民卫生出版社，2024. 7（2024. 11重印）.
（全国高等学校五年制本科临床医学专业第十轮规划
教材）. -- ISBN 978-7-117-36579-6

Ⅰ. R741

中国国家版本馆 CIP 数据核字第 2024RV7274 号

| 人卫智网 | www.ipmph.com | 医学教育、学术、考试、健康，购书智慧智能综合服务平台 |
| 人卫官网 | www.pmph.com | 人卫官方资讯发布平台 |

神 经 病 学
Shenjingbingxue
第 9 版

主　　编：郝峻巍　罗本燕
出版发行：人民卫生出版社（中继线 010-59780011）
地　　址：北京市朝阳区潘家园南里 19 号
邮　　编：100021
E - mail：pmph @ pmph.com
购书热线：010-59787592　010-59787584　010-65264830
印　　刷：人卫印务（北京）有限公司
经　　销：新华书店
开　　本：850 × 1168　1/16　印张：28
字　　数：828 千字
版　　次：1984 年 11 月第 1 版　2024 年 7 月第 9 版
印　　次：2024 年 11 月第 2 次印刷
标准书号：ISBN 978-7-117-36579-6
定　　价：98.00 元
打击盗版举报电话：010-59787491　E-mail：WQ @ pmph.com
质量问题联系电话：010-59787234　E-mail：zhiliang @ pmph.com
数字融合服务电话：4001118166　E-mail：zengzhi @ pmph.com

编委名单

编 委 (以姓氏笔画为序)

王　伟	华中科技大学同济医学院附属同济医院
王振海	宁夏医科大学总医院
王朝霞	北京大学第一医院
田仰华	安徽医科大学第二附属医院
朱以诚	北京协和医院
刘春风	苏州大学附属第二医院
江　泓	中南大学湘雅医学院
杨　薇	吉林大学第二医院
杨清武	陆军军医大学第二附属医院
杨新玲	新疆医科大学第二附属医院
张克忠	南京医科大学第一附属医院
张忠玲	哈尔滨医科大学附属第一医院
陈　蕾	四川大学华西医院
罗本燕	浙江大学医学院附属第一医院
郝峻巍	首都医科大学宣武医院
钟莲梅	首都医科大学宣武医院
施福东	天津医科大学总医院
贾龙飞	首都医科大学宣武医院
郭军红	山西医科大学第一医院
董　强	复旦大学附属华山医院
曾进胜	中山大学附属第一医院
楚　兰	贵州医科大学附属医院
管阳太	上海交通大学医学院附属仁济医院

编写秘书 张　婧　首都医科大学宣武医院

赵奕楠　首都医科大学宣武医院

数字编委

新形态教材使用说明

　　新形态教材是充分利用多种形式的数字资源及现代信息技术,通过二维码将纸书内容与数字资源进行深度融合的教材。本套教材全部以新形态教材形式出版,每本教材均配有特色的数字资源和电子教材,读者阅读纸书时可以扫描二维码,获取数字资源、电子教材。

　　电子教材是纸质教材的电子阅读版本,其内容及排版与纸质教材保持一致,支持手机、平板及电脑等多终端浏览,具有目录导航、全文检索功能,方便与纸质教材配合使用,进行随时随地阅读。

获取数字资源与电子教材的步骤

❶ 扫描封底红标二维码,获取图书"使用说明"。

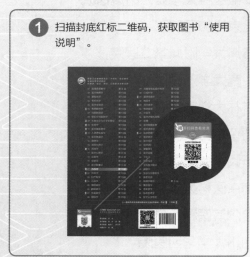

❷ 揭开红标,扫描绿标激活码,注册/登录人卫账号获取数字资源与电子教材。

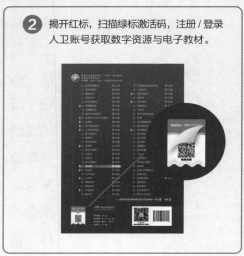

❸ 扫描书内二维码或封底绿标激活码,随时查看数字资源和电子教材。

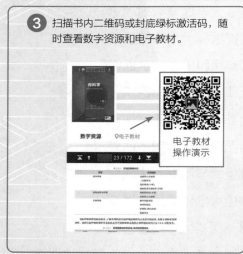

❹ 登录 zengzhi.ipmph.com 或下载应用体验更多功能和服务。

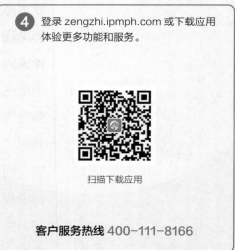

扫描下载应用

客户服务热线 400-111-8166

读者信息反馈方式

人卫e教
medu.pmph.com

　　欢迎登录"人卫e教"平台官网"medu.pmph.com",在首页注册登录后,即可通过输入书名、书号或主编姓名等关键字,查询我社已出版教材,并可对该教材进行读者反馈、图书纠错、撰写书评以及分享资源等。

序言

百年大计,教育为本。教育立德树人,教材培根铸魂。

过去几年,面对突如其来的新冠疫情,以习近平同志为核心的党中央坚持人民至上、生命至上,团结带领全党全国各族人民同心抗疫,取得疫情防控重大决定性胜利。在这场抗疫战中,我国广大医务工作者为最大限度保护人民生命安全和身体健康发挥了至关重要的作用。事实证明,我国的医学教育培养出了一代代优秀的医务工作者,我国的医学教材体系发挥了重要的支撑作用。

党的二十大报告提出到 2035 年建成教育强国、健康中国的奋斗目标。我们必须深刻领会党的二十大精神,深刻理解新时代、新征程赋予医学教育的重大使命,立足基本国情,尊重医学教育规律,不断改革创新,加快建设更高质量的医学教育体系,全面提高医学人才培养质量。

尺寸教材,国家事权,国之大者。面对新时代对医学教育改革和医学人才培养的新要求,第十轮教材的修订工作落实习近平总书记的重要指示精神,用心打造培根铸魂、启智增慧、适应时代需求的精品教材,主要体现了以下特点。

1. 进一步落实立德树人根本任务。遵循《习近平新时代中国特色社会主义思想进课程教材指南》要求,努力发掘专业课程蕴含的思想政治教育资源,将课程思政贯穿于医学人才培养过程之中。注重加强医学人文精神培养,在医学院校普遍开设医学伦理学、卫生法以及医患沟通课程基础上,新增蕴含医学温度的《医学人文导论》,培养情系人民、服务人民、医德高尚、医术精湛的仁心医者。

2. 落实"大健康"理念。将保障人民全生命周期健康体现在医学教材中,聚焦人民健康服务需求,努力实现"以治病为中心"转向"以健康为中心",推动医学教育创新发展。为弥合临床与预防的裂痕作出积极探索,梳理临床医学教材体系中公共卫生与预防医学相关课程,建立更为系统的预防医学知识结构。进一步优化重组《流行病学》《预防医学》等教材内容,撤销内容重复的《卫生学》,推进医防协同、医防融合。

3. 守正创新。传承我国几代医学教育家探索形成的具有中国特色的高等医学教育教材体系和人才培养模式,准确反映学科新进展,把握跟进医学教育改革新趋势新要求,推进医科与理科、工科、文科等学科交叉融合,有机衔接毕业后教育和继续教育,着力提升医学生实践能力和创新能力。

4. 坚持新形态教材的纸数一体化设计。数字内容建设与教材知识内容契合，有效服务于教学应用，拓展教学内容和学习过程；充分体现"人工智能＋"在我国医学教育数字化转型升级、融合发展中的促进和引领作用。打造融合新技术、新形式和优质资源的新形态教材，推动重塑医学教育教学新生态。

5. 积极适应社会发展，增设一批新教材。包括：聚焦老年医疗、健康服务需求，新增《老年医学》，维护老年健康和生命尊严，与原有的《妇产科学》《儿科学》等形成较为完整的重点人群医学教材体系；重视营养的基础与一线治疗作用，新增《临床营养学》，更新营养治疗理念，规范营养治疗路径，提升营养治疗技能和全民营养素养；以满足重大疾病临床需求为导向，新增《重症医学》，强化重症医学人才的规范化培养，推进实现重症管理关口前移，提升应对突发重大公共卫生事件的能力。

我相信，第十轮教材的修订，能够传承老一辈医学教育家、医学科学家胸怀祖国、服务人民的爱国精神，勇攀高峰、敢为人先的创新精神，追求真理、严谨治学的求实精神，淡泊名利、潜心研究的奉献精神，集智攻关、团结协作的协同精神。在人民卫生出版社与全体编者的共同努力下，新修订教材将全面体现教材的思想性、科学性、先进性、启发性和适用性，以全套新形态教材的崭新面貌，以数字赋能医学教育现代化、培养医学领域时代新人的强劲动力，为推动健康中国建设作出积极贡献。

教育部医学教育专家委员会主任委员
教育部原副部长

林蕙青

2024 年 5 月

全国高等学校五年制本科临床医学专业
第十轮　规划教材修订说明

全国高等学校五年制本科临床医学专业国家卫生健康委员会规划教材自 1978 年第一轮出版至今已有 46 个年的历史。近半个世纪以来，在教育部、国家卫生健康委员会的领导和支持下，以吴阶平、裘法祖、吴孟超、陈灏珠等院士为代表的几代德高望重、有丰富的临床和教学经验、有高度责任感和敬业精神的国内外著名院士、专家、医学家、教育家参与了本套教材的创建和每一轮教材的修订工作，使我国的五年制本科临床医学教材从无到有、从少到多、从多到精，不断丰富、完善与创新，形成了课程门类齐全、学科系统优化、内容衔接合理、结构体系科学的由纸质教材与数字教材、在线课程、专业题库、虚拟仿真和人工智能等深度融合的立体化教材格局。这套教材为我国千百万医学生的培养和成才提供了根本保障，为我国培养了一代又一代高水平、高素质的合格医学人才，为推动我国医疗卫生事业的改革和发展作出了历史性巨大贡献，并通过教材的创新建设和高质量发展，推动了我国高等医学本科教育的改革和发展，促进了我国医药学相关学科或领域的教材建设和教育发展，走出了一条适合中国医药学教育和卫生事业发展实际的具有中国特色医药学教材建设和发展的道路，创建了中国特色医药学教育教材建设模式。老一辈医学教育家和科学家们亲切地称这套教材是中国医学教育的"干细胞"教材。

本套第十轮教材修订启动之时，正是全党上下深入学习贯彻党的二十大精神之际。党的二十大报告首次提出要"加强教材建设和管理"，表明了教材建设是国家事权的重要属性，体现了以习近平同志为核心的党中央对教材工作的高度重视和对"尺寸课本、国之大者"的殷切期望。第十轮教材的修订始终坚持将贯彻落实习近平新时代中国特色社会主义思想和党的二十大精神进教材作为首要任务。同时以高度的政治责任感、使命感和紧迫感，与全体教材编者共同把打造精品落实到每一本教材、每一幅插图、每一个知识点，与全国院校共同将教材审核把关贯穿到编、审、出、修、选、用的每一个环节。

本轮教材修订全面贯彻党的教育方针，全面贯彻落实全国高校思想政治工作会议精神、全国医学教育改革发展工作会议精神、首届全国教材工作会议精神，以及《国务院办公厅关于深化医教协同进一步推进医学教育改革与发展的意见》(国办发〔2017〕63 号)与《国务院办公厅关于加快医学教育创新发展的指导意见》(国办发〔2020〕34 号)对深化医学教育机制体制改革的要求。认真贯彻执行《普通高等学校教材管理办法》，加强教材建设和管理，推进教育数字化，通过第十轮规划教材的全面修订，打造新一轮高质量新形态教材，不断拓展新领域、建设新赛道、激发新动能、形成新优势。

其修订和编写特点如下：

1. 坚持教材立德树人课程思政　认真贯彻落实教育部《高等学校课程思政建设指导纲要》，以教材思政明确培养什么人、怎样培养人、为谁培养人的根本问题，落实立德树人的根本任务，积极推进习近平新时代中国特色社会主义思想进教材进课堂进头脑，坚持不懈用习近平新时代中国特色社会主义思想铸魂育人。在医学教材中注重加强医德医风教育，着力培养学生"敬佑生命、救死扶伤、甘于奉献、大爱无疆"的医者精神，注重加强医者仁心教育，在培养精湛医术的同时，教育引导学生始终把人民群众生命安全和身体健康放在首位，提升综合素养和人文修养，做党和人民信赖的好医生。

2. 坚持教材守正创新提质增效　为了更好地适应新时代卫生健康改革及人才培养需求，进一步优化、完善教材品种。新增《重症医学》《老年医学》《临床营养学》《医学人文导论》，以顺应人民健康迫切需求，提高医学生积极应对突发重大公共卫生事件及人口老龄化的能力，提升医学生营养治疗技能，培养医学生传承中华优秀传统文化、厚植大医精诚医者仁心的人文素养。同时，不再修订第9版《卫生学》，将其内容有机融入《预防医学》《医学统计学》等教材，减轻学生课程负担。教材品种的调整，凸显了教材建设顺应新时代自我革新精神的要求。

3. 坚持教材精品质量铸就经典　教材编写修订工作是在教育部、国家卫生健康委员会的领导和支持下，由全国高等医药教材建设学组规划，临床医学专业教材评审委员会审定，院士专家把关，全国各医学院校知名专家教授编写，人民卫生出版社高质量出版。在首届全国教材建设奖评选过程中，五年制本科临床医学专业第九轮规划教材共有13种教材获奖，其中一等奖5种、二等奖8种，先进个人7人，并助力人卫社荣获先进集体。在全国医学教材中获奖数量与比例之高，独树一帜，足以证明本套教材的精品质量，再造了本套教材经典传承的又一重要里程碑。

4. 坚持教材"三基""五性"编写原则　教材编写立足临床医学专业五年制本科教育，牢牢坚持教材"三基"（基础理论、基本知识、基本技能）和"五性"（思想性、科学性、先进性、启发性、适用性）编写原则。严格控制纸质教材编写字数，主动响应广大师生坚决反对教材"越编越厚"的强烈呼声；提升全套教材印刷质量，在双色印制基础上，全彩教材调整纸张类型，便于书写、不反光。努力为院校提供最优质的内容、最准确的知识、最生动的载体、最满意的体验。

5. 坚持教材数字赋能开辟新赛道　为了进一步满足教育数字化需求，实现教材系统化、立体化建设，同步建设了与纸质教材配套的电子教材、数字资源及在线课程。数字资源在延续第九轮教材的教学课件、案例、视频、动画、英文索引词读音、AR互动等内容基础上，创新提供基于虚拟现实和人工智能等技术打造的数字人案例和三维模型，并在教材中融入思维导图、目标测试、思考题解题思路，拓展数字切片、DICOM等图像内容。力争以教材的数字化开发与使用，全方位服务院校教学，持续推动教育数字化转型。

第十轮教材共有56种，均为国家卫生健康委员会"十四五"规划教材。全套教材将于2024年秋季出版发行，数字内容和电子教材也将同步上线。希望全国广大院校在使用过程中能够多提供宝贵意见，反馈使用信息，以逐步修改和完善教材内容，提高教材质量，为第十一轮教材的修订工作建言献策。

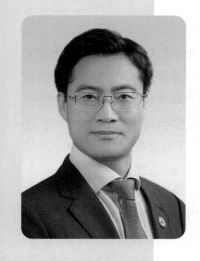

郝峻巍

男,1977年7月生于内蒙古自治区赤峰市。首都医科大学神经病学教授、主任医师、博士研究生导师。现任首都医科大学宣武医院副院长、神经内科主任,国家神经疾病医学中心副主任,国家脑损伤评价医疗质量控制中心常务副主任,神经变性病教育部重点实验室主任,北京市脑卒中诊疗质量控制和改进中心主任,首都医科大学神经病学系副主任。担任中国医师协会神经内科医师分会候任会长、北京医学会神经病学分会候任主任委员、中国神经科学学会神经免疫学分会主任委员及中国医疗保健国际交流促进会神经病学分会主任委员。

从事神经病学医教研工作20余年。主持并参与国家自然科学基金委员会重大项目、国家重点研发计划等国家及省部级课题共30余项,在 *PNAS*、*J Exp Med*、*Ann Neurol*、*JAMA Neurol*、*Neurology* 等杂志发表 SCI 论文 100 余篇,主编著作 12 部,以第 1 发明人申请专利 26 项,其中授权专利 16 项。2018 年获得国家杰出青年科学基金,2020 年入选青年北京学者,2022 年入选北京市战略科技人才。先后获得第九届树兰医学青年奖、第二十四届吴阶平-保罗·杨森医学药学奖等多项荣誉。

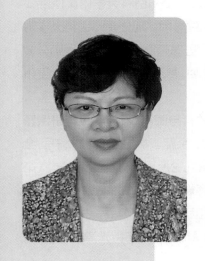

罗本燕

女,1962年11月生于安徽省安庆市。浙江大学医学院附属第一医院神经病学教授、主任医师、博士研究生导师。现任浙江大学医学院附属第一医院神经内科主任,任中国医师协会神经内科医师分会常委、中国卒中学会常务理事、浙江省卒中学会会长、中国医师协会毕业后医学教育神经内科专业委员会委员等。

从事神经病学临床、教学工作近30年,任全国高等学校八年制及"5+3"一体化临床医学专业第四轮规划教材《神经病学》(第4版)主编,多部全国高等学校五年制、八年制神经病学教材副主编,主持并参与国家自然科学基金重点项目、科技创新2030——"脑科学与类脑研究"重大项目、国家重点研发计划等国家及省部级课题,主编专著2部,以通信作者发表学术论文 180 余篇。作为第一完成人获得中华医学科技奖三等奖,浙江省科学技术进步奖二等奖、三等奖等多个奖项,并获得第五届"中国女医师协会五洲女子科技奖"荣誉称号。

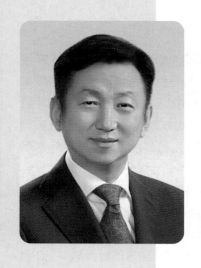

王 伟

男，1963 年 6 月生于北京市。华中科技大学同济医学院附属同济医院神经病学教授，主任医师，博士研究生导师。现任华中科技大学党委常委、常务副校长，国家重大公共卫生事件医学中心主任。担任中华医学会副会长，中国医师协会神经内科医师分会副会长，《神经损伤与功能重建》杂志主编，全国高等学校八年制及"5+3"一体化临床医学专业第四轮规划教材《神经病学》（第 4 版）主编。

从事神经病学医教研工作 30 余年。主持 973 计划、国家自然科学基金重点项目等多项重大课题。以通信作者在 *Lancet*、*BMJ* 等杂志发表 SCI 论文 135 篇，累计影响因子 1 560。国家杰出青年科学基金获得者，教育部长江学者特聘教授，全国卫生系统"全国青年岗位能手"。作为项目负责人获国家自然科学奖二等奖、教育部自然科学奖一等奖、湖北省自然科学奖一等奖。

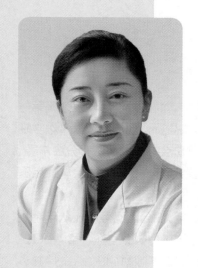

楚 兰

女，1964 年 6 月生于贵州省安顺市。贵州医科大学附属医院二级教授，主任医师，医学博士，博士研究生导师。现任贵州医科大学附属医院副院长，神经内科学科带头人，中国医师协会神经内科医师分会副会长，贵州省医学会神经病学分会主委，贵州省卒中学会会长，贵州省神经内科质控中心主任。

从事医教研工作 30 余年。主持并参与国家级、省部级科研课题 20 余项，发表 SCI 及中文期刊论文 200 余篇。参与多部教材编写，全国高等学校五年制本科临床医学专业第九轮规划教材《神经病学》（第 8 版）副主编，国家卫生健康委住院医师规范化培训规划教材《神经病学》（第 2 版）副主编。担任《中华神经科杂志》等编委。先后获国家卫生计生中青年突出贡献专家，国务院 / 贵州省政府特殊津贴专家，省管专家，获多个省部级科研奖项。

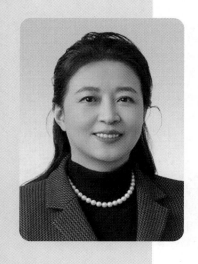

杨 薇

女,1970年12月生于黑龙江省哈尔滨市。吉林大学第二医院神经病学教授、主任医师、博士研究生导师。现任吉林大学第二医院副院长、中国医师协会神经内科医师分会委员、吉林省医师协会第三届理事会理事、吉林省医学会神经病学分会副主任委员等。

从事神经病学医教研工作30余年。主持并参与国家重点研发计划、国家自然科学基金等多项课题,近五年发表高水平学术论文60余篇。多次获得吉林省教育技术成果奖、吉林省科技进步奖等,被评为长白山领军人才、吉林省拔尖创新人才、吉林省有突出贡献专家等,荣获吉林省五一劳动奖章,获得吉林省师德楷模、"吉林医德标兵"和"白求恩名医"等称号。

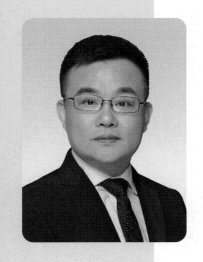

管阳太

男,1964年8月生于江西省抚州市。上海交通大学医学院附属仁济医院神经内科行政主任、教授、主任医师、博士研究生导师。兼任上海市医学会神经内科专科分会第九届主任委员、上海市社会医疗机构协会神经病学分会首届主任委员、中华医学会神经病学分会常务委员、中国医师协会神经修复学专业委员会常务委员等学术任职。

从事神经病学医教研工作30余年,国家重点研发计划"干细胞及转化研究"重点专项首席科学家;主持国家自然科学基金8项,发表SCI论文200余篇;获上海领军人才、优秀学术带头人、医学领军人才、曙光学者及浦江人才等多项荣誉。

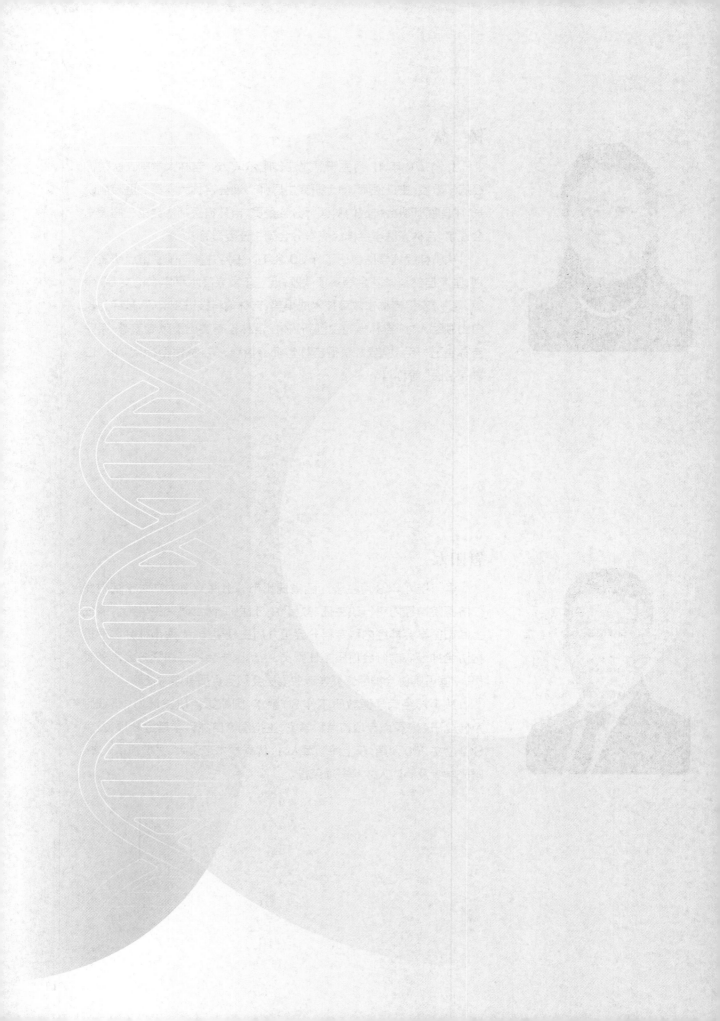

前言

　　教材是教学活动的核心载体,教材的质量决定着人才培养的质量。全国高等学校五年制本科临床医学专业规划教材被誉为"干细胞"教材,其中《神经病学》自 1984 年开始,已先后出版了 8 版,对医学本科教育发挥了重要的基础性作用。当前,距上一版教材出版已有 6 年,神经病学理论和实践都发生了很多变化,根据全国高等学校五年制本科临床医学专业第十轮规划教材主编人会会议精神,《神经病学》编写工作于 2023 年 5 月正式启动。

　　《神经病学》(第 9 版)编写团队坚持以习近平新时代中国特色社会主义思想为指导,牢牢把握教材建设的政治方向和价值导向,在认真研究总结以往各版本教材经验和成果的基础上,突出高标准、高起点、高要求,科学制定编写大纲,注重在知识体系上正本清源、守正创新,努力发挥教材培根铸魂、启智增慧的重要作用。

　　首先,注重教材的"思政性"。党的二十大报告指出,培养造就大批德才兼备的高素质人才,是国家和民族长远发展大计。本教材坚持"立德树人"的基本要求,重视"三基"素质教育,将"立德为本、精益技术、知行合一、致力研究"四个方面的教学主题有机融汇于教材中,尤其在神经系统变性疾病、中枢神经系统感染性疾病、癫痫等重点疾病描述中融入思政元素,推动医学课程与思想政治教育在形式、内容和方法上有序衔接,鼓励引领学生胸怀"国之大者",立家国志、立行业志,坚定正确的人生价值目标,着力培养医德高尚、医术精湛的医生。

　　其次,注重教材的"实践性"。结合五年制本科生的认知、学习规律和实践需求,推动教材理论向实践转化,致力于服务教师教学实践、学生临床实践。一方面,以教学实践为导向,参考了国内外经典教材、诊疗指南和共识等 500 多部文献,博采众家之长,突出标准化、规范化、国际化,将教材系统编写为二十五章,并配有习题集等资源,努力成为教师备课和教学使用的标准工具书。另一方面,以临床实践为导向,强调"多临床、早临床、反复临床"的理念,从症状描述到辅助检查解读再到诊断要点说明,都努力做到条理清晰、深入浅出、详略得当,助力学生建立规范化的临床思维,便于其理解和记忆,着力解决教材建设与医疗实践脱节等问题。

　　最后,注重教材的"创新性"。紧跟新形势、新理论、新技术,全面深化数字赋能,推进教材领域数字化改革,打造"数字人""三维解剖模型""动画微课""思维导图""数字课件""知识点视频""数字习题"多位一体协同联动的教学资源体系,拓展教材的灵活性、互动性和共享性,实现现场教学与网络教学平台的有机融合。其中,"数字人"是数字内容的最大亮点,采用虚拟仿真技术,创设立体的标准化病人,高度形象地模拟真实病人、真实体征、真实互动、真实诊疗,可最大限度地增加学生的感官认识。"三维解剖模型"和"动画微课"进一步促进抽象知识具象化,生动展示生理解剖结构与疾病的关联,实现病理机制从宏观描述到微观呈现的转变。"思维导图"致力于帮助学生构建系统思维,将各种疾病数千字的理论知识提炼为一张张完整清晰、逻辑严密的"鱼骨图",便于学生一目了然、全面系统地掌握疾病。

有一流的编写队伍,才能有一流的教材。我们优选了一批国家知名学者、教授加入教材编写团队,汇集了神经病学行业的顶级专家和临床教学经验丰富的学科带头人,从而保障了教材的科学性和权威性。编写过程中,我们始终怀着对教材建设的敬畏之心,坚持高标准严要求,认真敬业、一丝不苟,做到逻辑严谨、内容严谨、文字严谨,努力打造内容和形式上都达到一流水平的精品教材。

编写工作中,首都医科大学和宣武医院给予了大力支持,各兄弟院校提供了积极热情的帮助,在此表示真诚的感谢!

由于编写时间有限、更新内容较多,疏漏和不妥之处难免,恳请广大师生、同行在使用过程中提出宝贵的意见和建议。

郝峻巍

2024 年 1 月

目录

第一章 | 绪 论

一、神经病学的概念和范畴

神经病学(neurology)是研究神经系统疾病和骨骼肌疾病的临床医学,主要包括神经系统和骨骼肌疾病的病因、发病机制、临床表现、诊断、治疗、康复及预防等研究,是神经科学(neuroscience)的重要组成部分。

神经系统是人体最精细、结构和功能最复杂的系统,按解剖结构分为中枢神经系统(脑、脊髓)和周围神经系统(脑神经、脊神经),前者主管分析综合内外环境传来的信息并使机体做出适当的反应,后者主管传递神经冲动。按神经系统的功能又分为躯体神经系统和自主神经系统,前者负责调整人体以适应外界环境,后者负责稳定内环境。

神经病学与其他学科有着密切而广泛的联系,不仅与组成神经科学的其他学科,如神经解剖学、神经病理学、神经外科学、神经影像学、神经遗传学、神经分子生物学等联系密切,同时与内科学、外科学、耳鼻咽喉头颈外科学、眼科学、口腔科学等联系广泛。在信息高度发达、科学飞速进步的当今时代,这些学科彼此渗透、相互促进,为神经病学带来了迅猛的发展,使其成为医学科学领域中令人关注的热点学科。

二、神经病学的特性及医学生的学习目标

神经病学的逻辑推理性极强。与其他系统疾病相比,神经病学有其独特的诊断方式及学习方法。医学生掌握神经系统疾病的独特诊断思维方法,不仅有助于提高对神经系统疾病的诊治能力,还有助于全面、系统地提升临床决策力和临床预见力。

1. **定向诊断** 即判断疾病是否属于神经科疾病。神经系统与全身系统相依相伴,使得其常与其他系统疾病混杂。如"昏迷"症状,可由神经科的脑出血、高颅压等所致,也可为内分泌科的"糖尿病高渗性昏迷"。有时一种疾病在某一阶段属于内科范畴,在另一阶段又属于神经科范畴,如一氧化碳中毒,急性期属于急诊内科疾病,到了迟发性脑病阶段即归为神经内科疾病。所以学习神经病学时要认真钻研,积累广博且扎实的相关学科知识,耐心探索、去伪存真。

2. **定位诊断** 即查明病变的部位。此诊断先于病因诊断,最能体现神经科的特点,是面对神经系统疾病患者时要解决的首要问题。定位分为临床定位(病史 + 体格检查)及综合定位(临床定位 + 辅助检查)。定位分为三个步骤:第一,确定病变是否位于神经系统或骨骼肌;第二,确定空间分布是局灶性、多灶性、弥散性还是系统性;第三,确定具体的位置,例如,病变位于大脑的哪个区、基底节的哪个核团、脊髓的哪个节段等。先根据病史、症状、阳性体征得出临床定位,再结合针对性的辅助检查进一步证实和鉴别,得出综合定位。准确定位有赖于神经内科医师扎实的基本功和灵活的综合运用能力,以及在临床工作中的实践积累、总结提高。

3. **定性诊断** 即确定病变的性质,又称病因诊断,与定位诊断合称"神经病学特征性诊断思维模式"。神经系统疾病病种繁多、千变万化,对于刚入门的医学生,建议大家记住一个原则"MID-NIGHTS","M"即营养障碍(malnutrition);"I"即炎症(inflammation);"D"即变性(degeneration);"N"即肿瘤(neoplasm);"I"即感染(infection);"G"即内分泌腺体(gland);"H"即遗传(heredity);"T"即中毒(toxication)或外伤(trauma);"S"即卒中(stroke)。记住这个原则,可对神经系统疾病的常见大病

因逐一排查,以避免遗漏。初学者对疾病的综合判断可能会出现错误和遗漏,但只要不畏困难、坚持下来,就会逐渐真正投入其中,体会到无穷乐趣,能力也会随之不断增长。

神经系统疾病定性诊断中,除了要重视病史采集及体格检查外,还应注意以下"四原则":① "一元论原则",即尽量用一个病灶或一种原因去解释患者的全部临床表现与经过;② "辅助检查符合临床思维,而不能主宰临床诊断原则",临床诊断方法是疾病诊断的基础,辅助检查只能提供辅助依据,任何先进的辅助检查结果必须结合临床表现才能正确判断其意义;③ "注意排除假性定位体征原则",例如高颅压患者出现展神经麻痹体征,并没有临床定位意义;④ "重视共病原则",如脑血管病可与阿尔茨海默病等退行性疾病共存,需要综合考虑治疗策略,单一治疗恐难达到疗效。

4. 培养科研思维　相对于其他临床学科,神经病学对临床研究的需求比重更大,其研究的活跃度在国际上日益凸显,是一个临床实践与临床研究并重的学科。作为新时代的医学生,承载着解决人类病痛的使命与希望,在学习中,除了要全面掌握神经病学的基本理论、常见疾病的诊治方法,还要善于透过现象抓住事物的本质和规律,学会从临床实践中提炼科学问题,培养科研思维和创新精神。

三、神经病学的历史发展与未来展望

神经病学的发展走过了漫长的历程。19 世纪之前的数百年是神经病学相关基础学科如解剖学、生理学和病理学的准备期,直至 19 世纪中叶才真正步入神经病学的诞生和发展期。从 19 世纪末到 20 世纪末,神经病学先辈们经过探索和努力,初步建立了神经病学辅助检查的基础体系,包括腰椎穿刺(简称腰穿)脑脊液检查、脑电图检查、肌电图检查等。从 20 世纪 70 年代开始,以计算机断层扫描(CT)和磁共振成像(MRI)为代表的神经影像技术,将活体脑的可视化成为可能,为临床诊断提供了强有力的手段和极大的便利。21 世纪以来,以第二代测序技术(包括对致病基因和致病病原体测序)、血清及脑脊液自身免疫性抗体、核素标记 PET/CT(MR)为代表的三大分子诊断技术,为精准查明病因提供了技术支撑。

展望未来,随着神经科学不断向精细化、亚专业化方向发展,新的检查、治疗手段将不断出现,大量新药涌入临床,许多神经系统疾病在病因与发病机制的探索、诊断技术和治疗方法等方面将持续取得突飞猛进的发展。同时,多学科合作已成为神经病学未来发展的明显特点和趋势,将从科室联合层面、物理调节层面、基因治疗层面等为神经系统疾病的治疗打开新的局面。比如,神经内科与介入科联合,对急性脑梗死患者实施超早期静脉溶栓和动脉取栓的桥接治疗,可最大程度改善预后;神经内科与功能神经外科联合,对帕金森病患者实现颅内电极植入,能达到改善神经功能失调的作用。神经内科和物理治疗的有机结合、物理刺激(如经颅磁刺激、经颅电刺激等)的使用,可帮助脑梗死遗留功能残疾患者获得最大程度的恢复。基因组学与神经内科密切结合,将正常基因代替致病基因,或修复被损害基因,可起到治疗作用。人工智能和神经内科的联系也愈发紧密,无论在预防、诊治、预后和康复各方面,都有无可比拟的优越性,如颅脑 CT/MRI 影像人工智能诊断、神经系统疾病的肢体及语言康复训练等。

尽管神经病学的诊治发展迅速,但神经系统疾病仍是造成人类死亡和残疾的主要原因,神经病学领域仍有许多需要突破的问题。因此我们热切地希望通过本书,激发同学们对神经病学的浓厚兴趣,帮助同学们掌握神经病学的学习方法,使同学们热爱并积极投身于神经病学的工作和研究中,在以后的临床或科研工作中开拓思路、勇于探索,推动神经病学向更新、更高的目标发展。

(郝峻巍)

本章数字资源

神经系统疾病的诊断包括定位诊断(病变部位诊断)和定性诊断(病因诊断)两个部分。临床医师根据解剖学、生理学和病理学知识及辅助检查结果对症状进行分析,推断其发病部位,称为定位诊断;在此基础上确定病变的性质和原因,这一过程称为定性诊断。定位诊断是诊断神经系统疾病的第一步,正确完成定位诊断取决于三个因素,一是对神经系统解剖、生理和病理的理解,二是对这些结构病损后症状的掌握,三是临床基本功的扎实运用。本章主要讨论神经结构病损与临床症状之间的关系,为临床定位诊断提供理论基础。

本章思维导图

神经结构病损后出现的症状,按其表现可分为四组,即缺损症状、刺激症状、释放症状和断联休克症状。①缺损症状:指神经结构受损时,正常功能的减弱或消失。例如一侧大脑内囊区梗死时,破坏了通过内囊的运动和感觉传导束而出现对侧偏瘫和偏身感觉缺失;面神经炎时引起面肌瘫痪等。②刺激症状:指神经结构受激惹后所引起的过度兴奋表现。例如大脑皮质运动区受肿瘤、瘢痕刺激后引起的癫痫;腰椎间盘突出引起的坐骨神经痛等。③释放症状:指高级中枢受损后,原来受其抑制的低级中枢因抑制解除而出现功能亢进。如上运动神经元损害后出现的锥体束征,表现为肌张力增高、腱反射亢进和病理征阳性;基底核病变引起的舞蹈症和手足徐动症等。④断联休克症状:指中枢神经系统局部发生急性严重损害时,引起功能上与受损部位有密切联系的远隔部位神经功能短暂丧失。如较大量内囊出血急性期,患者出现对侧肢体偏瘫、肌张力减低、深浅反射消失和病理征阴性,称脑休克;急性脊髓横贯性损伤时,损伤平面以下表现为弛缓性瘫痪,称脊髓休克。休克期过后,多逐渐出现受损结构的功能缺损或释放症状。

第一节 | 中枢神经

中枢神经系统(central nervous system,CNS)包括脑和脊髓,脑分大脑、间脑、脑干和小脑等部分,脊髓由含有神经细胞的灰质和含上、下行传导束的白质组成。不同的神经结构受损后,其临床症状各有特点。

一、大脑半球

大脑半球(cerebral hemisphere)的表面由大脑皮质所覆盖,在脑表面形成脑沟和脑回,内部为白质、基底核及侧脑室。两侧大脑半球由胼胝体连接。每侧大脑半球借中央沟、大脑外侧裂和其延长线、顶枕沟和枕前切迹的连线分为额叶、顶叶、颞叶和枕叶,根据功能又有不同分区(图 2-1)。此外,大脑还包括位于大脑外侧裂深部的岛叶和位于半球内侧面的由边缘叶、杏仁核、丘脑前核、下丘脑等组成的边缘系统(图 2-2、图 2-3)。

三维模型

两侧大脑半球的功能不完全对称,按功能分为优势半球和非优势半球。优势半球为在语言、逻辑思维、综合分析及计算功能等方面占优势的半球,多位于左侧,只有一小部分右利手和约半数左利手者可能在右侧。非优势半球多为右侧大脑半球,主要在音乐、美术、综合能力、空间、几何图形、人物面容的识别及视觉记忆功能等方面占优势。不同部位的损害会产生不同的临床症状。

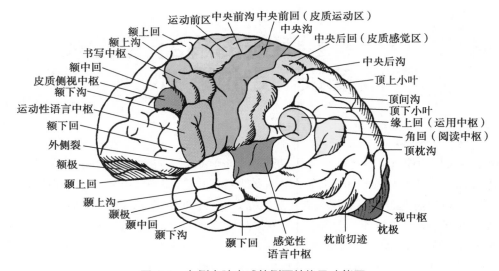

图 2-1　左侧大脑半球外侧面结构及功能区

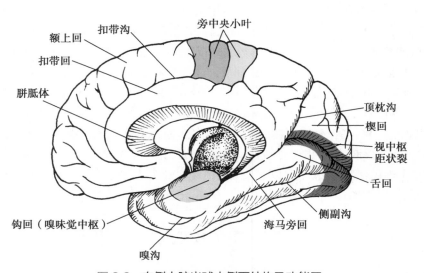

图 2-2　右侧大脑半球内侧面结构及功能区

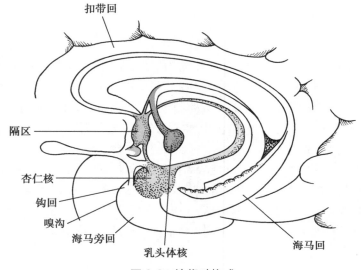

图 2-3　边缘叶构成

（一）额叶

【解剖结构与生理功能】　额叶（frontal lobe）占大脑半球表面的前 1/3，位于外侧裂上方和中央沟前方，是大脑半球主要功能区之一。前端为额极，外侧面以中央沟与顶叶分界，底面以外侧裂与颞叶分界，内侧面以扣带沟与扣带回分界。中央沟前有与之略平行的中央前沟，两沟之间为中央前回，是大脑皮质运动区。中央前回前方从上向下有额上沟及额下沟，将额叶外侧面的其余部分分为额上回、额中回和额下回（图 2-1）。

额叶的主要功能与精神、语言和随意运动有关。其主要功能区包括：①皮质运动区：位于中央前回，该区大锥体细胞的轴突构成了锥体束的大部，支配对侧半身的随意运动。身体各部位代表区在此的排列由上向下呈"倒人状"（图 2-4），头部在下，最接近外侧裂；足最高，位于额叶内侧面。②运动前区：位于皮质运动区前方，是锥体外系的皮质中枢，发出纤维到丘脑、基底核和红核等处，与联合运动和姿势调节有关；此区也发出额桥小脑束，与共济运动有关；此外，此区也是自主神经皮质中枢的一部分；此区还包括肌张力的抑制区，此区受损瘫痪不明显，可出现共济失调和步态不稳等症状。③皮质侧视中枢：位于额中回后部，司双眼同向侧视运动。④书写中枢：位于优势半球的额中回后部，与支配手部的皮质运动区相邻。⑤运动性语言中枢［布罗卡（Broca）区］：位于优势半球外侧裂上方和额下回后部交界的三角区，管理语言运动。⑥额叶前部：有广泛的联络纤维，与记忆、判断、抽象思维、情感和冲动行为有关。

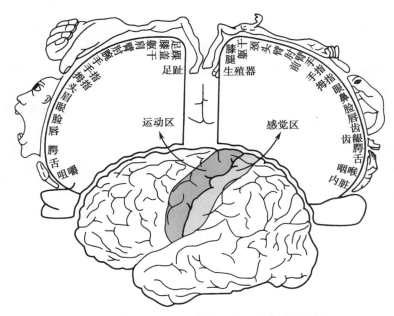

图 2-4　人体各部位在皮质运动区和感觉区的定位关系

【病损表现与定位诊断】　额叶病变时主要引起以下临床表现。

1. **外侧面**　以脑梗死、肿瘤和外伤多见。

（1）额极病变：以精神障碍为主，表现为记忆力和注意力减退，表情淡漠，反应迟钝，缺乏始动性和内省力，思维和综合能力下降，可有欣快感或易怒。

（2）中央前回病变：刺激性病变可导致对侧上、下肢或面部的抽搐［杰克逊（Jackson）癫痫］或继发全身性癫痫发作；破坏性病变多引起单瘫。中央前回上部受损产生对侧下肢瘫痪，下部受损产生对侧面、舌或上肢的瘫痪；严重而广泛的损害可出现对侧偏瘫。

（3）额上回后部病变：可产生对侧上肢强握反射和摸索反射。强握反射（forced grasping reflex）是指物体触及患者病变对侧手掌时，引起手指和手掌屈曲反应，出现紧握该物不放的现象。摸索反射（groping reflex）是指当病变对侧手掌碰触到物体时，该肢体向各方向摸索，直至抓住该物紧握不放的现象。

（4）额中回后部病变：刺激性病变引起双眼向病灶对侧凝视，破坏性病变引起双眼向病灶侧凝视；更后部位的病变导致书写不能。

（5）优势侧额下回后部病变：产生运动性失语。

2. 内侧面　以大脑前动脉闭塞和矢状窦旁脑膜瘤多见。后部的旁中央小叶（paracentral lobule）病变可使对侧膝以下瘫痪，矢状窦旁脑膜瘤可压迫两侧下肢运动区而使其产生瘫痪，伴有尿便障碍，临床上可凭膝关节以下严重瘫痪而膝关节以上无瘫痪与脊髓病变相鉴别。

3. 底面　以额叶底面的挫裂伤、嗅沟脑膜瘤和蝶骨嵴脑膜瘤较为多见。病损主要位于额叶眶面，表现为饮食过量、胃肠蠕动过度、多尿、高热、出汗和皮肤血管扩张等症状。额叶底面肿瘤可出现同侧嗅觉缺失和视神经萎缩，对侧视神经乳头水肿，称为福-肯综合征（Foster-Kennedy syndrome）。

（二）顶叶

【解剖结构与生理功能】　顶叶（parietal lobe）位于中央沟后、顶枕沟前和外侧裂延线的上方。前面以中央沟与额叶分界，后面以顶枕沟和枕前切迹的连线与枕叶分界，下面以外侧裂与颞叶分界。中央沟与中央后沟之间为中央后回，为大脑皮质感觉区。中央后回后面有横行的顶间沟，将顶叶分为顶上小叶和顶下小叶。顶下小叶由围绕外侧裂末端的缘上回和围绕颞上沟终点的角回组成（见图2-1）。

顶叶主要有以下功能分区：①皮质感觉区：中央后回为深浅感觉的皮质中枢，接受对侧肢体的深浅感觉信息，各部位代表区的排列也呈"倒人状"（图2-4），头部在下而足在顶端。顶上小叶为触觉和实体觉的皮质中枢。②运用中枢：位于优势半球的缘上回，与复杂动作和劳动技巧有关。③视觉性语言中枢：又称阅读中枢，位于角回，靠近视觉中枢，为理解看到的文字和符号的皮质中枢。

【病损表现与定位诊断】　顶叶病变主要表现为皮质性感觉障碍、失用和失认症等。

1. 中央后回和顶上小叶病变　破坏性病变主要表现为病灶对侧肢体复合性感觉障碍，如实体觉、位置觉、两点辨别觉和皮肤定位觉的减退或缺失。刺激性病变可出现病灶对侧肢体的部分性感觉性癫痫，如扩散到中央前回运动区，可引起部分性运动性发作，也可扩展为全身抽搐及意识丧失。

2. 顶下小叶（缘上回和角回）病变

（1）体象障碍：顶叶病变可产生体象障碍，体象障碍的分类及特点详见第三章第二节。

（2）格斯特曼综合征（Gerstmann syndrome）：为优势侧角回损害所致，主要表现有计算不能（失算症）、手指失认、左右辨别不能（左右失认症）、书写不能（失写症），有时伴失读。

（3）失用症：优势侧缘上回是运用功能的皮质代表区，发出的纤维至同侧中央前回运动中枢，再经胼胝体到达对侧中央前回运动中枢，因此优势侧缘上回病变时可产生双侧失用症。失用症分类及特点详见第三章第二节。

（三）颞叶

【解剖结构与生理功能】　颞叶（temporal lobe）位于外侧裂的下方，顶枕沟前方。以外侧裂与额、顶叶分界，后面与枕叶相邻。颞叶前端为颞极，外侧面有与外侧裂平行的颞上沟以及底面的颞下沟，以两沟为界划分了颞上回、颞中回和颞下回（见图2-1）。颞上回的一部分掩入外侧裂中，为颞横回。

颞叶的主要功能区包括：①感觉性语言中枢［韦尼克（Wernicke）区］：位于优势半球颞上回后部；②听觉中枢：位于颞上回中部及颞横回；③嗅觉中枢：位于钩回和海马回前部，接受双侧嗅觉纤维的传入；④颞叶前部：与记忆、联想和比较等高级神经活动有关；⑤颞叶内侧面：此区域属边缘系统，海马是其中的重要结构，与记忆、精神、行为和内脏功能有关。

【病损表现与定位诊断】　颞叶病变时主要引起听觉、语言、记忆及精神活动障碍。

1. 优势半球颞上回后部（Wernicke区）损害　患者能听见对方和自己说话的声音，但不能理解说话的含义，即感觉性失语（Wernicke aphasia）。

2. 优势半球颞中回后部损害　患者对于一个物品，能说出它的用途，但说不出它的名称。如对钥匙，只能说出它是"开门用的"，但说不出"钥匙"名称。如果告诉他这叫"钥匙"，患者能复述，但很快又忘掉，称为命名性失语（anomic aphasia）。

3. 颞叶钩回损害　可出现幻嗅和幻味,做舔唇、咀嚼动作,称为"钩回发作"。

4. 海马损害　可发生癫痫,出现错觉、幻觉、自动症、似曾相识感、情感异常、精神异常、内脏症状和抽搐,还可以导致严重的近记忆障碍。

5. 优势侧颞叶广泛病变或双侧颞叶病变　可出现精神症状,多为人格改变、情绪异常、记忆障碍、精神迟钝及表情淡漠。

6. 颞叶深部的视辐射纤维和视束受损　可出现视野改变,表现为双眼对侧视野的同向上象限盲。

(四) 枕叶

【解剖结构与生理功能】　枕叶(occipital lobe)位于顶枕沟和枕前切迹连线的后方,为大脑半球后部的小部分。其后端为枕极,内侧面以距状裂分成楔回和舌回(见图2-2)。围绕距状裂的皮质为视中枢,亦称纹状区,接受外侧膝状体传来的视网膜视觉冲动。距状裂上方的视皮质接受上部视网膜传来的冲动,下方的视皮质接受下部视网膜传来的冲动。枕叶主要与视觉有关。

【病损表现与定位诊断】　枕叶损害主要引起视觉障碍。

1. 视觉中枢病变　刺激性病变可出现闪光、暗影、色彩等幻视现象,破坏性病变可出现视野缺损。视野缺损的类型取决于视皮质损害范围的大小。①双侧视觉中枢病变产生皮质盲,表现为全盲,视物不见,但对光反射存在。②一侧视中枢病变可产生偏盲,特点为对侧视野同向性偏盲,而中心视野不受影响,称黄斑回避(sparing of macula)。③距状裂以下舌回损害可产生对侧同向性上象限盲;距状裂以上楔回损害可产生对侧同向性下象限盲。

2. 优势侧纹状区周围病变　患者并非失明,但对图形、面容或颜色等失去辨别能力,有时须借助触觉方可辨认。如给患者看钥匙不能认识,放在手上触摸一下即能辨认,称为视觉失认。

3. 顶枕颞交界区病变　可出现视物变形。患者看物体发生变大、变小、形状歪斜及颜色改变等现象,这些症状有时是癫痫的先兆。

(五) 岛叶

岛叶(insular lobe)又称脑岛(insula),呈三角形岛状,位于外侧裂深面,被额、顶、颞叶所覆盖。岛叶的功能与内脏感觉和运动有关。刺激人的岛叶可以引起内脏运动改变,如唾液分泌增加、恶心、呃逆、胃肠蠕动增加和产生饱胀感等。岛叶损害多引起内脏运动和感觉的障碍。

(六) 边缘叶

边缘叶(limbic lobe)由半球内侧面位于胼胝体周围和侧脑室下角底壁的一圆弧形结构构成,包括隔区、扣带回、海马回、海马旁回和钩回(见图2-2、图2-3)。边缘叶与杏仁核、丘脑前核、下丘脑、中脑被盖、岛叶前部、额叶眶面等结构共同组成边缘系统。边缘系统与网状结构和大脑皮质有广泛联系,参与高级神经、精神(情绪和记忆等)和内脏的活动。边缘系统损害时可出现情绪及记忆障碍、行为异常、幻觉、反应迟钝等精神障碍及内脏活动障碍。

二、内囊

【解剖结构与生理功能】　内囊(internal capsule)是宽厚的白质层,位于尾状核、豆状核及丘脑之间,其外侧为豆状核,内侧为丘脑,前内侧为尾状核,由纵行的纤维束组成,向上呈放射状投射至皮质各部。在水平切面上,内囊形成尖端向内的钝角形,分为前肢、后肢和膝部。

内囊前肢位于尾状核与豆状核之间,上行纤维是丘脑内侧核至额叶皮质的纤维(丘脑前辐射),下行纤维是额叶脑桥束(额桥束);内囊膝部位于前、后肢相连处,皮质延髓束于此通过;内囊后肢位于丘脑与豆状核之间,依前后顺序分别为皮质脊髓束(支配上肢者靠前,支配下肢者靠后)、丘脑至中央后回的丘脑皮质束(丘脑中央辐射),其后为听辐射、颞桥束、丘脑后辐射和视辐射等(图2-5)。

【病损表现与定位诊断】

1. 完全性内囊损害　内囊聚集了大量的上下行传导束,特别是锥体束在此高度集中,若完全损害,可出现病灶对侧偏瘫、偏身感觉障碍及偏盲,谓之"三偏"综合征,多见于脑出血及脑梗死等。

2. 部分性内囊损害 由于前肢、膝部、后肢的传导束不同,不同部位和程度的损害可出现偏瘫、偏身感觉障碍、偏盲、偏身共济失调、一侧中枢性面舌瘫或运动性失语中的 1 个或多个症状。

三、基底神经节

【解剖结构与生理功能】 基底神经节(basal ganglia)亦称基底核(basal nucleus),位于大脑白质深部,其主要由尾状核、豆状核、屏状核、杏仁核组成(图 2-6、图 2-7),另外红核、黑质及丘脑底核也参与基底核系统的组成。尾状核和豆状核合称为纹状体,豆状核又分为壳核和苍白球两部分。尾状核和壳核种系发生较晚,称为新纹状体;苍白球出现较早,称为旧纹状体;杏仁核是基底神经节中发生最古老的部分,

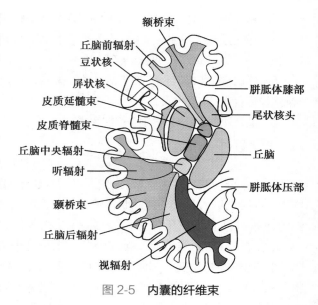

图 2-5 内囊的纤维束

称为古纹状体。基底核是锥体外系的中继站,各核之间有密切的纤维联系,其经丘脑将信息上传至大脑皮质,又经丘脑将冲动下传至苍白球,再通过红核、黑质、网状结构等影响脊髓下运动神经元。基底神经节与大脑皮质及小脑协同调节随意运动、肌张力和姿势反射,也参与复杂行为的调节。

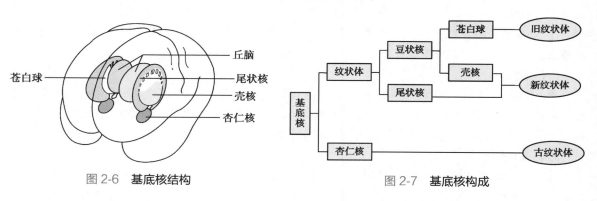

图 2-6 基底核结构   图 2-7 基底核构成

【病损表现与定位诊断】 基底核病变主要产生运动异常(动作增多或减少)和肌张力改变(增高或降低)。

1. 新纹状体病变 可出现肌张力减低-运动过多综合征,主要表现为舞蹈样动作、手足徐动症和偏侧投掷症等。壳核病变可出现舞蹈样动作,表现为不重复、无规律和无目的急骤运动;尾状核病变可出现手足徐动症,表现为手指、足趾的缓慢如蚯蚓蠕动样动作;丘脑底核病变可出现偏侧投掷症,表现为一侧肢体大幅度地、有力地活动。此类综合征可见于风湿性舞蹈症、遗传性舞蹈症、肝豆状核变性等(详见第三章第十五节)。

2. 旧纹状体及黑质病变 可出现肌张力增高-运动减少综合征,表现为肌张力增高、动作减少及静止性震颤。多见于帕金森病和帕金森综合征。

四、间脑

间脑(diencephalon)位于两侧大脑半球之间,是脑干与大脑半球连接的中继站。间脑前方以室间孔与视交叉上缘的连线为界,下方与中脑相连,两侧为内囊。左右间脑之间的矢状窄隙为第三脑室,其侧壁为左右间脑的内侧面。间脑包括丘脑(thalamus)、上丘脑(epithalamus)、下丘脑(hypothalamus)和底丘脑(subthalamus)四部分(图 2-8)。

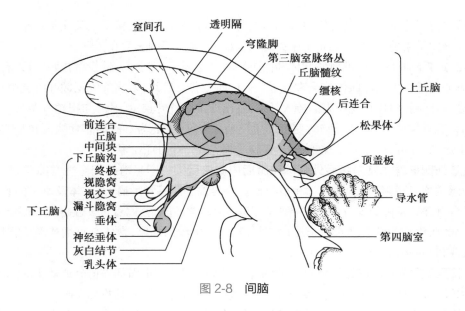

图 2-8 间脑

间脑病变多无明显定位体征,此区占位病变与脑室内肿瘤相似,临床上常称为中线肿瘤,主要表现为颅内压增高症状,临床定位较为困难,需要全面分析。

(一)丘脑

【解剖结构与生理功能】 丘脑(thalamus)是间脑中最大的卵圆形灰质团块,对称分布于第三脑室两侧。丘脑前端凸隆,称丘脑前结节;后端膨大,为丘脑枕,其下方为内侧膝状体和外侧膝状体(图2-9)。丘脑被薄层 Y 形白质纤维(内髓板)分隔为若干核群,主要有前核群、内侧核群和外侧核群。丘脑是各种感觉(嗅觉除外)传导的皮质下中枢和中继站,其对运动系统、感觉系统、边缘系统、上行网状系统和大脑皮质活动均发挥着重要影响。

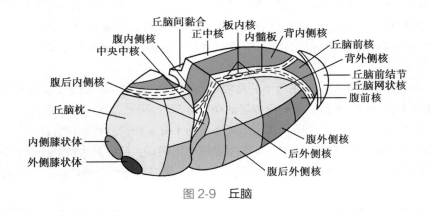

图 2-9 丘脑

1. **前核群** 位于丘脑内髓板分叉部的前上方,为边缘系统的中继站,与下丘脑、乳头体及扣带回联系,与内脏活动有关。

2. **内侧核群** 位于内髓板内侧,包括背内侧核和腹内侧核。背内侧核与丘脑其他核团、额叶皮质、海马和纹状体等均有联系;腹内侧核与海马和海马回有联系。内侧核群为躯体和内脏感觉的整合中枢,亦与记忆功能和情感调节有关。

3. **外侧核群** 位于内髓板外侧,分为背侧核群和腹侧核群两部分,其中腹侧核群包括:①腹前核:接受小脑齿状核、苍白球、黑质等的传入,与额叶运动皮质联系,调节躯体运动;②腹外侧核:接受经结合臂的小脑丘脑束和红核丘脑束的纤维,并与大脑皮质运动前区联系,与锥体外系的运动协调有关;③腹后外侧核:接受内侧丘系和脊髓丘脑束的纤维,由此发出纤维形成丘脑皮质束的大部,终止于大脑中央后回皮质感觉中枢,传导躯体和四肢的感觉;④腹后内侧核:接受三叉丘系及味觉纤维,发出纤维组成丘脑皮质束的一部分,终止于中央后回下部,传导面部的感觉和味觉。

另外,靠近丘脑枕腹侧的外侧膝状体和内侧膝状体也属于丘脑特异性投射核团,可以看作是腹侧核群向后方的延续。内侧膝状体接受来自下丘臂的听觉传导纤维,发出纤维至颞叶听觉中枢,参与听觉冲动传导。外侧膝状体接受视束的传入纤维,发出纤维至枕叶视觉中枢,与视觉有关。

【病损表现与定位诊断】　丘脑病变可产生丘脑综合征,主要为对侧的感觉缺失和/或刺激症状,对侧不自主运动,并可有情感与记忆障碍。丘脑受损主要产生如下症状。

1. **丘脑外侧核群尤其是腹后外侧核和腹后内侧核受损**　产生对侧偏身感觉障碍,具有如下特点:①各种感觉均发生障碍;②深感觉和精细触觉障碍重于浅感觉障碍;③肢体及躯干的感觉障碍重于面部;④可有深感觉障碍所导致的共济失调;⑤感觉异常;⑥对侧偏身自发性疼痛(丘脑痛),疼痛部位弥散、不固定,疼痛的性质多难以描述,可因各种情绪刺激而加剧,常伴有自主神经功能障碍,表现为血压、血糖和心率的波动。

2. **丘脑至皮质下(锥体外系)诸神经核的纤维联系受损**　产生面部表情分离性运动障碍,即当患者大哭或大笑时,病灶对侧面部表情丧失,但令患者做随意动作时,面肌并无瘫痪。

3. **丘脑外侧核群与红核、小脑、苍白球的联系纤维受损**　产生对侧偏身不自主运动,可出现舞蹈样动作或手足徐动样动作。

4. **丘脑前核与下丘脑及边缘系统的联系受损**　产生情感障碍,表现为情绪不稳及强哭、强笑。

(二) 下丘脑

【解剖结构与生理功能】　下丘脑(hypothalamus)又称丘脑下部。位于丘脑下沟的下方,由第三脑室周围的灰质组成,体积很小,占全脑重量的 0.3% 左右,但其纤维联系却广泛而复杂,与脑干、基底核、丘脑、边缘系统及大脑皮质之间有密切联系。下丘脑的核团分为 4 个区:①视前区:位于第三脑室两旁,终板后方,分为视前内侧核和视前外侧核,与体温调节有关;②视上区:内有两个核,视上核在视交叉之上,发出视上垂体束至神经垂体,与水代谢有关,而室旁核在第三脑室两旁,前连合后方,与糖代谢有关;③结节区:内有下丘脑内侧核群的腹内侧核、背内侧核及漏斗核,腹内侧核是位于乳头体之前视上核之后的卵圆形灰质块,与性功能有关,而背内侧核居于腹内侧核之上、第三脑室两旁及室旁核腹侧,与脂肪代谢有关;④乳头体区:含有下丘脑后核和乳头体核,前者位于第三脑室两旁,与产热保温有关。

下丘脑是调节内脏活动和内分泌活动的皮质下中枢,下丘脑的某些细胞既是神经元又是内分泌细胞。下丘脑对体温、摄食、水盐平衡和内分泌活动进行调节,同时也参与情绪活动。

【病损表现与定位诊断】　下丘脑损害可出现一系列十分复杂的症状和综合征。

1. **视上核、室旁核及其纤维束损害**　可产生中枢性尿崩症。此症是由抗利尿激素分泌不足引起的,表现为多饮烦渴、多尿、尿比重降低(一般低于 1.006)、尿渗透压低于 290mOsm/(kg·H_2O),尿中不含糖。

2. **下丘脑散热和产热中枢损害**　可产生体温调节障碍。散热中枢在前内侧区,尤其是视前区,对体温的升高敏感。当体温增高时,散热功能被发动,表现为皮肤血管扩张和大量出汗,通过热辐射和汗液的蒸发散失多余的热量,以维持正常的体温。此区病变破坏了散热机制,表现为中枢性高热和不能忍受高温环境。下丘脑的产热中枢在后外侧区,对低温敏感,受到低于体温的温度刺激时,可发动产热机制,表现为血管收缩、汗腺分泌减少、竖毛、心率增加和内脏活动增强等,通过这些活动来减少散热和产生热量,以维持正常的体温。如此区病变破坏了产热机制,则可表现为体温过低。

3. **下丘脑饱食中枢和摄食中枢受损**　可产生摄食异常。饱食中枢(下丘脑腹内侧核)损害,表现为食欲亢进、食量增大,往往导致过度肥胖,称下丘脑性肥胖;摄食中枢(灰结节的外侧区)损害,表现为食欲缺乏、厌食,消瘦甚至恶病质。

4. **下丘脑视前区与后区网状结构损害** 可产生睡眠觉醒障碍。下丘脑视前区与睡眠有关,此区损害可出现失眠。下丘脑后区属网状结构的一部分,参与上行激活系统的功能,与觉醒有关,损害时可产生睡眠过度、嗜睡,还可出现发作性睡病(narcolepsy)。

5. **下丘脑腹内侧核和结节区损害** 可产生生殖功能与性功能障碍。腹内侧核为性行为抑制中枢,病损时失去抑制,可出现性早熟、智力低下等。下丘脑结节区的腹内侧核是促性腺中枢,损害时促性腺激素释放不足,有时病损波及相近的调节脂肪代谢的神经结构,常同时出现向心性肥胖、性器官发育迟缓、男性睾丸较小、女性原发性闭经等,称为肥胖性生殖无能症。

6. **下丘脑的后区和前区损害** 可出现自主神经功能障碍。下丘脑的后区和前区分别为交感神经与副交感神经的高级中枢,损害时可出现血压不稳、心率改变、多汗、腺体分泌障碍及胃肠功能失调等,还可出现严重的胃肠功能障碍,有时可导致胃、十二指肠溃疡和出血。

(三)上丘脑

上丘脑(epithalamus)位于丘脑内侧,第三脑室顶部周围。主要结构有:①松果体:位于两上丘之间,长约1cm,呈锥体形,其基底附着于缰连合;②缰连合:位于两上丘中间,松果体前方,由横行的纤维束组成;③后连合:位于松果体下方,亦由横行的纤维束组成。

上丘脑的病变常见于松果体肿瘤,可出现由肿瘤压迫中脑四叠体而引起的帕里诺综合征(Parinaud syndrome),表现为:①瞳孔对光反射消失(上丘受损);②眼球垂直同向运动障碍,特别是向上的凝视麻痹(上丘受损);③神经性聋(下丘受损);④小脑性共济失调(结合臂受损),症状多为双侧。

(四)底丘脑

底丘脑(subthalamus)外邻内囊,位于下丘脑前内侧,是中脑被盖和背侧丘脑的过渡区域,红核和黑质的上端也伸入此区。主要结构是丘脑底核,属于锥体外系的一部分,接受苍白球和额叶运动前区的纤维,发出的纤维到苍白球、黑质、红核和中脑被盖。参与锥体外系的功能。

丘脑底核损害时可出现对侧以上肢为重的舞蹈运动,表现为连续的不能控制的投掷运动,称为偏身投掷症(hemiballismus)。

五、脑干

三维模型

脑干(brain stem)上与间脑相连,下与脊髓相连,包括中脑、脑桥和延髓。内部结构主要有神经核、上下行传导束和网状结构。

【解剖结构与生理功能】

1. **脑干神经核** 为脑干内的灰质核团(图2-10、图2-11)。中脑有第Ⅲ、Ⅳ对脑神经的核团;脑桥有第Ⅴ、Ⅵ、Ⅶ、Ⅷ对脑神经的核团;延髓有第Ⅸ、Ⅹ、Ⅺ、Ⅻ对脑神经的核团。除上述脑神经核以外还有传导深感觉的中继核(薄束核和楔束核)及与锥体外系有关的红核和黑质等。

2. **脑干传导束** 为脑干内的白质,包括深浅感觉传导束、锥体束、锥体外通路及内侧纵束等。

3. **脑干网状结构** 脑干中轴内呈弥散分布的胞体和纤维交错排列的"网状"区域,称网状结构(reticular formation),其中细胞集中的地方称为网状核,与大脑皮质、间脑、脑干、小脑、边缘系统及脊髓均有密切而广泛的联系。在脑干网状结构中有许多神经调节中枢,如心血管运动中枢、血压反射中枢、呼吸中枢及呕吐中枢等,这些中枢在维持机体正常生理活动中起着重要的作用。网状结构的一些核团接受各种信息,又传至丘脑,经丘脑非特异性核团中继后传至大脑皮质的广泛区域,以维持人的意识清醒,因此被称为上行网状激活系统。如网状结构受损,可出现意识障碍。

【病损表现与定位诊断】 脑干病变大都出现交叉性瘫痪,即病灶侧脑神经周围性瘫痪和对侧肢体中枢性瘫痪及感觉障碍。病变水平的高低可依受损脑神经进行定位,如第Ⅲ、Ⅳ对脑神经麻痹则病灶在中脑,第Ⅴ、Ⅵ、Ⅶ、Ⅷ对脑神经麻痹则病灶在脑桥,第Ⅸ、Ⅹ、Ⅺ、Ⅻ对脑神经麻痹则病灶在延髓。脑干病变多见于血管病、肿瘤和中枢脱髓鞘病变等。

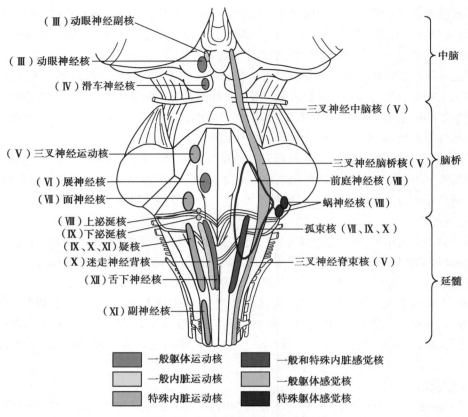

（Ⅲ）动眼神经副核

（Ⅲ）动眼神经核

（Ⅳ）滑车神经核

三叉神经中脑核（Ⅴ）

（Ⅴ）三叉神经运动核

三叉神经脑桥核（Ⅴ）

（Ⅵ）展神经核

前庭神经核（Ⅷ）

（Ⅶ）面神经核

蜗神经核（Ⅷ）

（Ⅷ）上泌涎核
（Ⅸ）下泌涎核
（Ⅸ、Ⅹ、Ⅺ）疑核
（Ⅹ）迷走神经背核
（Ⅻ）舌下神经核

孤束核（Ⅶ、Ⅸ、Ⅹ）

三叉神经脊束核（Ⅴ）

（Ⅺ）副神经核

中脑

脑桥

延髓

一般躯体运动核
一般内脏运动核
特殊内脏运动核
一般和特殊内脏感觉核
一般躯体感觉核
特殊躯体感觉核

图 2-10 脑干内脑神经核团（背面）

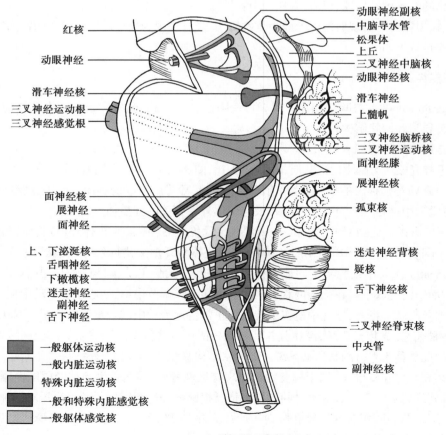

红核
动眼神经
滑车神经核
三叉神经运动根
三叉神经感觉根

面神经核
展神经
面神经

上、下泌涎核
舌咽神经
下橄榄核
迷走神经
副神经
舌下神经

动眼神经副核
中脑导水管
松果体
上丘
三叉神经中脑核
动眼神经核
滑车神经
上髓帆
三叉神经脑桥核
三叉神经运动核
面神经膝
展神经核
孤束核

迷走神经背核
疑核
舌下神经核
三叉神经脊束核
中央管
副神经核

一般躯体运动核
一般内脏运动核
特殊内脏运动核
一般和特殊内脏感觉核
一般躯体感觉核

图 2-11 脑干内脑神经核团（侧面）

1. 延髓（medulla oblongata）

（1）延髓上段的背外侧区病变：可出现延髓背外侧综合征，又称瓦伦贝格综合征（Wallenberg syndrome）。主要表现为：①眩晕、恶心、呕吐及眼震（前庭神经核损害）；②病灶侧软腭、咽喉肌瘫痪，表现为吞咽困难、构音障碍、同侧软腭低垂及咽反射消失（疑核及舌咽、迷走神经损害）；③病灶侧共济失调（绳状体及脊髓小脑束、部分小脑半球损害）；④病灶侧霍纳（Horner）综合征（交感神经下行纤维损害）；⑤交叉性感觉障碍，即同侧面部痛、温觉缺失（三叉神经脊束核损害），对侧偏身痛、温觉减退或丧失（脊髓丘脑侧束损害）。常见于小脑下后动脉、椎 - 基底动脉或外侧延髓动脉缺血性损害（图 2-12）。

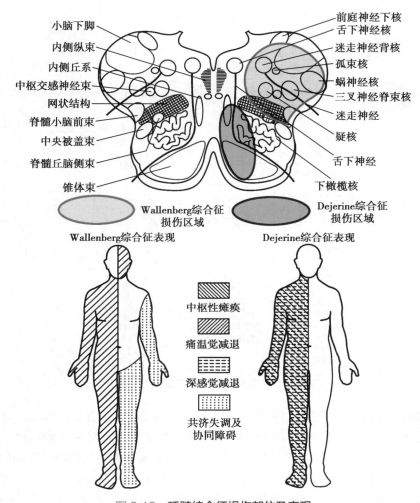

图 2-12　延髓综合征损伤部位及表现

（2）延髓中腹侧损害：可出现延髓内侧综合征，又称德热里纳综合征（Dejerine syndrome）。主要表现为：①病灶侧舌肌瘫痪及肌肉萎缩（舌下神经损害）；②对侧肢体中枢性瘫痪（锥体束损害）；③对侧肢体触觉、位置觉、振动觉减退或丧失（内侧丘系损害）。可见于椎动脉及其分支或基底动脉后部血管阻塞（图 2-12）。

2. 脑桥（pons）

（1）脑桥腹外侧部损害：可出现脑桥腹外侧部综合征，又称米亚尔 - 居布勒综合征（Millard-Gubler syndrome），主要累及展神经、面神经、锥体束、脊髓丘脑束和内侧丘系。主要表现为：①病灶侧眼球不能外展（展神经麻痹）及周围性面神经麻痹（面神经核损害）；②对侧中枢性偏瘫（锥体束损害）；③对侧偏身感觉障碍（内侧丘系和脊髓丘脑束损害）。多见于小脑下前动脉阻塞（图 2-13）。

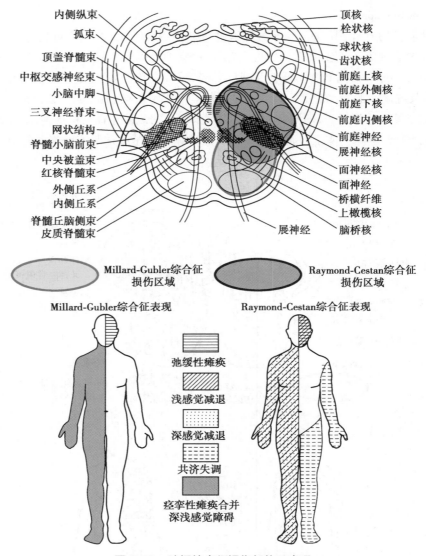

图 2-13　脑桥综合征损伤部位及表现

（2）脑桥腹内侧部损害：可出现脑桥腹内侧综合征，又称福维尔综合征（Foville syndrome）。主要累及展神经、面神经、脑桥侧视中枢、内侧纵束、锥体束。主要表现为：①病灶侧眼球不能外展（展神经麻痹）及周围性面神经麻痹（面神经核损害）；②双眼向病灶对侧凝视（脑桥侧视中枢及内侧纵束损害）；③对侧中枢性偏瘫（锥体束损害）。多见于脑桥旁正中动脉阻塞。

（3）脑桥背外侧部损害：可出现脑桥被盖下部综合征，又称雷蒙-塞斯唐综合征（Raymond-Cestan syndrome），累及前庭神经核、展神经核、面神经核、内侧纵束、小脑中脚、小脑下脚、脊髓丘脑侧束和内侧丘系，见于小脑上动脉或小脑下前动脉阻塞，又称小脑上动脉综合征。表现为：①眩晕、恶心、呕吐、眼球震颤（前庭神经核损害）；②病灶侧眼球不能外展（展神经损害）；③病灶侧面肌麻痹（面神经核损害）；④双眼病灶侧注视不能（脑桥侧视中枢及内侧纵束损害）；⑤交叉性感觉障碍，即同侧面部痛、温觉缺失（三叉神经脊束损害），对侧偏身痛、温觉减退或丧失（脊髓丘脑侧束损害）；⑥对侧偏身触觉、位置觉、振动觉减退或丧失（内侧丘系损害）；⑦病灶侧 Horner 综合征（交感神经下行纤维损害）；⑧病灶侧偏身共济失调（小脑中脚、小脑下脚和脊髓小脑前束损害）（图 2-13）。

（4）双侧脑桥基底部病变：可出现闭锁综合征（locked-in syndrome），又称去传出状态，主要见于基底动脉脑桥分支双侧闭塞。患者大脑半球和脑干被盖部网状激活系统无损害，意识清醒，语言理解无障碍，出现双侧中枢性瘫痪（双侧皮质脊髓束和支配三叉神经以下的皮质脑干束受损），只能以眼球上下运动示意(动眼神经与滑车神经功能保留),眼球水平运动障碍,不能讲话,双侧面瘫,构音及吞咽运动均障碍,不能转颈耸肩,四肢全瘫,可有双侧病理反射阳性,常被误认为昏迷。脑电图正常或有轻度慢波有助于和真性意识障碍区别。

3. 中脑(midbrain)

(1)一侧中脑大脑脚脚底损害:可出现大脑脚综合征,又称韦伯综合征(Weber syndrome),因其损伤动眼神经和锥体束,故也称动眼神经交叉瘫综合征,多见于小脑幕裂孔疝。表现为:①病灶侧除外直肌和上斜肌外的所有眼肌麻痹,瞳孔散大(动眼神经麻痹);②对侧中枢性面舌瘫和上下肢瘫痪(锥体束损害)(图2-14)。

(2)中脑被盖腹内侧部损害:可出现红核综合征,又称贝内迪克特综合征(Benedikt syndrome),侵犯动眼神经、红核、黑质和内侧丘系,而锥体束未受影响。表现为:①病灶侧除外直肌和上斜肌外的所有眼肌麻痹,瞳孔散大(动眼神经麻痹);②对侧肢体震颤、强直(黑质损害)或舞蹈、手足徐动及共济失调(红核损害);③对侧肢体深感觉和精细触觉障碍(内侧丘系损害)(图2-14)。

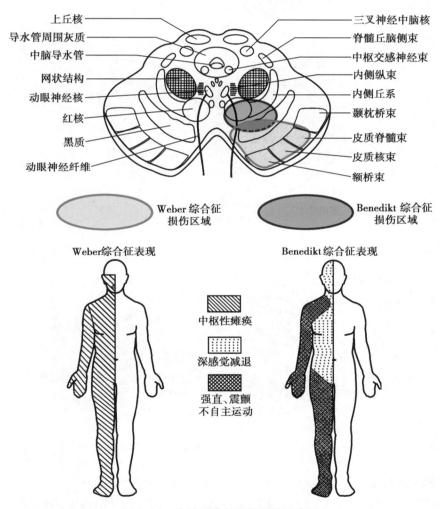

图2-14 中脑综合征损伤部位及表现

六、小脑

【解剖结构与生理功能】 小脑(cerebellum)位于颅后窝,小脑幕下方,脑桥及延髓的背侧。上方借小脑幕与枕叶隔开,下方为小脑延髓池,腹侧为脑桥和延髓,其间为第四脑室。小脑以小脑下脚(绳状体)、中脚(脑桥臂)、上脚(结合臂)分别与延髓、脑桥及中脑相连。

1. 小脑的结构　小脑的中央为小脑蚓部,两侧为小脑半球。根据小脑表面的沟和裂,小脑分为三个主叶,即绒球小结叶、前叶和后叶(图 2-15)。小脑表面覆以灰质(小脑皮质),由分子层、浦肯野(Purkinje)细胞层和颗粒层三层组成。皮质下为白质(小脑髓质)。在两侧小脑半球白质内各有四个小脑核,由内向外依次为顶核、球状核、栓状核和齿状核(图 2-15)。顶核在发生学上最为古老,齿状核是四个核团中最大的一个。

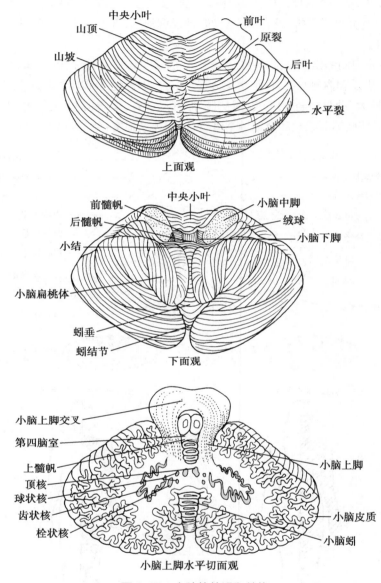

图 2-15　小脑的外观和结构

2. 小脑的纤维及联系　小脑系统的纤维联系分传入和传出两组。

(1)传入纤维:小脑的传入纤维来自大脑皮质、脑干(前庭核、网状结构及下橄榄核等)和脊髓,组成了脊髓小脑束、前庭小脑束、脑桥小脑束和橄榄小脑束等。所有传入小脑的冲动均通过小脑的 3 个脚而进入小脑,终止于小脑皮质和深部核团。①脊髓小脑束:肌腱、关节的深感觉由脊髓小脑前、后束分别经小脑上脚和小脑下脚传至小脑蚓部;②前庭小脑束:将前庭细胞核发出的冲动经小脑下脚传入同侧绒球小结叶及顶核;③脑桥小脑束:大脑皮质额中回、颞中下回或枕叶的冲动传至同侧脑桥核,再组成脑桥小脑束交叉到对侧,经小脑中脚至对侧小脑皮质;④橄榄小脑束:将对侧下橄榄核的冲动经小脑中脚传至小脑皮质。

（2）传出纤维：小脑的传出纤维发自小脑深部核团（主要是齿状核、顶核），经过小脑上脚（结合臂）离开小脑，再经过中间神经元（前庭外侧核、红核、脑干的网状核和丘脑核团）到达脑干的脑神经核及脊髓前角细胞。主要有：①齿状核红核脊髓束：自齿状核发出的纤维交叉后至对侧红核，再组成红核脊髓束后交叉至同侧脊髓前角，参与运动的调节；②齿状核红核丘脑束：自齿状核发出的纤维交叉后至对侧红核，再至丘脑，上传至大脑皮质运动区及运动前区，参与锥体束及锥体外系的调节；③顶核脊髓束：小脑顶核发出的纤维经小脑下脚至延髓网状结构和前庭核，一方面经网状脊髓束和前庭脊髓束至脊髓前角细胞，参与运动的调节，另一方面经前庭核与内侧纵束和眼肌神经核联系，参与眼球运动的调节。

3. 小脑的功能　小脑主要维持躯体平衡，控制姿势和步态，调节肌张力和协调随意运动的准确性。小脑的传出纤维在传导过程中有 2 次交叉，对躯体活动发挥同侧协调作用，并有躯体各部位的代表区，如小脑半球为四肢的代表区，其上半部分代表上肢，下半部分代表下肢，蚓部则是躯干代表区。

【病损表现与定位诊断】　小脑病变最主要的症状为共济失调，详见第三章第十三节。

此外，小脑占位性病变压迫脑干可发生阵发性强直性惊厥，或出现去大脑强直状态，表现为四肢强直、角弓反张、神志不清，称小脑发作。

小脑蚓部和半球损害时可产生不同症状：①小脑蚓部损害：出现躯干共济失调，即轴性平衡障碍。表现为躯干不能保持直立姿势、站立不稳及向前或向后倾倒。行走时两脚分开、步态蹒跚、左右摇晃，呈醉酒步态。与深感觉障碍性共济失调不同，此种共济失调并不能通过睁眼改善，但肢体共济失调及眼震很轻或不明显，肌张力常正常，言语障碍常不明显。多见于儿童小脑蚓部的髓母细胞瘤等。②小脑半球损害：一侧小脑半球病变时表现为同侧肢体共济失调，上肢比下肢重，远端比近端重，精细动作比粗略动作重，指鼻试验、跟 - 膝 - 胫试验、轮替动作表现笨拙，常有水平性或旋转性眼球震颤，眼球向病灶侧注视时震颤更加粗大，往往出现小脑性语言。多见于小脑半球脓肿、肿瘤、脑血管病、遗传变性疾病等。

小脑慢性弥漫性变性时，蚓部和小脑半球虽同样受损，但临床上多只表现躯干性和言语的共济失调，四肢共济失调不明显，这是由新小脑的代偿作用所致。急性病变则缺少这种代偿作用，故可出现明显的四肢共济失调。

七、脊髓

【解剖结构与生理功能】　脊髓（spinal cord）呈微扁圆柱体，位于椎管内，为脑干向下延伸部分。脊髓由含有神经细胞的灰质和含上、下行传导束的白质组成。脊髓发出 31 对脊神经分布到四肢和躯干；同时也是神经系统的初级反射中枢。正常的脊髓活动是在大脑的控制下完成的。

三维模型

1. 脊髓外部结构　脊髓是中枢神经系统组成部分之一，是脑干向下延伸的部分，全长 42～45cm，上端于枕骨大孔处与延髓相接，下端至第一腰椎下缘，占据椎管的上 2/3。脊髓自上而下发出 31 对脊神经，与此相对应，脊髓也分为 31 个节段，即 8 个颈节（C_1～C_8），12 个胸节（T_1～T_{12}），5 个腰节（L_1～L_5），5 个骶节（S_1～S_5）和 1 个尾节（Co）。每个节段有两对神经根——前根和后根。在发育过程中，脊髓的生长较脊柱生长慢，因此到成人时，脊髓比脊柱短，其下端位置比相应脊椎高（图 2-16）。颈髓节段较颈椎高 1 个椎骨；上中段胸髓较相应的胸椎高 2 个椎骨，下胸髓则高出 3 个椎骨；腰髓位于第 10～12 胸椎；骶髓位于第 12 胸椎和第 1 腰椎水平。由于脊髓和脊柱长度不等，神经根由相应椎间孔穿出椎管时，越下位脊髓节段的神经根越向下倾斜，腰段的神经根几乎垂直下降，形成马尾，马尾由 L_2 至尾节 10 对神经根组成。

脊髓呈前后稍扁的圆柱形。全长粗细不等，有两个膨大部，颈膨大部为 C_5～T_2，发出支配上肢的神经根。腰膨大部为 L_1～S_2，发出支配下肢的神经根。脊髓自腰膨大向下逐渐变细，形成脊髓圆锥，圆锥尖端发出终丝，终止于第 1 尾椎的骨膜。

脊髓表面有 6 条纵行的沟裂,前正中裂深达脊髓前后径的1/3,后正中裂将后索分为对称的左右两部分,前外侧沟与后外侧沟左右各一,脊神经前根由前外侧沟离开脊髓,后根由后外侧沟进入脊髓。

与脑膜相对应的脊髓膜,分为三层,最外层为硬脊膜,是硬脑膜在椎管内的延续,在骶髓节段水平,硬脊膜形成盲端;硬脊膜下面是一层薄而透明的蛛网膜;最内层为富有血管的薄膜,称为软脊膜,紧包于脊髓的表面。硬脊膜外面与脊椎骨膜之间的间隙为硬膜外腔,其中有静脉丛与脂肪组织;硬脊膜与蛛网膜之间为硬膜下腔,其间无特殊结构;蛛网膜与软脊膜之间为蛛网膜下腔,与脑的蛛网膜下腔相通,其间充满脑脊液。软脊膜包绕脊神经穿过蛛网膜附着于硬脊膜内面形成齿状韧带,脊神经和齿状韧带对脊髓起固定作用。

2. 脊髓内部结构 脊髓由白质和灰质组成。灰质呈灰红色,主要由神经细胞核团和部分胶质细胞组成,横切面上呈蝴蝶形或"H"形居于脊髓中央,其中心有中央管;白质主要由上行、下行传导束及大量的胶质细胞组成,包绕在灰质的外周。

（1）脊髓灰质:可分为前部的前角、后部的后角及 $C_8 \sim L_2$ 和 $S_{2\sim4}$ 的侧角。此外还包括中央管前后的灰质前连合和灰质后连合,它们合称中央灰质(图 2-17)。灰质内含有各种不同大小、形态和功能的神经细胞,是脊髓接受和发出冲动的关键结构。前角主要参与躯干和四肢的运动支配;后角参与感觉信息的中转;$C_8 \sim L_2$ 侧角是脊髓交感神经中枢,支配血管、内脏及腺体的活动(其中,$C_8 \sim T_1$ 侧角发出的交感纤维支配同侧的瞳孔扩大肌、睑板肌、眼眶肌、面部血管和汗腺),$S_{2\sim4}$ 侧角为脊髓副交感神经中枢,支配膀胱、直肠和性腺。

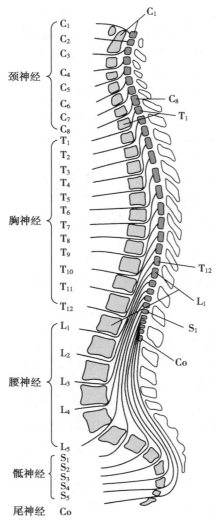

图 2-16　脊髓节段与椎骨序数的关系

（2）脊髓白质:分为前索、侧索和后索三部,前索位于前角及前根的内侧,侧索位于前后角之间,后索位于后正中裂与后角、后根之间。此外灰质前连合前方有白质前连合,灰质后角基底部的灰白质相间的部分为网状结构。白质主要由上行(感觉)、下行(运动)传导束及大量的胶质细胞组成(图 2-17),上行纤维束将不同的感觉信息上传到脑,下行纤维束从脑的不同部位将神经冲动下传到脊髓。

1）上行纤维束:又称感觉传导束,将躯干和四肢的痛、温觉,精细触觉和深感觉传至大脑皮质感觉中枢进行加工和整合。主要有:①薄束和楔束:走行在后索,传导肌肉、肌腱、关节的深感觉(位置觉、运动觉和振动觉)和皮肤的精细触觉至延髓的薄束核和楔束核,进而传至大脑皮质;②脊髓小脑束:分前、后束,分别位于外侧索周边的前、后部,将下肢和躯干下部的深感觉信息经小脑上、下脚传至小脑皮质,与运动和姿势的调节有关;③脊髓丘脑束:可分为脊髓丘脑侧束和脊髓丘脑前束,分别走行于外侧索的前半部和前索,两束将后根的传入信息向上传至丘脑腹后外侧核(侧束传导痛、温觉,前束传导触压觉),进而传至中央后回和旁中央小叶后部进行整合,是感觉传导通路的重要部分。

2）下行纤维束:又称运动传导束,将大脑皮质运动区、红核、前庭核、脑干网状结构及上丘的冲动传至脊髓前角或侧角,继而支配躯干肌和四肢肌,参与锥体束和锥体外系的形成,与肌肉的随意运动、姿势和平衡有关。主要有:①皮质脊髓束:分皮质脊髓侧束和皮质脊髓前束,分别走行于脊髓侧索和

脊神经的图示标注：
颈神经 C_1 C_2 C_3 C_4 C_5 C_6 C_7 C_8
胸神经 T_1 T_2 T_3 T_4 T_5 T_6 T_7 T_8 T_9 T_{10} T_{11} T_{12}
腰神经 L_1 L_2 L_3 L_4 L_5
骶神经 S_1 S_2 S_3 S_4 S_5
尾神经 Co
C_1 C_8 T_1 T_{12} L_1 S_1 Co

前索,将大脑皮质运动区的冲动传至脊髓前角的运动神经元,支配躯干和肢体的运动;②红核脊髓束:下行于脊髓的侧索,将红核发出的冲动传至脊髓前角,支配屈肌的运动神经元,协调肢体运动;③前庭脊髓束:走行于前索,将前庭外侧核发出的冲动传至脊髓中间带及前角底部,主要兴奋躯干和肢体的伸肌,以调节身体平衡;④网状脊髓束:走行于前索及外侧索,连接脑桥和延髓的网状结构与脊髓中间带神经元,主要参与躯干和肢体近端肌肉运动的控制;⑤顶盖脊髓束:在对侧前索下行,将中脑上丘的冲动传至上颈髓中间带及前角基底部,兴奋对侧颈肌及抑制同侧颈肌活动,是头颈反射(打瞌睡时颈部过低会反射性抬头)及视听反射(突然的光声刺激可引起转颈)的结构基础;⑥内侧纵束:位于前索,将中脑及前庭神经核的冲动传至脊髓上颈段中间带,继而支配前角运动神经元,协同眼球的运动和头颈部的运动,是眼震和头眼反射(头部向左右、上下转动时眼球向头部运动的相反方向移动)的结构基础。

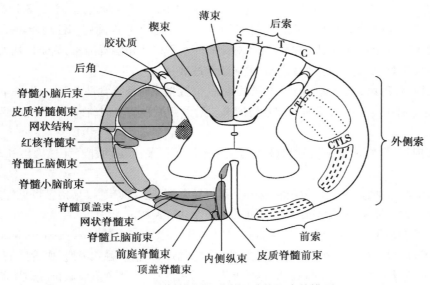

图 2-17 脊髓横断面感觉运动传导束的排列
红色代表运动传导束,蓝色代表感觉传导束。

3. 脊髓反射 许多肌肉、腺体和内脏反射的初级中枢均在脊髓,脊髓对骨骼肌、腺体和内脏传入的刺激进行分析,通过联络神经元完成节段间与高级中枢的联系,支配骨骼肌、腺体的反射性活动。主要的脊髓反射有以下两种。

(1)牵张反射:骨骼肌被牵引时,肌肉收缩,肌张力增高。当突然牵拉骨骼肌时,被牵拉的骨骼肌快速收缩,如膝反射。骨骼肌持续被牵拉,肌张力增高以维持身体的姿势即姿势反射。这两种反射弧径路大致相同。这种反射不仅有赖于完整的脊髓反射弧,还要受皮质脊髓束的抑制。如果皮质脊髓束的抑制作用被阻断,就会出现肌张力增高、腱反射亢进和病理反射阳性,这是锥体束损害的主要征象。

(2)屈曲反射:当肢体受到伤害性刺激时,屈肌会快速收缩,以逃避这种刺激。屈曲反射为一种防御反射。当屈肌活动时,牵张反射便被抑制,伸肌的肌张力降低。

4. 脊髓功能 脊髓的功能主要表现在两方面:其一为上、下行传导通路的中继站,其二为反射中枢。脊髓中大量的神经细胞是各种感觉及运动的中转站,上、下行传导束在各种感觉及运动冲动的传导中起重要作用。此外,脊髓的独特功能即脊髓反射,分为躯体反射和内脏反射,前者指骨骼肌的反射活动,如牵张反射、屈曲反射和浅反射等,后者指一些躯体-内脏反射、内脏-内脏反射和内脏-躯体反射,如竖毛反射、膀胱排尿反射和直肠排便反射等。

【病损表现与定位诊断】 脊髓损害的临床表现主要为运动障碍、感觉障碍、反射异常及自主神经功能障碍,前两者对脊髓病变水平的定位很有帮助。

1. 不完全性脊髓损害

（1）前角损害：呈节段性下运动神经元性瘫痪，表现为病变前角支配的肌肉萎缩，腱反射消失，无感觉障碍和病理反射，常伴有肌束震颤，肌电图上出现巨大综合电位。常见于进行性脊肌萎缩、脊髓前角灰质炎等疾病。

（2）后角损害：病灶侧相应皮节出现痛、温觉缺失而触觉保留的分离性感觉障碍，常见于脊髓空洞症、早期髓内胶质瘤等疾病。

（3）中央管附近的损害：由于来自后角的痛、温觉纤维在白质前连合处交叉，该处病变产生双侧对称的分离性感觉障碍，痛、温觉减弱或消失，触觉保留，常见于脊髓空洞症、脊髓中央管积水或出血等疾病。

（4）侧角损害：C_8～L_2 侧角是脊髓交感神经中枢，其受损可出现血管舒缩功能障碍、泌汗障碍和营养障碍等，C_8～T_1 病变时会产生 Horner 综合征（眼裂缩小、眼球轻微内陷、瞳孔缩小或伴同侧面部少汗或无汗）。$S_{2～4}$ 侧角为副交感中枢，其受损时可产生膀胱直肠功能障碍和性功能障碍。

（5）前索损害：脊髓丘脑前束受损可造成对侧病变水平以下粗触觉障碍，刺激性病变可引起病灶对侧水平以下发生难以形容的弥散性疼痛，常伴感觉过敏。

（6）后索损害：薄束、楔束受损时可出现振动觉、位置觉障碍及感觉性共济失调，患者由于精细触觉障碍而不能辨别在皮肤上书写的字和几何图形。后索刺激性病变时，在相应的支配区可出现电击样剧痛。

（7）侧索损害：脊髓侧索损害导致肢体病变水平以下同侧上运动神经元性瘫痪和对侧痛、温觉障碍。

（8）脊髓束性损害：以选择性侵犯脊髓内个别传导束为特点，薄束、楔束损害可见深感觉障碍，锥体束损害可见中枢性瘫痪，脊髓小脑束损害可见小脑性共济失调。

（9）脊髓半侧损害：引起脊髓半切综合征，又称布朗-塞卡综合征（Brown-Séquard syndrome），主要特点是病变节段以下同侧上运动神经元性瘫痪、深感觉障碍、精细触觉障碍、血管舒缩功能障碍，以及对侧痛、温觉障碍。由于后角细胞发出的纤维先在同侧上升 1～2 个节段后再经白质前连合交叉至对侧组成脊髓丘脑束，故对侧传导束性感觉障碍平面较脊髓损害节段水平低。

2. 脊髓横贯性损害

脊髓横贯性损害多见于急性脊髓炎及脊髓压迫症。主要症状为受损平面以下各种感觉缺失，上运动神经元性瘫痪及括约肌障碍等。急性期往往出现脊髓休克症状，包括损害平面以下弛缓性瘫痪、肌张力减低、腱反射减弱、病理反射阴性及尿潴留。一般持续 2～4 周后，反射活动逐渐恢复，转变为中枢性瘫痪，出现肌张力增高、反射亢进、病理征阳性和反射性排尿等。慢性压迫症状常因损害结构不同而症状各异。不同节段横贯性损害的临床表现如下。

（1）高颈髓（$C_{1～4}$）：损害平面以下各种感觉缺失，四肢呈上运动神经元性瘫痪，括约肌障碍，四肢和躯干多无汗。常伴有枕部疼痛及头部活动受限。$C_{3～5}$ 节段受损将出现膈肌瘫痪，腹式呼吸减弱或消失。此外，如三叉神经脊束核受损，则出现同侧面部外侧痛、温觉减退或丧失；如副神经核受累则可见同侧胸锁乳突肌及斜方肌无力和萎缩；如病变由枕骨大孔波及颅后窝，可引起延髓及小脑症状，如吞咽困难、饮水呛咳、共济失调和眼球震颤等。

（2）颈膨大（C_5～T_2）：双上肢呈下运动神经元性瘫痪，双下肢呈上运动神经元性瘫痪。病灶平面以下各种感觉缺失，可有肩部和上肢的放射性痛、尿便障碍等。C_8～T_1 节段侧角细胞受损可产生 Horner 综合征。上肢腱反射的改变有助于受损节段的定位，如肱二头肌反射减弱或消失而肱三头肌反射亢进，提示病损在 C_5 或 C_6；肱二头肌反射正常而肱三头肌反射减弱或消失，提示病损在 C_7。

（3）胸髓（T_3～L_2）：$T_{4～5}$ 脊髓节段是血供较差而最易发病的部位，一旦损害，该平面以下各种感觉缺失，双下肢呈上运动神经元性瘫痪，括约肌障碍，受损节段常伴有束带感。病变位于 $T_{10～11}$ 时可导致腹直肌下半部无力，当患者于仰卧位用力抬头时，可见脐孔被腹直肌上半部牵拉而向上移动，称比弗征（Beevor sign）。如发现上（$T_{7～8}$）、中（$T_{9～10}$）、下（$T_{11～12}$）腹壁反射消失，亦有助于各节段的定位。

（4）腰膨大（$L_1 \sim S_2$）：受损时出现双下肢下运动神经元性瘫痪，双下肢及会阴部各种感觉缺失，括约肌障碍。腰膨大上段受损时，神经根痛位于腹股沟区或下背部，下段受损时表现为坐骨神经痛。如损害平面在 $L_{2 \sim 4}$ 则膝反射往往消失，如病变在 $S_{1 \sim 2}$ 则踝反射往往消失，如 $S_{1 \sim 3}$ 受损则出现阳痿。

（5）脊髓圆锥（$S_{3 \sim 5}$ 和尾节）：支配下肢运动的神经来自腰膨大，故脊髓圆锥损害无双下肢瘫痪，也无锥体束征。肛门周围和会阴部感觉缺失，呈鞍状分布，肛门反射消失和性功能障碍。髓内病变可出现分离性感觉障碍。脊髓圆锥为括约肌功能的副交感中枢，因此圆锥病变可出现真性尿失禁。见于外伤和肿瘤。

（6）马尾神经根：马尾和脊髓圆锥病变的临床表现相似，但马尾损害时症状和体征可为单侧或不对称。根性疼痛和感觉障碍位于会阴部、股部和小腿，下肢可有下运动神经元性瘫痪，括约肌障碍常不明显。见于外伤性腰椎间盘脱出（L_1 或 L_2 以下）和马尾肿瘤。

第二节 ｜ 脑与脊髓的血管

一、脑的血管

【解剖结构与生理功能】

1. 脑的动脉　脑的动脉来源于颈内动脉和椎 - 基底动脉（图 2-18）。以顶枕沟为界，大脑半球前 2/3 和部分间脑由颈内动脉分支供应，大脑半球后 1/3 及部分间脑、脑干和小脑由椎 - 基底动脉供应。由此，脑的动脉分为颈内动脉系和椎 - 基底动脉系。两系动脉又可分为皮质支和中央支，前者供应大脑皮质及其深面的髓质，后者供应基底核、内囊及间脑等。

（1）颈内动脉：起自颈总动脉，供应大脑半球前 2/3 和部分间脑（图 2-18）。Bouthillier 分段法顺血流方向标记颈内动脉全程，可将其共分为七段：C_1 颈段、C_2 岩段、C_3 破裂孔段、C_4 海绵窦段、C_5 床突段、C_6 眼段及 C_7 交通段。其中 C_4、C_5 段常合称为虹吸部，多呈 U 形或 V 形弯曲，是动脉硬化的好发部位。主要分支有：①眼动脉：颈内动脉在穿出海绵窦处发出眼动脉，供应眼部；②后交通动脉：在视束下分出，与大脑后动脉吻合，是颈内动脉系和椎 - 基底动脉系的吻合支；③脉络膜前动脉：在视束下从颈内动脉分出，供应外侧膝状体、内囊后肢的后下部、大脑脚底的中 1/3 及苍白球等结构；④大脑前动脉：在视神经上方由颈内动脉分出，皮质支分布于顶枕沟以前的半球内侧面、额叶底面的一部分和额、顶两叶上外侧面的上部，中央支供应尾状核、豆状核前部和内囊前肢；⑤大脑中动脉：为颈内动脉的直接延续，皮质支供应大脑半球上外侧面的大部分和岛叶，中央支（豆纹动脉）供应尾状核、豆状核、内囊膝和后肢的前部，因其行程弯曲，在高血压动脉硬化时容易破裂，又称为出血动脉。

（2）椎 - 基底动脉：椎动脉大多起自锁骨下动脉，根据其解剖特点分为四段：V_1 横突孔前段（颈段）、V_2 椎间孔段、V_3 寰枢段及 V_4 颅内段。两侧椎动脉经枕骨大孔入颅后，在脑桥延髓交界处合成基底动脉，供应大脑半球后 1/3 及部分间脑、脑干和小脑（图 2-18）。主要分支如下。

1）椎动脉的主要分支：①脊髓前、后动脉：见本节脊髓的血管；②小脑下后动脉：为椎动脉的最大分支，供应小脑底面后部和延髓后外侧部，该动脉行程弯曲易发生血栓，引起交叉性感觉障碍和小脑性共济失调。

2）基底动脉的主要分支：①小脑下前动脉：从基底动脉起始段发出，供应小脑下面的前部；②迷路动脉（内听动脉）：发自基底动脉或小脑下前动脉，供应内耳迷路；③脑桥动脉：为细小分支，供应脑桥基底部；④小脑上动脉：发自基底动脉末端，供应小脑上部；⑤大脑后动脉：为基底动脉的终末支，皮质支供应颞叶内侧面和底面及枕叶，中央支供应丘脑、内外侧膝状体、下丘脑和底丘脑等。大脑后动脉起始部与小脑上动脉之间夹有动眼神经，当颅内压增高时，海马旁回移至小脑幕切迹下方，使大脑后动脉向下移位，压迫并牵拉动眼神经，可致动眼神经麻痹。

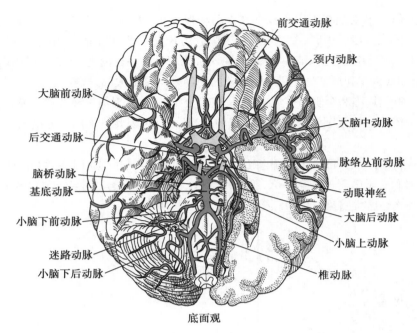

前交通动脉
颈内动脉
大脑前动脉
大脑中动脉
后交通动脉
脉络丛前动脉
脑桥动脉
动眼神经
基底动脉
大脑后动脉
小脑下前动脉
小脑上动脉
迷路动脉
椎动脉
小脑下后动脉

底面观

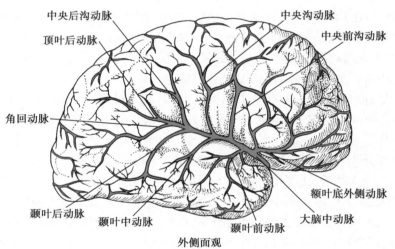

中央后沟动脉
中央沟动脉
顶叶后动脉
中央前沟动脉
角回动脉
额叶底外侧动脉
大脑中动脉
颞叶后动脉
颞叶中动脉
颞叶前动脉

外侧面观

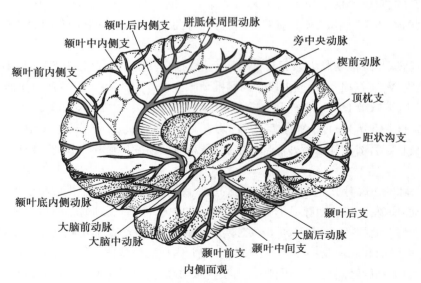

额叶后内侧支
胼胝体周围动脉
额叶中内侧支
旁中央动脉
额叶前内侧支
楔前动脉
顶枕支
距状沟支
额叶底内侧动脉
颞叶后支
大脑前动脉
大脑后动脉
大脑中动脉
颞叶前支
颞叶中间支

内侧面观

图 2-18　脑的动脉供应

0204

三维模型

（3）大脑动脉环：又称威利斯环（Willis 环），由两侧大脑前动脉起始段、两侧颈内动脉末端、两侧大脑后动脉借前、后交通动脉连通形成，使颈内动脉系与椎-基底动脉系相交通（图 2-19）。正常情况下 Willis 环两侧的血液不相混合，当某一供血动脉狭窄或闭塞时，可一定程度通过 Willis 环使血液重新分配和代偿，以维持脑灌注需求。后交通动脉和颈内动脉交界处、前交通动脉和大脑前动脉的连接处是动脉瘤的好发部位。

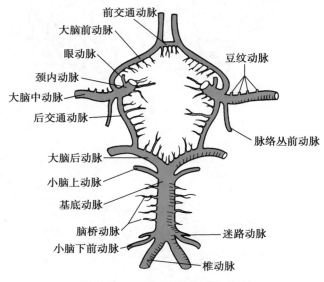

图 2-19　Willis 环的组成和分支

2. 脑的静脉　脑的静脉分为大脑浅静脉和大脑深静脉两组（图 2-20）。

（1）大脑浅静脉：分为大脑上静脉、大脑中静脉（大脑中浅静脉和大脑中深静脉）及大脑下静脉三组，收集大脑半球外侧面、内侧面及脑岛的血液，汇入脑各静脉窦（图 2-20），并与大脑内静脉相吻合。

（2）大脑深静脉：包括大脑内静脉和大脑大静脉（图 2-20）。大脑内静脉由脉络丛静脉和丘脑纹静脉等合成，两侧大脑内静脉汇合成大脑大静脉[盖伦（Galen 静脉）]，收集半球深部髓质、基底核、间脑和脉络丛等处的静脉血，汇入直窦。

【病损表现与定位诊断】　脑血管疾病以动脉受累的疾病居多，其症状繁多复杂，不同血管分支的病变因损害区域不同而表现各异。

1. 颈内动脉主干受累　颈内动脉主干受累可出现病灶侧单眼一过性黑矇、病灶侧 Horner 综合征、对侧偏瘫、偏身感觉障碍和偏盲，优势半球受累可出现失语症，非优势半球受累可出现体象障碍。

2. 大脑中动脉受累

（1）主干：①三偏症状：病灶对侧中枢性面舌瘫及偏瘫、偏身感觉障碍、偏盲或象限盲；②优势半球受累可出现失语症，非优势半球受累可出现体象障碍；③可有不同程度的意识障碍。

（2）皮质支：①上分支分布于眶额部、额部、中央前回及顶叶前部，病损时出现对侧偏瘫和感觉缺失，面部及上肢重于下肢，Broca 失语（优势半球）和体象障碍（非优势半球）；②下分支分布于颞极、颞叶前中后部及颞枕部，病损时出现 Wernicke 失语、命名性失语和行为异常等，常无偏瘫。

（3）深穿支：①对侧中枢性偏瘫，上下肢均等，可有面舌瘫；②对侧偏身感觉障碍；③可有对侧同向性偏盲；④优势半球可出现皮质下失语。

3. 大脑前动脉受累

（1）主干：①病灶对侧中枢性面舌瘫及偏瘫，以面舌瘫及下肢瘫为重，可伴轻度感觉障碍；②尿潴留或尿急；③精神障碍如淡漠、反应迟钝、欣快、始动障碍和缄默等，常有强握与吸吮反射阳性；④优势半球受累可出现上肢失用，也可出现 Broca 失语（详见第九章第四节）。

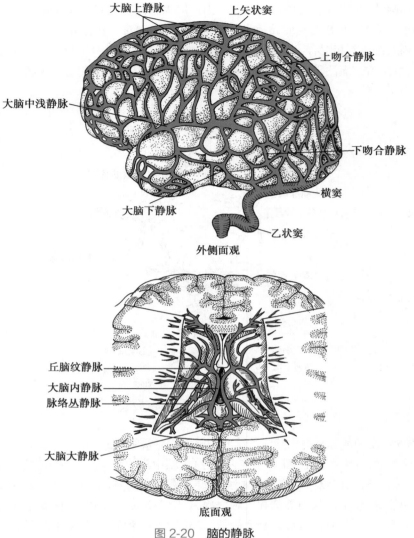

大脑上静脉　　上矢状窦

上吻合静脉

大脑中浅静脉

下吻合静脉

横窦

大脑下静脉

乙状窦

外侧面观

丘脑纹静脉

大脑内静脉

脉络丛静脉

大脑大静脉

底面观

图 2-20　脑的静脉

（2）皮质支：①对侧下肢远端为主的中枢性瘫，可伴感觉障碍；②对侧下肢短暂性共济失调、强握反射阳性及精神症状。

（3）深穿支：对侧中枢性面舌瘫及上肢近端轻瘫。

4. 大脑后动脉受累

（1）主干：出现对侧偏身感觉障碍及偏盲，部分可出现偏瘫、丘脑综合征，优势半球病变可有失读。

（2）皮质支：①对侧同向性偏盲或象限盲，而黄斑中心视野保存（黄斑回避现象），双侧病变可出现皮质盲。②优势侧颞下动脉受累可见视觉失认及颜色失认；顶枕动脉受累可有对侧偏盲，视幻觉癫痫发作，优势侧病损可有命名性失语。

（3）深穿支：①丘脑穿通动脉受累产生红核丘脑综合征；②丘脑膝状体动脉受累可见丘脑综合征，详见第九章第四节；③中脑支受累出现 Weber 综合征或 Benedikt 综合征，详见本章第一节。

5. 基底动脉受累

（1）主干：引起脑干广泛性病变，累及脑神经、锥体束及小脑，出现眩晕、呕吐、共济失调、瞳孔缩小、四肢瘫痪、肺水肿、消化道出血、昏迷和高热等，甚至死亡。

（2）基底动脉尖部：基底动脉尖分出了小脑上动脉和大脑后动脉，供应中脑、丘脑、小脑上部、颞叶内侧及枕叶，受累时可出现基底动脉尖综合征，表现为：①眼球运动及瞳孔异常；②对侧偏盲或皮质盲;③严重的记忆障碍;④少数患者可有脑干幻觉,表现为大脑脚幻觉(以视幻觉为主,常于白天消失,黄昏或晚上出现)及脑桥幻觉(罕见,主要表现为空间知觉障碍);⑤可有意识障碍。

（3）内听动脉:表现为病灶侧耳鸣、听力减退、眩晕、呕吐及眼球震颤。

（4）中脑支:可出现 Weber 综合征或 Benedikt 综合征。

（5）脑桥支:可出现 Millard-Gubler 综合征。

（6）脑桥旁正中动脉:可出现 Foville 综合征。

（7）小脑上动脉:可出现 Raymond-Cestan 综合征。

6. 椎动脉受累　椎动脉发出小脑下后动脉,此两动脉受累可出现 Wallenberg 综合征。

二、脊髓的血管

【解剖结构与生理功能】

1. 脊髓的动脉　脊髓的动脉供应来自椎动脉的脊髓前动脉和脊髓后动脉,及来自根动脉的根前动脉和根后动脉。在椎动脉下行过程中,不断得到根动脉的增强,共同提供脊髓的血液(图 2-21)。

（1）脊髓前动脉:起源于两侧椎动脉的颅内部分,在达延髓的锥体交叉处合成一条,沿脊髓前正中裂下行,每 1cm 左右即分出 3~4 支沟连合动脉,左右交替地深入脊髓,供应脊髓横断面前 2/3 区域,包括脊髓前角、侧角、灰质连合、后角基部、前索和侧索前部。沟动脉是终末支,易发生缺血性病变。

（2）脊髓后动脉:起源于同侧椎动脉颅内部分,左右各一根,沿脊髓全长后外侧沟下行,分支主要供应脊髓横断面后 1/3 区域,包括脊髓后角的其余部分、后索和侧索后部。脊髓后动脉并未形成一条完整连续的纵行血管,略呈网状,分支间吻合较好,故较少发生供血障碍。

（3）根动脉:脊髓颈段还接受来自椎动脉及甲状腺下动脉分支供应,胸、腰、骶段分别接受来自肋间动脉、腰动脉、髂腰动脉和骶外动脉等分支供应。这些分支均沿脊神经根进入椎管,统称为根动脉,进入椎间孔后分为前、后两股,即根前动脉、根后动脉,分别与脊髓前动脉与脊髓后动脉吻合,构成围绕脊髓的动脉冠,此冠状动脉环分出小分支供应脊髓表面结构,并发出小穿通支进入脊髓,为脊髓实质外周部分供血。大多数根动脉较细小,但 C_6、T_9、L_2 三处的根动脉较粗大。由于有根动脉补充血供,脊髓动脉血流十分丰富,不易发生缺血。

根据脊髓动脉分布的特点,循环最不充足的节段常位于相邻的两条根动脉分布区交界处,T_4 和 L_1 最易发生供血不足。

2. 脊髓的静脉　脊髓的静脉主要由脊髓前静脉和脊髓后静脉引流至椎静脉丛,后者向上与延髓静脉相通,在胸段与胸内奇静脉及上腔静脉相通,在腹段与下腔静脉、门静脉及盆腔静脉多处相通。椎静脉丛内压力很低,没有静脉瓣,血流方向常随胸、腹腔压力变化(如举重、咳嗽、排便时)而改变,是感染及恶性肿瘤转移入颅的可能途径。

【病损表现与定位诊断】　脊髓血管可发生缺血性或出血性病变,常发生于脊髓动脉系统,而血管畸形可发生在动、静脉系统。因脊髓内结构紧密,较小的血管病变就可造成严重的后果。

1. 脊髓前动脉损害　供应脊髓前 2/3 区域的脊髓前动脉发生闭塞主要表现为病灶水平以下的上运动神经元性瘫痪、分离性感觉障碍(痛、温觉缺失而深感觉相对保留)及膀胱直肠功能障碍,称为脊髓前动脉综合征。

2. 脊髓后动脉损害　供应脊髓后 1/3 区域的脊髓后动脉闭塞主要表现为病变水平以下的深感觉障碍,痛、温觉以及肌力和括约肌功能常不受累,称为脊髓后动脉综合征。

3. 根动脉损害　病变水平相应节段的下运动神经元性瘫痪(肌力下降、肌张力减低和肌萎缩),多无感觉障碍和锥体束损害,称为中央动脉综合征。

脊髓出血可表现为截瘫、病变水平以下感觉缺失、括约肌功能障碍等急性横贯性脊髓损害表现。脊髓动静脉畸形可如占位性病变一样对脊髓产生压迫症状,表现为病变节段以下的运动和感觉障碍,其破裂可导致局灶性或弥漫性出血,出现脊髓局部或横贯性损害的表现。

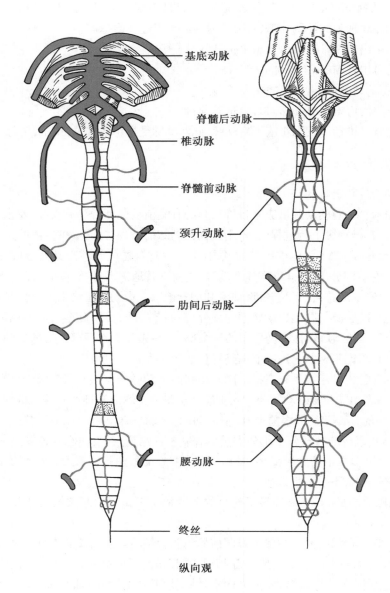

纵向观

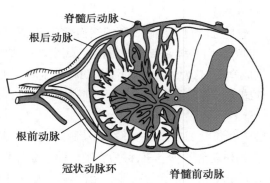

横断面

图 2-21　脊髓的血液供应

第三节 | 脑神经

脑神经(cranial nerves)为与脑相连的周围神经,共 12 对。它们的排列序数是以出入脑的部位前后次序而定的,其中第Ⅰ、Ⅱ对脑神经属于大脑和间脑的组成部分,在脑内部分是其 2、3 级神经元的纤维束,其余各对脑神经与脑干相连(图 2-22)。脑干内有各脑神经相应的神经核,一般运动核靠近中线,感觉核在其外侧(见图 2-11)。其中第Ⅲ、Ⅳ对脑神经核在中脑,第Ⅴ、Ⅵ、Ⅶ、Ⅷ对脑神经核在脑桥,第Ⅸ、Ⅹ、Ⅺ、Ⅻ对脑神经核在延髓。只有副神经的一部分从颈髓的上 4 节前角发出。

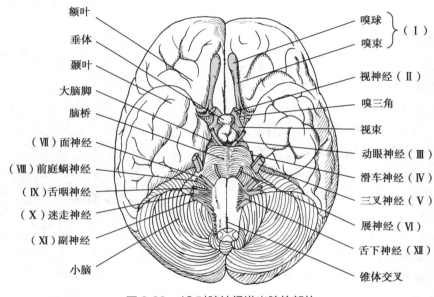

图 2-22 12 对脑神经进出脑的部位

脑神经按功能可分为:①运动性神经(第Ⅲ、Ⅳ、Ⅵ、Ⅺ及Ⅻ对);②感觉性神经(第Ⅰ、Ⅱ及Ⅷ对);③混合性神经(第Ⅴ、Ⅶ、Ⅸ及Ⅹ对)。有些脑神经(第Ⅲ、Ⅶ、Ⅸ及Ⅹ对)中还含有副交感神经纤维。12 对脑神经除面神经核下部及舌下神经核只受对侧皮质脑干束支配外,其余脑神经运动核均受双侧支配。

脑神经的主要解剖位置及生理功能见表 2-1。

表 2-1 脑神经的解剖位置及生理功能

脑神经	性质	进出颅部位	连接脑部位	功能
嗅神经(Ⅰ)	感觉性	筛孔	端脑(嗅球)	传导嗅觉
视神经(Ⅱ)	感觉性	视神经孔	间脑(视束)	传导视觉
动眼神经(Ⅲ)	运动性	眶上裂	中脑(脚间窝)	支配提上睑肌、上直肌、下直肌、内直肌、下斜肌、瞳孔括约肌及睫状肌
滑车神经(Ⅳ)	运动性	眶上裂	中脑(前髓帆)	支配上斜肌
三叉神经(Ⅴ)	混合性	眶上裂(第一支)圆孔(第二支)卵圆孔(第三支)	脑桥(脑桥臂)	传导面部、鼻腔及口腔黏膜感觉,支配咀嚼肌
展神经(Ⅵ)	运动性	眶上裂	脑桥延髓沟(中部)	支配外直肌
面神经(Ⅶ)	混合性	内耳门-茎乳孔	脑桥延髓沟(外侧部)	支配面部表情肌、泪腺、唾液腺,传导舌前 2/3 味觉及外耳道感觉

续表

脑神经	性质	进出颅部位	连接脑部位	功能
前庭蜗神经（Ⅷ）	感觉性	内耳门	脑桥延髓沟（外侧端）	传导听觉及平衡觉
舌咽神经（Ⅸ）	混合性	颈静脉孔	延髓橄榄后沟（上部）	传导舌后 1/3 味觉和咽部感觉，支配咽肌、腮腺
迷走神经（Ⅹ）	混合性	颈静脉孔	延髓橄榄后沟（中部）	支配咽、喉肌和胸腹内脏运动
副神经（Ⅺ）	运动性	颈静脉孔	延髓橄榄后沟（下部）	支配胸锁乳突肌和斜方肌
舌下神经（Ⅻ）	运动性	舌下神经管	延髓前外侧沟	支配舌肌

一、嗅神经

【解剖结构与生理功能】 嗅神经（olfactory nerve，Ⅰ）为特殊内脏感觉神经，传导气味刺激所产生的嗅觉冲动，起于鼻腔上部（并向上鼻甲及鼻中隔上部延伸）嗅黏膜内的嗅细胞（1 级神经元）。嗅细胞是双极神经元，其中枢突集合成约 20 条嗅丝（嗅神经），穿过筛板的筛孔和硬脑膜达颅前窝，终止于嗅球（2 级神经元）。嗅球神经元发出的纤维再经嗅束至外侧嗅纹而终止于嗅中枢（颞叶钩回、海马回前部及杏仁核）。一部分纤维经内侧嗅纹及中间嗅纹分别终止于胼胝体下回及前穿质，与嗅觉的反射联络有关。嗅觉传导通路是唯一不在丘脑交换神经元，而将神经冲动直接传到皮质的感觉通路（图 2-23）。

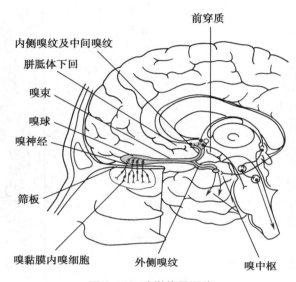

图 2-23　嗅觉传导通路

【病损表现与定位诊断】

1. **嗅中枢病变** 嗅中枢病变因左右两侧有较多联络纤维，一般不引起嗅觉丧失。但嗅中枢的刺激性病变可引起幻嗅发作，患者常发作性地嗅到特殊的气味，如臭鸡蛋、烧胶皮的气味。可见于颞叶癫痫的先兆期或颞叶海马附近的肿瘤。

2. **嗅神经、嗅球及嗅束病变** 颅前窝颅底骨折累及筛板，可撕脱嗅神经造成嗅觉障碍，可伴脑脊液流入鼻腔；额叶底部肿瘤或嗅沟病变压迫嗅球、嗅束，可导致一侧或两侧嗅觉丧失。

3. **鼻腔局部病变** 鼻腔局部病变往往产生双侧嗅觉减退或缺失，与嗅觉传导通路无关，见于鼻炎、鼻部肿物及外伤等。

二、视神经

【解剖结构与生理功能】 视神经（optic nerve，Ⅱ）为特殊的躯体感觉神经，是由视网膜神经节细胞的轴突聚集而成，主要传导视觉冲动。视网膜内的神经细胞主要分三层：最外层为视杆细胞和视锥细胞，均为视觉感受器，前者位于视网膜周边，与周边视野有关，后者集中于黄斑中央，与中央视野（视敏度）有关；第二层为双极细胞（1 级神经元）；第三层为视网膜神经节细胞（2 级神经元）。神经节细胞的轴突在视神经乳头处形成视神经，经视神经孔进入颅中窝，在蝶鞍上方形成视交叉（optic chiasma），来自视网膜鼻侧的纤维交叉至对侧，而颞侧的纤维不交叉，继续在同侧走行。不交叉的纤维与来自对侧视网膜的交叉纤维合成视束（optic tract），终止于外侧膝状体（3 级神经元），在外侧膝状体交换神经元后再发出纤维，经内囊后肢后部形成视辐射（optic radiation），而终止于枕叶视皮质中枢（距状裂两侧的楔回和舌回),此区也称纹状区。黄斑的纤维投射于纹状区的中央部,视网膜周围部的纤维投射于纹状区的周边部。

在视觉径路中,尚有对光反射纤维,在外侧膝状体的前方离开视束,经上丘臂进入中脑上丘和顶盖前区,与两侧动眼神经副核联系,司瞳孔对光反射。

从视神经的构造来看,其并无周围神经的神经鞘膜结构,因此视神经不属于周围神经。由于其是在胚胎发育时期脑向外突出形成视器的一部分,故视神经外面包有三层脑膜延续而来的三层被膜,脑蛛网膜下腔也随之延续到视神经周围,因此当颅内压增高时,常出现视神经乳头水肿;若视神经周围的蛛网膜下腔闭塞(炎症粘连等)则不出现视神经乳头水肿。

【病损表现与定位诊断】

1. 视神经不同部位损害所产生的视力障碍与视野缺损　视觉径路在脑内经过的路线是前后贯穿全脑的,径路上不同部位损害,可产生不同程度的视力障碍及不同类型的视野缺损(图 2-24)。一般在视交叉以前的病变可引起单侧或双侧视神经麻痹,视交叉受损多引起双颞侧偏盲,视束病变多引起双眼对侧视野的偏盲(同向性偏盲)。

(1)视神经损害:产生同侧视力下降或全盲。常由视神经本身病变、受压迫或颅内压增高引起。视神经病变引起的视力障碍重于视网膜病变。眼动脉或视网膜中央动脉闭塞可出现突然失明;视神经乳头炎或球后视神经炎可引起视力障碍及中央部视野缺损(中心暗点),视力障碍经数小时或数天达高峰;颅内压增高所致视神经乳头水肿多引起周边部视野缺损及生理盲点扩大;视神经压迫性病变可引起不规则的视野缺损,最终产生视神经萎缩及全盲;癔症和视觉疲劳可引起重度周边视野缺损称管状视野(图 2-24A)。

(2)视交叉损害:视交叉外侧部病变引起同侧眼鼻侧视野缺损(图 2-24B),见于颈内动脉严重硬化压迫视交叉外侧部;视交叉正中部病变,可出现双眼颞侧偏盲(图 2-24C),常见于垂体瘤、颅咽管瘤和其他鞍内肿瘤的压迫等;整个视交叉损害,可引起全盲,如垂体瘤卒中。

(3)视束损害:一侧视束损害可出现双眼对侧视野同向性偏盲(图 2-24D),偏盲侧瞳孔直接对光反射消失。常见于颞叶肿瘤向内侧压迫时。

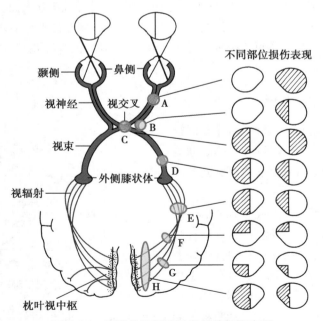

图 2-24　视觉传导通路及各部位损伤表现
A. 视神经损害;B. 视交叉外侧部损害;C. 视交叉正中部损害;D. 视束损害;E. 视辐射全部损害;F. 视辐射下部损害;G. 视辐射上部损害;H. 视中枢损害。

动画

（4）视辐射损害：视辐射全部受损，出现双眼对侧视野同向性偏盲（图 2-24E），见于病变累及内囊后肢时。部分视辐射受损出现象限盲，如视辐射下部受损，出现双眼对侧视野同向上象限盲（图 2-24F），见于颞叶后部肿瘤或血管病；视辐射上部受损，出现双眼对侧视野同向下象限盲（图 2-24G），见于顶叶肿瘤或血管病。

（5）枕叶视中枢损害：一侧枕叶视皮质中枢局限性病变，可出现对侧象限盲；一侧枕叶视中枢完全损害，可引起对侧偏盲，但偏盲侧对光反射存在，有黄斑回避现象（图 2-24H）；枕叶视中枢刺激性损害，可使对侧视野出现闪光型幻觉；枕叶前部受损可引起视觉失认。多见于枕叶梗死、出血或肿瘤压迫等。

2. 视神经乳头异常

（1）视神经乳头水肿（papilledema）：是颅内压增高的主要客观体征之一，其发生是由于颅内压增高影响视网膜中央静脉和淋巴回流所致。眼底检查早期表现为视神经乳头充血、边缘模糊不清、生理凹陷消失、静脉淤血；严重时表现为视神经乳头隆起、边缘完全消失及视神经乳头周边或视网膜上片状出血。见于颅内占位性病变（肿瘤、脓肿或血肿）、脑出血、蛛网膜下腔出血、脑膜炎、静脉窦血栓等引起颅内压增高的疾病。此外，视神经乳头水肿尚需与其他眼部疾病鉴别，见表 2-2。

表 2-2　视神经乳头水肿与其他眼部疾病的鉴别

症状和体征	视神经乳头水肿	视神经乳头炎	假性视神经乳头水肿	高血压性眼底改变
视力	早期常正常，晚期减退	早期迅速减退	正常	常不受影响
视野	晚期盲点扩大，周边部视野缺损	向心性视野缩小	正常	不定
眼底				
视神经乳头隆起	>2 个屈光度	<2 个屈光度	<2 个屈光度	可达 3～6 个屈光度
视网膜血管	静脉淤血	动脉、静脉充血	血管充盈	动脉硬化改变明显
出血	可见点片状出血	出血少见	无	多见且广泛

（2）视神经萎缩（optic atrophy）：表现为视力减退或消失，瞳孔扩大，对光反射减弱或消失。视神经萎缩可分为原发性和继发性。原发性视神经萎缩表现为视神经乳头苍白而界限清楚，筛板清晰，常见于视神经受压、球后视神经炎、多发性硬化及变性疾病等；继发性视神经萎缩表现为视神经乳头苍白，边界不清，不能窥见筛板，常见于视神经乳头水肿及视神经乳头炎的晚期。外侧膝状体后和视辐射的病变不出现视神经萎缩。

三、动眼、滑车和展神经

【解剖结构与生理功能】　动眼、滑车和展神经共同支配眼外肌，管理眼球运动，合称眼球运动神经（图 2-25），其中动眼神经还支配瞳孔括约肌和睫状肌。

动画

1. 动眼神经

动眼神经（oculomotor nerve，Ⅲ）为支配眼肌的主要运动神经，包括运动纤维和副交感纤维两种成分。动眼神经起自中脑上丘的动眼神经核，此核较大，可分为三部分：①外侧核：为运动核，左右各一，位于中脑四叠体上丘水平的导水管周围腹侧灰质中；发出动眼神经的运动纤维走向腹侧，经过红核组成动眼神经，由中脑脚间窝出脑，在大脑后动脉与小脑上动脉之间穿过，向前与后交通动脉伴行，穿过海绵窦侧壁经眶上裂入眶，支配上睑提肌、上直肌、内直肌、下斜肌、下直肌。②正中核或称佩利阿（Perlia）核：位于中线上，两侧埃丁格-韦斯特法尔（Edinger-Westphal，E-W）核之间，不成对，发出动眼神经的副交感纤维到

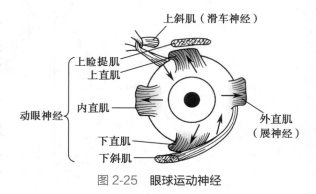

图 2-25　眼球运动神经

上斜肌（滑车神经）
上睑提肌
上直肌
内直肌
动眼神经
下直肌
下斜肌
外直肌（展神经）

达双眼内直肌,主管双眼的辐辏运动。③E-W 核:位于正中核的背外侧,中脑导水管周围的灰质中,发出动眼神经的副交感神经节前纤维入睫状神经节交换神经元,其节后纤维支配瞳孔括约肌和睫状肌,司瞳孔缩小及晶状体变厚而视近物,参与缩瞳和调节反射(图 2-26)。

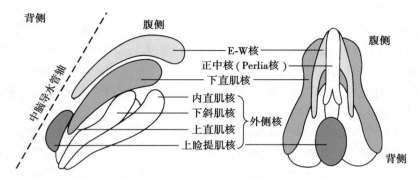

图 2-26　动眼神经各亚核

2. 滑车神经　滑车神经(trochlear nerve,Ⅳ)含运动性纤维,起自中脑动眼神经核下端、四叠体下丘的导水管周围腹侧灰质中的滑车神经核,其纤维走向背侧顶盖,在顶盖与前髓帆交界处交叉,经下丘下方出中脑,再绕大脑脚至腹侧脚底,穿过海绵窦外侧壁,与动眼神经伴行,经眶上裂入眶后,越过上直肌和上睑提肌向前走行,支配上斜肌。

3. 展神经　展神经(abducent nerve,Ⅵ)含运动性纤维,起自脑桥中部被盖中线两侧的展神经核,其纤维从脑桥延髓沟内侧部出脑后,向前上方走行,越颞骨岩尖及鞍旁海绵窦的外侧壁,在颅底经较长的行程后,由眶上裂入眶,支配外直肌。

眼球运动是一项精细而协调的工作,在眼外肌中只有外直肌和内直肌呈单一水平运动,其他肌肉都有向几个方向运动的功能(图 2-27),既可互相抵消,又可互相协同,以完成眼球向某一方向的运动,保证影像投射在两侧视网膜的确切位置。如上直肌与下斜肌同时收缩时眼球向上,而其内收与外展的力量及内旋与外旋的力量正好抵消;上斜肌与下斜肌协同外直肌外展时,向下与向上的力量及内旋与外旋的力量正好抵消。眼球运动过程中眼外肌的功能也进行相应的协调。如眼球外旋23°时,上直肌变成了纯粹的提肌,下直肌变为纯粹的降肌;眼球极度内旋时,上斜肌则变为降肌,下斜肌变成了提肌。各眼外肌的主要收缩方向是复视检查的基础。

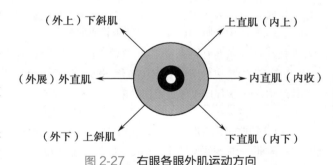

图 2-27　右眼各眼外肌运动方向

双眼的共同运动无论是随意性运动还是反射性运动永远都是同时和协调的,这就要求与眼球运动有关的所有神经核团间相互紧密联系,这一功能是通过内侧纵束来实现的。两侧的内侧纵束,上自中脑背盖,下抵颈髓,紧靠中线,沿脑干下行,与皮质下的视觉中枢及听觉中枢(四叠体上丘及下丘)联系,并连接双侧动眼神经核和对侧展神经核,完成视听刺激引起头及眼向刺激侧不随意的反射性转动。内侧纵束还接受来自颈髓、前庭神经核、网状结构以及皮质和基底核的神经冲动。

【病损表现与定位诊断】

1. 不同部位的眼肌损害　根据损害部位不同可分为周围性、核性、核间性及核上性四种眼肌麻痹。如眼肌麻痹仅限于眼外肌而瞳孔括约肌功能正常,称眼外肌麻痹;瞳孔括约肌麻痹而眼外肌正常,称眼内肌麻痹;眼内肌与眼外肌均麻痹,称全眼肌麻痹。

(1)周围性眼肌麻痹(peripheral ophthalmoplegia)

1)动眼神经麻痹:完全损害时表现为上睑下垂,眼球向外下斜视(由于外直肌及上斜肌的作用),

不能向上、向内、向下转动,复视,瞳孔散大,对光反射及调节反射均消失。常见于颅内动脉瘤、结核性脑膜炎、颅底肿瘤等。

2)滑车神经麻痹:单纯滑车神经麻痹少见,多合并动眼神经麻痹。其单纯损害表现为眼球位置稍偏上,向外下方活动受限,下视时出现复视。

3)展神经麻痹:病灶侧眼球内斜视,外展运动受限或不能,伴有复视。常见于鼻咽癌颅内转移、脑桥小脑角肿瘤或糖尿病等。因展神经在脑底行程较长,在颅内压增高时常受压于颞骨岩尖部,或受牵拉而出现双侧麻痹,此时无定位意义。

动眼、滑车及展神经合并麻痹很多见,此时眼肌全部瘫痪,眼球只能直视前方,不能向任何方向转动,瞳孔散大,对光反射及调节反射消失。常见于海绵窦血栓及眶上裂综合征。

(2)核性眼肌麻痹(nuclear ophthalmoplegia):是指脑干病变(血管病、炎症、肿瘤)致眼球运动神经核(动眼、滑车和展神经核)损害所引起的眼球运动障碍。核性眼肌麻痹与周围性眼肌麻痹的临床表现类似,但有以下三个特点:①双侧眼球运动障碍:动眼神经核紧靠中线,病变时常为双侧动眼神经核的部分受累,引起双侧眼球运动障碍。②脑干内邻近结构的损害:展神经核病变常损伤围绕展神经核的面神经纤维,故可同时出现同侧的周围性面神经麻痹;亦可累及三叉神经和锥体束,出现三叉神经麻痹和对侧偏瘫。③分离性眼肌麻痹:可表现为个别神经核团选择性损害,如动眼神经核的亚核多且分散,病变时可仅累及其中部分核团而引起某一眼肌受累,其他眼肌不受影响,称为分离性眼肌麻痹。动眼神经核性麻痹须与核下性麻痹相鉴别,见表2-3。

表 2-3　动眼神经核性与核下性麻痹的鉴别

特征	动眼神经核性麻痹	动眼神经核下性麻痹
损伤范围	动眼神经核位于中线,两侧靠近,核性损伤多为双侧	动眼神经除起始部外双侧距离较远,损伤多为单侧
损伤程度	核群呈长柱状且分散,较小损害多呈部分损伤,呈分离性眼肌麻痹	完全性损害,呈全眼肌麻痹
眼轮匝肌	动眼神经核有部分纤维至面神经核支配眼轮匝肌,核性损害可伴眼轮匝肌麻痹	不伴眼轮匝肌麻痹
瞳孔括约肌	瞳孔括约肌受 E-W 核副交感纤维支配,核性损害可不累及 E-W 核,瞳孔括约肌正常	损伤 E-W 核加入动眼神经的副交感纤维,瞳孔括约肌受累
其他结构	多伴脑干邻近结构受累,出现相应症状	多伴动眼神经邻近结构受累,出现相应症状

动画

(3)核间性眼肌麻痹(internuclear ophthalmoplegia):病变主要损害脑干的内侧纵束,故又称内侧纵束综合征。内侧纵束是眼球水平性同向运动的重要联络通路,它连接一侧动眼神经的内直肌核与对侧展神经核,同时还与脑桥的侧视中枢相连而实现眼球的水平同向运动。核间性眼肌麻痹多见于脑干腔隙性梗死或多发性硬化。可表现为以下三种类型。

1)前核间性眼肌麻痹:病变位于脑桥侧视中枢与动眼神经核之间的内侧纵束上行纤维(图2-28)。表现为双眼向病灶对侧注视时,病灶侧眼球不能内收,对侧眼球可外展,伴单眼眼震。辐辏反射正常,支配内聚的核上通路位置平面高些而未受损。由于双侧内侧纵束位置接近,同一病变也可使双侧内侧纵束受损,出现双眼均不能内收。

2)后核间性眼肌麻痹:病变位于脑桥侧视中枢与展神经核之间的内侧纵束下行纤维(图2-28)。表现为双眼向病灶同侧注视时,病灶侧眼球不能外展,对侧眼球内收正常;刺激前庭,病灶侧可出现正常外展动作;辐辏反射正常。

动画

3)一个半综合征(one and a half syndrome):一侧脑桥被盖部病变,引起脑桥侧视中枢和对侧已交叉过来的联络同侧动眼神经内直肌核的内侧纵束同时受累(图2-28)。表现为病灶侧眼球水平注视时既不能内收又不能外展;对侧眼球水平注视时不能内收,可以外展,但有水平眼震。

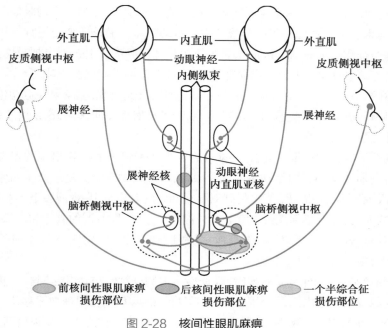

图 2-28　核间性眼肌麻痹

（4）核上性眼肌麻痹（supranuclear ophthalmoplegia）：核上性眼肌麻痹亦称中枢性眼肌麻痹，是指由于大脑皮质眼球同向运动中枢、脑桥侧视中枢及其传导束损害，使双眼出现同向注视运动障碍。临床可表现出以下凝视麻痹。

1）水平注视麻痹：①皮质侧视中枢（额中回后部）受损：可产生两眼侧视麻痹。破坏性病变（如脑出血）可出现双眼向病灶对侧凝视麻痹，即双眼向病灶同侧偏视；刺激性病变（如癫痫）可引起双眼向病灶对侧共同偏视。②脑桥侧视中枢受损：位于展神经核附近的副展神经核及旁中线网状结构发出的纤维，到达同侧的展神经核和对侧的动眼神经内直肌核，支配双眼向同侧注视，并受对侧皮质侧视中枢控制。此处破坏性病变可造成双眼向病灶侧凝视麻痹（图 2-29）。

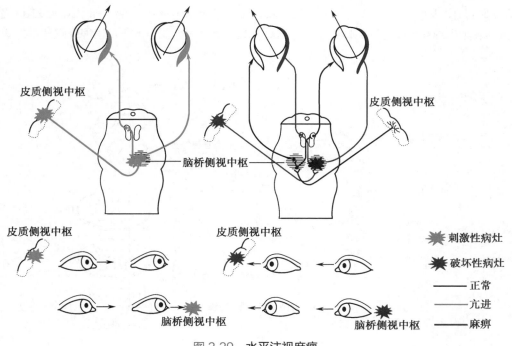

图 2-29　水平注视麻痹

2）垂直注视麻痹：上丘是眼球垂直同向运动的皮质下中枢，上丘的上半司眼球向上运动，上丘的下半司眼球向下运动。上丘病变时可引起眼球垂直运动障碍。上丘上半受损时，双眼向上同向运动不能，称帕里诺综合征（Parinaud syndrome），常见于松果体区肿瘤。上丘上半刺激性病变可出现发作性双眼转向上方，称动眼危象。上丘下半损害时，可引起两眼向下同向注视障碍。

核上性眼肌麻痹临床上有三个特点：①双眼同时受累；②无复视；③反射性运动仍保存，即患者双眼不能随意向一侧运动，但该侧突然出现声响时，双眼可反射性转向该侧，这是由于颞叶有纤维与第Ⅲ、Ⅳ和Ⅵ对脑神经联系的缘故。

2. 不同眼肌麻痹导致的复视　复视（diplopia）是眼外肌麻痹时经常出现的表现，指某一眼外肌麻痹时，眼球向麻痹肌收缩的方向运动不能或受限，并出现视物双影。复视产生的原因主要是：当眼肌麻痹时病灶侧眼轴偏斜，注视物不能投射到双眼视网膜的对应点上，视网膜上不对称的刺激在视中枢引起两个影像的冲动，患者感到视野中有一实一虚两个影像，即所谓的真像和假像。健眼能使外界物体的影像投射到黄斑区，视物为实像（即真像）；有眼肌麻痹的患眼则使外界物体的影像投射到黄斑区以外的视网膜上，视物为虚像（即假像）。

复视成像的规律是：一侧外直肌麻痹时，眼球偏向内侧，虚像位于实像外侧；一侧内直肌麻痹时，眼球偏向外侧，虚像位于实像内侧；支配眼球向上运动的眼肌麻痹时，眼球向下移位，虚像位于实像之上；支配眼球向下运动的眼肌麻痹时，眼球向上移位，虚像位于实像之下。复视最明显的方位出现在麻痹肌作用力的方向上。临床上可根据复视最明显的方位结合实、虚像的位置关系来判断麻痹的眼外肌，如右侧外直肌麻痹，虚像在实像外侧，双眼向右侧转动时复视最明显。

3. 不同部位损害所致的瞳孔改变

（1）瞳孔的大小：是由动眼神经的副交感神经纤维（支配瞳孔括约肌）和颈上交感神经节发出的节后神经纤维（支配瞳孔开大肌）共同调节的。当动眼神经的副交感神经纤维损伤时出现瞳孔散大，而交感神经纤维损伤时出现瞳孔缩小。在普通光线下瞳孔的直径为 3～4mm，一般认为瞳孔直径小于 2mm 为瞳孔缩小，大于 5mm 为瞳孔散大。

1）瞳孔缩小：见于颈上交感神经径路损害。交感中枢位于下丘脑（1 级神经元），发出的纤维至 C_8～T_2 侧角的脊髓交感中枢（2 级神经元），交换神经元后纤维经胸及颈交感干至颈上交感神经节（3 级神经元），交换神经元后节后纤维经颈内动脉交感神经丛至上睑板肌、下睑板肌、眼眶肌、瞳孔开大肌及汗腺和血管（图 2-30）。一侧颈上交感神经径路损害常见于 Horner 综合征。如果损害双侧交感神经的中枢径路，则出现双侧瞳孔针尖样缩小，见于脑桥出血、脑室出血压迫脑干或镇静催眠药中毒等。

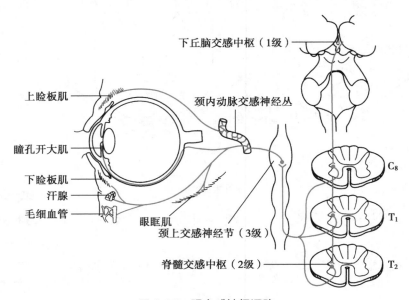

图 2-30　眼交感神经通路

2）瞳孔散大：见于动眼神经麻痹。由于动眼神经的副交感神经纤维在神经的表面，所以当颞叶钩回疝时，可首先出现瞳孔散大而无眼外肌麻痹。视神经病变失明及阿托品类药物中毒时瞳孔也可散大。

（2）瞳孔对光反射异常：见于对光反射通路损害。瞳孔对光反射是指受到光线刺激后瞳孔缩小的反射，分为直接对光反射和间接对光反射。其传导通路为：光线→视网膜→视神经→视交叉→视束→上丘臂→上丘→中脑顶盖前区→两侧 E-W 核→动眼神经→睫状神经节→节后纤维→瞳孔括约肌（图 2-31）。传导路径上任何一处损害均可引起瞳孔对光反射消失和瞳孔散大。但由于司瞳孔对光反射的纤维不进入外侧膝状体，所以外侧膝状体、视辐射及枕叶视觉中枢损害引起的中枢性失明不出现瞳孔散大及对光反射消失。

（3）辐辏及调节反射异常：辐辏及调节反射是指注视近物时双眼会聚（辐辏）及瞳孔缩小（调节）的反射，两者也合称集合反射。辐辏及调节反射的传导通路是：

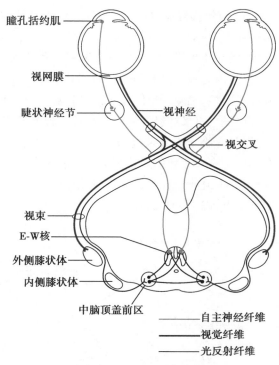

图 2-31　对光反射通路

（辐辏反射）两眼内直肌←动眼神经正中核←

视网膜→视神经→视交叉→视束→外侧膝状体→枕叶纹状区→顶盖前区

（调节反射）瞳孔括约肌、睫状肌←动眼神经E-W核←

调节反射丧失见于白喉（损伤睫状神经）及脑炎（损伤中脑）。辐辏反射丧失见于帕金森综合征（肌强直）及中脑病变。

（4）阿-罗瞳孔（Argyll Robertson pupil）：表现为两侧瞳孔较小，大小不等，边缘不整，对光反射消失而调节反射存在。是由顶盖前区的对光反射径路受损所致，常见于神经梅毒，偶见于多发性硬化及带状疱疹等。由于顶盖前区内支配瞳孔对光反射和调节反射的神经纤维并不相同，所以调节反射仍然存在。

（5）阿迪瞳孔（Adie pupil）：又称强直性瞳孔（tonic pupil）。多见于中年女性，表现为一侧瞳孔散大，直接、间接对光反射及调节反射异常。在普通光线下检查，病变侧瞳孔对光反射消失；但在暗处强光持续照射，瞳孔可出现缓慢的收缩，光照停止后瞳孔又缓慢散大。调节反射也同样反应缓慢，以一般方法检查瞳孔不缩小，但让患者较长时间注视一近物后，瞳孔可缓慢缩小，而且比正常侧还小，停止注视后可缓慢恢复。伴有全身腱反射（特别是膝反射和跟腱反射）减弱或消失。若同时伴有节段性无汗及直立性低血压等，称为阿迪综合征（Adie syndrome），其病因和发病机制尚不清楚。

四、三叉神经

【解剖结构与生理功能】　三叉神经（trigeminal nerve，Ⅴ）为混合性神经，含有一般躯体感觉和特殊内脏运动两种神经纤维。感觉神经司面部、口腔及头顶部的感觉，运动神经支配咀嚼肌的运动。

1. **感觉神经纤维**　1 级神经元位于三叉神经半月节,三叉神经半月节位于颞骨岩尖三叉神经压迹处,颈内动脉的外侧和海绵窦的后方。三叉神经半月节与脊髓后根神经节相似,含假单极神经细胞,其周围突分为眼神经、上颌神经和下颌神经三个分支,分布于头皮前部和面部的皮肤及眼、鼻、口腔内黏膜,分别经眶上裂、圆孔及卵圆孔入颅。其中枢突进入脑桥后,深感觉纤维终止于三叉神经中脑核;触觉纤维终止于三叉神经感觉主核;痛、温觉纤维沿三叉神经脊束下降,终止于三叉神经脊束核。三叉神经脊束核是最长的脑神经核,从脑桥至第二颈髓后角,来自面部中央区(口周)的痛、温觉纤维止于脊束核的上部;来自面部周围区(耳周)的纤维止于此核的下部。这种节段特点,在临床上有较重要的定位意义。由感觉主核及脊束核的 2 级神经元发出的纤维交叉至对侧组成三叉丘系,上升止于丘脑腹后内侧核,从丘脑 3 级神经元发出的纤维经内囊后肢终止于中央后回感觉中枢的下 1/3 区(图 2-32)。

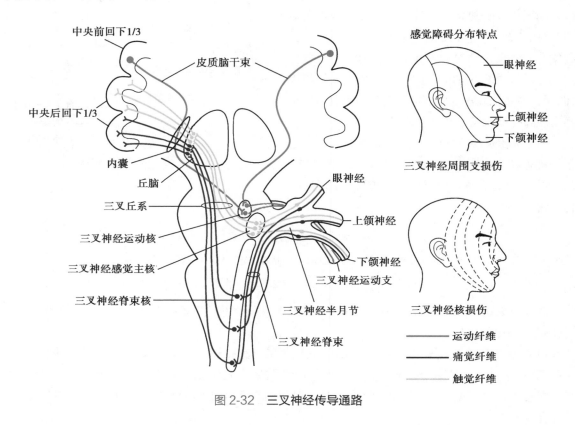

图 2-32　三叉神经传导通路

（1）眼神经(第 1 支,V_1):接受来自颅顶前部头皮、前额、鼻背、上睑的皮肤以及鼻腔上部、额窦、角膜与结膜等处的黏膜感觉,经眶上裂入颅。眼神经是角膜反射的传入纤维。

（2）上颌神经(第 2 支,V_2):分布于眼与口裂之间的皮肤、上唇、上颌牙齿和齿龈、硬腭和软腭、扁桃体窝前部、鼻腔、上颌窦及鼻咽部黏膜等,经圆孔入颅。

（3）下颌神经(第 3 支,V_3):是混合神经,与三叉神经运动支并行,感觉纤维分布于耳颞区和口裂以下的皮肤、下颌部的牙齿及牙龈、舌前 2/3、口腔底部黏膜、外耳道和鼓膜,经卵圆孔入颅。

2. **运动神经纤维**　三叉神经运动纤维起自脑桥三叉神经运动核,发出纤维在脑桥的外侧出脑,经卵圆孔出颅,走行于下颌神经内,支配咀嚼肌(颞肌、咬肌、翼内肌及翼外肌)和鼓膜张肌等。主要司咀嚼运动和张口运动。翼内、外肌的功能是将下颌推向前下方,故一侧神经麻痹会导致张口时下颌向病灶侧偏斜。三叉神经运动核受双侧皮质脑干束支配。

3. **角膜反射通路**　刺激角膜通过以下通路引起闭眼反应:角膜→三叉神经眼支→三叉神经半月节→三叉神经感觉主核→两侧面神经核→面神经→眼轮匝肌(出现闭眼反应)。角膜反射是由三叉神经的眼神经与面神经共同完成的。三叉神经第 1 支(眼神经)或面神经损害时,均可出现角膜反射消失。

【病损表现与定位诊断】

1. 三叉神经周围性损害　周围性损害包括三叉神经半月节、三叉神经根和三个分支的病变。刺激性症状主要表现为三叉神经痛;破坏性症状主要表现为三叉神经分布区域感觉减弱或消失,咀嚼肌麻痹,张口时下颌向病灶侧偏斜。多见于颅中窝脑膜瘤、鼻咽癌颅底转移及三叉神经节带状疱疹病毒感染等。

(1)三叉神经半月节和三叉神经根的病变:表现为三叉神经分布区的感觉障碍,角膜反射减弱或消失,咀嚼肌瘫痪。多数合并有第Ⅶ、Ⅷ对脑神经和同侧小脑损伤的症状和体征。

(2)三叉神经分支的病变:表现为三叉神经各分支分布范围内的痛、温、触觉均减弱或消失。如为眼神经病变,可合并角膜反射减弱或消失;如为下颌神经病变,可合并同侧咀嚼肌无力或瘫痪,张口时下颌向病灶侧偏斜。

2. 三叉神经核性损害

(1)感觉核:三叉神经脊束核损害表现为同侧面部洋葱皮样分离性感觉障碍,特点为:①分离性感觉障碍:痛、温觉缺失而触觉和深感觉存在;②洋葱皮样分布:三叉神经脊束核很长,当三叉神经脊束核上部损害时,出现口鼻周围痛、温觉障碍,而下部损害时,则出现面部周边区及耳郭区域痛、温觉障碍,可产生面部洋葱皮样分布的感觉障碍。常见于延髓空洞症、延髓背外侧综合征及脑干肿瘤等。

(2)运动核:一侧三叉神经运动核损害,会产生同侧咀嚼肌无力或瘫痪,并可伴肌萎缩,张口时下颌向病灶侧偏斜。常见于脑桥肿瘤。

五、面神经

【解剖结构与生理功能】　面神经(facial nerve,Ⅶ)为混合性神经,其主要成分是运动神经,司面部的表情运动;次要成分为中间神经,含有内脏运动纤维、特殊内脏感觉纤维和躯体感觉纤维,司味觉和腺体(泪腺及唾液腺)的分泌,以及内耳、外耳道等处的皮肤感觉(图 2-33)。

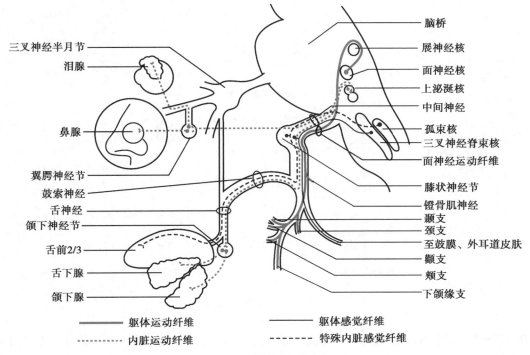

图 2-33　面神经分支及分布

1. 运动纤维　运动纤维发自位于脑桥下部被盖腹外侧的面神经核,其纤维行于背内侧,绕过展神经核,再向前下行,于脑桥下缘邻近听神经处出脑。此后与前庭蜗神经并行,共同进入内耳孔,在内耳道底部,面神经与前庭蜗神经分离,再经面神经管下行,在面神经管转弯处横过膝状神经节,沿途分出镫骨肌神经和鼓索神经,最后经茎乳孔出颅,穿过腮腺,支配除了咀嚼肌和上睑提肌以外的面部诸表情肌及耳部肌、枕肌、颈阔肌及镫骨肌等。支配上部面肌(额肌、皱眉肌及眼轮匝肌)的神经元受双侧皮质脑干束控制,支配下部面肌(颊肌及口轮匝肌)的神经元受对侧皮质脑干束控制。

2. 感觉纤维　面神经的感觉纤维为中间神经,分为以下两种。

(1)味觉纤维:是感觉纤维中最主要的部分。味觉的 1 级神经元在膝状神经节,周围突沿面神经下行,在面神经管内,离开面神经向前走行,形成鼓索神经,参加到舌神经(三叉神经下颌支的分支)中,终止于舌前 2/3 味蕾,司舌前 2/3 味觉;中枢突形成面神经的中间神经,在运动支的外侧进入脑桥,与舌咽神经的味觉纤维一起,终止于孤束核(2 级神经元)。从孤束核发出纤维交叉至对侧,于内侧丘系的内侧上行,终止于丘脑外侧核(3 级神经元),再发出纤维终止于中央后回下部。

(2)一般躯体感觉纤维:感觉细胞也位于膝状神经节内,接受来自鼓膜、内耳、外耳道及部分耳郭的感觉冲动。这些纤维病变时则产生耳痛。

3. 副交感神经纤维　副交感神经纤维司泪腺、舌下腺及下颌下腺的分泌。从脑桥上泌涎核发出的副交感神经,经中间神经→鼓索神经→舌神经至颌下神经节,其节后纤维支配舌下腺及下颌下腺的分泌。司泪腺分泌的纤维经中间神经加入岩浅大神经,至翼腭神经节,节后纤维支配泪腺。

【病损表现与定位诊断】　面神经损伤根据不同部位分为中枢性及周围性,各有其特点。

1. 上运动神经元损伤所致的中枢性面神经麻痹　病变在一侧中央前回下部或皮质延髓束,临床仅表现为病灶对侧下面部表情肌瘫痪,即鼻唇沟变浅、口角轻度下垂,而上部面肌(额肌、皱眉肌和眼轮匝肌)不受累,皱眉、皱额和闭眼动作均无障碍(图 2-34)。常见于脑血管病等。

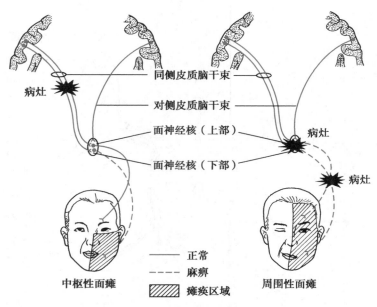

图 2-34　中枢性和周围性面神经麻痹

2. 下运动神经元损伤所致的周围性面神经麻痹　病变在面神经核或核以下周围神经,临床表现为同侧面肌瘫痪,即病灶侧额纹变浅或消失,不能皱眉,眼裂变大,眼睑闭合无力,用力闭眼时眼球向上外方转动,显露白色巩膜,称为贝尔(Bell)征。患者鼻唇沟变浅,口角下垂并歪向健侧,鼓腮漏气,不能吹口哨,食物易残存于颊部与齿龈之间(图2-34)。周围性面神经麻痹时,还可以进一步根据伴发的症状和体征确定病变的具体部位(图2-35)。

（1）面神经管前损害

1）面神经核损害:表现为周围性面神经麻痹,常伴有展神经麻痹,对侧锥体束征,病变在脑桥。常见于脑干肿瘤及血管病。

2）膝状神经节损害:表现为周围性面神经麻痹,舌前2/3味觉障碍及泪腺、唾液腺分泌障碍(鼓索受累),可伴有听觉过敏(镫骨肌神经受累),耳后部剧烈疼痛,鼓膜和外耳道疱疹,称亨特综合征(Hunt syndrome)。见于膝状神经节带状疱疹病毒感染。

（2）面神经管内损害:表现为周围性面神经麻痹伴舌前2/3味觉障碍及唾液腺分泌障碍,为面神经管内鼓索神经受累;如还伴有听觉过敏,则病变多在镫骨肌神经以上。

（3）茎乳孔以外病变:只表现为周围性面经麻痹。面神经麻痹定位诊断时,首先要区别

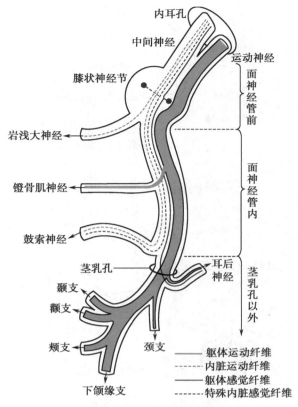

图 2-35　面神经各节段

是周围性面神经麻痹,还是中枢性面神经麻痹(表2-4)。如为周围性面神经麻痹,还要区分是脑干内还是脑干外。这种明确的定位对疾病的定性诊断有重要价值。

表 2-4　周围性与中枢性面神经麻痹的鉴别

特征	周围性面神经麻痹	中枢性面神经麻痹
面瘫程度	重	轻
症状表现	面部表情肌瘫痪使表情动作丧失	病灶对侧下部面部表情肌瘫痪(鼻唇沟变浅和口角下垂),额支无损(两侧中枢支配),皱额、皱眉和闭眼动作无障碍;病灶对侧面部随意动作丧失而哭、笑等动作仍保存;常伴有病灶对侧偏瘫和中枢性舌下神经瘫
恢复速度	缓慢	较快
常见病因	面神经炎	脑血管疾病及脑部肿瘤

六、前庭蜗神经

【解剖结构与生理功能】　前庭蜗神经(vestibulocochlear nerve,Ⅷ)又称位听神经,是特殊躯体感觉性神经,由蜗神经和前庭神经组成。

1. 蜗神经　蜗神经(cochlear nerve)起自内耳螺旋神经节(蜗神经节)的双极神经元(1级神经元),其周围突感受内耳螺旋器(Corti器)毛细胞的冲动,中枢突进入内耳道组成蜗神经,终止于脑桥尾端的蜗神经前后核(2级神经元),发出的纤维一部分经斜方体至对侧,一部分在同侧上行,形成外侧丘系,终止于四叠体的下丘(听反射中枢)及内侧膝状体(3级神经元),内侧膝状体发出纤维经内囊后肢形成听辐射,终止于颞横回皮质听觉中枢(图2-36)。蜗神经主要传导听觉。

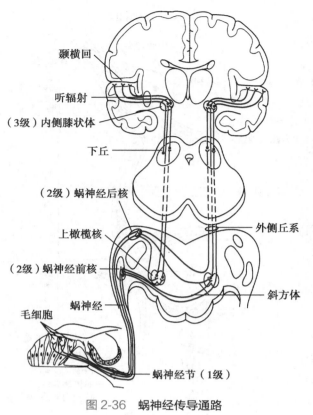

颞横回

听辐射

（3级）内侧膝状体

下丘

（2级）蜗神经后核

上橄榄核

（2级）蜗神经前核

蜗神经

毛细胞

内侧膝状体

外侧丘系

斜方体

蜗神经节（1级）

图 2-36　蜗神经传导通路

2. 前庭神经　前庭神经（vestibular nerve）起自内耳前庭神经节的双极细胞（1级神经元），其周围突分布于三个半规管的椭圆囊、球囊和壶腹，感受身体和头部的空间移动。中枢突组成前庭神经，和蜗神经一起经内耳孔入颅腔，终止于脑桥和延髓的前庭神经核群（内侧核、外侧核、上核和脊髓核）（2级神经元）。发出的纤维一小部分经过小脑下脚止于小脑的绒球小结叶；由前庭神经外侧核发出的纤维构成前庭脊髓束，止于同侧前角细胞，调节躯体平衡；来自其他前庭神经核的纤维加入内侧纵束，与眼球运动神经核和上颈髓联系，调节眼球及颈肌反射性活动（图 2-37）。前庭神经的功能为反射性调节机体的平衡，调节机体对各种加速度的反应。

【病损表现与定位诊断】

1. 蜗神经　蜗神经损害时主要表现为听力障碍和耳鸣。详见第三章第二节。

2. 前庭神经　前庭神经损害时可表现为眩晕、眼球震颤及平衡障碍。详见第三章第二节。

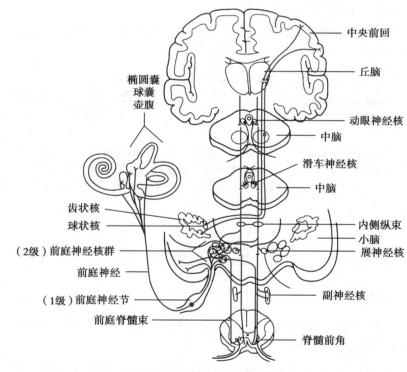

椭圆囊
球囊
壶腹

齿状核

球状核

（2级）前庭神经核群

前庭神经

（1级）前庭神经节

前庭脊髓束

中央前回

丘脑

动眼神经核

中脑

滑车神经核

中脑

内侧纵束

小脑

展神经核

副神经核

脊髓前角

图 2-37　前庭神经传导通路

七、舌咽、迷走神经

舌咽神经（glossopharyngeal nerve，Ⅸ）和迷走神经（vagus nerve，Ⅹ）均为混合性神经，都包括特殊内脏运动、一般内脏运动(副交感)、一般内脏感觉和躯体感觉四种成分,另外,舌咽神经还包含特殊内脏感觉纤维;两者有共同的神经核(疑核和孤束核)、走行和及分布特点。疑核发出的纤维随舌咽神经和迷走神经支配软腭、咽、喉和食管上部的横纹肌,舌咽神经和迷走神经的一般内脏感觉纤维的中枢突终止于孤束核。

【解剖结构与生理功能】

1. 舌咽神经

(1)感觉神经:①特殊内脏感觉纤维:其胞体位于下神经节,中枢突止于孤束核,周围突分布于舌后 1/3 味蕾,传导味觉。②一般内脏感觉纤维:其胞体亦位于下神经节,中枢突止于孤束核,周围突接受咽、扁桃体、舌后 1/3、咽鼓管和鼓室等处黏膜,接受黏膜的感觉;分布于颈动脉窦和颈动脉小球的纤维(窦神经)与呼吸、血压和脉搏的调节有关。③一般躯体感觉纤维:其胞体位于上神经节,其周围突分布于耳后皮肤,中枢突到三叉神经脊束核,接受耳部皮肤的一般感觉(图 2-38)。

(2)特殊内脏运动纤维:起自延髓疑核,经颈静脉孔出颅,支配茎突咽肌,功能是提高咽穹隆,与迷走神经共同完成吞咽动作(图 2-38)。

(3)副交感纤维:为一般内脏运动纤维,起自下泌涎核,经鼓室神经、岩浅小神经,终止于耳神经节,其节后纤维分布于腮腺,司腮腺分泌(图 2-38)。

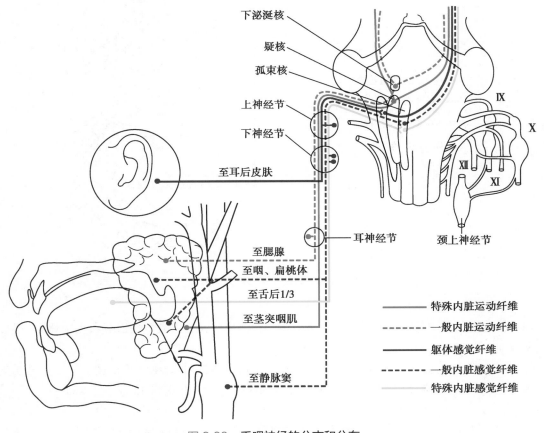

图 2-38　舌咽神经的分支和分布

2. **迷走神经**　迷走神经是行程最长、分布范围最广的脑神经。

(1)感觉纤维:①一般躯体感觉纤维:其胞体位于上神经节(颈静脉神经节)内,中枢突止于三叉神经脊束核,周围突分布于外耳道、耳郭凹面的一部分皮肤(耳支)及硬脑膜;②一般内脏感觉纤维:其胞体位于下神经节(结状神经节)内,中枢突止于孤束核,周围突分布于咽、喉、食管、气管及胸腹腔内诸脏器(图 2-39)。

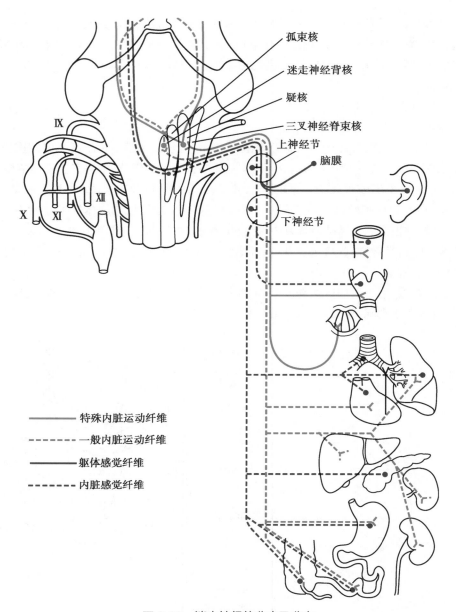

孤束核

迷走神经背核

疑核

三叉神经脊束核

上神经节

脑膜

下神经节

IX

X
XI
XII

特殊内脏运动纤维

一般内脏运动纤维

躯体感觉纤维

内脏感觉纤维

图 2-39　迷走神经的分支及分布

（2）特殊内脏运动纤维：起自疑核，由橄榄体的背侧出延髓，经颈静脉孔出颅，支配软腭、咽及喉部的横纹肌（图 2-39）。

（3）副交感纤维：为一般内脏运动纤维，起自迷走神经背核，其纤维终止于迷走神经丛的副交感神经节，发出的节后纤维分布于胸腹腔诸脏器，控制平滑肌、心肌和腺体的活动（图 2-39）。

【病损表现与定位诊断】

1. 舌咽、迷走神经共同损伤　舌咽、迷走神经彼此邻近，有共同的起始核，常同时受损，表现为声音嘶哑、吞咽困难、饮水呛咳及咽反射消失，称延髓麻痹（真性延髓麻痹），临床上也习惯称之为球麻痹。一侧损伤时症状较轻，张口时可见瘫痪一侧的软腭弓较低，腭垂偏向健侧，患者发"啊"音时病灶侧软腭上抬受限，病灶侧咽部感觉缺失，咽反射消失，见于吉兰-巴雷综合征及瓦伦贝格综合征等。舌咽、迷走神经的运动核受双侧皮质脑干束支配，当一侧损害时不出现延髓麻痹症状，当双侧皮质延髓束损伤时才出现构音障碍和吞咽困难，而咽反射存在，称假性延髓麻痹，常见于两侧大脑半球的血管病变。真性延髓麻痹与假性延髓麻痹的鉴别见表 2-5。

表 2-5　真性延髓麻痹与假性延髓麻痹的鉴别

特征	真性延髓麻痹	假性延髓麻痹
病变部位	舌咽、迷走神经（一侧或两侧）	双侧皮质脑干束
下颌反射	正常	亢进
咽反射	消失	存在
强哭强笑	无	有
舌肌萎缩	可有	无
双锥体束征	无	常有

2. 舌咽、迷走神经单独受损　舌咽神经麻痹主要表现为咽部感觉减退或丧失、咽反射消失、舌后1/3 味觉丧失和咽肌轻度瘫痪。迷走神经麻痹时出现声音嘶哑、构音障碍、软腭不能提升、吞咽困难、咳嗽无力和心动过速等。出现舌咽神经或迷走神经单独受损的症状，而无脑干受损的长束体征，提示脑干外神经根病变。

八、副神经

【解剖结构与生理功能】　副神经（accessory nerve，XI）为运动神经，由延髓支和脊髓支两部分组成，分别包括特殊内脏运动纤维和躯体运动纤维。延髓支起自延髓疑核，颅内部分在颈静脉孔处与脊髓部分相分离，加入迷走神经，构成喉返神经，支配声带运动；脊髓支起自颈髓第 1～5 节段前角腹外侧细胞柱，其纤维经枕大孔入颅，与延髓支汇合，再经颈静脉孔出颅，支配胸锁乳突肌和斜方肌（图 2-40）。胸锁乳突肌的功能是使头转向对侧，斜方肌支配耸肩动作。双侧胸锁乳突肌同时收缩时颈部前屈，双侧斜方肌同时收缩时头向后仰。

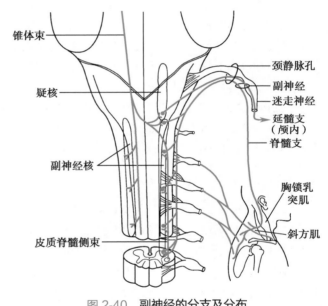

图 2-40　副神经的分支及分布

【病损表现与定位诊断】

1. 一侧副神经核或其神经损害　一侧副神经核或其神经损害表现为同侧胸锁乳突肌和斜方肌萎缩，患者向病变对侧转颈不能，病灶侧肩下垂并耸肩无力。颅后窝病变时，副神经常与迷走神经和舌咽神经同时受损（颈静脉孔综合征）。出颈静脉孔后，副神经主干和分支可因淋巴结炎、颈部穿刺以及外科手术等受损。由于副神经受两侧皮质脑干束支配，故一侧皮质脑干束损害，不出现副神经受损症状。

2. 双侧副神经核或其神经损害　双侧副神经核或其神经损害表现为双侧胸锁乳突肌力弱，患者头前屈无力，直立困难，多呈后仰位，仰卧位时不能抬头。

九、舌下神经

【解剖结构与生理功能】　舌下神经（hypoglossal nerve，XII）为躯体运动神经，支配舌肌运动。位于延髓第四脑室底舌下神经三角深处的舌下神经核发出轴突在橄榄体与锥体之间出脑，经舌下神经管出颅，分布于同侧舌肌。舌向外伸出主要是颏舌肌向前牵拉的作用，舌向内缩回主要是舌骨舌肌的作用。舌下神经只受对侧皮质脑干束支配。

【病损表现与定位诊断】

1. 舌下神经核上性病变　一侧病变时,伸舌偏向病灶对侧。这是因为正常时两侧颏舌肌运动将舌推向前方,若一侧颏舌肌肌力减弱,则健侧肌运动将舌推向偏瘫侧,无舌肌萎缩及肌束颤动,称中枢性舌下神经麻痹。常见于脑血管病等。

2. 舌下神经及核性病变　一侧病变表现为病灶侧舌肌瘫痪,伸舌偏向病灶侧;两侧病变则伸舌受限或不能,同时伴有舌肌萎缩。舌下神经核的病变可伴有肌束颤动,见于肌萎缩侧索硬化或延髓空洞症等。

第四节 ｜ 周围神经

周围神经(peripheral nerves)是指脊髓及脑干软脑膜以外的所有神经结构,即除嗅、视神经以外的所有脑神经和脊神经。其中与脑相连的部分为脑神经(cranial nerves),与脊髓相连的为脊神经(spinal nerves)。分布于体表、骨、关节和骨骼肌的为躯体神经(somatic nerves);分布于内脏、血管、平滑肌和腺体的为内脏神经(visceral nerves)。多数周围神经为混合神经,包含感觉纤维、运动纤维、交感纤维和副交感纤维,还包被有结缔组织膜、血管及淋巴管等。

在脑神经、脊神经和内脏神经中,各自都含有感觉和运动成分。感觉传入神经由脊神经后根、后根神经节和脑神经的神经节构成,将皮肤、关节、肌腱和内脏神经的冲动由感受器传向中枢神经系统;运动传出神经由脊髓前角和侧角发出的脊神经前根和脑干运动核发出的脑神经构成,将神经冲动由中枢神经系统传出到周围的效应器。由于内脏神经的传出部分专门支配不直接受人意识控制的平滑肌、心肌和腺体的运动,故又将内脏传出神经称为自主神经(autonomic nerves)。自主神经又根据形态和功能分为交感神经(sympathetic nerves)和副交感神经(parasympathetic nerves)两部分。脑神经已在本章第三节中详述,本节主要叙述脊神经和自主神经。

一、脊神经

【解剖结构与生理功能】　与脊髓相连的周围神经即脊神经,每对脊神经借前根和后根连于一个脊髓节段。前根属运动纤维,后根属感觉纤维,因此脊神经为混合性,一般含有躯体感觉纤维、躯体运动纤维、内脏传入纤维和内脏运动纤维4种成分。31对脊神经可分为5部分:8对颈神经,12对胸神经,5对腰神经,5对骶神经和1对尾神经。每条脊神经干在出椎间孔后立即分为前支、后支、脊膜支和交通支。前支分别交织成丛,即颈丛、臂丛、腰丛和骶丛,由各丛再发出分支分布于躯干前外侧和四肢的肌肉、皮肤,司肌肉运动和皮肤感觉。后支分成肌支和皮支,肌支分布于项、背和腰骶部深层肌,司肌肉运动;皮支分布于枕、项、背、腰、骶及臀部皮肤,司皮肤感觉。脊膜支分布于脊髓被膜、血管壁、骨膜、韧带和椎间盘等处,司一般感觉和内脏运动。交通支为连于脊神经与交感干之间的细支。

脊神经在皮肤的分布有明显的节段性,尤其是颈神经和胸神经的分布。如 T_2 分布于胸骨角水平;T_4 分布于乳头平面;T_6 分布于剑突水平;T_8 分布于肋弓下缘;T_{10} 分布于脐水平;T_{12} 和 L_1 分布于腹股沟水平。四肢的皮神经分布也有一定规律性。如上肢臂丛中的 C_5 和 T_1 神经分布到上肢近端外侧和内侧,$C_{6\sim8}$ 神经分布于上肢远段及手部。这种分布规律对临床上判断损伤的节段定位具有重要价值。

【病损表现与定位诊断】　周围神经损伤的临床表现是受损神经支配范围内的感觉、运动、反射和自主神经功能异常。其部位及范围随受损神经的分布而异,但有其共同的特性。

1. 脊神经病变导致的运动障碍　前根损害表现为支配节段下运动神经元性瘫痪,不伴有感觉障碍;神经丛和神经干损害表现为支配区内的运动、感觉、自主神经功能障碍;神经末梢损害表现为四肢远端对称性下运动神经元性瘫痪。如与呼吸肌有关的脊神经根受累,会出现呼吸肌麻痹进而引起呼吸困难。运动障碍也可分为刺激性和麻痹性两类症状。

（1）刺激性症状：可表现为肌束震颤、肌痉挛和肌肉痛性痉挛等。

1）肌束震颤：为肌肉静息时观察到的肌肉颤动，可见于正常人，伴有肌肉萎缩时则为异常，可见于运动神经元病。

2）肌痉挛：为一个或多个运动单位短暂的自发性痉挛性收缩，较肌束震颤缓慢，持续时间长，邻近的运动单位常呈交替性、间断性收缩，如面神经损伤引起的偏侧面肌痉挛。

3）肌肉痛性痉挛：为一块肌肉或一个肌群短暂的伴有疼痛的收缩，是一种生理现象，病理状态下出现频率增加，常见于活动较多的肌肉如腓肠肌，肌肉用力收缩时可诱发，按摩可减轻。

（2）麻痹性症状：为下运动神经元性瘫痪，可出现肌力减弱或丧失、肌张力降低和肌萎缩。

1）肌力减弱或丧失：四肢对称性肌无力可见于多发性神经病及吉兰-巴雷综合征。前者的肌无力多出现在肢体远端，下肢重于上肢；后者的肌无力多出现在肢体和躯干，可伴有呼吸肌麻痹。

2）肌萎缩：轴突变性或神经断伤时，肌肉失去神经营养作用而发生萎缩。临床上，数周内出现肌肉萎缩并进行性加重，如能在12个月内建立神经再支配，则有完全恢复的可能；多数情况下，肌萎缩与肌无力平行出现，但发生脱髓鞘性神经病时，虽有肌无力，但一般无轴突变性（轴索型除外），肌肉萎缩不明显。

2. 脊神经病变导致的感觉障碍　脊神经病变可出现分布区内的感觉障碍。后根损害为节段分布的感觉障碍，常有剧烈神经根痛；神经丛和神经干损害为分布区的感觉障碍，常伴有疼痛、下运动神经元性瘫痪和自主神经功能障碍；神经末梢损害为四肢远端对称分布的手套-袜套样感觉障碍，常伴有运动和自主神经功能障碍。

3. 脊神经病变导致的反射变化　可出现浅反射及深反射减弱或消失。腱反射消失为神经病变的早期表现，尤以踝反射丧失为最常见。在主要损伤小纤维的神经病变后期才出现腱反射消失。

4. 脊神经病变导致的自主神经障碍　可出现多汗或无汗、黏膜苍白或发绀、皮温降低、皮肤水肿、皮下组织萎缩、角化过度、色素沉着、皮肤溃疡、毛发脱落、指甲光泽消失、甲质变脆或突起增厚及关节肿大。另外可有性功能障碍、膀胱直肠功能障碍、直立性低血压及泪腺分泌减少等。自主神经症状在病程较长或慢性多发性周围神经病中较为常见，如遗传性神经病或糖尿病性神经病。

5. 脊神经病变导致的其他症状　其他症状包括：①动作性震颤：可见于某些多发性神经病；②周围神经肿大：见于麻风、神经纤维瘤、施万细胞瘤、遗传性及慢性脱髓鞘性神经病；③畸形：慢性周围性神经病若发生在生长发育停止前可致手足和脊柱畸形，出现马蹄足、爪形手和脊柱侧弯等；④营养障碍：由于失用、血供障碍和感觉丧失，皮肤、指（趾）甲、皮下组织可发生营养性改变，以远端明显，加之肢体远端痛觉丧失易被灼伤，可造成手指或足趾无痛性缺失或溃疡，常见于遗传性感觉性神经病。遗传性神经病或慢性周围神经病由于关节感觉丧失及反复损伤，可出现夏科（Charcot）关节。

二、自主神经

【解剖结构与生理功能】　自主神经支配内脏器官（消化道、心血管、呼吸道及膀胱等）及内分泌腺、汗腺的活动和分泌，并参与调节葡萄糖、脂肪、水和电解质代谢，以及体温、睡眠和血压等。自主神经包括交感和副交感神经，两者在大脑皮质的调节下通过下丘脑、脑干及脊髓各节段，既拮抗又协调地共同调节器官的生理活动，所有调节活动均在无意志控制下进行。自主神经可分为中枢部分和周围部分（图2-41）。

1. 中枢自主神经　中枢自主神经包括大脑皮质、下丘脑、脑干的副交感神经核团以及脊髓各节段侧角区。大脑皮质各区均有自主神经的代表区，如旁中央小叶与膀胱、肛门括约肌调节有关；岛叶、边缘叶与内脏活动有关。下丘脑是自主神经的皮质下中枢，前区是副交感神经代表区，后区是交感神经代表区，二者共同调节机体的糖、水、盐、脂肪代谢，以及体温、睡眠、呼吸、血压和内分泌功能。

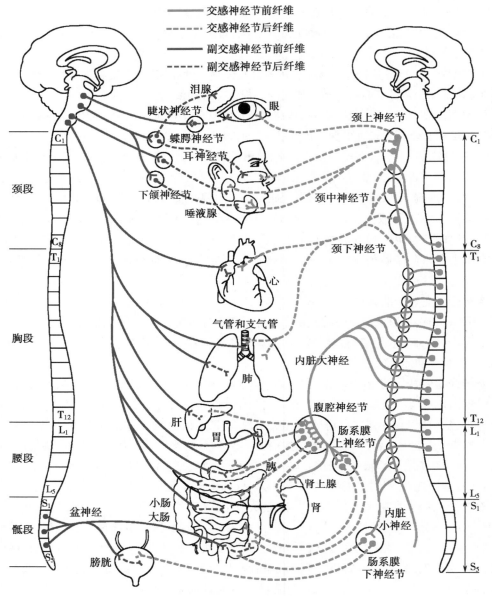

图 2-41 自主神经系统组成

2. 周围自主神经

（1）交感神经系统：节前纤维起始于 $C_8 \sim L_2$ 脊髓侧角神经元，经脊神经前根和白交通支到脊髓旁交感干的椎旁神经节和腹腔神经节并换元。节后纤维随脊神经分布到汗腺、血管、平滑肌，而大部分节后纤维随神经丛分布到内脏器官。交感神经兴奋时可引起机体消耗增加、器官功能活动增强。

（2）副交感神经系统：节前纤维起自脑干和 $S_{2\sim4}$ 脊髓侧角核团，发出纤维在其支配的脏器附近或在脏器内神经节换元。节后纤维支配瞳孔括约肌、睫状肌、下颌下腺、舌下腺、泪腺、鼻腔黏膜、腮腺、气管、支气管、心脏、肝、胰、脾、肾和胃肠等。副交感神经与交感神经的作用互相拮抗，兴奋时可抑制机体耗损、增加储能。

自主神经的功能是通过神经末梢释放的神经递质来完成的，可分为胆碱能神经和肾上腺素能神经，前者包括交感神经及副交感神经节前纤维、副交感神经节后纤维，以及支配汗腺、子宫、血管扩张的交感神经节后纤维；后者包括支配心脏、肠道、血管收缩的交感神经节后纤维。内脏器官均受交感神经和副交感神经双重支配,两者既相互拮抗又相互协调,维持机体功能的平衡性、完整性,使机体适应内外环境的变化,任一系统功能亢进或不足都可引起机体功能失调。

【病损表现与定位诊断】 自主神经功能紊乱也称植物神经功能紊乱,交感神经系统病损可表现副交感神经功能亢进的症状,而副交感神经病损可表现为交感神经功能亢进的症状。

1. **交感神经病损** 交感神经病损可出现副交感神经功能亢进的症状,表现为瞳孔缩小、唾液分泌增加、心率减慢、血管扩张、血压降低、胃肠蠕动和消化腺分泌增加,肝糖原储存增加以增强吸收功能,膀胱与直肠收缩促进废物的排出。

2. **副交感神经病损** 副交感神经病损可出现交感神经功能亢进的症状,表现为瞳孔散大、眼裂增宽、眼球突出、心率加快、内脏和皮肤血管收缩、血压升高、呼吸加快、支气管扩张、胃肠道蠕动及分泌功能受抑制、血糖升高、周围血容量增加等。

三、周围神经损伤的病理类型

周围神经由神经元及其发出的纤维组成,不同病理变化可导致不同的临床表现,常见的周围神经病理变化可分为四种(图 2-42)。

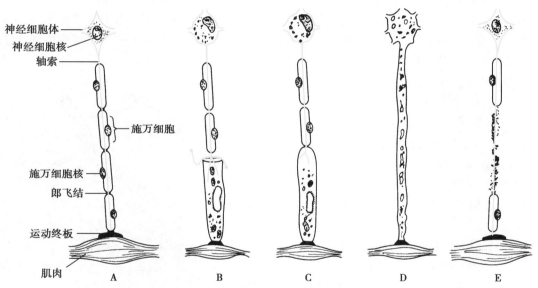

图 2-42 **正常周围神经及其损害的病理类型**
A. 正常;B. 沃勒变性;C. 轴突变性;D. 神经元变性;E. 节段性脱髓鞘。

1. **沃勒变性** 沃勒变性(Wallerian degeneration)是指任何外伤导致轴突断裂后,远端神经纤维发生的一切变化。神经纤维断裂后,由于不再有轴浆运输、提供维持和更新轴突所必需的成分,其断端远侧的轴突自近向远发生变化和解体。解体的轴突和髓鞘由施万细胞和巨噬细胞吞噬。断端近侧的轴突和髓鞘可有同样的变化,但一般只到最近的一两个郎飞结而不再继续。再生阶段,施万细胞先增殖,形成神经膜管,成为断端近侧轴突再生分支伸向远端的桥梁。接近细胞体的轴突断伤则可使细胞体坏死(图 2-42B)。

2. **轴突变性** 轴突变性(axonal degeneration)是常见的一种周围神经病理改变,可由中毒、代谢营养障碍以及免疫介导性炎症等引起。基本病理生理变化为轴突的变性、破坏和脱失,病变通常从轴突的远端向近端发展,故有"逆死性神经病"(dying-back neuropathy)之称(图 2-42C)。其轴突病变本身与沃勒变性基本相似,只是轴突的变性、解体以及继发性脱髓鞘均从远端开始。

3. **神经元变性** 神经元变性(neuronal degeneration)是神经元胞体变性坏死继发的轴突及髓鞘破坏,其纤维的病变类似于轴突变性,不同的是神经元一旦坏死,其轴突的全长在短期内即变性和解

难点微课

体,称神经元病(neuronopathy)(图 2-42D)。可见于后根神经节感觉神经元病变,如有机汞中毒、大剂量维生素 B₆中毒或癌性感觉神经病等;也可见于运动神经元病损,如急性脊髓灰质炎和运动神经元病等。

4. 节段性脱髓鞘　节段性脱髓鞘(segmental demyelination)是指节段性髓鞘破坏而轴突相对保存的病变,可见于炎症、中毒、遗传性或后天性代谢障碍。病理上表现为神经纤维有长短不等的节段性脱髓鞘和施万细胞增殖(图 2-42E)。在脱髓鞘性神经病中,病变可不规则地分布在周围神经的远端及近端,但长纤维比短纤维更易受损而发生传导阻滞,因此临床上运动和感觉障碍以四肢远端为重。

细胞体与轴突、轴突与施万细胞都有密切关系,因此四种病理变化相互关联。神经元病导致轴突变性,接近细胞体的沃勒变性可以使细胞坏死。轴突变性总是迅速继发脱髓鞘,轻度节段性脱髓鞘不一定继发轴突变性,但严重的脱髓鞘则可继发轴突变性。

第五节 ｜ 肌　肉

【解剖结构与生理功能】　肌肉(muscle)根据构造不同可分为平滑肌、心肌和骨骼肌。平滑肌主要分布于内脏的中空器官及血管壁,心肌为构成心壁的主要部分,骨骼肌主要存在于躯干和肢体;前两者受内脏神经支配,不直接受意识的管理,属于不随意肌;而骨骼肌直接受人的意识控制,属随意肌。本节主要讨论骨骼肌。

骨骼肌是执行运动功能的效应单位,也是机体能量代谢的重要器官。每块骨骼肌由数个至数百个肌束所组成,而肌束又是由数根至数千根并行排列的肌纤维(肌细胞)外包裹肌膜构成。一根肌纤维即是一个肌细胞,由细胞膜(肌膜)、细胞核(肌核)、细胞质(肌浆)和细胞器(线粒体和溶酶体)组成。

骨骼肌受运动神经支配。一个运动神经元发出一根轴突,在到达肌纤维之前分成许多神经末梢,每根末梢到达一根肌纤维形成神经肌肉接头(突触),一个运动神经元同时支配许多肌纤维(图 2-43)。来自运动神经的电冲动通过神经肌肉接头的化学传递引起骨骼肌收缩,进而完成各种自主运动。因此运动神经、神经肌肉接头及肌肉本身病变都可引起骨骼肌运动异常,后两者引起的疾病统称为骨骼肌疾病。

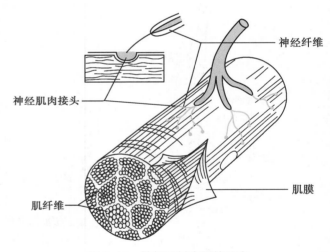

图 2-43　神经及其支配的肌肉

（神经纤维、神经肌肉接头、肌膜、肌纤维）

【病损表现与定位诊断】　肌无力是肌肉疾病最常见的表现,另外还有病态性肌疲劳、肌痛与触痛、肌肉萎缩、肌肉肥大及肌强直等。神经肌肉接头及肌肉本身病变都可引起骨骼肌运动异常,可见于累及神经肌肉接头的重症肌无力,或累及肌肉本身的炎症、离子通道或代谢障碍等疾病。

1. 神经肌肉接头损伤　突触前膜、突触间隙及突触后膜的病变影响了乙酰胆碱功能而导致运动冲动的电 - 化学传递障碍,进一步导致骨骼肌运动障碍。特点为病态性疲劳、症状晨轻暮重,可累及单侧或双侧,甚至表现为全身肌无力,病程长时可出现肌萎缩。见于重症肌无力、Lambert-Eaton 肌无力综合征、高镁血症、肉毒杆菌中毒及有机磷中毒等。

2. 肌肉损伤　肌肉本身病变多表现为进行性发展的对称性肌肉萎缩和无力,可伴肌肉假性肥大,不伴有明显的失神经支配或感觉障碍的表现。特定肌肉萎缩和无力可出现特殊的体态(翼状肩)及步态(鸭步),可见于肌营养不良。伴有肌肉酸痛可见于肌炎;伴有肌强直可见于强直性肌病;伴有皮炎或结缔组织损害可见于多发性皮肌炎。

第六节 | 运动系统

本节运动一词是指骨骼肌的活动,包括随意和不随意运动。随意运动指随本人意志而执行的动作,又称"自主运动";不随意运动为不经意志控制的自发动作。运动系统(motor system)由上运动神经元(锥体系统)、下运动神经元、锥体外系和小脑组成,要完成各种精细而协调的复杂运动,需要整个运动系统的互相配合与协调。此外,所有运动都是在接受了感觉冲动以后所产生的冲动,通过深感觉动态地感知使动作能准确执行。运动系统的任何部分损害均可引起运动障碍。

【解剖结构与生理功能】

1. 上运动神经元(锥体系统)　上运动神经元包括额叶中央前回运动区的大锥体细胞(Betz 细胞)及其轴突组成的皮质脊髓束(从大脑皮质至脊髓前角的纤维束)和皮质脑干束(从大脑皮质至脑干脑神经运动核的纤维束)。上运动神经元的功能是发放和传递随意运动冲动至下运动神经元,并控制和支配其活动(图 2-44)。上运动神经元损伤后可产生中枢性(痉挛性)瘫痪。

皮质脊髓束和皮质脑干束经放射冠分别通过内囊后肢和膝部下行。皮质脊髓束经中脑大脑脚中 3/5、脑桥基底部,在延髓锥体交叉处大部分纤维交叉至对侧,形成皮质脊髓侧束下行,终止于脊髓前角;小部分纤维不交叉,形成皮质脊髓前束,在下行过程中陆续交叉,止于对侧脊髓前角;仅有少数纤维始终不交叉直接下行,陆续止于同侧前角。皮质脑干束在脑干各个脑神经核的平面上交叉至对侧,分别终止于各个脑神经运动核。须注意的是,除面神经核下部及舌下神经核受对侧皮质脑干束支配外,其余脑干运动神经核均受双侧皮质脑干束支配。

尽管锥体束主要支配对侧躯体,但仍有一小部分锥体束纤维始终不交叉,支配同侧脑神经运动核和脊髓前角运动神经元,如眼肌、咀嚼肌、咽肌、喉肌、额肌、颈肌及躯干肌等,这些习惯左右同时进行运动的肌肉有较多的同侧支配,所以一侧锥体束受损,不引起以上肌肉的瘫痪,中枢性脑神经受损仅出现对侧舌肌和面肌下部瘫痪。此外,因四肢远端比近端的同侧支配更少,锥体束损害导致的四肢瘫痪一般远端较重。

另外,在大脑皮质运动区即布罗德曼(Brodmann)皮质区第四区,身体各部分均有相应的代表位置,其排列呈手足倒置关系,即头部在中央前回最下面,大腿在其最上面,小腿和足部则在大脑内侧面

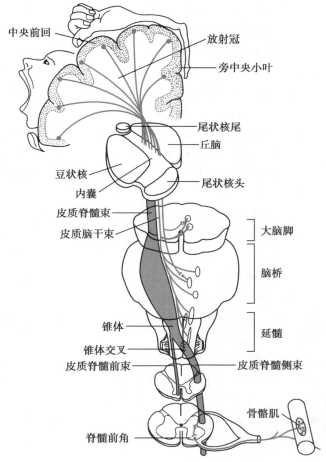

图中标注:中央前回、放射冠、旁中央小叶、尾状核尾、丘脑、豆状核、内囊、尾状核头、皮质脊髓束、皮质脑干束、大脑脚、脑桥、锥体、延髓、锥体交叉、皮质脊髓前束、皮质脊髓侧束、脊髓前角、骨骼肌

图 2-44　锥体束传导

动画

的旁中央小叶,这种"倒人状"排列见图2-4。代表区的大小与运动精细和复杂程度有关,与躯体所占体积无关。上肢尤其是手和手指的区域特别大,躯干和下肢所占的区域最小。肛门及膀胱括约肌的代表区在旁中央小叶。

2. 下运动神经元　下运动神经元包括脊髓前角细胞、脑神经运动核及其发出的神经轴突。它是接受锥体系统、锥体外系和小脑系统各方面冲动的最后通路,是冲动到达骨骼肌的唯一通路,其功能是将这些冲动组合起来,通过周围神经传递至运动终板,引起肌肉收缩。由脑神经运动核发出的轴突组成的脑神经直接到达它们所支配的肌肉。由脊髓前角运动神经元发出的轴突经前根、神经丛(颈丛:$C_{1\sim4}$;臂丛:$C_5\sim T_1$;腰丛:$L_{1\sim4}$;骶丛:$L_5\sim S_4$)、周围神经到达所支配的肌肉。每一个前角细胞支配50~200根肌纤维,每个运动神经元及其所支配的一组肌纤维称为一个运动单位,是执行运动功能的基本单元。下运动神经元损伤后可产生周围性(弛缓性)瘫痪。

人体要执行准确的随意运动,还必须维持正常的肌张力和姿势,这与牵张反射有关。当肌肉被动牵拉引起梭内肌收缩时,其传入冲动经后根进入脊髓,激动脊髓前角 α 运动神经元使梭外肌收缩,肌张力增高,即发生牵张反射。维持肌张力的初级中枢主要在脊髓,但又受脊髓以上的中枢调节。脑部多个区域(如大脑皮质、前庭核、基底核、小脑和脑干网状结构等)可分别通过锥体束、前庭脊髓束或网状脊髓束等对牵张反射起到易化或抑制作用。锥体束和前庭脊髓束主要起易化作用,而网状脊髓束主要起抑制作用。由锥体束下行的冲动先激动脊髓前角 γ 运动神经元使梭内肌收缩,然后传入冲动经后根进入脊髓,一方面激动脊髓前角 α 运动神经元使梭外肌收缩,肌张力增高;另一方面激动其他节段的中间神经元,使支配拮抗肌的 α 运动神经元受到抑制,使拮抗肌的张力降低,以此形成了一组随意肌调节的完善的反馈系统,使各种随意运动执行自如。正常情况下这些易化和抑制作用保持着平衡,维持正常的肌张力,当牵张反射的任何结构和脊髓以上的中枢及下行纤维受到损害,这种平衡则受到破坏,引起肌张力改变。当中枢下行纤维对脊髓 γ 运动神经元的抑制作用减弱或消失时,就引起肌张力增高;而脊髓参与牵张反射的结构受损则出现肌张力降低。

3. 锥体外系　广义的锥体外系(extrapyramidal system)是指锥体系统以外的所有躯体运动的神经系统结构,包括纹状体系统和前庭小脑系统。目前锥体外系的解剖生理尚未完全明了,其结构复杂,纤维联系广泛,涉及脑内许多结构,包括大脑皮质、纹状体、丘脑、丘脑底核、中脑顶盖、红核、黑质、脑桥、前庭核、小脑、脑干的某些网状核以及它们的联络纤维等。这些结构共同组成了多条复杂的神经环路:①皮质—新纹状体—苍白球—丘脑—皮质环路;②皮质—脑桥—小脑—皮质环路;③皮质—脑桥—小脑—丘脑—皮质环路;④新纹状体—黑质—新纹状体环路;⑤小脑齿状核—丘脑—皮质—脑桥—小脑齿状核环路等。

狭义的锥体外系主要指纹状体系统,包括纹状体(尾状核、壳核和苍白球)、红核、黑质及丘脑底核,总称为基底核。大脑皮质(主要是额叶)发出的纤维,止于新纹状体(尾状核和壳核),由此发出的纤维止于旧纹状体(苍白球),旧纹状体发出的纤维分别止于红核、黑质、丘脑底核和网状结构等处。由红核发出的纤维组成红核脊髓束,由网状结构发出的纤维组成网状脊髓束,均止于脊髓前角运动细胞,调节骨骼肌的随意运动(图2-45)。

锥体外系的主要功能是:调节肌张力,协调肌肉运动;维持和调整体态、姿势;担负半自动的刻板动作及反射性运动,如走路时两臂摇摆等联带动作、表情运动、防御反应和饮食动作等。锥体系统和锥体外系在运动功能方面是不可分割的整体,只有在锥体外系使肌肉保持稳定协调的

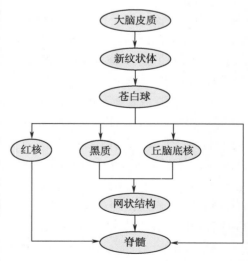

图2-45　**纹状体系统纤维联系**

前提下,锥体系才能完成某些精确的随意运动,如写字、绘画及刺绣等。另外锥体外系对锥体系有一定的依赖性,有些习惯性动作先由锥体系发动起来,再在锥体外系的管理下完成,如上述走路时两臂摆动的联合动作及表情动作等。

锥体外系损伤后主要出现肌张力变化和不自主运动两大类症状:苍白球和黑质病变多表现为运动减少-肌张力增高综合征,如帕金森病;尾状核和壳核病变多表现为运动增多-肌张力减低综合征,如舞蹈症;丘脑底核病变可发生偏侧投掷症。

4. **小脑**　小脑是协调随意运动的重要结构,它并不发出运动冲动,而是通过传入纤维和传出纤维与脊髓、前庭、脑干、基底核及大脑皮质等部位联系,达到对运动神经元的调节作用。小脑的主要功能是维持躯体平衡、调节肌张力及协调随意运动。小脑受损后主要出现共济失调与平衡障碍两大类症状。小脑的解剖生理功能及损伤定位详见本章第一节。

【病损表现与定位诊断】

运动系统病变时,临床上常常发生瘫痪、肌萎缩、肌张力改变、不自主运动和共济失调等症状(详见第三章)。其中运动传导通路受损可以分为上运动神经元性瘫痪和下运动神经元性瘫痪两大类,本节主要叙述两种瘫痪的定位诊断。

1. **上运动神经元性瘫痪**　上运动神经元性瘫痪的特点为肌张力增高,腱反射亢进,出现病理反射阳性,无肌萎缩,但病程长者可出现失用性肌萎缩。上运动神经元各部位病变时瘫痪的特点如下。

(1)皮质型:因皮质运动区呈一条长带,故局限性病变时可出现一个上肢、下肢或面部的中枢性瘫痪,称单瘫。可见于肿瘤压迫、动脉皮质支梗死等。

(2)内囊型:内囊是感觉、运动等传导束的集中地,损伤时可出现"三偏"综合征,即偏瘫、偏身感觉障碍和偏盲。多见于急性脑血管病。

(3)脑干型:出现交叉性瘫痪,即病变侧脑神经麻痹和对侧肢体中枢性瘫痪。多见于脑干肿瘤和/或脑干血管闭塞。

(4)脊髓型:脊髓横贯性损害时,因双侧锥体束受损而出现双侧肢体瘫痪,如截瘫或四肢瘫。多见于脊髓炎、外伤或肿瘤产生的脊髓压迫症等。

2. **下运动神经元性瘫痪**　下运动神经元性瘫痪的特点为肌张力降低,腱反射减弱或消失,肌萎缩,无病理反射。下运动神经元各部位病变时瘫痪的特点如下。

(1)脊髓前角细胞:表现为节段性、弛缓性瘫痪而无感觉障碍。如 C_5 前角损害引起三角肌瘫痪和萎缩,$C_8 \sim T_1$ 损害引起手部小肌肉萎缩,L_3 损害使股四头肌萎缩无力,L_5 损害则使踝关节及足趾背屈不能。急性起病多见于脊髓灰质炎;缓慢进展性疾病还可出现肌束震颤,见于运动神经元病等。

(2)前根:损伤节段呈弛缓性瘫痪,亦无感觉障碍。常同时损害后根而出现根性疼痛和节段性感觉障碍。见于髓外肿瘤压迫、脊膜炎症或椎骨病变等。

(3)神经丛:神经丛含有运动纤维和感觉纤维,病变时常累及一个肢体的多数周围神经,引起弛缓性瘫痪、感觉障碍及自主神经功能障碍,可伴有疼痛。

(4)周围神经:神经支配区的肌肉出现弛缓性瘫痪,同时伴有感觉及自主神经功能障碍或疼痛。发生多发性周围神经病时可出现对称性四肢远端肌肉瘫痪,伴手套-袜套样感觉障碍。

第七节 │ 感觉系统

感觉(sensation)是作用于各个感受器的各种形式的刺激在人脑中的直接反应。感觉包括两大类:特殊感觉(视觉、听觉、味觉和嗅觉)和一般感觉(浅感觉、深感觉和复合感觉)。感觉障碍是神经系统疾病常见的症状和体征,对神经系统损伤的定位诊断有重要意义。特殊感觉在本章第三节"脑神经"中已分别介绍,本节仅讨论一般感觉。

一般感觉可分为以下 3 种。

1. 浅感觉　指来自皮肤和黏膜的痛觉、温觉及触觉。

2. 深感觉　指来自肌腱、肌肉、骨膜和关节的运动觉、位置觉和振动觉。

3. 复合感觉　又称皮质感觉,指大脑顶叶皮质对深浅感觉分析、比较、整合而形成的实体觉、图形觉、两点辨别觉、定位觉和重量觉等。

动画

【解剖结构与生理功能】

1. 各种感觉传导通路　各种一般感觉的神经末梢有其特异的感受器,接受刺激后经周围神经、脊髓(脊神经)或脑干(脑神经)、间脑传至大脑皮质的感觉中枢。

(1)痛觉、温觉传导通路:1 级神经元位于脊神经节内,其周围突经脊神经分布于躯干和四肢皮肤的浅感受器。中枢突从后根外侧部(粗纤维)进入脊髓后角,起始为 2 级神经元,发出的大部分纤维经白质前连合交叉至对侧侧索上行,组成脊髓丘脑侧束,终止于丘脑腹后外侧核,再发出 3 级神经元,轴突组成丘脑皮质束,经内囊后肢、放射冠至中央后回的中上部和旁中央小叶的后部(图 2-46)。

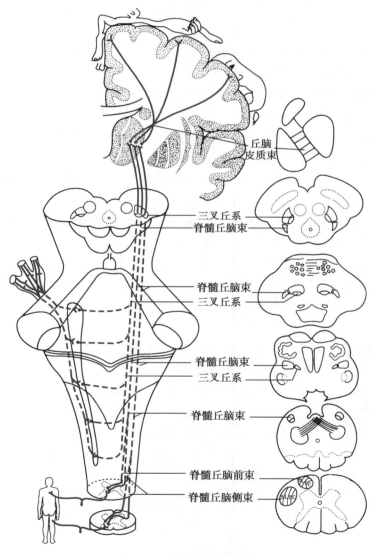

图 2-46　浅感觉传导通路

（2）触觉传导通路：1级神经元位于脊神经节内，其周围突构成脊神经的感觉纤维，分布于皮肤触觉感受器；中枢突从后根内侧部（粗纤维）进入脊髓后索，其中传导精细触觉的纤维随薄、楔束上行，走行于深感觉传导通路中。传导粗略触觉的纤维入后角固有核，其轴突大部分经白质前连合交叉至对侧前索，小部分在同侧前索，组成脊髓丘脑前束上行，至延髓中部与脊髓丘脑侧束合成脊髓丘脑束（脊髓丘系），以后行程同脊髓丘脑侧束（图2-46）。

（3）深感觉传导通路：由三级神经元组成，1级神经元位于脊神经节内，其周围突分布于躯干、四肢的肌肉、肌腱、骨膜、关节等处的深部感受器；中枢突从后根内侧部入后索，分别形成薄束和楔束。薄束核和楔束核起始为2级神经元，交叉后在延髓中线两侧和锥体后方上行，形成内侧丘系，止于丘脑腹后外侧核。由此发出3级神经元，形成丘脑皮质束，经内囊后肢，投射于大脑皮质中央后回的中上部及旁中央小叶后部（图2-47）。

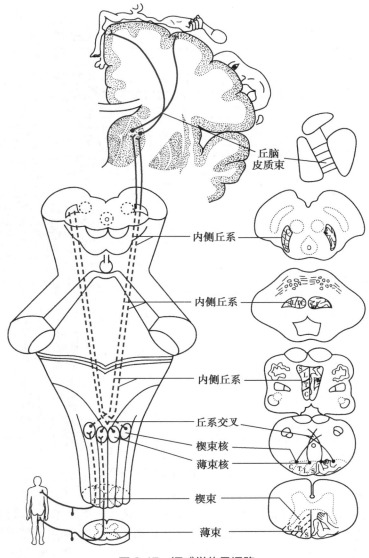

图2-47　深感觉传导通路

2. 脊髓内感觉传导束的排列　脊髓内感觉传导束主要有传导浅感觉的脊髓丘脑束（脊髓丘脑侧束、脊髓丘脑前束）、传导深感觉的薄束和楔束及脊髓小脑束等。感觉传导束在髓内的排列不尽相同。脊髓丘脑侧束的排列由内向外依次为来自颈、胸、腰、骶的纤维；薄束和楔束位于后索，薄束在内，楔束在外，由内向外依次由来自骶、腰、胸、颈的纤维排列而成（图2-47），髓内感觉传导束的这种层次排列特点对脊髓的髓内、髓外病变的诊断具有重要价值。如颈段的髓内肿瘤,浅感觉障碍是按颈、胸、腰、骶的顺序自上向下发展;而颈段的髓外肿瘤,感觉障碍的发展顺序则相反。

3. **节段性感觉支配**　每个脊神经后根的传入纤维来自一定的皮肤区域,该区域称为皮节。共有31个皮节,与神经根节段数相同。绝大多数的皮节是由2~3个神经后根重叠支配,因此单一神经后根损伤时感觉障碍不明显,只有两个以上后根损伤时才出现分布区的感觉障碍。因而脊髓损伤的上界应比查体的感觉障碍平面高出1~2个节段。这种节段性感觉分布现象在胸段最明显,如乳头平面为T_4、脐平面为T_{10}、腹股沟为T_{12}和L_1支配。上肢和下肢的节段性感觉分布比较复杂,但也仍有其节段性支配的规律,如上肢的桡侧为$C_{5\sim7}$、前臂及手的尺侧为C_8及T_1、上臂内侧为T_2、股前侧为$L_{1\sim3}$、小腿前侧为$L_{4\sim5}$、小腿后侧及股后侧为$S_{1\sim2}$、肛周鞍区为$S_{4\sim5}$支配。脊髓的这种节段性感觉支配,对临床定位诊断有极重要的意义(图2-48)。

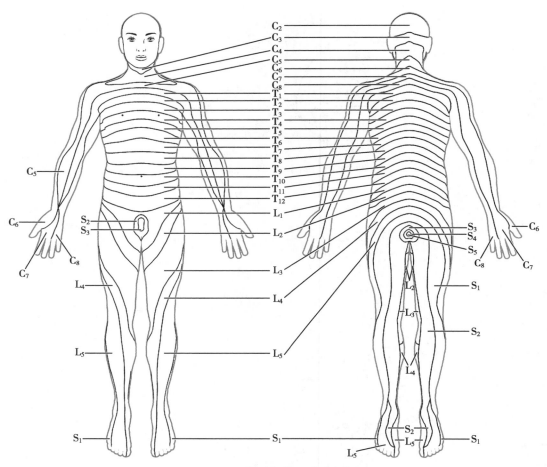

图2-48　脊神经节段皮肤分布

4. **周围性感觉支配**　若干相邻的脊神经前支在颈部和腰骶部组成神经丛,如颈丛、腰丛和骶丛。再通过神经纤维的重新组合和分配,从神经丛发出多支周围神经,每支周围神经含多个节段的脊神经纤维,因此周围神经在体表的分布与脊髓的节段性分布不同。这是临床上鉴别周围神经损害和脊髓损害的一个重要依据。

【病损表现与定位诊断】　感觉传导通路受损导致感觉障碍,可以分为抑制性症状和刺激性症状两大类,详见第三章第十二节。

感觉传导通路不同部位受损所致感觉障碍的分布和特征不同,为定位诊断提供了重要的线索。根据受损部位,可分类如下(图2-49)。

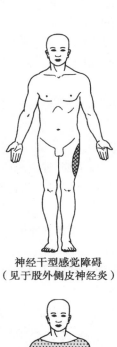

神经干型感觉障碍
（见于股外侧皮神经炎）

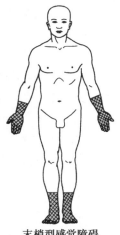

末梢型感觉障碍
（见于多发性神经病）

后根型感觉障碍
（见于C₅和C₆后根损害）

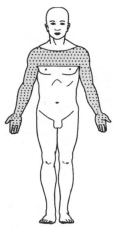

髓内型-双侧节段型感觉障碍
（多见于脊髓空洞症）

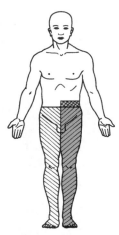

髓内型-脊髓半切型感觉障碍
（见于脊髓半切综合征）

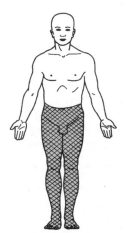

髓内型-脊髓横贯型感觉障碍
（见于脊髓横贯性损伤）

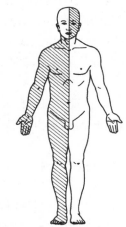

交叉型感觉障碍
（多见于延髓背外侧综合征）

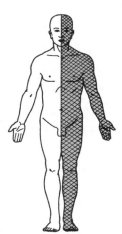

偏身型感觉障碍
（见于内囊病变）

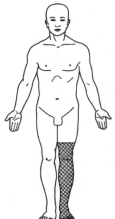

癔症型感觉障碍
（见于癔症）

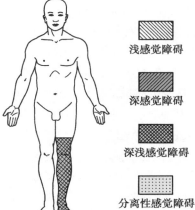

浅感觉障碍

深感觉障碍

深浅感觉障碍

分离性感觉障碍

图 2-49　各种类型感觉障碍分布

1. 神经干型感觉障碍　神经干型感觉障碍表现为受损害的某一神经干分布区内各种感觉减退或消失,如桡神经麻痹、尺神经麻痹、腓总神经损伤和股外侧皮神经炎等单神经病。

2. 末梢型感觉障碍　末梢型感觉障碍表现为四肢对称性的末端发生各种感觉障碍(温、痛、触觉和深感觉),呈手套-袜套样分布,远端重于近端,常伴有自主神经功能障碍,见于多发性神经病等。

3. 后根型感觉障碍　后根型感觉障碍为单侧节段性感觉障碍,感觉障碍范围与神经根的分布一致。常伴有剧烈的放射性疼痛(神经痛),如腰椎间盘脱出、髓外肿瘤等。

4. 髓内型感觉障碍

(1)后角型:后角损害表现为损伤侧节段性分离性感觉障碍,出现病变侧痛、温觉障碍,而触觉或深感觉保存。这是由于痛、温觉纤维进入后角,而一部分触觉和深感觉纤维不经过后角直接进入后索导致的。见于脊髓空洞症、脊髓内肿瘤等。

(2)后索型:后索的薄束、楔束损害,则导致受损平面以下深感觉障碍和精细触觉障碍,出现感觉性共济失调。见于糖尿病、脊髓痨或亚急性联合变性等。

(3)侧索型:因影响了脊髓丘脑侧束,表现为病变对侧平面以下痛、温觉缺失,而触觉和深感觉保存(分离性感觉障碍)。

(4)前连合型:前连合为两侧脊髓丘脑束的交叉纤维集中处,损害时出现受损部位双侧节段性分布的对称性分离性感觉障碍,表现为痛、温觉消失而深感觉和触觉存在。见于脊髓空洞症和髓内肿瘤早期。

(5)脊髓半离断型:病变侧损伤平面以下深感觉障碍及上运动神经元性瘫痪,对侧损伤平面以下1～2个节段痛、温觉缺失,亦称脊髓半切综合征,即布朗-塞卡综合征(Brown-Séquard syndrome)。见于髓外占位性病变、脊髓外伤等。

(6)脊髓横贯型:病变平面以下所有感觉(温、痛、触、深)均缺失或减弱,平面上部可能有过敏带。如在颈胸段,可伴有锥体束损伤的体征,表现为截瘫或四肢瘫、大小便功能障碍。常见于脊髓炎和脊髓肿瘤等。

(7)马尾圆锥型:主要表现为肛门周围及会阴部呈鞍状感觉缺失,马尾病变出现后根型感觉障碍并伴剧烈疼痛,见于肿瘤、炎症等。

5. 脑干型感觉障碍　脑干型感觉障碍为交叉性感觉障碍。延髓外侧和脑桥下部一侧病变损害脊髓丘脑侧束及三叉神经脊束和脊束核,出现同侧面部和对侧半身分离性感觉障碍(痛、温觉缺失而触觉存在),如Wallenberg综合征等;延髓内部病变损害内侧丘系引起对侧的深感觉缺失,而位于延髓外侧的脊髓丘脑束未受损,故痛、温觉无障碍,即出现深、浅感觉分离性障碍;而脑桥上部和中脑的内侧丘系、三叉丘系和脊髓丘脑束已合并在一起,损害时出现对侧面部及半身各种感觉均发生障碍,但多伴有同侧脑神经麻痹,见于炎症、脑血管病、肿瘤等。

6. 丘脑型感觉障碍　丘脑为深浅感觉的3级神经元起始部位,损害时出现对侧偏身(包括面部)完全性感觉缺失或减退。其特点是深感觉和触觉障碍重于痛、温觉,远端重于近端,并常伴发对侧肢体的自发性疼痛(丘脑痛)。多见于脑血管病。

7. 内囊型感觉障碍　内囊型感觉障碍为偏身型感觉障碍,即对侧偏身(包括面部)感觉缺失或减退,常伴有偏瘫及偏盲,称"三偏"综合征。见于脑血管病。

8. 皮质型感觉障碍　大脑皮质中央后回和旁中央小叶后部为皮质感觉中枢,受损时有两个特点:①出现病灶对侧的复合感觉(精细感觉)障碍,如实体觉、图形觉、两点辨别觉、定位觉和对各种感觉强度的比较障碍,而痛、温觉障碍轻;②皮质感觉区范围广,如部分区域损害,可出现对侧一个上肢或一个下肢分布的感觉缺失或减退,称为单肢感觉减退或缺失。如为刺激性病灶,则出现局限性感觉性癫痫(发作性感觉异常)。

第八节 | 反 射

反射（reflex）是最基本的神经活动,它是机体对触觉、痛觉或突然牵引肌肉等刺激的非自主反应。反应可表现为肌肉的收缩、肌张力的改变、腺体分泌或内脏反应。临床上主要研究肌肉收缩的反射。

【解剖结构与生理功能】　反射的解剖学基础是反射弧。反射弧的组成是:感受器→传入神经元（感觉神经元）→中间神经元→传出神经元（脊髓前角细胞或脑干运动神经元）→周围神经（运动纤维）→效应器（肌肉、分泌腺等）。

反射活动须依赖于完整的反射弧而实现,反射弧中任何一处中断,均可引起反射的减弱或消失。同时反射弧还接受高级神经中枢的抑制和易化,因此当高级中枢病变时,可使原本受抑制的反射（深反射）增强,受易化的反射（浅反射）减弱。

每个反射弧都有其固定的脊髓节段及周围神经,故临床上可通过反射的改变判定病变部位。反射活动的强弱在正常个体间差异很大,但同一个体两侧上下基本相同,因此在检查反射时要左右侧、上下肢对比。一侧或单个反射减弱、消失或增强,则临床意义更大。反射的普遍性消失、减弱或增强不一定是神经系统受损的表现。

生理反射是正常人应具有的反射,包括深反射和浅反射两大类。

1. 深反射（deep reflex）　是刺激肌腱、骨膜的本体感受器所引起的肌肉迅速收缩反应,亦称腱反射或肌肉牵张反射,其反射弧是由感觉神经元和运动神经元直接连接组成的单突触反射弧。通常叩击肌腱引起深反射时,肌肉收缩反应在被牵张的肌肉最明显。临床上常做的腱反射有肱二头肌反射（$C_{5\sim6}$）、肱三头肌反射（$C_{6\sim8}$）、桡反射（$C_{5\sim8}$）、膝腱反射（$L_{2\sim4}$）（图 2-50）及跟腱反射（$S_{1\sim2}$）等。

2. 浅反射（superficial reflex）　是刺激皮肤、黏膜及角膜引起的肌肉快速收缩反应。浅反射的反射弧比较复杂,除了脊髓节段性的反射弧外,还有冲动到达大脑皮质（中央前、后回）,然后随锥体束下降至脊髓前角细胞。因此无论中枢还是周围神经系统病变均可出现浅反射减弱或消失。临床上常用的有角膜反射、咽反射、腹壁反射（$T_{7\sim12}$）（图 2-51）、提睾反射（$L_{1\sim2}$）、肛门反射（$S_{4\sim5}$）和跖反射（$S_{1\sim2}$）等。

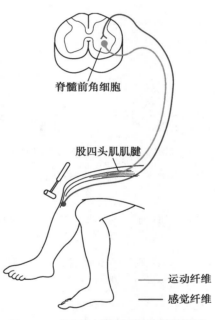

脊髓前角细胞

股四头肌肌腱

—— 运动纤维
—— 感觉纤维

图 2-50　深反射（膝腱反射）传导通路

【病损表现与定位诊断】

1. 深反射减弱或消失　反射弧径路的任何部位损伤均可引起深反射的减弱或消失,如周围神经,脊髓前根、后根、后根节,脊髓前角、后角和脊髓后索的病变。深反射减弱或消失是下运动神经元性瘫痪的一个重要体征。在脑和脊髓损害的断联休克期深反射可消失;肌肉本身或神经肌肉接头处发生病变也影响深反射,如重症肌无力或周期性瘫痪等;精神紧张或注意力集中在检查部位的患者也可出现深反射受抑制的情况;镇静安眠药物、深睡、麻醉或昏迷等也可出现深反射减弱或消失。

2. 深反射增强　正常情况下,运动中枢对深反射的反射弧有抑制作用,在皮质运动区或锥体束损害而反射弧完整的情况下,损害水平以下的腱反射弧会失去来自上运动神经元的下行抑制作用而出现释放症状,表现为腱反射增强或扩散（刺激肌腱以外区域也能引起腱反射的出现）。深反射亢进是上运动神经元损害的重要体征。在神经系统兴奋性普遍增高的神经症、甲状腺功能亢进、手足搐搦症及破伤风等患者虽然也可出现腱反射增强,但并无反射区的扩大。霍夫曼征（Hoffmann sign）和罗索利莫征（Rossolimo sign）的本质应属牵张反射，通常仅在反应强烈或双侧明显不对称时才具有临床意义，提示一侧锥体束损害。临床上深反射的节段定位见表2-6。

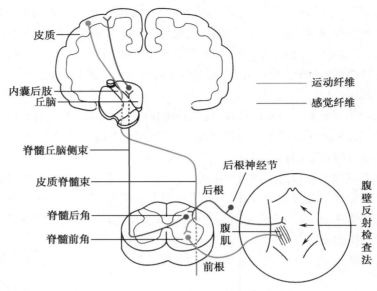

图 2-51　浅反射（腹壁反射）传导通路

表 2-6　深反射定位

反射	检查法	反应	肌肉	神经	节段定位
下颌反射	轻叩微张的下颌中部	下颌上举	咀嚼肌	三叉神经下颌支	脑桥
肩胛反射	叩击两肩胛间	胛骨向内移动	大圆肌、肩胛下肌	肩胛下神经	$C_{5\sim6}$
肱二头肌反射	叩击置于肱二头肌肌腱上检查者的手指	肘关节屈曲	肱二头肌	肌皮神经	$C_{5\sim6}$
肱三头肌反射	叩击鹰嘴上方肱三头肌肌腱	肘关节伸直	肱三头肌	桡神经	$C_{6\sim8}$
桡反射	叩击桡骨茎突	肘关节屈曲、旋前和手指屈曲	桡肌肱三头肌旋前肌肱二头肌	正中神经桡神经肌皮神经	$C_{5\sim8}$
膝反射	叩击膝盖下髌韧带	膝关节伸直	股四头肌	股神经	$L_{2\sim4}$
跟腱反射	叩击跟腱	足向跖面屈曲	腓肠肌	坐骨神经	$S_{1\sim2}$
Hoffmann 征	弹刮中指指盖	其余各指屈曲	指深屈肌	正中神经	$C_7\sim T_1$
Rossolimo 征	叩击足趾基底部跖面	足趾向跖面屈曲	足底肌	胫神经	$L_5\sim S_1$

3. 浅反射减弱或消失　脊髓反射弧的中断或锥体束病变均可引起浅反射减弱或消失，故上运动神经元性和下运动神经元性瘫痪均可出现浅反射减弱或消失。须注意昏迷、麻醉、深睡时，以及一岁内婴儿浅反射也可消失，经产妇、肥胖者及老人腹壁反射往往不易引出。每种浅反射均有与节段相当的反射弧，因此浅反射减弱或消失在临床上有一定的节段定位作用。临床上常用的浅反射及节段性定位见表2-7。

NOTES

表 2-7　浅反射定位

反射	检查法	反应	肌肉	神经	节段定位
角膜反射	轻触角膜	闭眼	眼轮匝肌	三叉、面神经	脑桥
咽反射	轻触咽后壁	软腭上举和呕吐	诸咽喉肌	舌咽、迷走神经	延髓
上腹壁反射	划过腹部上部皮肤	上腹壁收缩	腹内斜肌	肋间神经	$T_{7\sim8}$
中腹壁反射	划过腹部中部皮肤	中腹壁收缩	腹内斜肌	肋间神经	$T_{9\sim10}$
下腹壁反射	划过腹部下部皮肤	下腹壁收缩	腹内斜肌	肋间神经	$T_{11\sim12}$
提睾反射	刺激大腿上部内侧皮肤	睾丸上举	提睾肌	生殖股神经	$L_{1\sim2}$
跖反射	轻划足底外侧	足趾及足向跖面屈曲	趾屈肌	坐骨神经	$S_{1\sim2}$
肛门反射	轻划或针刺肛门附近	肛门外括约肌收缩	肛门括约肌	肛尾神经	$S_{4\sim5}$

4. **病理反射**　是锥体束损害的指征,常与肢体腱反射亢进、浅反射消失同时存在。巴宾斯基（Babinski）征是最重要的病理征,可由刺激下肢不同部位而产生。有时 Babinski 征虽为阴性,但可引出其他形式的病理反射阳性,包括查多克（Chaddock）征、奥本海姆（Oppenheim）征、戈登（Gordon）征、舍费尔（Schaeffer）征和贡达（Gonda）征等。病理反射的检查法及表现详见第四章第二节。

脊髓完全横贯性损害时可出现脊髓自动反射,它是 Babinski 征的增强反应,又称防御反应或回缩反应。表现为刺激下肢任何部位均可出现双侧 Babinski 征和双下肢回缩（髋膝屈曲、踝背屈）。若反应更加强烈,还可合并大小便排空、举阳、射精、下肢出汗、竖毛及皮肤发红,称为总体反射。

（郝峻巍）

第三章	神经系统疾病的常见症状和体征

神经系统疾病常见症状及体征包括意识障碍、认知障碍、运动障碍、感觉障碍和平衡障碍等多种表现。第二章中,对神经系统的解剖生理进行了比较详细的介绍,为掌握结构损害与临床症状及体征的关系提供了理论基础。在神经科的临床实践中,需要临床医师从症状入手,结合病史和体征,对症状体征进行定位定性分析,明确疾病诊断并根据诊断进行治疗。本章主要从神经科常见临床症状及体征入手,以此培养医学生对神经病学纷繁复杂的临床症状及体征的独立分析能力。

第一节 │ 意识障碍

意识是指个体对周围环境及自身状态的感知能力。意识障碍可分为觉醒度下降和意识内容变化两方面。前者表现为嗜睡、昏睡和昏迷;后者表现为意识模糊和谵妄等。意识的维持依赖大脑皮质的兴奋。脑干上行网状激活系统(ascending reticular activating system)接受各种感觉信息的侧支传入,神经兴奋从脑干向上传至丘脑的非特异性核团,再由此弥散投射至大脑皮质,使整个大脑皮质保持兴奋,维持觉醒状态。因此,上行网状激活系统或双侧大脑皮质损害均可导致意识障碍。

一、以觉醒度改变为主的意识障碍

(一)嗜睡

嗜睡(somnolence)是意识障碍的早期表现。患者表现为睡眠时间过度延长,但能被叫醒,醒后可勉强配合检查及回答简单问题,停止刺激后患者又继续入睡。

(二)昏睡

昏睡(sopor)是一种较嗜睡严重的意识障碍。患者处于沉睡状态,正常的外界刺激不能使其觉醒,须经高声呼唤或其他较强烈刺激方可唤醒,对言语的反应能力尚未完全丧失,可作含糊、简单而不完全的答话,停止刺激后又很快入睡。

(三)昏迷

昏迷(coma)是一种最为严重的意识障碍。患者意识完全丧失,各种强刺激不能使其觉醒,无有目的的自主活动,不能自发睁眼,昏迷按严重程度可分为三级。

1. **浅昏迷** 意识完全丧失,仍有较少的无意识自发动作。对周围事物及声、光等刺激全无反应,对强烈刺激如疼痛刺激可有回避动作及痛苦表情,但不能觉醒。吞咽反射、咳嗽反射、角膜反射以及瞳孔对光反射仍然存在。生命体征无明显改变。

2. **中昏迷** 对外界的正常刺激均无反应,自发动作很少。对强刺激的防御反射、角膜反射和瞳孔对光反射减弱,大小便潴留或失禁。此时生命体征已有改变。

3. **深昏迷** 对外界任何刺激均无反应,全身肌肉松弛,无任何自主运动。眼球固定,瞳孔散大,各种反射消失,大小便多失禁。生命体征已有明显改变,呼吸不规则,血压或有下降。

大脑和脑干功能全部丧失时称脑死亡,其确定标准是:患者对外界任何刺激均无反应,无任何自主运动,但脊髓反射可以存在;脑干反射(包括对光反射、角膜反射、头眼反射、前庭眼动反射、咳嗽反射)完全消失,瞳孔散大固定;自主呼吸停止,需要呼吸机维持呼吸;脑电图提示脑电活动消失,呈一条直线;经颅多普勒超声提示无脑血流灌注现象;体感诱发电位提示脑干功能丧失;上述情况持续时间至少 12 小时,经各种抢救无效;须除外急性药物中毒、低温和内分泌代谢疾病等。

二、以意识内容改变为主的意识障碍

(一)意识模糊

意识模糊(confusion)表现为注意力减退,情感反应淡漠,定向力障碍,活动减少,语言缺乏连贯性,对外界刺激可有反应,但低于正常水平。

(二)谵妄

谵妄(delirium)是一种急性的脑高级功能障碍,患者对周围环境的认识及反应能力均有下降,表现为注意力、定向力、记忆力等认知功能受损,思维推理迟钝,语言功能障碍,错觉,幻觉,睡眠觉醒周期紊乱等,可表现为紧张、恐惧和兴奋不安,甚至可有冲动和攻击行为。病情常呈波动性,夜间加重,白天减轻,常持续数小时或数天。引起谵妄的常见神经系统疾病有脑炎、脑血管病、脑外伤及代谢性脑病等。其他系统性疾病也可引起谵妄,如酸碱失衡及水、电解质紊乱,营养物质缺乏,高热,中毒等。谵妄的常见病因见表 3-1。

表 3-1　谵妄的常见病因

分类	病因
颅内病变	脑炎、脑外伤、蛛网膜下腔出血、癫痫等
药物过量或戒断后	抗高血压药、西咪替丁、胰岛素、抗胆碱能药、抗癫痫药、抗帕金森病药、阿片类、水杨酸类、类固醇等
化学品中毒	一氧化碳、重金属及其他工业毒物
其他	肝性脑病、肺性脑病、低氧血症、尿毒症脑病、心力衰竭、心律不齐、高血压脑病、伴有发热的系统性感染、各种原因引起的电解质紊乱、手术后、甲状腺功能减退、营养不良等

三、特殊类型的意识障碍

(一)去皮质综合征

去皮质综合征(decorticate syndrome)多见于因双侧大脑皮质广泛损害而导致的皮质功能减退或丧失,皮质下功能仍保存。患者表现为意识丧失,但睡眠和觉醒周期存在,能无意识地睁眼、闭眼或转动眼球,但眼球不能随光线或物体转动,貌似清醒但对外界刺激无反应。对光反射、角膜反射甚至咀嚼动作、吞咽、防御反射均存在,可有吸吮、强握等原始反射,但无自发动作。大小便失禁。四肢肌张力增高,双侧锥体束征阳性。身体姿势为上肢屈曲内收,腕及手指屈曲,双下肢伸直,足屈曲,称为去皮质强直(decorticate rigidity)。该综合征常见于缺氧性脑病、脑炎、中毒和严重颅脑外伤等。

(二)去大脑强直

去大脑强直(decerebrate rigidity)是病灶位于中脑水平或上位脑桥时出现的一种伴有特殊姿势的意识障碍。表现为角弓反张、牙关紧闭、双上肢伸直旋内、双下肢伸直跖屈,病理征阳性,多有双侧瞳孔散大固定。其特殊姿势、呼吸节律及瞳孔改变可与去皮质综合征鉴别。

(三)无动性缄默症

无动性缄默症(akinetic mutism)由脑干上部和丘脑的网状激活系统损伤引起,此时大脑半球及其传出通路无病变。患者能注视周围环境及人物,貌似清醒,但不能活动或言语,二便失禁,肌张力减低,无锥体束征,强烈刺激不能改变其意识状态,存在睡眠觉醒周期。

(四)植物状态

植物状态(vegetative state,VS)是指大脑半球严重受损而脑干功能相对保留的一种状态。患者对自身和外界的认知功能丧失,呼之不应,不能与外界交流,有自发或反射性睁眼,偶可发现视物追踪,可有无意义哭笑,存在吸吮、咀嚼和吞咽等原始反射,有睡眠觉醒周期,大小便失禁。其中包括无反应觉醒综合征(unresponsive wakefulness syndrome,UWS):患者具有睡眠觉醒周期、完整的心肺功能和对刺激的原始反应;微意识状态(minimally conscious state,MCS):患者可有不持续的眼动追踪、视觉平滑追踪或完成简单性的指令动作。如果植物状态在颅脑创伤性损伤后持续 12 个月或其他非创伤性脑损伤后持续 3 个月以上,则称为持续性植物状态(persistent vegetative state,PVS)。

四、意识障碍的鉴别诊断

以下各综合征易被误诊为意识障碍,临床上应加以鉴别。

(一)闭锁综合征

闭锁综合征(locked-in syndrome)又称去传出状态,病变位于脑桥基底部,双侧皮质脊髓束和皮质脑干束均受累。患者意识清醒,因运动传出通路几乎完全受损而呈失运动状态,眼球不能向两侧转动,不能张口,四肢瘫痪,不能言语,仅能以瞬目和眼球垂直运动示意与周围建立联系。本综合征可由脑血管病、感染、肿瘤、脱髓鞘病等引起。

(二)意志缺失

意志缺失(abulia)患者处于清醒状态,运动感觉功能存在,记忆功能尚好,但因缺乏始动性而不语少动,对刺激无反应、无欲望,呈严重淡漠状态,可有额叶释放反射,如掌颏反射、吸吮反射等。多由双侧额叶病变所致。

(三)木僵

木僵(stupor)表现为不语不动,不吃不喝,对外界刺激缺乏反应,甚至出现大小便潴留,多伴有蜡样屈曲、违拗症、言语刺激触及其痛处时可有流泪、心率增快等情感反应,缓解后多能清楚回忆发病过程。见于精神分裂症的紧张性木僵、严重抑郁症的抑郁性木僵、反应性精神障碍的反应性木僵等。

五、伴发不同症状和体征的意识障碍病因诊断

意识障碍可由不同的病因引起,临床宜对具体问题具体分析,尤其是伴发不同症状或体征时对病因诊断有很大提示(表 3-2)。

表 3-2　伴发不同症状和体征的意识障碍常见病因

伴随症状或体征	可能病因
头痛	脑炎、蛛网膜下腔出血、脑外伤
视神经乳头水肿	高血压脑病、颅内占位病变、颅内压升高
瞳孔散大	脑疝、脑外伤、酒精中毒或抗胆碱能与拟交感神经药物中毒
肌震颤	乙醇或镇静药过量、拟交感神经药物中毒
偏瘫	脑梗死、脑出血、脑外伤
脑膜刺激征	脑膜炎、脑炎、蛛网膜下腔出血
肌强直	低钙血症、破伤风、弥漫性脑病
癫痫发作	脑炎、脑出血、脑外伤、颅内占位病变、低血糖
发热	脑炎、脑膜炎、败血症
体温过低	低血糖、肝性脑病、甲状腺功能减退
血压升高	脑梗死、脑出血、蛛网膜下腔出血、高血压脑病
心动过缓	甲状腺功能减退、心脏疾病

第二节 ｜ 认知障碍

认知是指人脑接受外界信息,经过加工处理,转换成内在的心理活动,从而获取知识或应用知识的过程。它包括记忆、学习、定向、理解、判断、计算、语言、视空间、执行等方面。认知障碍是指上述几项认知功能中的一项或多项受损,当上述认知域有两项或两项以上受累,并影响个体的日常生活能力或社会能力时,可考虑为痴呆。

一、记忆障碍

记忆是信息在脑内储存和提取的过程,一般分为瞬时记忆、短时记忆和长时记忆三类。瞬时记忆为大脑对事物的瞬时映象,有效作用时间不超过两秒,所记的信息内容并不构成真正的记忆。瞬时记忆的信息大部分迅速消退,只有得到注意和复习的小部分信息会转入短时记忆中,短时记忆时间也很短,不超过一分钟,如记电话号码。短时记忆中的信息经过反复地学习、系统化,在脑内储存,进入长时记忆,可持续数分钟、数天,甚至终生。临床上记忆障碍的类型多是根据长时记忆分类的,包括遗忘、记忆减退、记忆错误和记忆增强等不同表现。

(一)遗忘

遗忘(amnesia)是对识记过的材料与情节不能再认与回忆,或者表现为错误的再认或回忆。根据遗忘的具体表现可分为顺行性遗忘、逆行性遗忘、进行性遗忘、系统成分性遗忘、选择性遗忘和暂时性遗忘等多种类型,其中前两者最为重要。

1. **顺行性遗忘**　指回忆不起在疾病发生以后一段时间内所经历的事件,近期事件记忆差,不能保留新近获得的信息,而远期记忆尚保存。常见于阿尔茨海默病的早期、癫痫、双侧海马梗死、间脑综合征、严重的颅脑外伤等。

2. **逆行性遗忘**　指回忆不起疾病发生之前某一阶段的事件,过去的信息丢失,与时间梯度相关。常见于脑震荡后遗症、缺氧、中毒、阿尔茨海默病的中晚期、癫痫发作后等。

(二)记忆减退

记忆减退指识记、保持、再认和回忆普遍减退。早期往往是回忆减弱,特别是对日期、年代、专有名词、术语概念等的回忆发生困难,之后表现为近期和远期记忆均减退。临床上常见于阿尔茨海默病、血管性痴呆、代谢性脑病等。

(三)记忆错误

1. **记忆恍惚**　包括似曾相识、旧事如新、重演性记忆错误等,与记忆减退过程有关。常见于颞叶癫痫、中毒、神经症、精神分裂症等。

2. **错构**　指患者记忆有时间顺序上的错误,如患者将过去生活中所经历的事件归之于另一无关时期,而患者并不自觉,并且坚信自己所说的完全正确。常见于更年期综合征、精神发育迟滞和酒精中毒性精神病等。

3. **虚构**　指患者将过去从未发生的事或体验回忆为确有其事,患者不能自己纠正错误。常见于科萨科夫综合征(Korsakoff syndrome),可以由脑外伤、酒精中毒、感染性脑病等引起。

(四)记忆增强

记忆增强指对远事记忆的异常性增加。患者表现出对很久以前所发生的、似乎已经遗忘的事件和体验,此时又能重新回忆起来,甚至对一些琐碎的毫无意义的事情或细微情节都能详细回忆。多见于躁狂症、妄想或服用兴奋剂过量。

二、视空间障碍

视空间障碍指患者因不能准确地判断自身及物品的位置而出现的功能障碍,如表现为患者停车时找不到停车位,回家时因判断错方向而迷路,铺桌布时因不能对桌布及桌角的位置正确判断而无法使桌布与桌子对齐,不能准确地将锅放在炉灶上而将锅摔到地上。患者不能准确地临摹立体图,严重时连简单的平面图也无法画出。生活中,可有穿衣困难,不能判断衣服的上下和左右,将衣服及裤子穿反等。

三、执行功能障碍

执行功能是指确立目标、制订和修正计划、实施计划,从而进行有目的活动的能力,是一种综合运用知识、信息的能力。执行功能障碍与额叶-皮质下环路受损有关。执行功能障碍时,患者不能做出计划,不能进行创新性的工作,不能根据规则进行自我调整,不能对多件事进行统筹安排。检查时,不能按照要求完成较复杂的任务。执行功能障碍常见于血管性痴呆、阿尔茨海默病、帕金森病痴呆、进行性核上性麻痹、路易体痴呆和额颞叶痴呆等。

四、计算力障碍

计算能力取决于患者本身的智力、先天对数字的感觉和数学能力,以及受教育水平。计算力障碍指计算能力减退,以前能做的简单计算无法正确做出。如"黄瓜8角1斤,3元2角能买几斤"这样的问题,患者难以回答,或者要经过长时间地计算和反复地更正。日常生活中,患者买菜购物不知道该付多少钱,该找回多少。随着病情的进展,患者甚至不能进行如"2+3""1+2"等非常简单的计算,不能正确列算式,甚至不认识数字和算术符号。计算障碍是优势半球顶叶特别是角回损伤的表现。

五、失语

失语(aphasia)是指在神志清楚、意识正常、发音和构音没有障碍的情况下,大脑皮质语言功能区病变导致的言语交流能力障碍,表现为自发谈话、听理解、复述、命名、阅读和书写六个基本方面能力减退或丧失,如患者构音正常但表达障碍,肢体运动功能正常但书写障碍,视力正常但阅读障碍,听力正常但言语理解障碍等。不同的大脑语言功能区受损可有不同的临床表现。迄今对失语症的分类尚未取得完全一致的意见,国内外较通用的是以解剖-临床为基础的分类法。由于汉语的特殊性,我国学者制定了汉语失语症分类法。下面简要介绍主要的失语类型。

(一)外侧裂周围失语综合征

外侧裂周围失语综合征包括Broca失语、Wernicke失语和传导性失语,病灶位于外侧裂周围,共同特点是均有复述障碍。

1. **Broca失语**　又称表达性失语或运动性失语,由优势半球额下回后部(Broca区)病变引起。临床表现以口语表达障碍最突出,谈话为非流利性、电报式语言,讲话费力,找词困难,只能讲一两个简单的词,且用词不当,或仅能发出个别的语音。口语理解相对保留,对单词和简单陈述句的理解正常,句式结构复杂时则出现困难。复述、命名、阅读和书写均有不同程度的损害。常见于脑梗死、脑出血等可引起Broca区损害的神经系统疾病。

2. **Wernicke失语**　又称听觉性失语或感觉性失语,由优势半球颞上回后部(Wernicke区)病变引起。临床特点为严重的听理解障碍,表现为患者听觉正常,但不能听懂别人和自己的讲话。口语表达为流利性,语量增多,发音和语调正常,但言语混乱而割裂,缺乏实质词或有意义的词句,难以理解,答非所问。复述障碍与听理解障碍一致,存在不同程度的命名、阅读和书写障碍。常见于脑梗死、脑出血等可引起Wernicke区损害的神经系统疾病。

3. **传导性失语**　多数传导性失语患者病变累及优势半球缘上回、Wernicke区等部位,一般认为本症是由外侧裂周围弓状束损害导致Wernicke区和Broca区之间的联系中断所致。临床表现为流利性口语,患者语言中有大量错词,但自身可以感知到其错误,欲纠正而显得口吃,听起来似非流利性失语,但表达短语或句子完整。听理解障碍较轻,在执行复杂指令时明显。复述障碍较自发谈话和听理解障碍重,二者损害不成比例,是本症的最大特点。命名、阅读和书写也有不同程度的损害。

（二）经皮质性失语综合征

经皮质性失语综合征又称为分水岭区失语综合征,病灶位于分水岭区,共同特点是复述相对保留。

1. 经皮质运动性失语　病变多位于优势半球 Broca 区附近,但 Broca 区可不受累,也可位于优势半球额叶侧面,主要由于语言运动区之间的纤维联系受损,导致语言障碍,表现为患者能理解他人的言语,但自己只能讲一两个简单的词或短语,呈非流利性失语,类似于 Broca 失语,但程度较 Broca 失语轻,患者复述功能完整保留。本症多见于优势半球额叶分水岭区的脑梗死。

2. 经皮质感觉性失语　病变位于优势半球 Wernicke 区附近,表现为听觉理解障碍,对简单词汇和复杂语句的理解均有明显障碍,讲话流利,语言空洞、混乱而割裂,找词困难,经常是答非所问,类似于 Wernicke 失语,但障碍程度较 Wernicke 失语轻。复述功能相对完整,但常不能理解复述的含义。有时可将检查者故意说错的话完整复述,这与经皮质运动性失语患者复述时可纠正检查者故意说错的话明显不同。本症多见于优势半球颞、顶叶分水岭区的脑梗死。

3. 经皮质混合性失语　又称语言区孤立,经皮质运动性失语和经皮质感觉性失语并存,突出特点是复述相对好,其他语言功能均严重障碍或完全丧失。本症多见于优势半球分水岭区的大片病灶,累及额、顶、颞叶。

（三）完全性失语

完全性失语也称混合性失语,是最严重的一种失语类型。临床上以所有语言功能均严重障碍或几乎完全丧失为特点。患者限于刻板言语,听理解严重缺陷,命名、复述、阅读和书写均不能。

（四）命名性失语

命名性失语又称遗忘性失语,由优势半球颞中回后部病变引起。主要特点为命名不能,表现为患者把词"忘记",多数是物体的名称,尤其是那些极少使用的物体的名称。令患者说出指定物体的名称时,仅能叙述该物体的性质和用途。别人告知该物体的名称时,患者能辨别对方讲得对或不对。自发谈话为流利性,缺实质词,赘话和空话多。听理解、复述、阅读和书写障碍轻。常见于脑梗死、脑出血等可引起优势半球颞中回后部损害的神经系统疾病。

（五）皮质下失语

皮质下失语是指丘脑、基底核、内囊、皮质下深部白质等部位病损所致的失语。本症常由脑血管病、脑炎引起。

1. 丘脑性失语　由丘脑及其联系通路受损所致。表现为急性期有不同程度的缄默和不语,以后出现语言交流、阅读理解障碍,言语流利性受损,音量减小,可同时伴有重复语言、模仿语言、错语、命名不能等。复述功能可保留。

2. 内囊、基底核损害所致的失语　内囊、壳核受损时,表现为语言流利性降低,语速慢,理解基本无障碍,常常用词不当。能看懂书面文字,但不能读出或读错,复述也轻度受损,类似于 Broca 失语。壳核后部病变时,表现为听觉理解障碍,讲话流利,但语言空洞、混乱而割裂,找词困难,类似于 Wernicke 失语。

六、失用

失用(apraxia)是指在意识清楚、语言理解功能及运动功能正常的情况下,患者丧失完成有目的的复杂活动的能力。临床上,失用可大致分为以下几种。

（一）观念性失用

观念性失用(ideational apraxia)常由双侧大脑半球受累引起。观念性失用是对复杂精细的动作失去了正确概念,导致患者不能把一组复杂精细的动作按逻辑次序分解组合,使得各个动作的前后次序混乱、目的错误,无法正确完成整套动作。如冲糖水,应是取糖→入杯→倒水→搅拌,而患者可能直接向糖中倒水。该类患者模仿动作一般无障碍。本症常由中毒、脑小血管病和帕金森综合征等疾病引起。

(二) 观念运动性失用

观念运动性失用(ideomotor apraxia)病变多位于优势半球顶叶。观念运动性失用是在自然状态下,患者可以完成相关动作,可以口述相关动作的过程,但不能按指令去完成这类动作。如向患者发出指令命其张口,患者不能完成动作,但给他苹果则会自然张嘴去咬。

(三) 肢体运动性失用

肢体运动性失用(limb kinetic apraxia)病变多位于双侧或对侧皮质运动区。主要表现为肢体(通常为上肢远端)失去执行精细熟练动作的能力,自发动作、执行口令及模仿均受到影响,如患者不能弹琴、书写和编织等。

(四) 结构性失用

结构性失用(constructional apraxia)病变多位于非优势半球顶叶或顶枕联合区。结构性失用是指对空间分析和对动作概念化的障碍。表现为患者绘制或制作包含有空间位置关系的图像或模型有困难,不能将物体的各个成分连贯成一个整体。

(五) 穿衣失用

穿衣失用(dressing apraxia)病变位于非优势半球顶叶。穿衣失用是指丧失了习惯而熟悉的穿衣操作能力。表现为患者穿衣时上下颠倒,正反及前后颠倒,扣错纽扣,将双下肢穿入同一条裤腿等。

七、失认

失认(agnosia)是指患者无视觉、听觉和躯体感觉障碍,在意识正常的情况下,不能辨认以往熟悉的事物。临床上,失认可有以下几种。

(一) 视觉失认

视觉失认病变多位于枕叶。患者的视觉足以看清周围物体,但看到以前熟悉的事物时却不能正确识别、描述及命名,而通过其他感觉途径则可认出,如患者看到手机不知为何物,但通过手的触摸和听到电话的来电立刻就可辨认出是手机。这种视觉性失认不是由于视力方面的问题导致的,多与枕叶视中枢损害有关。视觉失认包括:物体失认,不能辨别熟悉的物体;面容失认,不能认出既往熟悉的家人和朋友;颜色失认,不能正确地分辨红、黄、蓝、绿等颜色。

(二) 听觉失认

听觉失认病变多位于双侧颞上回中部及其听觉联络纤维。听觉失认指患者听力正常但却不能辨认以前熟悉的声音,如以前能辨认出来的手机铃声、动物叫声、汽车声、钢琴声等。

(三) 触觉失认

触觉失认病变多位于双侧顶叶角回及缘上回。触觉失认即实体觉缺失,患者无初级触觉和位置觉障碍,闭眼后不能通过触摸辨别以前熟悉的物品,如牙刷、钥匙、手机等,但如睁眼看到或用耳朵听到物体发出的声音就能识别。本症患者一般少有主诉,临床医师如不仔细检查很难发现。

(四) 体象障碍

体象障碍病变多位于非优势半球顶叶。体象障碍指患者基本感知功能正常,但对自身躯体的存在、空间位置及各部位之间的关系失去辨别能力,临床可表现为:①偏侧忽视:对病变对侧的空间和物体不注意、不关心,似与己无关;②病觉缺失:患者对对侧肢体的偏瘫全然否认,甚至当把偏瘫肢体出示给患者时,仍否认瘫痪的存在;③手指失认:指不能辨别自己的双手手指和其名称;④自体认识不能:患者否认对侧肢体的存在,或认为对侧肢体不是自己的;⑤幻肢现象:患者认为自己的肢体已不复存在,或感到自己的肢体多出了一个或数个。

八、轻度认知障碍和痴呆

(一) 轻度认知障碍

轻度认知障碍(mild cognitive impairment, MCI)是介于正常衰老和痴呆之间的一种中间状态,是一种认知障碍综合征。与年龄和教育程度匹配的正常老人相比,患者存在轻度认知功能减退,但日常生活能力没有受到明显影响。

轻度认知障碍的核心症状是认知功能的减退,根据病因或大脑损害部位的不同,可以累及记忆、学习、定向、理解、判断、计算、语言、视空间、执行等其中的一项或一项以上,导致相应的临床症状,其认知减退必须满足以下两点。

1. 认知功能下降　符合以下任一条:①主诉或者知情者报告的认知损害,客观检查有认知损害的证据;②客观检查证实认知功能较以往减退。

**2. 日常基本生活能力正常,复杂的工具性日常生活能力有轻微损害。

根据损害的认知域,轻度认知障碍症状可以分为两大类:①遗忘型轻度认知障碍:患者表现有记忆力损害。根据受累的认知域数量,又可分为单纯记忆损害型(只累及记忆力)和多认知域损害型(除累及记忆力,还存在其他一项或多项认知域损害),前者常为阿尔茨海默病的早期导致,后者可由阿尔茨海默病、脑血管病或其他疾病(如抑郁)等引起。②非遗忘型轻度认知障碍:患者表现为记忆功能以外的认知域损害,记忆功能保留。也可以进一步分为非记忆单一认知域损害型和非记忆多认知域损害型,常由额颞叶变性、路易体痴呆等的早期病变导致。

(二)痴呆

痴呆(dementia)是由于脑功能障碍而产生的获得性、持续性智能损害综合征,可由脑退行性变(如阿尔茨海默病、额颞叶变性等)引起,也可由其他原因(如脑血管病、外伤、中毒等)导致。与轻度认知障碍相比,痴呆患者必须有两项或两项以上认知域受损,并导致患者的日常生活能力或社会能力明显减退。

痴呆患者除有以上认知症状(如记忆、学习、定向、理解、判断、计算、语言、视空间、执行等方面)外,还可以伴发精神行为的异常及人格改变。精神情感症状包括幻觉、妄想、淡漠、意志减退、不安、抑郁、焦躁等;行为异常包括徘徊、多动、攻击、暴力、捡拾垃圾、藏匿东西、过食、异食、睡眠障碍等。

痴呆是一种综合征,按其不同原因可有如下分类。

1. 变性病性痴呆(degenerative dementing disorders)　阿尔茨海默病(Alzheimer's disease, AD);额颞叶痴呆(frontotemporal dementia);路易体痴呆(dementia with Lewy body);帕金森病痴呆(Parkinson's disease dementia);关岛型帕金森-肌萎缩侧索硬化痴呆症;皮质基底节变性(corticobasal degeneration);苍白球黑质红核色素变性,即哈勒沃登-施帕茨病(Hallervorden-Spatz disease);亨廷顿病(Huntington disease);进行性核上性麻痹(progressive supranuclear palsy);朊蛋白病(prion disease)。

2. 非变性病性痴呆(non-degenerative dementing disorders)

(1)血管性痴呆(vascular dementia, VaD):危险因素相关性 VaD;缺血性 VaD;出血性 VaD;其他脑血管病性 VaD;脑血管病合并 AD。

(2)炎性动脉病:结节性多动脉炎;系统性红斑狼疮等。

(3)正常颅压脑积水。

(4)慢性创伤性脑病(chronic traumatic encephalopathy)。

(5)抑郁和其他精神疾病所致痴呆。

(6)感染性疾病所致痴呆:神经梅毒、神经钩端螺旋体病、莱姆病等;艾滋病痴呆综合征;病毒性、霉菌和细菌性脑膜炎/脑炎;进行性多灶性白质脑病。

(7)免疫介导的痴呆:抗 N-甲基-D-天冬氨酸受体(NMDAR)脑炎;抗电压门控钾离子通道复合体脑炎;多发性硬化。

(8)脑肿瘤或占位性病变所致痴呆:脑内原发或转移性肿瘤;慢性硬膜下血肿。

(9)代谢性或中毒性脑病:慢性肝性脑病;慢性尿毒症脑病;贫血;维生素 B_{12} 缺乏、叶酸缺乏;药物、酒精或毒品中毒;一氧化碳中毒;重金属中毒。

第三节 | 头 痛

头痛（headache）指外眦、外耳道与枕外隆突连线以上部位的疼痛，面痛（facial pain）指上述连线以下到下颌部的疼痛。《国际头痛疾病分类第三版》将头痛分为三部分：①原发性头痛；②继发性头痛；③痛性脑神经病变和其他面痛及其他类型头痛。

不同病因导致的头痛表现不同，根据发病形式、疼痛部位、发生及持续时间、疼痛的程度、疼痛的性质、加重或减轻头痛的因素及伴随症状等可对头痛加以鉴别诊断（详见第八章）。

头痛部位和发病形式对病因的诊断有一定的参考价值，详见表 3-3 和表 3-4。

表 3-3　头痛部位与疾病的可能关系

疼痛部位	病因
全头	脑肿瘤、颅内出血、颅内感染、紧张型头痛、低颅压性头痛
偏侧头部	偏头痛、鼻窦炎性头痛、耳源性头痛、牙源性头痛
前头部	颅内肿瘤、鼻窦炎性头痛、丛集性头痛
眶周	丛集性头痛、青光眼、痛性视神经炎
双颞部	垂体瘤、蝶鞍附近肿瘤、偏头痛
枕颈部	椎动脉夹层、颅后窝肿瘤、高颅压性头痛、颈源性头痛、枕神经痛

表 3-4　头痛发病形式与疾病的关系

头痛发病形式	病因
急性头痛	蛛网膜下腔出血、脑梗死、脑出血、脑炎、脑膜脑炎、癫痫、高血压脑病、硬脊膜穿刺术后头痛、青光眼、急性虹膜炎、可逆性脑血管收缩综合征
亚急性头痛	颅内占位病变、良性颅内压增高、高颅压性头痛
慢性头痛	偏头痛、丛集性头痛、紧张型头痛、药物过度使用性头痛、鼻窦炎性头痛

第四节 | 癫痫发作和晕厥

癫痫发作和晕厥是临床上较为常见的发作性症状，两者均可导致短暂的可逆性意识丧失，但两者具有不同的病理基础及临床特点，临床上须加以鉴别。

一、癫痫发作

癫痫发作（epileptic seizure）是由不同病因引起的脑部神经元高度同步化异常放电所导致的脑功能失调，具有发作性、短暂性、刻板性、重复性的特点。

根据癫痫发作时的致痫灶部位及异常放电传播网络的不同，癫痫发作可有多种临床表现，如感觉、运动、自主神经、知觉、情感、认知及行为障碍等（详见第十七章第二节）。

临床上，癫痫发作的病因多种多样，大体分为诱发性发作和非诱发性发作。表 3-5 列出了发作的常见病因。

二、晕厥

晕厥（syncope）是由全脑血液低灌注导致的伴有姿势张力丧失的发作性意识丧失。

晕厥的临床表现有：①晕厥前期：晕厥发生前数分钟通常会有一些先兆症状，表现为乏力、头晕、恶心、面色苍白、大汗、视物不清、恍惚、心动过速等；②晕厥期：此期患者意识丧失，并伴有血压下降、脉弱及瞳孔散大,心动过速转变为心动过缓,有时可伴有尿失禁;③恢复期:晕厥患者得到及时处理很快恢复后,可留有头晕、头痛、恶心、面色苍白及乏力的症状。经休息后症状可完全消失。晕厥不是一个单独的疾病,是由多种病因引起的一种综合征,其常见病因见表3-6。

表 3-5　癫痫发作的常见病因

分类	病因
诱发性发作	中枢神经系统性疾病急性期(感染、卒中等) 全身系统性疾病急性期(血糖异常、电解质紊乱、中毒、发热、药物诱发、药物戒断等)
非诱发性发作	结构性(脑外伤、脑卒中、脑血管畸形、脑肿瘤、皮质发育畸形等) 遗传性(单基因、多基因/复杂遗传、染色体异常、线粒体基因突变等) 代谢性(氨基酸代谢病、有机酸代谢病、吡哆醇依赖症等) 感染性(脑囊虫病、结核病、人类免疫缺陷病毒感染、亚急性硬化性全脑炎、脑弓形虫病等) 免疫性(自身免疫介导的中枢神经系统炎症) 病因不明

表 3-6　常见的晕厥原因

分类	病因
神经介导性晕厥	血管迷走性晕厥 体位性:长时间站立、由低体位迅速转为高体位 情境相关:排尿、排便、吞咽、咳嗽性晕厥 颈动脉窦综合征
心源性晕厥	心律失常 心瓣膜病 冠心病及心肌梗死 先天性心脏病 原发性心肌病 左房黏液瘤及巨大血栓形成 心脏压塞 肺动脉高压
直立性低血压晕厥	自主神经功能障碍 药物诱导

三、癫痫发作与晕厥的鉴别

癫痫发作与晕厥有着完全不同的病因及发病机制,但其临床表现存在一定的相似之处,有时两者容易混淆。由于癫痫发作与晕厥的治疗差别很大,因此对它们的鉴别尤为重要。表3-7列出了癫痫发作与晕厥的鉴别要点。

表 3-7　癫痫发作与晕厥的鉴别要点

临床特点	癫痫发作	晕厥
先兆症状	视觉、味觉、听觉、感觉异常或无前驱症状	头晕、视物模糊、大汗、恶心、呕吐、心悸或无明显先兆
与体位的关系	无关	通常在站立时发生
皮肤颜色	青紫或正常	苍白
肢体抽搐	常见	无或少见
伴尿失禁或舌咬伤	常见	无或少见
发作后头痛或意识模糊	常见	无或少见

续表

临床特点	癫痫发作	晕厥
神经系统定位体征	可有	无
心血管系统异常	无	常有
发作间期脑电图	异常	多正常

第五节 ｜ 眩 晕

　　眩晕（vertigo）是指机体因对空间定位产生障碍而发生的一种运动性错觉或幻觉，是在没有自我运动的情况下，出现头部或躯干自我运动的感觉，或在正常的头部运动过程中出现的失真的自我运动感。眩晕与头昏不同，后者表现为头脑不清晰感或头部沉重压迫感，通常与自身运动并无关联。临床上按眩晕的性质可分为真性眩晕与假性眩晕。存在自身或对外界环境空间位置的错觉为真性眩晕，而仅有一般的晕动感并无对自身或外界环境空间位置的错觉称假性眩晕。按病变的解剖部位可将眩晕分为系统性眩晕和非系统性眩晕，前者由前庭神经系统病变引起，后者由前庭神经系统以外病变引起。

（一）系统性眩晕

　　系统性眩晕是眩晕的主要病因，按照病变部位和临床表现的不同又可分为周围性眩晕与中枢性眩晕。前者指前庭感受器及前庭神经颅外段（未出内耳道）病变而引起的眩晕，眩晕感严重，持续时间短，常见于梅尼埃病、良性阵发性位置性眩晕、前庭神经炎、迷路卒中等；后者指前庭神经颅内段、前庭神经核、核上纤维、内侧纵束、小脑和大脑皮质病变引起的眩晕，眩晕感可较轻，但持续时间长，常见于椎-基底动脉系统血管病。两者鉴别见表3-8。

表 3-8　周围性眩晕与中枢性眩晕的鉴别

临床特征	周围性眩晕	中枢性眩晕
病变部位	前庭感受器及前庭神经颅外段（未出内耳道）	前庭神经颅内段、前庭神经核、核上纤维、内侧纵束、小脑、大脑皮质
常见疾病	迷路炎、中耳炎、前庭神经炎、梅尼埃病、乳突炎、咽鼓管阻塞、外耳道耵聍等	椎-基底动脉系统血管病、颈椎病、小脑肿瘤、脑干（脑桥和延髓）病变、听神经瘤、第四脑室肿瘤、颞叶肿瘤、颞叶癫痫等
眩晕程度及持续时间	发作性、症状重、持续时间短	症状轻、持续时间长
眼球震颤	幅度小、多水平或水平加旋转、眼震快相向健侧或慢相向病灶侧	幅度大、形式多变、眼震方向不一致
平衡障碍	倾倒方向与眼震慢相一致、与头位有关	倾倒方向不定、与头位无一定关系
前庭功能试验	无反应或反应减弱	反应正常
听觉损伤	伴耳鸣、听力减退	不明显
自主神经症状	恶心、呕吐、出汗、面色苍白等	少有或不明显
脑功能损害	无	脑神经损害、瘫痪和抽搐等

（二）非系统性眩晕

　　非系统性眩晕临床表现为头晕眼花、站立不稳，通常无外界环境（或自身）旋转感或摇摆感，很少伴有恶心、呕吐，为假性眩晕。常由眼部疾病（眼外肌麻痹、屈光不正、先天性视力障碍）、心血管系统疾病（高血压、低血压、心律不齐、心力衰竭）、内分泌代谢疾病（低血糖、糖尿病、尿毒症）、中毒、感染和贫血等疾病引起。

第六节 ｜ 视觉障碍

视觉障碍（visual disorder）可由视觉感受器至枕叶皮质中枢之间的任何部位受损引起，可分为两类：视力障碍和视野缺损。

（一）视力障碍

视力障碍是指单眼或双眼全部视野的视力下降或丧失，可分为单眼视力障碍及双眼视力障碍两种。

1. 单眼视力障碍

（1）突发视力丧失：可见于：①眼动脉或视网膜中央动脉闭塞。②一过性单眼视力障碍，又可称为一过性黑矇。临床表现为患者单眼突发短暂性可逆性视力减退或丧失。主要见于颈内动脉系统的短暂性脑缺血发作。③短暂的视网膜缺血引起的复发性短暂性单眼盲点或失明，有时见于偏头痛发作。

（2）进行性单眼视力障碍：可在几小时或数分钟内持续进展并达到高峰，如治疗不及时，一般将发展为不可逆的视力障碍。常见于：①视神经炎：亚急性起病，单侧视力减退，可有复发缓解过程；②巨细胞动脉炎：本病最常见的并发症是视神经前部的供血动脉闭塞，可导致单眼失明；③视神经压迫性病变：见于肿瘤等压迫性病变，可先有视野缺损，并逐渐出现视力障碍甚至失明。福 - 肯（Foster-Kennedy）综合征是一种特殊的视神经压迫性病变，为额叶底部肿瘤引起的同侧视神经萎缩及对侧视神经乳头水肿，可伴有同侧嗅觉缺失。

2. 双眼视力障碍

（1）一过性双眼视力障碍：多见于双侧枕叶视皮质的短暂性脑缺血发作，起病急，数分钟到数小时可缓解，可伴有视野缺损。由双侧枕叶皮质视中枢病变或皮质下膝状体距状沟纤维破坏引起的视力障碍又称为皮质盲（cortical blindness），表现为双眼视力下降或完全丧失、眼底正常、双眼瞳孔对光反射正常。

（2）进行性视力障碍：起病较慢，病情进行性加重，直至视力完全丧失。多见于原发性视神经萎缩、高颅压引起的慢性视神经乳头水肿、中毒或营养缺乏性视神经病（乙醇、甲醇及重金属中毒，维生素 B_{12} 缺乏等）。

（二）视野缺损

当眼球平直向前注视某一点时所见到的全部空间，称为视野。视野缺损是指视野的某一区域出现视力障碍而其他区域视力正常。视野缺损可有偏盲及象限盲等。

1. 双眼颞侧偏盲　多见于视交叉中部病变，此时，由双眼鼻侧视网膜发出的纤维受损，患者表现为双眼颞侧半视野视力障碍而鼻侧半视力正常。常见于垂体瘤及颅咽管瘤。

2. 双眼对侧同向性偏盲　视束、外侧膝状体、视辐射及视皮质病变均可导致病灶对侧同向性偏盲。此时，由双眼病灶同侧视网膜发出的纤维受损，患者表现为病灶对侧半视野双眼视力障碍而同侧半视力正常。枕叶视皮质受损时，患者视野中心部常保留，称为黄斑回避（sparing of macular），其可能原因是黄斑区部分视觉纤维存在双侧投射，以及接受黄斑区纤维投射的视皮质具有大脑前后循环的双重血液供应。

3. 双眼对侧同向上象限盲及双眼对侧同向下象限盲　双眼对侧同向上象限盲主要由颞叶后部病变引起，表现为病灶对侧半视野上半部分视力障碍。双眼对侧同向下象限盲主要由顶叶病变引起，表现为病灶对侧半视野下半部分视力障碍。常见于颞、顶叶的肿瘤及血管病等。

第七节 ｜ 听觉障碍

听觉障碍可由听觉传导通路损害引起，表现为耳聋、耳鸣及听觉过敏。

（一）耳聋

耳聋（deafness）即听力的减退或丧失，临床上有两个基本类型：传导性耳聋和感音性耳聋。

1. 传导性耳聋　是由于外耳和中耳向内耳传递声波的系统病变引起的听力下降，声波不能或很少进入内耳 Corti 器引起神经冲动。临床特点为：低音调的听力明显减低或丧失，而高音调的听力正常或轻微减低；Rinne 试验阴性，即骨传导大于气传导；Weber 试验偏向患侧；无前庭功能障碍。多见于中耳炎、鼓膜穿孔、外耳道耵聍堵塞等。

2. 感音性耳聋　是由 Corti 器、耳蜗神经和听觉通路病理改变所致。临床特点为：对于高音调声音，听力明显减低或丧失，对于低音调声音，听力正常或轻微减低。林纳（Rinne）试验阳性，即气传导大于骨传导，但两者都降低；韦伯（Weber）试验偏向健侧；可伴有前庭功能障碍。多见于迷路炎或听神经瘤等。双侧蜗神经核及核上听觉中枢径路损害可导致中枢性耳聋，如松果体瘤累及中脑下丘时可出现中枢性听力减退，一般程度较轻。

传导性耳聋和感音性耳聋的鉴别见表 3-9。

表 3-9　传导性耳聋与感音性耳聋的鉴别

检查方法	正常	传导性耳聋	感音性耳聋
Rinne 试验	气传导＞骨传导	气传导＜骨传导	气传导＞骨传导（均缩短）
Weber 试验	居中	偏向患侧	偏向健侧

（二）耳鸣

耳鸣（tinnitus）是指在没有任何外界声源刺激的情况下，患者听到的一种鸣响感，可呈发作性，也可呈持续性，在听觉传导通路上任何部位的刺激性病变都可引起耳鸣。耳鸣分主观性耳鸣和客观性耳鸣，前者指患者自己感觉而无客观检查发现，后者指患者和检查者都可听到，其声源不在外界而在患者本人耳部附近，如海绵窦动静脉瘘等。神经系统疾病引起的耳鸣多表现为高音调（如听神经损伤后、脑桥小脑角处听神经瘤或颅底蛛网膜炎），而外耳和中耳的病变多为低音调。

（三）听觉过敏

听觉过敏（hyperacusis）是指患者对于正常的声音感觉比实际声源的强度大。中耳炎早期三叉神经鼓膜张肌肌支刺激性病变，导致鼓膜张肌肌张力增高而使鼓膜过度紧张时，可有听觉过敏。另外，面神经麻痹，镫骨肌支受累时，可引起镫骨肌瘫痪，使镫骨紧压在前庭窗上，其小的振动即可引起内淋巴的强烈振动，产生听觉过敏。

第八节 ｜ 眼球震颤

眼球震颤（nystagmus）是指眼球注视某一点时发生的不自主的节律性往复运动，简称眼震。按照眼震节律性往复运动的方向可将眼震分为水平性眼震、垂直性眼震和旋转性眼震。按照眼震运动的节律又可分为钟摆样眼震和跳动性眼震。钟摆样眼震指眼球运动在各个方向上的速度及幅度均相等，跳动性眼震指眼球运动在一个方向上的速度比另一个方向上快，因此有慢相和快相之分，通常用快相表示眼震的方向。神经系统疾病出现的眼震大多属于跳动性眼震。

眼震可以是生理性的，也可由某种疾病引起，脑部不同部位的病变产生的眼震表现不同，下面介绍几种常见的眼震类型。

（一）眼源性眼震

眼源性眼震是指由视觉系统疾病或眼外肌麻痹引起的眼震，表现为水平摆动性眼震，幅度细小，持续时间长，可为永久性。本症多见于视力障碍、先天性弱视、严重屈光不正、先天性白内障、色盲、高度近视和白化病等。另外长期在光线不足的环境下工作也可导致眼源性眼震，如矿工井下作业等。

（二）前庭性眼震

前庭性眼震是指由前庭终末器、前庭神经或脑干前庭神经核及其传导通路、小脑等的功能障碍导致的眼震，分为周围性和中枢性两类（表 3-10）。

表 3-10 前庭周围性和中枢性眼震的鉴别

特点	前庭周围性眼震	前庭中枢性眼震
病变部位	内耳或前庭神经内耳道部分病变	多数为脑干或小脑，少数可为中脑
眼震的形式	多为水平眼震，慢相向患侧	为水平（多为脑桥病变）、垂直（多为中脑病变）、旋转（多为延髓病变）和形式多变（多为小脑病变）眼震
持续时间	较短，多呈发作性	较长
与眩晕的关系	一致	不一致
闭目难立征	向眼震的慢相侧倾倒，与头位有一定的关系	倾倒方向不定，与头位无一定关系
听力障碍	常有	不明显
前庭功能障碍	明显	不明显或正常
中枢神经症状与体征	无	常有脑干和小脑受损体征

1. 前庭周围性眼震 前庭系统周围部包括半规管、前庭神经节和前庭神经内耳道部分。前庭系统周围部分病变可引起前庭周围性眼震，表现为水平性或水平旋转性眼震，一般无垂直性眼震，持续时间较短，一般不超过 3 周，患者通常会表现出眩晕、恶心、呕吐等症状，累及耳蜗和蜗神经时可伴有听力异常。前庭周围性损害，患者可出现步态不稳，向病灶侧倾倒，龙贝格（Romberg）征阳性，固视时眼震减弱，无中枢神经系统症状和体征。常见于梅尼埃病、迷路卒中和迷路炎、前庭神经炎、链霉素等药物中毒等。

2. 前庭中枢性眼震 前庭系统中枢部包括前庭神经颅内部分和前庭神经核，这部分病变可引起前庭中枢性眼震。另外，脑干、小脑等结构与前庭神经核有密切的联系，这些部分的损害也可以导致前庭中枢性眼震。表现为眼震方向具有多样性，可为水平、垂直、旋转等，持续时间长，幅度大。除前庭神经核病变以外，眩晕程度轻，但持续时间长。听力及前庭功能一般正常。注视一点时不能抑制眼震，常有脑干和小脑受损体征。常见于椎-基底动脉系统血管病、多发性硬化、蛛网膜炎、脑桥小脑角肿瘤、脑干肿瘤、梅毒等。

在前庭中枢性眼震的范畴中，脑干和小脑病变导致的眼震有其特征性，简述如下。

（1）脑干病变的眼震：①延髓病变：多呈旋转性自发性眼震，例如左侧延髓病变时，呈顺时针性旋转性眼震，右侧延髓病变时，呈逆时针性旋转性眼震。常见于延髓空洞症、血管性病变、延髓肿瘤或感染性疾病。②脑桥病变：多呈水平性，少数可为水平旋转性眼震，为内侧纵束受损所致。常见于脑桥肿瘤、血管性病变、多发性硬化等。③中脑病变：多为垂直性眼震，常常在后仰时眼震明显，向下垂直性眼震较向上者多见。见于中脑松果体肿瘤或血管病、脑炎、外伤等。还有一种垂直旋转性眼震，称为跷板性眼震，表现为一眼上转伴内旋，同时另一眼下转伴外旋，交替升降。多为鞍旁肿瘤所致，也见于间脑-中脑移行区的病变。

（2）小脑病变的眼震：小脑顶核、绒球和小结与前庭神经核联系密切，所以当小脑病变时眼震极为多见。小脑型眼震具有两个特点：一是眼震与头位明显相关，即当头处于某一位置时出现眼震；另一个特点是眼震方向不确定，多变，如由水平性变成旋转性等。小脑型眼震向病灶侧侧视时眼震更明显，速度更慢，振幅更大。

小脑蚓部病变可出现上跳性眼震，即快相向上的跳动性垂直眼震。绒球病变常出现水平性眼震，伴下跳性眼震成分，追随运动时明显。小结病变可出现下跳性眼震。小脑型眼震见于 Wernicke 脑病、延髓空洞症、Chiari 畸形、颅底凹陷症和延髓-颈连接区域的疾病。

第九节 ｜ 构音障碍

构音障碍（dysarthria）是和发音相关的中枢神经、周围神经或肌肉疾病导致的一类言语障碍的总称。患者具有语言交流所必备的语言形成及接受能力，仅表现为口语的声音形成困难，主要为发音困难、发音不清，或者发声、音调及语速的异常，严重者完全不能发音。不同病变部位可产生不同特点的构音障碍，具体如下。

（一）上运动神经元损害

单侧皮质脊髓束病变时，造成对侧中枢性面瘫和舌瘫，主要表现为双唇和舌承担的辅音部分不清晰，发音和语音共鸣正常。最常见于累及单侧皮质脊髓束的脑出血和脑梗死。双侧皮质延髓束损害导致咽喉部肌肉和声带的麻痹（假性延髓麻痹），表现为说话带鼻音、声音嘶哑和言语缓慢。由于唇舌、齿功能受到影响，以及发音时鼻腔漏气，致使辅音发音明显不清晰，常伴有吞咽困难、饮水呛咳、咽反射亢进和强哭强笑等。主要见于双侧多发性脑梗死、皮质下血管性痴呆、肌萎缩侧索硬化、多发性硬化、进行性核上性麻痹等。

（二）基底核病变

此种构音障碍是由唇、舌等构音器官肌张力高、震颤及声带不能张开所引起，导致说话缓慢而含糊，声调低沉，发音单调，音节颤抖样融合，言语断节及口吃样重复等。常见于帕金森病、肝豆状核变性等。

（三）小脑病变

小脑蚓部或脑干内与小脑联系的神经通路病变，导致发音和构音器官肌肉运动不协调，又称共济失调性构音障碍。表现为构音含糊，音节缓慢拖长，声音强弱不等甚至呈爆发样，言语不连贯，呈吟诗样或分节样。主要见于小脑蚓部的梗死或出血、小脑变性疾病和多发性硬化等。

（四）下运动神经元损害

支配发音和构音器官的脑神经核和/或脑神经、司呼吸肌的脊神经病变，导致受累肌肉张力过低或张力消失而出现弛缓性构音障碍，共同特点是发音费力和声音强弱不等。面神经病变影响唇音和唇齿音发音，在双侧病变时更为明显；舌下神经病变使舌肌运动障碍，表现为舌音不清、言语含糊，伴有舌肌萎缩和舌肌震颤；迷走神经喉返支单侧损害时表现为声音嘶哑和复音现象，双侧病变时无明显发音障碍，但可影响气道通畅而造成吸气性哮鸣；迷走神经咽支和舌咽神经损害时可引起软腭麻痹，说话带鼻音并影响声音共鸣；膈神经损害时可造成膈肌麻痹，使声音强度减弱，发音费力，语句变短。该类型构音障碍主要见于进行性延髓麻痹、急性脊髓炎、吉兰-巴雷综合征、脑干肿瘤、延髓空洞、副肿瘤综合征以及各种原因导致的颅底损害等。

（五）神经肌肉接头及肌肉病变

发音和构音相关的肌肉无力时出现此类型构音障碍，表现类似下运动神经元损害，但多同时伴有其他肌肉无力，如重症肌无力、肌营养不良和强直性肌病等。

第十节 ｜ 瘫 痪

瘫痪（paralysis）是指个体随意运动功能的减低或丧失，可分为神经源性、神经肌肉接头性及肌源性等类型（表3-11）。本节主要叙述神经源性瘫痪。

（一）上运动神经元性瘫痪

上运动神经元性瘫痪也称痉挛性瘫痪（spastic paralysis），是由于上运动神经元，即大脑皮质运动区神经元及其发出的下行纤维病变所致。其临床表现如下。

1. 肌力减弱　一侧上运动神经元受损所致瘫痪可表现为一侧上肢或下肢的瘫痪，称为单瘫；也可表现为一侧肢体的上下肢瘫痪,称为偏瘫;伴有对侧脑神经麻痹时,可表现为交叉瘫。双侧上运动神经元受损时表现为双下肢瘫痪,称为截瘫;也可表现为四肢瘫(图 3-1)。上述由上运动神经元受损导致的瘫痪一般只表现在受单侧上运动神经元支配的肢体,而一些双侧支配的运动可不受影响,如眼、下颌、咽喉、颈、胸和腹部等处的运动。该类型瘫痪还有以下特点:瘫痪时肢体远端肌肉受累较重,尤其是手、指和面部等,而肢体近端症状较轻,这是由于肢体近端的肌肉多由双侧支配而远端多由单侧支配;上肢伸肌群比屈肌群瘫痪程度重,外旋肌群比内收肌群重,手的伸肌比屈肌重,而下肢恰好与上肢相反,屈肌群比伸肌群重。

表 3-11　瘫痪的分类

分类依据	瘫痪类型	分类依据	瘫痪类型
按瘫痪的病因	神经源性 神经肌肉接头性 肌源性	按瘫痪的分布	单瘫 偏瘫 交叉瘫
按瘫痪的程度	不完全性 完全性		截瘫 四肢瘫
按瘫痪的肌张力状态	痉挛性 弛缓性	按运动传导通路 的不同部位	上运动神经元性瘫痪 下运动神经元性瘫痪

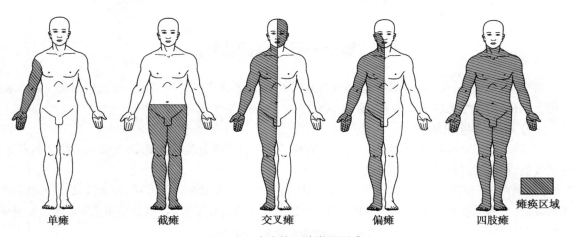

单瘫　　　截瘫　　　交叉瘫　　　偏瘫　　　四肢瘫

瘫痪区域

图 3-1　瘫痪的几种常见形式

2. **肌张力增高**　上运动神经元性瘫痪时,病灶对侧肢体肌张力增高,可呈现特殊的偏瘫姿势,上肢屈曲旋前,下肢则伸直内收。由于肌张力的增高,患肢被外力牵拉伸展时,开始时出现抵抗,当牵拉持续到一定程度时,抵抗突然消失,患肢被迅速牵拉伸展,称为“折刀”现象(clasp-knife phenomenon)。

3. **腱反射活跃或亢进**　上运动神经元性瘫痪时,腱反射可活跃甚至亢进。还可有反射扩散,如敲击桡骨膜不仅可引出肱桡肌收缩,还可引出肱二头肌或指屈肌反射。此外,腱反射过度亢进时还可有阵挛,表现为当牵拉刺激持续存在时,可诱发节律性的肌肉收缩,如髌阵挛、踝阵挛等。

4. **浅反射的减退或消失**　浅反射通路经过皮质通过锥体束下传,因此,上运动神经元性瘫痪时可导致浅反射的减退和消失,包括腹壁反射、提睾反射及跖反射等。

5. **病理反射**　正常情况下锥体束对病理反射有抑制作用,当上运动神经元性瘫痪时,锥体束受损,病理反射就被释放出来,包括 Babinski 征、Oppenheim 征、Gordon 征、Chaddock 征等。

6. **无明显的肌萎缩**　上运动神经元性瘫痪时,下运动神经元对肌肉的营养作用仍然存在,因此肌肉无明显的萎缩。当长期瘫痪时,由于肌肉缺少运动,可表现为失用性肌萎缩。

(二) 下运动神经元性瘫痪

下运动神经元性瘫痪又称弛缓性瘫痪(flaccid paralysis),由脑干运动神经核及其轴突组成的脑神经运动纤维、脊髓前角细胞及其轴突组成的前根、神经丛及其周围神经受损所致。下运动神经元性瘫痪临床表现为：①受损的下运动神经元支配的肌力减退；②肌张力减低或消失，肌肉松弛，外力牵拉时无阻力，与上运动神经元性瘫痪时"折刀"现象有明显不同；③腱反射减弱或消失；④肌肉萎缩明显。

上运动神经元性瘫痪和下运动神经元性瘫痪的比较见表3-12。

表 3-12　上运动神经元性瘫痪和下运动神经元性瘫痪的比较

临床检查	上运动神经元性瘫痪	下运动神经元性瘫痪
瘫痪分布	以整个肢体为主	以肌群为主
肌张力	增高，呈痉挛性瘫痪	降低，呈弛缓性瘫痪
浅反射	消失	消失
腱反射	增强	减弱或消失
病理反射	阳性	阴性
肌萎缩	无或有轻度失用性萎缩	可有明显萎缩
皮肤营养障碍	多数无障碍	常有
肌束颤动	无	可有
肌电图	神经传导检查正常，针极肌电图无失神经电位	神经传导检查异常，针极肌电图可有失神经电位

第十一节 ｜ 肌萎缩

肌萎缩（muscular atrophy）是指骨骼肌的容积减少，通常是下运动神经元病变或肌肉病变的结果。临床上，可分为神经源性肌萎缩和肌源性肌萎缩。

（一）神经源性肌萎缩

神经源性肌萎缩是指神经肌肉接头之前的神经结构病变所引起的肌萎缩，此类肌萎缩常起病急、进展较快，但随病因而异。

1. 当损伤部位在脊髓前角细胞时，受累肢体的肌萎缩呈节段性分布，伴肌力减低、腱反射减弱和肌束震颤，一般无感觉障碍；延髓运动神经核病变时，可出现延髓麻痹、舌肌萎缩和肌束震颤。常见于急性脊髓灰质炎、进行性脊髓性肌萎缩和肌萎缩侧索硬化症等。

2. 当损伤部位在神经根或神经干时，肌萎缩常呈根性或干性分布。单纯前根损伤所引起的肌萎缩和脊髓前角的损害相似，如后根同时受累则出现感觉障碍和疼痛。常见于腰骶外伤、颈椎病等。

3. 多神经根或神经丛的损害常出现以近端为主的肌萎缩，常见于急性炎症性脱髓鞘性多发性神经病。

4. 单神经病变时，肌萎缩按照单神经支配的范围分布。

神经源性肌萎缩针极肌电图显示病变部位呈神经源性损害改变，肌肉活检可见肌纤维小角状萎缩、肌群萎缩、细胞核集中和结缔组织增生。

（二）肌源性肌萎缩

肌源性肌萎缩指神经肌肉接头突触后膜之后的结构，包括肌膜、线粒体、肌丝等病变所引起的肌萎缩。肌萎缩分布不能以神经节段性、干性、根性或某一周围神经支配所解释，多不伴皮肤营养障碍和感觉障碍，无肌束颤动。实验室检查血清酶如肌酸激酶等不同程度升高。针极肌电图呈肌源性损害。肌肉活检可能见到病变部位肌纤维变性、坏死、结缔组织增生和炎细胞浸润等。常见于肌营养不良、肌炎等。

除上述两种肌萎缩外，临床上还可见到由于脑血管病等上运动神经元损害引起的失用性肌萎缩以及肌肉血管病变引起的缺血性肌萎缩。

第十二节 | 躯体感觉障碍

躯体感觉（somatic sensation）指作用于躯体感受器的各种刺激在人脑中的反映。一般躯体感觉包括浅感觉、深感觉和复合感觉。感觉障碍可以分为抑制性症状和刺激性或激惹性症状两大类。

（一）抑制性症状

感觉径路破坏时功能受到抑制，出现感觉（痛觉、温觉、触觉和深感觉）减退或缺失，可分为以下几种类型。

1. **完全性感觉缺失**　指一个部位各种感觉缺失。

2. **分离性感觉障碍**　指在意识清楚的情况下，某部位某种感觉障碍而其他感觉保存。

3. **皮质感觉缺失**　指深、浅感觉正常，无视觉参与的情况下，对刺激部位、物体形状、重量等不能辨别。

4. **痛性痛觉减退或痛性麻痹**　指当某一神经分布区有自发痛，同时伴有感觉减退。

（二）刺激性或激惹性症状

感觉传导路径受到刺激或兴奋性增高时出现刺激性或激惹性症状，可分为以下几种。

1. **感觉过敏**　指在正常人中不引起不适感觉或仅有轻微感觉的刺激，而在患者中却引起非常强烈，甚至难以忍受的感觉。常见于浅感觉障碍。

2. **感觉过度**　感觉过度发生在感觉障碍的基础上，患者兴奋阈值提高，感受性降低，呈现出剧烈的定位不明确的不愉快的感觉；刺激不能立刻被感知，潜伏期长；刺激具有扩散性；当刺激停止后，在一定时间内患者仍有刺激存在的感觉。常见于烧灼性神经痛、带状疱疹疼痛、丘脑的血管性病变。

3. **感觉倒错**　指对刺激产生的错误感觉，如对冷的刺激产生热的感觉，触觉刺激或将其他刺激误认为痛觉等。常见于顶叶病变或癔症。

4. **感觉异常**　指在没有任何外界刺激的情况下，患者感到某些部位有蚁行感、麻木、瘙痒、重压、针刺、冷热异常、肿胀，而客观检查无感觉障碍。常见于周围神经或自主神经病变。

5. **疼痛**　是感觉纤维受刺激时的躯体异常感受，是机体的防御机制。临床上常见的疼痛可有以下几种：①局部疼痛：是局部病变的局限性疼痛，如三叉神经痛引起的局部疼痛；②放射性疼痛：中枢神经、神经根或神经干受刺激病变时，疼痛不仅发生在局部，而且扩散到受累神经的支配区，如神经根受到肿瘤或椎间盘的压迫；③扩散性疼痛：是刺激由一个神经分支扩散到另一个神经分支而产生的疼痛，如牙疼时，疼痛扩散到其他三叉神经的分支区域；④牵涉性疼痛：内脏病变时出现在相应体表区的疼痛，如心绞痛可引起左胸及左上肢内侧痛，胆囊病变可引起右肩痛；⑤幻肢痛：是截肢后，患者感到被切断的肢体仍然存在，且出现疼痛，这种现象称幻肢痛，与下行抑制系统的脱失有关；⑥灼烧性神经痛：剧烈的烧灼样疼痛，多见于正中神经或坐骨神经损伤后，可能是由于沿损伤轴突表面产生的异位性冲动，或损伤部位的无髓鞘轴突之间发生了神经纤维间接触。

第十三节 | 共济失调

共济运动指在前庭、脊髓、小脑和锥体外系共同参与下完成运动的协调和平衡。共济失调（ataxia）指小脑、本体感觉以及前庭功能障碍导致的运动笨拙和不协调，累及躯干、四肢和咽喉肌时可引起身体平衡、姿势、步态及言语障碍。临床上，共济失调可有以下几种。

（一）小脑性共济失调

小脑本身、小脑脚的传入或传出联系纤维、红核、脑桥或脊髓的病变均可产生小脑性共济失调。小脑性共济失调表现为随意运动的力量、速度、幅度和节律的不规则，即协调运动障碍，可伴有肌张力减低、眼球运动障碍及言语障碍。

1. **姿势和步态异常**　小脑蚓部病变可引起头和躯干的共济失调,导致平衡障碍、姿势和步态异常。患者站立不稳,步态蹒跚,行走时两腿分开呈共济失调步态,取坐位时患者将双手和两腿呈外展位分开以保持身体平衡。上蚓部病变时患者向前倾倒,下蚓部病变时患者向后倾倒。小脑半球控制同侧肢体的协调运动并维持正常的肌张力,一侧小脑半球受损,行走时患者向病灶侧倾倒。

2. **随意运动协调障碍**　小脑半球病变可引起同侧肢体的共济失调,表现为动作易超过目标(辨距不良),动作越接近目标时震颤越明显(意向性震颤),对精细运动的协调障碍,如书写时字迹越来越大,各笔画不匀等。

3. **言语障碍**　由于发声器官如口唇、舌、咽喉等肌肉的共济失调,患者表现为说话缓慢、发音不清和声音断续、顿挫或呈爆发式,呈爆发性或吟诗样语言。

4. **眼球运动障碍**　眼外肌共济失调可导致眼球运动障碍。患者表现为双眼粗大眼震,少数患者可见下跳性眼震、反弹性眼震等。

5. **肌张力减低**　小脑病变时常可出现肌张力降低,腱反射减弱或消失,当患者取坐位时两腿自然下垂,叩击膝盖引发腱反射后,小腿像钟摆一样不停摆动(钟摆样腱反射)。

(二) 大脑性共济失调

大脑额、颞、枕叶与小脑半球之间通过额桥束和颞枕桥束形成纤维联系,当其损害时可引起大脑性共济失调。由于大脑皮质和小脑之间存在纤维交叉,一侧大脑病变会引起对侧肢体共济失调。大脑性共济失调较小脑性共济失调症状轻,多见于脑血管病、多发性硬化等损伤额桥束和颞枕桥束纤维联系的疾病。

1. **额叶性共济失调**　由额叶或额桥束病变引起。患者症状出现在对侧肢体,表现类似于小脑性共济失调,如体位性平衡障碍、步态不稳、向后或一侧倾倒,但症状较轻,Romberg征、辨距不良和眼震很少见。常伴有肌张力增高、病理反射阳性、精神症状等额叶损害表现。见于肿瘤、脑血管病等。

2. **颞叶性共济失调**　由颞叶或颞桥束病变引起。患者表现为对侧肢体的共济失调,症状较轻,早期不易发现,可伴有颞叶受损的其他症状或体征,如同向性象限盲和失语等。见于脑血管病及颅内压增高颞叶受压时。

3. **顶叶性共济失调**　表现为对侧肢体不同程度的共济失调,闭眼时症状明显,深感觉障碍多不重或呈一过性;两侧旁中央小叶后部受损可出现双下肢感觉性共济失调及大小便障碍。

4. **枕叶性共济失调**　由枕叶或枕桥束病变引起。患者表现为对侧肢体的共济失调,症状轻,常伴有深感觉障碍,闭眼时加重,可同时伴有枕叶受损的其他症状或体征,如视觉障碍等。见于肿瘤、脑血管病等。

(三) 感觉性共济失调

深感觉障碍使患者不能辨别肢体的位置及运动方向,出现感觉性共济失调。传导路径中脊神经后根、脊髓后索、丘脑至大脑皮质顶叶任何部位的损害都可出现感觉性共济失调。表现为站立不稳,迈步的远近无法控制,落脚不知深浅,踩棉花感。睁眼时有视觉辅助,症状较轻,黑暗中或闭目时症状加重。感觉性共济失调无眩晕、眼震和言语障碍。多见于脊髓后索和周围神经病变,也可见于其他影响深感觉传导路径的病变等。

(四) 前庭性共济失调

前庭损害时因失去身体空间定向能力,产生前庭性共济失调。临床表现为站立不稳,改变头位可使症状加重,行走时向病灶侧倾倒。伴有明显的眩晕、恶心、呕吐、眼球震颤。四肢共济运动及言语功能正常。多见于内耳疾病、脑血管病、脑炎及多发性硬化等。

第十四节 ｜ 步态异常

步态(gait)是指行走、站立的运动形式与姿态。机体很多部位参与维持正常步态,故步态异常的临床表现及发病因素多种多样。一些神经系统疾病,虽然病变部位不同,但可出现相似的步态障碍。步态异常可分为以下几种。

(一)痉挛性偏瘫步态

痉挛性偏瘫步态为单侧皮质脊髓束受损所致,表现为对侧上肢屈曲、内收、旋前、不能自然摆动,下肢伸直、外旋,迈步时将盆骨部提得较高,或腿外旋画一半圈的环形运动,脚刮擦地面,又称划圈样步态(图 3-2A)。常见于脑血管病或脑外伤恢复期及后遗症期。

(二)痉挛性截瘫步态

痉挛性截瘫步态又称"剪刀样步态",为双侧皮质脊髓束受损所致。表现为患者站立时双下肢伸直位,大腿靠近,小腿略分开,双足下垂伴有内旋。行走时两大腿强烈内收,膝关节几乎紧贴,足前半和足趾底部着地,用足尖走路,交叉前进,似剪刀状(图 3-2B)。常见于脑瘫的患者。慢性脊髓病变也可表现典型的剪刀样步态,如多发性硬化、脊髓空洞症、脊髓压迫症、脊髓外伤、脊髓血管病及脊髓炎恢复期、遗传性痉挛性截瘫等。

(三)慌张步态

慌张步态表现为躯干前倾,肘、腕、膝关节屈曲,双臂略内收于躯干前;行走时起步困难,第一步不能迅速迈出,开始行走后,步履缓慢,后速度逐渐加快,小碎步前进,双上肢自然摆臂减少,停步困难,极易跌倒;转身时以一脚为轴,挪蹭转身(图 3-2C)。慌张步态是帕金森病的典型症状之一。

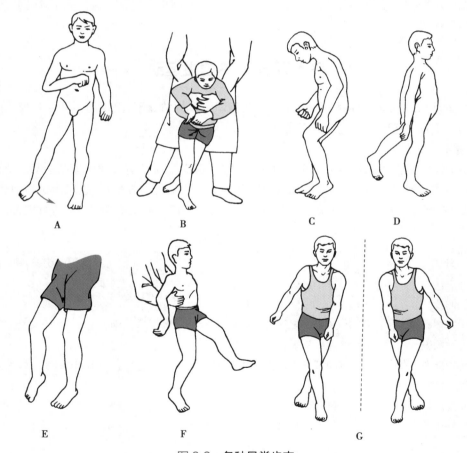

图 3-2 各种异常步态

A. 痉挛性偏瘫步态;B. 痉挛性截瘫步态;C. 慌张步态;D. 摇摆步态;E. 跨阈步态;F. 感觉性共济失调步态;G. 小脑性共济失调步态。

(四)摇摆步态

摇摆步态又称"鸭步",指行走时躯干部,特别是臀部左右交替摆动的一种步态。这是由于躯干及臀部肌群肌力减退,行走时不能固定躯干及臀部,从而造成的摆臀现象(图 3-2D)。多见于进行性肌营养不良症,也可见于进行性肌萎缩症、少年型脊髓性肌萎缩等疾病。

(五)跨阈步态

跨阈步态是由于胫前肌群病变或腓总神经损害导致足尖下垂,足部不能背屈,造成行走时足尖拖地的现象,患者向前迈步抬腿过高,脚悬起,落脚时总是足尖先触及地面,如跨越门槛样(图 3-2E)。常见于腓总神经损伤、脊髓灰质炎或遗传性运动感觉神经病(又称腓骨肌萎缩症)等。

(六)感觉性共济失调步态

感觉性共济失调步态是由关节位置觉或肌肉运动觉受损引起,传入神经通路任何水平受累均可导致感觉性共济失调步态,如周围神经病变、神经根病变、脊髓后索受损、内侧丘系受损等病变。表现为肢体活动不稳,晃动,行走时姿势屈曲,仔细查看地面和双腿,寻找落脚点及外周支撑(图 3-2F)。腿部运动过大,双脚触地粗重。失去视觉提示(如闭眼或黑暗)时,共济失调显著加重,闭目难立征阳性,夜间行走不能。多见于脊髓痨、脊髓小脑变性疾病、慢性酒精中毒、副肿瘤综合征、脊髓亚急性联合变性、脊髓压迫症、多发性神经病及多发性硬化等。

(七)小脑性共济失调步态

小脑性共济失调步态是由小脑受损所致,表现为行走时两腿分开,步基增宽,站立时向一侧倾倒,步态不稳且向一侧偏斜(图 3-2G)。倾倒方向与病灶相关,一般当一侧小脑半球受损时,患者行走向病灶侧倾倒,双足拖地,步幅、步频规律性差。小脑性共济失调步态多见于遗传性小脑性共济失调、小脑血管病和炎症等。

第十五节 ｜ 不自主运动

视频

不自主运动(involuntary movement)指患者在意识清楚的情况下,出现的不受主观控制的无目的的异常运动。不自主运动主要包括以下几种。

(一)震颤

震颤(tremor)是主动肌与拮抗肌交替收缩引起的人体某一部位有节律的振荡运动。节律性是震颤与其他不自主运动的区别,主动肌和拮抗肌参与的交替收缩可与阵挛(一组肌肉短暂地、闪电样地收缩)区别。震颤可分为生理性、功能性和病理性,详见表 3-13。本节主要叙述病理性震颤。

表 3-13　震颤的分类

分类	特点	常见疾病或人群
生理性震颤	震颤细微	老年人
功能性震颤		
强生理性震颤	震颤幅度较大	剧烈运动、恐惧、焦虑、气愤
癔症性震颤	幅度不等,形式多变	癔症
其他功能性震颤	精细动作或疲劳时出现	精细工作如木匠、外科医生
病理性震颤		
静止性震颤	静止时出现,幅度小	帕金森病等
动作性震颤	特定姿势或运动时出现,幅度大	小脑病变等

1. 静止性震颤(static tremor)　是指在安静和肌肉松弛的情况下出现的震颤,表现为安静时出现,活动时减轻,睡眠时消失,手指有节律的抖动,每秒约4~6次,呈"搓药丸样",严重时可发生于头、下颌、唇舌、前臂、下肢及足等部位。常见于帕金森病。

2. 动作性震颤(kinetic tremor)

(1)姿势性震颤(postural tremor):指在随意运动时不出现,当运动完成,肢体和躯干主动保持在某种姿势时才出现的震颤,如当患者上肢伸直,手指分开,保持这种姿势时可见到手臂的震颤。肢体放松时震颤消失,当肌肉紧张时又变得明显。姿势性震颤以上肢为主,头部及下肢也可见到。常见于特发性震颤、慢性酒精中毒、肝性脑病、肝豆状核变性等。

（2）意向性震颤（intention tremor）:是指肢体有目的地接近某个目标时,在运动过程中出现的震颤,越接近目标震颤越明显。当到达目标并保持姿势时,震颤有时仍能持续存在。多见于小脑病变,丘脑、红核病变时也可出现此种震颤。

（二）舞蹈样运动

舞蹈样运动（choreic movement）多由尾状核和壳核的病变引起,为肢体不规则、无节律和无目的的不自主运动,表现为耸肩转颈、伸臂、抬臂、摆手和手指伸屈等动作,上肢比下肢重,远端比近端重,随意运动或情绪激动时加重,安静时减轻,入睡后消失。头面部可出现挤眉弄眼、噘嘴伸舌等动作。病情严重时肢体可有粗大的频繁动作。见于小舞蹈症或亨廷顿病等,也可继发于其他疾病,如脑炎、脑内占位性病变、脑血管病、肝豆状核变性等。

（三）手足徐动症

手足徐动症（athetosis）又称指划动作或易变性痉挛。表现为由于上肢远端的游走性肌张力增高或降低,而产生手腕及手指做缓慢交替性的伸屈动作。如腕过屈时,手指常过伸,前臂旋前,缓慢过渡为手指屈曲,拇指常屈至其他手指之下,而后其他手指相继屈曲。有时出现发音不清和鬼脸,亦可出现足部不自主动作。多见于脑炎、播散性脑脊髓炎、核黄疸和肝豆状核变性等。

（四）扭转痉挛

扭转痉挛（torsion spasm）病变位于基底核,又称变形性肌张力障碍,表现为躯干和四肢发生的不自主的扭曲运动。躯干及脊旁肌受累引起的围绕躯干或肢体长轴的缓慢旋转性不自主运动是本症的特征性表现。颈肌受累时出现的痉挛性斜颈是本症的一种特殊局限性类型。本症可为原发性遗传疾病,也可见于肝豆状核变性以及某些药物反应等。

（五）偏侧投掷症

偏侧投掷症（hemiballismus）为一侧肢体猛烈的投掷样的不自主运动,运动幅度大,力量强,以肢体近端为重。为对侧丘脑底核损害所致,也可见于纹状体至丘脑底核传导通路的病变。

（六）抽动症

抽动症（tic）为单个或多个肌肉的快速收缩动作,固定一处或呈游走性,表现为挤眉弄眼、面肌抽动、鼻翼扇动、噘嘴。如果累及呼吸及发音肌肉,抽动时会伴有不自主的发音,或伴有秽语,故称"抽动秽语综合征"。本病常见于儿童,病因及发病机制尚不清楚,部分病例由基底核病变引起,有些与精神因素有关。

第十六节 ｜ 尿便障碍

尿便障碍包括排尿障碍和排便障碍,由自主神经和躯体神经系统病变所致,病变部位在大脑皮质、下丘脑、脑干、脊髓和周围神经。

一、排尿障碍

排尿障碍是自主神经和躯体神经病变的常见症状之一,主要表现为排尿困难、尿频、尿潴留、尿失禁及自动性排尿等,由排尿中枢或周围神经病变所致,也可由膀胱或尿路病变引起。由神经系统病变导致的排尿障碍可称为神经源性膀胱,主要有以下类型。

（一）感觉障碍性膀胱

病变损害脊髓后角、后索或骶神经后根,导致脊髓排尿反射弧的传入障碍,又称感觉性无张力膀胱（图 3-3A）。早期表现为排尿困难,膀胱不能完全排空;晚期膀胱感觉丧失,毫无尿意,尿潴留或尿液充盈至一定程度不自主排出而表现为充盈性尿失禁。尿动力学检查,膀胱内压力很低,为5~10cmH_2O(1cmH_2O=98.1Pa),容量显著增大,达500~600ml,甚至可达600~1 000ml,残余尿增多,为400~1 000ml。本症多见于多发性硬化、亚急性联合变性及脊髓痨损害脊髓后索或后根,也可见于昏迷、脊髓休克期。

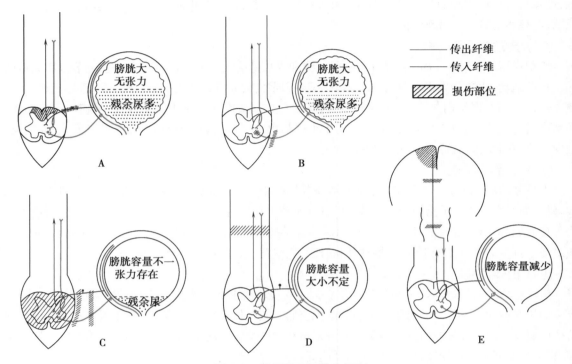

图3-3　排尿障碍的发生机制

A. 感觉障碍性膀胱;B. 运动障碍性膀胱;C. 自主性膀胱;D. 反射性膀胱;E. 无抑制性膀胱。

(二)运动障碍性膀胱

病变损害骶髓前角或前根,导致脊髓排尿反射弧的传出障碍,又称运动性无张力膀胱(图3-3B)。膀胱冷热感和膨胀感正常,尿意存在。早期表现为排尿困难,膀胱不能完全排空,有膀胱冷热感和膨胀感,尿意存在,严重时有疼痛感;晚期表现为尿潴留或充盈性尿失禁。尿动力学检查发现膀胱压力存在,为10~20cmH_2O,容量增大,达400~500ml,残余尿增多,为150~600ml。本症多见于急性脊髓灰质炎、吉兰-巴雷综合征等。

(三)自主性膀胱

病变损害脊髓排尿反射中枢(S_{2~4})、马尾或盆神经,使膀胱完全脱离感觉、运动神经支配而成为自主器官(图3-3C)。临床表现为尿不能完全排空,咳嗽和屏气时可出现压力性尿失禁,早期表现为排尿困难、膀胱膨胀,后期表现为充盈性尿失禁。如不及时处理,膀胱会进行性萎缩,一旦合并膀胱感染,萎缩将加速发展。患者常诉马鞍区麻木,查体发现感觉消失。尿动力学检查发现膀胱冷热感及膨胀感消失,膀胱内压随容量增加直线上升,膀胱容量略增大,约300~400ml,残余尿增多,为100ml以上。本症多见于腰骶段的损伤、肿瘤或感染导致的S_{2~4}(膀胱反射的脊髓中枢)、马尾或盆神经损害而排尿反射弧中断。

(四)反射性膀胱

当骶髓以上的横贯性病变损害两侧锥体束时,完全由骶髓中枢控制排尿,并引起排尿反射亢进,又称为自动膀胱(图3-3D)。由于从排尿高级中枢发出至骶部的传出纤维紧靠锥体束,故不仅会丧失控制外括约肌的能力,而且会引起排尿动作所需的牵张反射亢进,导致尿频、尿急以及间歇性尿失禁。除急性偏瘫可出现短暂性的排尿障碍外,一侧锥体束损害一般不引起括约肌障碍。尿动力学检查,膀胱冷热感及膨胀感消失;膀胱内压随容量增加,不断出现无抑制性收缩波,且收缩压力逐渐升高,至一定压力时即自行排尿。膀胱容量大小不定,一般小于或接近正常;有残余尿,一般在100ml以内。本症为骶段以上脊髓横贯性损害所致,多见于横贯性脊髓炎、脊髓高位完全性损伤或肿瘤。

(五) 无抑制性膀胱

无抑制性膀胱是由皮质和锥体束病变使其对骶髓排尿中枢的抑制减弱所致(图3-3E)。临床表现为尿频、尿急、尿失禁,常不能抑制,每次尿量少,排完后膀胱膨胀感存在。尿动力学检查发现膀胱冷热感及膨胀感正常,膀胱内压高于$10cmH_2O$,膀胱不断出现无抑制性收缩波,膀胱内压随之升高,膀胱容量小于正常,无残余尿。本症病变部位位于旁中央小叶、内囊或为弥漫性病变,多见于脑肿瘤特别是旁中央小叶附近的中线肿瘤、脑血管病、多发性硬化、颅脑手术后及脊髓高位损伤恢复期。

二、排便障碍

排便障碍是以便秘、便失禁、自动性排便以及排便急迫为主要表现的一组症状,可由神经系统病变引起,也可由消化系统或全身性疾病引起。本节主要叙述由神经系统病变引起的排便障碍。

(一) 便秘

便秘是指每周排便少于3次和/或排便困难、粪便干硬。表现为排便费力、排出困难、排便不尽感、肛门直肠堵塞感、排便费时和须辅助排便。便秘主要见于:①大脑皮质对排便反射的抑制增强,如脑血管病、颅脑损伤、脑肿瘤等;②$S_{2\sim4}$以上的脊髓病变,如横贯性脊髓炎、多发性硬化等。

(二) 大便失禁

大便失禁是指粪便在直肠肛门时,肛门内、外括约肌处于弛缓状态,大便不能自控,粪便不时地流出。在神经系统疾病中,大便失禁常见于深昏迷或癫痫发作患者。另外,大便失禁也是先天性腰骶部脊膜膨出、脊柱裂患者的主要表现之一。

(三) 自动性排便

当脊髓病变时,由于中断了高级中枢对脊髓排便反射的抑制,排便反射增强,引起不受意识控制的排便,患者每日自动排便4次及以上。主要见于各种脊髓病变,如脊髓外伤、横贯性脊髓炎等。

(四) 排便急迫

由神经系统病变引起的排便急迫较为罕见,本症多由躯体疾病引起,有时可见于腰骶部神经刺激性病变,此时常伴有鞍区痛觉过敏。

第十七节 | 颅内压异常和脑疝

颅内压(intracranial pressure)是指颅腔内容物对颅腔内壁的压力。脑脊液循环通畅时,通常以侧卧位腰段蛛网膜下腔穿刺所测得的脑脊液静水压力为代表,正常为$80\sim180mmH_2O$($1mmH_2O=9.80665Pa$),女性稍低,儿童为$40\sim100mmH_2O$。

颅腔内容物与颅腔容积相适应是维持正常颅内压的条件。颅腔内容物主要为脑组织、脑脊液和血液,三者的体积分别占颅腔容积的80%~90%、10%和2%~11%。脑脊液是颅内三种内容物中最易改变的成分,因此在颅腔空间代偿功能中发挥着较大的作用;脑的自动调节功能(压力自动调节和代谢自动调节)主要是通过改变脑血流量来发挥作用的;而脑组织是相对恒定的,不会迅速改变体积来适应颅内压的改变。三种内容物中任何一种体积变化必然导致其他两种内容物代偿性改变,以确保颅内压的稳定。但是,这种空间的代偿能力是有限的,当超过一定范围后,即会导致颅内压的异常。

一、颅内压异常

(一) 颅内压增高

颅内压增高(intracranial hypertension)是指在病理状态下,颅内压力超过$200mmH_2O$。常以头痛、呕吐、视神经乳头水肿为主要表现,多为颅腔内容物的体积增加并超出颅内压调节代偿的范围,是颅内多种疾病所共有的临床综合征。以下将从颅内压增高的病因及临床表现方面进行叙述。

1. 颅内压增高的常见机制和病因

(1)脑组织体积增加:是指脑组织水分增加导致的体积增大,即脑水肿,是颅内压增高的最常见原因。根据脑水肿机制的不同分为以下两种。

1)血管源性脑水肿:临床最常见,为血-脑屏障破坏所致,以脑组织间隙的水分增加为主。常见于颅脑损伤、炎症、脑卒中及脑肿瘤等。

2)细胞毒性脑水肿:由缺氧、缺血、中毒等原因所致的细胞膜结构受损,水分聚积于细胞内。常见于窒息、一氧化碳中毒、尿毒症、肝性脑病、药物及食物中毒等。

(2)颅内占位性病变:为颅腔内额外增加的颅内容物。病变可为占据颅内空间的肿块,如肿瘤(原发或者转移)、血肿、脓肿、肉芽肿等。此外,部分病变周围可形成局限性水肿,病变也可阻塞脑脊液通路,进一步使颅内压增高。

(3)颅内血容量增加:见于引起血管床扩张和脑静脉回流受阻的各种疾病。如各种原因造成的血液中二氧化碳蓄积,严重颅脑外伤所致的脑血管扩张,严重胸腹挤压伤所致的上腔静脉压力剧增以及颅内静脉系统血栓形成等。

(4)脑脊液增加(脑积水):可由脑脊液的分泌增多、吸收障碍或循环受阻引起。分泌增多可见于脉络丛乳头状瘤、颅内某些炎症;吸收障碍可见于蛛网膜下腔出血后红细胞阻塞蛛网膜颗粒等;循环受阻除了可由发育畸形(导水管狭窄或闭锁、枕大孔附近畸形等)引起外,尚可因肿瘤压迫或炎症、出血后粘连、脑脊液循环通路阻塞所致。

(5)颅腔狭小:见于颅缝过早闭合致颅腔狭小的狭颅症等。

2. 颅内压增高的类型

(1)弥漫性颅内压增高:多由弥漫性脑实质体积增大所致,其颅腔部位压力均匀升高而不存在明显的压力差,故脑组织无明显移位,解除压力后,神经功能恢复也较快。见于弥漫性脑膜脑炎、弥漫性脑水肿、交通性脑积水、蛛网膜下腔出血等。

(2)局限性颅内压增高:多由颅内局灶性病变所致,其病变部位压力首先增高,与邻近脑组织形成压力差,脑组织通过移位将压力传递至邻近部位,故易发生脑疝。压力解除后,神经功能恢复较慢。见于颅内占位性病变、大量脑出血、大面积脑梗死等。

3. 颅内压增高的临床表现

临床上根据颅内压增高的速度将颅内压增高分为急性和慢性两类。具体临床特点见表3-14。

表3-14　急性和慢性颅内压增高临床表现鉴别

临床表现	急性颅内压增高	慢性颅内压增高
头痛	极剧烈	持续钝痛,阵发性加剧,夜间痛醒
视神经乳头水肿	不一定出现	典型而具有诊断价值
单或双侧展神经麻痹	多无	较常见
意识障碍及生命体征改变	出现早而明显,甚至去大脑强直	不一定出现,如出现则为缓慢进展
癫痫	多有,可为强直-阵挛发作	可有,多为部分性发作
脑疝	发生快,有时数小时即可出现	缓慢发生甚至不发生
常见病因	蛛网膜下腔出血、脑出血、脑膜炎、脑炎等	颅内肿瘤、炎症及出血后粘连

4. 特发性颅内压增高

(idiopathic intracranial hypertension,IIH) 是指以颅内压增高为特征的一组综合征,又称为"假性脑瘤"。临床表现为颅内压增高,伴头痛、呕吐及视力障碍。神经系统检查除视神经乳头水肿、展神经麻痹外,无其他神经系统定位体征,腰穿压力≥250mmH$_2$O,颅脑 CT 或 MRI

显示无脑室扩大或颅内占位病变。须排除颅内占位性病变、梗阻性脑积水、颅内感染、高血压脑病及其他脑内器质性病变才可诊断。多数患者可自行缓解,预后良好。

主要病因包括:①内分泌和代谢紊乱,如肥胖、月经不调、妊娠或产后(除外静脉窦血栓)、肾上腺功能亢进、甲状旁腺功能减退等;②慢性缺氧性高碳酸血症;③药物及毒物:如维生素 A、四环素等;④血液及结缔组织病;⑤脑脊液蛋白含量增高,如脊髓肿瘤和多发性神经炎;⑥其他疾病,如假性脑膜炎、空蝶鞍综合征及婴儿期的快速增长等;⑦原因不明。

(二)颅内压降低

颅内压降低又称低颅压(intracranial hypotension),是指脑脊液压力降低(<60mmH$_2$O)而出现的一组综合征。具体病因、发病机制、临床表现、诊断及治疗详见第八章第五节。

二、脑疝

脑疝(brain hernia)是颅内压增高的严重后果,部分脑组织因颅内压力差而造成移位,当移位超过一定的解剖界限时则称之为脑疝。脑疝是神经系统疾病最严重的症状之一,如不及时发现或救治,可直接危及生命。临床上最常见、最重要的是小脑幕裂孔疝、枕骨大孔疝和大脑镰下疝。

(一)小脑幕裂孔疝

因颅内压增高而移位的脑组织由上而下挤入小脑幕裂孔,统称为小脑幕裂孔疝(tentorial herniation)。可分为外侧型(钩回疝)和中央型(中心疝)。

1. 钩回疝　颞叶内侧海马回及钩回等结构疝入小脑幕裂孔而形成钩回疝。表现为颅内压增高的症状明显加重,意识障碍进行性恶化,动眼神经麻痹可为早期症状(尤其瞳孔改变),出现双侧锥体束损害体征,继而可出现去大脑强直及生命体征的改变。最常继发于大脑半球的脑卒中。

2. 中心疝　中线或大脑深部组织病变使小脑幕上内容物尤其是丘脑、第三脑室、基底核等中线及其附近结构双侧受到挤压、向下移位,并压迫下丘脑和中脑上部,通过小脑幕裂孔使脑干逐层受累。表现为明显的意识障碍,进行性加重,呼吸改变较明显,瞳孔可至疾病中晚期才出现改变,较易出现去皮质或去大脑强直。多见于中线或大脑深部占位性病变,也可见于弥漫性颅内压增高。

(二)枕骨大孔疝

小脑扁桃体及邻近小脑组织向下移位经枕骨大孔疝入颈椎管上端称为枕骨大孔疝(cerebellar tonsillar hernia)。可分为慢性和急性枕骨大孔疝。慢性枕骨大孔疝症状相对轻,而急性枕骨大孔疝多突然发生或在慢性脑疝基础上因某些诱因,如用力排便、不当的腰穿等导致。枕骨大孔疝表现为枕、颈部疼痛,颈强直或强迫头位,意识障碍,伴有后组脑神经受累表现。急性枕骨大孔疝可有明显的生命体征改变,如突发呼吸衰竭、循环功能障碍等。主要见于颅后窝占位性病变,也可见于严重脑水肿的颅内弥漫性病变。幕上病变先形成小脑幕裂孔疝,随病情进展合并不同程度的枕骨大孔疝。

(三)大脑镰下疝

幕上一侧占位或水肿导致压力高于对侧且超出代偿范围时,脑组织向对侧移位,半球内侧面的扣带回及邻近的额回经大脑镰下缘疝入对侧,形成大脑镰下疝(subfalcine herniation),又称为扣带回疝。大脑半球内侧部分脑梗死时,可出现对侧下肢轻偏瘫以及排便功能障碍,一般无严重意识障碍,但大脑镰下疝常与小脑幕裂孔疝并存。单纯依靠临床表现难以诊断,须借助影像学手段,如颅脑 CT 和 MRI 可以明确显示脑疝情况。

第十八节 │ 睡眠障碍

睡眠是生命过程中不可或缺的部分。睡眠清醒节律受 3 个系统因素调节,即:内稳态系统、昼夜生物节律系统和次昼夜生物节律系统。睡眠障碍是一种常见的疾病,它不仅可引起患者的苦恼,影响日常生活活动能力和功能,还会导致严重的并发症。睡眠障碍可以分为如下几种类型:

1. **失眠障碍**（insomnia disorder）　是指尽管有适当的睡眠机会和环境，依然出现睡眠起始或睡眠维持困难，导致个体对睡眠时间和/或质量不满足，并存在日间功能受损的一种主观体验。失眠障碍是临床最常见的睡眠疾病。失眠障碍目前分为三大类：短期失眠障碍、慢性失眠障碍、其他失眠障碍。

2. **睡眠相关呼吸障碍**（sleep-related breathing disorder，SRBD）　是一组仅发生于睡眠期间的呼吸障碍，包括阻塞性睡眠呼吸暂停综合征、中枢性睡眠呼吸暂停综合征、睡眠相关低通气、睡眠相关低氧血症。其中最为常见的是阻塞性睡眠呼吸暂停综合征。

3. **中枢性过度嗜睡**（central disorder of hypersomnolence）　是一组以日间过度思睡为主诉的疾病，但这种日间思睡不是由夜间睡眠紊乱或昼夜节律失调引起的。包括：Ⅰ型发作性睡病、Ⅱ型发作性睡病、特发性过度睡眠、克莱恩-莱文（Kleine-Levin）综合征等。

4. **昼夜节律失调性睡眠-觉醒障碍**（circadian rhythm sleep-wake disorders，CRSWDs）　是指患者睡眠作息节律紊乱，易于在日间入睡，而在夜间正常睡眠时间段难以成眠。

5. **异态睡眠**（parasomnias）　不是睡眠和觉醒过程本身的疾病，而是在睡眠过程中表现出的中枢神经系统、自主神经系统活动改变以及骨骼肌的活动干扰了正常睡眠的疾病。主要发生在部分唤醒、完全唤醒或睡眠不同阶段的转醒期，包括夜惊、睡行症、梦魇障碍、遗尿、快速眼动睡眠行为障碍等。

6. **睡眠相关运动障碍**（sleep-related movement disorder）　是指睡眠中出现的相对简单刻板的运动，造成睡眠紊乱和日间功能障碍的一组疾病。包括不宁腿综合征、周期性肢体运动障碍、睡眠相关的腿部痉挛、睡眠相关的磨牙、睡眠相关节律性运动障碍、入睡期脊髓固有肌阵挛。

7. **其他睡眠障碍**（other sleep disorder）　无法明确归类在上述六大类睡眠障碍类型的睡眠障碍。

（楚　兰）

第四章 | 神经系统疾病的病史采集和体格检查

本章数字资源

本章思维导图

神经系统临床检查包括病史采集、神经系统体格检查及辅助检查,其中病史采集和体格检查是神经系统疾病正确诊断的关键。通过详细询问病史,获得起病形式、症状特点、演变过程和既往治疗反应等信息,进而得到疾病定性诊断的线索。神经系统体格检查对确定病变的部位至关重要。完成病史采集和神经系统体格检查后,结合既往病史、个人史和家族史进行综合分析,提出一系列可能疾病的诊断,然后有针对性地选择辅助检查。一个医生临床水平的高低,不仅仅在于是否掌握了丰富的理论知识,更重要的是通过问诊和查体,快速准确获取诊断所需信息的能力,后者更加依赖于认真、踏实的临床经验积累。

随着科学技术发展,辅助检查工具日新月异,但任何辅助检查手段都不能替代病史采集和体格检查,我们需要更加准确的神经系统病史和查体信息来指导辅助检查的选择。

第一节 | 病史采集

对于神经系统疾病的诊断,病史采集是最重要的。在很多情况下,医生可以从患者的主诉中获得其他方式无法得到的重要诊断信息。某些神经系统疾病仅有临床症状而没有任何体征,如偏头痛、三叉神经痛等,病史可能是诊断的唯一线索和依据。

神经系统病史采集的基本原则与一般病史采集相同。医生首先向患者简单问候,然后请患者充分表达就诊目的。病史包括一般情况:年龄、性别、职业、居住地、左利手/右利手、主诉、现病史、发育情况(儿童)、系统回顾、既往病史、个人史和家族史。病史采集中应注意:①系统完整,在患者叙述中尽量不要打断,必要时可引导患者按症状出现先后顺序描述症状的发生和演变情况,阳性症状要记录,重要的阴性症状也不能忽视;②客观真实,询问过程中应注意患者提供病史的可靠性,对于关键信息,医生应加以分析,并向亲属或知情者进一步核实;③重点突出,尽量围绕主诉提问,引导患者减少无关情况和琐碎情节的叙述;④避免暗示,不要进行诱导性询问,更不能提出自己的主观推测来让患者认同。最后,病史采集初步完成后,医生应当归纳与患者最有关联的症状特点,必要时还应进一步核对。

一、主诉

主诉是促使患者就诊的最主要症状和体征及其持续时间。"主诉"是医学术语,是医生在病史采集后,对患者提供的信息去粗取精,从现病史中提炼出的最能反映病情关键情况的一句话。主诉不一定是患者回答医生"您哪里不舒服?"的第一句话,常常是医生全面系统地搜集病史资料后,经过归纳获得,是疾病定位和定性诊断的第一线索。

二、现病史

现病史是与导致患者本次就诊的主要症状和体征相关的病史,通常包括病程、症状的性质、严重程度、发生频率、伴随症状、病因及诱因、症状变化情况、缓解方式及诊疗经过。

通常让患者用自己的语言描述自己的症状。如果有患者使用诸如"眩晕""视物模糊"等术语描述症状,应询问其具体表现,以免产生误解。某些患者对自身疾病缺乏认识,或表达能力受到疾病影响,或发病时意识状态不清(如癫痫发作、晕厥等),须通过家属或旁观者获得信息。

在采集现病史时,应将精力集中在患者本次就诊的主要问题上,重点了解目前困扰患者的主要症状。提问患者时应该采用开放式问题,比如"您哪里不舒服?"。在采集病史过程中,还要注意挖掘患者自己可能不会主动诉说的重要信息。当明确患者就诊的主要原因之后,则可进一步让患者按照时间顺序讲述病情经过,有些患者需要问诊医生的提示。对于出现症状之前一段时间的情况也应该进行了解,以便能够发现某些前驱症状或诱发因素,比如在吉兰-巴雷综合征发病前常有腹泻,蜱叮咬前常有野外露营史。此外,还需注意时间上的先后关系并不一定为因果关系。

病史采集要特别注意询问临床表现出现的时间,即"病程",这对于病因的判断具有重要提示作用。不同疾病的病程特点不同,急性发病之后不同程度的好转往往提示外伤或血管病;变性病则隐袭起病,逐渐进展,在不同时期发展速度可能有所不同;多发性硬化通常表现为复发-缓解的特点。在临床工作中,常常需要反复多次询问病史,以便对以前采集的病史进行补充和修正。经验丰富的医生所采集的病史往往更加深入、准确,因为在病史采集过程中,医生会根据自己的经验,针对患者的病情得出初步诊断,并能够从病史中寻找支持或否定的依据。同时,患者状态会影响病史的准确性,如患者疼痛、困倦和劳累时不能详尽准确地提供病史,不同时间反复多次询问有助于提高病史采集的准确性。另外,很多患者就诊时会携带以往的多种辅助检查结果,要客观地分析这部分资料的价值,选择有价值的关键内容,组成现病史的一部分。

(一)病史采集过程中的重点

1. 症状的发生情况 包括初发症状的发生时间、发病形式(急性、亚急性、慢性、隐袭性、发作性、间歇性或周期性)和可能诱因。

2. 症状的特点 包括症状的部位、范围、性质和严重程度等。

3. 症状的发展和演变 症状的加重、减轻、持续进展或无变化等。症状加重、减轻的可能原因和影响因素等。

4. 伴随症状及相互关联 主要症状之外伴随症状的特点、发生时间以及相互影响。

5. 既往诊治情况 包括病程中各阶段检查的结果,诊断和治疗过程、具体的治疗以及疗效等。

6. 与现病有关的其他疾病情况 是否合并存在其他系统疾病,这些疾病与现病的关系。

7. 病程中的一般情况 包括饮食、睡眠、体重、精神状态以及大、小便的情况等。对儿童患者或幼年起病的成人患者还须了解营养和发育情况。

(二)神经系统疾病常见症状的问诊

神经系统的常见症状包括头痛、疼痛、感觉异常、眩晕、抽搐、瘫痪、视力障碍、睡眠障碍和意识丧失等,必须重点加以询问。

1. 头痛 头痛是神经系统最常见的症状,询问时应重点了解以下内容。

(1)头痛部位:全头痛、局部头痛还是部位不固定的头痛。如为局部疼痛,应询问是哪一侧,是前额、头顶、颞部还是枕后。颅外结构病变引起的头痛部位可以相对精确,如三叉神经痛、枕神经痛引起的头痛。幕上病灶常导致额、颞部疼痛,颅后窝病灶引起的疼痛多位于枕部和颈背部。

(2)头痛发作形式:①突然发生还是缓慢加重:动脉瘤破裂引起的头痛可突然发生并立即达到高峰,而颅内肿瘤引起的头痛呈缓慢进展;②发作性还是持续性:偏头痛、三叉神经痛呈发作性,颅内占位性病变引起的头痛呈持续性;③头痛发作在一天中的变化:高颅压引起的头痛经常在凌晨发生,丛集性头痛多在夜间睡眠后发作;④头痛发作如有周期性,应注意其与季节、气候、饮食、睡眠的关系,女性患者应询问其与月经周期的关系。

(3)头痛性质:是胀痛、钝痛、跳痛还是刀割样、烧灼样、爆裂样或雷击样疼痛。血管性头痛常为跳痛,颅内占位多为钝痛或胀痛,蛛网膜下腔出血多为爆裂样或雷击样痛,三叉神经痛呈闪电刀割样疼痛。

(4)头痛加重因素:过度劳累、睡眠缺乏、气候改变或月经期诱发头痛提示良性病因。洗脸、咀嚼诱发颜面疼痛提示三叉神经痛;吞咽引起的咽后壁疼痛可能为舌咽神经痛;用力、低头、咳嗽和喷嚏可使高颅压引起的头痛加重。

（5）头痛程度:应询问疼痛强度,但应注意头痛程度缺少客观的评价标准,易受主观因素影响,应具体问题具体分析。

（6）头痛伴随症状:剧烈头痛伴有颈部发僵常提示蛛网膜下腔出血,伴有喷射样呕吐应考虑是否为高颅压。

（7）头痛先兆症状:眼前闪光、亮点和异彩等视觉先兆是诊断典型偏头痛的重要依据之一。

2. **疼痛**　疼痛也是神经系统疾病的常见症状,询问时应注意以下内容。

（1）疼痛部位:是表浅还是深部,是皮肤、肌肉、关节还是难以描述的部位,是固定性还是游走性,有无沿着神经根或周围神经支配区放射的现象。

（2）疼痛性质:是酸痛、胀痛、刺痛、烧灼痛还是闪电样疼痛,是放射性疼痛、扩散性疼痛还是牵涉痛。

（3）疼痛的发生情况:急性还是慢性,发作性还是持续性。

（4）疼痛的影响因素:触摸、按压是否加重疼痛,活动是否诱发或加重疼痛,疼痛与气候变化有无关系等。

（5）疼痛的伴随症状:是否伴有肢体瘫痪、感觉减退或异常,是否伴有皮肤的变化。

3. **感觉异常**　如麻木、冷热感、蚁走感、针刺感和电击感等,注意分布的范围、出现的形式(发作性或持续性),以及加重的因素等。

4. **眩晕**　是一种主观症状,感到自身或周围环境晃动、旋转和漂浮等错觉。眩晕不同于头晕,头晕是头重脚轻、眼花和站立不稳感,但无外界物体或自身位置变化的错觉。头昏是脑子昏昏沉沉,而无视物旋转。眩晕病史采集,既要询问眩晕诱发因素,如位置诱发、声音诱发和头位变化诱发等;也要询问伴随症状,包括耳鸣、听力减退、头痛和恶心、呕吐等;还要询问眩晕持续时间和严重程度,以及对日常生活的影响。

5. **瘫痪**　应注意询问下述情况。

（1）发病形式:急性还是慢性起病,起病的诱因,以及症状的波动和进展情况。

（2）瘫痪的部位:四肢瘫、偏瘫、单瘫还是仅累及部分肌群的瘫痪,如为肢体瘫痪还应注意远端和近端的比较。

（3）瘫痪的性质和程度:痉挛性瘫痪还是弛缓性瘫痪,是否影响坐、立、行走、进食、言语、呼吸或上下楼等动作,是否影响精细动作。

（4）瘫痪的伴随症状:有无肢体感觉麻木、疼痛、抽搐和肌肉萎缩等,以及有无括约肌功能障碍和阳痿等。

6. **抽搐**　应注意询问下述情况。

（1）最初发病的年龄。

（2）诱发因素:抽搐发作与睡眠、饮食、情绪和月经等的关系。

（3）发作的先兆:有无眼前闪光、闻到怪异气味、心慌、胸腹内气流上升的异常感觉以及不自主咀嚼等。

（4）抽搐的部位:是全身抽搐、局部抽搐还是由局部扩展至全身的抽搐。

（5）抽搐的形式:肢体是伸直、屈曲还是阵挛,有无颈部或躯干向一侧的扭转等。

（6）伴随症状:有无意识丧失、口吐白沫、二便失禁、摔伤或舌咬伤等。

（7）抽搐后症状:有无昏睡、头痛或一过性肢体瘫痪。

（8）发作的频率:每年、每月、每周或每天的发作次数,以及最近一次发作的时间。

（9）以往的诊断和治疗情况。

7. **意识丧失**　询问患者有无意识丧失,注意要让患者理解其真正含义。

（1）发生的诱因,有无药物或酒精滥用,有无外伤。

（2）发生的频率和持续时间。

（3）有无心血管和呼吸系统的症状。

（4）有无四肢抽搐、舌咬伤、尿便失禁等伴随症状等。

（5）转醒后有无后遗症。

8. **视力障碍**　应注意询问下述情况。

（1）发生的情况:急性、慢性、渐进性。是否有缓解和复发。

（2）发生后持续的时间。

（3）视力障碍的表现:视物模糊还是完全失明,双眼视力下降的程度,视野缺损的范围是局部还是全部,是否伴有视物成双和视物晃动。

9. **睡眠障碍**　思睡还是失眠,如有失眠,是入睡困难、易醒还是早醒,是否有多梦或醒后再次入睡困难,失眠的诱因或影响睡眠的因素是什么,睡眠中有无肢体不自主运动以及睡眠呼吸暂停等。

三、既往史

因为神经系统症状可能与其他系统性疾病相关,所以在临床工作中,既往史的内容也很重要。既往史的采集同内科病,但应特别注意与神经系统疾病有关的病史,着重询问以下内容:①头部外伤、脑肿瘤、内脏肿瘤以及手术史等;②感染病史如脑炎、结核病、寄生虫病、上呼吸道感染,以及流行性疾病、传染病等;③内科疾病史如心脑血管病、高血压、糖尿病、胃肠道疾病、风湿病、甲亢和血液病等;④颈椎病和腰椎管狭窄病史等;⑤过敏及中毒史等。

除了曾经明确诊断的疾病,还应注意询问曾经发生但未接受诊治的情况。对婴幼儿患者还应询问母亲怀孕期情况和出生情况。

药物可造成神经系统损害,认真询问患者目前的服药情况非常重要。例如:卡马西平可能导致嗜睡;苯妥英钠过量可出现共济失调;喹诺酮类抗生素可能诱发癫痫发作;此外,许多药物都能导致头昏、头痛、感觉异常、乏力以及其他不良反应。了解患者所服用的药物以及具体服用方法非常重要,临床工作中经常可以发现患者未按照要求服药,比如发现帕金森综合征的患者长期大剂量服用氟桂利嗪。对于服用保健品、维生素、避孕药、非处方镇痛药等情况也应当专门询问。

四、个人史

个人史询问的基本内容包括出生地、居住地、文化程度、职业、是否到过疫区、生活习惯、性格特点、左利手/右利手等。女性患者应询问月经史和婚育史等。儿童应注意围生期、疫苗接种和生长发育情况等。

常规询问职业史,包括现在和过去的职业有无接触神经毒物、接触时间、有无防护、工作环境,以及与其共同工作的其他人患病的情况。在某些情况下,还要注意了解患者的业余爱好,尤其是有无接触毒物,或反复的运动损伤。另外还要注意记录患者既往的居住史,是否曾到过热带地区或患有某种地方病的地区。

取得患者信任后,可根据需要进一步询问可能接触到的化学物质,有无烟酒嗜好及其具体频率和用量,是否存在吸毒和药物滥用史。某些患者需要重点询问有无不洁性行为。为了不让这一话题显得过于唐突,可以先尝试询问患者有无性伴侣,性生活次数,对性生活是否满意,有无性功能障碍,之后可以询问有无不洁性交史,是否曾经感染过性传播疾病。

五、家族史

有相当部分的神经系统疾病是遗传性疾病或与遗传相关,询问家族史对于确定诊断有重要价值。神经系统遗传病发生在有血缘关系的家族成员中,如两代以上出现相似疾病,或同胞中有两个在相近年龄出现相似疾病,应考虑到遗传病的可能。但患者家庭中其他成员基因异常的表型可能存在差异。发现家族史后,应绘制家系图谱,供临床参考。

此外还要注意患者所提供家族史的准确性。有些患者家族中很多人可能患有某种疾病,但患者本人却没有意识到。以腓骨肌萎缩症(Chart-Marie-Tooth disease)为例,患者的很多家庭成员患有弓形足和鹤腿畸形,但患者本人并不认为有何异常。另外,还会遇到患者家族史中有人患有某些慢性神经功能残疾,却被归因为其他疾病的情况。有时,还会遇到家族成员故意拒绝承认有某种疾病家族史的情况。

另外,还要询问患者父母之间有无血缘关系,是否为近亲结婚。在某些情况下,还要注意患者的种族背景,因为有些神经系统疾病具有特定的种族和地区性分布趋势。

六、病史采集的注意事项和技巧

病史采集需要一定的技巧和经验,这也能反映医生临床实践的水平高低。采集病史不仅需要时间,还需要沟通的技巧、亲切的态度,要耐心、含蓄,让患者感受到对他的理解和同情。交谈过程中语言要得体,对于不同年龄、教育程度和文化背景的患者,医生提问的语气应该有所不同;并且要注意保证所采用的语言和词汇能被患者听懂,避免信息差造成患者误解;还应该注意保护患者隐私。交谈可从一些小的问题开始,如"家住在哪里?""做什么工作?"等,不但可以让患者放松,还可以获得一些有价值的个人史方面的信息。病史采集过程也是建立良好医患关系的过程,医生和患者可以借此互相了解,逐步建立起友好和信任的关系。患者提供病史的方式,可以反映出患者的理解力、观察力、注意力和记忆力。应该反复核实病史中的关键问题,保证其准确性。在病史采集时,扎实的基础理论知识无疑很重要,但更重要的是反复的临床实践,只有通过不断的磨炼,才能真正掌握病史采集的技巧。

临床中所遇到患者的情况多种多样,采集病史时的方式要有所区别。有些患者非常羞涩,不善表达,或情绪低落,应该尽量给予安慰和鼓励;对于喋喋不休的患者,要及时转换话题,避免将时间浪费在无关紧要的细节上;对于闪烁其词、有意隐瞒的患者要细心追问;对于恐惧、有抵触情绪或偏执妄想的患者,提问时言语要谨慎,避免诱发患者产生疑惧。有些患者可能会故意隐瞒某些重要信息,有些则可能是并没有意识到这些信息的重要性。即使是同一个患者,由于受到不同因素的影响,如疲劳、疼痛、情感冲突、性格或情绪的日夜波动等,对于同一个问题,不同时刻也会有不同的反应。

通过采集病史,医生可以了解到患者的言谈举止、行为和情感反应是否正常。患者的一言一行、一举一动,均有可能提供重要的诊断信息,比如:患者的语调、神态、眼神、面部表情是否正常,哭或笑的神态是否自然,是否有面色苍白、潮红、多汗,颈部是否有红斑、皮疹,额纹是否对称,口角有无下垂,有无张口困难,瞳孔是否扩大,有无肌肉强直等。在叙述症状或回答家族史、婚姻史等问题时,要注意并记录患者有无坐立不安、踟蹰犹豫,言谈举止和情感反应是否正常。上述这些表现以及患者对问题的反应对于判断患者的性格、人格以及情绪状态非常重要。

对于采集病史存在困难或所提供病史可能不准确的患者,需要进一步从其他人那里获得更多的信息,包括发病现场的目击者、患者家属、朋友或陪护人员。通过询问患者的家人,还可以了解到患者行为、记忆力、听力、视力、语言能力等方面的变化。因此,在许多情况下,为了获得完整准确的病史资料,不仅要询问患者本人,还需要向知情者了解更多的情况;但是应该注意尽量避免完全让家属来代替患者叙述病情,除非患者自己无法提供病史。

在采集病史时,最好先不要阅读患者既往的病史记录。因为在获得诊断之前,如果已经知道患者过去的诊断结果,难免会影响自己的判断。因此应该先看患者,之后再查看过去的病历记录。对于病史较长的患者,在直接询问病史的同时,可以适当参考过去的病历记录。如果原来的记录条理清楚、资料完整,可以将其内容读给患者听,进行核实,采用这种方法可以节约大量的时间。对以前医生的诊治不要妄下结论,而应将其与患者所提供的信息或其他来源的信息进行分析比较,既不完全相信,也不彻底否定。当根据患者的具体情况得出诊断之后,再与先前医生得到的结论比较,如果二者相似,则可以进一步印证自己诊断的准确性。面对患者对过去诊治过程的抱怨进行劝解,也不要对其他医生妄加评论。对于涉及赔偿或法医学问题的患者,一份详细准确的病历记录尤其重要。

在采集病史时,许多医生喜欢一边提问,一边进行记录,这对于保证最后病史的准确性确实会有所帮助。在记录阳性症状的同时,也要记录重要的阴性症状。在以后据此分析病情时,往往有很好的启发性。但需要注意的是,不要把精力都放在记录上,最好是一边与患者谈话,一边随手记录。在书写病历时再对这些资料进行总结整理。

第二节 │ 体格检查

神经系统体格检查是神经科医生最重要的基本技能,检查获得的体征可为疾病的诊断提供重要的临床依据。病史采集完成后,应对患者进行详细的神经系统体格检查和全身体格检查,熟练地掌握神经系统体格检查方法及其技巧是非常重要的。在本节中,将体格检查分为九部分:一般检查、意识状态检查、精神状态和高级皮质功能检查、脑神经检查、运动系统检查、感觉系统检查、反射检查、脑膜刺激征检查以及自主神经系统功能的检查。

神经系统检查需要一定的技巧和耐心,并且要边检查边思考。体格检查应该按照一定的顺序进行,并且要认真、细致,只有这样才能发现细微的异常体征。每个临床医生在工作中最终都会根据经验形成一套固定的查体模式,但对于初学者,还是应该遵循一套固定的、系统的常规方法,直到对检查方法已经非常熟练。如果开始时即试图省略某些检查步骤,日后临床工作中极有可能因为漏检体征而作出不正确的诊断。

检查者必须时刻意识到,轻微偏离正常的体征和明显异常的体征均具有重要的价值。通过观察患者的日常行为或不经意的动作,有时可以得到常规查体所得不到的体征或诊断线索,如穿脱衣服、系鞋带、在房间内张望、走进检查室的状态等。另外还要注意患者的态度、面部表情、对问题的反应、身体的动作以及语言表达等。

对于神经系统体征的理解和判断非常重要,这需要反复、深入、细致的检查和认真、准确的观察,比如:腱反射是否活跃,构音是否正常,感觉是否存在变化。不同人可能会有不同的结论,检查者只有结合自己既往的经验,才能作出正确的判断。然而,在这一判断过程中,无疑会存在个体误差,结论也会有所不同,关键在于如何将查体所见与整体情况相结合进行理解和判断。

一、一般检查

一般检查是对患者全身健康状况的概括性观察,是体格检查过程中的第一步。一般检查包括一般情况(性别、年龄、发育、营养、面容表情)、生命体征(体温、脉搏、心率、呼吸、血压)、意识状态、体位、姿势、步态、皮肤黏膜情况以及对头面部、胸腹部和脊柱四肢等的检查;同时也要注意患者服饰仪容、个人卫生、呼吸和身体气味,以及患者精神状态、对周围环境中人和物的反应、全身状况等。

1. **一般状况检查**　以视诊为主,当视诊不能满意地达到检查目的时,应配合使用触诊、叩诊和听诊。检查者可在交谈及全身体检过程中完成一般情况检查。

2. **生命体征**　包括体温、脉搏、心率、呼吸和血压,是评估人体生命活动的存在和质量的重要征象,是体格检查时必须检查的项目之一。

(1)体温:正常人体温平均为37℃(口测法:36.3～37.2℃),24小时内体温波动一般不超过1℃。高热提示感染性或炎症性疾病(如脑炎、脑膜炎、肺炎或败血症等)、中暑或中枢性高热(脑干或下丘脑病变);体温过低提示休克、一氧化碳中毒、低血糖、第三脑室肿瘤、甲状腺功能减退、肾上腺皮质功能减退以及冻伤或镇静安眠药(如巴比妥类)过量。

(2)脉搏:脉搏是指动脉搏动。检查时必须选择浅表动脉,如桡动脉、颞动脉、股动脉、足背动脉等,一般检查桡动脉。脉搏增快见于感染性疾病或甲亢危象(又称甲状腺危象);脉搏细数或不规则见于中毒与休克;急性颅内压增高时脉搏缓慢而有力;严重的脉搏过缓、过速或节律不齐提示心源性因素。

（3）心率:指每分钟心搏次数。正常成人在安静、清醒状态下心率范围为 60～100 次/分,老年人偏慢,女性稍快,儿童较快,小于 3 岁的儿童心率多在 100 次/分以上。查体时可同时触诊脉搏及听诊心率,警惕心房颤动(脉率小于心率、心律绝对不规则、第一心音强弱不等)、房室传导阻滞等与神经科密切相关的心律失常。

（4）呼吸:观察患者的呼吸方式、节律和频率等。深而快的规律性呼吸常见于糖尿病酮症酸中毒、尿毒症、败血症等,称为库斯莫尔(Kussmaul)呼吸;浅而快速的规律性呼吸见于休克、心肺疾病或安眠药中毒引起的呼吸衰竭,肺炎等缺氧性疾病可伴发绀和鼻翼扇动;吗啡、巴比妥类药物中毒时呼吸缓慢;中枢神经系统病变导致呼吸中枢抑制时,可有呼吸节律的改变。不同水平脑损害可出现特殊的呼吸节律异常:①潮式呼吸(Cheyne-Stokes breathing):又称陈-施呼吸,表现为呼吸由浅慢逐渐变为深快,再由深快变为浅慢,随后出现一段呼吸暂停,然后重复上述周期性呼吸。潮式呼吸的周期可以长达 30 秒至 2 分钟,暂停时间可长达 5～30 秒。②中枢神经源性过度呼吸:呼吸深、均匀、持久,可达40～70 次/分。③长吸式呼吸:吸 2～3 次呼 1 次或吸足气后呼吸暂停。④丛集式呼吸:频率、幅度不一的周期性呼吸。⑤共济失调式呼吸:呼吸频率和时间均不规律(图 4-1)。昏迷患者呼吸形式的变化,有助于判断病变部位和病情的严重程度。其表现和定位见表 4-1。

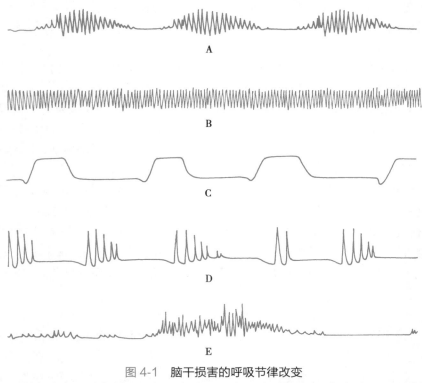

图 4-1　脑干损害的呼吸节律改变

A. 潮式呼吸;B. 中枢神经源性过度呼吸;C. 长吸式呼吸;D. 丛集式呼吸;E. 共济失调式呼吸。

（5）血压:血压显著升高见于颅内压增高、高血压脑病或脑出血,脑梗死或蛛网膜下腔出血急性期血压也可升高;血压过低可能为脱水、休克、心肌梗死、甲状腺功能减退、糖尿病性昏迷、肾上腺皮质功能减退以及镇静安眠药中毒等。

3. 体味或呼吸气味　患者呼吸或口腔中某些特殊气味具有特殊诊断意义。酒味提示饮酒或酒精中毒;烂苹果味提示糖尿病酮症酸中毒;肝臭味提示肝性脑病;氨味或尿味提示尿毒症;大蒜味提示敌敌畏中毒等。

表 4-1　不同呼吸模式的表现和定位

呼吸模式	损害水平	瞳孔	反射性眼球运动	疼痛反应
潮式呼吸	间脑	小,对光反射(+)	头眼反射存在	伸展过度
中枢神经源性过度呼吸	中脑被盖部	不规则,对光反射(±)	病变侧头眼反射消失	去皮质强直
长吸气呼吸	中脑下部和脑桥上部	针尖大小,对光反射(±)	病变侧头眼反射消失	去大脑强直
丛集式呼吸	脑桥下部	针尖大小,对光反射(±)	前庭眼动反射消失	去大脑强直
共济失调式呼吸	延髓上部	针尖大小,对光反射(±)	前庭眼动反射消失	弛缓或下肢屈曲

4. 发育和体型　通常以年龄、智力、身高、体重和第二性征之间的关系来判断,包括体格发育(身高和体重)、智力发育与性征发育。发育正常的成年人,其胸围约等于身高的一半,两上肢展开的长度约等于身高,坐高约等于下肢长度。身材矮小可见于线粒体脑肌病和某些遗传代谢病的患者。

5. 营养状态　营养状态的评估,通常根据皮肤、皮下脂肪、毛发及肌肉发育情况等综合判断。营养状态的检查方法是用拇指和示指将前臂内侧或上臂背侧下 1/3 的皮下脂肪捏起,观察其充实程度。观察全身营养状况,注意有无消瘦、恶病质或明显肌肉萎缩,有无肥胖或不均匀的脂肪沉积。

6. 面容表情　正常人表情自然,神态安怡。当某些疾病困扰,或当疾病发展到一定程度时可出现某些特征性面部表情,对某些疾病的诊断有重要价值,如表情呆板见于帕金森病,斧状脸见于强直性肌营养不良等。

7. 体位　指患者在卧位时所处的状态,常见的有:身体活动自如的自主体位,不能调整和变换肢体位置的被动体位,以及被迫采取某种体位以减轻痛苦的强迫体位。

8. 语言、语调和构音　语言是思维和意识的表达形式,由语言中枢支配,大脑半球受损(卒中等)可致失语。语调指语言过程中的语音和声调,发音器官及支配其的神经病变可引起语调异常。构音障碍为发声困难、发音不清,但对语言、文字的理解正常,见于延髓麻痹、小脑病变和帕金森病等。

9. 姿势与步态　姿势指举止的状态,步态指行走时的姿态。当患某些疾病时,可使姿势与步态发生改变,并具有一定特征性(详见运动系统检查部分),体格检查时应予以注意。

10. 皮肤黏膜　皮肤、黏膜黄染提示肝性脑病或药物中毒;发绀多为心肺疾病;苍白见于休克、贫血或低血糖;樱红色提示一氧化碳中毒;潮红为阿托品类药物中毒、高热、酒精中毒等;多汗提示有机磷中毒、甲亢危象或低血糖;面部皮脂腺瘤提示可能为结节硬化病;皮下瘤结节和皮肤咖啡牛奶斑见于神经纤维瘤病。

11. 头颈部

(1)头颅部:①视诊:观察头颅大小,有无大头、小头畸形,外形是否对称,有无尖头、舟状头畸形,以及肿物、凹陷、手术切口及瘢痕等;透光试验对儿童脑积水有诊断价值。②触诊:头部有无压痛、触痛、隆起、凹陷,婴儿须检查囟门是否饱满、颅缝有无分离等。③叩诊:头部有无叩击痛,脑积水患儿叩击颅骨有空瓮音[麦克尤恩征(MacEwen 征)]。④听诊:颅内血管瘤、血管畸形、大动脉部分阻塞时,病灶上方可闻及血管杂音,如闻及杂音,应注意其强度、音调及传导方向。

(2)面部及五官:观察有无面部畸形、面肌抽动或萎缩、色素脱失或沉着,面部血管痣见于脑-面血管瘤病,面部皮脂腺瘤见于结节性硬化。观察眼部有无眼睑下垂、眼球内陷或外凸、角膜溃疡,以及角膜缘绿褐色的色素环(见于肝豆状核变性)等。观察有无鼻部畸形、鼻窦区压痛,口部唇裂、疱疹等。双瞳孔缩小提示有机磷或安眠药中毒;双瞳孔散大见于阿托品类药物中毒或深昏迷状态;双瞳孔不等大可能有脑疝形成。眼底视神经乳头水肿为颅内压增高表现。

(3)颈部:观察双侧是否对称,有无疼痛、颈强直、活动受限、姿态异常(如痉挛性斜颈、强迫头位)

和双侧颈动脉搏动是否对称等。强迫头位及颈部活动受限见于颅后窝肿瘤、颈椎病变；颈项粗短、后发际低、颈部活动受限见于颅底凹陷症和颈椎融合症；严重颈肌无力患者于坐位或立位时可表现为头部低垂，见于重症肌无力、肌病、运动神经元病等；颈动脉狭窄者颈部可闻及血管杂音。

（4）头颅外伤体征：视诊可见：①眶周瘀斑：或称浣熊眼（racoon eyes）；②耳后淤血斑（Battle 征）：耳后乳突骨表面肿胀变色；③鼓膜血肿：鼓膜后积血；④脑脊液鼻漏或耳漏：脑脊液自鼻或耳漏出，可提示颅底骨折。触诊可以证实患者存在凹陷性颅骨骨折或软组织肿胀。

12. 胸腹部　桶状胸、叩诊过清音、唇甲发绀、肺部听诊有啰音等提示有严重的肺气肿及肺部感染，可能合并肺性脑病。肝、脾大合并腹腔积液者常为肝性脑病。腹部膨隆且有压痛可能为内出血或麻痹性肠梗阻。

13. 躯干和四肢　注意有无脊柱前凸、后凸、侧弯畸形、脊柱强直和脊膜膨出、棘突隆起、压痛和叩痛；有无翼状肩胛；四肢有无肌萎缩、疼痛、压痛等；有无指（趾）发育畸形、弓形足。肌束颤动见于运动神经元病，双手扑翼样震颤多为中毒性或代谢性脑病。

二、意识状态的检查

意识是大脑功能活动的综合表现，是人对自身及外界环境进行认识和做出适宜反应的基础，包括觉醒状态与意识内容两个组成部分。觉醒状态是指与睡眠呈周期性交替的清醒状态，由脑干网状激活系统和丘脑非特异性核团维持和激活。意识内容是指人的知觉、思维、记忆、注意、智能、情感、意志活动等心理过程（精神活动），还有通过言语、听觉、视觉、技巧性运动及复杂反应与外界环境保持联系的机敏力，属大脑皮质的功能。

意识正常是指觉醒水平和意识内容都处于正常状态，语言流畅、思维敏锐、表达准确、行为和情绪正常，对刺激的反应敏捷。意识障碍是大脑和脑干功能活动的抑制状态，表现为人对自身及外界认识状态以及知觉、记忆、定向和情感等精神活动不同程度的异常。大脑和脑干功能活动的不同抑制程度决定了不同的意识障碍水平。

意识障碍可根据觉醒水平分为嗜睡、昏睡、昏迷，可根据意识内容改变程度分为意识模糊、谵妄状态，也包括去皮质综合征、去大脑强直、无动性缄默症、植物状态等特殊类型。临床上常根据觉醒水平和意识内容改变程度进行分类。

对于意识障碍的患者，采集病史要简明扼要，重点询问症状发生的缓急、意识障碍前是否有其他症状，是否有外伤史、中毒史、药物过量以及癫痫、高血压、冠心病、糖尿病、抑郁症或自杀史等。在进行全身和神经系统检查时，应当强调迅速、准确，不可能做得面面俱到，一方面注意生命体征是否平稳，另一方面应尽快确定有无意识障碍及其临床分级：先通过视诊观察患者的自发活动和姿势，再通过问诊和查体评估意识障碍程度，明确意识障碍的觉醒水平如嗜睡、昏睡、浅昏迷或深昏迷，以及是否有意识内容的改变如意识模糊或谵妄。意识障碍时的神经系统查体主要包括以下几个方面的检查：眼征、对疼痛刺激的反应、瘫痪体征、脑干反射、锥体束征和脑膜刺激征等。

国际上常用格拉斯哥（Glasgow）昏迷量表评价意识障碍的程度（表 4-2），最高 15 分（无昏迷），最低 3 分，分数越低昏迷程度越深。通常 8 分以上恢复机会较大，7 分以下预后不良，3~5 分者有潜在死亡风险。但此量表有一定局限性：对眼肌麻痹、眼睑肿胀者不能评价其睁眼反应，对气管插管或切开者不能评价其语言活动，对四肢瘫痪者不能评价其运动反应。Glasgow-Pittsburgh 昏迷量表为 Glasgow 昏迷量表的修订版，增加了瞳孔对光反射、脑干反射、抽搐、自发性呼吸四大类检查，总分 35 分。在临床工作使用中要注意总分相同但单项分数不同者意识障碍程度可能不同，须灵活掌握量表的使用。

1. 眼征　包括以下几个方面：①瞳孔：检查其大小、形状、对称性以及直接、间接对光反射。一侧瞳孔散大、固定提示该侧动眼神经受损，常为钩回疝所致；双侧瞳孔散大和对光反射消失提示中脑受损、脑缺氧和阿托品类中毒等；双瞳孔针尖样缩小提示脑桥被盖损害如脑桥出血、有机磷中毒和吗啡类中毒等；一侧瞳孔缩小见于 Horner 综合征，如延髓背外侧综合征或颈内动脉夹层等。②眼底：是否有视神经乳头水肿、出血。水肿见于高颅压等；玻璃体膜下片状或块状出血见于蛛网膜下腔出血等。③眼球位置：是否有眼球突出或凹陷。突出见于甲亢、动眼神经麻痹和眶内肿瘤等；凹陷见于 Horner 综合征、颈髓病变以及瘢痕收缩等。④眼球运动：眼球向肢体瘫痪的对侧同向偏视提示大脑半球病变；眼球向肢体瘫痪侧同向偏视提示脑干病变；垂直性眼球运动障碍如双眼向上或向下凝视提示中脑四叠体附近病变；眼球向下向内偏斜见于丘脑损害；分离性眼球运动可为小脑损害表现；球浮动说明昏迷尚未达到中脑功能受抑制的深度。

表 4-2　Glasgow 昏迷量表

检查项目	临床表现	评分/分	检查项目	临床表现	评分/分
睁眼反应	自动睁眼	4	运动反应	能按指令发出动作	6
	呼之睁眼	3		对刺激能定位	5
	疼痛引起睁眼	2		对刺激能躲避	4
	不睁眼	1		刺痛肢体出现屈曲反应	3
言语反应	定向正常	5		刺痛肢体出现过伸反应	2
	应答错误	4		无动作	1
	言语错乱	3			
	言语难辨	2			
	不语	1			

2. **对疼痛刺激的反应**　用力按压眶上缘、胸骨检查昏迷患者对疼痛的运动反应，有助于定位脑功能障碍水平或判定昏迷的程度。出现单侧或不对称性姿势反应时，健侧上肢可见防御反应，患侧则无，提示瘫痪对侧大脑半球或脑干病变。观察面部疼痛表情时，可根据面肌运动，判断有无面瘫。疼痛引起去皮质强直（decorticate rigidity）时，可表现为上肢屈曲、下肢伸直，与丘脑或大脑半球病变有关；去大脑强直（decerebrate rigidity）表现为四肢伸直、肌张力增高或角弓反张（opisthotonos），提示中脑功能受损，较去皮质强直脑功能障碍程度更为严重，但这两种反应都不能精确地定位病变部位。脑桥和延髓病变患者通常对疼痛无反应，偶可发现膝部屈曲（脊髓反射）。

3. **瘫痪体征**　先观察有无面瘫，一侧面瘫时，可见该侧鼻唇沟变浅，口角低垂，眼睑闭合差。通过观察自发活动的减少可判定昏迷患者的瘫痪肢体，偏瘫侧下肢常呈外旋位，足底疼痛刺激下肢回缩反应差或消失，可出现病理征，急性昏迷瘫痪者瘫痪侧肌张力多降低。坠落试验可检查瘫痪的部位：检查上肢时将患者双上肢同时托举后突然放开任其坠落，瘫痪侧上肢迅速坠落而且沉重，无瘫痪肢体则向外侧倾倒，缓慢坠落；检查下肢时将患者一侧下肢膝部屈曲提高，足跟着床，突然松手时瘫痪肢体不能自动伸直，并向外倾倒，无瘫痪肢体则呈弹跳式伸直，并能保持足垂直位（图 4-2）。

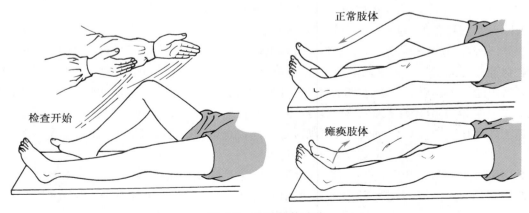

图 4-2　下肢坠落试验

4. 脑干反射　可通过睫脊反射、角膜反射、反射性眼球运动等脑干反射来判断是否存在脑干功能损害,其中反射性眼球运动包括头眼反射和前庭眼动反射两种检查方法:①睫脊反射(ciliospinal reflex):给予颈部皮肤疼痛刺激时可引起双侧瞳孔散大,此反射存在提示下位脑干、颈髓、上胸段脊髓及颈交感神经功能正常。②角膜反射(corneal reflex):角膜反射是由三叉神经的眼神经与面神经共同完成的,当三叉神经第1支(眼神经)或面神经损害时,均可出现角膜反射消失。如果脑桥上部和中脑未受累及,则角膜反射存在;一侧角膜反射消失见于同侧面神经病变(同侧脑桥);双侧角膜反射消失见于一侧三叉神经受损或双侧面神经受损,提示中脑或脑桥受累,昏迷程度较深。③头眼反射(oculocephalogyric reflex),又称玩偶眼试验(doll's eye test),检查者轻扶患者头部,向左右、上下转动,患者眼球向与头部运动相反的方向移动,随后逐渐回到居中位置。大脑半球弥漫性病变引起昏迷时出现该反射,而脑干病变时该反射消失。④前庭眼动反射(vestibulo-ocular reflex):或称冷热水试验,用注射器向一侧外耳道注入1ml冰水,脑干功能完整的患者双眼球缓慢转向冰水灌注同侧,同时发生朝向对侧的水平眼震。脑桥病变时此反应可完全丧失。

5. 脑膜刺激征　包括颈强直、克尼格(Kernig)征、布鲁津斯基(Brudzinski)征等,见于脑膜炎、蛛网膜下腔出血及颅内压增高等,深昏迷时脑膜刺激征可消失。脑膜刺激征伴发热常提示中枢神经系统感染,突发剧烈头痛合并短暂昏迷可能提示蛛网膜下腔出血。

6. 意识障碍的其他体征　意识障碍者感知能力、对环境的识别能力以及生活自理能力均会发生改变,尤其是昏迷者。由于患者的咳嗽、吞咽等各种反射减弱或消失,无自主运动,患者不能控制排便、排尿以及留置导尿等多种因素,患者除生命体征常有改变外,还可出现营养不良、肺部或泌尿系统感染、大小便失禁、口腔炎、结膜炎、角膜炎、角膜溃疡和压疮等,久卧者还可发生关节僵硬和肢体挛缩畸形等。

三、精神状态和高级皮质功能检查

精神状态和高级皮质功能检查可用于判断患者所患的是神经性疾病还是精神性疾病,明确精神症状背后潜在的神经系统疾病基础,并协助确定是局灶性脑损害还是弥漫性脑损害。除原发性精神疾病外,在神经系统疾病中,精神状态和高级皮质功能异常可由以下原因导致:卒中或肿瘤引起的大脑皮质病变、颅内感染、代谢性脑病、以阿尔茨海默病为代表的神经系统变性疾病等。检查患者的精神状态时要注意观察其外表行为、动作举止和谈吐思维等。高级皮质功能可分为认知功能和非认知功能两大部分,认知功能检查主要包括记忆力、计算力、定向力、失语、失用、失认、抽象思维和判断、视空间等方面;非认知功能检查包括人格改变、行为异常、精神症状(幻觉、错觉和妄想)和情绪改变等。本节主要介绍认知功能的检查方法。

(一) 记忆

记忆是获得、存储和再现以往经验的过程,包括信息的识记、保持和再现三个环节。一般分为瞬时记忆、短时记忆和长时记忆三类。记忆障碍可仅涉及一段时期和部分内容,检查记忆应当注意全面分析检查结果。

1. 瞬时记忆检查方法　顺行性数字广度测验是用于检测注意力和瞬时记忆的有效手段。检查者给患者若干位的数字串,一般从3或4位数字开始给起,一秒钟给一个,让患者重复刚才的数串。然后逐渐增加给出数串的长度,直到患者不能完整重复为止。所用的数串必须是随机、无规律可循的,比如不能使用电话号码。逆行性数字广度测验则是让患者反向说出所给出的数串,这是一种更为复杂的测试,需要保存和处理数串的能力。一般顺行性数字广度测验的成绩优于逆行性数字广度测验,后者成绩不应低于前者2个以上。

2. 短时记忆检查方法　先让患者记一些非常简单的事物,比如皮球、国旗或树木,或更为复杂一些的短句比如"张三,复兴路42号,上海",其中各条目应属于不同的类别,确认患者记住这些条目后再继续进行其他测试,约5分钟后再次询问患者对这些词条的回忆情况。有严重记忆障碍的患者不仅不能回忆起刚才的词条,可能连所问所指是什么都想不起来。有些患者在提醒下可以想起来,或者在词表中可以找出。在提示或词汇表的帮助下回忆起来的患者提示能储存信息但有提取障碍；当提醒及词汇表都没有作用时，提示有存储障碍。早期痴呆的患者可能仅表现提取障碍。

3. **长时记忆检查方法**　包括在学校学习的基础知识，如国家首都、著名人物；当前信息，如在位主席、总理及相关公众人物；自己的相关信息，如家庭住址和电话号码等。

（二）计算力

检查计算力最常用的方法是从 100 中连续减 7（如果不能准确计算，则让患者从 100 连续减 3）。计算力也可通过让患者正向或反向数数、数硬币、找零钱来进行检查。一般常从最简单的计算开始，如 "2+2=？"；或者提出简单的数学计算题，如 "芹菜 2 元 1 斤，10 元可以买几斤？"。

（三）定向力

检查时可将定向力细分为时间定向力（星期几、年月日、季节）、地点定向力（医院或家的位置）和人物定向力（能否认出家属和熟悉的人）。该检查需要患者在注意力集中的状态下进行。

（四）失语（aphasia）

检查前应首先确定患者意识清楚，检查配合。临床检查包括六个方面：口语表达、听理解、复述、命名、阅读和书写能力，对其进行综合评价有助于失语的临床诊断。

1. **口语表达**　检查时注意患者谈话语量、语调和发音，说话是否费力，有无语法功能或语句结构错误，有无实质词错误或错语、找词困难、刻板语言，能否达义等。具体检查如下几方面。

（1）言语流畅性：根据有无言语流利程度的改变，可分为流利性言语和非流利性言语。

（2）有无语音障碍：有无在发音、发声器官无障碍的情况下言语含糊不清，是否影响音调和韵律。

（3）有无找词困难：有无言语中不能自由想起恰当的词汇，或找词的时间延长。

（4）有无错语、新语、无意义杂乱语及刻板言语：表达中有无使用：①语言或语义错误的词；②无意义的新创造出的词；③意义完全不明了的成串的音或单词；④同样的、无意义的词、词组或句子的刻板持续重复。

（5）有无语法障碍：有无难以组成正确句型的状态：①失语法症：常表现为表达的句子中缺乏语法功能词，典型表现为电报式语言；②语法错乱：表现为助词错用或词组位置顺序不合乎语法规则。

2. **听理解障碍**　指患者可听到声音，但对语义的理解不能或不完全。听理解具体检查方法：要求患者执行简单的口头指令（如："张嘴""睁眼""闭眼"等）和含语法的复合句（如："左手摸鼻子""用右手摸左耳朵"等）。

3. **复述**　要求患者重复检查者所用的词汇或短语等内容，包括常用词（如铅笔、苹果、大衣）、不常用词、抽象词、短语、短句和长复合句等。注意能否一字不错或不漏地准确复述，有无复述困难、错语复述、原词句缩短、延长或完全不能复述等。

4. **命名**　让患者说出检查者所指的常用物品如手电、杯子、牙刷、钢笔或身体部分的名称，不能说出时可描述物品的用途等。

5. **阅读**　通过让患者朗读书报的文字和执行写在纸上的指令等，判定患者对文字的朗读和理解能力。

6. **书写**　通过要求患者书写姓名、地址、系列数字和简要叙事，以及听写或抄写等方式判定其书写能力。

（五）失用（apraxia）

失用通常很少被患者自己察觉，也常被医生忽视。检查时可给予口头和书面命令，观察患者执行命令、模仿动作和实物演示的能力等。注意观察患者穿衣、洗脸、梳头和用餐等动作是否有序协调，能否完成目的简单的动作如伸舌、闭眼、举手、书写和系纽扣等。可先让患者做简单的动作（如刷牙、拨电话号码、握笔写字等），再做复杂动作（如穿衣、划火柴等）。

（六）失认（agnosia）

失认是指患者感觉通路正常但不能经由某种感觉辨别熟悉的物体，此种障碍并非由感觉、言语、智能和意识障碍引起,主要包括视觉失认、听觉失认、触觉失认。体象失认也为失认的一种,是自身认识缺陷,其检查多不作为常规体检内容。

1. **视觉失认**　给患者看一些常用物品、照片、风景画和其他实物,令其辨认并用语言或书写进行表达。

2. **听觉失认**　辨认熟悉的声音,如铃声、闹钟、敲击茶杯和乐曲声等。

3. **触觉失认**　令患者闭目,触摸手中的物体并加以辨认。

(七) 视空间技能和执行功能

可让患者画一个钟面、填上数字,并根据指定的时间画出表针,此项检查须视空间技能和执行功能相互协助,若出现钟面缺失或指针不全,提示两者功能障碍。

四、脑神经检查

在临床工作中,脑神经检查对神经系统疾病定位诊断有重要意义。对脑神经进行检查时,应确定其是否有异常、异常的范围及其关联情况。

(一) 嗅神经

属于中枢神经,是特殊的感觉神经。

1. **检查方法**　首先询问患者有无嗅幻觉等主观嗅觉障碍,然后让患者闭目,先后堵塞两侧鼻孔,用带有花香或其他气味(非挥发性、非刺激性气味)的物质如香皂、牙膏等置于患者受检鼻孔。患者能够区分有无气味,并说出牙膏与香皂的气味不同即可。醋酸、乙醇和甲醛溶液等刺激性物质可刺激三叉神经末梢,不宜用于嗅觉检查。鼻腔有炎症或阻塞时不宜做此检查。

2. **异常表现和定位**　详见第二章第三节。

(二) 视神经

属于中枢神经,主要检查视力、视野和眼底。

1. **视力**　代表视网膜黄斑中心凹处的视敏度,分为远视力和近视力。

(1) 远视力:通常采用国际标准视力表,自上而下分为 12 行,被检者距视力表 5m,使 1.0 这一行与被检眼在同一高度,两眼分别检查,把能分辨的最小视标记录下来,例如右眼 1.5,左眼 1.2。视力的计算公式为 V=d/D,V 为视力,d 为实际看见某视标的距离,D 为正常眼看见该视标的距离,如 5/10 指患者在 5m 处能看清正常人在 10m 处能看清的视标,视力为 0.5。戴眼镜者必须测裸眼视力和矫正视力。

(2) 近视力:常用的有标准视力表,被检眼距视标 30cm(应用 30cm 视力表)测定,在充足的照明下,分别查左眼和右眼,自上而下逐行认读视标,直到不能分辨的一行为止,前一行标明的视力即代表患者的实际视力。

正常远视力标准为 1.0,如在视力表前 1m 处仍不能识别最大视标,可从 1m 开始逐渐移近,辨认指数或眼前手动,记录距离表示视力。如在 50cm 处能说出指数,则视力 = 指数 /50cm;如不能辨认眼前手动,可在暗室中用电筒照射眼,记录看到光亮为光感,光感消失为失明。

2. **视野**　是双眼向前方固视不动时所能看到的空间范围,分为周边视野和中心视野(中央 30° 以内)。

(1) 周边视野检查:①手动法(对向法)粗略测试,患者与检查者相距约 1m 对面而坐,测试左眼时,受试者遮其右眼,左眼注视检查者右眼,检查者遮其左眼,用示指或视标在两人中间等距离处分别从颞上、颞下、鼻上和鼻下等方位自周围向中央移动,嘱患者看到后告知,可与检查者的正常视野比较;②用周边视野计可精确测定,常用为直径 3mm 的白色视标,半径为 330mm 的视野计,其范围是鼻侧约 60°,颞侧约 90°,上方约 55°,下方约 70°,外下方视野最大。

(2) 中心视野检查:目标可以是检查者的脸,患者遮住一只眼睛,然后询问是否可以看到整个检查者的脸。如果只能看到一只眼睛或没看到嘴,则可能存在中心视野缺损。必要时可用精确的视野计检查。在中心视野里有一椭圆形的生理盲点,其中心在固视点外侧。

3. **眼底**　眼底检查时患者背光而坐,眼球正视前方。检查右眼时,医生站在患者右侧,右手持检眼镜用右眼观察眼底;左眼相反。从离开患者50cm处开始寻找并逐渐窥入瞳孔,观察时检眼镜要靠近患者面部,一般无须散瞳。正常眼底可见视神经乳头呈圆形或椭圆形,边缘清楚,色淡红,视神经乳头中央区域的生理凹陷清晰,动静脉伴行,动脉色红,静脉色暗,动静脉比例为2∶3。检查后应记录视神经乳头的形状大小、色泽、边缘以及视网膜和血管情况。

4. **异常表现和定位**　详见第二章第三节。

(三)动眼、滑车和展神经

此三对脑神经共同支配眼球运动,可同时检查。

1. **外观**　观察睑裂是否对称,是否有上睑下垂。观察眼球有无前突或内陷、斜视和同向偏斜、眼震等自发运动。

2. **眼球运动**　让患者头部不动,检查者将示指置于患者眼前30cm处向左、右、上、下、右上、右下、左上、左下8个方向移动,嘱患者两眼注视检查者的手指并随之向各方向转动。观察有无眼球运动受限及受限方向和程度,有无复视和眼球震颤。

3. **瞳孔及其反射**　观察瞳孔大小、形状、位置及是否对称。正常瞳孔呈规则圆形,双侧等大,位置居中,直径3~4mm。小于2mm为瞳孔缩小,大于5mm为瞳孔扩大,但儿童的瞳孔稍大,老年人稍小。须在亮处和暗处分别观察瞳孔大小以及以下内容。

(1)对光反射(light reflex):是光刺激引起的瞳孔收缩,光刺激后瞳孔缩小称为直接对光反射,未受光刺激的瞳孔同时收缩称为间接对光反射。检查时嘱患者注视远处,用电筒光从侧方分别照射两侧瞳孔,观察收缩反应是否灵敏和对称。一侧视神经损害时,若光照患侧瞳孔,两侧瞳孔均无反应,但光照健侧瞳孔时,两侧瞳孔都缩小,即患侧眼直接对光反射消失,间接对光反射存在,而健侧眼间接对光反射消失,直接对光反射存在;当一侧动眼神经损害时,无论光照哪一侧,患侧瞳孔都无反应,即患侧眼直接和间接对光反射都消失。

(2)调节和辐辏反射:患者两眼注视远方,再突然注视面前20cm处正上方的近物(辐辏动作),出现瞳孔缩小(调节反射)和两眼会聚(辐辏反射)。

4. **异常表现和定位**　详见第二章第三节。

(四)三叉神经

为混合神经,主要支配面部感觉和咀嚼肌运动。

1. **面部感觉**　用圆头针、棉签末端搓成的细毛及分别盛有冷、热水的试管(或接触冷、热水的音叉表面)分别测试面部三叉神经分布区皮肤的痛觉、触觉和温觉,用音叉测试振动觉,两侧及内外对比。

2. **咀嚼肌运动**　首先观察是否有颞肌、咬肌萎缩。检查肌容积时,嘱患者张、闭口,同时用双手触诊双侧颞肌或咬肌。检查咬肌和颞肌肌力时,用双手同时按压双侧颞肌或咬肌,让患者做咀嚼动作,感知两侧肌张力和肌力是否对称等。检查翼状肌时,嘱患者张口,以上、下门齿中缝为标准,判定下颌有无偏斜,如下颌偏斜提示该侧翼状肌瘫痪,健侧翼状肌收缩使下颌推向患侧(图4-3)。

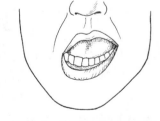

图4-3　右侧三叉神经损害致张口时下颌偏向右侧

3. **反射**

(1)角膜反射(corneal reflex):检查者用细棉絮轻触角膜外缘,注意勿触及睫毛、巩膜和瞳孔前面。正常表现为双眼瞬目动作,触及角膜侧瞬目称为直接角膜反射,未触及侧瞬目为间接角膜反射。角膜反射的传入通过三叉神经眼支,中枢在脑桥,传出经由面神经。

(2)下颌反射(chin reflex):嘱患者微张口,检查者将拇指置于患者下颌中央,然后轻叩拇指,引起患者下颌快速上提,使张开的口闭合。下颌反射的传入和传出均经三叉神经,中枢在脑桥。正常反射动作不明显,双侧皮质脑干束病变时反射亢进。

4. **异常表位及定位**　详见第二章第三节。

（五）面神经

为混合神经，主要支配面部表情肌运动，尚支配舌前 2/3 味觉纤维。

1. **面肌运动**　先观察额纹、眼裂、鼻唇沟和口角是否对称、有无肌痉挛，然后让患者做蹙额、皱眉、瞬目、示齿、鼓腮和吹哨等动作，可分别检查面神经的五个周围分支：①颞支：皱眉和蹙额；②颧支：用力闭目，使眼睑不被检查者扒开；③颊支：笑、露齿和鼓腮；④下颌缘支：噘嘴、吹哨；⑤颈支：使口角伸向外下，冷笑。观察有无瘫痪及是否对称。

2. **感觉**　首先检查患者的味觉。嘱患者伸舌，检查者以棉签蘸少许食糖、食盐、醋或奎宁溶液，轻涂于一侧舌前 2/3，患者不能讲话、缩舌和吞咽，然后让患者用手指出事先写在纸上的甜、咸、酸、苦四个字之一。患者于测试前要禁食和禁烟数小时，测试时须屏气以避免嗅觉的干扰。先试可疑侧，再试对侧，每试一种溶液后须用温水漱口。面神经损害可使舌前 2/3 味觉丧失。此外，尚需检查外耳道和耳后皮肤的痛、温觉和触觉及有无疱疹；询问患者是否有听觉过敏现象。

3. **反射**

（1）角膜反射：见三叉神经。

（2）眼轮匝肌反射：检查者的拇、示指将患者的外眦拉向一侧，用诊锤敲击拇指可引起同侧眼轮匝肌明显收缩（闭目），对侧眼轮匝肌轻度收缩。周围性面瘫时眼轮匝肌反射减弱，中枢性面瘫面肌痉挛时此反射增强。

（3）掌颏反射：敲击或划手掌引起同侧颏肌收缩，该病理反射提示皮质脑干束受损。双侧掌颏反射阳性也可见于正常老年人。

4. **副交感神经纤维**　副交感神经纤维司泪腺、舌下腺及下颌下腺的分泌。膝状神经节或其附近病变可导致同侧泪液减少，膝状神经节远端病变可导致同侧泪液增多。

5. **主要异常表位及定位**　详见第二章第三节。

（六）前庭蜗神经

前庭蜗神经分为蜗神经和前庭神经两部分。

1. **蜗神经**　常用耳语、手表或音叉进行检查，声音由远及近，测量患者单耳（另一侧塞住）能够听到声音的距离，再同另一侧耳比较，并与检查者比较。用电测听计检测可获得准确资料。

（1）林纳（Rinne）试验：比较骨传导（bone conduction，BC）与气传导（air conduction，AC）的听敏度，将振动的音叉（频率 128Hz）置于受试者耳后乳突部（骨传导），听不到声音后迅速将音叉置于该侧耳旁（气传导），直至气传导听不到声音，再检查另一侧。正常情况下，气传导能听到声音的时间长于骨传导能听到的时间，即气传导＞骨传导，称为 Rinne 试验阳性。传导性耳聋时，骨传导＞气传导，称为 Rinne 试验阴性；感音性耳聋时，虽气传导＞骨传导，但两者时间均缩短。

（2）韦伯（Weber）试验：将振动的音叉置于患者额顶正中，比较双侧骨传导。正常时两耳感受到的声音相同，传导性耳聋时患侧较响，称为 Weber 试验阳性；感音性耳聋时健侧较响，称为 Weber 试验阴性。

2. **前庭神经**　检查时可观察患者的自发性症状如眩晕、呕吐、眼球震颤和平衡障碍等，也可进行冷热水试验和转椅试验，分别通过变温和加速刺激引起两侧前庭神经核接受冲动不平衡而诱发眼震。冷热水试验时患者仰卧，头部抬起 30°，灌注热水时眼震快相向同侧，灌注冷水时眼震快相向对侧，前庭神经受损时该反应减弱或消失。转椅试验让患者闭目坐在旋转椅上，头部前屈 80°，向一侧快速旋转后突然停止，让患者睁眼注视远处，正常应出现快相与旋转方向相反的眼震，持续约 30 秒，如＜15 秒提示前庭功能障碍。

3. **异常表现和定位**　详见第二章第三节。

（七）舌咽神经、迷走神经

二者在解剖位置与功能上关系密切，常同时受累，故同时检查。

1. **运动检查**　患者发音是否有声音嘶哑、带鼻音或完全失音。嘱患者发"啊"音，观察双侧软腭抬举是否一致，腭垂（悬雍垂）是否偏斜。一侧麻痹时，患侧腭弓低垂，软腭上提差，腭垂偏向健侧（图 4-4）；双侧麻痹时，腭垂虽居中，但双侧软腭抬举受限，甚至完全不能。此外须询问患者是否有饮水呛咳。

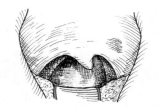

图 4-4　右侧舌咽、迷走神经麻痹致悬雍垂偏向左侧

2. **感觉**　用棉签或压舌板轻触患者两侧软腭及咽后壁黏膜，询问其有无感觉。

3. **味觉**　舌咽神经支配舌后 1/3 味觉，检查法同面神经。

4. **反射**

（1）咽反射（gag reflex）：嘱患者张口，用压舌板分别轻触两侧咽后壁，正常会出现咽肌收缩和舌后缩（作呕反应），舌咽、迷走神经损害时，患侧咽反射减弱或消失。

（2）眼心反射（oculocardiac reflex）：检查者用中指与示指对双侧眼球逐渐施加压力 20～30 秒，正常人脉搏可减少 10～12 次 / 分。此反射由三叉神经眼支传入，迷走神经心神经支传出，迷走神经功能亢进者反射加强（脉搏减少超过 12 次 / 分），迷走神经麻痹者该反射减退或消失。

（3）颈动脉窦反射（carotid sinus reflex）：检查者用示指与中指压迫一侧颈总动脉分叉处可引起心率减慢，反射由舌咽神经传入，由迷走神经传出。颈动脉窦过敏患者按压时可引起心率过缓、血压下降和晕厥，须谨慎行之。

5. **异常表现和定位**　详见第二章第三节。

（八）副神经

为运动神经，司向对侧转颈及同侧耸肩。检查时让患者对抗阻力向两侧转颈和耸肩（图 4-5），检查胸锁乳突肌和斜方肌上部功能，比较双侧的肌力和坚实度。副神经损害时向对侧转颈和同侧耸肩无力或不能，同侧胸锁乳突肌和斜方肌萎缩、垂肩和斜颈。

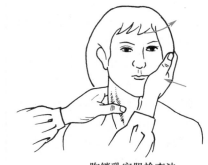

胸锁乳突肌检查法

（九）舌下神经

为运动神经，常与舌咽、迷走神经一起引起真性延髓麻痹。观察舌在口腔内的位置及形态，然后观察有无伸舌偏斜、舌肌萎缩和肌束颤动。嘱患者做舌的侧方运动，以舌尖隔着面颊顶住检查者手指，比较两侧舌肌肌力。

异常表现及定位详见第二章第三节。

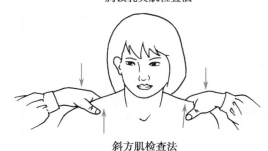

斜方肌检查法

图 4-5　副神经检查方法

五、运动系统检查

运动系统检查包括观察肌容积、肌张力、肌力、不自主运动、共济运动、姿势和步态等。可检测患者主动运动或对抗阻力的能力，并观察肌肉的运动幅度和运动持续时间。

（一）肌容积（muscle bulk）

观察和比较双侧对称部位的肌肉体积，有无肌萎缩、假性肥大，若有，观察其分布范围。除用肉眼观察外，还可以比较两侧肢体相同部位的周径，相差大于 1cm 者为异常。观察有无束颤，还可以用叩诊锤叩击肌腹诱发束颤。下运动神经元损害和肌肉疾病可见肌萎缩；进行性肌营养不良可见肌肉假肥大，表现为外观肥大，触之坚硬，但肌力弱，常见于腓肠肌和三角肌。

（二）肌张力（muscle tone）

肌张力是肌肉在松弛状态下的紧张度和被动运动时遇到的阻力。检查时嘱患者肌肉放松，触摸感受其肌肉硬度，并被动屈伸肢体感知其阻力。

1. **肌张力减低**　表现为肌肉弛缓柔软，被动运动阻力减低，关节活动范围扩大。见于下运动神经元病变（如多发性神经病、脊髓前角灰质炎）、小脑病变、某些肌源性病变以及脑和脊髓急性病变的休克期等。

2. **肌张力增高**　表现为肌肉较硬、被动运动阻力增加、关节活动范围缩小，见于锥体束和锥体外系病变。前者表现为痉挛性肌张力增高，上肢屈肌和下肢伸肌张力增高明显，被动运动开始时阻力大，结束时变小，称为折刀样肌张力增高；后者表现为强直性肌张力增高，伸肌与屈肌张力均增高，向各方向被动运动时阻力均匀，也称为铅管样（不伴震颤）或齿轮样肌张力增高（伴震颤）（图 4-6）。

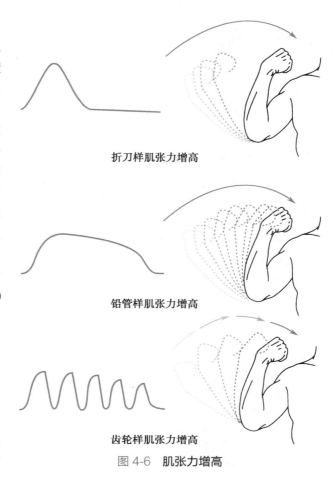

折刀样肌张力增高

铅管样肌张力增高

齿轮样肌张力增高

图 4-6　肌张力增高

（三）肌力（muscle strength）

肌力是指肌肉的收缩力，一般以关节为中心检查肌群的伸、屈、外展、内收、旋前和旋后等功能，适用于上运动神经元病变及周围神经损害引起的瘫痪。但对单神经损害（如尺神经、正中神经、桡神经、腓总神经）和局限性脊髓前角病变（如脊髓前角灰质炎），须对相应的单块肌肉分别进行检查。

1. **六级（0～5 级）肌力记录法**　检查时让患者依次做有关肌肉收缩运动，对患者施与阻力，或嘱患者用力维持某一姿势时，检查者用力改变其姿势，以判断肌力（表 4-3）。

表 4-3　肌力的六级记录法

分级	表现
0 级	完全瘫痪，肌肉无收缩
1 级	肌肉可收缩，但不能产生动作
2 级	肢体能在床面上移动，但不能抵抗自身重力，即不能抬起
3 级	肢体能抵抗重力离开床面，但不能抵抗阻力
4 级	肢体能做抗阻力动作，但不完全
5 级	正常肌力

2. **肌群肌力测定**　可分别选择下列运动：①肩：外展、内收。②肘：屈、伸。③腕：屈、伸。④指：屈、伸。⑤髋：屈、伸、外展、内收。⑥膝：屈、伸。⑦踝：背屈、跖屈。⑧趾：背屈、跖屈。⑨颈：前屈、后伸。⑩躯干：仰卧位抬头和肩，检查者给予阻力，观察腹肌收缩力；俯卧位抬头和肩，检查脊旁肌收缩力。

3. **各主要肌肉肌力检查方法**　见表 4-4。

4. **轻瘫检查法**　不能确定的轻瘫可用以下方法检查。

（1）上肢：①上肢平伸试验：双上肢平举，掌心向上，轻瘫侧上肢逐渐下垂和旋前（掌心向内）（图4-7A）；②巴利（Barre）分指试验：相对分开双手五指并伸直，轻瘫侧手指逐渐并拢屈曲；③小指征：双上肢平举，手心向下，轻瘫侧小指常轻度外展。

表 4-4 主要肌肉肌力检查方法

肌肉	节段	神经	功能	检查方法
三角肌	$C_{5\sim6}$	腋神经	上臂外展	上臂水平外展位,检查者将患者肘部向下压
肱二头肌	$C_{5\sim6}$	肌皮神经	前臂屈曲和外旋	维持肘部屈曲、前臂外旋位,检查者使其伸直并加阻力
肱桡肌	$C_{5\sim6}$	桡神经	前臂屈曲、旋前	前臂旋前,之后屈肘,检查者加阻力
肱三头肌	$C_{6\sim8}$	桡神经	前臂伸直	肘部做伸直动作,检查者加阻力
腕伸肌	$C_{6\sim8}$	桡神经	腕部伸直	维持腕部背曲位,检查者自手背下压
腕屈肌	$C_6\sim T_1$	正中神经、尺神经	腕部屈曲	维持腕部掌曲位,检查者自手掌上抬
伸指总肌	$C_{6\sim8}$	桡神经	2~5 指掌指关节伸直	维持指部伸直,检查者在近端指节处加压
拇指伸肌	$C_{7\sim8}$	桡神经	拇指关节伸直	伸拇指,检查者加阻力
拇屈肌	$C_7\sim T_1$	正中神经、尺神经	拇指关节屈曲	屈拇指,检查者加阻力
指屈肌	$C_7\sim T_1$	正中神经、尺神经	指关节屈曲	屈指,检查者于指节处上抬
桡侧腕屈肌	$C_{6\sim7}$	正中神经	腕屈曲和外展	维持腕部屈曲,检查者在桡侧掌部加压
尺侧腕屈肌	$C_7\sim T_1$	尺神经	腕骨屈曲和内收	维持腕部屈曲,检查者在尺侧掌部加压
髂腰肌	$L_{1\sim3}$	腰丛、股神经	髋部屈曲	仰卧,屈膝,维持髋部屈曲,检查者将大腿向足部推
股四头肌	$L_{2\sim4}$	股神经	膝部伸直	仰卧,伸膝,检查者将其屈曲
股内收肌	$L_{2\sim5}$	闭孔神经、坐骨神经	股部内收	仰卧,下肢伸直,两膝并拢,检查者将其分开
股二头肌	$L_4\sim S_2$	坐骨神经	膝部屈曲	俯卧,维持膝部屈曲,检查者加阻力
臀大肌	$L_5\sim S_2$	臀下神经	髋部伸直	仰卧,膝部屈曲 90°,将膝部抬起,检查者加阻力
胫前肌	$L_{4\sim5}$	腓深神经	足部背屈	足部背屈,检查者加阻力
腓肠肌	$L_5\sim S_2$	胫神经	足部跖屈	膝部伸直,跖屈足部,检查者加阻力
踇伸肌	$L_4\sim S_1$	腓深神经	趾伸直和足部背屈	趾背屈,检查者加阻力
踇屈肌	$L_5\sim S_2$	胫神经	趾跖屈	趾跖屈,检查者加阻力
趾伸肌	$L_4\sim S_1$	腓深神经	足 2~5 趾背屈	伸直足趾,检查者加阻力
趾屈肌	$L_5\sim S_2$	胫神经	足趾跖屈	跖屈足趾,检查者加阻力

（2）下肢:①外旋征:仰卧位双腿伸直,轻瘫侧下肢常呈外旋位;②下肢轻瘫试验:俯卧位,双膝关节均屈曲成直角,轻瘫侧小腿逐渐下落(图 4-7B);③下肢下垂试验:仰卧位,双下肢膝、髋关节均屈曲成直角,轻瘫侧下肢逐渐下落。

（四）不自主运动（involuntary movement）

观察患者是否有不能随意控制的舞蹈样动作、手足徐动、肌束颤动、肌痉挛、震颤(静止性、动作性和姿势性)和肌张力障碍等,以及出现的部位、范围、程度和规律,与情绪、动作、寒冷、饮酒等的关系,并注意询问既往史和家族史。

（五）共济运动（coordination movement）

首先观察患者日常活动,如吃饭、穿衣、系纽扣、取物、书写、讲话、站立及步态等是否协调,有无动作性震颤和语言顿挫等,然后再检查以下试验。

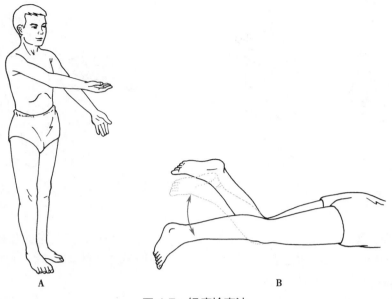

图 4-7　轻瘫检查法
A. 上肢轻瘫试验；B. 下肢轻瘫试验。

1. 指鼻试验（finger-to-nose test）　嘱患者外展伸直一侧上肢，用示指尖触摸自己的鼻尖，睁眼与闭眼重复相同动作，注意两侧比较。小脑半球病变可见指鼻不准，接近目标时动作迟缓或出现动作（意向）性震颤，常超过目标（过指），称为辨距不良（dysmetria）。感觉性共济失调睁眼指鼻时无困难，闭眼时发生障碍（图 4-8）。

2. 反击征　也称为 Holmes 反跳试验。嘱患者收肩屈肘，前臂旋后、握拳，肘关节放于桌上或悬空靠近身体，检查者用力拉其腕部，受试者屈肘抵抗时，检查者突然松手。正常情况下屈肘动作立即停止，不会击中自己。而小脑疾病患者由于失去迅速调整能力，屈肘力量会使前臂或掌部碰击自己的肩膀或面部（图 4-9）。

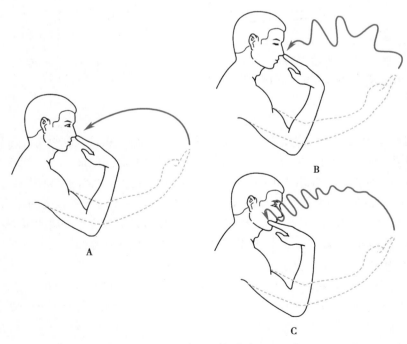

图 4-8　指鼻试验
A. 正常；B. 感觉性共济失调；C. 小脑性共济失调。

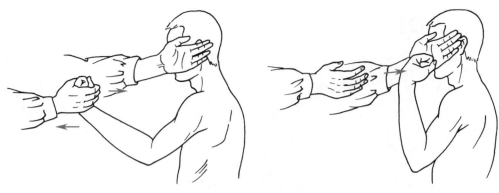

图 4-9 反击征

3. **跟-膝-胫试验**(heel-knee-shin test) 取仰卧位,上举一侧下肢,用足跟触及对侧膝盖,再沿胫骨前缘下移(图 4-10)。小脑损害患者抬腿触膝时会出现辨距不良和意向性震颤,下移时摇晃不稳;感觉性共济失调患者闭眼时足跟难寻到膝盖。

4. **轮替动作** 嘱患者用前臂快速旋前和旋后(图 4-11),或一手用手掌、手背连续交替拍打对侧手掌,或用足趾反复快速叩击地面等。小脑性共济失调患者动作笨拙,节律慢而不协调,称轮替运动障碍(dysdiadochokinesia)。

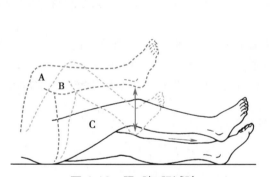

图 4-10 **跟-膝-胫试验**
A. 上举一侧下肢;B. 用足跟触及对侧下肢;C. 沿胫骨前缘下移。

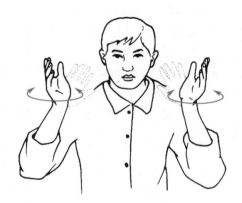

图 4-11 **轮替试验**

5. **起坐试验** 取仰卧位,双手交叉置于胸前,不用支撑坐起。正常人躯干屈曲并双腿下压,小脑病变患者髋部和躯干屈曲,双下肢向上抬离床面,起坐困难,称联合屈曲征。

6. **龙贝格(Romberg)征** 又称“闭目难立征”。患者双足并拢站立,双手向前平伸、闭目(图 4-12)。闭眼时出现摇摆甚至跌倒,称为龙贝格(Romberg)征阳性,提示关节位置觉丧失的深感觉障碍。后索病变时出现感觉性共济失调,睁眼站立稳,闭眼时不稳;小脑或前庭病变时睁眼闭眼均不稳,闭眼更明显。小脑蚓部病变时向前或向后倾倒,小脑半球和前庭病变时向病灶侧倾倒。

(六)姿势与步态(stance and gait)

检查者须从前面、后面和侧面分别观察患者的姿势、步态、起步情况、步幅和速度等。要求患者快速从坐位至站位,以先较慢后较快的速度正常行走,然后转身。再要求患者用足跟或足尖行走,双足一前一后地走直线。走直线时可令患者先睁眼后闭眼,观察能否保持平衡。站立时的阔基底和行走时的双足距离宽提示平衡障碍。常见异常步态包括痉挛性偏瘫步态、痉挛性截瘫步态、慌张步态、摇摆步态、跨阈步态、感觉性共济失调步态、小脑步态等,详见第三章第十四节。

六、感觉系统检查

感觉系统检查主观性强,宜在环境安静、患者情绪稳定的情况下进行。检查者应耐心细致,尽量使患者充分配合。检查时自感觉缺失部位查向正常部位,自肢体远端查向近端,注意左右、远近端对比,必要时重复检查,切忌暗示性提问,以获取准确的资料。

(一)浅感觉(superficial sensation)

1. **痛觉**　检查时用大头针的尖端和钝端交替轻刺皮肤,询问是否疼痛。

2. **触觉**　检查时可让患者闭目,用棉花捻成细条轻触皮肤,询问触碰部位,或者让患者随着检查者的触碰数说出"1、2、3……"。

3. **温觉**　用装冷水(0~10℃)和热水(40~50℃)的玻璃试管,分别接触皮肤,辨别冷、热感。如痛、触觉无改变,一般可不必再查温觉。如有感觉障碍,应记录部位、范围和是否双侧对称等。

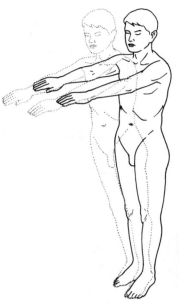

数字人案例

图 4-12　Romberg 征

(二)深感觉(deep sensation)

1. **运动觉**　患者闭目,检查者用拇指和示指轻轻夹住患者手指或足趾末节两侧,上下移动 5° 左右,让患者辨别"向上""向下"移动,如感觉不明显可加大活动幅度或测试较大关节。

2. **位置觉**　患者闭目,检查者将其肢体摆成某一姿势,请患者描述该姿势或用对侧肢体模仿。

3. **振动觉**　将振动的音叉柄置于骨隆起处,如手指、桡尺骨茎突、鹰嘴、锁骨、足趾、内外踝、胫骨、膝、髂前上棘和肋骨等处,询问有无振动感和持续时间,并两侧对比。

(三)复合感觉(synesthesia sensation)

1. **定位觉**　患者闭目,用手指或棉签轻触患者皮肤后,让其指出接触的部位。

2. **两点辨别觉**　患者闭目,用分开一定距离的钝双脚规接触皮肤,当患者感觉到两点时缩小间距,直至感觉为一点为止,两点须同时刺激,用力相等。正常值在指尖为 2~4mm,在手背为 2~3cm,在躯干为 6~7cm。

3. **图形觉**　患者闭目,用钝针在皮肤上画出简单图形,如三角形、圆形或 1、2、3 等数字,让患者辨出,应双侧对照。

4. **实体觉**　令患者闭目,单手触摸常用物品如钥匙、纽扣、钢笔、硬币等,说出物品形状和名称,注意两手对比。

七、反射检查

反射(reflex)检查包括深反射、浅反射和病理反射等。反射的检查比较客观,较少受到意识活动的影响,但检查时患者应保持安静和松弛状态。检查时应注意反射的改变程度和两侧是否对称,后者尤为重要。根据反射的改变可分为亢进、活跃(或增强)、正常、减弱和消失。

(一)深反射

深反射为肌腱和关节反射。

1. **肱二头肌反射**(biceps reflex)　由 $C_{5~6}$ 支配,经肌皮神经传导。患者取坐位或卧位,肘部屈曲成直角,检查者左拇指(坐位)或左中指(卧位)置于患者肘部肱二头肌肌腱上,用右手持叩诊锤叩击左手指,反射为肱二头肌收缩,引起屈肘(图 4-13)。

2. **肱三头肌反射**(triceps reflex)　由 $C_{6~8}$ 支配,经桡神经传导。患者取坐位或卧位,上臂外展,肘部半屈,检查者托持其上臂,用叩诊锤直接叩击鹰嘴上方肱三头肌肌腱,反射为肱三头肌收缩,引起前臂伸展(图 4-14)。

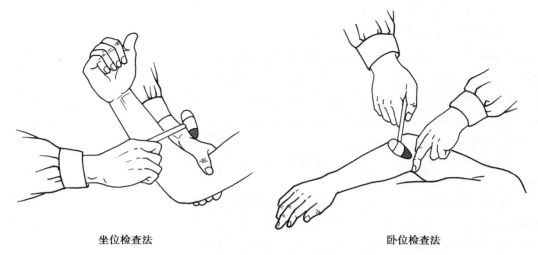

坐位检查法　　　　　　　　　　　　　　　卧位检查法

图 4-13　肱二头肌反射

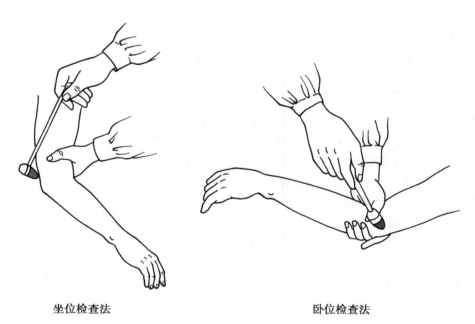

坐位检查法　　　　　　　　　　　　　　　卧位检查法

图 4-14　肱三头肌反射

3. **桡反射**（radial reflex）　由 $C_{5\sim8}$ 支配，经桡神经传导。患者取坐位或卧位，前臂半屈半旋前位，检查时叩击桡骨下端，反射为肱桡肌收缩，引起肘部屈曲、前臂旋前（图 4-15）。

4. **膝反射**（patellar reflex）　由 $L_{2\sim4}$ 支配，经股神经传导。患者取坐位时膝关节屈曲 90°，小腿自然下垂，与大腿成直角；取仰卧位时，检查者用左手从患者双膝后托起其关节使之呈 120° 屈曲，右手用叩诊锤叩击髌骨下股四头肌肌腱，反射为小腿伸展（图 4-16）。

5. **踝反射**（ankle reflex）　由 $S_{1\sim2}$ 支配，经胫神经传导。患者取仰卧位，屈膝约 90°，呈外展位，检查者用左手使其足背屈成直角，叩击跟腱，反射为足跖屈；或患者取俯卧位，屈膝 90°，检查者用左手按其足跖，再叩击跟腱；或患者跪于床边，足悬于床外，叩击跟腱（图 4-17）。

6. **阵挛**（clonus）　是腱反射高度亢进表现，见于锥体束损害。常见的有：①髌阵挛（patellar clonus）：患者仰卧，下肢伸直，检查者用拇、示两指捏住髌骨上缘，突然而迅速地向下方推动，髌骨发生连续节律性上下颤动；②踝阵挛（ankle clonus）：较常见，检查者用左手托患者腘窝，使膝关节半屈曲，右手握足前部，迅速而突然地用力，使足背屈，并用手持续压于足底，跟腱发生节律性收缩，导致足部交替性屈伸动作（图 4-18）。

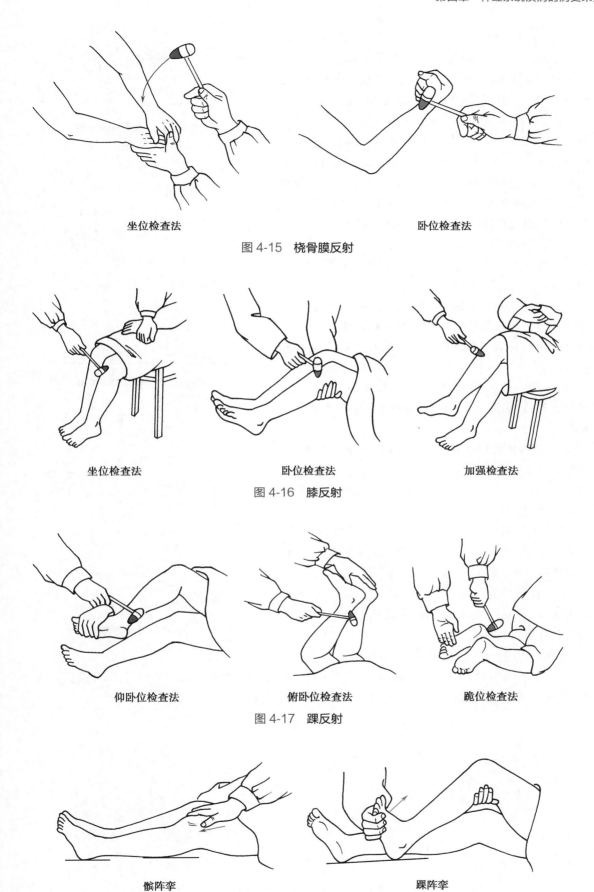

坐位检查法　　　　　　　　　　卧位检查法

图 4-15　桡骨膜反射

坐位检查法　　　　卧位检查法　　　　加强检查法

图 4-16　膝反射

仰卧位检查法　　　　俯卧位检查法　　　　跪位检查法

图 4-17　踝反射

髌阵挛　　　　　　　　　　踝阵挛

图 4-18　阵挛

7. **Hoffmann 征**　由 $C_7 \sim T_1$ 支配,经正中神经传导。患者手指微屈,检查者左手握患者腕部,右手示指和中指夹住患者中指,以拇指快速地向下拨动患者中指指甲,阳性反应为拇指屈曲内收和其他各指屈曲(图 4-19)。

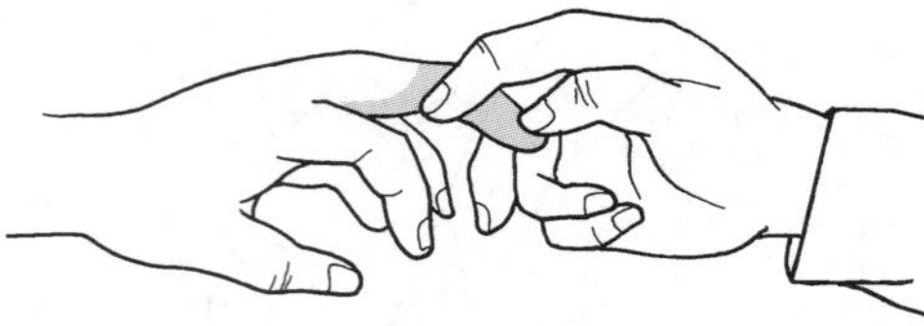

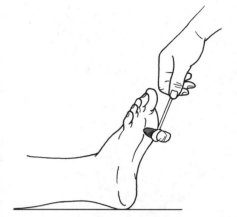

图 4-19　Hoffmann 征

8. **Rossolimo 征**　由 $L_5 \sim S_1$ 支配,经胫神经传导。患者仰卧,双下肢伸直,检查者用手指或叩诊锤急促地弹拨或叩击足趾跖面,阳性反应为足趾向跖面屈曲(图 4-20)。以往该征与 Hoffmann 征被列入病理反射,实际上是牵张反射,阳性可视为腱反射亢进表现,见于锥体束损害,也见于腱反射活跃的正常人。

(二) 浅反射

浅反射是刺激皮肤、黏膜、角膜等引起的肌肉快速收缩反应。角膜反射及咽反射见脑神经检查。

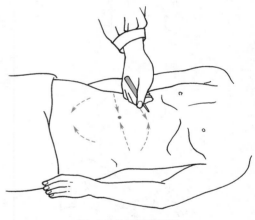

图 4-20　Rossolimo 征

1. **腹壁反射**(abdominal reflex)　由 $T_{7 \sim 12}$ 支配,经肋间神经传导。患者仰卧,双下肢略屈曲使腹肌松弛,用钝针或竹签沿肋弓下缘($T_{7 \sim 8}$)、脐孔水平($T_{9 \sim 10}$)和腹股沟上($T_{11 \sim 12}$)平行方向,由外向内轻划两侧腹壁皮肤,可分别引起上、中、下腹壁反射(图 4-21),表现为划动侧腹肌收缩,脐孔向刺激部分偏移。肥胖者和经产妇可引不出。

2. **提睾反射**(cremasteric reflex)　由 $L_{1 \sim 2}$ 支配,经生殖股神经传导。用钝针自上向下或自下向上轻划大腿上部内侧皮肤,反射表现为该侧提睾肌收缩使睾丸上提。年老体衰患者可引不出。

3. **跖反射**(plantar reflex)　由 $S_{1 \sim 2}$ 支配,经胫神经传导。用竹签轻划足底外侧,自足跟向前,至小趾根部时转向内侧,反射表现为足趾跖屈(图 4-22A)。

4. **肛门反射**(anal reflex)　由 $S_{4 \sim 5}$ 支配,经肛尾神经传导。用竹签轻划肛门周围皮肤,正常反射表现为肛门外括约肌收缩。

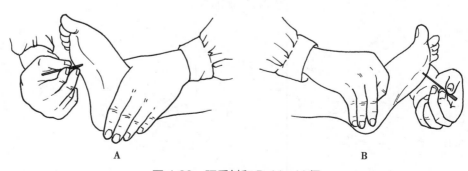

图 4-21　腹壁反射

(三) 病理反射 (pathological reflex)

1. **Babinski 征**　是经典的病理反射,提示锥体束受损。检查方法同跖反射,阳性反应为:拇趾背屈,可伴其他足趾扇形展开(图 4-22B),也称为伸性跖反射。

A   B

图 4-22　跖反射和 Babinski 征
A. 正常跖反射;B. Babinski 征。

2. Babinski 等位征 包括：①Chaddock 征：由外踝下方向前划至足背外侧；②Oppenheim 征：用拇指和示指沿胫骨前缘自上向下用力下滑；③Schaeffer 征：用手挤压跟腱；④Gordon 征：用手挤压腓肠肌；⑤Gonda 征：用力下压第 4、5 足趾，数分钟后突然放松；⑥普谢普（Pussep）征：轻划足背外侧缘。以上等位征阳性反应均为踇趾背屈。至于这些等位征阳性反应的病理意义，临床上一般认为同 Babinski 征。（图 4-23）

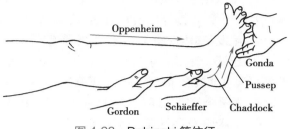

图 4-23 Babinski 等位征

3. 强握反射 指检查者用手指触摸患者手掌时被强直性握住的一种反射。在新生儿为正常反射，成人见于对侧额叶运动前区病变。

4. 脊髓自主反射 脊髓横贯性病变时，针刺病变平面以下皮肤可引起单侧或双侧髋、膝、踝部屈曲（三短反射）和 Babinski 征阳性。若双侧屈曲并伴腹肌收缩、膀胱及直肠排空，以及病变以下竖毛、出汗、皮肤发红等，称为总体反射。

八、脑膜刺激征检查

脑膜刺激征包括颈强直、Kernig 征和 Brudzinski 征等，颈上节段的脊神经根受刺激可引起颈强直，腰骶节段脊神经根受刺激，则可出现 Kernig 征和 Brudzinski 征。脑膜刺激征可见于脑膜炎、蛛网膜下腔出血、脑水肿及颅内压增高等，深昏迷时脑膜刺激征可消失。检查方法如下。

1. 颈强直 患者仰卧，检查者托患者枕部并使其头部前屈而表现不同程度的颈强直，被动屈颈受限，称为颈强直，但须排除颈椎病。正常人屈颈时下颌可触及胸骨柄，部分老年人和肥胖者除外。

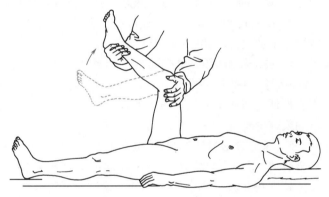

图 4-24 Kernig 征

2. Kernig 征 患者仰卧，下肢于髋、膝关节处屈曲成直角，检查者于膝关节处试行伸直其小腿（图 4-24），如伸直受限并出现疼痛，大、小腿间夹角＜135°，为 Kernig 征阳性。如颈强直阳性而 Kernig 征阴性，称为颈强直-Kernig 征分离，见于颅后窝占位性病变和小脑扁桃体疝等。

3. Brudzinski 征 患者仰卧屈颈时出现双侧髋、膝部屈曲（图 4-25），以及一侧下肢膝关节屈曲位，检查者使该侧下肢向腹部屈曲，对侧下肢亦发生屈曲（下肢征），均为 Brudzinski 征阳性。

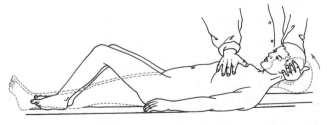

图 4-25 Brudzinski 征

九、自主神经检查

自主神经系统由交感神经系统和副交感神经系统组成。交感神经系统受刺激可产生心动过速、支气管扩张、肾上腺素和去甲肾上腺素释放（维持血压）、胃肠道蠕动减弱、排尿抑制、排汗增加和瞳孔扩大。副交感神经系统受刺激可产生心动过缓、支气管收缩、唾液和泪液分泌增加、胃肠道蠕动增加、勃起亢进、排尿增加和瞳孔缩小。自主神经检查包括一般检查、内脏和括约肌功能检查、自主神经反射检查和相关的实验室检查等。

（一）一般检查

注意皮肤黏膜和毛发指甲的外观和营养状态、出汗情况及瞳孔反射等情况。

1. **皮肤黏膜**　颜色（苍白、潮红、发绀、红斑、色素沉着、色素脱失等）、质地（光滑、变硬、增厚、变薄、脱屑、干燥、潮湿等）、温度（发热、发凉）以及有无水肿、溃疡和压疮等。

2. **毛发和指甲**　是否多毛、毛发稀疏、局部脱毛，有无指（趾）甲变厚、变形、松脆、脱落等。

3. **出汗**　有无全身或局部出汗过多、过少或无汗等。汗腺分泌增多时，可通过肉眼观察；无汗或少汗可通过触摸感知皮肤的干湿度判断，必要时可进行两侧对比。

4. **瞳孔**　正常的瞳孔对光反射和调节反射见脑神经部分。

（二）内脏及括约肌功能检查

注意胃肠道功能（有无胃下垂、腹胀、便秘等）、排尿障碍及性质（有无尿急、尿频、排尿困难、尿潴留、尿失禁、自动膀胱等）、下腹部膀胱区膨胀程度等。

（三）自主神经反射检查

1. **竖毛试验**　皮肤受寒冷或搔划刺激时，可引起竖毛肌（由交感神经支配）收缩，局部出现竖毛反应，毛囊隆起如鸡皮状，逐渐向周围扩散，刺激后7~10秒时最明显，15~20秒后消失。竖毛反应一般扩展至脊髓横贯性损害的平面停止，可帮助判断脊髓损害的部位。

2. **皮肤划痕试验**　用钝竹签在两侧胸腹壁皮肤适度加压划一条线，数秒钟后出现白线条，稍后变为红条纹，为正常反应；如划线后白线条持续较久（超过5分钟），为交感神经兴奋性增高；红条纹持续较久（数小时）且明显增宽或隆起，为副交感神经兴奋性增高或交感神经麻痹。

3. **眼心反射**　详见脑神经检查。迷走神经麻痹者无反应。交感神经功能亢进者压迫后脉搏不减慢甚至加快，称为倒错反应。

4. **血压和脉搏的卧立位试验**　让患者安静平卧数分钟，测血压和一分钟脉搏，然后嘱患者直立，3分钟后复测血压和脉搏。正常人血压下降范围为10mmHg左右，脉搏最多增加12次/分。特发性直立性低血压和多系统萎缩的患者，站立后收缩压降低$\geq$20mmHg，舒张压降低$\geq$10mmHg，脉搏次数增加或减少超过12次/分，提示自主神经功能障碍。

5. **汗腺分泌发汗试验（碘淀粉法）**　先将碘2g、蓖麻油10ml与96%乙醇100ml配制成碘液，涂满全身，待干后均匀涂淀粉，皮下注射毛果芸香碱10mg使全身出汗。淀粉遇湿后与碘发生反应，使出汗处皮肤变蓝，无汗处皮色不变。该试验可指示交感神经功能障碍范围。头、颈及上胸部交感神经支配来自C_8~T_1脊髓侧角，节后纤维由颈上（至头）和颈中神经节（至颈、上胸）发出；上肢交感神经支配来自$T_{2~8}$，节后纤维由颈下神经节发出；躯干交感神经支配来自$T_{5~12}$；下肢交感神经支配来自T_{10}~L_2。但此节段性分布可以有较大的个体差异。

本节详细介绍了神经系统的查体内容，在临床实际工作中，并非需要对每项内容均按部就班地全部进行检查。随着经验的积累，每个医生可能会形成自己的查体风格，在结合病史进行高效、快速查体的基础上，根据具体情况，按照临床思路，有选择性地再进行重点筛查，寻找有临床意义的体征。并根据查体过程中的所见，动态调整诊断思路和进一步的查体方向，乃至重新询问病史，以获得正确诊断疾病的依据。

（朱以诚）

第五章 | 神经系统疾病的辅助检查

神经系统疾病比较常用的辅助检查包括:腰椎穿刺脑脊液检查、神经影像学检查、神经电生理检查、放射性核素检查、病理活检、基因诊断等。随着医学技术的飞速发展,新的检查手段不断涌现,对神经系统疾病的诊治发挥着重要作用。

第一节 │ 腰椎穿刺和脑脊液检查

脑脊液(cerebrospinal fluid,CSF)为无色透明的液体,充满在各脑室、蛛网膜下腔和脊髓中央管内,对脑和脊髓具有保护、支持和营养作用。CSF 产生于各脑室脉络丛(plexus chorioideus),主要是侧脑室脉络丛,其产生的量占 CSF 总量的 95% 左右。CSF 经室间孔(Monro 孔)进入第三脑室、中脑导水管、第四脑室,最后经第四脑室正中孔(Magendie 孔)和两个侧孔(Luschka 孔)流到脑和脊髓表面的蛛网膜下腔和脑池。大部分 CSF 经脑穹隆面的蛛网膜颗粒吸收至上矢状窦(superior sagittal sinus),小部分经脊神经根间隙吸收(图 5-1)。

成人 CSF 总量平均为 130ml,其生成速度为 0.3~0.5ml/min,每日生成约 500ml。正常情况下血液中的各种化学成分只能选择性地进入 CSF 中,实现这种功能的结构称为血 - 脑屏障(blood-brain barrier,BBB)。在病理情况下,BBB 破坏和其通透性增高可使 CSF 成分发生改变。CSF 生理、生化等特性的改变,对中枢神经系统感染、蛛网膜下腔出血、脑膜癌病和脱髓鞘等疾病的诊断、鉴别诊断、疗效和预后判断具有重要的价值。通常经腰椎穿刺采集 CSF,特殊情况下也可行小脑延髓池穿刺或侧脑室穿刺;诊断性穿刺还可注入显影剂和空气等进行造影;治疗性穿刺(therapeutic puncture)主要是注入药物或行内外引流术等。

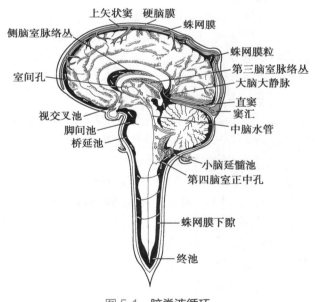

图 5-1 脑脊液循环

一、腰椎穿刺

腰椎穿刺(lumbar puncture)是神经系统疾病重要的辅助检查方法之一,是临床神经科医生必须掌握的基本操作,必须熟悉其流程,正确掌握其适应证、禁忌证和并发症。

1. 适应证

(1)留取 CSF 做各种检查以辅助中枢神经系统疾病如感染性疾病、蛛网膜下腔出血、免疫炎性疾病、脱髓鞘疾病、脑膜癌病等的诊断。

(2)怀疑颅内压异常。

(3)动态观察 CSF 变化以帮助判断病情、预后及指导治疗。

（4）注入放射性核素行脑、脊髓扫描。

（5）注入液体或放出 CSF 以维持、调整颅内压平衡，或注入药物治疗相应疾病。

2．相对禁忌证

（1）严重的高颅压、明显视神经乳头水肿、临床诊断颅后窝占位性病变等均有引起脑疝的潜在风险，临床上应谨慎评估腰穿的风险与获益，如必须进行腰穿，应尽量少地采集 CSF，并使用降颅压药物有效降低颅内压。

（2）穿刺部位有感染灶、脊柱结核或开放性损伤。

（3）有明显出血倾向或病情危重不宜搬动。

（4）脊髓压迫症的脊髓功能处于即将丧失的临界状态，腰穿可导致脊髓受压加重。

3．并发症及其防治

（1）腰椎穿刺后头痛：较为常见，约占 25%。患者于坐起后头痛明显加剧，平卧或头低位时头痛即可减轻或缓解。发生于穿刺后 24 小时内，症状持续 2～8 天，通常可自然缓解。穿刺针过粗、穿刺技术不熟练、过度引流脑脊液或术后起床过早等，均可使脑脊液自脊膜穿刺孔不断外漏引起低颅压性头痛。故应使用较细的无创针穿刺，术后至少去枕平卧 4～6 小时。一旦出现低颅压症状，宜多饮水和卧床休息，严重者可每日滴注生理盐水。

（2）脑疝形成：在颅内压增高时，如腰椎穿刺放脑脊液过多过快，可在穿刺当时或术后数小时内发生脑疝，造成意识障碍、呼吸骤停甚至死亡。因此，须严格掌握腰椎穿刺指征，怀疑颅后窝占位性病变者应先做影像学检查明确，有高颅压征兆者可先使用脱水剂再做腰穿。如腰穿证实压力升高，应不放或少放脑脊液，并即刻给予脱水、利尿治疗以降低颅内压。

（3）神经根痛：如针尖刺伤马尾神经，会引起暂时性神经根痛，一般不需要特殊处理。

（4）其他：包括少见的并发症，如感染、出血等。对于强直性脊柱炎或严重的局部钙化等，不当的操作可能造成脊神经根的损害，甚至诱发脊髓损害。以上问题，应在术前做充分评估，必要时行腰椎影像学检查和外科处理。

4．操作和测压

（1）操作：正确的体位是腰穿成功的关键。患者取左侧屈曲卧位（图 5-2），用合适的枕头使头颈与腰部处于同一水平，躯干与床面垂直，患者尽量屈颈抱膝，使腰椎后凸，椎间隙充分增宽。穿刺部位的确定是沿双侧髂嵴最高点做一连线，与脊柱中线相交处为第四腰椎棘突，然后选择腰椎第 4～5 或第 3～4 椎间隙进针。局部常规消毒铺巾后，用 2% 的利多卡因在穿刺点局部做皮内和皮下麻醉，然后将针头刺入韧带，确认回抽无血液后，边退针，边注麻醉剂。麻醉生效后，一手固定穿刺部位皮肤，一手持穿刺针沿棘突方向缓慢刺入。进针过程中如针尖遇到骨质，应将针退至皮下待纠正角度后再进行穿刺。成人进针 4～6cm 时，即可穿破硬脊膜而达蛛网膜下腔，抽出针芯可见脑脊液流出，测压和留取脑脊液后，再放入针芯拔出穿刺针。穿刺点稍加压止血，敷以消毒纱布并用胶布固定。术后去枕平卧 4～6 小时。

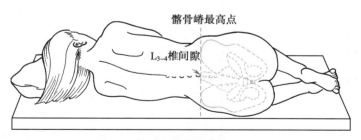

图 5-2　腰椎穿刺体位（左侧卧位）

（2）压力：一般采用压力管进行检查，腰椎穿刺成功后接上压力管，嘱患者充分放松，并缓慢伸直下肢。脑脊液在压力管中上升到一定的高度后不再继续上升，此时的压力即为初压。放出一定量的脑脊液后再测的压力为终压。一般成人侧卧位的正常压力为 80～180mmH$_2$O（1mmH$_2$O=9.806 65Pa），>200mmH$_2$O 提示颅内压增高，<70mmH$_2$O 提示颅内压降低。颅内压增高可见于颅内占位性病变、脑外伤、颅内感染、蛛网膜下腔出血、静脉窦血栓形成、良性颅内压增高等。颅内压降低主要见于低颅压、脱水、休克、脊髓蛛网膜下腔梗阻和脑脊液漏等。

二、脑脊液检查

1. 常规检查

（1）性状：正常 CSF 无色透明，如 CSF 为血性或粉红色可用三管试验法加以鉴别。连续用 3 个试管接取 CSF，如前后各管为均匀一致的血色提示为蛛网膜下腔出血；前后各管的颜色依次变淡可能为穿刺损伤出血。血性 CSF 离心后如变为无色，可能为新鲜出血或损伤；离心后为黄色提示为陈旧性出血。CSF 呈云雾状，通常是细菌感染引起细胞数增多所致，见于各种化脓性脑膜炎，严重者可呈米汤样；CSF 放置后有纤维蛋白膜形成，见于结核性脑膜炎。CSF 蛋白含量过高时，外观呈黄色，离体后不久自动凝固，称为弗鲁安综合征（Froin syndrome），见于椎管梗阻等。微绿色脑脊液可见于铜绿假单胞菌性脑膜炎和甲型链球菌性脑膜炎。

（2）细胞数：正常 CSF 白细胞数为（0～5）×10^6/L，主要为单核细胞。白细胞增加多见于脑脊髓膜和脑实质的感染性、炎性及肿瘤性病变：白细胞明显增加且以多个核细胞为主见于急性化脓性脑膜炎；白细胞轻度或中度增加，且以单个核细胞为主，多见于病毒性感染；以大量淋巴细胞或单核细胞增加为主多为亚急性或慢性感染；寄生虫感染时可见较多的嗜酸性粒细胞。

2. 生化检查

（1）蛋白质：正常人 CSF 蛋白质含量为 0.15～0.45g/L。CSF 蛋白明显增高常见于化脓性脑膜炎、结核性脑膜炎、吉兰-巴雷综合征、中枢神经系统恶性肿瘤、脑出血、蛛网膜下腔出血及椎管梗阻等，尤以椎管梗阻时增高最为显著。细菌性脑膜炎 CSF 蛋白量可达 5.0～10.0g/L 或者更高；病毒性脑膜炎 CSF 蛋白量常为 0.5～1.0g/L，偶可正常。

（2）糖：正常成人 CSF 糖含量为血糖的 1/2～2/3，正常值为 2.5～4.4mmol/L（45～60mg/dl），<2.25mmol/L 为异常。糖含量明显降低见于化脓性脑膜炎，轻至中度降低见于结核性或真菌性脑膜炎（特别是隐球菌性脑膜炎）以及脑膜癌病。

（3）氯化物：正常 CSF 含氯化物 120～130mmol/L，较血氯水平为高，为其 1.2～1.3 倍。氯化物含量降低常见于细菌性、真菌性脑膜炎及全身性疾病引起的电解质紊乱患者，尤以结核性脑膜炎最为明显。

3. 特殊检查

（1）细胞学检查：通常采用玻片离心法收集脑脊液细胞，经瑞特-吉姆萨（Wright-Giemsa）染色后可在光学油镜下进行逐个细胞的辨认和分类，还可根据需要进行有关的特殊染色，为多种中枢神经系统疾病的病理、病因诊断提供客观依据。CSF 化脓性感染可见中性粒细胞增多；病毒性感染可见淋巴细胞增多；结核性脑膜炎呈混合性细胞反应；中枢神经系统寄生虫感染以嗜酸性粒细胞增高为主。CSF 中发现肿瘤细胞对于中枢神经系统肿瘤和转移瘤有确定诊断价值。因此，细胞学检查对于脑膜癌病、中枢神经系统白血病等的诊断有非常重要的意义。蛛网膜下腔出血时，在吞噬细胞胞质内同时见到被吞噬的新鲜红细胞、褪色的红细胞、含铁血黄素和胆红素，为出血未止或复发出血的征象；如为腰椎穿刺损伤者则不会出现此类激活的单核细胞和吞噬细胞。

（2）蛋白电泳：正常 CSF 蛋白电泳图的条区与血清电泳图的条区相似，主要分为前白蛋白、白蛋白及 α$_1$、α$_2$、β$_1$、β$_2$、γ 球蛋白，但其定量与血清不同。白蛋白增高见于脑膜炎和脑炎、吉兰-巴雷综合征等；α 球蛋白增高主要见于颅内感染和肿瘤等；β 球蛋白增高常见于肌萎缩侧索硬化和某些退行性疾病如帕金森病、外伤后偏瘫等；γ 球蛋白增高而总蛋白量正常见于多发性硬化和神经梅毒等。

（3）免疫球蛋白（immunoglobulin，Ig）：正常 CSF-Ig 含量低，IgG 平均含量为 10～40mg/L，IgA 平均含量为 1～6mg/L，IgM 含量极微。CSF-Ig 含量增高可见于中枢神经系统炎性反应（细菌、病毒、螺旋体及真菌等感染）、多发性硬化、其他原因所致脱髓鞘病变和中枢神经系统血管炎等。在多发性硬化、神经梅毒、亚急性硬化性全脑炎及其他慢性病毒性脑膜脑病时，CSF-IgG 可超过总蛋白量的 12%，血清 IgG 不增高，提示 IgG 来源于神经系统的自身合成。CSF-IgG 指数及中枢神经系统 24 小时 IgG 合成率的增高可作为中枢神经系统自身合成免疫球蛋白的标志。

（4）寡克隆区带（oligoclonal bands，OB）：是指在 CSF-γ 球蛋白区带中出现的一个不连续的、在外周血不能见到的区带。OB 是检测鞘内 Ig 合成的重要方法。一般临床上检测的是 IgG 型 OB，是诊断多发性硬化的重要辅助指标。但 OB 阳性并非多发性硬化的特异性改变，也可见于其他中枢神经系统炎性疾病、感染性疾病。

（5）抗神经抗体检测：对神经免疫性疾病具有重要诊断意义。通常在血清和脑脊液中同时检测以提高阳性率。神经节苷脂抗体检测，有助于吉兰-巴雷综合征和神经节苷脂抗体谱系疾病的诊断。水通道蛋白4（aquaporin 4，AQP4）抗体检测，有助于视神经脊髓炎谱系疾病的诊断。Hu、Yo 和 Ri 等副肿瘤相关抗原抗体指标，对肿瘤相关的神经系统损害有重要意义。N-甲基-D-天冬氨酸（N-methyl-D-aspartate，NMDA）受体抗体检测，可用于诊断抗 NMDA 受体脑炎。

（6）病原学检查：腰椎穿刺脑脊液检查是诊断中枢神经系统感染最为重要的检查手段，病原学检查可以确定中枢神经系统感染的类型。相较传统病原学检测手段，宏基因组学第二代测序（metagenomics next-generation sequencing，mNGS）技术能覆盖更广范围的病原体；mNGS 检测快速，灵敏度高，可对不明、少见、不典型病原体进行检测，近年来作为传统检测方法的补充手段被广泛应用于中枢神经系统感染的辅助诊断。

1）病毒学检测：脑脊液通过聚合酶链反应（polymerase chain reaction，PCR）或 mNGS 技术扩增病毒 DNA 或 RNA 进行早期快速诊断是确诊中枢神经系统病毒感染的主要方法，特别是单纯疱疹病毒（herpes simplex virus，HSV）、巨细胞病毒（cytomegalovirus，CMV）和 JC 病毒（JC virus，JCV）感染。应用蛋白质印迹法（Western blotting）、间接免疫荧光测定或酶联免疫吸附试验（enzyme linked immunosorbent assay，ELISA）检测病毒的抗原和抗体。以 HSV 为例来说明病毒抗体检查的临床意义，脑脊液 HSV IgM 型抗体阳性，或血与脑脊液 HSV IgG 抗体滴度小于 40，或者双份脑脊液 HSV IgG 抗体滴度大于 4 倍，符合上述三种情况之一均提示中枢神经系统近期感染了 HSV。

2）新型隐球菌检测：临床常用脑脊液墨汁染色的方法检测，其结果阳性提示新型隐球菌感染，墨汁染色虽然特异性高，但敏感性不够高，常须多次检查才有阳性结果。新型隐球菌感染的免疫学检查包括特异性抗体和抗原的测定。特异性抗体检测一般采用间接酶联免疫吸附法；可采用乳胶凝集试验检测隐球菌荚膜多糖抗原，该方法简便、快速、敏感性高。PCR 或 mNGS 技术也用于隐球菌感染确诊、菌种鉴定和诊治管理。

3）结核分枝杆菌检测：CSF 涂片和结核分枝杆菌培养是中枢神经系统结核感染的常规检查方法。涂片抗酸染色简便，但敏感性较差。CSF 结核分枝杆菌培养是诊断中枢神经系统结核感染的"金标准"，但阳性率低，检查周期长（通常为 4～8 周）。针对 CSF 结核分枝杆菌的一种全自动实时荧光 PCR（X-pert MTB/RIF）或 mNGS 技术可提高结核分枝杆菌阳性检出率。

4）寄生虫抗体检测：脑脊液囊虫特异性抗体检测、血吸虫特异性抗体检测对于脑囊虫病、血吸虫病有重要诊断价值。

5）其他细菌学检查：CSF 细菌培养结合药敏试验不仅能准确地诊断细菌感染类型，而且可以指导抗生素的选用。

（7）特殊蛋白的检测：CSF 中特殊蛋白的检测有助于疾病的识别。例如，脑脊液 14-3-3 蛋白的检测，虽然并非特异性，却可以支持克罗伊茨费尔特-雅各布病（Creutzfeldt-Jakob disease，CJD）（简称克-雅病）的诊断。CSF 中总 tau 蛋白、磷酸化 tau 蛋白及 β 淀粉样蛋白（Aβ$_{42}$）的检测对阿尔茨海默病（Alzheimer's disease，AD）的早期诊断有一定价值：AD 患者 CSF 中 Aβ$_{42}$ 水平下降，总 tau 蛋白或磷酸化 tau 蛋白升高。

第二节 ｜ 神经系统影像学检查

一、头颅和脊柱 X 线

头颅和脊柱 X 线是利用 X 线检查头颅和脊柱病变的方法,但因 X 线敏感性较差,阴性结果不能排除病变,基本已被 CT 和 MRI 取代。

1. **头颅 X 线检查**　头颅 X 线检查主要包括正位和侧位,主要观察颅骨厚度、密度及各部位结构、颅缝状态、颅底裂和孔、蝶鞍及颅内钙化灶等。

2. **脊柱 X 线检查**　脊柱 X 线检查主要观察脊柱的生理弯曲,椎体有无发育异常、骨质破坏、骨折、脱位、变形或骨质增生,椎弓根形态及椎弓根间距有无变化,椎间孔有无扩大,椎间隙有无狭窄,椎板及棘突有无破裂或脊柱裂,脊椎横突有无破坏,椎旁有无软组织阴影等。通常包括前后位、侧位和斜位。

二、数字减影血管造影

数字减影血管造影(digital subtraction angiography,DSA)是将传统的血管造影与电子计算机相结合而派生的一项影像技术,具有重要的应用价值,尤其在脑血管疾病的诊断和治疗方面。其原理是 X 线投照人体所得到的光学图像,经影像增强、视频扫描及数 - 模转换后,最终对其进行数字化处理,使骨骼、脑组织等影像被减影除去,而充盈对比剂的血管图像保留,产生实时动态的清晰血管图像(图 5-3)。

1. **全脑血管造影术**　全脑血管造影是经桡动脉或股动脉插管,在颈总动脉和椎动脉注入对比剂(泛影葡胺等),然后在动脉期、毛细血管期和静脉期分别摄片,即可显示颅内动脉、毛细血管和静脉的形态、分布和位置。主要适应证包括:颅内外血管性病变,例如动脉狭窄、侧支循环评估、动脉瘤、动静脉畸形、颅内静脉系统血栓形成等;自发性脑内出血或蛛网膜下腔出血的病因检查等。禁忌证包括:有严重出血倾向者和对比剂、麻醉药过敏者。DSA 被认为是血管成像的"金标准",但其费用昂贵、有创、需要注射对比剂、有放射性辐射。DSA 是实施血管内介入治疗不可缺少的技术。

2. **脊髓血管造影术**　脊髓血管造影的适应证为:脊髓血管性病变,如脊髓血管畸形和脊髓硬脊膜动静脉瘘等;部分脑蛛网膜下腔出血而脑血管造影阴性者。

3. **血管性病变 DSA 表现**

(1)颅内动脉瘤:DSA 可清楚地显示动脉瘤的形状和发生部位。其形态可分为三种:囊性动脉瘤、梭形动脉瘤和夹层动脉瘤。造影可发现瘤体周围脑动脉粗细不均,呈痉挛状态。巨大动脉瘤伴血栓形成时,可见瘤体内充盈缺损。

(2)脑动静脉畸形:动静脉畸形的供应动脉可为单一增粗的动脉,也可见多支动脉供血。供应动脉常扩张迂曲,而病变周围的脑动脉可因"盗血"现象而显影很差。引流静脉可分为三组:浅表引流、深部引流和双向引流。

(3)颅内外动脉狭窄:DSA 可清楚地显示其狭窄的部位、程度以及有无溃疡形成。动脉狭窄或闭塞多发生在颈内动脉起始部,可见动脉迂曲、管腔不规则狭窄。出现溃疡时,可见狭窄区有龛影形成。DSA 能准确地评估侧支循环情况,可以用来很好地预测卒中患者的病情进展及预后情况。

(4)烟雾病(moyamoya disease):表现为颈内动脉虹吸部及大脑中、前动脉近段显著狭窄或闭塞,同时局部有广泛侧支循环形成的轮廓不清的异常血管网。

(5)静脉窦血栓形成:经动脉顺行性造影,不仅能显示各静脉窦的充盈形态、病变静脉窦闭塞程度,还能通过对比剂测定静脉窦显影时间,一般超过 6 秒为静脉窦显影延迟。

NOTES

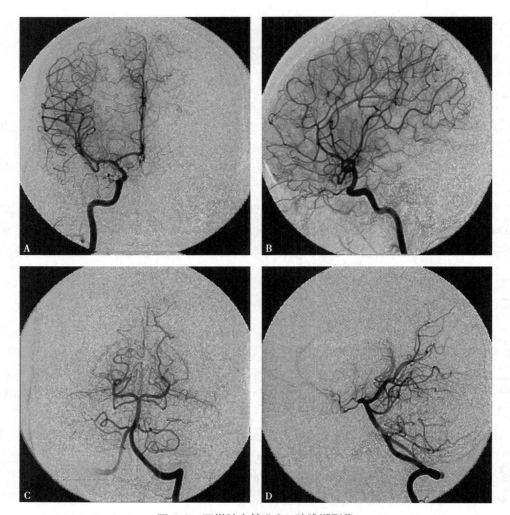

图 5-3　正常脑血管 DSA 动脉期影像

A. 颈内动脉及其分支(前后位);B. 颈内动脉及其分支(侧位);C. 椎 - 基底动脉及其主要分支
(前后位);D. 椎 - 基底动脉及其主要分支(侧位)。

（6）动脉夹层:DSA 是诊断颈动脉夹层的可靠手段,最常见的表现是线样征、珍珠征、局灶性狭
窄、远端扩张为夹层动脉瘤、火焰征、管腔内血栓形成、血管串珠样狭窄。DSA 诊断夹层有一定的局限
性,即动脉壁的厚度及外形不可见,不能显影管壁内的血肿形态,有时需要结合血管超声、血管壁高分
辨磁共振等影像手段明确诊断。

三、电子计算机断层扫描

电子计算机断层扫描(computed tomography,CT)由英国的亨斯菲尔德(Godfrey N. Hounsfield)于 20
世纪 70 年代初研制并使用。CT 的基本原理是利用各种组织对 X 线的不同吸收系数,通过计算机处理
获得断层图像。其扫描检查方便、迅速、安全,密度分辨率高,对中枢神经系统疾病有重要的诊断价值。

1. CT 扫描技术介绍　临床常用的 CT 扫描包括 CT 平扫、增强扫描和特殊扫描。

（1）CT 平扫:又称非强化(非增强)扫描(non-contrast computed tomography,NCCT),即未使用血
管内对比剂的普通扫描。

（2）增强 CT:应用血管内对比剂的扫描。经静脉注射对比剂(甲泛葡胺或泛影葡胺)后进行 CT
检查,如果存在血 - 脑屏障的破坏(如肿瘤或脑炎),则病变组织区域呈现高信号的增强效应,可以更清
晰地显示病变,提高诊断的阳性率。

（3）多排螺旋CT：在扫描过程中，X线球管围绕机架连续旋转曝光，曝光同时检查床同步匀速运动，探测器同时采集数据。由于扫描轨迹呈螺旋线，故称螺旋扫描，又称体积或容积扫描。近年来，多排螺旋CT技术取得巨大进步，其扫描更快，分辨率更高，所获图像的纵向分辨力可至0.2~0.3mm，能实现任意方位图像重建，加上计算机的强大后处理功能，极大扩展了CT的临床应用范围。

（4）CT血管成像（computed tomography angiography，CTA）：静脉注射含碘造影剂后进行CT扫描，可以同时显示血管及骨性结构，可清晰显示三维颅内血管系统，能多角度观察病变，可部分取代DSA检查。头颈部CTA可以清楚显示主动脉弓、颈总动脉、颈内动脉、颈外动脉、无名动脉、锁骨下动脉、椎-基底动脉、Willis动脉环，以及大脑前、中、后动脉及其主要分支，为狭窄、闭塞性血管病变提供重要的诊断依据。CTA还可以分析斑块形态及CT值，判断斑块性质，鉴别钙化和非钙化斑块以及溃疡斑块。CTA检测脑动脉瘤具有较高的敏感度和特异度，但对于<3mm的小动脉瘤敏感度略有下降。CTA可用于颅内外动脉夹层的诊断，特别是夹层的超急性期诊断。CTA原始轴位图像可显示夹层部位半月形的壁间血肿，可以看到血管的逐渐闭塞，但对一些纤细或位置较深的颅内动脉，CTA也无法准确鉴别。与DSA相比，CTA不需要动脉插管，简便快捷，但不能显示小血管分支的病变。

（5）CT灌注成像（CT perfusion imaging，CTP）：是在静脉注射造影剂后对选定兴趣层面行同层动态扫描，以获得脑组织造影剂浓度的变化，从而反映组织灌注量的变化。利用数学模型可计算出局部脑血流量（regional cerebral blood flow，rCBF）、局部脑血容量（regional cerebral blood volume，rCBV）、平均通过时间（mean transit time，MTT）、达峰时间（time to peak，TTP）等参数，利用这些参数组成新的数字矩阵，最后通过数-模转换，获得的直观、清楚的各参数彩色图像，即为颅脑CTP图像。CTP能够动态反映脑组织的血流灌注情况，在检测缺血性脑损伤及区分梗死灶和缺血半暗带时准确性很高，对于急性缺血性血管病的早期诊断和指导溶栓、取栓和桥接治疗有重要价值。CTP能够对症状性颅内动脉重度狭窄或闭塞患者进行脑灌注受损程度和范围的术前及术后评估。

（6）多模式CT：急性缺血性脑卒中多模式CT评估的标准方法包括NCCT、头颈CTA以及CTP。NCCT判断是脑出血或缺血；CTA显示头颈部大动脉的狭窄或闭塞，明确脑缺血的原因，为溶栓、取栓提供依据；CTP评估和识别梗死组织及缺血半暗带（图5-4）。因此对于超时间窗（6~24小时）或发病时间不明的患者，当多模式CT评估存在较小核心梗死灶、较大缺血半暗带时，也应尽快取栓。多模式CT对急性缺血性脑卒中综合而精准的评估，有助于血管内治疗方案的制订，已经被广泛关注并应用。

2. CT在神经系统疾病诊断中的临床应用　对于神经系统疾病，CT扫描主要用于颅内出血、脑外伤、脑梗死、脑肿瘤、脑积水、脑萎缩、脑炎症性疾病、脑寄生虫病、脑发育畸形、脊髓脊柱疾病等的诊断。特殊情况下，还可用对比剂增强组织显影，以明确诊断。

（1）脑血管疾病：NCCT是脑出血和蛛网膜下腔出血的首选检查；对疑似急性缺血性脑卒中患者或在rt-PA溶栓治疗前应首先完成急诊NCCT，以排除脑出血；NCCT是监测脑梗死后恶性脑水肿及出血转化的常用技术。

NCCT扫描可诊断早期脑出血。脑内血肿的CT表现和病程有关。新鲜血肿为边缘清楚、密度均匀的高密度病灶，血肿周围可有低密度水肿带；约1周后，高密度灶向心性缩小，周边低密度带增宽；约4周后变成低密度灶。

NCCT上脑梗死呈低密度病灶，低密度病灶的分布与血管供应区分布一致。继发出血时可见高、低密度混杂。NCCT对于幕下病灶显示效果较差。脑梗发生后24小时内，NCCT扫描往往不能发现明显的急性梗死灶。磁共振弥散加权成像能更早、更清晰地显示急性、超急性期脑梗死病灶。

（2）颅内感染：常须增强扫描。脑炎在CT上表现为界限不清的低密度影或不均匀混合密度影；脑脓肿呈环状薄壁强化；结核球及其他感染性肉芽肿表现为小的结节状强化灶；结核性脑膜炎可因颅底脑池增厚而呈片状强化。

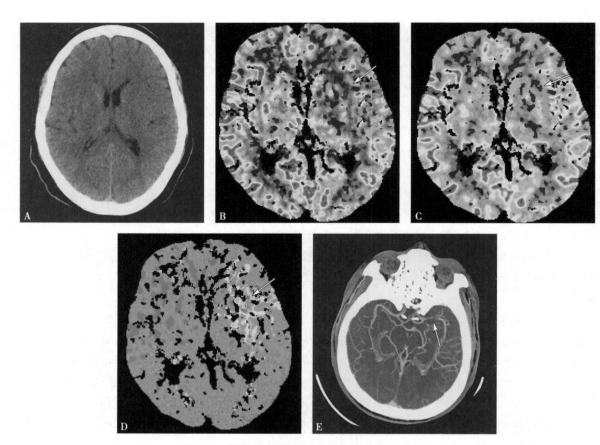

图 5-4 发病 2 小时脑梗死患者 CT、CTP、CTA

A. CT 平扫未见病灶;B. CTP 示左侧基底核区较大范围 CBF 下降(箭头所示蓝色区域);C. CTP 示左侧基底核区 CBV 下降(箭头所示蓝色区域),范围明显小于 CBF 下降区域,提示存在缺血半暗带;D. CTP 示整个左侧大脑中动脉供血区 TTP 延长;E. CTA 示左侧大脑中动脉 M_1 段血流中断。

　　(3)颅内肿瘤:CT 对颅内肿瘤诊断的主要根据:①肿瘤的特异发病部位,如垂体瘤位于鞍内,听神经瘤位于脑桥小脑角,脑膜瘤位于硬脑膜附近等;②病变的特征(包括囊变、坏死、钙化等)、病灶数目和灶周水肿的大小也是判断病灶性质的依据;③增强后的病变形态是最重要的诊断依据。

　　(4)颅脑损伤:CT 可发现颅内血肿和脑挫伤,骨窗可发现颅骨骨折。

　　(5)脑变性疾病:脑变性疾病早期 CT 显示不明显,晚期可表现为不同部位的萎缩(大脑、小脑、脑干、局限性皮质或基底核萎缩)。

　　(6)脊髓、脊柱疾病:常规 CT 扫描即能显示脊柱、椎管和椎间盘病变,对于诊断椎间盘突出、椎管狭窄比较可靠。CT 平扫和增强还可用于脊髓肿瘤的诊断,但准确性不及 MRI。

四、磁共振成像

　　磁共振成像(magnetic resonance imaging,MRI)是 20 世纪 80 年代初用于临床的一种生物磁学核自旋成像技术。与 CT 相比,MRI 能显示人体任意断面的解剖结构,对软组织的分辨率高,无骨性伪影,可清楚显示脊髓、脑干和颅后窝等处的病变;而且 MRI 没有电离辐射,对人体无放射性损害。但 MRI 检查时间较长,并且体内有磁性金属置入物的患者不能接受 MRI 检查。

　　1. **各种磁共振成像技术介绍**　近年来除常规的磁共振成像外,出现了多种新的磁共振成像技术,包括磁共振血管成像(magnetic resonance angiography,MRA)、磁共振静脉成像(magnetic resonance venography,MRV)、磁共振灌注加权成像(perfusion weighted imaging,PWI)和磁共振弥散加权成像(diffusion weighted imaging,DWI)、磁共振波谱成像(magnetic resonance spectroscopy,MRS)、弥散张

量成像（diffusion tensor imaging，DTI）、磁敏感加权成像（susceptibility weighted imaging，SWI）、高分辨磁共振成像（high resolution magnetic resonance imaging，HRMRI）以及功能磁共振成像（functional magnetic resonance imaging，fMRI）等，大大推进了神经科学的发展。以下对各种磁共振成像技术进行简要介绍。

（1）磁共振成像及增强扫描：MRI 主要包括三个系统，即磁体系统、谱仪系统和电子计算机图像重建系统。检查时，患者被置于磁场中，其磁矩取向按磁力线方向排列接受一系列的射频脉冲后，低能级的原子核吸收射频能量并跃迁至高能级，打乱组织内的质子运动，脉冲停止后，质子的能级和相位恢复到激发前状态，该过程称为弛豫（relaxation）。所用的时间为弛豫时间，分为纵向弛豫时间（简称 T_1）和横向弛豫时间（简称 T_2）。各种正常或病变组织的 T_1、T_2 值不同，导致信号强度的差异。T_1 加权成像（T_1 weighted imaging，T_1WI）可清晰显示解剖细节，T_2 加权成像（T_2 weighted imaging，T_2WI）更有利于发现病变和显示病变范围。在 T_1WI 上，梗死、炎症、肿瘤和液体呈低信号，在 T_2WI 上，上述病变则为高信号。

液体抑制反转恢复序列（fluid attenuated inversion recovery sequence，FLAIR sequence）能有效抑制常规 T_2WI 图像上高信号脑脊液为低信号，有利于清楚显示邻近脑脊液的脑组织结构与病灶。因此 FLAIR 成像可以更加清晰地显示侧脑室旁及脑沟裂旁的病灶，对于脑梗死、脑白质病变、多发性硬化、脑积水等疾病敏感性较高。此外，FLAIR 图像可反映脑梗死的病程，急性期脑水肿表现高信号，慢性期病灶信号不均匀，高信号区反映胶质细胞增生，脑软化灶表现为囊状低信号。

增强扫描是指静脉注入顺磁性对比剂钆 - 二乙三胺五醋酸（gadolinium-diethylenetriamine pentaacetate，Gd-DTPA）后再进行 MRI 扫描，通过改变氢质子的磁性作用可改变弛豫时间，获得高 MRI 信号，产生有效的对比效应，增加对肿瘤及炎症病变的敏感性。

（2）磁共振血管成像（magnetic resonance angiography，MRA）：由于血管中血流速度快，发出脉冲后到接收信号时，被激发的血液已从原部位流走，信号已经不存在，因此，在 T_1WI 和 T_2WI 上均呈黑色，此现象称流空效应。MRA 是根据 MR 成像平面血液会产生"流空效应"而出现的一种磁共振成像技术。通过抑制背景结构信号将血管结构分离出来，可显示成像范围内所有大血管及其主要分支（图 5-5）。目前的 MRA 序列技术包括三维时间飞跃（3 division time of flight，3D TOF）序列、相位对比法以及对比增强磁共振血管成像（contrast enhanced magnetic resonance angiography，CE-MRA）等。MRA 的优点是不需要插管、方便省时、无放射损伤。缺点是信号变化复杂，易造成血管狭窄假象或夸大狭窄程度，对末梢血管的评估准确性不如 CTA 及 DSA。临床主要用于颅内血管狭窄或闭塞、颅内动脉瘤、脑血管畸形等的诊断。CE-MRA 对血管腔的显示比常规 MRA 更为可靠，对血管狭窄程度的反映更为真实。

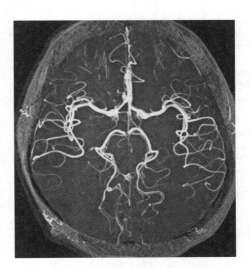

图 5-5　MRA 显示正常血管

磁共振通过不同的成像方法，还可以显示静脉和静脉窦，即磁共振静脉成像（magnetic resonance venography，MRV）。临床主要用于颅内静脉、静脉窦血栓的诊断。优点是无辐射、应用方便，尤其适用于孕妇、肾功能不全患者。缺点是易受伪影的影响，对血流慢的静脉窦和小静脉显示不准确。MRI 联合 MRV 是诊断静脉窦血栓形成的首要检查方法，也是随诊的主要检查方法。

（3）磁共振弥散加权成像（diffusion weighted imaging，DWI）：是广义的功能性 MRI 技术，是在常规基础上施加一对强度相等、方向相反的弥散敏感梯度，利用回波平面等快速扫描技术产生图像。临床上应用表观扩散系数（apparent diffusion coefficient，ADC）定量测量 DWI 的高低。DWI 主要用于急性和超急性期脑梗死的诊断，脑缺血早期即引起细胞毒性水肿，梗死区水分子扩散运动减慢，使 ADC

值降低,病灶在 DWI 图像上表现为高信号,在 ADC 图像上则呈低信号(图 5-6B)。脑缺血半小时(最早在缺血数分钟)后 DWI 即可出现异常高信号,是最精确诊断急性脑梗死病灶的技术,对超急性期脑梗死的诊断价值远优于 CT 和常规 T₂WI。DWI 也可用于辅助区分新、旧脑梗死病灶,在 DWI 上,急性期病灶为高信号,慢性期为低信号。DWI 对于多发性硬化新、旧脱髓鞘病灶的判断也有一定价值。

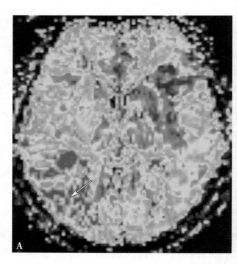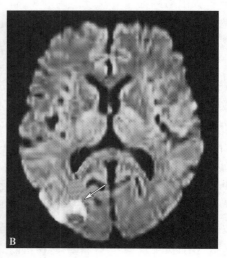

图 5-6　**超急性脑梗死患者的 PWI 和 DWI**
A. PWI 示右侧颞枕交界区低灌注(箭头所示红色区域);B. DWI 示右侧颞枕交界区高信
号(箭头所示),范围明显小于 PWI 的低灌注区,存在 PWI 和 DWI 不匹配(mismatch)。

(4)MRI 灌注加权成像(perfusion weighted imaging,PWI):是利用快速扫描技术及对 Gd-DTPA 的首次通过脑组织进行检测,通过 MR 信号随时间的改变评价组织微循环的灌注情况。根据原始数据还可以重建出相对脑血容量(CBV)、相对脑血流量(CBF)、平均通过时间(MTT)、达峰时间(TTP)等反映血流动力学状态的参数图,弥补常规 MRI 和 MRA 不能显示血流动力学和脑血管功能状态的不足。PWI 能判断缺血区域及程度,识别低灌注区域优于 CTP,常用于短暂性脑缺血发作(transient ischemic attack,TIA)、超急性和急性期脑梗死的诊断。PWI 对早期脑缺血具有高度敏感性,它的异常改变早于 DWI。DWI 和 PWI 对脑缺血半暗带(ischemic penumbra)的临床界定具有重要意义。PWI 低灌注区可反映脑组织缺血区,而 DWI 异常区域可反映脑组织坏死区,DWI 与 PWI 比较的不匹配(mismatch)区域提示为缺血半暗带,是治疗时间窗或半暗带存活时间的客观影像学依据,可为临床血管内治疗方案的制订提供依据(图 5-6)。

(5)磁共振波谱成像(magnetic resonance spectroscopy,MRS):是一种利用磁共振现象和化学位移作用进行一系列特定原子核及其化合物分析的方法,能够无创性检测活体组织内化学物质的动态变化及代谢改变。目前临床上 N-乙酰天冬氨酸(N-acetyl-aspartate,NAA)、肌酸(creatine,Cr)、胆碱(choline,Cho)、肌醇(myoinositol,MI)和乳酸(lactic acid,Lac)的测定较为常用,用于脑梗死、代谢性疾病(如线粒体脑病)、脑肿瘤、癫痫等疾病的诊断和鉴别诊断。

(6)弥散张量成像(diffusion tensor imaging,DTI):是无创、活体显示神经纤维束轨迹的唯一方法,可以三维显示大脑白质纤维束的结构、位置和走行情况,如内囊、胼胝体、外囊等结构,对于脑梗死、多发性硬化、脑白质病变、脑肿瘤等的诊断和预后评估有重要价值。

(7)磁敏感加权成像(susceptibility weighted imaging,SWI):是一项新的对组织磁化率差异及血氧水平依赖效应敏感的对比增强技术,采用了三维采集、薄层重建、完全流动补偿及长回波时间的梯度回波序列。SWI 序列可早期诊断脑出血、发现缺血性脑卒中出血转化及微出血,可为缺血性脑卒中血流动力学改变提供信息(图 5-7)。SWI 也用于静脉血栓或静脉窦血栓形成的诊断。

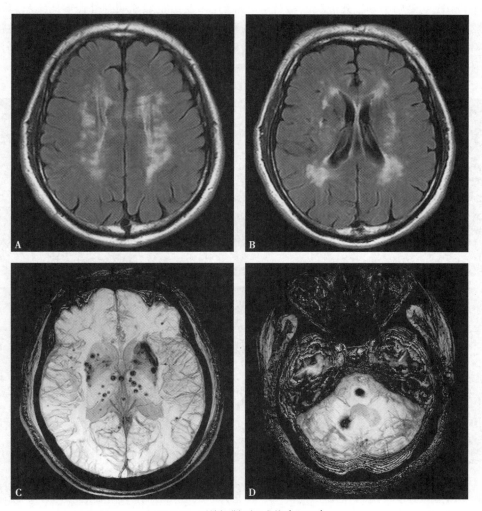

图 5-7　磁敏感加权成像（SWI）

A、B. FLAIR 显示双侧半卵圆中心、放射冠、基底节区多发斑点、斑片、条片状高信号，为缺血、梗死灶及软化灶；C、D. SWI 显示双侧基底节区、丘脑、双侧颞叶、枕叶、脑干、右侧小脑多发小圆形低信号，为多发微出血灶。

（8）高分辨磁共振成像（high resolution magnetic resonance imaging，HRMRI）：3.0T HRMRI 是近年已经应用于临床的新型血管成像技术，不仅可以进行管腔成像，而且能够清晰显示管壁结构及其病变，尤其在动脉粥样硬化、动脉夹层、烟雾病、动脉瘤及脑血管炎等病变或疾病的诊断、鉴别诊断方面发挥重要作用。HRMRI 不仅能清楚显示颅内外动脉粥样硬化斑块，还能分辨斑块脂核、内出血、纤维化和钙化成分，判断斑块的稳定性，尽早进行临床干预，减少卒中的发生。HRMRI 黑血序列图像能清晰显示动脉夹层直接征象如双腔征、内膜片和壁内血肿等，效果优于其他影像学成像技术（图 5-8）。由于 HRMRI 的应用，颅内小动脉夹层的检出率已显著提高，其对患者选择治疗方法和改善预后有重要价值。

（9）功能磁共振成像（functional magnetic resonance imaging，fMRI）：通常特指应用血氧水平依赖（blood oxygenation level dependent，BOLD）技术借助快速 MRI 扫描，测量人脑在视觉活动、听觉活动、局部肢体活动以及思维活动时，相应脑功能区脑组织的血流量、血流速度、血氧含量和局部灌注状态等的变化，并将这些变化显示于 MRI 图像上。目前主要用于癫痫患者手术前的评估、认知功能的研究等。

2. 磁共振在神经系统疾病诊断中的临床应用　与 CT 比较，MRI 有如下优势：可提供冠状位、矢状位和横位三维图像，图像清晰度高，不出现颅骨伪影，可清楚显示脑干及颅后窝病变，对人体无放射性损害等。MRI 主要用于脑梗死、脑炎、脑肿瘤、颅脑先天发育畸形和颅脑外伤等的诊断;除此之外,MRI 图像对脑灰质与脑白质可产生明显的对比度,常用于脱髓鞘疾病、脑白质病变及脑变性疾病的诊断;对脊髓病变如脊髓肿瘤、脊髓空洞症、椎间盘脱出、脊椎转移瘤和脓肿等诊断更有明显的优势。然而,MRI 检查急性颅脑损伤、颅骨骨折、急性出血性病变和钙化灶等不如 CT。

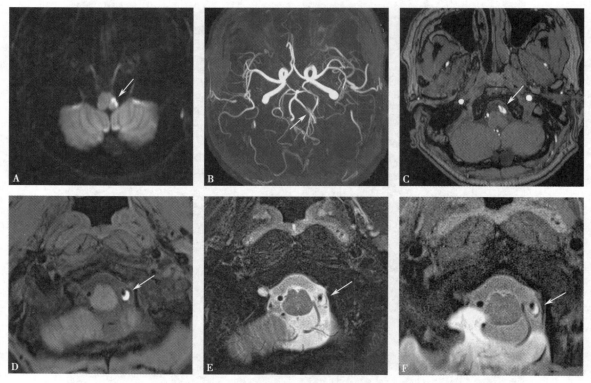

图 5-8　椎动脉夹层的高分辨磁共振成像(HRMRI)

A. DWI 显示左侧延髓背外侧急性梗死灶(箭头);B. 3D TOF MRA 显示左侧椎动脉夹层,真腔较细,信号较高,假腔信号相对较低(箭头);C. TOF 原始轴位图像显示左侧椎动脉被管腔内线状低信号分为右前方的真腔和左后方的假腔(箭头);D、E、F. 分别为 HRMRI T_1WI、T_2WI 以及质子密度加权成像(proton density weighted imaging,PDWI)显示假腔内壁间血肿呈明显高信号(箭头)。

　　(1)脑梗死:不同时期信号有所变化:①超急性期:发病 12 小时内,可出现受累血管正常流空消失,T_1WI 和 T_2WI 信号变化不明显,但出现脑沟消失,脑回肿胀,灰白质分界消失,DWI 可出现高信号;②急性期:发病后 12~24 小时,梗死灶呈等 T_1 或稍长 T_1、长 T_2 信号,DWI 可呈高信号(图 5-9);③起病后 1~3 天:长 T_1、长 T_2 信号,DWI 高信号,出现水肿和占位效应,可并发梗死后出血;④病程 4~7 天:水肿及占位效应明显,显著长 T_1、长 T_2 信号,DWI 信号开始降低;⑤病程 1~2 周:水肿及占位效应逐渐消退,病灶呈长 T_1 信号,T_2 信号继续延长,DWI 信号继续降低,T_2WI 信号强于 DWI 信号;⑥2 周以上:由于囊变与软化,T_1 与 T_2 更长,边界清晰,呈扇形,出现局限性脑萎缩征象,如脑室扩大、脑沟加宽。

　　(2)脑出血:脑出血不同时期 MRI 信号不同,取决于含氧血红蛋白、脱氧血红蛋白、正铁血红蛋白和含铁血黄素的变化。由于 MRI 平扫缺乏特征性表现,不建议用于早期脑出血的诊断。磁共振梯度回波序列(gradient echo sequence,GRE sequence)能够早期检测脑出血,对急性脑出血诊断的准确率与 CT 相似,对新发或陈旧微出血病灶的检测优于 CT。

　　(3)脑肿瘤:MRI 在发现低分化的、比较小的肿瘤以及转移瘤方面优于 CT。其信号强度特征与肿瘤的含水量有关,但瘤内和瘤周的出血、水肿、坏死、囊变、钙化等改变,均可影响肿瘤的信号强度和特征。增强扫描有助于肿瘤的诊断,特别是对软脑膜瘤、硬脑膜瘤和脊膜转移瘤的诊断有很大帮助。

　　(4)脑血管病变:MRA 可发现多种脑血管异常,利用流空效应可发现动静脉畸形,不仅可显示血管畸形的部位和大小,有时还能显示其供应动脉及引流静脉;MRA 可发现中等大小以上的动脉瘤,但小于 5mm 者易漏诊。MRA 联合 MRI 可以准确地诊断动脉夹层。MRA 在诊断闭塞性脑血管疾病方面优势较大,可以发现颅内和颅外较大血管分支的病变,但对末梢血管的评估准确性不如 CTA 及 DSA。MRV 联合 MRI 是诊断颅内静脉窦血栓形成的无创、敏感和准确的检查方法,并且是随诊的主要手段。

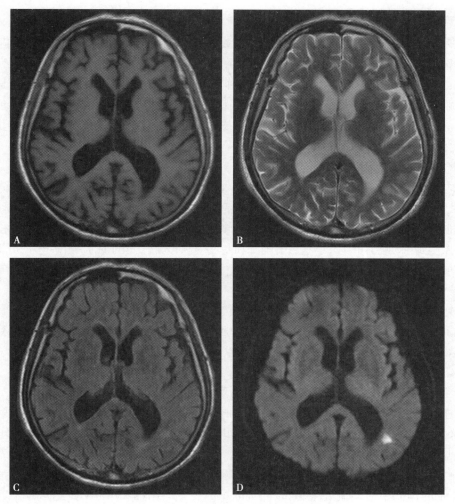

图 5-9　发病 24 小时急性脑梗死患者的 MRI

A. T_1WI 未显示明确病灶;B. T_2WI 示左侧枕叶斑片状长 T_2 信号;C. FLAIR 呈高信号;
D. DWI 示高信号,病灶显示更为清晰。

（5）脑白质病变和脱髓鞘病:MRI 在观察白质结构方面非常敏感,如脑白质营养不良和多发性硬化。多发性硬化的典型 MRI 表现为脑室周围的白质内存在与室管膜垂直的椭圆形病灶,在 T_2WI 上为高信号,在 T_1WI 为稍低或低信号。此外,DWI 对于多发性硬化新、旧脱髓鞘病灶的判断也很有帮助。

（6）颅内感染:在诊断单纯疱疹脑炎时颅脑 MRI 扫描非常敏感,典型表现为颞叶、海马及边缘系统的长 T_2 信号。脑膜炎急性期 MRI 可显示脑组织广泛水肿,脑沟裂及脑室变小,有时可见脑膜强化;慢性结核性脑膜炎常有颅底脑膜的明显强化。

（7）神经系统变性疾病:MRI 在诊断阿尔茨海默病时比 CT 有优越性,可用海马容积测量法观察海马萎缩的程度,其程度与阿尔茨海默病的严重程度相关;橄榄体脑桥小脑萎缩（olivopontocerebellar atrophy,OPCA）可见脑桥和小脑的萎缩。

（8）椎管和脊髓病变:MRI 是目前检查椎管和脊髓的最佳手段。在矢状面 MRI 图像上,可直接地观察椎骨骨质、椎间盘、韧带和脊髓。对椎管狭窄、椎管内肿瘤、炎症以及脊髓空洞症等疾病有重要的诊断价值。

（9）神经系统发育异常疾病：MRI可清楚显示小脑扁桃体下疝、脊髓空洞症、先天性脑积水等先天性疾病。

五、经颅多普勒超声

经颅多普勒超声（transcranial Doppler，TCD）是利用颅骨薄弱部位作为检测声窗，应用多普勒频移效应评估脑底动脉主干血流动力学的一种无创的检测技术。1982年挪威学者鲁尼·阿斯里德（Rune Aaslid）教授首先建立了TCD诊断方法。由于实时、便携、无创、可反复检查、可长程监测的优点，TCD在临床上得到广泛应用，在神经系统疾病诊断中占有重要地位。1990年经颅彩色多普勒成像（transcranial color Doppler imaging，TCCD）超声技术问世，它可以显示动脉图像，进一步优化了颅内血管超声的诊断能力。

（一）检测方法和观察指标

1. **颅内动脉检查方法**　1.6～2MHz探头用于检查颅内动脉。最常用的检查部位是颞窗、枕窗和眼窗。①颞窗位于颧弓上方的眼眶外缘与耳屏之间，可以探测到大脑中动脉、大脑前动脉、大脑后动脉、颈内动脉终末段和前后交通动脉。在＞50岁的患者中，5%～10%颞窗缺如；②枕窗位于枕骨粗隆下，可以探测到椎动脉颅内段、小脑后下动脉和基底动脉；③眼窗位于闭合眼睑上方，可探测到眼动脉和颈内动脉虹吸段。TCD对于颅内血管的识别主要通过探头的位置、检查深度、超声声束的角度、血流方向及颈动脉压迫试验等确定。

2. **颅外动脉检查方法**　使用4MHz探头在颈部检查颈总动脉、颈内动脉颅外段、颈外动脉、锁骨下动脉近端、椎动脉近端及椎动脉寰枢段，必要时还须检查滑车上动脉、枕动脉、颞浅动脉、颌内动脉以及桡动脉等。

3. **TCD检测参数和临床意义**

（1）检测深度：检测深度是识别颅内各血管的重要依据。

（2）血流方向：被检测血管血流朝向探头时血流方向定义为正向，血流频谱位于基线上方；背离探头时定义为负向，频谱位于基线下方。当多普勒取样容积位于血管的分支处或血管走向弯曲处时，可以检测到双向血流频谱。

（3）血流速度：血流速度的单位为cm/s，主要包括峰值流速（peak velocity，Vp）、舒张末期流速（diastolic velocity，Vd）和平均血流速度（mean velocity，Vm），其中$Vm=Vp+(Vd\times2)/3$。血管管径大小、远端阻力或近端压力的改变均会引起血流速度的变化。

（4）搏动指数（pulsatility index，PI）：PI是评价远端血管床阻力及脑血流灌注状态高低的指标，其计算式为$PI=(Vp-Vd)/Vm$。正常颅内动脉的PI值为0.65～1.10。PI减低为低阻力频谱，可见于闭塞或严重狭窄血管远端的低平血流、动静脉畸形或动静脉瘘等。PI增高，为高阻力频谱，见于颅内压增高，也见于闭塞或严重狭窄的血管近端低速高阻血流。

（5）频谱形态：频谱形态反映血液在血管内流动的状态。正常情况下血液在血管内流动呈规律的层流状态，处于血管中央的红细胞流动最快，周边逐渐减慢。正常层流状态TCD频谱周边显示为明亮的色彩，表示血管腔中心高流速细胞的运动状态；频谱中间接近基线水平为蓝色的"频窗"，表示血管腔周边相对低流速细胞的运动状态。当血管管腔狭窄时，狭窄部位的血流速度会增高，出现低频增强、"频窗"消失、涡流或湍流等紊乱的频谱形态（图5-10）。

（6）声频信号：正常层流状态的血流声频信号柔和悦耳；当出现血管狭窄、动静脉畸形或动静脉瘘时，血流紊乱，并产生粗糙的血管杂音。

（二）TCD的临床应用

1. **颅内、外动脉狭窄或闭塞的诊断**　TCD可以诊断颅内、外动脉狭窄或闭塞。

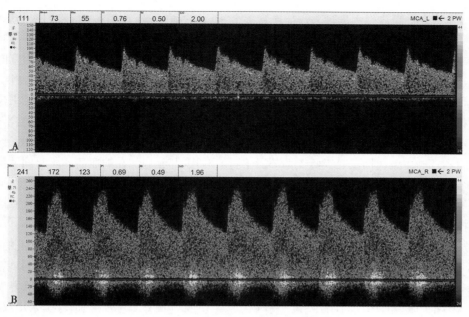

图 5-10　大脑中动脉 TCD 血流频谱

A. 正常大脑中动脉血流频谱：平均流速 73cm/s，近基线处"频窗"清晰；B. 大脑中动脉狭窄血流频谱：平均流速高达 172cm/s，"频窗"消失，出现涡流。

（1）TCD 诊断动脉狭窄的主要依据：①血流速度增高：收缩期血流速度最直观，而平均血流速度诊断动脉狭窄的特异度更高，参见表 5-1；②频谱形态异常：正常的层流状态消失，出现紊乱的血流频谱是血管狭窄的重要依据；③声频改变：正常血流的声频信号柔和悦耳，而狭窄处血流声频粗糙、出现机械样或鸥鸣样杂音。

表 5-1　颅内血管狭窄血流速度诊断标准（＞40 岁年龄组）

颅内血管	临界值/（cm/s）		诊断值/（cm/s）	
	收缩期 峰值流速	平均 血流速度	收缩期 峰值流速	平均 血流速度
大脑中动脉	140～160	80～100	＞160	＞100
大脑前动脉	100～120	60～80	＞120	＞80
大脑后动脉	80～100	50～70	＞100	＞70
颈内动脉虹吸部	100～120	60～80	＞120	＞80
椎动脉和基底动脉	80～100	50～70	＞100	＞70

值得注意的是在血管迂曲的部位血流速度也会增高，也会出现异常的血流频谱，应仔细加以鉴别。此外，当血管狭窄节段较长或狭窄极为严重时，血流速度可以不增快，因此不能仅凭血流速度的增高诊断狭窄，应该注意根据综合分析给出诊断。

TCD 诊断血管狭窄的特异度和敏感度，按高低顺序依次是大脑中动脉 M_1 段、颈内动脉末端、大脑后动脉 P_1 和 P_2 段，对椎-基底动脉颅内段狭窄的特异度和敏感度较低。TCD 不能直接观察到颈内动脉水平段、大脑中动脉 M_2 段及其远端的血流。

（2）在急性缺血性卒中诊断和治疗中的应用：TCD 检查无创、操作方便，可以床边进行、反复多次实时操作，还可以实时监测血管再通情况。在缺血性卒中的急性期进行 TCD 检查对于发现血管闭塞或狭窄的位置、明确脑缺血发病机制、了解侧支循环建立情况、指导临床选择合理的治疗决策起到重要作用。因此，对于急性缺血性卒中患者应尽早进行 TCD 检查。

（3）对血管事件高危患者进行头颈部血管狭窄、闭塞的筛查：对于有卒中危险因素的患者可以用TCD筛查颅内及颈部血管狭窄或闭塞。对于无症状颅内动脉狭窄或闭塞患者，应定期进行TCD随访。

（4）对脑侧支循环的评价及意义：脑侧支循环是指当大脑的供血动脉严重狭窄或闭塞时，血流通过其他血管到达缺血区，从而使缺血组织得到不同程度的灌注代偿。它是决定急性缺血性卒中后最终梗死体积和缺血半暗带的主要因素。人脑侧支循环代偿一般通过三级侧支循环途径来建立：一级侧支循环指通过Willis环的血流代偿。它作为最重要的代偿途径，可迅速使左右侧大脑半球及前后循环的血流互相沟通。二级侧支循环指通过眼动脉、软脑膜吻合支以及其他相对较小的侧支与侧支吻合支之间实现的血流代偿。三级侧支循环属于新生血管，部分病例在缺血后一段时间才可以形成。对于不同个体、不同病变，侧支循环的建立和代偿能力差异较大。TCD可以提供血流速度、血流方向、频谱形态等血流动力学信息，配合颈总动脉压迫试验对侧支循环进行评估。此外，还可以结合二氧化碳或血管扩张剂的刺激观察脑血流变化，间接判定侧支循环功能状态。

2. **微栓子监测**　微栓子信号（microembolic signals，MES）是由于微栓子与循环血流的声阻抗不同，产生不同于循环血流的声频特征，表现为血流频谱中与血流方向一致、短时程的高强度音频信号。MES的特征如下：短时程，通常短于300ms；高强度，通常高于背景血流3dB或以上；单方向，与血流方向一致，出现于血流频谱中；伴有尖锐"鸟鸣""哨音"或"呻吟"的高音频信号。采用双或多深度探头监测时，MES存在双深度时间差，有利于MES的识别。出现栓子信号提示相关动脉的粥样硬化斑块的易损性高或者急性卒中进展的可能性大。潜在的心源性栓塞疾病（如心房颤动、瓣膜性心脏病等）、颅内外大动脉疾病（如颈动脉狭窄、颈内动脉夹层动脉瘤等）、颈内动脉内膜剥脱术（术前、术中或术后），以及脑血管病接受血管内介入治疗的患者都有可能在脑动脉中检测到MES。微栓子监测可以帮助判断栓子来源，随机发生在双侧大脑中动脉的栓子可能源于主动脉弓、心脏或肺动静脉瘘；而始终发生于一侧大脑中动脉的栓子，可能源于该侧颈内动脉系统。

3. **评价右向左分流**（right to left shunt，RLS）　评估右向左分流的TCD发泡试验，又称对比增强TCD，是通过肘静脉推注对比剂进入右心房，如果存在右向左分流，则微气泡通过分流进入左心和体循环，TCD即可监测到进入脑动脉的气泡微栓子信号（图5-11）。隐源性卒中患者建议进行TCD发泡试验筛查RLS。绝大多数RLS是由心脏卵圆孔未闭引起的，少数情况下可由房间隔缺损、肺动静脉瘘或动脉导管未闭等导致。因此，当发泡试验提示RLS存在时，应考虑行经食管超声或胸部CT血管造影检查以明确病因。

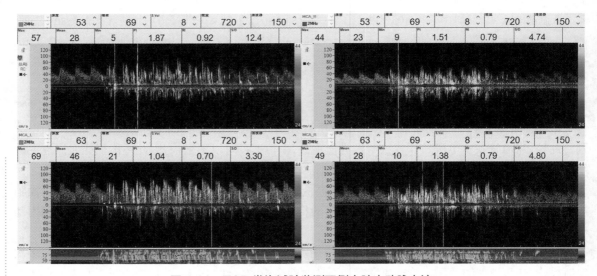

图 5-11　TCD 发泡试验监测双侧大脑中动脉血流

TCD双通道双深度监测到RLS进入双侧大脑中动脉的大量气泡微栓子信号，显示为血流频谱中雨帘状的大量亮黄色高强度信号。

4. **在颈内动脉内膜剥脱术和支架植入术中的应用**　TCD 能在颈内动脉内膜剥脱术或支架植入术的术前、术中及术后进行颅内动脉血流动力学评估和实时监测，敏感记录血流变化，实时发现微栓子信号。TCD 能帮助临床医生及时发现脑血流的低灌注状态、术后的高灌注状态以及栓子信号并及时处理，发挥着重要的临床应用价值。

5. **评价脑血管舒缩反应性**　TCD 脑血管舒缩反应性检测技术已用于评价有症状或无症状颈内动脉颅外段狭窄或闭塞、脑内小动脉病变、脑外伤和动脉瘤性蛛网膜下腔出血。该检测技术可以反映血管狭窄后脑内小动脉和毛细血管床血管容积代偿潜力，可以帮助临床诊断和评估治疗效果。脑血管舒缩反应能力的下降是血管狭窄性病变患者临床预后差的原因之一。

6. **评估卧立位血压变化与脑血流动态调节**　观察卧立位改变或者倾斜床倾斜角度改变过程中的血压改变和脑血流速度改变以及两者之间的关系，可以评估脑血流自动调节潜力。主动直立或倾斜试验过程中出现无症状的或者以头晕、晕厥为前兆的血压下降，且血压下降幅度>20/10mmHg 的标准，或收缩压<90mmHg，即可诊断直立性低血压。结合 TCD 监测可以提前预警短暂性脑缺血发作的发生，提高检查的安全性。

7. **诊断和监测蛛网膜下腔出血所致血管痉挛**　对蛛网膜下腔出血患者常规进行 TCD 检查，动态观察双侧半球动脉和颅外段颈内动脉血流速度、搏动指数及血管痉挛指数（Lindegaard 指数）的变化。当大脑中动脉或前动脉平均血流速度>120cm/s 时，血流速度迅速增加（每天平均血流速度增加>25cm/s）时，以及椎-基底动脉平均血流速度>80cm/s 时，都提示血管痉挛的可能。健康人 Lindegaard 指数（为颅内大脑中动脉平均血流速度与颅外段颈内动脉平均血流速度比值）为 1.7±0.4，当 Lindegaard 指数>3 时，常提示发生血管痉挛，而≤3 时则认为其血流动力学改变为全脑充血状态。

8. **用于脑死亡判定**　TCD 可以通过探测脑血流循环停止来帮助诊断脑死亡。我国脑死亡判定标准将 TCD 列为脑死亡判定三项确认试验之一。脑死亡时 TCD 可表现为脑血流信号消失，呈振荡波或者钉子波。注意应对双侧大脑中动脉、颈内动脉虹吸部、椎-基底动脉进行检测，仅一条动脉血流信号改变不能诊断脑死亡。

（三）TCCD

TCCD 检查通过二维灰阶成像模式检查双侧半球（额、顶、颞、枕叶等）、脑实质、脑中线、侧脑室、中脑等解剖结构特征；通过彩色多普勒血流成像模式观察颅底动脉主干及其Ⅰ、Ⅱ级分支动脉的走向及血流充盈状态、血流方向；通过脉冲波多普勒检测模式测量血流速度等血流动力学参数，实现对脑实质、脑血管结构及血流动力学的综合检测评估。TCCD 更易于识别血管、跟踪血管走向，根据血流方向与超声束所成角度校正血流速度，其得出的结果更加准确，容易区分血管，辨别是否有迂曲等因素。彩色血流显像在血管狭窄处血流束变细，色彩明亮或发生彩色翻转，典型者呈束腰征，频谱多普勒显示狭窄处血流速度异常增高，频谱形态呈涡流。

与 TCD 相比，TCCD 的优势在于脑实质二维影像结构的显示，其对于颅内动脉狭窄、闭塞性病变的定位、动静脉畸形的诊断优于 TCD。但是 TCCD 对颅骨的透声情况及透声面积要求更高，因此在使用上受到更多限制。而 TCD 仪器小巧，便于床旁操作，价格相对便宜。并且 TCD 有监测头架，可以进行床旁或术中的监测，可进行微栓子监测、发泡试验等相关检查。

六、颈动脉彩色多普勒超声

颈动脉超声检查是广泛应用于临床的一项无创性检测手段，能对颈部动脉的管壁、动脉粥样硬化斑块特性、血流动力学特征和狭窄程度等进行综合分析，对头颈部血管病变，特别是缺血性脑血管疾病的诊断具有重要的意义。

颈动脉超声检查包括二维显像、彩色多普勒血流成像及多普勒血流动力学分析等技术；一般采用高频线阵 5.0～10.0MHz 探头，必要时结合低频凸阵探头；探测的血管通常包括：颈总动脉、颈内动脉、颈外动脉、椎动脉颅外段、锁骨下动脉、无名动脉等。

（一）颈动脉彩色多普勒超声观察指标

1. 二维图像的检测指标

（1）血管的位置：观察血管的起源、走行及与周围血管的关系，有无变异、移位、受压及动静脉畸形等。

（2）血管壁结构：观察内膜、中膜和外膜三层结构，内膜是否光滑、有无增厚或动脉硬化斑块的位置、大小、形状及超声性质，有无夹层动脉瘤等。

（3）血管内径的测量：通过管径的检测及血流动力学的改变判断血管结构及功能状态的改变，评价血管狭窄的程度。

2. 彩色多普勒血流显像检测指标

（1）血流方向：正常血流方向的判断取决于红细胞与探头发射声波之间的相对运动。当红细胞朝向探头运动时，为正向，以红色表示；反之，背离探头的血流以蓝色显示。

（2）彩色血流的显像与血管病变的观察：由于血流在血管腔内的流动为层流状态，因此，正常颈动脉血流的彩色显像为中间明亮周边相对减弱。血流的明亮状态与充盈状态，可以反映血管壁结构的变化，当发现血流呈"充盈缺损"特征时，往往提示血管狭窄性病变的存在。正常颈动脉二维及彩色血流显像见图 5-12。

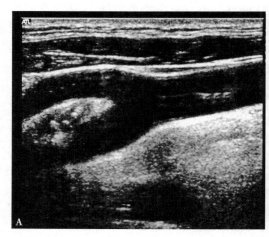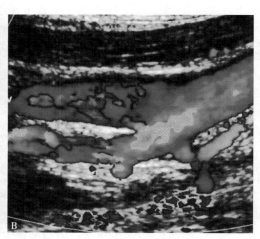

图 5-12　正常颈动脉超声显像

A. 正常颈动脉二维显像；B. 正常颈动脉彩色血流显像。

（二）临床应用

1. 颈动脉粥样硬化

表现为内膜不均匀增厚、斑块形成、血管狭窄或闭塞等，根据血管的残余管径及血流动力学参数变化，计算血管狭窄的程度（图 5-13）。观察斑块的部位、形态、表面纤维帽的完整性及斑块内声学特征，测量斑块大小。识别斑块的形态学特点对于临床治疗可能有一定价值：斑块内新生血管、复杂斑块、斑块溃疡、低回声、斑块内出血等斑块特征可能与症状性颈动脉狭窄相关；而不均质回声及不伴溃疡的表面不规则斑块与症状无相关性。应注意客观评估斑块的易损性。单纯以"软斑"或"硬斑"提示为易损或非易损斑块是不客观的，并且斑块受血流剪切应力的影响，易损性不是一成不变的。检查结果的解释应科学客观，应告知患者须针对危险因素进行治疗和控制。

有卒中危险因素的患者应该考虑接受颈部动脉超声检查。推荐对颈动脉狭窄高危患者进行筛查，以发现有血流动力学意义的狭窄；对有短暂缺血性视网膜病变、短暂神经系统症状及脑梗死的患者，应进行颈动脉超声检查，以发现颈动脉狭窄。值得注意的是超声检查可能无法区分血管的不全闭塞和完全闭塞，其结果的最终确定通常要进行其他检查如 CTA、MRA 或 DSA。

2. 锁骨下动脉盗血综合征

由于锁骨下动脉或无名动脉起始部狭窄或闭塞，导致病变远端肢体血液供应障碍及椎 - 基底动脉系统缺血，超声显示病变血管狭窄，同侧椎动脉血流方向部分或完全逆转。

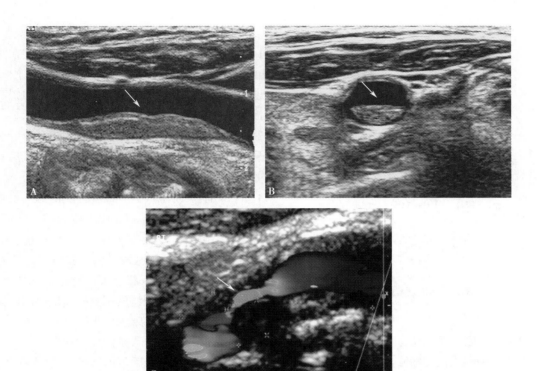

图 5-13　颈动脉粥样硬化斑块的超声显像

A. 颈动脉粥样硬化斑块的纵切面超声显像,箭头显示斑块的位置;B. 颈动脉粥样硬化斑块的横切面超声显像,箭头显示斑块的位置;C. 颈动脉狭窄,箭头显示狭窄的血管腔,血流充盈不全。

3. 先天性颈内动脉肌纤维发育不良　超声显示动脉管腔粗细不均,内膜和中膜结构显示不清,管腔内血流充盈不均呈"串珠样"改变。

4. 颈内动脉瘤　根据动脉瘤的病理基础和结构特征可分为真性动脉瘤、假性动脉瘤和夹层动脉瘤。夹层动脉瘤是由于动脉内膜与中膜之间分离,使病变血管出现双腔结构——真腔与假腔,假腔内血流的灌注与血栓的形成造成真腔管径减小,血管狭窄。

5. 大动脉炎　表现为血管壁内膜、中膜及外膜结构分界不清,动脉内膜和中膜的结构融合,外膜表面粗糙,管壁均匀性增厚,管腔向心性狭窄等。

第三节 ｜ 神经电生理检查

一、脑电图

脑电图(electroencephalogram,EEG)是脑生物电活动的检查技术,通过测定自发的有节律的生物电活动以了解脑功能状态,是癫痫诊断和分类的最客观手段。

1. 脑电图电极的安放

(1)电极的安放方法:目前国际上通用且广泛使用的电极安放方法是采用国际 10-20 系统电极放置法,其特点是电极的排列与头颅大小及形状成比例,电极名称与脑解剖分区相符。放置方法:首先以软尺测量从鼻根至枕骨粗隆的距离(矢状线),以及两侧耳屏前颧弓根凹陷处的距离(冠状线);然后从前到后,从左到右以 10% 和 20% 的距离安放电极,分别称为 Fp1、F3、C3、P3、O1、F7、T3、T5、Fp2、F4、C4、P4、O2、F8、T4、T6、Fz、Cz、Pz,以及 A1、A2(为两侧耳极点)(图 5-14)。参考电极通常置于双耳垂或乳突。共放置 21 个电极,可根据需要增减电极,单数代表左侧,双数代表右侧,Fz、Cz、Pz 为中线部位的电极。电极可采用单极和双极的连接方法。

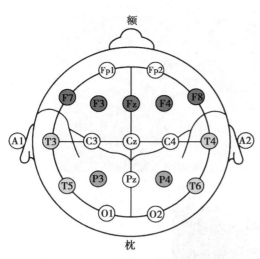

额

枕

图 5-14　国际 10-20 系统电极位置

（2）特殊电极

1）蝶骨电极：将不锈钢针灸针作为电极，在耳屏切迹前 1.5～3.0cm，颧弓中点下方 2cm 垂直刺入 4～5cm 进行记录。该方法与常规方法比较可明显提高颞叶癫痫脑电图诊断的阳性率。

2）鼻咽电极：主要用于检测额叶底部和颞叶前内侧的病变，但因易受呼吸和吞咽动作影响，而且患者有明显的不适感而限制了该技术的应用。

3）深部电极：将电极插入颞叶内侧的海马及杏仁核等较深部位进行记录。主要用于癫痫的术前定位，属非常规的检测方法，其主要并发症是出血和感染。

2. 脑电图的描记和诱发试验　脑电图的描记要在安静、闭目、觉醒或睡眠状态下进行记录，房间温度不宜过高或过低。常采用诱发试验提高脑电图的阳性率。常用的诱发方法及临床意义如下。

（1）睁闭眼诱发试验：主要用于了解 α 波对光反应的情况，方便易行，是常规的诱导方法。其操作为在描记中嘱受检者睁眼，持续 5 秒后再令其安静闭目，间隔 5～10 秒后可再重复，一般连续做 2～3 次。睁眼后 α 节律抑制，闭目后恢复正常或增强为正常反应。

（2）过度换气：其原理是让患者加快呼吸频率和深度，引起短暂性呼吸性碱中毒，使常规检测中难以记录到的、不明显的异常变得明显。过度换气频率一般为 20～25 次 / 分，持续时间通常为 3 分钟，检查时应密切观察患者有无任何不适反应，如头痛及肢端麻木等，一旦 EEG 上出现癫痫样放电最好停止过度换气，以免临床上出现癫痫发作。儿童过度换气时出现对称性慢波可为正常反应，成人则应视为异常。过度换气时出现癫痫样放电、节律异常、不对称性反应均应被视为异常。

（3）闪光刺激：方法是将闪光刺激器置于受检者眼前 20～30cm 处，利用刺激光源给予不同频率的间断闪光刺激，每种频率刺激 10～20 秒，间歇 10～15 秒后更换刺激频率，观察脑波有无变化。闪光刺激是 EEG 的常规检查项目之一，特别是对光敏性癫痫具有重要价值。

（4）睡眠诱发试验：由自然方式或药物引起睡眠，然后诱发脑电图异常。主要用于清醒时脑电图正常的癫痫患者、不合作的儿童及精神异常患者。半数以上的癫痫发作与睡眠有关，部分患者在睡眠中发作，因此睡眠诱发试验可提高 EEG 检查的阳性率，对夜间发作和精神运动性发作更适用。睡眠 EEG 记录时间一般在 20 分钟以上，最好为整夜睡眠记录。

（5）其他：包括药物诱发等，常用的致痫药物有戊四氮和贝美格等静脉注射，目前临床上已经很少应用。

3. 正常 EEG

（1）正常成人 EEG：在清醒、安静和闭眼放松状态下，脑电的基本节律为 8～13Hz 的 α 节律，波幅为 20～100μV，主要分布在枕部和顶部；β 活动的频率为 14～25Hz，波幅为 5～20μV，主要分布在额叶和颞叶；部分正常人在大脑半球前部可见少量 4～7Hz 的 θ 波；频率在 4Hz 以下称为 δ 波，清醒状态下的正常人几乎没有该节律波，但入睡可出现，而且由浅入深逐渐增多。频率为 8Hz 以下的脑电波称为慢波。

（2）儿童 EEG：与成人不同的是，儿童 EEG 以慢波为主，随着年龄的增加慢波逐渐减少，而 α 波逐渐增多，14～18 岁接近于成人脑电波。

（3）睡眠 EEG：根据眼球运动可分为非快速眼动相和快速眼动相。

1）非快速眼动（non-rapid eye movement，NREM）相：①第 1 期（困倦期），由清醒状态向睡眠期过渡阶段，α 节律逐渐消失，被低波幅的慢波取代，在顶部出现短暂的高波幅双侧对称的负相波称为 "V"

波。②第 2 期(浅睡期),在低波幅脑电波的基础上出现睡眠纺锤波(12～14Hz)。③第 3、4 期(深睡期),第 3 期在睡眠纺锤波的基础上出现高波幅慢波(δ 波),但其比例在 50% 以下;第 4 期睡眠纺锤波逐渐减少至消失,δ 波的比例达 50% 以上。

2)快速眼动(rapid eye movement,REM)相:从 NREM 第 4 期的以高波幅 δ 波为主的脑电图,变为以低波幅 θ 波和间歇出现的低波幅 α 波为主的混合频率脑电图,其 α 波比清醒时慢 1～2Hz,混有少量快波。

4. 常见的异常 EEG

(1)弥漫性慢波:背景活动为弥漫性慢波,是常见的异常表现,无特异性。见于各种原因所致的弥漫性脑损害、缺氧性脑病、脑炎、外伤、中枢神经系统变性病、脱髓鞘性脑病等。

(2)局灶性慢波:是局部脑实质功能障碍所致,见于局灶性癫痫、单纯疱疹脑炎、脑脓肿、局灶性硬膜下或硬膜外血肿等。

(3)三相波:通常为中至高波幅、频率为 1.3～2.6Hz 的负 - 正 - 负或正 - 负 - 正波。主要见于 Creutzfeldt-Jakob 病(CJD)、桥本脑病和其他原因所致的中毒代谢性脑病。

(4)癫痫样放电

1)棘波:突发一过性顶端为尖的波形,持续 20～70 毫秒,主要成分为负相,波幅多变,典型棘波上升支陡峭,下降支可有坡度。见于癫痫。

2)尖波:波形与棘波相似,仅时限宽于棘波,持续 70～200 毫秒,常为负相,波幅为 100～200μV。常见于癫痫。

3)3Hz 棘慢波综合:一个棘波继之以一个慢波,易为过度换气诱发,常见于典型失神发作。

4)多棘波:两个以上高幅双相棘波呈节律性出现,常见于肌阵挛及强直 - 阵挛发作。

5)尖慢复合波:由一个尖波及其后的慢波组成,见于癫痫发作。

6)多棘慢复合波:一个以上棘波随之一个慢波,频率为 2～3Hz,常为散在单个出现,两侧同步对称,常见于肌阵挛癫痫。

7)高幅失律:为高波幅的尖波、棘波发放,然后有一电活动静止期。见于婴儿痉挛、苯丙酮尿症等患者。

50% 以上患者在癫痫发作的间期可记录到癫痫样放电,放电的不同类型则通常提示不同的癫痫综合征,如多棘波和多棘慢复合波通常伴有肌阵挛,见于全身性癫痫和光敏感性癫痫等。双侧同步对称、每秒 3 次、重复出现的高波幅棘慢复合波提示失神发作。

常见的正常及异常脑电图波形如图 5-15。

5. EEG 的临床应用 EEG 检查主要用于癫痫的诊断、分类和病灶的定位;对区别脑部器质性或功能性病变和弥漫性或局限性损害以及脑炎、中毒性和代谢性等各种原因引起的脑病等的诊断均有辅助诊断价值。

二、脑磁图

脑磁图(magnetoencephalography,MEG)是对脑组织自发的神经磁场的记录。用声音、光和电刺激后探测和描记的脑组织神经磁场称为诱发脑磁场。该技术始于 20 世纪 70 年代,随着计算机技术和影像学信息处理技术的进展,特别是超导量子干涉装置(superconducting quantum interference device,SQUID)的应用,脑磁图仪的设计和性能方面发生了根本的改变,90 年代开始用于临床研究,但因价格昂贵等原因尚未作为常规辅助检查手段应用于临床。

MEG 的工作原理是使用 SQUID 多通道传感探测系统,探测神经元兴奋性突触后电位产生的电流形成的生物电磁场。与 EEG 比较,前者有良好的空间分辨能力,可检测出直径小于 3.0mm 的癫痫灶,定位误差小,灵敏度高,而且可与 MRI 和 CT 等解剖学影像信息结合进行脑功能区定位和癫痫的病灶定位,有助于难治性癫痫的外科治疗。

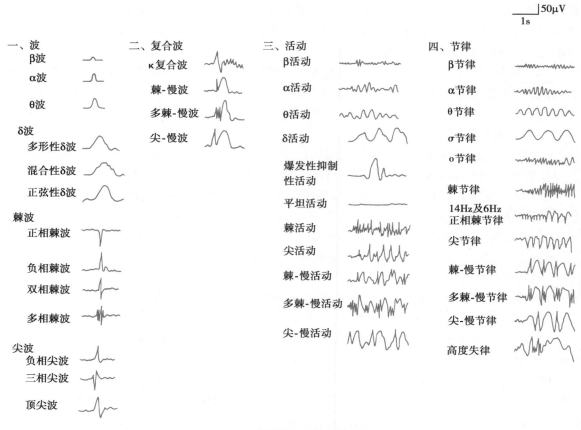

图 5-15　正常及异常脑电图波

三、诱发电位

诱发电位（evoked potential，EP）是神经系统在感受外来或内在刺激时产生的生物电活动。绝大多数诱发电位（又称信号）的波幅很小，仅 $0.1\sim20\mu V$，湮没在自发脑电活动（波幅 $25\sim80\mu V$）或各种伪迹（统称噪声）之中，必须采用平均技术与叠加技术，即重复多次给予同样刺激，使与刺激有固定时间关系（锁时）的诱发电活动逐渐增大而显露。目前能对躯体感觉、视觉和听觉等感觉通路以及运动通路、认知功能进行检测。

1. **躯体感觉诱发电位**（somatosensory evoked potential，SEP）　又称体感诱发电位。SEP 是刺激肢体末端感觉神经，在躯体感觉上行通路不同部位记录的电位。SEP 起源于周围神经中直径较大的快速传导的有髓传入纤维。SEP 能评估周围神经及其近端（例如神经根）、脊髓后索、脑干、丘脑及皮质感觉区的功能状态。

（1）检测方法：将刺激电极置于周围神经干体表部位。常用的刺激部位为上肢的正中神经和尺神经，下肢的胫后神经和腓总神经等。

（2）波形的命名：SEP 各波的命名原则是"极性 + 正常平均潜伏期（波峰向下为 P，向上为 N）"，例如潜伏期为 21 毫秒，波峰向上的波称为 N21。

（3）SEP 异常的判断标准和影响因素：SEP 异常的判断标准：①潜伏期＞平均值 +3 个标准差（standard deviation，SD）；②波幅明显降低伴波形分化不良或波形消失；③双侧各相应波幅差值＞50%。影响因素主要是年龄、身高、性别和温度。检测中应注意肢体皮肤温度应保持在 34℃左右。

（4）SEP 的临床应用：SEP 主要用于严重颅脑损伤、昏迷或脑死亡的判断，以及脊髓手术的术中监护等；也可用于颈椎病、腰骶椎病、臂丛神经病变、脊髓病、亚急性联合变性等，对受损的感觉通路进行评估。

2. **视觉诱发电位**（visual evoked potential，VEP）　VEP是对视神经进行光刺激时，经头皮记录的枕叶皮质产生的电活动。

（1）检测方法：检测方法有模式翻转刺激技术诱发VEP（pattern reversal visual evoked potential，PRVEP）和闪光刺激VEP。PRVEP的优点是波形简单易于分析、阳性率高和重复性好，而闪光刺激VEP受视敏度影响小，适用于PRVEP检测不能合作者。

（2）波形命名：PRVEP由NPN组成的三相复合波，分别按各自的平均潜伏期命名为N75、P100和N145。正常情况下P100潜伏期最稳定而且波幅高，是分析VEP时最常用的波形（图5-16）。

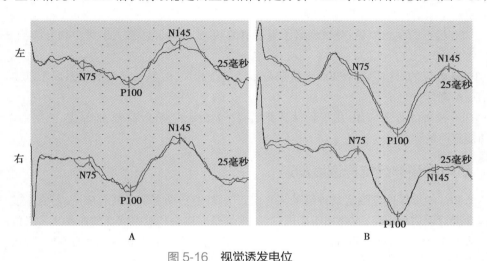

图5-16　视觉诱发电位

A. 正常VEP：双侧P100对称；B. 异常VEP：P100潜伏期显著延长。

（3）VEP异常的判断标准和影响因素：VEP异常的判断标准：①潜伏期＞平均值+3SD；②波幅＜3μV以及波形分化不良或消失；③双侧视神经P100潜伏期差值大于8～10毫秒。VEP主要受视力、性别和年龄的影响。

（4）VEP的临床应用：对视通路病变患者，特别是多发性硬化和视神经脊髓炎谱系疾病患者，可提供早期视神经损害的客观依据。

3. **脑干听觉诱发电位**（brainstem auditory evoked potential，BAEP）　BAEP指耳机传出的短声（click）刺激听神经，经头皮记录的电位。BAEP不受受试者意识状态的影响。

（1）波形命名：正常BAEP通常由5个波组成，依次以罗马数字命名为Ⅰ、Ⅱ、Ⅲ、Ⅳ和Ⅴ。

（2）BAEP异常判断标准：①各波潜伏期延长＞平均值+3SD，和/或波间期延长＞平均值+3SD；②波形消失或Ⅰ/Ⅴ波幅值＞200%；③（Ⅲ～Ⅴ）/（Ⅰ～Ⅲ）波幅值＞1.0。

（3）BAEP的临床应用：主要用于客观评价听觉通路，辅助评估听神经损害、脑桥小脑角肿瘤、多发性硬化、脑死亡的诊断及手术监护等。

4. **运动诱发电位**（motor evoked potential，MEP）　MEP包括电刺激以及磁刺激。磁刺激近年来被广泛应用于临床，经颅磁刺激运动诱发电位（transcranial magnetic stimulation motor evoked potential，TMS-MEP）指经颅磁刺激大脑皮质运动细胞、脊神经根及周围神经运动通路，在相应的肌肉上记录的复合肌肉动作电位。MEP的主要检测指标为各段潜伏期和中枢运动传导时间（central motor conduction time，CMCT）。

（1）检测方法：上肢MEP检测是将磁刺激器置于上肢对应的大脑皮质运动区、C_7棘突和Erb点，在拇短展肌等肌肉上记录诱发电位；下肢MEP测定是将磁刺激器置于下肢对应的大脑皮质运动区、L_4棘突及腘窝，在胫前肌和趾短伸肌上记录诱发电位。

（2）异常的判断标准及影响因素：异常的判断标准为：各波潜伏期或CMCT延长＞平均值+2.58SD，上肢易化状态下波形消失。各波潜伏期与身高有明显的相关性；CMCT与身高无相关性。

（3）MEP 的临床应用：主要用于运动通路病变的诊断，如多发性硬化、肌萎缩侧索硬化、脊髓型颈椎病、脑血管病等。

5. 事件相关电位（event-related potential，ERP） ERP 指大脑对某种信息进行认知加工（注意、记忆和思维等）时，通过叠加和平均技术在头颅表面记录的电位。ERP 主要反映认知过程中大脑的电生理变化。ERP 中应用最广泛的是 P300 电位。

（1）检测方法：将能区分开的两种或两种以上的感觉刺激随机编排成刺激序列，小概率、不规律出现的刺激称为靶刺激，另一种为非靶刺激。受试者选择性注意靶刺激，在靶刺激呈现后 $250 \sim 500$ 毫秒从头皮上记录的正性电位称为 P300。

（2）P300 检查的注意事项：受试者必须保持清醒状态，瞌睡和注意力不集中均会影响 P300 检查的结果。

（3）P300 电位的影响因素：P300 潜伏期与年龄呈正相关，波幅与年龄的关系尚不确定，但 70 岁以后波幅逐渐降低。

（4）P300 检查的临床应用：用于各种脑部疾病（包括痴呆、帕金森病、抑郁症、酒精中毒等）引起的认知功能障碍的评价。

四、肌电图和神经传导速度测定

肌电图和神经传导速度测定是神经系统的重要辅助检查，两者通常联合应用，对脊髓前角细胞及其以下病变进行评估和定位，主要用于周围神经、神经肌肉接头和肌肉病变的诊断。广义的肌电图检查包括常规肌电图检查、神经传导速度测定、F 波测定、重复神经刺激检查、运动单位计数、单纤维肌电图检查以及巨肌电图检查等。

1. 肌电图 肌电图（electromyogram，EMG）指用同心圆针电极记录的肌肉安静状态下和不同程度随意收缩状态下各种电活动的一种技术。

（1）正常 EMG

1）静息状态：观察插入电位，针电极插入肌肉时引起的短暂电位发放即插入电位，停止移动针电极时插入电活动也迅速消失，于 300 毫秒左右恢复静息状态。

2）轻收缩状态：观察运动单位动作电位（motor unit action potential，MUAP），它是单个前角细胞支配的所有肌纤维同步放电的总和。就 MUAP 的时限、波幅、波形及多相波百分比而言，不同肌肉各有其不同的正常值范围（图 5-17A）。

3）大力收缩状态：观察募集现象，即观察肌肉在大力收缩时运动电位的多少及其发放频率的快慢。正常情况下，大力收缩时肌电图上出现的密集的、相互重叠的、难以分辨基线的许多运动单位电位即为干扰相。

（2）异常 EMG

1）插入电位的改变：插入电位减少或消失见于严重的肌肉萎缩、肌肉纤维化、脂肪组织浸润以及肌纤维兴奋性降低等；插入电位的延长或增多提示肌肉易激惹或肌膜不稳定，见于失神经支配的肌肉或炎性肌病。

2）异常自发电位：①纤颤电位（fibrillation potential）。是由失神经支配的肌纤维对乙酰胆碱的敏感性增高或肌肉细胞膜电位的稳定性下降所致的单个肌纤维的自发放电。纤颤电位多呈双相，起始为正相，后为负相，时限 $1 \sim 2$ 毫秒，波幅 $20 \sim 200\mu V$，频率 $2 \sim 30Hz$，声音为尖而高调的"嗒嗒"声。见于神经源性损害和肌源性损害。②正锐波（positive sharp wave）。其产生机制及临床意义同纤颤电位；为一正相尖形主峰向下的双相波，形似"V"字形，时限 $10 \sim 100$ 毫秒，波幅差异很大，一般为 $50 \sim 200\mu V$，频率 $4 \sim 10Hz$，声音呈遥远的雷鸣样音。③束颤电位（fasciculation potential）。指在安静的时候出现单个或部分运动单位电位支配肌纤维的自发放电，波形与正常的运动单位电位类似，见于神经源性损害。④其他。例如复合重复放电（complex repetitive discharge，CRD）和肌纤维颤搐（myokymia）电位。

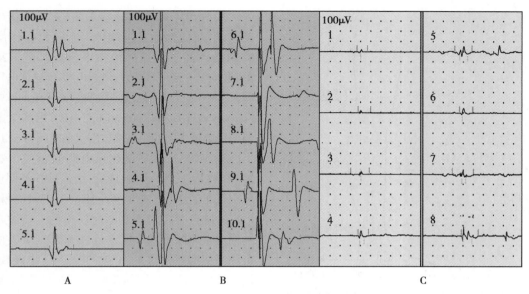

图 5-17 运动单位动作电位（MUAP）

图中 100μV 为电压，"1.1" 和 "1" 等数字为 MUAP 的序号。

A. 正常 MUAP（右拇短展肌记录）；B. 神经源性损害时 MUAP 表现（右拇短展肌记录）：MUAP 时限增宽，波幅增高及多相波百分比增高；C. 肌源性损害时 MUAP 表现（右三角肌记录）：MUAP 时限缩短，波幅降低及多相波百分比增高。

3）肌强直放电（myotonic discharge）：与安静时肌膜氯离子通透性减小有关，多见于肌肉自主收缩或受机械刺激后。波幅通常为 10μV～1mV，频率为 25～100Hz。放电过程中波幅和频率逐渐衰减，扩音器可传出"飞机俯冲或摩托车减速"样声音。见于各种原因所致的肌强直。

4）异常 MUAP：①神经源性损害：表现为 MUAP 时限增宽、波幅增高及多相波百分比增高（图5-17B），见于脊髓前角细胞病变、神经根病变、神经丛病变和周围神经病等；②肌源性损害：表现为MUAP 时限缩短、波幅降低及多相波百分比增高（图 5-17C），见于进行性肌营养不良、炎性肌病和其他原因所致的肌病。

5）异常募集相：①单纯相：指肌肉大力收缩时，参加发放的运动单位数量明显减少，在肌电图上表现为单个独立的电位，见于神经源性损害；②病理干扰相：肌纤维变性或坏死使运动单位变小，在肌肉大力收缩时参与募集的运动单位数量明显增加，表现为低波幅干扰相，被称为病理干扰相，见于各种原因导致的肌源性损害；③混合相：参加发放的运动单位数量部分减少，大力收缩时相互重叠的运动单位电位的密集程度较干扰相稍有降低，基线部分可分辨，即为混合相，可见于神经源性损害。

（3）EMG 的临床应用：EMG 主要用于神经源性损害和肌源性损害的诊断及鉴别诊断，结合神经传导速度的结果，有助于对脊髓前角细胞、神经根和神经丛病变进行定位。四肢、胸锁乳突肌和脊旁肌 EMG 对运动神经元病的诊断有重要价值。

2. 神经传导速度测定 神经传导速度（nerve conduction velocity，NCV）测定是用于评定周围神经传导功能的一项诊断技术，通常包括运动神经传导速度（motor conduction velocity，MCV）、感觉神经传导速度（sensory conduction velocity，SCV）及 F 波的测定。

（1）测定方法

1）MCV 测定：①电极放置：刺激电极分为阴极和阳极，阴极置于神经远端，阳极置于神经近端；记录电极置于肌腹；参考电极置于肌腱；地线置于刺激电极和记录电极之间。②MCV 的计算：超强刺激神经干远端和近端，在该神经支配的肌肉上可记录到 2 次复合肌肉动作电位（compound muscle action potential，CMAP），测定其不同的潜伏期，用远端和近端之间的距离除以两点间潜伏期差，即为神经的传导速度（图 5-18）。计算公式为：神经传导速度（m/s）= 两点间距离（cm）×10/ 两点间潜伏期差（ms）。波幅的测定通常取峰- 峰值。

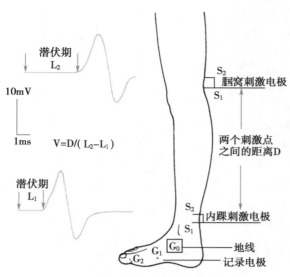

潜伏期 L₂

10mV

1ms

$V=D/(L_2-L_1)$

潜伏期 L₁

S₂ 腘窝刺激电极
S₁

两个刺激点之间的距离D

S₂ 内踝刺激电极
S₁

G₀ 地线
G₂ G₁ 记录电极

图 5-18　运动神经传导速度计算方法

2）SNCV 测定:①电极放置:刺激手指或脚趾末端,顺向性地在近端神经干收集(顺向法),或刺激神经干而逆向地在手指或脚趾末端收集(逆向法);地线固定于刺激电极和记录电极之间。②SNCV 计算:记录潜伏期感觉神经动作电位(sensory nerve action potential,SNAP),用刺激电极与记录电极之间的距离除以潜伏期时间为 SNCV。

3）F 波:F 波是以超强电刺激神经干在 M 波(CMAP)后的一个晚成分,由运动神经回返放电引起的,因首先在足部小肌肉上记录而得名。F 波的特点是在超强刺激时获得的 F 波波幅在相同电量刺激下并不恒定,重复刺激时 F 波的波形和潜伏期变异较大。F 波的测定:①电极放置:同 MNCV 测定,不同的是阴极放在近端;②潜伏期的测定:通常连续测定 10～20 个 F 波,然后计算其平均值,F 波的出现率为 80%～100%。

（2）NCV 异常及临床意义:①NCV 减慢:包括 MNCV 和 SNCV 减慢,常常提示周围神经损害,单纯传导速度减慢是髓鞘损害的标志;②波幅降低:单纯波幅降低提示轴索损害,严重的髓鞘脱失也可继发轴索损害,引起波幅降低;③F 波异常:可表现为出现率减小、潜伏期延长、传导速度减慢及 F 波消失等,通常提示周围神经近端病变。补充 MCV 测定的不足,对神经根病变的诊断有重要价值。

（3）NCV 的临床应用:NCV 的测定可用于各种原因的周围神经病的诊断和鉴别诊断,能够发现周围神经病的亚临床病灶,能区分轴索损害或髓鞘脱失;结合 EMG 可以鉴别前角细胞、神经根、周围神经及肌源性损害等。

3. 重复神经刺激（repetitive nerve stimulation,RNS）　RNS 指超强重复刺激神经干后在相应肌肉记录复合肌肉动作电位,是检测神经肌肉接头功能的重要手段。RNS 可根据刺激的频率分为低频（≤5Hz）RNS 和高频（10～30Hz）RNS。

（1）测定方法:①电极放置:刺激电极置于神经干,记录电极置于该神经所支配的肌肉,地线置于两者之间;②神经和肌肉的选择:临床通常选择面神经支配的眼轮匝肌、腋神经支配的三角肌、尺神经支配的小指展肌。高频刺激通常选用尺神经。

（2）正常值的计算和异常的判断:确定波幅递减是计算第 4 或第 5 波比第 1 波波幅下降的百分比;确定波幅递增是计算最高波幅比第 1 波波幅上升的百分比。正常人低频刺激波幅减低在 10%～15%（图 5-19A）,高频刺激波幅减低在 30% 以下,而波幅增加在 50% 以下。低频波幅减低>15%（部分定为 10%）（图 5-19B）和高频刺激波幅减低>30% 为异常,称为波幅递减;高频刺激波幅增加>100% 为异常,称为波幅递增。

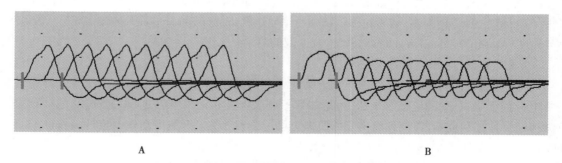

A

B

图 5-19　低频重复神经刺激（RNS）（左尺神经记录,2Hz）
A. 正常低频 RNS;B. 异常低频 RNS:第 5 波较第 1 波波幅递减 15% 以上,见于重症肌无力患者。

（3）RNS 的临床意义：检测神经肌肉接头的功能状态，主要用于重症肌无力的诊断及其和兰伯特-伊顿（Lambert-Eaton）肌无力综合征的鉴别。重症肌无力表现为低频或高频刺激波幅递减；而后者表现为低频刺激波幅递减，高频刺激波幅递增。

第四节 | 放射性核素检查

核医学显像即放射性核素显像，是一类能反映脑功能和代谢的显像方法，包括单光子发射计算机断层扫描和正电子发射断层扫描。

一、单光子发射计算机断层扫描

单光子发射计算机断层扫描（single photon emission computed tomography，SPECT）使用能通过血-脑屏障的放射性药物来显示局部脑血流的分布。SPECT 提供的三维显像方法能比较准确、安全地显示和测定脑血流量变化，可辅助某些神经科疾病的诊断。

1. **基本原理**　静脉注射可通过血-脑屏障的放射性显像剂，应用设备采集信息和重建图像。脑组织摄取和清除显像剂的量与血流量成正比，从而可获得脑各部位局部血流量的断层图像。SPECT 的主要不足之处是组织解剖结构显示欠清晰。

目前常用 ^{99m}Tc-双半胱乙酯（^{99m}Tc-ECD）作为放射性示踪剂。显像方法为静脉注射 ^{99m}Tc-ECD 后 15～60 分钟进行数据采集，用计算机重建横断面、冠状面及矢状面断层影像，对图像进行客观的定量分析、测定，并计算出脑血流量（CBF）和局部脑血流量（rCBF）。

2. **临床应用**　与 CT 和 MRI 等结构性影像相比，SPECT 显像可获得前两者无法获得的脑功能资料，对于某些疾病诊断有一定的优越性。

（1）短暂性脑缺血发作（TIA）：TIA 患者在没有脑组织结构的改变时 CT 和 MRI 往往正常，而 SPECT 却可发现相应区域 rCBF 降低。

（2）癫痫：发作期病灶区的 rCBF 增高，而在发作间歇期 rCBF 降低。据此原理，可配合脑电图提高手术前病灶定位的准确性。

（3）痴呆：阿尔茨海默病患者典型表现是对称性颞顶叶 rCBF 降低；血管性痴呆可见散在、多个 rCBF 减低区；额颞叶痴呆则呈双侧额叶低灌注。

（4）锥体外系疾病：帕金森病可见纹状体的 rCBF 降低；亨廷顿病可见额、顶和尾状核的 rCBF 降低。

二、正电子发射断层扫描

正电子发射断层扫描（positron emission tomography，PET）使用正电子放射性核素及其标记化合物，显示脑代谢和功能的图像，如局部脑葡萄糖代谢、氨基酸代谢、氧代谢和脑血流，还可显示神经受体的位置、密度及分布。随着 PET/CT 和 PET/MRI 等可同时反映解剖结构和功能代谢的先进仪器的问世以及多模态显像和新型显像剂的成功应用，PET 能够做到更精确地定位和定量，从分子水平上展示脑内生理、病理变化状态。

1. **基本原理**　将发射正电子的放射性核素如 ^{18}F 标记的氟代脱氧葡萄糖（^{18}F-FDG）引入体内，通过血液循环到达脑部而被摄取。利用 PET 系统探测这些正电子核素发出的信号，用计算机进行断层图像重建。常用脑显像包括：脑葡萄糖代谢显像，神经递质、受体和转运蛋白显像，β 淀粉样蛋白（amyloid β-protein，Aβ）或 tau 蛋白显像以及脑血流灌注显像。

2. **临床应用**　PET 弥补了单纯解剖形态成像的不足，能反映局部脑功能的变化，在疾病还未引起脑的结构改变时就能发现脑局部代谢的异常，在临床上有很重要的用途。

（1）癫痫：难治性癫痫需外科治疗时，PET 能帮助确定癫痫病灶的位置。癫痫患者发作期表现为癫痫灶的代谢增加,而在发作间歇期表现为代谢减低,其准确率可达 80%,明显优于 CT 和 MRI,对于手术前原发性癫痫的病灶定位具有重要意义。

（2）痴呆:PET 可用于痴呆的鉴别诊断,AD 可表现为双侧对称性的顶叶和颞叶 ^{18}F-FDG 下降（图 5-20A、D）。AD 患者出现的代谢减低主要与对应区域的脑组织萎缩、代谢物质利用减少有关,因此 AD 经过矫正脑萎缩后与正常人无明显差别;而血管性痴呆糖代谢的表现与 AD 不同,当前者去除脑梗死组织后,残留的正常脑组织仍然表现为葡萄糖代谢率降低。此外,近年来研发成功的几种新型显像剂能够显示脑内 β 淀粉样蛋白和 tau 蛋白。例如 β 淀粉样蛋白标记配体 ^{11}C-PIB PET 技术可显示脑内的 Aβ 沉积,能实现 AD 的早期诊断（图 5-20B、C、E、F）。

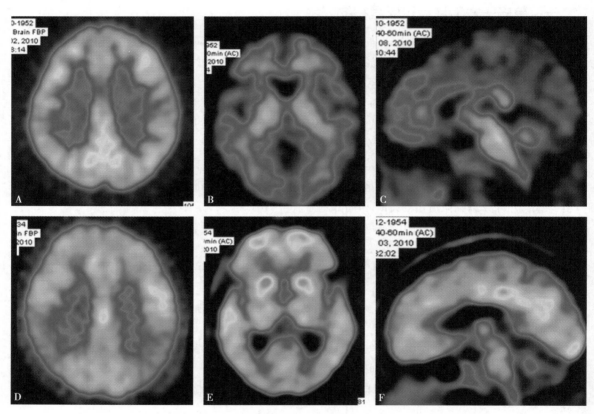

图 5-20　正常人与 AD 患者的 ^{18}F-FDG PET 和 ^{11}C-PIB PET 脑显像比较

A. 正常人脑 ^{18}F-FDG PET;B、C. 分别为正常人脑 ^{11}C-PIB PET 横断面和矢状面,显示 PIB 摄取量极低;D. AD 患者脑 ^{18}F-FDG PET 显示双侧顶颞叶皮质对称性低代谢;E、F. 分别为 AD 患者脑 ^{11}C-PIB PET 横断面和矢状面,显示 AD 患者 PIB 的摄取明显增加。

（3）帕金森病:联合应用多巴胺转运蛋白（dopamine transporter,DAT）和多巴胺 D_2 受体（dopamine D_2 receptor,D_2R）显像能完整地评估帕金森病的黑质-纹状体通路变性程度,对帕金森病的早期诊断、鉴别诊断和病情严重程度评估均有一定价值。

（4）肿瘤:主要用于脑肿瘤放射治疗后辐射坏死与肿瘤复发或残存的鉴别诊断,前者表现为代谢减低,后者则表现为代谢增高。在检查脑部原发性肿瘤方面也很有价值,能敏感地发现早期病灶,帮助判断肿瘤的恶性程度。

PET 的主要不足是仪器设备和检查费用昂贵,仅在较大型医院应用。

第五节 │ 神经系统疾病的病理组织学检查

脑、神经和肌肉活组织检查的主要目的是明确病因,得出病理诊断,并且通过病理检查的结果进一步解释临床和神经电生理的改变。但是活组织检查受取材的部位、大小和病变分布的限制,也有一定的局限性,有时即使病理结果阴性,也不能排除诊断。

一、脑活组织检查

脑活组织检查(brain tissue biopsy)是通过取材局部脑组织进行病理检查的一种方法,可为某些脑部疾病的诊断提供重要的依据。

脑活检取材方式分为手术活检和立体定向穿刺活检,取决于病变的部位。脑深部或功能区的局灶性病变,宜采用立体定向穿刺活检,在头部 CT 或 MRI 指导下,不同深度多点取材,尽可能反映疾病病理变化的全貌。较浅的、靠近皮质的局灶性病变,切除后对脑功能影响不大时,或立体定向穿刺未能明确诊断时可以手术活检。脑活检后的标本要根据临床需要和组织特性,选择恰当的病理技术处理。通常将标本制成不同的切片,采用不同的染色技术显示病变。还可从脑活检组织中分离病毒或检测病毒抗原,应用聚合酶链反应(PCR)检测病毒特异性 DNA 或原位杂交技术确定病毒的类型等。

脑活检主要用于:①神经系统感染性疾病抗感染治疗效果不好需要进一步查明病因;②临床疑诊为某些遗传代谢性疾病,如脑白质营养不良、神经节苷脂沉积病、肌阵挛癫痫、线粒体脑病和溶酶体病等;③神经影像学提示颅内占位病变,鉴别肿瘤、脱髓鞘或炎性肉芽肿等;④临床上罕见的不明原因导致的进行性痴呆的诊断与鉴别诊断;⑤炎症性疾病如亚急性硬化性全脑炎、肉芽肿、结节病及血管炎等。

脑活检是一种创伤性检查,有可能造成脑功能缺失,有时即使进行活检也难以确定诊断,须权衡利弊,严格掌握适应证。

二、神经活组织检查

腓肠神经活组织检查是最常用的神经活组织检查(nerve biopsy),有助于确定周围神经病变的性质和程度,是周围神经疾病病因诊断的重要依据。取材的标本会根据诊断的要求进行恰当的处理和染色,用于光镜或电镜观察。

在神经活检的切片上,光镜下可观察到有髓纤维的密度、大中小纤维的比例和分布、髓鞘有无脱失、轴索有无变性、有无"洋葱球"和再生簇形成,从而了解周围神经损害的程度和性质,判断病变性质是脱髓鞘性还是轴索性或神经元性神经病,病程处于急性或慢性过程;除了神经纤维的变化,还可以观察到神经间质是否存在炎性反应和新生血管,有无异常物质的沉积等。电镜观察可了解胞质内细胞器的超微结构,如线粒体、溶酶体、糖原、脂滴的数量、分布以及功能状态。电镜检查是观察轴索内部、施万细胞,尤其是无髓纤维所必需的,对病因诊断十分重要。

神经活检的适应证是各种原因所致的周围神经病,儿童的适应证还可包括疑诊异染性脑白质营养不良、肾上腺脑白质营养不良和克拉伯(Krabbe)病等。

周围神经病的原因十分复杂,腓肠神经活检也有局限性,因为腓肠神经为纯感觉神经,对于纯运动神经病变或以运动神经损害为主的神经病变,腓肠神经活检不能反映或不能全面反映神经病理的变化及程度,需要做尺神经活检。一些中毒、代谢及遗传性周围神经病缺乏特异性病理改变,因此周围神经病的诊断仍需结合临床和其他实验室检查结果进行综合考虑。

三、肌肉活组织检查

肌肉活组织检查(muscle biopsy)是临床常用的病理检查手段,主要的临床适应证包括:①肌肉疾病的诊断与鉴别诊断,如炎症性疾病(包括多发性肌炎、皮肌炎等)、肌营养不良、先天性肌病、代谢性肌病(如脂质沉积病、糖原贮积症、线粒体疾病等)、拉福拉(Lafora)病、蜡样脂褐素沉积症等;②鉴别神经源性或肌源性肌损害,如脊髓性肌萎缩;③确定系统性疾病(如内分泌疾病、自身免疫性疾病、肿瘤以及遗传代谢性疾病等)伴有肌无力者是否有肌肉组织受累、肌肉间质有无血管炎症或异常物质沉积等。关于肌肉活检的取材,首先应避免在肌内注射或肌电图针刺部位附近取材。其次应该选择中等损失肌群,过轻者病理改变可能不明显;过重者(如肌力低下非常明显,已有严重萎缩的肌肉)肌纤维几乎完全坏死消失或已经被脂肪、结缔组织取代,无诊断价值。目前临床上通常采用肌肉 MRI 定位方法,避免取到终末期病变组织。肌肉活检标本可根据需要进行处理和染色,于光镜或电镜下观察。神经源性肌损害多由下运动神经元或周围神经损害所致,病理改变多表现为肌纤维失去多边形结构,形成小角形纤维,萎缩的肌纤维呈簇状分布,与正常肌纤维群相嵌存在。应用 ATP 酶染色可见正常肌肉组织具有的"棋盘格"样分布的 Ⅰ、Ⅱ 型肌纤维结构消失,代之形成同一类型肌纤维聚集,成片分布,即"群组化",此现象提示失神经以及神经再支配的病理过程。肌源性损害多由肌肉本身病变或外源性损害作用于肌肉所致,如肌营养不良、代谢性肌病、炎性肌病、先天性肌病等。各类肌源性损害具有共同的病理改变,如肌纤维大小不一,存在变性、坏死或再生,常伴有吞噬现象,间质结缔组织增生,脂肪组织浸润以及血管改变等;但不同类型的肌病还具有各自的病理组织学特征。

肌肉病理检查因受取材和方法学等方面的限制,虽然可以为临床诊断提供很大的帮助,但仍有一定的局限性,只有结合家族史、临床表现和其他检查结果才能对疾病作出最后诊断。

四、皮肤活组织检查

皮肤活组织检查(skin biopsy)是对皮肤标本进行病理组织学观察的检查技术,是小纤维神经病以及皮肤和皮下组织同时受累的神经系统疾病的诊断手段。主要的临床适应证包括:①肢体感觉异常如麻木、疼痛、过敏,常伴有自主神经受损表现,如多汗、少汗、皮温改变等疑似小纤维神经病症状;②罹患神经系统疾病合并症累及皮肤和皮下组织,如 Lafora 型进行性肌痉挛性癫痫、神经元核内包涵体病等;③患有全身系统性疾病,如血管炎等。相对于肌肉、神经活检,皮肤活检是近年来的新兴技术,仍须积累更多临床资料,制定统一的病理诊断标准。

第六节 ｜ 基因诊断技术

神经系统遗传病约占人类遗传病的 60%,具有家族性和终生性的特点。以往其诊断主要依靠病史、体征、家系调查、生化和酶学等辅助检查,但这些常规诊断方法难以对遗传病作出早期诊断、症状前诊断或产前诊断。基因诊断(gene diagnosis)又称分子诊断,指运用分子生物学的技术方法来分析受检者的某一特定基因的结构(DNA 水平)或功能(RNA 水平)是否异常,以此来对相应的疾病进行诊断,是重要的病因诊断技术之一。基因诊断不仅能对一些疾病作出确切诊断,也能确定与疾病有关联的状态,如对疾病的易感性、发病类型和阶段的确定等。基因诊断的核心技术是基因检测技术,从发展历程上看,主要包括连锁分析、分子杂交技术、聚合酶链反应(PCR)及其衍生技术、基因芯片技术和基因测序技术等。特别是近年来应用广泛的基因测序技术,如桑格(Sanger)测序、高通量测序(high-throughput sequencing)[又称第二代测序(next-generation sequencing,NGS)]、基因组扩增转录同步测序(genomic amplification with transcript sequencing,GAWTS)、全外显子组测序(whole exome sequencing,WES)、全基因组测序(whole-genome sequencing,WGS)、第三代测序等技术飞速发展,不断升级换代,已逐渐成为基因诊断领域的重要技术平台和研究工具。

随着基因检测技术的成熟,基因诊断的临床应用也在不断拓展,在遗传性疾病、感染性疾病、药物基因组学研究等多方面发挥着越来越重要的作用。

1. **遗传性疾病**　根据受累遗传物质的不同分类,神经系统遗传病主要包括单基因病、多基因病、线粒体病、染色体病和体细胞遗传病（主要为癌症）。目前基因诊断在神经系统遗传病中的应用主要包括：①单基因遗传病的诊断、鉴别诊断及病因的确定：如进行性假肥大性肌营养不良、亨廷顿病、遗传性脊髓小脑共济失调、脊髓性肌萎缩、腓骨肌萎缩症、家族性淀粉样变性、肝豆状核变性、遗传性肌张力障碍、利氏（Leigh）病、强直性肌营养不良等；②为表型多样性疾病的基因分型提供依据：如脊髓小脑共济失调主要的基因分型；③对单基因和多基因病易感人群进行早期诊断和干预：如检测肝豆状核变性基因和阿尔茨海默病的载脂蛋白 E 基因，确定易感人群，进行早期干预，阻止或延缓临床症状的出现；④神经系统遗传病的产前诊断和咨询。

2. 感染性疾病　应用基因诊断方法特别是宏基因组学第二代测序（mNGS）技术检测血液、脑脊液、其他体液、组织标本的病原体，有利于早期、快速、准确地诊断神经系统感染性疾病。目前常用的包括：病毒感染（单纯疱疹病毒、水痘-带状疱疹病毒、EB 病毒等）、细菌感染（结核分枝杆菌、脑膜炎双球菌等）、真菌感染（新型隐球菌）、螺旋体感染（神经系统莱姆病）、弓形虫感染等。

3. 药物基因组学　药物基因组学是在药物遗传学的基础上发展起来的、以功能基因组学与分子药理学为基础的一门学科，采用基因组学的信息和研究方法，通过分析 DNA 的遗传变异和监测基因表达谱，探讨对药物反应的个体差异，从分子水平证明和阐述药物疗效以及药物作用的靶位、作用模式和毒副作用。神经科常将药物基因组学应用于癫痫、抗凝药、免疫抑制药、心脑血管病药物、抗抑郁药物等的筛选和个体化治疗。

越来越多神经遗传疾病的基因被克隆，不仅为其分子发病机制的探讨奠定了基础，也使得遗传病的诊断由临床水平过渡到基因水平（包括产前基因诊断、症状前基因诊断、临床基因诊断等不同层次），从而大大地提高了诊断速度和准确性。同时，我们也要注意，基因诊断的基础仍然是临床诊断，许多遗传疾病在明确其基因突变类型及分布规律之前尚不能对其进行基因诊断。只有在临床诊断正确的基础上建立的基因诊断方法才是可靠的。

（王　伟）

第六章 | 神经心理学检查

神经心理学是用脑的结构和功能来解释心理现象或行为的学科,而临床神经心理学是通过各种标准化和数量化的神经心理测验方法来测定大脑的记忆、智力、语言等功能,从而进行脑功能判定及药物或手术治疗的疗效评估,并帮助医师制定促进患者脑功能恢复的治疗计划。神经心理学检查已成为认知功能障碍评估不可缺少的工具。神经心理学检查包括:问诊、体格检查、神经心理学量表测验。

1. 问诊及体格检查 细致全面的问诊和体格检查是神经心理学检查的重要内容和环节,有助于我们识别和诊断认知功能障碍。通过与患者交谈,可全面了解受试者存在哪些认知域的损害,如记忆障碍(近事遗忘、远事遗忘、语义性遗忘)、语言障碍(感觉性、运动性、混合性、命名性等)、定向障碍(时间、地点、人物)、计算障碍和精神障碍(如淡漠、退缩、抑郁、激越、幻觉)等。

2. 神经心理学测验 神经心理学测验可通过纸笔测验及基于计算机的神经心理测查完成。神经心理量表包括自评量表和他评量表。自评量表一般操作简单,如抑郁自评量表(SDS),受试者可独立完成。他评量表是他人对受试者进行评定,可以由医师直接评定或由受过专业培训的测评人员与受试者一对一完成,如汉密尔顿(Hamilton)抑郁量表;也可根据知情者提供的信息进行评定,如神经精神问卷、日常生活能力量表等。

以下对常用的神经心理学量表及检查方法进行介绍。

一、认知功能评定

(一)总体认知功能评定

认知功能障碍的评定,是诊断轻度认知障碍和痴呆的重要环节。总体认知功能的评估能较全面地了解患者的认知状态、认知特征,对认知障碍疾病的诊断和病因分析有着非常重要的作用。通过定期的评估随访,也可以评价认知障碍患者的治疗效果及转归;选择合适的测评量表,还能较敏感地筛选出轻度认知障碍(mild cognitive impairment,MCI)患者并较准确地评估轻度认知障碍患者的认知功能。常见的总体认知评估量表如下。

1. 简易智力状态评估量表(Mini-Cog) 是一种用时短、敏感度高的认知评估量表,操作简单,测评所需时间短。包含2个简单的认知测试:对3个单词(皮球、国旗、树木)的记忆(3分)和画钟试验(2分,表盘标注准确得2分,有一处不正确得0分)。Mini-Cog评分不受教育程度和语言差异的影响。0~2分痴呆筛查阳性,须进一步评估;3~5分痴呆筛查阴性。

2. 简易精神状态检查量表(Mini-Mental State Examination,MMSE) 也被称为福尔斯坦(Folstein)测试,是由Folstein等人于1975年编制的一份广泛应用于国内外临床及科研的认知筛查量表,是目前世界上最具有影响力、最普及、最常用的量表之一,主要用于整体认知功能的简单评定和痴呆的筛查(表6-1)。MMSE对识别正常老年人与痴呆患者具有重要意义,但对识别MCI患者有一定局限性。

该量表由20个问题共30项组成,内容覆盖定向力、记忆力、注意力、计算能力、语言能力和视空间能力6个方面,共计30分。中国阿尔茨海默病痴呆诊疗指南(2020年版)采用教育水平调整值(文盲、小学、中学、大学分别以≤22分、≤23分、≤24分、≤26分为诊断界值),敏感度为96%,特异度为84%,准确性高。

表 6-1　简易精神状态检查量表(中文版)

姓名:_____　性别:____　年龄:_____　文化程度:_____
照料者姓名:_____　家庭住址:_____　电话:_____
评定时间:_____　既往病史:_____

项目			记录	评分	
定向力 (10分)	今天是星期几			0	1
	今天是几号			0	1
	现在是几月			0	1
	现在什么季节			0	1
	今年哪一年			0	1
	你住在哪个(省、市)			0	1
	你住在什么地方(区、县)			0	1
	你住在什么街道(乡、村)			0	1
	这里是什么地方			0	1
	我们现在在第几层楼			0	1
记忆力 (3分)	皮球			0	1
	国旗			0	1
	树木			0	1
注意力和计算力 (5分)	100−7			0	1
	−7			0	1
	−7			0	1
	−7			0	1
	−7			0	1
回忆能力 (3分)	皮球			0	1
	国旗			0	1
	树木			0	1
语言能力 (9分)	命名能力	手表		0	1
		铅笔		0	1
	复述能力	大家齐心协力拉紧绳		0	1
	三步命令	右手拿纸		0	1
		双手将纸对折		0	1
		放在大腿上		0	1
	阅读能力	请闭上眼睛		0	1
	书写能力			0	1
	视空间能力			0	1
总分					

　　3. 蒙特利尔认知评估量表(Montreal Cognitive Assessment,MoCA)　由 Ziad Nasreddine 在 1996 年于蒙特利尔创立,主要用于 MCI 和早期阿尔茨海默病患者的筛查。共计 30 分,内容覆盖以下认知域,包括视空间能力、执行能力、短时记忆与延迟回忆、注意力、计算力和工作记忆、语言、定向(图 6-1)。中国阿尔茨海默病痴呆诊疗指南(2020 年版)经过标准化神经心理学成套量表校正后,MoCA 定义患者为痴呆的阈值≤18 分,为 MCI 的阈值≤25 分。

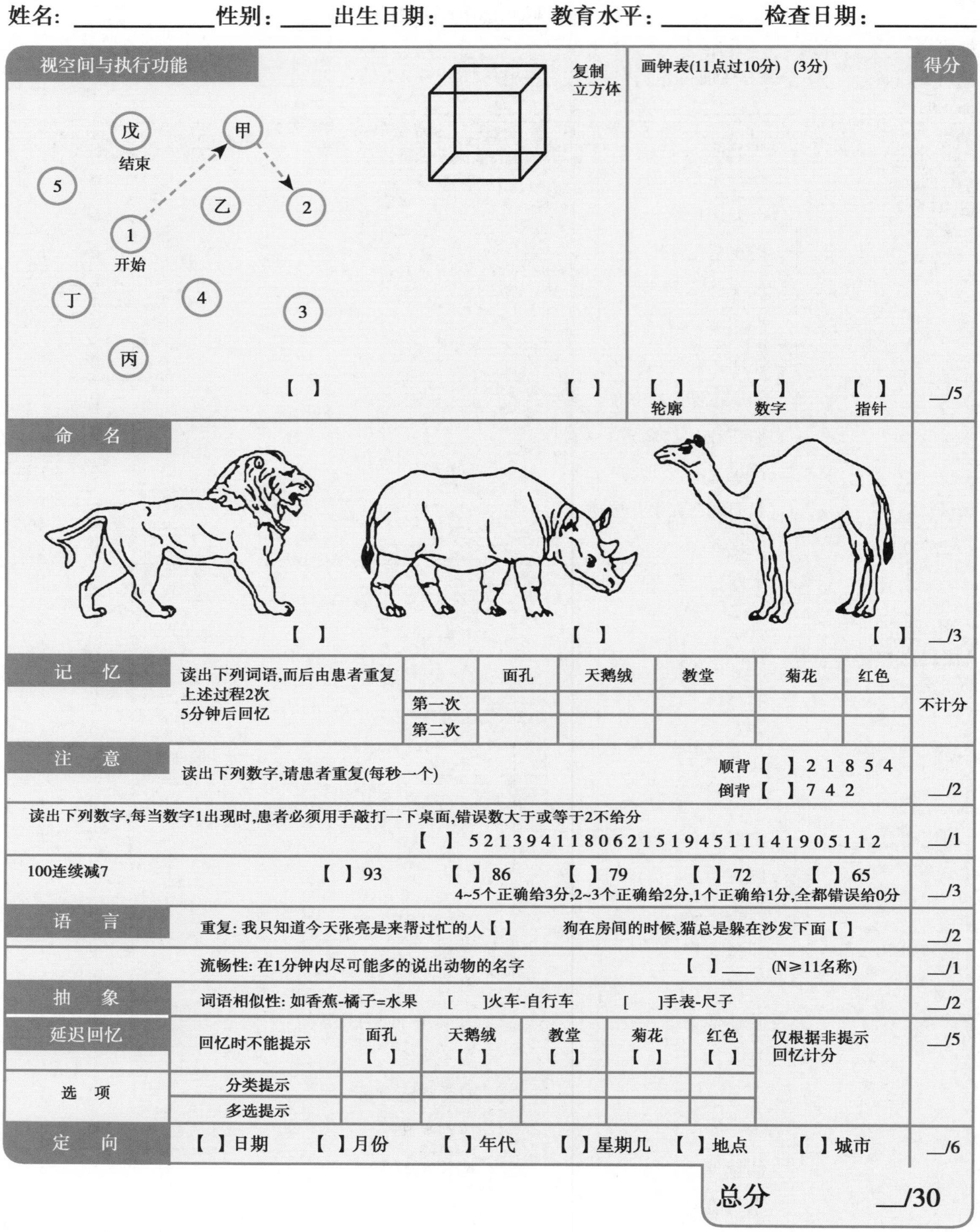
姓名：＿＿＿＿性别：＿＿出生日期：＿＿＿＿教育水平：＿＿＿＿检查日期：＿＿＿＿

视空间与执行功能			得分
戊 结束、甲、5、乙、2、1 开始、丁、4、3、丙 【 】	复制立方体 【 】	画钟表(11点过10分) (3分) 【 】轮廓 【 】数字 【 】指针	＿/5
命名 【 】 【 】 【 】			＿/3

记忆	读出下列词语,而后由患者重复上述过程2次 5分钟后回忆	面孔	天鹅绒	教堂	菊花	红色	不计分
	第一次						
	第二次						

注意		得分
读出下列数字,请患者重复(每秒一个)	顺背【 】2 1 8 5 4 倒背【 】7 4 2	＿/2
读出下列数字,每当数字1出现时,患者必须用手敲打一下桌面,错误数大于或等于2不给分	【 】5 2 1 3 9 4 1 1 8 0 6 2 1 5 1 9 4 5 1 1 1 4 1 9 0 5 1 1 2	＿/1
100连续减7	【 】93　【 】86　【 】79　【 】72　【 】65 4~5个正确给3分,2~3个正确给2分,1个正确给1分,全都错误给0分	＿/3
语言	重复：我只知道今天张亮是来帮过忙的人【 】　狗在房间的时候,猫总是躲在沙发下面【 】	＿/2
	流畅性：在1分钟内尽可能多的说出动物的名字　【 】＿＿　(N≥11名称)	＿/1
抽象	词语相似性：如香蕉-橘子=水果　[ ]火车-自行车　[ ]手表-尺子	＿/2

延迟回忆	回忆时不能提示	面孔 【 】	天鹅绒 【 】	教堂 【 】	菊花 【 】	红色 【 】	仅根据非提示回忆计分	＿/5
选项	分类提示							
	多选提示							

定向	【 】日期　【 】月份　【 】年代　【 】星期几　【 】地点　【 】城市	＿/6

总分　＿/30

图 6-1　MoCA 量表(中文版)

4. 阿尔茨海默病评估量表认知部分(Alzheimer Disease Assessment Scale-Cognitive,ADAS-Cog)由 12 个条目组成,覆盖记忆力、定向力、语言功能和注意力等方面,可评估痴呆患者的认知症状的严重程度及治疗变化;常用于轻、中度痴呆的疗效评估(通常将改善 4 分作为临床上药物有效的判断标准),是美国食品药品监督管理局认可的评估疗效的主要工具之一。由于 ADAS-Cog 偏重于记忆和语言功能,注意/执行功能项目少,不能够敏感地反映出血管性痴呆的认知变化,因此莫斯(Mohs)等在 ADAS-Cog 基础上增加了数字倒背、数字划消、符号数字转换、言语流畅性和迷宫测验等 5 个反映注意/执行功能的分测验,称为血管性痴呆评估量表(Vascular Dementia Assessment Scale-Cognitive,VaDAS-Cog)。

5. 临床痴呆评定量表(Clinical Dementia Rating Scale,CDR)　由记忆、定向、判断和解决问题、工作及社交能力、家庭生活和爱好、独立生活能力六个项目组成,可以作出"正常,CDR=0;可疑痴呆,CDR=0.5;轻度痴呆,CDR=1;中度痴呆,CDR=2;重度痴呆,CDR=3"五级判断。其使用简单,广泛应用于痴呆分级与分期,并可用于评估痴呆的进展。

(二)各认知域评估

1. 记忆评估量表　记忆是指信息在脑内的编码、存储和提取三个基本过程。记忆功能的评估对于痴呆的诊断与鉴别诊断非常重要,不同类型的痴呆其记忆损害的类型与特点不同,例如情景记忆障碍是痴呆早期诊断与鉴别诊断的重要依据。

(1)Rey 听觉词语学习测验(Rey auditory verbal learning test,RAVLT):测试材料为两个词表,各包含 15 个常用的具体名词,分别为词表 A(目标词表)和词表 B(干扰词表)。测试时检查者读出词表 A 中的 15 个词后,受试者立即复述,如此反复进行 5 遍,分别记录受试者每次回答的内容,即为即刻回忆。然后读出 B 组干扰词表后再要求受试者先回忆词表 B 中的词,再回忆词表 A 中的词,即为短时延迟自由回忆。给予非言词测验间隔 30 分钟后,再请受试者回忆词表 A 中的词,即为长时延迟自由回忆。最后给受试者读出 50 个词(包括词表 A 和词表 B 以及 20 个全新的字词),请受试者判断哪些是先前读过 5 遍的词,即为长时延迟再认。

(2)其他:除了 Rey 听觉词语学习测验外,常用的记忆功能检测量表还有韦氏记忆量表(Wechsler Memory Scale,WMS),加州词语学习测验(California Verbal Learning Test)和 Rey-Osterrieth 复杂图形测验(Rey-Osterrieth Complex Figure Test,ROCFT)等。

2. 语言功能评估　失语(aphasia)是指在意识清楚、发音器官正常的情况下,大脑皮质语言功能区的病变所致的语言交流障碍,表现为口语表达、听理解、阅读和书写能力的残缺或缺失。其中,口语表达包括自发言语、复述和命名;听理解包括语音辨认和语义理解。

为适应汉语语言特点和我国的文化特色,国内研究者在国外失语症检查量表的基础上进行改进,并制定了适合于国内的失语症检查量表。目前国内常用的失语症检查量表有汉语失语成套测验。

汉语失语成套测验(Aphasia Battery of Chinese,ABC)是 1992 年高素荣教授等在国外失语症成套测验的基础上制定的,其检查内容包括以下几个方面。

(1)口语表达评估

1)自发言语:鼓励受试者自发谈话,包括一些简单的问答、叙事、看图说话和系列语言。在此过程中记录受试者的语量、语调、发音、用力程度、用词是否正确以及是否有错语、语法错误和强迫言语。

2)复述:包括词复述和句复述,注意受试者在复述过程中有无构音错误、词序错误、语音错误。

3)命名:包括词命名(指实物,问受试者是什么)、列名(如一分钟内尽可能多地列举蔬菜的名称)、颜色命名(如天空是什么颜色的等)和反应命名(如切菜用什么等)。

(2)听理解评估

1)判断题:即向受试者提出问题,并要求其回答"是"或"否"。

2)听辨认:将实物或图片摆放在受试者视野范围内,让受试者根据听到的词语指出对应的实物或图片。

3)口头指令:主试发布口头指令,让受试者按照指令去做动作,如"摸一下铅笔,然后再摸一下钥匙"。

(3)阅读能力评估:包括视-读、听字-辨认、字-画匹配、读指令并执行、读句选答案填空。

(4)书写能力评估:包括写姓名、地址,抄写,系列书写数字"1~24",听写,看图写字,写病情。

(5)其他神经心理学检查:包括意识、近期记忆、结构与视空间、运用、计算及利手检查。

3. **视觉失认症检查**　视觉失认症（visual agnosia）表现为在视力和语言功能正常的情况下，不能辨认或命名视觉可见的物体，但却可以通过触觉或语言描述辨识出物体。从症状学的角度看，视觉失认可分为物体失认、面孔失认、颜色失认和空间失认等。

（1）物体失认：患者在视力正常、语言功能完好的情况下，不能辨认简单的物体。常用的临床测试方法有 Addenbrooke's 认知功能检查、形状匹配测验与功能匹配测验。

1）Addenbrooke's 认知功能检查：通过素描画像来检测受试者的视觉辨别与命名能力。

2）形状匹配测验：要求受试者从右边四个图形中选出一张与左侧图形一样的图，失认症患者无法正确匹配图形模板。

3）功能匹配测验（图 6-2）：要求受试者从上面两个物体图形中选出一张与下图物体功能一样的物体。

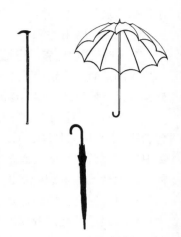

（2）面孔失认：患者不能识别原来熟悉的面孔，但能够通过人物特性如声音、步态或衣着来正确辨认，严重时可影响对他人性别的区分，甚至难以区分镜像中的自己与他人。面孔失认主要通过描述、识别、命名、配对等任务测查。

（3）颜色失认：患者能够感知并辨别颜色，但却难以完成提取颜色信息的任务。颜色失认相关的检查包括听色辨认、颜色命名、颜色匹配、图画填色、错觉图画测验等。其中错觉图画测验是呈现一些颜色不合适的图画，如绿色的狗，让受试者确认。

图 6-2　功能匹配测验

（4）空间失认：患者不能识别物体空间位置和物体间的空间关系。主要包括视空间定向障碍、立体视障碍、道路地图失认、视觉性共济失调、自体认识不能、巴林特（Balint）综合征等。目前常用的检测方法有临摹画花，画钟试验，线段等分和线段划消等。

4. **失用检查**　失用（apraxia）又称为运用不能症，是指在意识清楚、语言理解能力和运动功能正常的情况下，患者不能准确执行有目的的复杂活动。失用症包括观念性失用、观念运动性失用、肢体运动性失用、颊面性失用、结构性失用、穿衣失用等，按照从难到易的原则，分 3 个水平进行测定。

（1）指令动作：让患者按照指令用各种姿势完成一个任务，要求患者不仅能够理解指令，并能够在没有采用真实物品的前提下完成动作。如：让患者用手势演示如何使用牙刷、用剪刀剪纸、用锤子将钉子敲入墙中。观念性失用患者表现为"不知道做什么"，即动作步骤错误，不能组织每个步骤成为系列活动。观念运动性失用患者表现为"不知道怎么做"，即记得计划好的动作，但不能完成简单具体的动作。颊面性失用患者表现为不能完成眨眼、舔唇、伸舌、吹灭火柴、咳嗽等口面部动作。肢体性失用患者不能按照指令完成任务。

（2）动作模仿：让患者模仿检查者的动作。当患者不能用姿势完成指令时，检查者可做示范性动作，让患者进行模仿。观念性失用患者能够很好地模仿各种动作，而观念运动性失用患者不能正确模仿检查者的手势或动作。

（3）实物操作：实物操作检查是最容易实现的操作。让患者使用真实的实物，如牙膏、牙刷、信封、邮票、剪刀、纸等完成指令。观念性失用患者表现为动作步骤顺序和挑选工具错误。

其他神经心理检查方法有：MMSE 中的五边形测试、韦氏成人智力测试中的方格设计测试、Benton 线条方向测试、视觉物体和空间感知成套测试等，可用于检测结构性失用患者，表现为不能按照要求完成图像制作。

5. **忽视症检查**　忽视症，即单侧空间忽视症（unilateral spatial neglect），是突出的注意障碍之一，通常指脑损伤（多见于右侧的顶枕颞交界区的损伤）后，以对侧空间刺激不能注意、报告呈现为主要表现的认知功能障碍。根据性质可分为感觉忽视和运动忽视，其中感觉忽视又可分为视觉、听觉、触觉等忽视，患者可表现一种或多种模式的忽视。其中以视觉忽视最为常见。

忽视症的临床检查方法通常较简单易行，只需要笔和纸，在床边即能完成。常用的检查方法包括线段划消、线段等分、画钟试验、临摹画花等（图6-3）。临床中常联合使用以上检查方法来提高对忽视症的诊断，它们对忽视症严重程度及病程的评估具有重要临床意义。

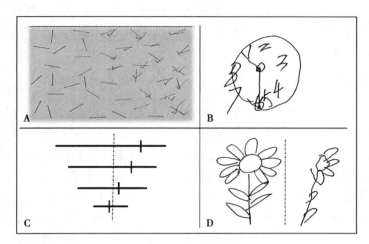

图 6-3　**忽视症检查**
A. 线段划消；B. 画钟试验；C. 线段等分；D. 临摹画花。

（1）线段划消（Albert's test）：患者正对测试用纸，纸上呈现指向不同的线段数十条，要求受试者尽可能无遗漏地划去所有线段。忽视症患者常常划掉右侧空间线段而不划或少划左侧空间线段。

（2）画钟试验（clock drawing test）：要求患者凭记忆画出完整钟面并在正确位置标注出12个刻度。患者常能画出完整的轮廓，但只标出右半部分钟面的刻度；或者虽然标出了12个刻度，但全部标在右半个钟面上。

（3）线段等分（line bisection test）：测试纸中央呈现一条水平线段（长度大于5cm），要求患者根据自己的主观判断标出线段中点。这是一个检测忽视症的常用方法，左侧空间忽视症患者的主观中点常常向右侧偏移，即主观中点位于客观中点右方。偏移程度与忽视严重程度相关。

（4）临摹画花（daisy copying）：要求患者尽可能正确地临摹出呈现在测试纸上的雏菊简图。忽视症患者常常遗漏左半部分的花瓣或叶子。

忽视症应与失认症相鉴别，患者不存在视觉、听觉、躯体感觉及意识障碍，需要神经系统检查排除其他原因所引起的异常。

6. 执行功能检查　执行功能（executive function，EF）指有效地启动并完成有目的的活动的能力，是一个复杂的过程，涉及计划、启动、顺序、运行、反馈、决策和判断。执行功能障碍常影响语言流畅性，使患者语量减少、刻板言语，还可导致思维固化、提取障碍、注意缺陷等。目前常用的检查方法包括以下几种。

（1）威斯康星卡片分类测验（Wisconsin card sorting test，WCST）：是目前广泛使用的执行功能评价工具。主要检测抽象概括、工作记忆和认知转移等方面的能力。测验时，给受试者呈现5张卡片，包括1张随测验题目改变的应答卡和4张代表不同类型的刺激卡。要求受试者按照指导语提示的对错，找出当前卡片的分类标准，并据此选出与应答卡图案相匹配的刺激卡。连续进行10次正确分类后，转换到下一个分类标准。如果连续完成6组正确分类或者用完128张卡片，测试结束。评定指标包括正确应答次数、错误应答次数、持续性错误、非持续性错误、总应答数等。

（2）斯特鲁普试验（Stroop test）：该试验可反映选择性抑制和冲动控制能力。测试包含3张卡片：A卡标有红、绿、蓝、黄4种颜色的斑点；B卡有以红、绿、蓝、黄4种颜色书写的4个汉字；C卡有以不同于字的颜色写成的红、绿、黄、蓝四个字；字数或点数均为24。受试者试读A卡上的色点颜色；读B卡上文字的颜色；读C卡上文字的颜色。记录受试者读每张卡片的错误次数和反应时间。

（3）词语流畅性测验（verbal fluency test）：该测验主要对额叶执行功能障碍及轻度语义记忆损害较敏感。要求受试者在规定类别中说出尽可能多的词汇，限时60秒。记录正确词语数和重复数。

（4）数字广度测验（digit span test）：该测验广泛应用于测试对听觉词语的短时记忆和工作记忆。测试者读出一组数字，要求受试者在听完后立即按顺序或倒序复述。数字的数目由少到多（一般从3位到9位），完全正确复述则得分，以能正确复述的最高位数计分。正序复述可反映短时记忆能力，倒序复述可反映工作记忆能力。

二、精神行为量表

认知功能障碍在临床和科研中非常重要，精神行为方面评估在临床实践中的意义也不可忽视，后者往往表现为疾病的原发障碍或伴随疾病共生的状态，已经成为协助神经内科疾病诊疗的一个重要方面。其中精神行为症状是常见的非认知功能障碍之一，常表现有焦虑、抑郁、冷漠、激越、惊恐、妄想、幻觉等，因此做好精神行为方面的评估，对疾病的诊断及用药有着重要作用。

1. **神经精神问卷**（Neuropsychiatric Inventory，NPI）　是由卡明斯（Cummings）等人于1994年编制的由照料者回答的量表，它主要用于评估痴呆患者常见的行为障碍，该量表受文化程度影响较小。在国内外广泛应用于各种痴呆的精神行为症状的评估、药物疗效的判定等方面。

该量表由主试根据知情者提供的信息进行评定：首先询问患者出现智能或记忆障碍后是否有该项症状，如有，评价其出现的频率、严重程度和该项症状引起照料者的苦恼程度。

（1）频率为4级评定（1~4分）：1分＝偶尔，每周少于一次；2分＝经常，每周约一次；3分＝频繁，每周数次但不是每天都有；4分＝十分频繁，每天一次或更多。

（2）严重程度为3级评定（1~3分）：1分＝轻度，可以觉察但不明显；2分＝中度，明显但不十分突出；3分＝重度，非常突出的变化。

（3）该项症状引起照料者的苦恼程度为6级评定（0~5分）：0分＝不苦恼；1分＝极轻度的苦恼，照料者无须采取措施应对；2分＝轻度苦恼，照料者很容易应对；3分＝中度苦恼，照料者难以自行应对；4分＝重度苦恼，照料者难以应对；5分＝极度苦恼，照料者无法应对。对患者的评分和照料者的评分分开计算。

2. **汉密尔顿抑郁量表**（Hamilton Depression Scale，HAMD）　由Hamilton于1960年编制，是临床上评定抑郁状态时应用最为普遍的量表。本量表有17项、21项、24项等3个版本。

HAMD一般采用五级评分法，各级的标准为：无、轻度、中度、重度、极重度；少数项目采用三级评分法，即：无、轻-中度、重度。HAMD以总分和因子分积分两种方式评价，HAMD可归纳7类因子结构：焦虑/躯体化、体重、认知障碍、日夜变化、阻滞、睡眠障碍和绝望感。因子分可以更简捷清晰地反映患者的实际特点。

HAMD适用于具有抑郁症状的成年患者。一般采用交谈与观察的方式，由经过培训的两名评定者进行评定，检查结束后，两名评定者分别独立评分。总分可以评价病情的严重程度及治疗效果，病情越重，总分越高。HAMD 17项版本轻、中、重度划界分值分别为超过7分、17分和24分。

3. **汉密尔顿焦虑量表**（Hamilton Anxiety Scale，HAMA）　由Hamilton于1959年编制，是临床上的常用量表之一。本量表包括14个项目，采用0~4分五级评分法，各级标准为：无症状、轻、中等、重、极重。主要用于评定神经症及其他患者的焦虑症状的严重程度。评定时除第14项需要结合观察外，其余所有项目均根据患者口述进行评分，同时特别强调患者的主观体验。HAMA分躯体焦虑和精神焦虑两大因子结构。躯体焦虑（somatic anxiety）包括肌肉系统症状、感觉系统症状、心血管系统症状、呼吸系统症状、胃肠道系统症状、生殖泌尿系统症状、自主神经系统症状等7项。精神焦虑（psychic anxiety）包括焦虑心境、紧张、害怕、失眠、认知功能、抑郁心境及会谈时行为表现等7项。HAMA总分能很好地反映焦虑状态的严重程度，总分＞29分可能为严重焦虑，＞21分肯定有明显焦虑，＞14分肯定有焦虑，＞7分可能有焦虑，如果≤7分患者则没有焦虑。

三、其他

1. 日常生活活动（activities of daily living, ADL）**量表**　是常用的评价老年人日常活动能力的工具，不同的专家或协作组织编制了多个 ADL 量表，如 AD 协作研究 ADL 问卷（Alzheimer's Disease Cooperative Study ADL Scale, ADCS/ADL）、罗顿（Lawton）等制定的 ADL 量表等。下面介绍国内常用的日常生活活动量表。

该量表共 20 项，前 8 项测查基础性 ADL（basic activity of daily living, BADL），后 12 项评估工具性 ADL（instrumental activity of daily living, IADL）。每项评分标准为 4 级，1～4 分分别为：自己完全可以做；有些困难，自己尚能完成；需要帮助；根本没法做。分数越高能力越差。ADL≥16 分或 IADL≥10 分，筛查 AD 的敏感度、特异度以及准确性相当，均不少于 90%。

2. 匹兹堡睡眠质量指数量表（Pittsburgh Sleep Quality Index, PSQI）　由美国匹兹堡大学医学中心精神科睡眠和生物节律研究中心睡眠专家拜瑟（Buysse）等人于 1993 年编制。已通过信效度检验，适合国内患者应用。PSQI 由 19 个自我评定问题和 5 个由睡眠同伴评定的问题组成。其中第 19 个条目和 5 个他评条目不参与计分。其他 18 个自我评定问题共包括主观睡眠质量、入睡时间、睡眠时间、睡眠效率、睡眠障碍、睡眠药物和日间功能障碍 7 个因子，按 0～3 分四级评分法，各因子得分总和即为匹兹堡睡眠质量指数量表的总分，总分范围为 0～21 分，得分越高，表示睡眠质量越差。主要用于评定被试者最近一个月的睡眠质量。

总之，神经心理学量表种类繁多，不同种类和功能的量表，评定方法、应用对象都不尽相同。在临床工作中，神经心理测评人员须经过正规培训合格后方能从事评估工作。作为一名测评人员，应根据患者的实际情况及研究目的来选择适合患者、信效度高的量表。通过详细的临床检查以及多种有针对性的神经心理学量表测定，我们可以客观地对患者认知功能损伤的程度进行初步诊断，为建立诊断和协助用药提供参考，并为临床和科研工作赋予科学性。

（罗本燕）

第七章 | 神经系统疾病的诊断原则

医学是一门复杂的科学,疾病的诊断是临床医师对患者病情进行调查研究的过程,要求临床医师通过详细的病史采集、细致的体格检查以及相关的辅助检查,运用所学的知识进行全面的综合分析和推理,对疾病作出初步诊断。只有遵循疾病诊断的基本原则、运用正确的临床思维方法,并且在诊断过程中重视证据、重视调查研究及验证,才能够作出正确的临床诊断、选择适当的治疗方法,并初步判断疾病的转归和预后。

第一节 | 诊断程序

确定某种疾病是否为神经系统疾病或病变是否主要累及神经系统是神经科医师首先需要考虑的问题。许多神经系统症状由其他系统疾病引起,某些神经系统的疾病也可能以其他系统或器官的症状作为主诉。一些内、外、妇、儿科疾病常合并神经系统损害,还有些疾病在临床症状上与神经系统疾病类似,例如骨、关节、周围血管结缔组织疾病等。因此,临床医师进行神经系统疾病诊断时,要强调整体观念,避免只重视局部而忽视整体的片面观点,要全面了解病情和病损可能累及的器官和系统,这样才能确定正确的诊断方向。同时神经病学作为一门独立的学科,其病变损害可涉及的范围十分广泛,包括了中枢神经系统(脑、脊髓)、周围神经系统、神经肌肉接头和全身骨骼肌,而且它们相互之间的联系非常密切。先定位再定性的诊断模式是神经系统疾病诊断的原则。

一、定位诊断

定位诊断是根据疾病所表现的神经系统症状、体征,结合神经解剖、生理和病理等方面的知识确定疾病的损害部位。神经系统的病变根据其病损范围可分为局灶性、多灶性、弥漫性和系统性病变。局灶性病变指病变只累及神经系统的单一局限部位,如面神经麻痹、尺神经麻痹、脊髓肿瘤等。多灶性病变指病变分布在神经系统的两个或两个以上的部位,如多发性硬化、视神经脊髓炎谱系疾病等。弥漫性病变常广泛侵犯中枢和/或周围神经系统、肌肉,如中毒性脑病、病毒性脑炎等。系统性病变指病变选择性地损害某一特定功能解剖系统或传导束,如肌萎缩侧索硬化等。

在分析病变分布的范围后,再进一步明确其具体部位,现将大脑、脑干、小脑、脊髓、周围神经、神经肌肉接头及肌肉病变的主要特点分述如下,以便于临床定位思考。

(一)大脑病变

临床主要表现有意识障碍、精神障碍、偏瘫、偏身感觉障碍、偏盲、癫痫发作等。各脑叶病变导致的临床表现亦有各自不同的特点,如额叶损害主要表现为随意运动障碍、局限性癫痫、运动性失语、认知功能障碍等症状;顶叶损害主要表现为皮质型感觉障碍、失读、失用等;颞叶损害主要表现为精神症状、感觉性失语、精神运动性癫痫等;枕叶损害主要表现为视野受损、皮质盲等。此外,大脑半球深部基底核的损害,可以出现肌张力改变、运动异常及不自主运动等锥体外系症状。

(二)脑干病变

一侧脑干病变多表现为病变同侧脑神经周围性瘫痪和对侧肢体中枢性瘫痪,即交叉性瘫痪,或病变同侧面部及对侧肢体痛、温觉减退的交叉性感觉障碍,其病变的具体部位须根据受损脑神经平面而作出判断。脑干两侧或弥漫性损害时常引起双侧多对脑神经和双侧长束受损症状。

（三）小脑病变

小脑蚓部损害主要引起躯干的共济失调,小脑半球损害则引起同侧肢体的共济失调。有时可出现小脑性语言和辨距不良。

（四）脊髓病变

脊髓横贯性损害常有受损部位以下的运动、感觉及括约肌三大功能障碍,呈完全或不完全的截瘫或四肢瘫、传导束型感觉障碍和尿便障碍。可根据感觉障碍的最高平面、运动障碍、深浅反射改变和自主神经功能障碍的特点,大致确定脊髓损害的范围。脊髓的单侧损害,可出现脊髓半切综合征,表现为病变平面以下对侧痛、温觉减退或丧失,同侧上运动神经元性瘫痪和深感觉减退或丧失。脊髓的部分性损害可仅有锥体束和前角损害症状,如肌萎缩侧索硬化;亦可仅有锥体束及后索损害症状,如脊髓亚急性联合变性;或可因后角、前连合受损仅出现节段性痛觉和温觉障碍,但轻触觉保留,呈分离性感觉障碍,如脊髓空洞症。

（五）周围神经病变

包括除嗅、视神经以外的脑神经和脊神经病变,表现为受累周围神经支配区域范围内运动、感觉和自主神经的症状。运动障碍为下运动神经元性瘫痪,感觉障碍的范围与受损的周围神经支配区一致。前根、后根的损害分别出现根性分布的运动、感觉障碍;多发性周围神经病出现四肢远端的运动、感觉、自主神经功能障碍。

（六）神经肌肉接头病变

包括突触前膜、间隙及后膜病变,主要表现为骨骼肌运动障碍,可累及单侧或双侧,甚至全身肌肉无力,可有病态性疲劳等。

（七）肌肉病变

主要表现有肌无力,常双侧对称,还可能有肌痛与肌压痛、肌肉萎缩、肌肉假性肥大及肌强直等表现。

二、定性诊断

定性诊断是确定疾病病因（性质）的诊断,它建立在定位诊断的基础上,将年龄、性别、病史特点、体格检查以及临床辅助检查结合在一起进行综合分析。病史中要特别重视起病方式和病情演变特点这两方面资料。一般而言,若急性起病,迅速达到疾病的高峰,应考虑血管性、感染性或外伤性等疾病;若发病缓慢隐匿且进行性加重,病程中无明显缓解现象,应考虑肿瘤性、变性或遗传性等疾病。

现将神经系统几类主要疾病的临床特点列述如下,以便于临床定性思考。

（一）血管性

起病急骤,症状在短时间内（数秒、数分钟、数小时或数天）达到高峰,多见于中、老年人,既往常有高血压、动脉粥样硬化、心脏病、糖尿病或高脂血症等病史。神经系统症状常表现为头痛、头晕、肢体瘫痪、意识障碍、语言障碍等。计算机断层扫描（CT）、磁共振成像（MRI）等影像学检查可获得比较确切的神经系统损害的证据。

（二）感染性

起病呈急性或亚急性,病情多于数日、少数于数周内达到高峰,常有畏寒、发热等全身感染症状,多伴外周血白细胞数升高、血沉增快,神经系统症状和体征较广泛。针对性地进行血及脑脊液的病原学检查有助于明确感染的原因。

（三）变性

起病及病程经过缓慢、呈进行性加重,多于中老年发病（如阿尔茨海默病常于60岁以后起病）,但有些变性疾病也可于青壮年发生。变性疾病临床症状各异,如阿尔茨海默病主要为认知功能障碍,运动神经元病主要为延髓麻痹、肢体无力和肌肉萎缩。

（四）外伤性

有外伤史，常急性起病；但也有外伤较轻者，经过一段时间之后发病，如慢性硬膜下血肿。须详细询问外伤经过，与发病后外伤相鉴别，如癫痫发作后或脑卒中后的头部外伤。X 线、CT 及 MRI 检查有助于诊断。

（五）肿瘤性

常起病缓慢，病情呈进行性加重，但某些恶性肿瘤或转移瘤发展迅速，病程较短。颅内肿瘤除常见的癫痫发作、肢体瘫痪和麻木等局灶定位症状外，还可能伴有头痛、恶心、呕吐、视神经乳头水肿等颅内压增高的征象。颅内肿瘤也可呈弥漫性分布，早期除颅内压增高症状外，可无局灶性神经系统受累症状。除原发于中枢神经系统的肿瘤外，还应注意部分癌肿的颅内转移。脑脊液生化检查可有蛋白质含量增加，细胞学检查有时可见肿瘤细胞。CT、MRI 等检查可发现转移瘤来源。

（六）脱髓鞘性和免疫性

神经系统脱髓鞘性疾病的发病机制多与自身免疫有关，常呈急性或亚急性起病，可有缓解和复发的倾向，部分病例起病缓慢，呈进行性加重。常见的神经系统脱髓鞘性和免疫性疾病包括多发性硬化、自身免疫性脑炎及吉兰-巴雷综合征等。此外，一些全身性或其他系统的自身免疫性疾病也可能造成神经系统损害，如系统性红斑狼疮等。MRI、脑脊液和神经电生理等检查有助于诊断。

（七）代谢和营养障碍性

慢性或亚急性起病，病程相对较长，多在全身症状的基础上出现神经功能障碍，有些疾病常引起较固定的神经症状。常见的疾病有 Wernicke 脑病（维生素 B_1 缺乏）、脊髓亚急性联合变性（维生素 B_{12} 缺乏）、多发性神经病（糖尿病等引起）等。

（八）中毒性

急性或慢性起病，常见的病因有化学品（除草剂、农药等）、毒气、生物毒素、食物中毒、药物中毒等，诊断中毒时需要结合病史及必要的实验室检查方能确定。

（九）其他

包括神经系统遗传病和先天性疾病等。神经系统遗传病常呈慢性起病，进行性加重，多在儿童及青年期发病，多有家族史，其症状和体征繁多，部分具有特征性，如肝豆状核变性的角膜色素环等，为神经系统遗传病的诊断提供了重要依据，基因分析有助于明确诊断。神经系统先天性疾病多在患者出生时就有症状，其病理过程在胎儿期已发生，如先天性脑积水等。但也有患者在儿童或成年期才出现症状，随着年龄的增长，病情逐渐达到高峰，症状明显后有停止趋势，如小头畸形等。

第二节 │ 临床思维方法

随着医学科学技术发展，神经科学已成为医学和生命科学领域中的前沿学科，要培养出一支理论基础扎实、临床服务能力和科学研究水平强的高素质医师队伍，掌握正确的临床思维方法十分重要。随着人工智能与医疗大数据开发在临床的转化应用，临床医学日趋形象化、客观化、数字化，大大提高了临床诊治的水平。但是，现代技术永远不能完全取代传统的体格检查和科学的临床思维。建立符合神经系统疾病特点的临床思维方法对神经科疾病的诊断和治疗至关重要。

神经科医师可按照如下步骤进行临床思维的培养：①重视病史与查体，在采集病史时应全面、客观、实事求是，重视首发症状及病情演变过程。病史与查体是诊断资料的主要来源，通过详细的问诊、查体及辅助检查，收集可靠翔实的临床资料，剔除一些无关紧要的、不可靠的临床资料。②结合上述资料，利用神经解剖学、生理学等基本知识，尽可能合理地解释出病变的部位，进行定位诊断。③根据病变的部位、病史、体征及相关的辅助检查结果，作出定性诊断。④明确疾病性质后，制订一个合理的治疗和二级预防方案。⑤根据疾病的性质与部位、患者的综合状态等因素，评估疾病对患者生理功能、心理状况、社会适应能力等方面的影响，评估患者的转归和预后。

　　定位及定性诊断通常遵循一元论的原则,尽量用一个局灶性病变及一种疾病解释患者的全部症状和体征。

　　定位诊断过程中,如果用一个局灶性病变无法解释时,再考虑多灶性或弥漫性病变的可能,力求精确到产生某个临床表现的最小解剖结构范围。

　　定性诊断过程中,通常从常见病入手,注意排除对患者危害最大的疾病,谨慎诊断尚无有效治疗方法或预后不良的疾病。当器质性疾病与功能性疾病难以鉴别时,须首先考虑器质性疾病,以免耽误治疗造成严重后果。对病情复杂的病例,需要不断修正、逐步完善疾病的诊断,有些疾病甚至需要诊断性治疗或长期追踪随访方可最后确诊。

　　临床思维的培养应以循证医学为指导,在诊断过程中重视证据,使主观思维更符合客观实际,将循证医学的观点与患者个体情况相结合,提高诊治水平。

　　然而,上述神经科医师临床思维的培养过程绝不是一成不变的教条,要始终把握"具体问题具体分析"的原则,从错综复杂的线索中,找出主要矛盾。

　　在临床实践中,遵循上述的临床思维方法,多数情况下可以作出定位诊断。但即使充分运用临床思维方法,仍然有部分患者定性诊断不明。通常在这种情况下,我们可以遵循以下经验:①集中分析主要的、可靠而肯定的症状和体征,通常检查到的体征要比询问到的主观症状更可靠,运动系统的体征要比感觉系统的体征更可靠。②避免过早地下结论和作出诊断,思路不要过早地局限于病史或某些体征,而忽略了其他诊断的可能性。诊断应当随着新资料的获得而加以调整;病情在不断变化,随着时间的推移,诊断将会进一步明确。③当临床表现不符合所考虑的疾病特点时,就应该考虑另一种疾病的可能。一般情况下遇到常见病不典型表现的概率,要比遇到罕见病典型表现的概率大得多。④临床医师不要仅根据自己对主要症状和体征的经验性认识作出诊断,而要通过对临床现象的归类和分析进行判断。⑤在符合伦理要求的情况下,尽可能进行组织活检,获取病理资料,这样不仅有利于疾病诊断,也有利于以后的临床科学研究。

　　临床医学是一门非常复杂的科学,在诊断的过程中,不仅有技术问题,而且包含哲学思维、社会文化背景等方面的问题。目前,医学已从生物医学模式转变为生物-心理-社会医学模式,不仅许多疾病的概念在变化,而且对疾病的病理机制、治疗措施的认识也在发展。此外,随着基础医学不断发展,大量新的检测手段应用于临床,疾病的诊断标准也在不断更新。在临床实践中,十分强调对临床资料进行综合分析,提倡辩证思维,避免对疾病认识的片面性和主观性,减少误诊、误治,提高诊断准确率和治愈率。

　　医学同时也是一门实践性很强的科学。医学知识日新月异,文献资料浩如烟海,来自本书的知识远远不能满足临床实践的需要,所以必须紧密地结合临床实践,勤奋学习,不断掌握新理论和新知识。只有夯实基础理论,才能逐步提高医疗水平。另外,青年医师还要向有经验的中老年医师学习,学习他们在长期实践中积累的丰富经验、检查技巧、严谨与灵活的思维以及分析解决问题的方法等,这一切都有助于自我临床能力和专业素质的提高。同时在日常的临床工作中,要勤于思考、注重观察,不断总结经验教训,善于发现科学问题、努力探索,不断提高处理疑难问题的能力,培养临床科研意识,最终成为一名合格的神经科临床医师,更好地服务于人民的生命健康。

(王振海)

第八章 | 头 痛

头痛（headache）是临床常见的症状，通常指局限于头颅上半部，包括眉弓、耳轮上缘和枕外隆突连线以上部位的疼痛。头痛大致可分为原发性和继发性两类。原发性头痛作为独立的神经系统疾病，头痛是其症状之一；常见的原发性头痛疾病包括偏头痛、紧张型头痛和丛集性头痛等类型。继发性头痛是由其他疾病所导致的，包括各种颅内病变（如脑血管疾病、颅内感染、颅脑外伤）或全身性疾病（如发热、内环境紊乱以及滥用精神活性药物等）。

【头痛的发病机制】 产生头痛的主要机制：①颅内外动脉的扩张，多见于颅内感染、代谢性疾病、中毒性疾病等；②颅内痛觉敏感结构组织被牵拉或移位（牵引性头痛），多见于颅内肿瘤、颅内血肿、脑积水和低颅压等；③颅内外痛觉敏感组织炎症（如脑膜刺激性头痛）；④传导痛觉的脑神经和颈神经直接受压或炎症，如三叉神经痛、枕神经痛等；⑤眼、耳、鼻、牙齿病变疼痛的扩散（牵涉性头痛）等。在上述头痛发病过程中有致痛的神经递质参与，如 P 物质、5- 羟色胺、组胺、降钙素基因相关肽（calcitonin gene-related peptide，CGRP）、血管活性肠肽（vasoactive intestinal polypeptide，VIP）和前列腺素 E（prostaglandin E，PGE）等。

【头痛国际分类】 国际头痛协会（International Headache Society，IHS）于 1988 年制定了头痛的分类和诊断标准，成为头痛分类和诊断的国际规范。2004 年，IHS 推出了国际头痛分类第 2 版（The International Classification of Headache Disorders 2nd Edition，ICHD-2），目前临床广泛采用的是国际头痛协会（2018 年）制订的分类 ICHD-3。

1. **原发性头痛** ①偏头痛；②紧张型头痛；③三叉自主神经性头痛；④其他原发性头痛。

2. **继发性头痛** ①头颈部外伤引起的头痛；②头颅和颈部血管疾病引起的头痛；③非血管性颅内疾病引起的头痛；④物质或物质戒断引起的头痛；⑤感染引起的头痛；⑥内环境紊乱引起的头痛；⑦头颅、颈、眼、耳、鼻、鼻窦、牙齿、口腔或其他颜面部及颈部结构病变引起的头痛或面痛；⑧精神疾病引起的头痛。

3. 痛性脑神经病、其他面痛与其他头痛。

【头痛的诊断与治疗】

临床应详细询问与头痛有关的线索，以有助于头痛的病因诊断，病史对慢性复发性头痛诊断尤为重要：①头痛发病缓急和诱因，发作的时间、性质、部位、频率、严重程度、持续时间及变化规律、缓解及加重因素等；②了解先兆症状及伴随症状等；③头痛家族史、外伤史及其他疾病史，患者平素的心境及睡眠情况、用药情况。适时恰当地选用神经影像学或腰穿等辅助检查，能为颅内器质性病变提供客观依据。在头痛的诊断过程中，应首先区分是原发性或是继发性，原发性头痛的诊断应建立在排除继发性头痛的基础之上。

原发性头痛治疗包括急性发作治疗与预防性治疗；对慢性原发性头痛应给予足量足疗程的预防性治疗。继发性头痛原则包括病因治疗以及相应的对症治疗，如颅内感染应抗感染治疗，高颅压者宜脱水降颅压等。

第一节 | 偏头痛

偏头痛（migraine）是临床常见的原发性头痛，其特征是具有反复发作性，多为单侧、中重度、搏动性头痛,日常活动可加重,一般持续 4～72 小时,并伴有恶心和/或呕吐,畏光和畏声。偏头痛是一种常见的反复发作的脑功能障碍性疾病,总体患病率为 14.4%,其中女性为 18.9%,男性为 9.8%。

【病因】 偏头痛的病因尚不明确,可能与下列因素有关。

1. **遗传因素** 偏头痛具有遗传易感性,约 42% 的偏头痛患者有家族史,其亲属出现偏头痛的风险是一般人群的 3～6 倍。家族性偏瘫型偏头痛(familial hemiplegic migraine,FHM)呈高度外显率的常染色体显性遗传,根据突变基因可将 FHM 分为三类,突变基因依次为 *CACNA1A*、*ATP1A2* 和 *SCN1A*。

2. **内分泌和代谢因素** 青春期前偏头痛患病率男女差别不大,而成年女性偏头痛患病率明显高于男性,约为后者的 3 倍。女性偏头痛患者月经期发作频率增加,妊娠期或绝经后发作减少或停止,提示内分泌参与偏头痛的发病。此外,5-羟色胺、去甲肾上腺素、P 物质及花生四烯酸等代谢异常也可影响偏头痛发生。

3. **饮食、药物和精神因素** 偏头痛发作可由某些食物和药物所诱发。食物包括含酪胺的奶酪、含亚硝酸盐的肉类和腌制食品、含苯乙胺的巧克力、含谷氨酸钠的食品添加剂及各种酒类等;药物包括口服含有雌孕激素类药物和血管扩张剂如硝酸甘油等。另外,光线、劳累、应激、睡眠、情绪等也是偏头痛的诱发因素。

【发病机制】 发病机制尚未完全明确,近年来的研究认为,偏头痛前驱期症状与皮质和皮质下结构的相互作用有关,包括与调节疼痛信号有关的下丘脑和脑干核团;先兆期症状可能与神经元及胶质细胞去极化和超极化缓慢扩散的皮质扩散性抑制(cortical spreading depression,CSD)相关;而头痛期表现可能是三叉神经血管系统激活所致。

【临床表现】 偏头痛多起病于儿童期和青春期,中青年期达发病高峰,女性多见,男女患者比例为(1:3)～(1:4),常有遗传背景。

1. **ICHD-3 的偏头痛分型**

(1)无先兆偏头痛。

(2)有先兆偏头痛。

1)典型先兆偏头痛:①典型先兆伴头痛;②典型先兆不伴头痛。

2)脑干先兆偏头痛。

3)偏瘫型偏头痛:①家族性偏瘫型偏头痛;②散发性偏瘫型偏头痛。

4)视网膜性偏头痛。

(3)慢性偏头痛。

(4)偏头痛并发症:①偏头痛持续状态;②不伴脑梗死的持续先兆;③偏头痛性脑梗死;④偏头痛先兆诱发的癫痫发作。

(5)很可能的偏头痛:①很可能的无先兆偏头痛;②很可能的有先兆偏头痛。

(6)可能与偏头痛相关的周期综合征。

1)反复胃肠功能障碍:①周期性呕吐综合征;②腹型偏头痛。

2)良性发作性眩晕。

3)良性发作性斜颈。

2. **偏头痛的几种主要亚型**

(1)无先兆偏头痛(migraine without aura):是最常见的偏头痛类型。临床表现为反复发作的一侧或双侧额颞部疼痛,呈搏动性,中到重度疼痛,行走或上楼梯等日常活动可使其加重。伴随症状包括恶心和/或呕吐、畏光和畏声;还可以出现出汗、全身不适、头皮触痛等症状。该型发作频率高,可严重影响患者工作和生活,常需要频繁应用止痛药治疗,易合并出现新的头痛类型—药物过度使用性头痛。

(2)有先兆偏头痛(migraine with aura):部分偏头痛患者在头痛之前常出现可逆的局灶性神经系

统症状,称为先兆,可表现为视觉、感觉、语言、运动等症状,一般持续5~60分钟。最常见的为视觉先兆,约占90%,表现为双眼闪光、暗点或水波纹、视物变形等,其次为感觉先兆,言语和运动先兆少见,不同先兆可以接连出现。头痛在先兆出现同时或先兆结束后60分钟内发生,多为单侧额颞部或眶后搏动性头痛,常伴有恶心和呕吐、畏光和畏声。活动可使头痛加重,睡眠后可缓解头痛。头痛可持续4~72小时,消退后常有疲劳、倦怠、烦躁、无力和食欲差等。

1)典型先兆偏头痛(migraine with typical aura):为最常见的先兆偏头痛类型,先兆表现为完全可逆的视觉、感觉和/或言语症状,且无运动、脑干或视网膜症状。与先兆同时出现或先兆结束后60分钟内出现的符合偏头痛特征的头痛,即为典型先兆伴头痛;既往有典型先兆偏头痛发作患者也可出现先兆结束后60分钟内不出现头痛,则称为典型先兆不伴头痛。

2)脑干先兆偏头痛(migraine with brainstem aura):既往也称基底型偏头痛,临床少见。先兆症状明显源自脑干,但不伴肢体无力。先兆症状可有构音障碍、眩晕、耳鸣、听力减退、复视、共济失调、意识障碍等。

3)偏瘫型偏头痛(hemiplegic migraine):临床少见,包括家族性和散发性偏瘫型偏头痛。其临床特点是先兆包括完全可逆的肢体无力,持续时间通常<72小时,部分患者可持续数周。

4)视网膜性偏头痛(retinal migraine):为反复发生的完全可逆的单眼视觉障碍,包括闪烁、暗点和黑矇等,伴有符合偏头痛特征性头痛,且在发作间期眼科检查正常。

(3)慢性偏头痛(chronic migraine):偏头痛每月头痛发作超过15天,连续3个月或3个月以上,且每月至少有8天的头痛具有偏头痛特点,可考虑为慢性偏头痛。

(4)偏头痛并发症

1)偏头痛持续状态:偏头痛发作持续时间≥72小时,而且疼痛程度较严重,但期间可有因睡眠或药物应用获得的短暂缓解期。

2)不伴脑梗死的持续先兆:指有先兆偏头痛患者在一次发作中出现一种先兆或多种先兆症状持续1周以上,多为双侧性;本次发作其他症状与以往发作类似;须通过神经影像学检查排除脑梗死病灶。

3)偏头痛性脑梗死:极少数情况下在偏头痛先兆症状后出现颅内相应供血区域的缺血性梗死,此先兆症状常持续60分钟以上,而且缺血性梗死病灶为神经影像学所证实,称为偏头痛性脑梗死。

4)偏头痛先兆诱发的癫痫发作:极少见,癫痫发作发生在先兆症状期间或先兆后1小时以内。

(5)可能与偏头痛相关的周期综合征:以往称儿童期周期性综合征,以儿童多见,这类患者还可出现其他症状,包括发作性晕动症、周期性睡眠障碍(包括梦游、梦呓、夜惊和夜间磨牙)。成人亦可出现,包括周期性呕吐综合征、腹型偏头痛、良性阵发性眩晕和良性阵发性斜颈。

【诊断】 偏头痛诊断主要依赖于详细的问诊,结合家族史和神经系统检查,通常可作出临床诊断。必要情况下可完善血液与神经影像学检查排除脑血管疾病、颅内动脉瘤和占位性病变等颅内器质性疾病引起的头痛。下面介绍ICHD-3偏头痛诊断标准。

1. 无先兆偏头痛诊断标准

(1)符合下述(2)~(4)特征的头痛至少发作5次。

(2)头痛发作持续4~72小时(未经治疗或治疗效果不佳)。

(3)至少有下列4项中的2项:①单侧;②搏动性;③中、重度头痛;④日常体力活动可加重头痛或因头痛而避免日常活动(如行走或上楼梯)。

(4)发作过程中至少符合下列2项中的1项:①恶心和/或呕吐;②畏光和畏声。

(5)不能用ICHD-3中的其他诊断更好地解释。

2. 有先兆偏头痛诊断标准

(1)至少有2次发作符合下述(2)~(3)。

（2）至少有1个可完全恢复的先兆症状：①视觉；②感觉；③言语和/或语言；④运动；⑤脑干；⑥视网膜。

（3）至少符合下列6项中的3项：①至少有1个先兆持续超过5分钟；②2个或更多的症状连续发生；③每个独立先兆症状持续5～60分钟；④至少有一个先兆是单侧；⑤至少有一个先兆是阳性的；⑥与先兆伴发或在先兆出现60分钟内出现头痛。

（4）不能用ICHD-3中的其他诊断更好地解释。

3. 慢性偏头痛诊断标准

（1）符合（2）～（3）项的头痛（偏头痛样头痛或紧张型头痛）每月发作至少15天，至少持续3个月。

（2）符合无先兆偏头痛诊断（2）～（4）项标准和/或有先兆偏头痛（2）～（3）项标准的头痛至少发生5次。

（3）头痛符合以下任何1项，且每月发作＞8天，持续时间＞3个月：①符合无先兆偏头痛的（3）～（4）项标准；②符合有先兆偏头痛的（2）～（3）项标准；③患者所认为的偏头痛发作可通过服用曲普坦类或麦角胺类药物缓解。

（4）不能用ICHD-3中的其他诊断更好地解释。

【鉴别诊断】

1. 丛集性头痛　发作具有丛集期，疼痛多位于一侧眼眶或球后、额颞部，为尖锐剧痛，程度重于偏头痛，常伴有结膜充血、流涕等自主神经症状。丛集性头痛发作的时间特点也不同于偏头痛，它的发作频率从隔日1次至每日8次，发作持续15～180分钟，一般不超过3小时。

2. 紧张型头痛　表现为轻-中度、双侧、压迫性或紧箍样头痛，不因日常活动而加重。

3. 继发性头痛　继发性头痛可能表现为搏动样疼痛等偏侧疼痛，尤其是缘于头颈部血管性疾病的头痛，如高血压、未破裂颅内动脉瘤或动静脉畸形、慢性硬膜下血肿等，但其头痛发作的表现、持续时间及过程等特点不典型，部分病例存在局灶性神经功能缺损体征、癫痫发作或认知功能障碍，颅脑CT、MRI及DSA等检查可帮助发现引起继发性头痛的病因。对具有以下情况的头痛，应谨慎排除继发性头痛的可能：①50岁以后的新发头痛；②血液高凝风险患者出现新发头痛；③有肿瘤或艾滋病史者出现的新发头痛；④突然发生的、迅速达到高峰的剧烈头痛；⑤与体位改变相关的头痛；⑥伴有发热；⑦伴有视神经乳头水肿、神经系统局灶症状和体征（除典型的视觉、感觉先兆外）或认知障碍；⑧头痛性质在短时期内发生变化等。

【治疗】　偏头痛的治疗目的是减轻或终止头痛发作，缓解伴发症状，预防头痛复发。治疗包括药物治疗和非药物治疗两个方面。非药物治疗主要是加强宣教，帮助患者确立科学、正确的防治观念和目标，保持健康的生活方式，寻找并避免各种偏头痛诱因。药物性治疗分为发作期治疗和预防性治疗。

1. 发作期的治疗　临床治疗偏头痛通常应在症状起始时立即服药。常用的评价治疗有效性标准：①2小时无疼痛；②2小时内最困扰的伴随症状（如恶心、呕吐、畏光或畏声）消失；③2小时后疼痛缓解，由中重度疼痛转为轻度或无痛；④在治疗成功后的24小时内无头痛再发或镇痛药的使用。治疗药物包括：①非特异性止痛药对乙酰氨基酚与非甾体抗炎药（nonsteroidal anti-inflammatory drug，NSAID），如阿司匹林、布洛芬、双氯芬酸与萘普生等；②特异性药物：曲普坦类和降钙素基因相关肽（CGRP）受体拮抗剂及选择性5-HT$_{1F}$受体激动剂。药物选择应根据头痛程度、伴随症状、既往用药情况等综合考虑，个体化治疗。

（1）头痛急性发作治疗：首选对乙酰氨基酚或NSAID（如布洛芬）等非特异性药物，如无效再用偏头痛特异性治疗药物。严重发作时可直接选用偏头痛特异性治疗药物以尽快改善症状，部分患者虽有严重头痛但以往发作对NSAID反应良好，仍可选用NSAID。曲普坦类药物为5-HT$_{1B/1D}$受体激动剂。鼻喷剂型有佐米曲普坦。如果口服曲普坦对疼痛的缓解不佳，可将曲普坦与速效非甾体抗炎药联合使用。急性发作期禁用含有阿片类、巴比妥类、安乃近、非那西丁等成分的复方止痛药。

（2）伴随症状：恶心、呕吐者必要时可用止吐剂对症治疗。

2. 预防性治疗　适用于：①每月 2 次以上的偏头痛发作；②急性期治疗无效或不能耐受；③存在药物过度使用风险；④严重影响生活、工作或学习；⑤存在频繁、持续时间较长或令患者极度不适的先兆；⑥特殊类型的偏头痛，如偏头痛性脑梗死、偏瘫型偏头痛、脑干先兆偏头痛、偏头痛持续状态等；⑦患者的自我要求等。

对于发作性偏头痛（每月偏头痛发作＜15 天）的预防性治疗，既往研究证实有效、循证医学证据级别较高的药物有：①β- 肾上腺素受体拮抗剂：普萘洛尔、美托洛尔、阿替洛尔和比索洛尔；②抗癫痫药：托吡酯、丙戊酸盐；③抗抑郁药：阿米替林、文拉法辛；④血管紧张素Ⅱ受体拮抗剂（ARB）与血管紧张素转化酶抑制剂（ACEI）类降压药：坎地沙坦与赖诺普利；⑤CGRP 类药物：CGRP 拮抗剂瑞美吉泮、阿托吉泮，CGRP 单克隆抗体艾普奈珠单抗等；⑥钙通道阻滞剂：氟桂利嗪，也可用于发作性偏头痛的预防治疗。慢性偏头痛发病机制复杂，合并症较多，既往研究中循证医学证据级别较高的药物有A 型肉毒毒素、托吡酯和 CGRP 单克隆抗体（瑞玛奈珠单抗）。

其他治疗：包括中医针灸治疗、心理治疗和物理治疗，对偏头痛预防性治疗有效，可作为药物治疗的替代或补充。神经调控治疗偏头痛越来越受到关注，临床研究结果提示眶上神经电刺激、重复经颅磁刺激等可有效缓解偏头痛发作。

【预后】　大多数偏头痛患者的预后良好。偏头痛症状可随年龄的增长而逐渐缓解，部分患者可在 60～70 岁时不再发作。

第二节 ｜ 紧张型头痛

紧张型头痛（tension-type headache，TTH）患病率全球平均约为 26%，是原发性头痛中最常见的类型。根据发作频率可分为偶发性紧张型头痛（infrequent episodic tension-type headache，IETTH）、频发性紧张型头痛（frequent episodic tension-type headache，FETTH）和慢性紧张型头痛（chronic tension-type headache，CTTH）。

【病因与发病机制】　病因与发病机制尚不完全明确，潜在的发病机制可能包括三个方面：①遗传因素：目前尚未发现 TTH 的明确致病基因，研究发现紧张型头痛可能和 *5-HTTLPR*、*COMT*、*APOE-ε4* 等基因的多态性相关。②外周机制：主要涉及肌筋膜改变，包括外周肌肉僵硬、局部炎症、局部肌肉缺血等。肌筋膜触发点，即骨骼肌中受压迫或牵伸时容易诱发疼痛的点，可能在 TTH 的发病机制中扮演重要作用。③中枢机制：包括中枢敏化、下行调节性疼痛通路的功能障碍等，可能在紧张型头痛慢性化的过程中起到重要作用。

【临床表现】　典型病例多在 20 岁左右发病，发病年龄高峰为 25～30 岁，女性稍多见，男女比例约为 2：3。通常位于双侧，额颞部多见，也可弥散于整个头部，疼痛特点像一条带子紧束头部或呈颅周紧箍样、压迫样感，一般不伴有恶心、呕吐、畏光和畏声等症状。许多患者可伴有头昏、失眠，同时可伴有焦虑或抑郁等症状。部分患者体检可发现疼痛部位肌肉触痛或存在压痛点，颈肩部肌肉有僵硬感，捏压时肌肉感觉舒适。多数患者头痛期间日常生活与工作常不受影响。

【诊断】　根据患者的临床表现，排除其他头颈部疾病（如颈椎病、占位性病变和炎症性疾病等）后，通常可以确诊。ICHD-3 最新紧张型头痛诊断标准如下。

1. 偶发性紧张型头痛
（1）平均每月发作＜1 天（每年＜12 天），发作 10 次以上并符合诊断（2）～（4）项标准。
（2）头痛持续 30 分钟至 7 天。
（3）头痛至少符合下列 4 项中的 2 项：①双侧头痛；②性质为压迫性或紧箍样（非搏动性）；③轻-中度头痛；④日常活动如走路或爬楼梯不加重头痛。
（4）符合下列全部 2 项：①无恶心或呕吐；②畏光、畏声中不超过 1 项。
（5）不能用 ICHD-3 中的其他诊断更好地解释。

2. 频发性发作性紧张型头痛

（1）平均每月发作 1～14 天，超过 3 个月（每年≥12 天且＜180 天），发作 10 次以上。

（2）～（5）的诊断标准同偶发性紧张型头痛。

3. 慢性紧张型头痛

（1）头痛平均每月发作时间≥15 天，持续超过 3 个月（每年≥180 天）。

（2）～（5）的诊断标准同偶发性紧张型头痛。

此外，很可能的紧张型头痛是只满足紧张型头痛某一亚型的（1）～（4）项诊断标准中的 3 项，同时又不符合 ICHD-3 中的其他头痛的诊断标准，它包括很可能的偶发性紧张型头痛、很可能的频发性紧张型头痛和很可能的慢性紧张型头痛三种亚型。

【治疗】

1. 药物治疗

（1）对症治疗：对发作性紧张型头痛，特别是偶发性紧张型头痛患者，适合对症治疗。治疗可采用对乙酰氨基酚或非甾体抗炎药，可单一用药或用复合制剂。但须注意切勿滥用镇痛药物，因其本身可引起药物过度使用性头痛。

（2）预防治疗：对于频发性和慢性紧张型头痛应采用预防性治疗，可以加用三环类抗抑郁药（如阿米替林），还可使用米氮平与文拉法辛等抗抑郁药，以及肌肉松弛剂如替扎尼定等治疗。

2. 非药物疗法 针灸治疗等，也可改善部分病例的临床症状。

第三节 | 丛集性头痛

丛集性头痛（cluster headache）是一种常见的三叉自主神经性头痛，表现为一侧眼眶周围发作性剧烈疼痛，有反复密集发作的特点，伴有同侧眼结膜充血、流泪、瞳孔缩小、眼睑下垂以及头面部出汗等自主神经症状和/或不安、躁动感，常在一天内固定时间发作，可持续数周至数月。

【病因与发病机制】 病因与发病机制尚不完全明确。患者发作期脑静脉血中降钙素基因相关肽（CGRP）明显增高，提示三叉神经血管系统与丛集性头痛的发病有关，发作期的自主神经症状提示翼腭神经节与颈上神经节的交感神经参与其中。丛集性头痛发作存在昼夜节律性和同侧颜面部的自主神经症状，提示其与下丘脑的功能紊乱有关。功能神经影像学 fMRI 和 PET 研究证实了丛集性头痛发作期存在下丘脑后部灰质的异常激活，支持丛集性头痛可能起源于下丘脑功能紊乱。因此，丛集性头痛可能是下丘脑功能异常引起、三叉神经血管系统参与的一种原发性头痛。

【临床表现】

1. 几乎任何年龄均可发病，通常在 20～40 岁。一般来说，以男性多见，约为女性的 3 倍。

2. 头痛突然发生，无先兆症状，几乎发生于每日同一时间，多为夜间发作，使患者从睡眠中痛醒。头痛持续 15～180 分钟不等。发作频率从隔日 1 次至一日 8 次。头痛可在数周至数月内集中发作，故名丛集性头痛。丛集发作期常在每年的春季和/或秋季；丛集发作期后可有数月或数年的间歇期。

3. 头痛每次发作几乎均为偏侧，位于一侧眶周、眶上、眼球后和/或颞部，呈尖锐、爆炸样、非搏动性剧痛。常伴有同侧颜面部自主神经功能症状，表现为结膜充血、流泪、流涕等副交感症状，或瞳孔缩小和眼睑下垂等交感神经抑制症状，较少伴有恶心、呕吐。饮酒、刺激性气味、强光或服用血管扩张药等可在丛集期内诱发头痛发作。

【诊断】 根据既往发作的病史及典型临床表现，并排除其他疾病（如海绵窦、颈部血管夹层、垂体等部位的疾病）后，通常可确诊。丛集性头痛的 ICHD-3 诊断标准如下。

1. 符合以下 2～4 项的发作 5 次以上。

2. 发生于单侧眼眶、眶上和/或颞部的重度或极重度的疼痛，若不治疗疼痛持续 15～180 分钟。

3. 头痛发作时至少符合下列 2 项中的 1 项。

（1）至少伴随以下症状或体征（和头痛同侧）中的 1 项：①结膜充血和/或流泪；②鼻塞和/或流涕；③眼睑水肿；④前额和面部出汗；⑤瞳孔缩小和/或上睑下垂。

（2）烦躁不安或躁动。

4. 发作频率为隔日 1 次至每日 8 次。

5. 不能用 ICHD-3 中的其他诊断更好地解释。

发作性丛集性头痛的诊断标准是发作符合上述丛集性头痛的诊断标准，并在一段时间内（丛集期）发作；至少存在 2 个丛集期持续 7 天至 1 年（未治疗），2 次丛集发作期之间头痛缓解期≥3 个月。慢性丛集性头痛的诊断标准是发作符合上述丛集性头痛的诊断标准；至少 1 年内无缓解期或 2 次丛集性头痛发作之间缓解期<3 个月。

【鉴别诊断】

1. **偏头痛**　偏头痛女性多见，而丛集性头痛则是男性多见；偏头痛在发作上无丛集性特征；偏头痛每次发作时间多超过 4 小时，时间长于丛集性头痛；偏头痛患者有畏光、畏声行为，而丛集性头痛患者常坐卧不安；丛集性头痛的自主神经症状局限于疼痛同侧。

2. **继发性头痛**　部分脑器质性损害表现可类似丛集性头痛，单凭症状往往不能将其区分开来，需要进行综合诊断评估。对于首次出现的头痛，须警惕可能的继发性原因，同时，药物治疗效果一定程度上可反映其是否为继发性头痛，但治疗有效不能完全排除继发，治疗无效时更应警惕；若发现了可能的继发性原因，须进一步确定继发性因素与头痛症状是否具有时间相关性。因此，对所有疑似丛集性头痛症状的患者都应该进行神经影像学检查。

【治疗】

1. **急性期治疗**　治疗目的为快速缓解头痛，尽早终止急性期头痛发作。

（1）吸氧疗法：头痛发作时首选的治疗措施，给予吸入纯氧，氧流量为 6～15L/min，约 15 分钟后头痛完全缓解，约对 80% 患者有效。吸氧疗法无禁忌证，并且安全而无明显不良反应。

（2）曲普坦类药物：舒马普坦皮下注射或经喷鼻吸入、佐米曲普坦经喷鼻吸入可迅速缓解头痛。心脑血管疾病和高血压病是禁忌证。

（3）利多卡因：在曲普坦和吸氧治疗均无效或有禁忌时（高血压、心脑血管疾病等）可选用 10% 利多卡因滴鼻，该方法较为安全，除可能引起鼻黏膜不适，其他不良反应尚未见报道。但目前相关研究较少，缺乏随机对照研究，循证证据不足。

（4）生长抑素及其类似物：一项双盲、安慰剂对照研究表明，在发病 15 分钟内皮下注射奥曲肽 100μg 可有效终止丛集性头痛急性发作，主要不良反应为腹泻、腹胀、恶心等胃肠道不适及注射部位相关不良反应。对曲普坦类药物和吸氧疗法无反应或不耐受的患者可选用该治疗。

2. **预防性治疗**　预防性治疗目的为降低丛集期内的头痛发作频率，减轻发作程度，提高急性期治疗的疗效。维拉帕米是一线药物，但须注意其对心脏的影响。锂盐也是有效的治疗方式，但治疗窗较窄，仅用于其他药物无效或有禁忌证的情况。锂盐主要不良反应为甲状腺功能亢进、震颤和肾功能损害等。其他用于丛集性头痛的预防药物还包括褪黑素等。由于预防性治疗药物需要一定的时间以及药物剂量才能有效发挥治疗作用，对于高频率发作患者，在预防性药物开始使用或增加剂量时可使用过渡性治疗。

3. **过渡性治疗**　也称为短期预防性治疗或桥接治疗，因为预防性治疗药物需要一定时间并达到治疗剂量才能起效，所以过渡期治疗在丛集性头痛中占有重要地位，可以在短时间内缓解疼痛症状。常用方案是短期使用糖皮质激素，包括口服泼尼松、枕大神经阻滞（皮下注射激素）等。

4. **非药物治疗**　当药物治疗无效或患者对常规治疗不耐受时，可考虑使用神经调控治疗。常用的神经调控治疗方法包括蝶腭神经节刺激、非侵入性迷走神经刺激、侵入性枕神经刺激等。

【预后】　发作性丛集性头痛和慢性丛集性头痛患者的长期结局有所差异。发作性丛集性头痛与慢性丛集性头痛之间可相互转化，发作性丛集性头痛如控制不佳通常易转化为慢性丛集性头痛，而慢性丛集性头痛在规范管理下可转为预后较好的发作性丛集性头痛。研究表明发病年龄晚、男性、病程超过 20 年可能为影响丛集性头痛预后的关键因素。

第四节 | 药物过度使用性头痛

药物过度使用性头痛(medication-overuse headache,MOH)是由原发性头痛患者过度使用急性止痛药物所导致。头痛患者在发作期过度使用急性对症药物(通常超过 3 个月),可促使原有头痛(如偏头痛或紧张型头痛)转为慢性。该头痛程度严重,致残率和疾病负担较高。

【发病机制】 目前尚不清楚,有多种假说与推测。药物过度使用导致感觉中枢发生敏化;细胞适应了过度的镇痛刺激,使得细胞膜转导发生障碍,导致中枢神经系统对治疗无反应;药物直接抑制了中枢神经系统的痛觉调控能力;与痛觉相关的认知情绪相关的脑网络出现连接与功能异常,从而导致痛觉过敏状态的出现。

【临床表现】 女性多见,男女患病比率约为 1∶3.5,多见于 30 岁以上患者。患者常有慢性原发性头痛病史,并长期服用各类急性止痛药物。头痛天数每月超过 15 天,原有头痛的特征(包括程度、部位、性质等)发生变化,常伴有所使用止痛药物的其他副作用。同时患者往往有焦虑、抑郁等情绪障碍。

【诊断】 诊断完全依靠患者提供的病史,因此开放性提问和详细准确的病史收集至关重要。药物过度使用性头痛的 ICHD-3 诊断标准如下。

1. 原发性头痛患者每月头痛发作的天数≥15 天。

2. 规律、过度服用头痛急性治疗药物或症状性治疗药物 3 个月以上。

3. 不能用 ICHD-3 中的其他诊断更好地解释。

对于不同药物,过度使用的标准有所区别:①麦角胺类药物、曲坦类药物、阿片类药物和复合止痛药等药物的过度使用性头痛,诊断标准是每月≥10 天,持续≥3 个月;②对于对乙酰氨基酚、NSAID 等非阿片类药物的过度使用性头痛,诊断标准是每月≥15 天,持续≥3 个月;③多种而并非单一种类药物的药物过度使用性头痛,诊断标准是每月规律混合服用麦角胺、曲坦类、复方止痛药、非甾体抗炎药和/或阿片类药物的总计天数≥10 天,持续≥3 个月,且以上每一种药物都没有达到相应的过度服用天数。

【治疗】 治疗目标包括减轻头痛程度、减少发作频率、减少急性对症药物的使用量、提高急性对症药物及预防性药物的疗效、减轻残疾和提高生活质量。教育患者药物过度使用性头痛的原因和后果是治疗的基础手段。对头痛有频发倾向的患者预防药物过度使用十分重要。

1. **撤去过度使用的药物** 治疗药物过度使用性头痛首先要撤去过度使用的药物。大多数药物可以立即撤去,包括曲坦类、麦角胺类、对乙酰氨基酚、阿司匹林等。有些药物突然停药会出现严重的撤药症状,须缓慢撤药,包括阿片类、巴比妥类药物。对于过度使用巴比妥类药物、院外难以停止服药以及伴有严重抑郁的患者建议住院治疗。自律性高、具有强烈撤药动机、非巴比妥类药物过度使用、过度使用单种药物、不伴有精神障碍等的患者可选择门诊治疗。撤药后相应的原发性头痛预防性治疗至少随访 1 年,1 年后头痛天数<4 天/月,提示撤药治疗成功。

2. **预防性治疗** 应尽早给予预防性治疗,可减少头痛发作频率,从而减少止痛药物的用量。结合初期原发性头痛类型及时、足量、全程启动相应的预防性治疗是药物过度使用性头痛治疗的关键。托吡酯和局部注射 A 型肉毒毒素治疗有效。还可考虑丙戊酸盐、加巴喷丁、阿米替林、文拉法辛、替扎尼定等。药物过量性头痛的预防药物首选托吡酯、肉毒毒素或 CGRP 抑制剂(瑞玛奈珠单抗),其他可能有效的药物有 β 受体阻滞剂、氟桂利嗪、阿米替林等。

3. **治疗戒断症状** 常见的戒断症状包括:恶心、呕吐、焦虑、睡眠障碍、戒断性头痛、低血压、心动过速等。戒断症状通常持续 2～10 天,平均 3.5 天,也可持续达 4 周。恶心、呕吐者可选用甲氧氯普胺,呕吐明显者及时补液。

4. **随访和预防复发**　MOH 的复发率高,大多数复发发生于撤药后第 1 年,建议长程、频繁、规律随诊至少 1 年。建议患者每日记录头痛。能够有效预防复发的措施尚不明确,目前研究发现规律监测药物使用、心理治疗和持续足量预防类药物治疗有助于预防复发。

【预后】　多数患者在撤药一年后头痛缓解。病程长、多种镇痛药物联合使用、药物使用剂量大、过度使用巴比妥类药物或阿片类药物者容易复发,往往迁延不愈。

第五节 ｜ 低颅压性头痛

低颅压性头痛(low cerebrospinal fluid pressure headache;intracranial hypotension headache)是以直立性头痛为特征性临床表现,脑脊液压力<60mmH$_2$O 的临床综合征。在 ICHD-3 中,列为"继发性头痛"中"缘于脑脊液压力减低的头痛",包括硬脊膜穿刺术后头痛、缘于脑脊液漏的头痛和缘于自发性低颅压的头痛三种亚型。

【病因与发病机制】　任何原因所致的脑脊液容量减少均可导致颅内压降低,引起低颅压性头痛。包括自发性和继发性两种。自发性低颅压性头痛的病因主要是自发性脑脊液漏,通常发生在脊膜,尤其是颈胸段交界处和胸段,可能源自硬脊膜结构薄弱处。硬脊膜结构薄弱可导致单纯硬脊膜撕裂或者复杂的脊膜憩室,使脑脊液漏出至硬脊膜外腔,最终导致脑脊膜弹性分布改变。继发性低颅压性头痛可由多种原因引起,其中以硬膜或腰椎穿刺后低颅压性头痛最为多见,此外,继发于外伤或手术后的脑脊液持续外漏也会导致低颅压性头痛。由于脑脊液量减少、压力降低、直立时重力牵拉使脑组织移位下沉,导致使颅内痛敏结构(如脑膜、血管和三叉、舌咽、迷走等脑神经)受到牵张从而引起头痛。

【临床表现】

1. 本病见于各种年龄,自发性者多见于女性,继发性者无明显性别差异。

2. 典型表现为直立性头痛,患者取坐立位时头痛即刻出现,平躺后头痛迅速消失。但缘于自发性低颅压的头痛与体位间的相关性会随病程的迁延而变得不明显,头痛可在患者取坐立位数分钟或数小时后出现或加重,平躺数分钟或数小时后减轻但并不完全消失,少数患者表现为非直立性头痛。头痛多为双侧,单侧少见;可以是弥散性的全头部疼痛,也可以是局灶性的额部、颞部、枕部或额枕部疼痛;可以是搏动性的,也可以是非搏动性的;可在咳嗽等瓦尔萨尔瓦(Valsalva)动作时加重。

3. 除头痛外,还可伴有其他症状,包括颈部疼痛或僵硬、恶心呕吐、耳闷耳胀、耳鸣、听力下降、眩晕、畏光或畏声、复视、肩胛间区疼痛等。部分患者可并发硬膜下积液或血肿、脑静脉系统血栓形成,极少数可出现行为变异性额颞叶痴呆样认知障碍和意识障碍等。

【辅助检查】

1. **脑脊液检查**　典型者腰穿脑脊液压力<60mmH$_2$O;部分病例压力测不出,甚至放不出脑脊液,称"干性穿刺",但随着病程延长,CSF 压力逐渐上升,多数患者脑脊液压力可恢复正常。部分病例 CSF 细胞数轻度增加,蛋白质、糖和氯化物正常。

2. **神经影像学**　颅脑 MRI 检查可见均一弥漫的硬脑膜强化、硬膜下积液或血肿、脑静脉窦扩大、垂体增大、小脑扁桃体下移等脑下移征象。脊髓 MRI [包括 T$_2$ 加权压脂序列和三维高分辨率重 T$_2$ 加权脂肪抑制脊髓成像(脊髓水成像)]检查可见长节段硬脊膜外积液、硬脊膜外静脉扩张、高颈髓后方软组织内积液和神经根周围积液。CT 脊髓造影、MR 脊髓造影和数字减影脊髓造影等可见造影剂由蛛网膜下腔漏出至硬膜外腔,但漏口的精确定位依赖于动态造影检查。

【诊断与鉴别诊断】　根据直立性头痛的典型临床特点应疑诊本疾病,ICHD-3 诊断标准如下。

1. 符合第 3 项标准的任何头痛。

2. 符合以下 2 项中的 1 项或 2 项:①存在脑脊液压力减低(脑脊液压力<60mmH$_2$O);②脑脊液漏的影像学证据(脊髓 MRI 或脊髓造影显示硬脊膜外积液,或者颅脑 MRI 显示脑下移或硬脑膜强化)。

3. 头痛发生与脑脊液压力低下或脑脊液漏在时间上密切相关，或因头痛使后者被确诊。

4. 不能用 ICHD-3 中的其他诊断更好地解释。

直立性头痛是低颅压性头痛的特征性表现，但是不能单凭直立性头痛诊断低颅压性头痛，也不能单凭无直立性头痛而排除低颅压性头痛的诊断，须进一步结合影像学的典型表现和/或脑脊液压力减低症状，方能作出诊断，同时要注意寻找继发性低颅压性头痛的病因。低颅压性头痛的诊断，应注意与蛛网膜下腔出血、中枢神经系统感染、脑静脉系统血栓形成、转移性脑膜癌、硬膜下积液或血肿、阿诺德-基亚里（Arnold-Chiari）畸形、肥厚性硬脑膜炎、姿势性直立性心动过速综合征等相鉴别。

【治疗】

1. **预防措施**　腰椎穿刺时，相比传统的具有切割斜面的穿刺针，使用无创的笔尖式穿刺针能够降低术后头痛的发生率；当使用传统的具有切割斜面的穿刺针时，选择直径更小的穿刺针，使针尖斜面平行于脊柱长轴，术后头痛的发生率更低；当使用无创的笔尖式穿刺针时，拔出穿刺针前重新插入针芯能够降低术后头痛的发生率。

2. **保守治疗**　包括卧床休息和口服补充电解质液体（2.0～2.5L/d），其他可以考虑的措施包括避免 Valsalva 动作、避免口服或静脉使用咖啡因、避免口服对乙酰氨基酚和非甾体抗炎药，以及使用腹带，但都缺乏高质量的临床试验证据。糖皮质激素的使用仍有争议。

3. **硬膜外血贴疗法**　将患者的自体血注入硬膜外腔，可压迫硬膜囊并封堵脑脊液漏口，迅速缓解头痛，适用于硬脊膜穿刺术后头痛和自发性低颅压。

4. **外科手术治疗**　手术或外伤导致的脑脊液漏须外科手术修补，难治性的自发性低颅压也可考虑外科手术缝合硬脊膜或封闭脑脊液静脉瘘，另外脑脊液静脉瘘也可尝试经静脉凝胶栓塞的介入治疗方法。

【预后】　多数硬脊膜穿刺术后头痛患者和少数自发性低颅压患者经保守治疗后头痛能在 2 周内自发缓解，部分自发性低颅压患者症状可持续数月甚至数年，极少数患者远期可出现脑表面铁沉积症和双侧臂丛肌肉萎缩。

（罗本燕）

本章数字资源

本章思维导图

第九章 | 脑血管疾病

脑血管疾病（cerebrovascular disease，CVD）是各种病因导致的脑循环障碍性疾病的总称，包括脑血管壁结构或管腔内血液血流异常等引发的局灶性或全面性神经功能缺损。按病变性质，分为缺血性和出血性脑血管病；按疾病进程，分为急性和慢性脑血管疾病。急性脑血管疾病主要包括卒中（stroke）和短暂性脑缺血发作（transient ischemic attack，TIA）；慢性脑血管疾病包括血管性认知障碍和卒中后遗症等。但心脏停搏等因素导致体循环中断，引起的全脑缺血缺氧性损害，并不属于脑血管疾病范畴。

【流行病学】 脑血管疾病是危害成年人身体健康的最主要疾病之一，它与心脏病及恶性肿瘤构成人类三大致死疾病。与西方发达国家不同，我国卒中的发病率和死亡率明显高于心脏病和恶性肿瘤。2008 年卫生部公布的第三次全国死因调查中，卒中已成为我国第一致死病因，其死亡率为 136.64/10 万，已超过恶性肿瘤的 135.88/10 万。根据 2017 年发表的由 Ness-China 研究协作组完成的我国卒中流行病学调查结果，我国卒中发病率为 345.1/10 万，死亡率为 159.2/10 万，患病率为 1 596.0/10 万，每年新发卒中患者约 240 万，死亡约 110 万，患病者约 1 100 万。卒中也是成人首要的致残性疾病，约 2/3 卒中幸存者遗留有不同程度的残疾。

我国脑血管疾病的发病率呈现北高南低、东高西低的地理分布特征，且农村地区高于城市地区。脑血管疾病发病率、患病率和死亡率随年龄增长而增高，随着我国人口老龄化的加剧，脑血管疾病造成的危害日趋严重。

【病因】 各种原因如动脉硬化、血管炎、先天性血管病、外伤、血液病、药物、栓子和血流动力学改变都可引起急性或慢性脑血管疾病。根据解剖结构和发病机制不同，可将脑血管疾病的病因归为以下几类。

1. **血管壁病变** 以高血压性动脉硬化和动脉粥样硬化所致的血管损害最为常见，其次为结核、梅毒、结缔组织疾病和钩端螺旋体等病因所致的动脉炎，再次为先天性血管病（如动脉瘤、血管畸形和先天性狭窄）和各种原因（如外伤、颅脑手术、插入导管、穿刺等）所致的血管损伤，另外还有动脉夹层、药物、毒物、恶性肿瘤所致的血管病损等。

2. **心脏疾病和血流动力学改变** 如高血压、低血压或血压的急骤波动，以及心功能障碍、传导阻滞、风湿性或非风湿性心脏瓣膜病、先天性心脏病、心肌病及心律失常，特别是心房颤动。

3. **血液成分异常** 包括各种原因所致的血液凝固性增加和出血倾向，如红细胞增多症、高纤维蛋白原血症等高黏血症，抗凝血酶Ⅲ、蛋白 C、蛋白 S 缺乏和第 V 因子基因突变等遗传性高凝状态，应用抗凝剂、抗血小板聚集药物、溶栓药物、弥散性血管内凝血和各种血液系统疾病等导致的凝血机制异常。

4. **其他病因** 包括空气、脂肪、癌细胞和寄生虫等栓子，脑血管受压、痉挛等。

【脑血液循环的基本特征】 脑组织对缺血、缺氧性损害十分敏感。脑是机体代谢最活跃的器官，虽然脑重量仅占体重的 2%～3%，但正常成人全脑血流量高达 800～1 000ml/min，占心输出量的 20%，葡萄糖和氧耗量也占全身供给量的 20%～30%。而脑组织中几乎无葡萄糖和氧的储备。当脑血供中断时，2 分钟内脑电活动停止，5 分钟后脑组织出现不可逆损伤。脑组织的血流量分布不均，大脑皮质的血液供应最丰富，达 77～138ml/（100g·min），而脑白质血流仅约为皮质的 1/3。

脑血管具有丰富的侧支循环。脑的血液供应主要来自颈内动脉系统和椎-基底动脉系统。双

NOTES

166

侧大脑前动脉通过前交通动脉连接,颈内动脉通过后交通动脉与大脑后动脉连接,构成基底动脉环(Willis 环),这使颈内动脉系统和椎-基底动脉系统,以及双侧大脑半球的血供可以互相交通,为脑血流最重要的侧支循环。其他侧支循环还包括颈内动脉通过眼动脉与颈外动脉分支吻合、脑膜中动脉与颈内动脉或大脑中动脉吻合,以及大脑前动脉、中动脉和后动脉的软脑膜分支互相吻合。这些吻合支均可在脑血供发生障碍时,起到一定的侧支调节作用。

脑血流具有自动调节功能。当健康成年人平均动脉压波动于 50～150mmHg 时,脑血管通过舒张或收缩,使血管阻力随着动脉压的变化相应改变,从而保持脑血流量相对恒定。当平均动脉压高于 150mmHg 时,突破自动调节功能的上限,脑血管阻力增高到最大限度,动脉压若继续升高,脑血流量则呈线性增加,从而引起脑水肿。当平均动脉压低于 50mmHg,突破自动调节功能的下限,脑血管阻力达到最低,若继续下降,脑血流量则呈线性减少,从而导致脑缺血。高血压患者脑血流自动调节范围的上限和下限均上移,对低血压的耐受能力减弱,因此在急剧降压时易诱发脑缺血。

第一节 ｜ 脑血管疾病的分类

脑血管疾病病因复杂,临床表现多样,因而类型众多。随着影像学诊断技术的不断进步,脑血管疾病的分类也不断精准细化。中华医学会神经病学分会结合国内外相关分类方式,制订了《中国脑血管疾病分类 2015》,在此基础上,又改写成《中国各类主要脑血管病诊断要点 2019》。新分类在关注各主要类型脑血管疾病症状和体征的基础上,强调影像学检查在确诊中的作用,细化了各类型脑血管疾病的病因学诊断依据,共给出 11 大类型,并按照病变部位、病理学和病因学分型,将重要亚型进一步细分。主要分类如下。

1. **缺血性脑血管病**

（1）短暂性脑缺血发作

（2）缺血性卒中（脑梗死）:大动脉粥样硬化性脑梗死、心源性栓塞性脑梗死、小动脉闭塞性脑梗死、其他原因所致脑梗死、原因未明的脑梗死。

（3）脑动脉盗血综合征:锁骨下动脉盗血综合征、颈动脉盗血综合征、椎-基底动脉盗血综合征。

2. **出血性脑病**

（1）蛛网膜下腔出血

（2）脑出血

（3）其他颅内出血:硬膜下出血、硬膜外出血。

3. **头颈部动脉粥样硬化、狭窄或闭塞（未导致脑梗死）**

4. **高血压脑病**

5. **原发性中枢神经系统血管炎**

6. **其他脑血管疾病**

（1）脑底异常血管网病（烟雾病）

（2）伴皮质下梗死和白质脑病的常染色显性遗传性脑动脉病（CADASIL）和伴皮质下梗死和白质脑病的常染色隐性遗传性脑动脉病（CARASIL）

（3）头颈部动脉夹层

（4）可逆性脑血管收缩综合征

7. **颅内静脉系统血栓形成**

8. **无急性局灶性神经功能缺损的脑血管病**

（1）无症状性脑梗死

（2）脑微出血

9. 卒中后遗症

10. 血管性认知障碍

（1）非痴呆性血管认知障碍

（2）血管性痴呆

11. 卒中后情感障碍

难点微课

【缺血性卒中病因分型】　卒中是最重要的脑血管疾病类型,其中缺血性卒中占所有卒中的 80% 以上。对缺血性卒中进行病因分型,有助于指导治疗和二级预防决策,并准确判断预后。目前,临床实践中应用最广泛的缺血性卒中病因分型是比较类肝素药物治疗急性缺血性卒中试验(trial of ORG 10172 in acute stroke treatment,TOAST)分型,根据病因分为以下五个亚型。

1. **大动脉粥样硬化**（large artery atherosclerosis,LAA）型　具有梗死灶相关的颅内/外大动脉或其皮质分支粥样硬化性狭窄＞50% 的临床或影像学表现,约占缺血性卒中的 26%。

（1）临床表现:包括失语、忽视、运动障碍等皮质损害,或脑干、小脑损害体征;同一血管支配区域的 TIA,颈部血管听诊有杂音、搏动减弱等均支持该亚型的诊断。

（2）头部影像学（CT 或 MRI）表现:发现大脑皮质或小脑、脑干梗死灶,或皮质下梗死灶直径＞1.5cm。

（3）辅助检查:血管超声或造影显示,梗死灶相关的颅内或颅外大动脉粥样硬化性狭窄＞50%,但应排除心源性栓塞。

2. **心源性栓塞**（cardioembolism）型　由来源于心脏的栓子致病,约占缺血性卒中的 16%。临床表现大致同大动脉粥样硬化型,但起病更急骤,症状迅速达到顶峰;影像学上可显示单个或多个累及大脑皮质的分散病灶,常超过单根血管支配区,且易发生出血转化。若患者发病前有 1 条以上血管支配区的 TIA 或卒中,或存在系统性栓塞,则支持心源性栓塞的诊断,但必须存在至少一项心源性栓子的证据,且排除大动脉粥样硬化所致的动脉-动脉栓塞或血栓形成。

3. **小动脉闭塞**（small artery occlusion）型　约占缺血性卒中的 34%。临床表现为腔隙综合征,包括纯运动性卒中、纯感觉性卒中、感觉运动性卒中、共济失调轻偏瘫综合征、构音障碍-手笨拙综合征等,无大脑皮质受累的表现。有高血压或糖尿病病史者支持该型诊断。CT 或 MRI 检查发现皮质下或脑干梗死灶直径＜1.5cm,或未发现明确责任病灶。若有潜在的心源性栓子或责任病灶同侧的颅外大动脉狭窄＞50%,可排除该亚型诊断。

4. **其他明确病因**（other determined cause）型　除外以上 3 种明确的病因,由其他少见病因所致的脑梗死,如脑动脉夹层、血管炎、烟雾病、高凝状态或血液系统疾病等。临床和影像学表现为急性脑梗死,辅助检查提示相关病因且证实其与本次发病相关,并排除心源性栓塞和大动脉粥样硬化。

5. **不明原因**（undetermined cause）型　辅助检查不充分,或经全面检查未发现病因,或存在两种及以上病因但不能确定真正病因者,均定义为不明原因的脑梗死。其他病因和不明原因所致的脑梗死约占缺血性卒中的 24%。

第二节 | 脑血管疾病危险因素及其预防

脑血管疾病目前在我国的流行状况仍处于高峰期,已导致巨大的疾病负担。减少脑血管疾病危害最有效的方法,是针对其危险因素积极进行早期干预,降低发病率。脑血管疾病的危险因素分为可干预危险因素和不可干预危险因素,其中可干预危险因素是预防脑血管疾病的主要针对目标。

【危险因素】

1. **不可干预的危险因素**

（1）年龄:脑血管疾病的发病率、患病率和死亡率均与年龄呈正相关。55 岁以后发病率明显增加,每增加 10 岁,卒中发生率约增加 1 倍。

（2）性别:男性脑血管疾病发病率高于女性。

（3）遗传因素：脑血管疾病阳性家族史可增加近 30% 的卒中风险。某些遗传性疾病如 CADASIL 有明显的家族性高发特点。

（4）种族：与白种人卒中发病率为（170～335）/10 万相比，我国卒中发病率高达（205～584）/10 万，并且出血性卒中的比例也相对较高（33% vs 12%）。

2．可干预的危险因素

（1）高血压：是卒中最重要的危险因素。收缩压和舒张压的升高都与卒中的发病风险正相关，并呈线性关系。在控制其他危险因素后，收缩压每升高 10mmHg，卒中发病的相对风险增加 30%。

（2）吸烟：是卒中的独立危险因素，可使缺血性卒中相对风险增加 90%，脑出血风险增加 60%，蛛网膜下腔出血风险增加 1.4 倍。

（3）糖尿病：是卒中的独立危险因素，糖尿病可使卒中风险增加 1 倍以上，而卒中在糖尿病患者的死亡原因中约占 20%。

（4）心房颤动：心房颤动患者的缺血性卒中发病风险比健康人高 4～5 倍。

（5）其他心脏病：如急性心肌梗死、人工瓣膜置换术后、感染性心内膜炎、扩张型心肌病、病窦综合征等均可增加缺血性卒中的发生率。

（6）血脂异常：与缺血性卒中发病率存在明显相关性。低密度脂蛋白胆固醇（LDL-C）每增加 1mmol/L，缺血性卒中的发病风险升高 17%。

（7）无症状性颈动脉狭窄：是缺血性卒中的重要危险因素，且狭窄程度与卒中发病率正相关。重度狭窄（70%～99%）患者的缺血性卒中发病风险比中度狭窄（50%～69%）患者高 1.1 倍。

（8）饮食和营养：高钠摄入与卒中风险升高相关，果蔬、钾、鱼类摄入量少与卒中风险增高相关。

（9）缺乏身体活动：可增加卒中风险，且不受性别或年龄的影响。

（10）超重与肥胖：缺血性卒中与肥胖之间存在等级正相关，且独立于年龄、生活方式及其他血管病危险因素。与正常体重者相比，超重和肥胖者缺血性卒中发病的相对风险分别增加 22% 和 64%。

（11）饮酒：大量饮酒增加卒中风险，但少量饮酒与卒中发病率的相关性尚不明确。

（12）高同型半胱氨酸血症：高同型半胱氨酸者和较低同型半胱氨酸者相比，缺血性卒中发病风险增加 69%。

（13）口服避孕药：口服避孕药使女性发生缺血性卒中的风险增加 1 倍，并且是脑静脉血栓形成的重要危险因素。

（14）其他因素：包括代谢综合征、绝经后激素治疗、睡眠呼吸暂停、高凝状态、药物滥用、偏头痛、炎症和感染等。

【预防】　脑血管疾病的预防主要是控制危险因素，包括一级预防和二级预防。

1．一级预防　是指脑血管疾病发病前的预防，通过早期改变不健康的生活方式，积极主动地筛查及控制各种危险因素，达到使脑血管疾病不发生或推迟发生的目的。主要措施如下。

（1）防治高血压：控制血压达标是最有效的卒中预防手段。建议定期监测血压，限制食盐摄入量，减轻体重，适当进行体育运动，减少饮酒量及长期坚持降压药物治疗。一般高血压患者应将血压控制在 140/90mmHg 以下，对合并糖尿病或肾病者，要控制在 130/80mmHg 以下。高龄患者可根据情况个体化调整血压目标值。

（2）戒烟：吸烟者应戒烟，可通过心理辅导、尼古丁替代疗法、口服戒烟药物等干预。不吸烟者也应避免被动吸烟。

（3）防治糖尿病：卒中高危人群应定期检测血糖，必要时检测糖化血红蛋白或行糖耐量试验，及早识别糖尿病或糖尿病前期状态。糖尿病患者应改进生活方式，首先控制饮食，加强身体活动，必要时口服降糖药或采用胰岛素治疗。一般糖尿病患者要控制糖化血红蛋白<7.0%。

（4）防治心脏病：成年人应定期体检，及时发现心脏疾病。瓣膜性或非瓣膜性心房颤动患者应根据卒中危险分层、出血风险评估、患者意愿以及当地医院是否可以进行必要的抗凝监测，决定进行何种抗栓治疗。瓣膜性或非瓣膜性心房颤动患者 CHA_2DS_2-VASc 评分≥2 分且出血并发症风险较低者，应长期口服华法林抗凝治疗［国际标准化比值（INR）目标值范围在 2～3］。非瓣膜性心房颤动患者也可选择新型口服抗凝药。

（5）防治血脂异常：缺血性卒中高危人群建议定期检测血脂。健康的生活方式是血脂管理的首要步骤。他汀类药物可作为治疗高脂血症的首选药物，将 LDL-C 水平达标作为干预目标。根据动脉粥样硬化性心血管病（arteriosclerotic cardiovascular disease，ASCVD）风险分层：极高危者 LDL-C＜1.8mmol/L（70mg/dl）；高危者 LDL-C＜2.6mmol/L（100mg/dl）。LDL-C 基线值较高不能达标者，LDL-C 水平至少降低 50%。

（6）治疗颈动脉狭窄：颈动脉粥样硬化性狭窄患者，应控制相关危险因素，并可服用他汀类药物和/或阿司匹林，改变不健康的生活方式。对此类患者应定期进行超声筛查和随访，评估狭窄的进展和卒中风险。如果狭窄达 70%～99%，在预期寿命＞5 年的情况下，有条件的医院可以考虑行颈动脉内膜切除术（carotid endarterectomy，CEA）或颈动脉支架置入术（carotid artery stenting，CAS）。

（7）合理膳食及适度的体育锻炼：饮食种类应多样化，采用包括水果、蔬菜和低脂奶制品以及总脂肪和饱和脂肪含量较低的均衡食谱。建议每日食盐摄入＜6g，减少饱和脂肪（＜总热量的 10%）和胆固醇（＜300mg/d）的摄入。提倡规律、适度的锻炼，建议老年人、卒中高危人群进行最大运动负荷检测后，制订个体化运动方案。

（8）限酒：建议饮酒者应尽可能减少乙醇摄入量或戒酒。男性每日饮酒的酒精含量不应超过 25g，女性不应超过 12.5g。不饮酒者不提倡用少量饮酒的方法预防脑血管疾病。

（9）阿司匹林：对于 ASCVD 高风险（10 年风险＞10%）且出血风险低的人群，可考虑使用小剂量阿司匹林（75～100mg/d）进行缺血性脑血管疾病的一级预防。而对于 ASCVD 中低风险（10 年风险＜10%）的人群，不推荐使用阿司匹林进行一级预防。使用阿司匹林时，应充分评估出血风险，权衡利弊，进行个体化选择。

（10）其他：对于其他危险因素如高同型半胱氨酸血症、肥胖、睡眠呼吸暂停等，应采取相应措施，进行干预和处理。

2. 二级预防 是针对发生过卒中或 TIA 的患者，通过寻找病因，对所有可干预的危险因素进行治疗，同时尽力避免卒中发病相关诱因，从而减少卒中复发。

（1）调控可干预的危险因素：基本与一级预防相同。但对非心源性缺血性卒中或 TIA 患者，应更积极地强化他汀类药物治疗。对 LDL-C≥2.6mmol/L（100mg/dl）的患者推荐给予高强度他汀治疗（阿托伐他汀 40～80mg 或瑞舒伐他汀 20mg），降低 LDL-C 至少 50% 或控制 LDL-C＜1.8mmol/L（70mg/dl）。若给予最大耐受剂量仍未达标或他汀治疗有禁忌，可联合应用依折麦布或 PCSK9 抑制剂。

（2）抗血小板聚集治疗：对于非心源性缺血性卒中或 TIA 患者，应给予口服抗血小板聚集药物而非抗凝药物预防卒中及其他心血管事件的发生。阿司匹林（50～325mg）或氯吡格雷（75mg）每日单药治疗均可以作为首选抗血小板药物。阿司匹林（25mg）＋ 缓释型双嘧达莫（200mg）2 次/天或西洛他唑（100mg）2 次/天，均可作为阿司匹林和氯吡格雷的替代治疗药物。对发病在 24 小时内、非心源性轻型缺血性卒中（NIHSS 评分≤3 分）或高风险 TIA（ABCD2 评分≥4 分）患者，给予阿司匹林（75～100mg/d）联合氯吡格雷（首剂 300mg，之后 75mg/d）治疗 21 天后改为单药抗血小板治疗。对发病 30 天内伴有症状性颅内动脉严重狭窄的缺血性卒中或 TIA 患者，给予阿司匹林联合氯吡格雷治疗 3 个月，后改为单药治疗。不建议常规长期应用双联抗血小板治疗。

（3）抗凝治疗：对于心源性栓塞性脑梗死患者应给予抗凝治疗。对合并非瓣膜性心房颤动的缺血性卒中或 TIA 患者，无论是阵发性、持续性还是永久性心房颤动，均应口服抗凝药物，可选用华法林或新型口服抗凝剂。若不能接受抗凝治疗，可应用阿司匹林单药治疗。对合并瓣膜性心房颤动的缺血性卒中或 TIA 患者，推荐使用华法林进行二级预防。

（4）手术和血管内介入治疗：对症状性颈动脉颅外段粥样硬化性中重度狭窄（50%～99%）的患

者,可根据具体情况考虑行 CEA 或 CAS 治疗。对症状性椎动脉颅外段粥样硬化性狭窄(50%~99%)患者,内科药物治疗无效时,可选择支架置入术作为辅助技术手段。对症状性颅内动脉粥样硬化性重度狭窄(70%~99%)患者,在接受阿司匹林联合氯吡格雷治疗,且严格控制收缩压低于 140mmHg 以及强化他汀治疗后,如症状仍有进展或卒中再发,经严格和谨慎评估后可考虑给予球囊成形术或支架成形术,药物支架与裸支架相比可能会降低远期支架内再狭窄及卒中事件发生的风险。狭窄程度小于 70% 时不建议行血管内介入治疗。

第三节 │ 短暂性脑缺血发作

短暂性脑缺血发作(transient ischemic attack,TIA)是指脑或视网膜局灶性缺血所致的、未发生急性梗死的短暂性神经功能缺损发作。TIA 的临床症状一般多在数分钟至数小时内恢复,不遗留神经功能缺损症状和体征,且没有急性脑梗死的影像学证据。

【病因与发病机制】 TIA 的发病与动脉粥样硬化、动脉狭窄、心脏病、血液成分改变及血流动力学变化等多种病因有关,其发病机制主要有以下两种类型。

1. **血流动力学改变** 是在各种原因(如动脉硬化和动脉炎等)所致的颈内动脉系统或椎-基底动脉系统的动脉严重狭窄基础上,血压的急剧波动和下降导致原来靠侧支循环维持血液供应的脑区发生的一过性缺血。血流动力型 TIA 的临床症状比较刻板,通常发作频率密集,每次发作持续时间短暂,一般不超过 10 分钟。

2. **微栓塞** 主要来源于动脉粥样硬化的不稳定斑块或附壁血栓的破碎脱落、瓣膜性或非瓣膜性心源性栓子及胆固醇结晶等。微栓子阻塞小动脉常导致其供血区域脑组织缺血,当栓子破碎移向远端或自发溶解时,血流恢复,症状缓解。微栓塞型 TIA 的临床症状多变,通常发作频率稀疏,每次发作持续时间一般较长。

【临床表现】

1. TIA 多发生于老年人(50~70 岁),男性多于女性。

2. 患者多伴有高血压、糖尿病、血脂异常、动脉粥样硬化和心脏病等脑血管病的危险因素。

3. TIA 具有突发性、发作性、短暂性、可逆性的临床特征,而临床症状多种多样,取决于受累血管的分布(包括颈内动脉系统和椎-基底动脉系统)。

4. TIA 的临床表现具体参见本章第四节的临床表现部分。此外,跌倒发作、双眼视力障碍发作、短暂性全面遗忘是椎-基底动脉系统 TIA 的特殊临床表现。①跌倒发作:表现为下肢突然失去张力而跌倒,无意识丧失,常可很快自行站起,是脑干下部网状结构缺血所致。有时见于患者转头或仰头时。②双眼视力障碍发作:双侧大脑后动脉距状沟支缺血导致枕叶视皮质受累,引起暂时性皮质盲。③短暂性全面性遗忘(transient global amnesia,TGA):是一种突然起病的一过性记忆丧失,伴时间、空间定向力障碍,无意识障碍,患者的自知力存在,较复杂的皮质高级活动(如书写、计算和对话等)功能保留完整,无其他的神经系统异常表现,症状持续数分钟或数小时后缓解,大多不超过 24 小时,遗留有完全的或部分的对发作期事件的遗忘,预后多较好。TGA 的具体机制尚不完全明确,与 TIA 的发病机制可能存在不同之处,目前研究发现,癫痫等疾病也可能是其发病原因。

【辅助检查】

1. **常规检查** 进行血常规、血糖、血脂、同型半胱氨酸、24 小时血压等检查以筛查高血脂、糖尿病、高血压、高同型半胱氨酸血症、血液系统疾病等常见危险因素,以便进行针对性的脑血管病二级预防。

2. **心电图及超声心动图** 有助于判断是否有心源性栓子的可能。应进行 24 小时心电图以排查有无心房颤动;开展右心系统超声造影检查以筛查有无卵圆孔未闭。

3. **颅脑 CT 和 MRI** TIA 患者应尽快行头部 CT 和 MRI 检查。头部 CT 大多正常。弥散加权成像（DWI）有助于发现新发病灶，是判断是否为 TIA 或急性脑梗死最关键的检查。灌注加权成像（PWI）可显示脑局部缺血性改变。

4. **颅内外血管病变检查**　包括经颅多普勒超声（TCD）、颈动脉超声、CTA、MRA 及 DSA 检查。TCD 和颈动脉超声检查能检测微栓子、发现狭窄或闭塞的颅内外大动脉并判断其狭窄程度、评估侧支循环的代偿、了解脑血液循环状况以及发现动脉硬化斑块并评价斑块性质。CTA 和 MRA 是无创性血管成像技术，可以了解脑部血管狭窄或闭塞等情况，评价侧支循环的代偿情况等。DSA 检查是评估颅内外血管病变的"金标准"，但其为有创检查。

【诊断与鉴别诊断】

1. **诊断**　多数 TIA 患者就诊时临床症状已经消失，故诊断主要依靠病史。中老年人突然出现局灶性脑损害症状，符合颈内动脉系统或椎-基底动脉系统及其分支缺血后的表现，持续数分钟或数小时后完全恢复，应高度怀疑为 TIA。如 DWI 未发现新发梗死责任病灶，在排除其他疾病后，即可诊断 TIA。

临床诊断步骤：①是否为 TIA；②哪个系统的 TIA；③病因发病机制分类；④TIA 危险因素评估。

危险分层：TIA 患者发生卒中风险高，一些临床特征如年龄、症状持续时间及高血压、糖尿病等危险因素等与其卒中风险密切相关。根据以上特征定制的相应评分可对 TIA 患者的卒中发生风险进行分层，常用的有 ABCD 评分系统，包括 ABCD、ABCD2、ABCD3 及 ABCD3-I，其中最常用的为 ABCD2 评分，ABCD2 分值 0～3 分为低危人群、4～5 分为中危人群、6～7 分为高危人群（表 9-1）。

表 9-1　ABCD 评分　　　　　　　　　　　　　　　　　　单位：分

项目	标准	ABCD	ABCD2	ABCD3	ABCD3-I
年龄（A）	>60 岁	1	1	1	1
血压（B）	收缩压≥140mmHg 或舒张压≥90mmHg	1	1	1	1
临床症状（C）	单侧无力	2	2	2	2
	不伴无力的言语障碍	1	1	1	1
症状持续时间（D）	≥60 分钟	2	2	2	2
	10～59 分钟	1	1	1	1
糖尿病（D）	有	–	1	1	1
双重 TIA（7 天内）（D）	有	–	–	2	2
影像学检查（I）	同侧颈动脉狭窄≥50%	–	–	–	2
	DWI 检查出高信号	–	–	–	2
总分		0～6	0～7	0～9	0～13

2. **鉴别诊断**

（1）部分性癫痫发作：一般表现为局部肢体抽动，多起自一侧口角，然后扩展到面部或一侧肢体，或者表现为肢体麻木和针刺感等，一般持续时间更短，脑电图可有异常。部分性癫痫发作大多由脑局灶性病变引起，颅脑 CT 和 MRI 可能发现病灶。

（2）良性发作性位置性眩晕（benign paroxysmal positional vertigo，BPPV）：在所有眩晕性疾病中，BPPV 的发病率最高，其患病率随着年龄增加而增加，女性患病率大于男性。BPPV 是一种位置性眩晕，与头位变换有关，每次发作持续时间短暂，多数<1 分钟。Dix-Hallpike 位置试验有助于诊断。针对耳石的手法复位效果较好。

（3）偏头痛：以肢体运动障碍为先兆的先兆性偏头痛及家族性偏瘫型偏头痛，在头痛发作前表现有短暂的（5～60 分钟）偏瘫，同时可有偏身感觉障碍和/或语言障碍。但偏头痛患者多为青少年，先兆后有剧烈的头痛，头痛性质符合偏头痛的诊断标准，且多有家族史，尤其家族性偏瘫型偏头痛患者有明确的家族史。

（4）其他：某些疾病偶尔也可出现发作性症状，应注意鉴别。如多发性硬化的发作性症状可表现有构音障碍、共济失调等；梅尼埃病表现为反复发作性眩晕伴恶心、呕吐，伴有一侧耳鸣、耳内胀满感，每次持续数小时；某些颅内接近皮质或皮质内的占位性病变，如脑膜瘤和脑转移癌等，可表现为发作性感觉异常、肢体力弱或抽搐等；低血糖、高血糖、低血压、慢性硬膜下血肿和小灶性脑出血也可能出现 TIA 的症状。

【治疗】　TIA 是急性缺血性卒中的高危因素，应给予足够重视，积极筛查病因及危险因素，全面评估，积极给予相应治疗，同时应遵循个体化原则。值得注意的是，患者就诊时出现的尚未恢复的神经功能缺损发作，即使在此之前有恢复的情况，也应按照急性缺血性卒中谨慎对待，不宜盲目等待其恢复而延误了救治时间。

1. 药物治疗

（1）抗血小板聚集药物：对非心源性 TIA 患者，建议给予抗血小板聚集治疗而非抗凝治疗。抗血小板一线药物主要包括阿司匹林和氯吡格雷，常见的不耐受情况包括消化道及皮肤的出血事件和胃肠道功能紊乱，并应注意氯吡格雷抵抗，对于此两种药物不能耐受或存在氯吡格雷抵抗的患者，也可尝试其他种类的抗血小板药物，如替格瑞洛、西洛他唑、吲哚布芬等。对于发病 24 小时内且 ABCD2 评分≥4 分的非心源性 TIA 患者，可给予阿司匹林联合氯吡格雷的双联抗血小板聚集治疗，双抗治疗的持续时间不超过 3 周。对于存在颅内大动脉粥样硬化性严重狭窄（70%～99%）的急性非心源性 TIA 患者，可考虑给予阿司匹林联合氯吡格雷的双联抗血小板聚集治疗，双抗治疗的持续时间不超过 3 个月。

（2）抗凝治疗：在明确病因前，抗凝治疗不应作为 TIA 患者的常规治疗。对于伴有瓣膜性心房颤动（包括阵发性）、风湿性二尖瓣病变及人工机械瓣膜等的 TIA 患者（感染性心内膜炎除外），建议口服华法林（warfarin）抗凝治疗。参考国际标准化比值（international normalized ratio，INR）调整剂量，使 INR 控制在 2.0～3.0。非瓣膜性心房颤动患者除了华法林也可选用新型口服抗凝药物，例如达比加群酯、利伐沙班、阿哌沙班等。有出血倾向、消化道溃疡、严重高血压及肝肾疾病的患者慎用抗凝治疗。对于存在抗凝治疗禁忌或拒绝接受抗凝治疗的患者，应使用抗血小板药物治疗，并可行经皮左心耳封堵术预防血栓栓塞事件。

（3）其他：可应用传统中医疗法、改善循环药物、降纤药物（如巴曲酶、降纤酶、蚓激酶）等，但上述疗法目前循证依据尚不充分，须遵循个体化原则治疗。

2. 病因治疗　对 TIA 患者要积极查找病因，针对可能存在的脑血管病危险因素（如高血压、糖尿病、血脂异常、心脏疾病、吸烟、睡眠呼吸暂停综合征、高同型半胱氨酸血症等）进行积极有效的干预治疗。同时应建立健康的生活饮食方式，合理运动、避免酗酒、适度降低体重等。

3. 手术和介入治疗　常用方法包括颈动脉内膜切除术（carotid endarterectomy，CEA）和经皮腔内血管成形术（percutaneous transluminal angioplasty，PTA）。

【预后】　TIA 患者发生急性缺血性脑卒中的风险明显高于一般人群。TIA 患者短期卒中风险很高，TIA 发生后第 2 天、第 7 天、第 30 天和第 90 天内的急性脑梗死复发风险分别为 3.5%、5.2%、8.0%、9.2%。因此 TIA 是急性脑梗死的前驱危险信号，需要及时的治疗和干预以最大程度降低致残、致死风险。

第四节 ｜ 脑梗死

脑梗死（cerebral infarction）又称缺血性脑卒中，是指各种脑血管病变所致脑部血液供应障碍，导致局部脑组织缺血、缺氧性坏死，而迅速出现相应神经功能缺损的一类临床综合征。脑梗死是卒中最常见类型，约占 70%。

脑梗死的分型方法多样，可根据发病机制、临床表现、影像学特点进行不同分类。其中最常用的

数字人案例

是依据发病机制分类,因为明确脑梗死的病因有助于判断预后、指导治疗及选择个体化的二级预防措施。当前国际广泛使用的是 TOAST 分型(详见本章第一节),可将脑梗死按照病因的不同分为 5 型:大动脉粥样硬化型、心源性栓塞型、小动脉闭塞型、其他明确病因型和不明原因型。其中前三种是最主要的三种病因,也是本节介绍的重点。

一、大动脉粥样硬化性脑梗死

动脉粥样硬化是脑梗死最常见的病因,但符合 TOAST 分型标准的大动脉粥样硬化性脑梗死(large artery atherosclerosis cerebral infarction)患者并不是很多。在美国 43 万例首次脑梗死发病研究中,大动脉粥样硬化性脑梗死约占 16%。白种人颅内动脉粥样硬化性狭窄较少,近 2/3 大动脉粥样硬化性脑梗死由颈动脉病变所致。与白种人不同,我国颅内动脉粥样硬化性狭窄较常见,甚至比颈动脉粥样硬化性狭窄还要多见。

【病因与发病机制】

1. **根本病因**　动脉粥样硬化是本病的根本病因。脑动脉粥样硬化主要发生在管径 500μm 以上的动脉,以动脉分叉处多见,如颈总动脉与颈内、外动脉分叉处,大脑前、中动脉起始段,椎动脉在锁骨下动脉的起始部,椎动脉进入颅内段,基底动脉起始段及分叉部。动脉粥样硬化随着年龄增长而加重,高龄、高血压病、高脂血症、糖尿病、吸烟等是其重要的危险因素。

2. **动脉粥样硬化的病理变化**　从动脉内中膜增厚,形成粥样硬化斑块,到斑块体积逐渐增大,血管狭窄,甚至闭塞。粥样硬化斑块分为易损斑块(不稳定斑块)和稳定斑块两种类型。其特点为斑块表面溃疡、破裂、血栓形成,斑块内出血、薄纤维帽、大脂质核及严重血管狭窄等。目前认为易损斑块破裂是动脉粥样硬化导致血栓栓塞事件的重要原因。动脉粥样硬化血管内皮损伤及血小板激活并在受损的内皮上黏附和聚集是动脉血栓形成的基础,血流缓慢(尤其是产生涡流时)和血液凝固性增高在血栓形成中也起着重要作用。

3. **发病机制**　大动脉粥样硬化性脑梗死有多种发病机制:①原位血栓形成:是大动脉粥样硬化性脑梗死最主要的发病机制。血栓阻塞导致大动脉急性闭塞或严重狭窄,发展相对较慢,其症状常在数小时或数天内不断进展,临床主要表现为大面积脑梗死。②动脉-动脉栓塞:相当常见,为动脉粥样硬化血管壁上的血栓栓子发生脱落,阻塞远端的动脉。脑梗死在主干病变血管的供血区域内,一般梗死灶较小,症状较局限。③低灌注:大动脉粥样硬化导致的严重血管狭窄没有明显改变,但合并低灌注导致血管交界区发生分水岭梗死。④载体动脉病变堵塞穿支动脉:动脉粥样硬化病变或血栓形成累及载体动脉分支开口,导致穿支动脉闭塞发生脑梗死。

【病理】　颈内动脉系统脑梗死占 80%,椎-基底动脉系统脑梗死占 20%。闭塞好发的血管依次为颈内动脉、大脑中动脉、大脑后动脉、大脑前动脉及椎-基底动脉等。闭塞血管内可见动脉粥样硬化改变、血栓形成或栓子。局部血液供应中断引起的脑梗死多为白色梗死(即贫血性梗死)。如果闭塞的血管再开通,再灌注的血液可经已损害的血管壁大量渗出,使白色梗死转变成红色梗死(即出血性梗死)。

脑动脉闭塞的早期,脑组织改变不明显,肉眼可见的变化要在数小时后才能辨认。缺血中心区发生肿胀、软化,灰质、白质分界不清。大面积脑梗死时,脑组织高度肿胀,可向对侧移位,导致脑疝形成,镜下可见神经元出现急性缺血性改变(如皱缩、深染及炎细胞浸润等),胶质细胞破坏,神经轴突和髓鞘崩解,小血管坏死,周围有红细胞渗出及组织间液的积聚。在发病后 4～5 天脑水肿达高峰;7～14 天脑梗死区液化成蜂窝状囊腔;3～4 周后小的梗死灶可被肉芽组织所取代,形成胶质瘢痕,大的梗死灶中央液化成囊腔,周围由增生的胶质纤维包裹,变成中风囊。

【病理生理】　实验证明,神经细胞在完全缺血、缺氧十几秒后即出现电位变化,20～30 秒后大脑皮质的生物电活动消失,30～90 秒后小脑及延髓的生物电活动也消失。脑动脉血流中断持续 5 分钟,神经细胞就会发生不可逆性损害,出现脑梗死。上述变化是一个复杂的过程,称为缺血性级联反应。到目前为止,缺血性级联反应的很多机制尚未完全阐明,有待于进一步研究。急性脑梗死病灶由梗死核心区及其周围的缺血半暗带(ischemic penumbra)组成。梗死核心区的脑血流阈值为10ml/(100g·min),神经细胞膜离子泵和细胞能量代谢衰竭,脑组织发生不可逆性损害。缺血半暗带的脑血流处于电衰竭[约为20ml/(100g·min)]与能量衰竭[约为10ml/(100g·min)]之间,尚有大量存活的神经元,如能在短时间内迅速恢复缺血半暗带的血流,该区脑组织功能是可逆的,神经细胞可存活并恢复功能。梗死核心区和缺血半暗带是一个动态的病理生理过程,随着缺血程度的加重和时间的延长,中心坏死区逐渐扩大,缺血半暗带逐渐缩小。

有效挽救缺血半暗带脑组织的治疗时间,称为治疗时间窗(therapeutic time window,TTW)。目前研究表明,在严格选择病例的条件下,急性缺血性脑卒中溶栓治疗的时间窗一般不超过6小时;机械取栓的治疗时间窗一般不超过24小时。如果血运重建的时间超过其TTW,则不能有效挽救缺血脑组织,甚至可能因再灌注损伤和继发脑出血而加重脑损伤。

【临床表现】

1. 一般特点　中老年患者多见,多有脑梗死的危险因素,如高血压、糖尿病、心脏病、血脂异常、睡眠呼吸暂停综合征、高同型半胱氨酸血症及烟酒史等。部分病例在发病前可有TIA发作。临床表现取决于梗死灶的大小和部位,主要为局灶性神经功能缺损的症状和体征。

2. 不同脑血管闭塞的临床特点(相关脑血管解剖详见第二章第一、二节)

(1)颈内动脉闭塞的表现:严重程度差异较大。症状性闭塞可表现为大脑中动脉和/或大脑前动脉缺血症状。当大脑后动脉起源于颈内动脉而不是基底动脉时,这种血管变异可导致颈内动脉闭塞时出现整个大脑半球的缺血。颈内动脉缺血可出现单眼一过性黑矇,偶见永久性失明(视网膜动脉缺血)或Horner综合征(颈上交感神经节后纤维受损)。颈部触诊可发现颈动脉搏动减弱或消失,听诊有时可闻及血管杂音,高调且持续到舒张期的血管杂音提示颈动脉严重狭窄,但血管完全闭塞时血管杂音消失。

(2)大脑中动脉闭塞的表现

1)主干闭塞:导致三偏症状,即病灶对侧偏瘫(包括中枢性面舌瘫和肢体瘫痪)、偏身感觉障碍及偏盲(三偏),伴双眼向病灶侧凝视,优势半球受累出现失语,非优势半球受累出现体象障碍,并可以出现意识障碍,大面积脑梗死继发严重脑水肿时,可导致脑疝,甚至死亡。

2)皮质支闭塞:①上部分支闭塞导致病灶对侧面部、上下肢瘫痪和感觉缺失,但下肢瘫痪较上肢轻,而且足部不受累,双眼向病灶侧凝视程度轻,伴Broca失语(优势半球)和体象障碍(非优势半球),通常不伴意识障碍;②下部分支闭塞较少单独出现,导致对侧同向性上四分之一视野缺损,伴Wernicke失语(优势半球),急性意识模糊状态(非优势半球),无偏瘫。

3)深穿支闭塞:最常见的是纹状体内囊梗死,表现为对侧中枢性均等轻偏瘫、对侧偏身感觉障碍,可伴对侧同向性偏盲。优势半球病变出现皮质下失语,常为底节性失语,表现为自发性言语受限、音量小、语调低、持续时间短暂。

(3)大脑前动脉闭塞的表现

1)分出前交通动脉前的主干闭塞:可因对侧动脉的侧支循环代偿而不出现症状,但当双侧动脉起源于同一个大脑前动脉主干时,就会造成双侧大脑半球的前、内侧梗死,导致双下肢截瘫、二便失禁、意志缺失、运动性失语和额叶人格改变等。

2)分出前交通动脉后的大脑前动脉远端闭塞:导致对侧的足和下肢的感觉运动障碍,而上肢和肩部的瘫痪轻,面部和手部不受累。感觉丧失以辨别觉丧失为主,也可不出现。可以出现尿失禁(旁中央小叶受损)、淡漠、反应迟钝、欣快和缄默等(额极与胼胝体受损),对侧出现强握、吸吮反射和痉挛性强直(额叶受损)。

3)皮质支闭塞:导致对侧中枢性下肢瘫,可伴感觉障碍(胼周和胼缘动脉闭塞);对侧肢体短暂性共济失调,出现强握反射及精神症状(眶动脉及额极动脉闭塞)。

4）深穿支闭塞：导致对侧中枢性面舌瘫、上肢近端轻瘫（内囊膝部和部分内囊前肢受损）。

（4）大脑后动脉闭塞的表现：因血管变异多和侧支循环代偿差异大，故症状复杂多样。主干闭塞可以出现皮质支和穿支闭塞的症状，但其典型临床表现是对侧同向性偏盲、偏身感觉障碍，不伴有偏瘫，除非大脑后动脉起始段的脚间支闭塞导致中脑大脑脚梗死才会引起偏瘫。

1）单侧皮质支闭塞：引起对侧同向性偏盲，上部视野较下部视野受累常见，黄斑区视力不受累（黄斑区的视皮质代表区为大脑中、后动脉双重供应）。优势半球受累可出现失读（伴或不伴失写）、命名性失语、失认等。

2）双侧皮质支闭塞：可导致完全型皮质盲，有时伴有不成形的视幻觉、记忆受损（累及颞叶）、不能识别熟悉面孔（面容失认症）等。

3）大脑后动脉起始段的脚间支闭塞：可引起中脑中央梗死和下丘脑综合征，包括垂直性凝视麻痹、昏睡甚至昏迷；旁正中动脉综合征，主要表现是同侧动眼神经麻痹和对侧偏瘫，即 Weber 综合征（病变位于中脑基底部，动眼神经和皮质脊髓束受累）；同侧动眼神经麻痹和对侧共济失调、震颤，即克洛德（Claude）综合征（病变位于中脑被盖部，动眼神经和结合臂）；同侧动眼神经麻痹和对侧不自主运动和震颤，即 Benedikt 综合征（病变位于中脑被盖腹内侧部，动眼神经、红核、黑质和内侧丘系）。

4）大脑后动脉深穿支闭塞：丘脑穿通动脉闭塞产生红核丘脑综合征，表现为病灶侧舞蹈样不自主运动、意向性震颤、小脑性共济失调和对侧偏身感觉障碍；丘脑膝状体动脉闭塞产生丘脑综合征（丘脑的感觉中继核团梗死），表现为对侧深感觉障碍、自发性疼痛、感觉过度、轻偏瘫、共济失调、手部痉挛、舞蹈症和手足徐动症等。

（5）椎-基底动脉闭塞的表现：血栓性闭塞多发生于基底动脉起始部和中部，栓塞性闭塞通常发生在基底动脉尖。基底动脉或双侧椎动脉闭塞是危及生命的严重脑血管事件，可引起脑干梗死，出现眩晕、呕吐、四肢瘫痪、共济失调、肺水肿、消化道出血、昏迷和高热等。脑桥病变出现针尖样瞳孔。

1）闭锁综合征（locked-in syndrome）：基底动脉的脑桥支闭塞致双侧脑桥基底部梗死，临床表现详见第二章第一节。

2）脑桥腹外侧部综合征（Millard-Gubler syndrome）：基底动脉短旋支闭塞，表现为同侧面神经、展神经麻痹和对侧偏瘫，详见第二章第一节。

3）脑桥腹内侧综合征（Foville syndrome）：又称"福维尔综合征"，基底动脉的旁中央支闭塞，同侧周围性面瘫、对侧偏瘫，双眼向病变同侧、同向运动不能，详见第二章第一节。

4）基底动脉尖综合征（top of the basilar syndrome）：基底动脉尖端分出小脑上动脉和大脑后动脉，闭塞后导致眼球运动障碍及瞳孔异常、觉醒和行为障碍，可伴有记忆力丧失、对侧偏盲或皮质盲。中老年卒中，突发意识障碍并较快恢复，出现瞳孔改变、动眼神经麻痹、垂直凝视麻痹，无明显运动和感觉障碍，应考虑该综合征的可能；如有皮质盲或偏盲、严重记忆障碍更支持该诊断。CT 及 MRI 显示双侧丘脑、枕叶、颞叶、中脑和小脑多发病灶可确诊。

5）延髓背外侧综合征（Wallenberg syndrome）：由小脑后下动脉或椎动脉供应延髓外侧的分支动脉闭塞所致，详见第二章第一节。

3. 特殊类型的脑梗死 常见以下几种类型。

（1）大面积脑梗死：通常由颈内动脉主干、大脑中动脉主干或皮质支闭塞所致，表现为病灶对侧完全性偏瘫、偏身感觉障碍及向病灶对侧凝视麻痹。病程呈进行性加重，易出现明显的脑水肿和颅内压增高征象，甚至发生脑疝死亡。

（2）脑分水岭梗死（cerebral watershed infarction，CWI）：是由相邻血管供血区交界处或分水岭区局部缺血所致，也称边缘带（border zone）脑梗死，多由血流动力学异常所致。典型病例发生于颈内动脉严重狭窄伴全身血压降低时；此时，局部缺血脑组织的血供严重依赖于血压，小的血压波动即可能导致卒中或 TIA。通常症状较轻，纠正病因后病情易得到有效控制。可分为以下类型。

1）皮质前型：见于大脑前、中动脉脑分水岭梗死，病灶位于额中回，可沿前后中央回上部呈带状走行,直达顶上小叶。表现为以上肢为主的偏瘫及偏身感觉障碍,伴有情感障碍、强握反射和局灶性癫痫,优势侧半球病变还可出现经皮质运动性失语。

2)皮质后型:见于大脑中、后动脉或大脑前、中、后动脉皮质支分水岭区梗死,病灶位于顶、枕、颞交界区。常见偏盲、象限盲,以下象限盲为主,可有皮质性感觉障碍,无偏瘫或瘫痪较轻。约半数病例有情感淡漠、记忆力减退或 Gerstmann 综合征(优势半球角回受损)。优势半球侧病变出现经皮质感觉性失语,非优势半球侧病变可见体象障碍。

3)皮质下型:见于大脑前、中、后动脉皮质支与深穿支分水岭区梗死或大脑前动脉回返支(Heubner 动脉)与大脑中动脉豆纹动脉分水岭区梗死,病灶位于大脑深部白质、壳核和尾状核等。表现为纯运动性轻偏瘫或感觉障碍、不自主运动等。

(3)出血性脑梗死:是由于滋养脑梗死灶内动脉的血管同时缺血,导致动脉血管壁损伤、坏死,在此基础上如果血管腔内血栓溶解或其侧支循环开放等原因使已损伤血管血流得到恢复,则血液会从破损的血管壁漏出,引发出血性脑梗死,常见于大面积脑梗死后。

(4)多发性脑梗死(multiple cerebral infarction):指两个或两个以上不同供血系统脑血管闭塞引起的梗死。当存在高黏血症和高凝状态时,患者的多个脑动脉狭窄可以同时形成血栓,导致多发性脑梗死。一般由反复多次发生脑梗死所致。

【辅助检查】

1. 溶栓指征的紧急筛查　对初步诊断脑卒中的患者,如果在溶栓治疗时间窗内,最初辅助检查的主要目的是进行溶栓指征的紧急筛查。血糖化验对于明确溶栓指征是必需的。如果有出血倾向或不能确定是否使用了抗凝药,还必须化验全血细胞计数(包括血小板)、凝血酶原时间(PT)、国际标准化比值(INR)和活化部分凝血活酶时间(APTT)。颅脑 CT 平扫是最重要的初始辅助检查,可排除脑出血。

2. 卒中常规检查

(1)颅脑 CT:可准确识别绝大多数颅内出血,并帮助鉴别非血管性病变(如脑肿瘤),是疑似脑卒中患者首选的影像学检查。

多数病例发病 24 小时后颅脑 CT 逐渐显示低密度梗死灶,发病后 2～15 日可见均匀片状或楔形的明显低密度灶(图 9-1)。大面积脑梗死有脑水肿和占位效应,出血性梗死呈混杂密度。发病后 2～3 周为梗死吸收期,由于病灶水肿消失及吞噬细胞浸润可与周围正常脑组织等密度,CT 上难以分辨,称为“模糊效应”。颅脑 CT 是最方便、快捷和常用的影像学检查手段,缺点是对脑干、小脑部位病灶及较小梗死灶分辨率差。

(2)多模式 CT:脑灌注 CT 等多模式 CT 检查可区别可逆性和不可逆性缺血,帮助识别缺血半暗带,对于指导急性脑梗机械取栓治疗有重要的参考价值。

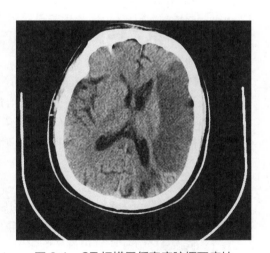

图 9-1　CT 扫描示低密度脑梗死病灶

(3)MRI:普通 MRI(T_1 加权、T_2 加权及质子相)在识别急性小梗死灶和颅后窝梗死方面明显优于脑平扫 CT。MRI 可清晰显示早期缺血性梗死,梗死灶 T_1 呈低信号、T_2 呈高信号(图 9-2),出血性梗死时 T_1 加权像有高信号混杂。MRI 弥散加权成像(DWI)在症状出现数分钟内就可显示缺血灶。灌注加权成像(PWI)可显示脑血流动力学状况和脑组织缺血范围。弥散-灌注不匹配(PWI 显示低灌注区而无相应大小的 DWI 异常)提示可能存在的缺血半暗带大小。T_2 加权梯度回波磁共振成像(GRE-T_2^*WI)和磁敏感加权成像(SWI)可以发现颅脑 CT 不能显示的无症状性微出血。MRI 无电离辐射,但费用较高,检查时间较长,一些患者有检查禁忌证(如有心脏起搏器、金属植入物或幽闭恐惧症等)。

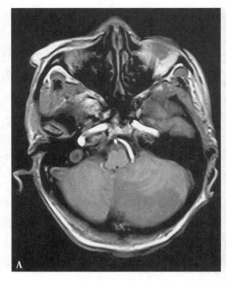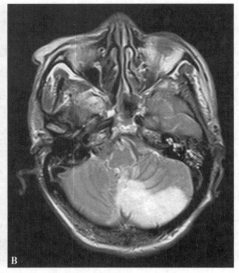

图 9-2　MRI 显示小脑梗死

A. T₁ 加权像；B. T₂ 加权像。

3. 血管病变检查　常用检查方法包括颈动脉超声、经颅多普勒超声（TCD）、磁共振血管成像（MRA）、高分辨磁共振成像（HRMRI）、CT 血管成像（CTA）和数字减影血管造影（DSA）等。

颈动脉超声对发现颅外颈动脉血管病变（特别是狭窄和斑块）很有帮助。TCD 对评估颅内外血管狭窄、闭塞、痉挛或侧支循环有一定帮助，也用于检查微栓子和监测治疗效果，缺点是受操作人员技术水平和骨窗影响较大。

CTA 和 MRA 可以发现血管狭窄、闭塞及其他血管病变，如动脉炎、脑底异常血管网病［烟雾病（moyamoya disease）］、动脉瘤和动静脉畸形等，以及评估侧支循环状态，为卒中的血管内治疗提供依据。但 CTA 和 MRA 对远端或分支显示有一定的局限性。DSA 是脑血管病变检查的"金标准"，其缺点为有创和存在一定风险。

4. 其他检查　对心电图正常但怀疑存在阵发性心房纤颤的患者可行动态心电图监测。超声心动图和经食管超声可发现心脏附壁血栓、心房黏液瘤、二尖瓣脱垂和卵圆孔未闭等可疑心源性栓子来源。蛋白 C、蛋白 S、抗凝血酶Ⅲ等化验可用于筛查遗传性高凝状态。糖化血红蛋白、同型半胱氨酸、抗磷脂抗体等其他实验室检查有利于发现脑梗死的危险因素，对鉴别诊断也有价值。

【诊断与鉴别诊断】

1. 诊断

（1）须明确是否为卒中。中年以上的患者，急性起病，迅速出现局灶性脑损害的症状和体征，并能用某一动脉供血区功能损伤解释，排除非血管性病因，临床应考虑急性脑卒中。

（2）明确是缺血性还是出血性脑卒中。CT 或 MRI 检查可排除脑出血和其他病变，帮助进行鉴别诊断。

（3）须明确是否适合溶栓治疗。卒中患者首先应了解发病时间及溶栓治疗的可能性。若在溶栓治疗时间窗内，应迅速进行溶栓适应证筛查，对有指征者实施紧急血管再灌注治疗。

（4）应评估卒中的严重程度（如 NIHSS 评分），了解脑梗死发病是否存在低灌注及其病理生理机制。

（5）进行脑梗死病因分型（详见本章第一节 TOAST 分型中的大动脉粥样硬化型）。

2. 鉴别诊断　主要须与以下疾病相鉴别。

（1）脑出血：脑梗死有时与脑出血的临床表现相似，但活动中起病、病情进展快，发病当时血压明显升高常提示脑出血，CT 检查发现出血灶可明确诊断（表 9-2）。

表 9-2　脑梗死与脑出血的鉴别要点

鉴别点	脑梗死	脑出血
发病年龄	多为 60 岁以上	多为 60 岁以下
起病状态	安静或睡眠中	动态起病（活动中或情绪激动时）
起病速度	10 余小时或 1～2 天症状达到高峰	10 分钟至数小时症状达到高峰
全脑症状	轻或无	头痛、呕吐、嗜睡、打哈欠等高颅压症状
意识障碍	无或较轻	多见且较重
神经体征	多为非均等性偏瘫（大脑中动脉主干或皮质支）	多为均等性偏瘫（基底节区）
CT 检查	脑实质内低密度	脑实质内高密度
脑脊液	无色透明	可有血性

（2）脑栓塞：起病急骤，局灶性体征经数秒至数分钟达到高峰，常有与栓子来源相关的基础疾病，包括心源性（心房颤动、风湿性心脏病、冠心病、心肌梗死、亚急性细菌性心内膜炎等）和非心源性（空气栓塞、脂肪栓塞等）。大脑中动脉栓塞最常见。

（3）颅内占位病变：颅内肿瘤、硬膜下血肿和脑脓肿可呈卒中样发病，出现偏瘫等局灶性体征，颅内压增高征象不明显时易与脑梗死混淆，须提高警惕，CT 或 MRI 检查有助于鉴别。

【治疗】　挽救缺血半暗带，避免或减轻原发性脑损伤，是急性脑梗死治疗的最根本目标。"时间就是大脑"，对有指征的患者，应力争尽早实施再灌注治疗。临床医师应重视卒中指南的指导作用，根据患者发病时间、病因、发病机制、卒中类型、病情严重程度、伴发的基础疾病、脑血流储备功能和侧支循环状态等具体情况，制订适合患者的最佳个体化治疗方案。

1. 一般治疗

（1）吸氧和通气支持：必要时吸氧，应维持氧饱和度＞94%。气道功能严重障碍者应给予气道支持（气管插管或切开）及辅助呼吸。无低氧血症的患者不须常规吸氧。

（2）心脏监测和心脏病变处理：脑梗死后 24 小时内应常规进行心电图检查，有条件者可根据病情进行 24 小时或更长时间的持续心电监护，以便早期发现阵发性心房纤颤或严重心律失常等心脏病变；避免使用或慎用增加心脏负担的药物。

（3）体温控制：对体温升高的患者应寻找和处理发热原因，如存在感染应给予抗感染治疗；对体温＞38℃的患者应给予退热措施。

（4）血压控制：急性脑梗死血压的调控应遵循个体化、慎重、适度原则。①缺血性脑卒中后 24 小时内血压升高的患者应谨慎处理，应先处理紧张焦虑、疼痛、恶心呕吐及颅内压增高等情况，对于未接受静脉溶栓及血管内治疗，并且无需要紧急降压处理的严重合并症的患者，可在发病 24h 内将血压降低 15%。②对血压持续升高至收缩压≥200mmHg 或舒张压≥110mmHg，或伴有严重心功能不全、主动脉夹层、高血压脑病者，可予缓慢降压治疗，并密切观察血压变化。可选用静脉药物，避免使用引起血压急剧下降的药物。③准备溶栓及桥接血管内取栓者，血压应控制在收缩压＜180mmHg、舒张压＜100mmHg。④若卒中后病情稳定，血压持续≥140/90mmHg，无禁忌证，可于发病数天后恢复发病前使用的降压药物或开始启动降压治疗。

卒中后低血压很少见，其发生原因有主动脉夹层、血容量减少以及心输出量减少等。卒中后低血压的患者应积极寻找和处理原因，必要时可采用扩容升压措施。可静脉滴注 0.9% 氯化钠溶液纠正低血容量，处理可能引起心输出量减少的心脏问题。

（5）血糖：约 40% 的患者存在卒中后高血糖，对预后不利。血糖超过 10mmol/L 时可给予胰岛素治疗，将血糖控制在 7.8～10mmol/L 之间。卒中后低血糖发生率较低，因低血糖直接导致脑缺血损伤和水肿加重而对预后不利，应尽快纠正，当血糖低于 3.3mmol/L 时，可给予 10%～20% 的葡萄糖口服或静脉注射纠正。目标是达到正常血糖。

（6）营养支持：应重视卒中后液体及营养状况评估。急性脑卒中入院 7 天内应开始肠内营养，对营养不良或有营养不良风险的患者可使用营养补充剂。不能正常经口进食者可鼻饲，持续时间长者（>2~3 周）可行经皮内镜下胃造口术（PEG）管饲补充营养。

2. 特异治疗

（1）静脉溶栓：是目前最主要的恢复血流措施，重组组织型纤溶酶原激活剂（recombinant tissue plasminogen activators，rtPA）和尿激酶（urokinase）是我国目前使用的主要溶栓药。此外，替奈普酶是目前的研究热点，多国指南均有提及，但尚未广泛运用。目前认为有效抢救缺血半暗带的时间窗为：发病 4.5 小时内（使用 rtPA 溶栓）或发病 6 小时内（使用尿激酶溶栓）。此外，临床上也有采用多模态影像学指导超时间窗的静脉溶栓治疗。

1）静脉溶栓的适应证：①年龄≥18 岁；②发病 4.5 小时以内（rtPA）或 6 小时以内（尿激酶）；③有缺血性脑卒中导致的神经功能缺损症状；④颅脑 CT 已排除颅内出血；⑤患者或家属已签署知情同意书。

2）3 小时内静脉溶栓的绝对禁忌证：①既往颅内出血史或现有颅内出血。②近 3 个月重大头颅外伤史或卒中史。③可疑蛛网膜下腔出血。④已知颅内肿瘤、动静脉畸形、动脉瘤。⑤近 1 周有在不易压迫止血部位的动脉穿刺，或有近 3 个月颅内、椎管内手术史。⑥血压升高：收缩压≥180mmHg，或舒张压≥100mmHg。⑦活动性内出血。⑧急性出血倾向，包括血小板计数低于 $100×10^9$/L 或其他情况，如 24 小时内接受过肝素治疗（APTT 超出正常范围上限）；已口服抗凝药，且 INR>1.7 或 PT>15 秒；目前正在使用凝血酶抑制剂或 Xa 因子抑制剂，各种敏感的实验室检查异常（如 APTT、INR、血小板计数、凝血酶时间或恰当的 Xa 因子活性测定等）。⑨血糖<2.8mmol/L 或>22.22mmol/L。⑩颅脑 CT 或 MRI 提示大面积脑梗死（梗死面积>1/3 大脑中动脉供血区）。

3 小时内静脉溶栓的相对禁忌证（存在以下情况时，须仔细权衡风险和获益）：①轻型非致残性脑卒中或症状快速改善的脑卒中；②孕产妇；③惊厥发作后出现神经功能损害（与此次脑卒中发生相关）；④近 2 周严重外伤（未伤及头颅），近 3 个月心肌梗死史；⑤颅颈动脉夹层；⑥痴呆，既往疾病遗留较重神经功能残疾；⑦未破裂且未经治疗的动静脉畸形、颅内小动脉瘤（直径<10mm）；⑧少量脑内微出血（1~10 个出血点）；⑨使用违禁药物；⑩类脑卒中。

3~4.5 小时静脉溶栓的适应证、绝对禁忌证和相对禁忌证：适应证和绝对禁忌证同 3 小时内。相对禁忌证在 3 小时内的基础上补充增加如下：①使用抗凝药物，INR≤1.7，PT≤15 秒；②严重卒中（NIHSS 评分>25 分）。

3）溶栓药物治疗方法：①rtPA：剂量为 0.9mg/kg（最大剂量 90mg）静脉滴注，其中 10% 在最初 1 分钟内静脉推注，其余持续滴注 1 小时，用药期间及用药 24 小时内应严密监护患者。②尿激酶：100 万~150 万 IU，溶于生理盐水 100~200ml 中，持续静脉滴注 30 分钟，用药期间应严密监护患者。溶栓后 24 小时内禁止应用抗血小板聚集药物和抗凝药物，24 小时内根据病因和是否有出血转化，决定是否启动抗血小板聚集或抗凝治疗。

（2）血管内介入治疗：包括血管内机械取栓、动脉溶栓和血管成形术，详见第十章第三节。

（3）抗血小板聚集治疗：不符合溶栓适应证且无禁忌证的缺血性脑卒中患者应在发病后尽早给予阿司匹林口服。对于发病 24 小时内且无禁忌证的非心源性轻型脑梗死（NIHSS 评分≤3 分）和高危 TIA 患者，可尽早给予阿司匹林联合氯吡格雷的双联抗血小板聚集治疗，双抗治疗持续时间不超过 21 天。对于存在颅内大动脉粥样硬化性严重狭窄（70%~99%）的非心源性脑梗死患者，如果无出血风险等禁忌，可考虑给予阿司匹林联合氯吡格雷的双联抗血小板聚集治疗，双抗治疗持续时间不超过 3 个月。溶栓治疗者，阿司匹林等抗血小板聚集药物应在溶栓 24 小时后开始使用。

（4）抗凝治疗：一般不推荐急性期应用抗凝药来预防卒中复发、阻止病情恶化或改善预后。但对于合并高凝状态、有形成深静脉血栓和肺栓塞风险的高危患者，可以使用预防剂量的抗凝治疗。

（5）其他治疗

1）他汀类药物：有研究显示发病前已经使用他汀类药物的患者继续使用可改善预后，发病后应尽早对动脉粥样硬化性脑梗死患者使用他汀类药物开展二级预防,使用种类和治疗强度须个体化决定。

2)降纤治疗:很多研究显示脑梗死急性期血浆纤维蛋白原和血黏度增高,对不适合溶栓并经严格筛选的脑梗死患者,特别是高纤维蛋白血症者可选用降纤治疗。常用药物包括巴曲酶、降纤酶等。

3)扩容治疗:对于低血压或脑血流低灌注所致的急性脑梗死(如脑分水岭梗死)可考虑扩容治疗,但应注意可能加重脑水肿、心力衰竭等并发症。

4)神经保护治疗:相关措施有依达拉奉、胞磷胆碱和远隔缺血适应等。但其疗效和安全性尚需更多证据进一步证实,临床上应根据具体情况个体化使用。

5)高压氧和亚低温的疗效和安全性还须开展高质量的随机对照试验。

6)中医中药治疗:中成药和针刺治疗急性脑梗死的疗效有待更多证据进一步证实,可根据具体情况并结合患者意愿决定是否选用。

3. 急性期并发症处理

(1)脑水肿和颅内压增高:严重脑水肿和颅内压增高是急性重症脑梗死的常见并发症,是造成死亡的主要原因之一。应当避免和处理引起高颅压的因素(如头颈部过度扭曲、激动、发热等),采用抬高头位的方式(床头抬高>30°)。常用的降颅压药物为甘露醇、高渗盐水、呋塞米、甘油果糖和白蛋白等。对于恶性大脑中动脉梗死伴严重颅内压增高、大面积小脑梗死伴压迫脑干者须考虑手术治疗。

(2)梗死后出血转化:脑梗死出血转化发生率为8.5%~30%,其中有症状的为1.5%~5%。心源性脑栓塞、大面积脑梗死、占位效应明显、早期低密度征、高龄、抗栓药物等会增加出血转化的风险。对于症状性出血转化,须停用抗栓药物;再次启动抗栓治疗的时机须根据具体情况权衡利弊。

(3)癫痫:缺血性脑卒中后癫痫的早期发生率为2%~33%,晚期发生率为3%~67%。有癫痫发作时给予抗癫痫治疗。孤立发作一次或急性期癫痫发作控制后,不建议长期使用抗癫痫药,脑卒中后2~3个月再发的癫痫,建议按癫痫常规治疗进行长期药物治疗。

(4)深静脉血栓(deep vein thrombosis,DVT)和肺栓塞(pulmonary embolism,PE):瘫痪及年老者发生DVT的比例更高,症状性DVT发生率为2%。DVT最重要的并发症为PE。为减少DVT和PE发生,卒中后应鼓励患者尽早活动、抬高下肢;尽量避免下肢(尤其是瘫痪侧)静脉输液。对于发生DVT及PE风险高且无禁忌者,可给予皮下注射低分子量肝素治疗,有抗凝禁忌者给予阿司匹林治疗。

(5)压疮:对瘫痪患者定期翻身,保持良好的皮肤卫生,可使用特定床垫、轮椅坐垫和座椅,以防止皮肤受损。

(6)脑卒中后认知障碍和情感障碍:应评估患者脑卒中后认知障碍和情感障碍,并给予相应的治疗。

4. 早期系统康复　发病后应尽早开展康复评估,并尽早开展系统全面的康复治疗。康复评估和治疗应该涵盖精神、心理、认知、言语、吞咽、运动、感觉、心肺功能等整体功能,多学科协作的组织化卒中单元(stroke unit)至关重要,包括医生、运动疗法治疗师(physical therapist,PT)、作业疗法治疗师(occupational therapist,OT)、言语治疗师(speech therapist,ST)、康复护士等,系统全面的早期康复可降低脑血管病的死亡率,减少并发症发生率,提高患者功能、日常生活能力及生存质量,降低疾病致残率。

5. 早期开始二级预防　不同病情患者卒中急性期长短有所不同,通常规定卒中发病2周后即进入恢复期。对于病情稳定的急性卒中患者,应尽可能早期安全启动卒中的二级预防(详见本章第二节),并向患者进行健康教育。

【预后】　本病急性期的病死率为5%~15%。存活的患者中,致残率约为50%。影响预后的因素较多,最重要的是神经功能缺损的严重程度,其他还包括患者的年龄及卒中的病因等。通过积极控制脑卒中危险因素,应用脑血管病二级预防药物,可降低脑卒中复发的危险性。

二、心源性脑栓塞

脑栓塞(cerebral embolism)是指各种栓子随血流进入脑动脉,使血管急性闭塞或严重狭窄,导致局部脑组织缺血、缺氧性坏死,而迅速出现相应神经功能缺损的一组临床综合征。脑栓塞栓子来源可分为心源性、非心源性和来源不明三种类型。动脉粥样硬化性血栓栓子脱落导致脑栓塞比较常见,其他非心源性脑栓塞如脂肪栓塞、空气栓塞、癌栓塞、感染性脓栓、寄生虫栓和异物栓等均较少见。脑栓塞在临床上主要指心源性脑栓塞,指来自心脏或经过心脏的栓子造成的脑栓塞。

【病因与发病机制】　引起心源性脑栓塞的心脏疾病有心房颤动(atrial fibrillation,AF)、心房扑动、心脏瓣膜病、人工心脏瓣膜、感染性心内膜炎、心肌梗死、心肌病、心力衰竭、心脏黏液瘤等。存在以上疾病时,在心脏内壁和瓣膜形成的血栓或赘生物脱落后可阻塞脑动脉,引起脑栓塞。一些存在右向左分流的心脏病(如卵圆孔未闭等)可导致静脉系统的栓子不经过肺循环而直接进入左心,并随血流到达脑动脉,引起反常性栓塞。心房颤动(简称房颤)是心源性脑栓塞中最常见的原因。心房颤动的发病率随着年龄增加而增加,即使是阵发性房颤也会增加脑栓塞风险。在非瓣膜性房颤患者中,缺血性脑卒中的年发生率为5%,是无房颤患者的2~7倍。在瓣膜病性房颤患者中,缺血性脑卒中的发生率是无房颤患者的17倍。

【病理】　80%以上心脏来源的栓子可导致脑栓塞。栓子常停止于颅内血管的分叉处或管腔的狭窄部位。约80%的心源性脑栓塞见于颈内动脉系统,其中大脑中动脉尤为多见,特别是上部的分支最易受累,但大脑前动脉很少发生脑栓塞;约20%的心源性脑栓塞见于椎-基底动脉系统,其中基底动脉尖部和大脑后动脉较多见。因穿支动脉从载体动脉分出时几乎成90°角,故很少发生栓塞。

心源性脑栓塞病理改变与大动脉粥样硬化性脑梗死基本相同,但由于栓塞性梗死发展较快,难以建立侧支循环,因此栓塞性脑梗死较血栓性脑梗死临床发病更快,局部脑缺血常更严重。脑栓塞引起的脑组织坏死分为缺血性、出血性和混合性梗死,其中以出血性更常见,占30%~50%,可能由于栓塞血管内栓子破碎向远端前移,恢复血流后栓塞区缺血坏死的血管壁在血压作用下发生破裂出血。除脑梗死外,有时还可发现肺、脾、肾、肠系膜、四肢、皮肤和巩膜等栓塞证据。

【临床表现】

1. 任何年龄均可发病,多有心房颤动或风湿性心脏病等病史。

2. 一般发病无明显诱因,也很少有前驱症状。

3. 心源性脑栓塞是起病速度最快的一类脑卒中,症状常在数秒或数分钟之内达到高峰,多为完全性脑卒中。偶尔病情在数小时内逐渐进展,症状加重,可能是脑栓塞后有逆行的血栓形成。

4. 起病后多数患者有意识障碍,但持续时间常较短。当颅内大动脉或椎-基底动脉栓塞时,脑水肿导致颅内压增高,短时间内患者可出现昏迷。心源性脑栓塞造成急性脑血液循环障碍,可引起癫痫发作,其发生率高于大动脉粥样硬化性脑梗死。发生于颈内动脉系统的脑栓塞约占80%,发生于椎-基底动脉系统的脑栓塞约占20%。

5. 临床症状取决于栓塞的血管及阻塞的位置,表现为局灶性神经功能缺损(详见本节"大动脉粥样硬化性脑梗死"部分)。大约30%的脑栓塞为出血性梗死,可出现意识障碍突然加重或肢体瘫痪加重,应注意识别。

6. 患者可有心房颤动、风湿性心内膜炎、心肌梗死等疾病的表现,或有心脏手术及介入性治疗等病史。部分患者有皮肤、黏膜栓塞或其他脏器栓塞的表现。

【辅助检查】　有关卒中的常规辅助检查部分详见本节大动脉粥样硬化性脑梗死。

1. 常规进行心电图、胸部X线片和超声心动图检查　怀疑感染性心内膜炎时,应进行血常规、血沉和血细菌培养等检查。特殊检查还包括24小时动态心电图、经食管超声心动图等。

2. 颅脑CT及MRI　可显示脑栓塞的部位和范围。颅脑CT检查在病变部位可出现低密度改变,发生出血性梗死时可见在低密度的梗死区出现1个或多个高密度影。其余同大动脉粥样硬化性脑梗死。

【诊断与鉴别诊断】　本病任何年龄均可发病,病前有心房颤动或风湿性心脏病等病史。起病急,症状常在数秒或数分钟达到高峰,表现为偏瘫、失语等局灶性神经功能缺损症状。颅脑 CT 和 MRI 有助于明确诊断。本病应与其他脑血管病(如脑出血等)鉴别,可参考本节"大动脉粥样硬化性脑梗死"部分。其他少见的栓子,如脂肪滴、空气、肿瘤细胞、寄生虫卵和异物等也可引起脑栓塞,应注意鉴别。

【治疗】　心源性脑栓塞与大动脉粥样硬化性脑梗死的基本治疗原则相似,包括急性期的综合治疗,应尽可能恢复脑部血液循环,进行康复治疗。因为心源性脑栓塞容易再发,急性期应注意休息,避免活动量过大,以降低再发的风险。

当发生出血性脑梗死时,要立即停用溶栓、抗凝和抗血小板聚集药物,防止出血加重和血肿扩大,适当应用止血药物,治疗脑水肿,调节血压;当血肿量较大,内科保守治疗无效时,考虑手术治疗。对感染性栓塞应使用抗生素,并禁用溶栓和抗凝治疗,防止感染扩散。

对于心源性脑栓塞的预防非常重要。主要是进行抗凝和抗血小板聚集治疗,对于不能耐受抗栓治疗的患者可考虑替代治疗,例如心房颤动患者可选用左心耳封堵术。同时要治疗原发病,纠正心房颤动等心律失常(可考虑采用射频消融术),针对心脏瓣膜病和引起心内膜病变的相关疾病,进行有效防治,根除栓子的来源,防止复发。

【预后】　总体来说,心源性脑栓塞比其他类型脑梗死预后差,致残率高。这主要与来源于心房和心室腔的血栓较大有关。急性期病死率为 5%~15%,多死于严重脑水肿、脑疝、肺部感染和心力衰竭。如栓子来源不能消除,10%~20% 的脑栓塞患者可能在病后 1~2 周内再发,再发病死率更高。

三、小动脉闭塞性脑梗死

小动脉闭塞性脑梗死(small artery occlusive cerebral infarction)主要是指大脑半球或脑干深部的小穿支动脉,在高血压等各种疾病的基础上,血管壁发生病变,导致管腔闭塞,形成小的梗死灶,占所有缺血性卒中病因的 34%。常见的发病部位有壳核、尾状核、内囊、丘脑及脑桥等。

【病因与发病机制】　病因主要为高血压引起的脑部小动脉玻璃样变、动脉硬化性病变及纤维素样坏死等。常见受累的穿支动脉包括豆纹动脉(直径 300~840μm)和脑桥旁正中动脉(直径 200~300μm),两者均从其载体动脉垂直发出,由于其主干动脉管径粗、血流量大、血流速度快、压力高,以直角形式发生的穿支动脉较主干动脉明显变细,是解剖意义上的血流动力学变化,更容易引起血管内皮损伤并促进动脉粥样硬化形成,而高血压、糖尿病等危险因素则可以促进该过程的发展。梗死灶多为直径 0.2~15mm 的囊性病灶,呈多发性,小梗死灶仅稍大于血管管径。坏死组织被吸收后,可残留小囊腔。

【临床表现】　多见于 54~75 岁的中老年人,以男性居多,多有长期高血压病史,急性起病,一般无头痛和意识障碍。临床表现主要有以下三种形式。

1. 急性腔隙性脑梗死

(1)纯运动性轻偏瘫(pure motor hemiparesis,PMH):是最常见类型,约占 60%。偏瘫累及同侧面部和肢体,瘫痪程度大致均等,不伴有感觉障碍、视野改变及语言障碍,病变部位在内囊、放射冠或脑桥等处。

(2)构音障碍-手笨拙综合征(dysarthria clumsy hand syndrome,DCHS):约占 20%,表现为构音障碍、吞咽困难、病变对侧面瘫、手轻度无力及精细运动障碍,病变常位于脑桥基底部或内囊。

(3)纯感觉性卒中(pure sensory stroke,PSS):约占 10%,表现为偏身感觉障碍,可伴有感觉异常。病变位于丘脑腹后外侧核。

(4)共济失调性轻偏瘫(ataxic hemiparesis):表现为轻偏瘫,合并有瘫痪侧肢体共济失调,常下肢重于上肢。病变多位于脑桥基底部、内囊或皮质下白质。

2. 脑卒中预警综合征　典型代表有内囊预警综合征和脑桥预警综合征。前者临床表现为反复发作的刻板样感觉和/或运动障碍,累及偏侧面部、上肢、下肢中的 2 个及以上部位。后者是表现为反复发作的刻板样感觉和/或运动障碍、眼肌麻痹及构音障碍等症状的一组临床综合征。

3. 早期神经功能恶化（early neurological deterioration，END）　发生率为 17%～75%，表现为脑梗死急性期出现神经功能急剧恶化，甚至出现偏侧肢体全瘫。

本病常反复发作，引起多发性腔隙性脑梗死，常累及双侧皮质脊髓束和皮质脑干束以及皮质下的联络纤维，出现假性延髓麻痹、认知功能损害、痴呆、帕金森综合征等表现。

【辅助检查】　颅脑 CT 检查可发现病变部位出现低密度改变，对于小病灶或病灶位于脑干时，应进行颅脑 MRI 检查。影像学检查是确诊的主要依据（图 9-3、图 9-4）。DWI 对于诊断更有帮助。

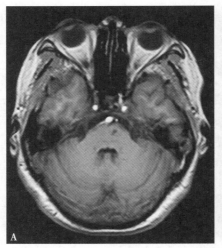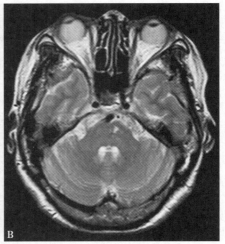

图 9-3　MRI 显示脑桥腔隙性梗死
A. T_1 加权像；B. T_2 加权像。

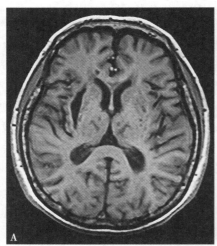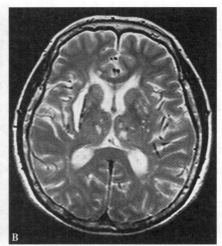

图 9-4　MRI 显示丘脑和基底核多发性腔隙性梗死
A. T_1 加权像；B. T_2 加权像。

【诊断与鉴别诊断】　中老年患者，有多年高血压病史，急性起病，出现局灶性神经功能缺损，颅脑 CT 或 MRI 检查发现相应的脑部有符合小穿支动脉闭塞特征的病灶，可作出诊断。本病应与少量脑出血、脱髓鞘病、脑囊虫病及转移瘤等引起的腔隙性软化灶鉴别。

【治疗】　基本的治疗原则可参考本节"大动脉粥样硬化性脑梗死"部分。虽然小动脉闭塞性脑梗死的预后良好，但易反复发作，故预防疾病复发尤为重要。应针对脑血管病的各种危险因素进行规范化的治疗和二级预防。

【预后】　本病多预后良好，病死率和致残率均低，但容易反复发作。

第五节 ｜ 脑出血

脑出血（intracerebral hemorrhage）是指原发性非外伤性脑实质内出血，在我国占卒中的10%～20%。发病率为每年（60～80）/10万，虽然脑出血发病率低于脑梗死，但致死率却高于后者，急性期病死率高达30%～40%。

【病因与发病机制】

1. 病因　最常见病因是高血压性脑细小动脉硬化，其他病因包括脑淀粉样血管病变、抗栓治疗（溶栓、抗凝或抗血小板聚集治疗等）、脑动静脉畸形、脑动脉瘤、烟雾病、血液病（如白血病、再生障碍性贫血、血小板减少性紫癜或血友病等）或肝脏疾病导致的出凝血功能障碍等。

2. 发病机制　高血压性脑出血的主要发病机制是脑内细小动脉在长期高血压作用下，发生慢性病变，最后破裂。颅内动脉壁薄弱，中层肌细胞和外膜结缔组织较少，且无外弹力层。长期高血压使脑细小动脉发生玻璃样变性、纤维素样坏死，甚至形成微动脉瘤或夹层动脉瘤，血压骤然升高时血管破裂出血。高血压性脑出血的好发部位在基底节区，主要因为供应此处的豆纹动脉从大脑中动脉呈直角发出，在血管病变的基础上，承受压力较高的血流冲击易发生破裂出血。非高血压性脑出血，由于其病因不同，发病机制各异。

【病理与病理生理】　脑内新鲜的出血呈红色，红细胞降解后形成含铁血黄素而带棕色。血块溶解，吞噬细胞清除含铁血黄素和坏死的脑组织，胶质增生，小出血灶形成胶质瘢痕，大出血灶吸收后形成囊腔，内有含铁血黄素等血红蛋白降解产物及黄色透明黏液。

一般高血压性脑出血在30分钟内停止出血，血肿保持相对稳定，其临床神经功能缺损仅在出血后30～90分钟内进展。近年研究发现72.9%的脑出血患者出现不同程度的血肿增大，少数高血压性脑出血发病后3小时内血肿迅速扩大，血肿形态往往不规则，密度不均一，尤其是使用抗栓治疗及严重高血压控制不良时，其临床神经功能缺损的进展可延长至24～48小时。

脑出血后血液可破入脑室系统或蛛网膜下腔。壳核出血常侵入内囊，如出血量大也可破入侧脑室；丘脑出血常破入第三脑室或侧脑室，向外也可累及内囊；脑桥或小脑出血则可直接破入蛛网膜下腔或第四脑室。脑出血后由于血肿的占位效应，以及血肿周围脑组织水肿，可引起颅内压升高，使脑组织受压移位，重者形成脑疝。幕上大脑半球出血时，血肿向下挤压丘脑和脑干，使之移位，可发生小脑幕切迹疝；小脑或脑干大量出血可发生枕骨大孔疝。

【临床表现】

1. 一般表现　脑出血常见于50岁以上患者，男性稍多于女性，多有高血压病史，寒冷季节发病率较高。多在情绪激动或活动中突然发病，少数在安静状态下发病，前驱症状一般不明显，发病后症状在数分钟至数小时内达到高峰。急性期血压常明显升高，并有头痛、呕吐和不同程度的意识障碍等全脑症状，依出血部位不同，可有不同局灶性神经功能缺损。

2. 局灶性定位表现　取决于出血部位和出血量。高血压性脑出血的好发部位是基底节区，其他部位包括脑叶、脑干、小脑和脑室。

（1）基底节区出血约占脑出血的70%，包括壳核、苍白球、丘脑和尾状核头出血。

1）壳核出血：最常见，占脑出血的50%～60%，主要由豆纹动脉（尤其外侧支）破裂所致，可分为局限型（血肿仅局限于壳核内）和扩延型。出血侵及内囊可出现病灶对侧偏瘫、偏身感觉障碍和同向性偏盲，出血量大压迫皮质，还可出现双眼球向病灶侧凝视，优势半球受累可有失语。

2）丘脑出血：占脑出血的10%～15%，主要由丘脑膝状体动脉或丘脑穿通动脉破裂所致，可分为局限型（血肿仅局限于丘脑）和扩延型。出血侵及内囊可出现对侧偏瘫、偏身感觉障碍，通常感觉障碍重于运动障碍。深、浅感觉均受累，而深感觉障碍更明显，可伴有偏身自发性疼痛和感觉过度。丘脑出血可出现精神障碍（情感淡漠、视幻觉和情绪低落等）、丘脑性失语（言语缓慢、重复言语、发音困

动画

难、复述差、朗读正常)、认知障碍和人格改变等。丘脑出血向下扩展到下丘脑或中脑上部时,可引起一系列眼位异常,如垂直凝视或侧视麻痹、双眼分离性斜视、凝视鼻尖和眼球会聚障碍等。血肿波及丘脑下部或破入第三脑室,可表现为意识障碍加深、瞳孔缩小、中枢性高热及去大脑强直等症状。

3)尾状核头出血:较少见,约占脑出血的 5%,一般出血量不大,多经侧脑室前角破入脑室。临床常表现为头痛、呕吐、颈强直、精神症状;也可无局灶性神经功能缺损症状,仅有脑膜刺激征,注意与蛛网膜下腔出血鉴别。

(2)脑叶出血占脑出血的 5%~10%,常由脑淀粉样血管病、血液病、脑血管畸形或脑动脉瘤破裂等所致。出血以顶叶最常见,其次为颞叶、枕叶和额叶,也可出现多发性脑叶出血。临床可表现为头痛、恶心、呕吐等,癫痫发作比其他部位出血常见,肢体瘫痪较轻。根据受累的脑叶不同,可出现局灶性定位症状和体征。额叶出血可有对侧偏瘫、尿便障碍、摸索和强握反射等,优势半球出血时可出现 Broca 失语。顶叶出血偏瘫较轻,对侧偏身感觉障碍显著,对侧下象限盲,优势半球出血时可出现格斯特曼综合征,非优势半球受累有体象障碍。颞叶出血表现为对侧中枢性面舌瘫及以上肢为主的瘫痪,对侧上象限盲,优势半球受累可有 Wernicke 失语,可有颞叶癫痫、幻嗅、幻视等。枕叶出血表现为对侧同向性偏盲,并有黄斑回避,多无肢体瘫痪。

(3)脑干出血约占脑出血的 10%,绝大多数为脑桥出血,由基底动脉脑桥支破裂所致。

1)脑桥出血:小量出血可无意识障碍,表现为头痛、呕吐、交叉性瘫痪或偏瘫、眩晕、共济失调、两眼向病灶侧凝视麻痹或核间性眼肌麻痹等。大量出血(>5ml)时,血肿累及双侧被盖部和基底部,常破入第四脑室,患者很快出现意识障碍,并出现双侧针尖样瞳孔、中枢性高热、呼吸节律紊乱、呕吐咖啡样胃内容物、眼球浮动、四肢瘫痪和去大脑强直等。

2)中脑出血:少见,轻症表现为突然出现复视、眼睑下垂、一侧或双侧瞳孔扩大、眼球不同轴、水平或垂直眼震、同侧肢体共济失调,也可表现为 Weber 综合征或 Benedikt 综合征。严重者很快出现意识障碍、四肢瘫痪、去大脑强直,可短期内死亡。

3)延髓出血:更为少见,临床表现为突然猝倒、意识障碍、血压下降、呼吸节律不规则、心律失常,继而死亡。轻症患者可表现为不典型的 Wallenberg 综合征。

(4)小脑出血约占脑出血的 10%,最常由小脑上动脉分支破裂引起,多累及小脑齿状核。临床表现为突发头痛、频繁呕吐、眩晕和共济失调,可伴有枕部疼痛等。出血量较少者,主要表现为小脑受损症状,如病灶侧共济失调、眼震和吟诗样语言等,多无瘫痪;出血量较多者(尤其是小脑蚓部出血),病情进展迅速,发病时或发病后 12~24 小时内出现昏迷及脑干受压征象,双侧针尖样瞳孔、呼吸不规则、心率减慢等,最后因枕骨大孔疝而死亡。

(5)脑室出血分为原发性和继发性。原发性脑室出血是由脉络丛血管或室管膜下动脉破裂出血所致,占脑出血的 3%~5%;继发性脑室出血是指脑实质出血破入脑室,临床较常见。出血量较少时,仅表现为头痛、呕吐、脑膜刺激征,无局灶性神经体征,临床上易误诊为蛛网膜下腔出血。大量脑室出血时,患者因梗阻性脑积水可很快出现昏迷、针尖样瞳孔、四肢瘫痪、去大脑强直发作和脑膜刺激征等;常出现丘脑下部受损的表现,如中枢性高热、大汗、消化道出血、血糖增高、尿崩症等,预后差,可在数小时内死亡。

【辅助检查】

1. CT 平扫和 CTA 检查　颅脑 CT 平扫是诊断脑出血的首选方法,可清楚显示出血部位、出血量大小、血肿形态、是否破入脑室以及血肿周围有无低密度水肿带和占位效应等(图 9-5)。早期血肿在 CT 上多表现为圆形或卵圆形均匀高密度区,边界清楚,脑室大量积血时呈高密度铸型,脑室扩大。1 周后血肿周围有环形增强,血肿吸收后呈低密度或囊性变。脑室积血多在 2~3 周内吸收,而较大的脑实质血肿一般需 6~7 周才可彻底吸收。颅脑 CT 显示血肿密度不均匀、形态不规则是血肿扩大的预警征象,如血肿内出现低密度液平、黑洞征、旋涡征、岛征/卫星征,CTA"点征"等。此外,CTA 有助于发现脑血管畸形、动脉瘤和烟雾病等出血病因。脑出血后动态复查 CT 可评估出血的演变情况。

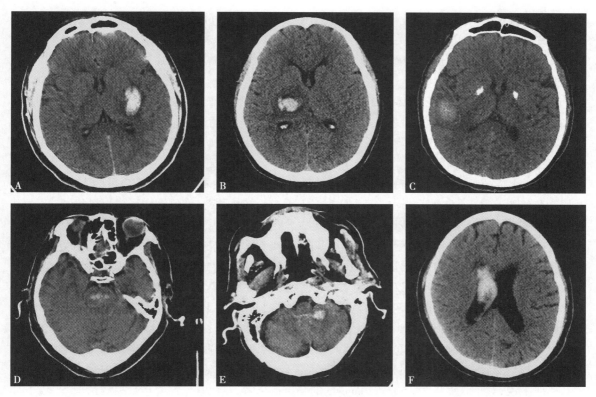

图 9-5　CT 显示不同部位高密度出血灶

A. 左侧壳核出血;B. 右丘脑出血;C. 右侧颞叶出血;D. 脑桥出血;E. 左小脑出血;F. 脑室出血。

2. **MRI 和 MRA 检查**　对急性脑出血诊断的敏感性和特异性不及 CT,但有助于发现脑组织结构异常,SWI 可显示陈旧出血灶或小出血灶,MRA 和 SWI 能帮助明确脑出血的病因,如脑血管畸形、动脉瘤、肿瘤和脑淀粉样血管病等。

脑出血灶不同时期 MRI 不同序列信号改变有所差别,超急性期(<24 小时)为长 T_1、长 T_2 信号,与脑梗死、水肿不易鉴别;急性期(1~3 天)为长 T_1、短 T_2 信号;亚急性早期(3~7 天)为短 T_1、短 T_2 信号;亚急性晚期(7~14 天)为短 T_1、长 T_2 信号;慢性期(>14 天)为长 T_1、短 T_2 信号。

3. **DSA 检查**　脑出血患者一般不需要进行 DSA 检查,除非怀疑有脑血管畸形、动脉瘤或烟雾病又需外科手术或血管介入治疗时才考虑。DSA 可清楚显示异常血管和造影剂外漏的破裂血管。

4. **脑脊液检查**　脑出血患者一般无须进行腰椎穿刺检查,以免诱发脑疝形成,如须排除颅内感染和蛛网膜下腔出血,可谨慎进行。

5. **其他检查**　包括血常规、血液生化、凝血功能和心电图检查。外周血白细胞可暂时增高,血糖和尿素氮水平也可暂时升高,凝血活酶时间和部分凝血活酶时间异常提示有凝血功能障碍。

【诊断与鉴别诊断】

1. **诊断**　中老年患者在活动中或情绪激动时突然发病,迅速出现局灶性神经功能缺损症状和头痛、恶心、呕吐等高颅压表现,可伴有不同程度意识障碍,血压常明显偏高,应高度怀疑脑出血。颅脑 CT 检查有助于明确诊断。

2. **鉴别诊断**

(1)首先与其他类型的卒中如脑梗死、蛛网膜下腔出血相鉴别,颅脑 CT 检查有助于鉴别。

(2)对有头部外伤史者应与外伤性脑出血、硬膜下出血相鉴别,硬膜下出血以颅内压增高症状为主要表现,颅脑 CT 检查有助于鉴别。

(3)对突然发病、迅速昏迷且局灶体征不明显者,应注意与引起昏迷的全身性疾病(如中毒:酒精中毒、镇静催眠药物中毒、一氧化碳中毒)及代谢性疾病(低血糖、肝性脑病、肺性脑病和尿毒症等)鉴别。应仔细询问病史,并进行相关的实验室检查,颅脑 CT 能帮助鉴别诊断。

【治疗】 治疗原则为脱水降颅压,调控血压,防止继续出血,防治并发症。

1. 内科治疗

(1)一般处理:一般应卧床休息 2～4 周,避免情绪激动和血压升高。适度抬高床头;保持呼吸道通畅;有消化道出血者宜禁食;明显头痛、过度烦躁不安者,可酌情适当给予镇静止痛剂;便秘者可选用缓泻剂;注意水、电解质平衡,预防吸入性肺炎和早期积极控制感染。严密监测病情,注意意识、瞳孔和生命体征等的改变。

(2)脱水降颅压:颅内压(intracranial pressure,ICP)升高的主要原因为早期血肿的占位效应和血肿周围脑组织水肿,脑出血后 3～5 天,脑水肿达到高峰。ICP 增高,可致脑疝形成,是导致脑出血患者死亡和影响功能恢复的主要因素。积极控制脑水肿、降低 ICP 是脑出血急性期治疗的重要环节。渗透性脱水剂 20% 甘露醇是最重要的降颅压药物,其他脱水剂包括呋塞米、20% 人血清白蛋白、甘油果糖和高渗盐水,建议将渗透压维持在 310mOsm/(kg·H_2O) 左右。糖皮质激素因其副作用大,且降颅压效果不如高渗脱水剂,故不建议作为脱水药物使用。

(3)调控血压:脑出血时血压升高是机体针对 ICP 增高而做出的为保证脑组织血供的一种脑血管自动调节反应,随着 ICP 下降,血压也会下降,因此降低血压应首先以脱水降颅压治疗为基础。但如果血压过高,又会增加再出血的风险,因此需要控制高血压。调控血压时应考虑患者的年龄、有无高血压史、有无高颅压、出血原因和发病时间等因素。

一般来说,对于收缩压为 150～220mmHg 的脑出血患者,在没有急性降压禁忌的情况下,数小时内降压至 130～140mmHg 是安全的,可能有助于改善神经功能;对于收缩压>220mmHg 的患者,在密切监测血压的情况下,应持续静脉输注药物控制血压,收缩压目标值为 160mmHg;降压期间应严密观察血压水平的变化,避免血压波动,每隔 5～15 分钟进行 1 次血压监测。

(4)止血治疗:如果有凝血功能障碍,可针对性给予止血药物治疗,如:溶栓治疗相关脑出血可补充纤维蛋白原、血小板和含凝血因子Ⅷ的冷沉淀物;肝素治疗相关脑出血可用鱼精蛋白中和;华法林治疗相关脑出血可用维生素 K_1 拮抗;对新型口服抗凝药物相关脑出血,有条件者可应用相应拮抗药物,如达比加群酯相关脑出血可使用依达赛珠单抗。止血药物如 6-氨基己酸或氨甲苯酸等,对高血压性脑出血的作用不大。

(5)亚低温治疗:是脑出血的辅助治疗方法,可能有一定效果,可在临床当中试用。

(6)并发症的防治:肺部感染、上消化道出血和水、电解质紊乱给予相应的治疗。中枢性高热大多采用物理降温,有学者提出可用多巴胺受体激动剂(如溴隐亭)治疗。瘫痪患者应用气压泵装置预防深静脉血栓;对易发生深静脉血栓的高危患者,一般在脑出血停止、病情稳定和血压控制良好的情况下,可考虑给予小剂量低分子量肝素进行预防性抗凝治疗。抗利尿激素分泌异常综合征,又称稀释性低钠血症,可发生于约 10% 的脑出血患者,因经尿排钠增多,血钠降低,从而加重脑水肿,应限制水摄入量在 800～1 000ml/d,补钠 9～12g/d。脑耗盐综合征是心房钠尿肽分泌过高所致的低钠血症,治疗时应输液补钠。出现临床癫痫发作者应进行抗癫痫药物治疗,不推荐预防性应用抗癫痫药物。

2. 外科治疗 主要目的是清除血肿、降低颅内压、挽救生命,其次尽可能早期减少血肿对周围脑组织的损伤,降低致残率;同时可以针对脑出血的病因(如脑动静脉畸形、脑动脉瘤等)进行治疗。主要手术方法包括:去骨瓣减压术、开颅血肿清除术、钻孔血肿抽吸术和脑室穿刺引流术等,一般认为手术宜在早期(发病后 6～24 小时内)进行。目前对于外科手术适应证、方法和时机选择尚无一致性意见,主要应根据出血部位、病因、出血量及患者年龄、意识状态、全身状况决定。下列情况可考虑手术治疗。

(1)中等量以上血肿:壳核出血≥30ml、丘脑出血≥15ml、小脑出血≥10ml 或血肿范围直径≥3cm。

（2）合并梗阻性脑积水或脑疝。

（3）重症脑室出血。

（4）合并脑血管畸形、动脉瘤等需手术处理的血管病变。

3. 康复治疗　脑出血后,只要患者的生命体征平稳、病情不再进展,宜尽早进行康复治疗。早期分阶段综合康复治疗对恢复患者的神经功能,提高生活质量有益。

【预后】　脑出血总体预后较差,与出血量、出血部位、病因及有无并发症有关。脑水肿、颅内压增高和脑疝形成是致死的主要原因,脑干和大量脑室出血预后较差。如果血压控制良好,一般高血压性脑出血的复发率相对较低;而脑动静脉畸形所致脑出血年复发率接近 2%;脑淀粉样血管病相关脑出血的复发率更高,脑出血后第一年、第三年、第五年的复发率分别可达 17%、25% 和 41%。

第六节　│　蛛网膜下腔出血

蛛网膜下腔出血(subarachnoid hemorrhage,SAH)泛指各种病因导致脑血管破裂后,血液流入蛛网膜下腔引起的病理过程。可分为自发性和外伤性,前者又分为原发性和继发性两种类型。原发性蛛网膜下腔出血为脑表面血管自发性破裂后,血液直接流入蛛网膜下腔而导致的一系列临床表现,约占卒中的 10%。继发性蛛网膜下腔出血为脑内血肿穿破脑组织,血液流入蛛网膜下腔而导致的一系列临床表现。本节所述的蛛网膜下腔出血即原发性蛛网膜下腔出血。

【病因与发病机制】

1. 病因

（1）颅内动脉瘤:是蛛网膜下腔出血的最常见病因,约占 85%,其中囊性动脉瘤占绝大多数,也可见梭形动脉瘤、夹层动脉瘤及感染所致的动脉瘤等。动脉瘤破裂风险随着年龄增长而增加,破裂的高峰年龄为 35～65 岁。破裂风险还与瘤体大小、形状和位置有关,直径大于 10mm、不规则形或多囊状,以及位于穿窿处的动脉瘤易破裂出血。

（2）脑血管畸形:约占蛛网膜下腔出血病因的 10%,其中动静脉畸形(arteriovenous malformation)约占血管畸形的 80%。多见于青年人,90% 以上位于幕上,常见于大脑中动脉分布区。

（3）其他病因:包括导致脑血管结构异常的其他疾病[如烟雾病(占儿童蛛网膜下腔出血的 20%)、高血压性脑细小动脉硬化和颅内肿瘤等],以及脑静脉血栓形成、各种抗栓治疗、血液病或影响出凝血功能的肝脏疾病等。部分患者病因不明,如非动脉瘤性中脑周围出血。

2. 发病机制　动脉瘤是动脉壁先天肌层缺陷或后天获得性弹力层变性或两者联合作用所致的血管壁缺陷,其发生有一定遗传倾向和家族聚集性。脑动静脉畸形为发育异常形成的畸形血管团。在高压血流冲击等因素作用下,有缺陷的动脉壁弹性进一步减弱,肌层和内弹力层变性、断裂。上述病变的血管壁可在血压突然升高时或无明显诱因作用下破裂,血液进入蛛网膜下腔,引起一系列临床症状。此外,肿瘤、各种病原体感染等可直接侵蚀血管,引起血管壁破坏导致破裂出血。抗栓治疗、血液系统疾病或严重肝脏疾病等则通过影响出凝血功能导致出血。

【病理与病理生理】

1. 病理　造成蛛网膜下腔出血的动脉瘤主要位于 Willis 环及其主要分支血管,尤好发于动脉分叉处,特别是后交通动脉和颈内动脉连接处(约 40%)、前交通动脉与大脑前动脉分叉处(约 30%)和大脑中动脉于外侧裂的第一个主要分支处(约 20%)。基底动脉尖端或椎动脉与小脑后下动脉的连接处也可发生动脉瘤。

蛛网膜下腔出血后,在脑底池(如鞍上池、脑桥小脑角池、环池、小脑延髓池和终池等)和脊髓池可见暗红色血液沉积。出血量大时可形成薄层血凝块覆盖于颅底血管、神经和脑表面,或充填各脑室。受血液刺激,蛛网膜呈无菌性炎症反应,软脑膜增厚,导致脑组织与血管或脑神经粘连。脑实质可见广泛水肿,皮质可见多发斑片状缺血灶。严重者可引起脑疝而致死亡。

2. **病理生理** 动脉瘤出血常局限于蛛网膜下腔,急性期一般不直接导致局灶性脑损害。但大脑中动脉动脉瘤或动静脉畸形破裂出血可引起局灶性脑功能受损,后交通动脉瘤破裂可引起第Ⅲ对脑神经功能障碍。蛛网膜下腔出血可引起一系列病理生理改变。

血液流入蛛网膜下腔可刺激脑膜和痛觉敏感结构引起头痛和脑膜刺激征。少量蛛网膜下腔出血可缓慢吸收,如出血量大可引起颅内容积增加、颅内压增高,甚至发生脑疝。大量出血时,脑室和脑底凝固的血液可阻塞脑脊液循环通路,导致脑脊液吸收和回流障碍,出现急性梗阻性脑积水;血红蛋白及含铁血黄素沉积于蛛网膜颗粒,可导致脑脊液吸收障碍,引起交通性脑积水。血液中的血管活性物质(如血栓素、凝血酶等)可刺激脑血管,引起血管痉挛,是蛛网膜下腔出血患者出现迟发性脑缺血(delayed cerebral ischemia, DCI)的主要原因。血液及其分解产物还可能直接刺激下丘脑,导致其功能紊乱,出现发热、血糖升高、急性心肌缺血和心律失常等表现。

【临床表现】

1. **一般临床表现** 多为中青年发病,女性略多于男性。起病突然(数秒或数分钟内发生),多数患者发病前有剧烈运动或情绪激动等诱因,部分患者也可在安静状态下发病。轻者可没有明显临床症状和体征,重者可突然昏迷甚至死亡。临床上常用 Hunt-Hess 临床分级对动脉瘤性蛛网膜下腔出血严重程度进行评估(表 9-3)。

表 9-3 动脉瘤性蛛网膜下腔出血患者 Hunt-Hess 临床分级

分级	标准
0	未破裂动脉瘤
Ⅰ	无症状或轻微头痛
Ⅱ	重度头痛、脑膜刺激征、脑神经麻痹
Ⅲ	嗜睡、意识混沌、轻度局灶性神经体征
Ⅳ	昏迷、中或重度偏瘫、有早期去大脑强直或自主神经功能紊乱
Ⅴ	昏迷、去大脑强直、濒死状态

注:Hunt-Hess 临床分级常用于指导手术治疗的选择和预后判断,Hunt-Hess 临床分级≤Ⅲ级时多早期予以外科干预。

蛛网膜下腔出血的一般临床表现主要如下。

(1)头痛:最常见,为突发剧烈胀痛或爆裂样头痛,或称"雷击样疼痛"。动脉瘤性蛛网膜下腔出血时,头痛可进行性加重,伴恶心、呕吐和意识障碍等,持续数日,2 周后逐渐减轻。约 1/3 的患者发病前数日或数周有轻微头痛,是由少量前驱出血或动脉瘤受牵拉所致。局部头痛常可提示破裂动脉瘤的部位。脑动静脉畸形破裂所致蛛网膜下腔出血头痛程度相对较轻。

(2)脑膜刺激征:常出现颈强直、Kernig 征和 Brudzinski 征阳性等脑膜刺激征,以颈强直最多见。常于发病后数小时出现,3~4 周后消失。但老年、衰弱患者或出血量小者可无明显脑膜刺激征。

(3)神经缺损表现

1)眼部表现:20% 的患者眼底可见玻璃体下片状出血,发病 1 小时内即可出现,为急性颅内压增高和眼静脉回流受阻所致,对诊断具有提示作用。此外,眼球活动障碍也可提示破裂动脉瘤的位置,如第Ⅲ对脑神经受损常提示后交通动脉瘤或大脑后动脉瘤破裂,Weber 综合征或同向偏盲也提示可能存在大脑后动脉瘤破裂。

2)其他表现:患者出现癫痫发作、偏瘫或失语等局灶性神经功能障碍,提示出血的血管可能位于大脑中动脉及其分支。出现下肢瘫痪,伴或不伴精神症状和意识障碍,提示破裂动脉瘤可能位于大脑前动脉或前交通动脉。此外,约 25% 的患者可出现精神症状,如欣快、谵妄和幻觉等。

2. **主要并发症**

(1)再出血(recurrence of hemorrhage):是蛛网膜下腔出血的严重并发症,指病情稳定后再次发生剧烈头痛、呕吐、癫痫发作、昏迷甚至去大脑强直发作、颈强直等脑膜刺激征加重，复查头颅影像学或腰穿证实再出血。发病 24 小时内再出血的风险最高，起病 4 周内仍有较高的再出血风险。20% 的动脉瘤破裂后 10～14 天内可发生再出血，使死亡率增加约一倍。动静脉畸形急性期再出血较少见。

（2）脑血管痉挛（cerebral vascular spasm）：约 2/3 的蛛网膜下腔出血患者会发生脑血管痉挛，是导致迟发性脑缺血引起局灶性神经功能缺损的主要原因，其严重程度与神经功能缺损严重程度呈正相关。脑血管痉挛常在动脉瘤破裂后 3～4 天内出现，7～10 天达到高峰，14～21 天逐渐缓解。

（3）脑积水（hydrocephalus）：可分为急性脑积水和慢性脑积水。急性脑积水常在蛛网膜下腔出血后早期发生，表现为头痛或意识障碍加剧、颅内压增高、脑干受压或脑疝等，影像学检查可见脑室系统梗阻的表现。部分患者出血吸收后出现慢性脑积水，表现为精神障碍或痴呆、步态异常和尿失禁，脑脊液压力正常，也称正常颅压性脑积水，影像学显示脑室扩大，但无明显梗阻表现。

（4）其他：部分患者可出现癫痫，也有患者出现应激性消化性溃疡、神经源性心肌损伤、急性肺水肿、高血糖和低钠血症等，可能与急性脑损伤后儿茶酚胺水平波动、交感神经系统功能紊乱和内分泌障碍有关。

【辅助检查】

1. 颅脑 CT 平扫和 MRI　CT 平扫为蛛网膜下腔出血首选的颅脑影像学检查。发病 6 小时内 CT 平扫诊断本病的敏感性可达 100%，6 小时后为 86%。一般表现为脑沟、脑池或脑表面弥散性高密度影像（图 9-6）。根据 CT 显示的血液分布，可初步判断初始出血位置。而出血局限在脚间池和环池，不累及外侧裂时，提示为原发性中脑周围非动脉瘤性出血。颅脑 CT 平扫还可显示破裂的脑动静脉畸形的征象，如局部稍高密度、血管迂曲或散在分布的钙化灶。但出血量较少时，CT 平扫可能显示不清。

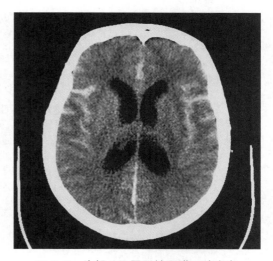

图 9-6　头部 CT 显示蛛网膜下腔出血

在蛛网膜下腔出血急性期，MRI 的敏感性与 CT 平扫相近；在亚急性期及慢性期，MRI 诊断敏感性优于 CT，尤其是当出血位于大脑表面时。此外，颅脑 MRI 发现脑实质损害比 CT 敏感，可用于检查蛛网膜下腔出血的其他病因。

2. 无创血管成像检查

（1）颅脑 CTA：诊断动脉瘤的敏感性约为 98%，特异性为 100%。对较大动脉瘤的诊断敏感性接近于数字减影血管造影，并能较好地显示动脉瘤壁是否钙化、瘤腔内是否有血栓形成、动脉瘤与出血部位的关系以及动脉瘤位置与骨性标志的关系。CTA 也有助于动静脉畸形和其他血管病变的诊断，其敏感性及特异性受血管病变的大小、部位和影像设备质量影响。

（2）颅脑 MRA：可用于蛛网膜下腔出血的病因筛查。其不足在于检查费时较长、价格较高。

3. 有创血管成像检查　数字减影血管造影（digital substraction angiography，DSA）是明确蛛网膜下腔出血血管病因的"金标准"，可明确动脉瘤的大小、位置、与载瘤动脉的关系（图 9-7），有无血管痉挛等，也能清晰显示血管畸形和烟雾病，其在显示较微小的动脉瘤或畸形血管方面较 CTA 或 MRA 更有优势，能明确病变血管结构特征和血流动力学信息。因此，条件具备、病情许可时，应尽早行全脑 DSA 检查，以确定出血原因、决定治疗方案和判断预后。

4. 腰椎穿刺检查　影像学检查已明确诊断者，腰椎穿刺不作为常规检查。如果临床疑似蛛网膜下腔出血而影像学检查结果为阴性，病情允许时须尽早行腰椎穿刺检查脑脊液。脑脊液压力增高，并

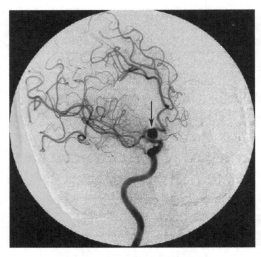

图 9-7　DSA 显示脑动脉瘤

呈均匀一致的血性是蛛网膜下腔出血的特征性表现。脑脊液中发现吞噬了红细胞、含铁血黄素或胆红素结晶的吞噬细胞也提示蛛网膜下腔出血。而腰椎穿刺损伤所致血性脑脊液颜色自第一管开始逐渐变淡，须注意鉴别。

5. 其他　TCD 可作为非侵入性技术监测蛛网膜下腔出血后脑血管痉挛情况。血常规、凝血功能和肝功能等检查有助于寻找蛛网膜下腔出血的其他原因。

【诊断与鉴别诊断】

1. 诊断　根据突发剧烈头痛、呕吐、脑膜刺激征阳性，同时头颅影像学显示蛛网膜下腔出血征象，可诊断蛛网膜下腔出血。若颅脑 CT 未见异常或没有条件行 CT 检查，仍疑诊蛛网膜下腔出血时，则应尽早行腰椎穿刺检查，根据脑脊液压力增高并呈均匀血性等特点，结合临床表现可诊断蛛网膜下腔出血。

2. 鉴别诊断

（1）其他类型卒中：原发性脑室出血与重症蛛网膜下腔出血患者临床上难以鉴别，脑叶出血、小脑出血、尾状核头出血等如无肢体瘫痪也易与蛛网膜下腔出血混淆；蛛网膜下腔出血有局灶性神经功能缺损时，可能与缺血性卒中混淆，此时应结合临床表现和影像学检查加以鉴别。蛛网膜下腔出血与其他类型卒中的鉴别要点见表 9-4。

表 9-4　蛛网膜下腔出血与其他类型卒中的鉴别要点

鉴别要点	蛛网膜下腔出血	脑出血	动脉粥样硬化性脑梗死	心源性栓塞性脑梗死
发病年龄	青壮年（40~60 岁）多见	50 岁以上多见	老年人（60 岁以上）多见	青壮年多见
常见病因	动脉瘤、动静脉畸形	高血压性脑动脉硬化	动脉粥样硬化	心脏疾病，尤其房颤
起病	急骤（以分计）	急（以分、时计）	较缓（以时、日计）	最急（以秒、分计）
血压	正常或增高	通常显著增高	正常或增高	多正常
头痛	极常见，剧烈	常见，较剧烈	多无	少见
意识障碍	常为一过性昏迷	重症患者持续性昏迷	少见	少见
局灶体征	急性期常无局灶性体征	偏瘫、偏身感觉障碍及失语等局灶性体征	偏瘫、偏身感觉障碍及失语等局灶性体征	偏瘫、偏身感觉障碍及失语等局灶性体征
眼底	可见玻璃体下片状出血	眼底动脉硬化，可见视网膜出血	眼底动脉硬化	可见动脉栓塞
CT 平扫	脑池、脑室及蛛网膜下腔高密度出血征	脑实质内高密度病灶	脑实质内低密度病灶或无异常	脑实质内低密度病灶或无异常
脑脊液	均匀血性	清亮或均匀血性	多正常	多正常

（2）颅内感染：细菌性、真菌性和病毒性脑膜炎等均可表现为头痛、恶心、呕吐和脑膜刺激征阳性，但常伴发热等感染中毒症状，脑脊液白细胞和蛋白增高，病原学检查可有阳性发现，影像学检查无蛛网膜下腔出血表现。

（3）脑膜癌病：也出现头痛、颅内压增高、血性脑脊液等，但其起病较缓，进行性加重，可结合影像学和脑脊液细胞学证据进行鉴别。

（4）其他疾病：如偏头痛、脑静脉血栓形成、颈椎疾病、鼻窦炎、酒精中毒、一氧化碳中毒等，部分症状与蛛网膜下腔出血类似，容易造成误诊。此外，某些老年蛛网膜下腔出血患者可能以精神障碍为主要表现，可无明显头痛、恶心呕吐，必须高度重视。

【治疗】 蛛网膜下腔出血应急诊收入住院，并尽可能送至高级卒中中心进行救治。急性期尽早明确病因，并给予针对性治疗。治疗目的是防治再出血、降低颅内压、减轻脑损伤并挽救生命。

1. 一般处理 有条件时应收入重症监护病房，密切监测生命体征和神经系统体征变化，保持气道通畅，维持呼吸、循环系统功能和内环境稳定。出现发热时应予对症处理；控制空腹血糖在 10mmol/L 以下，但须注意避免低血糖；给予高纤维、高能量饮食；加强护理，注意预防尿路感染和吸入性肺炎等。

2. 预防再出血 再出血是导致蛛网膜下腔出血不良预后的重要原因，主要治疗措施如下。

（1）绝对卧床休息：未明确病因或未行病因治疗的患者，须绝对卧床休息 4～6 周。其间避免情绪激动和用力，保持大便通畅。烦躁者予镇静药，头痛予镇痛药。

（2）病因治疗：对于动脉瘤破裂导致的蛛网膜下腔出血，血管内栓塞或开颅手术夹闭破裂动脉瘤是预防再出血最有效的方法。对动静脉畸形所致蛛网膜下腔出血，可行血管内治疗、外科切除或立体定向放射治疗等。

（3）血压管理：当收缩压＞180mmHg 时，可在监测下静脉持续输注短效降压药以平稳降压，保持收缩压＜160mmHg，但具体降压目标值须个体化确定。注意维持脑灌注压，预防降压过快、过低而导致的继发性脑缺血。

（4）抗纤溶药物：虽然目前研究提示早期使用抗纤溶药物并不能降低再出血风险或改善临床症状，但是对于须延迟手术治疗而再出血风险较大的患者，可酌情考虑早期短时间使用氨甲环酸或氨基己酸以降低再出血风险。对于病因不明者也可考虑使用止血药，但须注意该类药物有引起脑缺血病变或深静脉血栓形成的风险。

3. 降低颅内压 对有颅内压增高的患者，可选用渗透性脱水剂（如甘露醇、高渗盐水、甘油果糖等）治疗，维持血浆渗透压在 300～320mOsm/kg，也可以酌情选用 20% 人血清白蛋白。

4. 防治脑血管痉挛 早期可使用尼莫地平，口服（60mg，每 4 小时 1 次，疗程 21 天）或静脉泵注 [7.5～15μg/（kg·h）]，根据患者耐受性及血管痉挛情况可增至 30μg/（kg·h）并维持，疗程 5～14 天，其后口服 7 天。此外，维持正常循环血容量，也有助于避免低血容量引起迟发性脑缺血。有条件时可予 TCD 监测脑血管痉挛情况，并指导治疗。

5. 治疗脑积水 急性脑积水经内科治疗后症状不缓解或进行性加重者，可行脑脊液外引流术。急性期去除病因后，可反复行腰椎穿刺释放血性脑脊液，每次 10～20ml，每周 2 次，以减少脑血管痉挛和脑积水的发生，但须注意颅内感染或脑疝等发生的风险。慢性脑积水可给予乙酰唑胺 0.25g，每日 3 次，以减少脑脊液分泌，也可选择甘露醇、呋塞米等药物。慢性脑积水经内科治疗无效者，可行脑脊液分流手术。

6. 治疗癫痫 对有明确癫痫发作的患者，应给予抗癫痫治疗，但不建议预防性使用抗癫痫药物。

【预后】 本病预后与病因、出血部位、出血量和有无并发症有关。动脉瘤性蛛网膜下腔出血死亡率高，未经外科治疗者，多死于再出血。部分存活者可遗留永久性残疾。颅内动静脉畸形破裂患者，再出血风险较小。

第七节 | 其他动脉性疾病

一、烟雾病

烟雾病（moyamoya disease）又称脑底异常血管网病，是原发性双侧颈内动脉末端和/或大脑前动脉、大脑中动脉起始部慢性进行性狭窄或闭塞，以软脑膜动脉、穿通动脉等小血管代偿增生形成脑底异常血管网为特征的一种脑血管疾病。1955 年由日本学者最早报道,其脑血管造影可见脑底密集成堆的小血管,酷似烟雾,故称为烟雾病。东亚患病率高,日本报道患病率为(3.16～10.5)/10 万,女性多发。

【病因与发病机制】

1. **病因**　尚不明确,遗传和获得性环境因素如感染等均与其发病有关。

2. **发病机制**　Willis 环主要分支血管狭窄或闭塞是该病的主要病变;此后侧支循环形成代偿,逐渐形成脑底异常血管网是继发于脑缺血的改变;临床脑血管事件是继发脑血管病变的表现,包括颅内出血、脑梗死或 TIA。

【病理】　Willis 环及其分支动脉(特别是颈内动脉末端和大脑前、中动脉主干)变细、变硬,切面可见狭窄或闭塞。脑底和半球深部可见畸形增生及扩张的血管网,管壁菲薄,偶见动脉瘤形成。受累动脉内膜明显增厚,内弹力纤维层高度迂曲断裂,中膜萎缩变薄,外膜改变不明显,无炎症细胞浸润和动脉硬化改变。可见脑梗死、脑出血或蛛网膜下腔出血等病理改变。

【临床表现】

1. 多见于儿童及青壮年,存在 10 岁和 40 岁左右两个发病年龄高峰。

2. 常见的临床表现有:TIA、脑卒中、头痛、癫痫发作和智能减退等,也可以无症状。

3. 可分为缺血型和出血型两组症状,不同年龄发病的临床表现不同。

4. 儿童患者以大脑前动脉和大脑中动脉供血区的缺血性卒中或反复发作 TIA 为主。儿童常因哭喊、咳嗽、紧张发热或过度换气而出现症状。约 10% 的病例出现脑出血或 SAH。头痛是其常见症状,可能与脑底形成的异常血管网中的血管舒缩功能异常有关。部分患者有智能减退和癫痫发作等。

5. 30% 的成年患者首发症状是出血性卒中,如脑室出血、SAH、脑内出血等,多由侧支血管或动脉瘤破裂所致,常无动脉硬化的证据,可反复发生。也有约 20% 的成年患者表现为缺血性卒中,部分病例也可表现为反复晕厥。

【辅助检查】

1. **实验室检查**　免疫和感染病原学方面的检查有助于进一步明确病因。

2. **CT 或 MRI**　出现脑出血、脑梗死、SAH 等相应的 CT、MRI 影像学表现。烟雾病患者的 MRI 可见脑底异常血管流空影;CTA 或 MRA 可能发现烟雾病特征性的血管狭窄和脑底异常血管网。评估血流动力学(CT 灌注或 MR 灌注成像)和脑血管储备功能(cerebrovascular reserve capacity,CVRC)对治疗方案选择至关重要。

3. **脑血管造影**　是诊断"金标准"。DSA 显示双侧颈内动脉虹吸段及大脑前、中动脉起始段狭窄甚至闭塞,伴颅底异常血管网(图 9-8),可伴发动脉瘤。

【诊断与鉴别诊断】　儿童和青壮年患者,反复发生不明原因的 TIA、脑梗死、脑出血和蛛网膜下腔出血,而无高血压及动脉硬化证据,考虑本病诊断。DSA、CTA 和 MRA 显示双侧颈内动脉末端和/或大脑前动脉、大脑中动脉近段狭窄或闭塞,伴特征性的烟雾状颅底血管网可以确诊本病,成人单侧病变可诊断很可能的烟雾病。

需要与其他病因(如动脉粥样硬化、遗传、感染、炎症性疾病、血液系统疾病、放疗、外伤等)导致的烟雾综合征(moyamoya syndrome)进行鉴别,可行结缔组织疾病、钩端螺旋体感染、甲状腺疾病等相关的实验室检查。

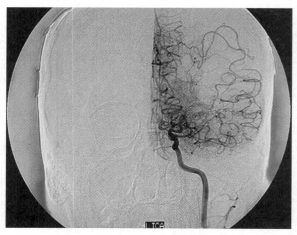

图 9-8　**DSA 示烟雾病**

【治疗】 轻型患者一般采用观察和内科治疗,其他患者可行外科治疗。

1. **内科治疗** 主要是相应的脑血管事件及对症处理。

2. **外科治疗** 主要是进行血管重建术,包括直接吻合术(如颞浅动脉-大脑中动脉吻合术)及间接吻合术(如脑-颞肌贴敷术、脑-硬膜-动脉血管融通术)。

【预后】 烟雾病的儿童患者日常生活能力及生存情况较好,成人患者可因颅内出血导致日常生活能力及生存情况较差。

二、脑动脉盗血综合征

脑动脉盗血综合征(steal syndrome)是指各种原因引起的主动脉弓及其附近大动脉血管严重狭窄和闭塞,狭窄远端的动脉内压力明显下降,邻近的脑动脉血流逆流至压力较低的动脉代偿其供血,导致被盗血的脑动脉供血显著减少,引起脑组织缺血,出现相应的临床症状体征。动脉粥样硬化是其最常见原因,其次为特异性或非特异性动脉炎。

【临床表现】 临床上主要包括以下 3 种类型。

1. **锁骨下动脉盗血综合征**(subclavian steal syndrome) 指当一侧锁骨下动脉或头臂干在其近心端发出椎动脉前狭窄或闭塞时,颅内血流经患侧椎动脉逆流进入锁骨下动脉,代偿患侧上肢的血液供应。临床上活动患侧上肢可诱发出现椎-基底动脉供血不足的症状,如发作性头晕、视物旋转、复视、共济失调、构音障碍、吞咽困难、晕厥等;严重时也可经后交通动脉从颈内动脉盗血,出现颈内动脉系统缺血症状,如偏瘫、偏身感觉障碍和失语等。

2. **颈动脉盗血综合征**(carotid steal syndrome) 指当一侧颈内动脉闭塞时,其远端动脉压力降低,经前交通动脉从健侧颈内动脉盗血,出现健侧颈内动脉系统缺血的临床表现;或经后交通动脉从椎-基底动脉盗血,产生椎-基底动脉系统缺血的临床表现。当双侧颈内动脉闭塞时则由椎-基底动脉和颈外动脉代偿供血,可同时有大脑及小脑受损的症状体征。

3. **椎-基底动脉盗血综合征**(vertebro-basilar steal syndrome) 指当椎-基底动脉明显狭窄或闭塞时,可引起颈内动脉血流经后交通动脉逆流入椎-基底动脉进行代偿,出现一侧颈内动脉系统缺血的临床表现,如偏瘫、偏身感觉障碍和失语等,此型临床较少见。

【诊断】 锁骨下动脉盗血综合征是临床上最常见的脑动脉盗血综合征,如患者出现患侧上肢动脉搏动显著减弱或消失,患侧血压低于健侧 20mmHg 以上,同侧颈部闻及收缩期杂音,超声检查发现血管狭窄或闭塞,活动患侧上肢可诱发或加重椎-基底动脉供血不足症状等,临床可诊断锁骨下动脉盗血综合征。血管造影检查发现造影剂逆流入患侧血管可确诊动脉盗血综合征。

【治疗】 治疗根据病变部位及病因而定。若缺血症状严重可以考虑手术治疗,如血管内膜剥离、血管内支架或血管重建术等。不宜使用扩血管和降血压药物。

三、颅颈动脉夹层

颅颈动脉夹层(cervico-cephalic artery dissections)指头颈部动脉壁层内撕裂导致血液进入血管壁形成壁间血肿,继而引起血管狭窄、闭塞或动脉瘤样改变,是青年卒中的常见病因之一。颅外动脉夹层较颅内动脉夹层更常见,但在一般人群中发病率低[(2.6～3)/10 万。近年来无创影像技术广泛使用,发病率可高达 8.93/10 万]。

【病因与发病机制】 颅颈动脉夹层的病因可能是遗传性因素和外源性因素相互作用的结果。遗传性因素包括肌纤维发育不良、遗传性结缔组织病等;外源性因素有颈部按摩、推拿或颈部外伤等机械性损伤。颅颈动脉夹层的主要病理表现为位于血管内膜和中膜(内膜下夹层)或中膜和外膜(外膜下夹层)之间的血肿。内膜下夹层容易引起血管狭窄,而外膜下夹层则较易引起夹层性动脉瘤(假性动脉瘤)以及局部症状。

【临床表现】

1. 各年龄段男女均可发病,中青年更常见。一些患者有颈部损伤史。

2. 颅颈动脉夹层可以无症状,症状性患者的临床表现可大致分为以下几类。

(1)局部症状:颅外动脉夹层因压迫邻近结构可产生局部症状,如头痛、颈部疼痛、Horner 综合征和脑神经麻痹。

(2)缺血性事件:TIA 或脑梗死,多于局部症状出现后数小时或数天内发生,其主要发病机制是动脉-动脉栓塞。颈动脉夹层也可发生一过性单眼视觉缺失,可能是脑梗死的先兆表现。Wallenberg综合征是椎动脉夹层的常见表现。椎动脉夹层累及脊髓前/后动脉,也可引起脊髓相应缺血症状。

(3)其他:颅内动脉夹层好发于椎动脉 V4 段和颈内动脉床突上段,当形成夹层性动脉瘤并破裂时,可以发生 SAH。

【辅助检查】　影像学检查很重要,但目前尚无一种可单独作为"金标准",应结合使用,包括超声、MRI/MRA,CT/CTA 以及 DSA 等。①超声:无创检查,价格低廉,操作简单。可观察到血管腔的狭窄或者闭塞,如果发现血管壁血肿、内膜瓣或者双腔征则更有诊断意义。②CTA:快速、无创和有效。能清楚显示血管腔的不规则狭窄或闭塞,同时也可显示假性动脉瘤、内膜瓣等征象。③高分辨磁共振成像(HRMRI)黑血序列图像:敏感度、特异度高。受累血管可见新月形或圆环状高亮影,提示壁间血肿(图 9-9)。④DSA:是诊断夹层可靠的方法,但有创、费时、费用高。典型影像包括管腔狭窄(线样征、鼠尾征)、夹层动脉瘤、内膜瓣、血管逐渐闭塞(火焰征)以及远端分支闭塞。

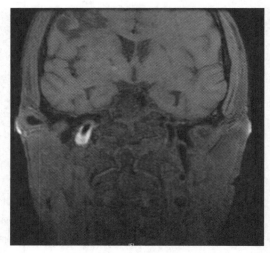

图 9-9　右侧颈内动脉夹层的壁间血肿

【诊断与鉴别诊断】　颅颈动脉夹层的诊断主要依据临床表现,再结合中青年发病的特点、无血管病危险因素以及特征影像学表现,还须除外其他原因导致的脑梗死。

【治疗】

1. 急性期动脉夹层导致急性脑梗死患者,发病 4.5 小时内无禁忌证者可考虑静脉使用 rt-PA 溶栓,大血管闭塞可以考虑血管内治疗。

2. 预防再发动脉夹层导致的 TIA 或脑梗死患者,可应用抗血小板或抗凝治疗 3~6 个月,根据疗程结束时的随访影像情况决定是否长期抗栓。伴有大面积脑梗死、颅内动脉夹层或抗凝禁忌者,倾向使用抗血小板治疗。在恰当的抗血小板或抗凝治疗中仍有反复发作脑梗死的患者,可考虑血管内介入治疗。

【预后】　颅颈动脉夹层的神经功能残障程度取决于缺血性卒中或 SAH 的严重程度,死亡率为5%~10%,与不良功能预后相关的因素有脑梗死、动脉闭塞、高龄,以及较高的 NIHSS 评分。关于复发率,不同研究结论不同,总体认为复发率较低。

四、脑淀粉样血管病

脑淀粉样血管病(cerebral amyloid angiopathy,CAA)是一种常见的脑小血管病,其特征性病变是β淀粉样蛋白(amyloid β-protein,Aβ)在大脑皮质及覆盖其上的软脑膜的中小动脉、微细动脉毛细血管管壁渐进性沉积。其临床特点是反复、多灶性自发性脑叶出血和认知功能障碍。CAA 患病率随着年龄的增加而增高,55 岁以前较少发病,90 岁以上人群患病率可高达 50%。其病因不清楚,可能与遗传、感染及免疫有关。病理特征是大脑皮质、脑膜的小血管和毛细血管管壁内有纤维淀粉样物沉着,刚果红染色后在偏振显微镜下呈特殊的黄绿色双折光,也称嗜刚果红性血管病。可伴有微血管瘤形成和纤维素样坏死。

【临床表现】

1. **脑出血** 以反复的或多发性脑叶出血最为多见。病因与高血压无关,出血的好发部位是大脑后部的脑叶,尤其是枕叶、颞枕叶、枕顶叶,也可以发生在额叶皮质和皮质下白质,而脑干及大脑深部结构受累罕见,这种分布有别于高血压性脑出血。血肿可同时或继发生于不同脑叶,较易破入蛛网膜下腔。

2. **认知功能障碍** 30% 的 CAA 患者晚期表现为痴呆,与阿尔茨海默病相似。认知功能障碍可先于脑出血发生。

3. **短暂性局灶性神经症状发作** 反复、刻板发作,持续数分钟自行缓解,多与半球凸面蛛网膜下腔出血有关。临床表现分为阳性症状和阴性症状,前者包括有先兆的扩散性感觉异常、视觉刺激症状或肢体抽搐,其中以感觉异常最为常见,单肢及口周常受累,后者表现为 TIA 样症状。

4. **CAA 相关炎症** 是一种少见的临床表现,脑血管壁同时有 Aβ 沉积和炎症细胞浸润,通常为急性、亚急性脑病症状,表现为认知下降、行为改变、局灶性神经症状、头痛和癫痫发作等。

【辅助检查】 CT、MRI 显示呈点片或大块状的多灶性脑叶出血,可同时伴有缺血性病灶。MRI 梯度回波或磁敏感加权成像(SWI)上多发脑叶(微)出血灶、皮层表面铁沉积是 CAA 的标志性影像学特点(图 9-10)。CAA 相关炎症的颅脑 MRI 可见单个或多个白质高信号病灶,位于皮质、皮质下或深部,呈非对称性,快速进展至皮质下白质。脑活检可见动脉壁内 Aβ 广泛沉积。

【诊断】 老年患者,无高血压病史,CT 或 MRI 证实复发性、多灶性脑叶出血,无深部出血或微出血病灶并排除其他原因后,可临床拟诊 CAA。病理学检查是诊断 CAA 的"金标准"。

【治疗】 CAA 尚无特效疗法,CAA 患者的长期管理集中在降低脑出血的复发,以及预防痴呆。脑出血的治疗同自发性脑出血,以内科治疗、对症支持治疗为主,必要时考虑手术。恢复后应尽量避免使用抗凝药物。CAA 相关认知障碍可使用胆碱酯酶抑制剂等对症处理。继发癫痫患者应予抗癫痫治疗。对于 CAA 相关炎症,可使用大剂量激素冲击治疗和/或免疫抑制剂治疗。

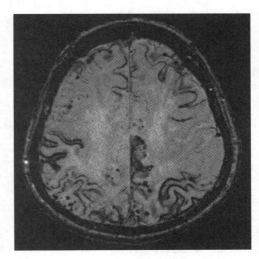

图 9-10 头 SWI 示 CAA

【预后】 CAA 脑出血复发率为每年 7%~10%,皮层表面铁沉积是预测出血的影像标志物,存在弥漫性皮层表面铁沉积的 CAA 患者每年脑出血发生率可高达 12.5%。CAA 相关炎症经过免疫治疗,3 个月内症状缓解率可达 70%,1 年内症状缓解率可达 84%。

第八节 | 脑静脉血栓形成

脑静脉血栓形成(cerebral venous thrombosis,CVT)是指由各种病因引起的颅内静脉或静脉窦血栓形成,使血液回流受阻或脑脊液循环障碍,而产生的以高颅压和局灶脑损害为特征的一类脑血管病,占所有脑血管病的 0.5%~1%。多见于产褥期妇女、服用口服避孕药的女性以及<45 岁的年轻人群。其发病形式多样,临床表现各异,常被误诊或漏诊。

【病因与发病机制】 病因主要分为感染性和非感染性。20%~35% 的患者原因不明。

1. **感染性病因可分为局限性和全身性**

(1)局限性:头面部的化脓性感染,如面部危险三角区皮肤感染、中耳炎、乳突炎、鼻旁窦炎、齿槽感染、颅骨骨髓炎、脑膜炎等。感染常引起海绵窦、横窦、乙状窦血栓形成。发病机制为头面部感染通过面静脉直接累及相应海绵窦,或由于感染部位(如乳突小房)毗邻相应的静脉窦(如横窦和乙状窦),感染可穿过颅骨到达相应静脉窦而引起感染性血栓形成。

（2）全身性:由各种血行感染所致。

2. 非感染性病因也可分为全身性和局限性

（1）全身性:致病因素包括妊娠、产褥期、口服避孕药等;任何类型手术后;严重脱水、休克、恶病质、心功能不全、一些血液病(如红细胞增多症、镰状细胞贫血、恶性贫血、白血病、凝血障碍性疾病、抗凝血酶Ⅲ缺乏、蛋白 C 和蛋白 S 缺乏症、凝血因子 V 突变等各种易栓症)及高同型半胱氨酸血症等。这些因素常导致血液呈高凝状态、血流淤滞,容易诱发静脉血栓形成。此类病因多引起上矢状窦血栓形成,并常伴发大脑上静脉血栓形成。

（2）局限性:见于头外伤、脑肿瘤、脑外科手术后等。

【病理】　静脉和静脉窦内可见红色血栓。血栓性静脉窦闭塞使静脉回流受阻、静脉压升高,导致脑组织淤血、肿胀,引起脑细胞变性、坏死;脑脊液吸收减少,引起颅内压增高,脑皮质及皮质下出现点片状出血灶,部分患者可发生出血性梗死,加重脑水肿和高颅压。发生感染性血栓时,感染可扩散到周围而引起局限性或弥漫性脑膜炎、脑脓肿或脑梗死。

【临床表现】　CVT 可急性、亚急性或慢性起病,症状体征主要取决于静脉(窦)血栓形成的部位、性质、范围以及继发性脑损害的程度等因素。共同的常见临床表现包括高颅压和其他全脑损害症状、局灶性脑损害、癫痫发作和硬脑膜动静脉瘘。头痛是高颅压最常见的临床表现,可见于 75%～95% 的患者,有时是唯一的表现。头痛严重而持续,呕吐多为喷射性,可见视神经乳头水肿、视力障碍和搏动性耳鸣。局灶性脑损害包括出血性或缺血性静脉梗死的症状,包括中枢性运动障碍、感觉缺失、失语或偏盲等。

动画

1. 上矢状窦血栓形成（superior sagittal sinus thrombosis）　最常见,以婴幼儿、产褥期妇女和老年患者居多,多为非感染性。常为急性或亚急性起病,表现为全身衰弱、发热、头痛、视神经乳头水肿等。最主要的临床表现为高颅压症状,婴幼儿可见颅缝分离、囟门隆起、额浅静脉怒张迂曲。血栓部位靠近上矢状窦后方者,高颅压更为明显,可出现不同程度的意识障碍,有时可并发颅内出血、癫痫、偏瘫、失语、偏盲等。有时无局灶体征,高颅压为唯一的症状。老年患者症状轻微,仅有头痛、头晕等。

2. 海绵窦血栓形成（cavernous sinus thrombosis）　多为感染性,常继发于鼻窦炎、鼻旁及上面部皮肤化脓性感染。急性起病,可出现发热、头痛、恶心呕吐、意识障碍等感染症状。因海绵窦血液回流受阻可出现眶周、眼睑、结膜水肿和眼球突出以及经过窦内的脑神经(Ⅲ、Ⅳ、Ⅵ、V_1)受损的特异性表现。如感染由一侧海绵窦波及对侧,则可出现双侧症状。常见并发症有脑膜炎、脑脓肿、颈内动脉病变、垂体和下丘脑功能病变等。

3. 侧窦血栓形成（lateral sinus thrombosis）　包括横窦（transverse sinus）和乙状窦（sigmoid sinus）血栓形成,因乙状窦与乳突邻近,化脓性乳突炎或中耳炎可引起乙状窦血栓形成。主要的症状如下。

（1）高颅压症状(最主要的症状):头痛、呕吐、视神经乳头水肿等,严重者可出现昏迷和癫痫发作。腰穿时压颈试验患侧压力不升,健侧压力迅速升高,CSF 细胞数增加、蛋白增高。

（2）脑神经受累症状:高颅压或局部感染扩散到局部的岩骨致第Ⅵ对脑神经麻痹,可出现复视;第Ⅸ、Ⅹ、Ⅺ对脑神经被扩张的颈静脉压迫,可出现颈静脉孔综合征(吞咽困难、饮水呛咳、声音嘶哑及同侧胸锁乳突肌和斜方肌无力)。

（3）化脓性中耳炎的感染和中毒症状:耳后乳突红肿热痛、头皮及乳突周围静脉怒张、发热、寒战及外周血白细胞增高。

4. 直窦血栓形成（straight sinus thrombosis）　多为非感染性,病情进展快,可迅速累及大脑大静脉和基底静脉,导致小脑、脑干、丘脑和基底节等脑深部结构受损,临床少见但病情危重。多为急性起病,主要表现为无感染征象的高热、意识障碍、高颅压、癫痫发作或脑疝等,常很快进入深昏迷、去大脑强直状态甚至死亡,部分以突发幻觉、精神行为异常为首发症状。存活者可遗留有手足徐动、舞蹈样动作等锥体外系受损表现。

5. 单纯脑深静脉血栓形成 约占所有 CVT 的 10%,以大脑内静脉和大脑大静脉(Galen's vein)受累较多,多合并皮质静脉或静脉窦血栓,由于深部静脉回流障碍,丘脑和基底节常出现水肿或出血,临床表现多样,以头痛、意识障碍和认知功能障碍等为主,严重者常波及直窦,可因高颅压致脑疝而死亡。

6. 单纯大脑皮质静脉血栓形成 少见,约占所有 CVT 的 6%,以 Labbé 和 Trolard 等吻合静脉受累较多,可无临床症状。当局部皮质或皮质下水肿、梗死或出血时,常出现亚急性头痛和局灶性神经功能障碍(如癫痫、轻偏瘫、偏盲等),一般不伴明显高颅压。血栓也可进展至静脉窦而出现相应静脉窦受累表现,临床易误诊为肿瘤、血管畸形等病变。静脉窦和皮质表浅静脉同时受累时,提示预后较差。

【辅助检查】 CVT 缺乏特异性临床表现,只靠临床症状和体征诊断困难。辅助检查(特别是影像学检查)对诊断至关重要,并有重要的鉴别诊断价值。

1. 影像学检查

(1)颅脑 CT 及 CT 静脉成像(CTV):大约仅有 30% 的脑静脉血栓形成的患者在 CT 上有异常所见。在上矢状窦血栓形成的早期,部分患者 CT 强化扫描可见"空三角征"(图 9-11),即静脉窦壁显示为高密度的三角形边,其中为等密度的血凝块。CT 的间接征象是脑梗死、出血性梗死或脑水肿。CTV 具有较高的敏感性和特异性,可同时显示静脉窦闭塞和静脉窦内血栓。

(2)颅脑 MRI 及磁共振静脉成像(MRV)

1)MRI 常规序列:不同时间表现不同。急性期(1～5天)发现正常血液流空现象消失,可见 T_1 等信号、T_2 低信号的血管填充影;亚急性期(1～2 周)T_1、T_2 均呈高信号;恢复期(2 周后),可重新出现血液流空现象。MRI 还可显示脑梗死灶。MRI 正常不能排除 CVT。

2)MRV:被认为是目前最好的无创性脑静脉成像诊断方法。主要直接征象为脑静脉(窦)内血流高信号缺失,间接征象为病变远侧侧支循环形成、深静脉扩张或其他引流静脉显现,为临床诊断的主要手段。

(3)数字减影血管造影(DSA) 表现为病变的静脉窦在静脉时相不显影,既往认为 DSA 是确诊 CVT 的主要手段,但由于 CT 和 MRI 及其血管成像技术的不断提高和广泛应用,现在较少依赖有创性的 DSA 来确诊 CVT,一般在其他检查不能确定诊断或决定同时施行血管内介入治疗时,可行该项检查。

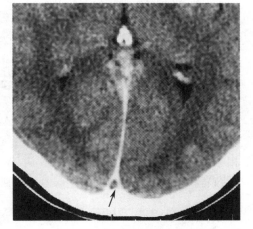

图 9-11 **CT 增强扫描显示上矢状窦血栓形成的空三角征**
箭头所示低密度为血栓。

2. 脑脊液检查 早期主要是颅内压增高,细胞数和生化指标常在正常范围,中、后期脑脊液蛋白常轻、中度增高。伴有出血者,脑脊液可见红细胞,蛋白可以明显升高。化脓性血栓形成可见中性粒细胞数增多。

3. D-二聚体 升高可作为 CVT 辅助诊断的重要指标之一,但其水平正常时并不能排除诊断CVT。

4. 其他 血栓形成倾向的易患因素检查包括血常规、血生化、凝血酶原时间、部分凝血活酶时间、蛋白 S、蛋白 C、抗凝血酶Ⅲ等,有助于明确 CVT 的病因。

【诊断与鉴别诊断】 有颅内压增高、局灶脑损害(包括出血性或缺血性)、癫痫发作(包括子痫)、不同程度的意识障碍、认知或精神障碍,或伴有硬脑膜动静脉瘘的患者,应考虑 CVT 的可能,结合CT、MRI、MRV 等影像特征可明确诊断。本病需要与良性颅内压增高、中枢神经系统感染、颅内肿瘤以及脑出血等相鉴别。

【治疗】　本组疾病治疗的原则包括针对基础病因的治疗,静脉血栓本身的治疗及对症治疗等。

1. **病因治疗**　对感染性 CVT 主要是尽早针对病原菌使用敏感、足量、足疗程的抗生素及处理原发病灶。对非感染性 CVT 要根据已知或可能的病因进行相应治疗并纠正脱水、增加血容量、降低血黏度、改善脑血液循环等。

2. **抗血栓治疗**

（1）抗凝治疗:无抗凝禁忌的 CVT 患者应尽早接受抗凝治疗,常用药物为低分子量肝素。注意伴发于 CVT 的少量颅内出血不是抗凝治疗的绝对禁忌,后续应继续口服抗凝药,常用药为华法林或新型抗凝药,如达比加群酯等,疗程根据血栓形成倾向和复发风险而定。

（2）溶栓治疗:对于昏迷、静脉性梗死和/或出血、癫痫、虽进行抗凝治疗但病情不断恶化的患者,可使用溶栓治疗,包括系统性静脉溶栓、静脉窦接触性溶栓、动脉溶栓,但目前循证证据较弱。

（3）介入治疗:包括机械开通、支架成形术,循证证据较弱。

3. **对症治疗**

（1）降颅压治疗可应用甘露醇、甘油果糖、呋塞米、白蛋白等药物。CVT 所致的急性高颅压在药物无效时考虑相应的手术治疗,如去骨瓣减压术。

（2）有癫痫发作时可进行抗癫痫治疗。

【预后】　CVT 总体预后较好,一半以上的患者能够痊愈,死亡率不超过 10%,少数患者复发。预后不良的因素包括高龄、颅内出血、癫痫发作、昏迷、精神障碍、脑深静脉血栓形成、颅后窝病灶、原发病灶加重或出现新发病灶、中枢神经系统感染或肿瘤等。

第九节 ｜ 遗传性脑血管病

常见的单基因致病的遗传性脑血管病,包括伴皮质下梗死和白质脑病的常染色体显性遗传性脑动脉病（CADASIL）、伴皮质下梗死和白质脑病的常染色体隐性遗传性脑动脉病（CARASIL）、*HTRA1* 相关常染色体显性遗传性脑小血管病、Ⅳ型胶原蛋白 A1/2 相关的脑小动脉病、视网膜血管病变伴白质脑病和系统性表现（RVCL-S）、遗传性脑淀粉样血管病和法布里（Fabry）病。

一、伴皮质下梗死和白质脑病的常染色体显性遗传性脑动脉病

伴皮质下梗死和白质脑病的常染色体显性遗传性脑动脉病（cerebral autosomal dominant arteriopathy with subcortical infarcts and leukoencephalopathy，CADASIL）是一种非动脉硬化性、遗传性脑小动脉病。临床上以偏头痛、反复 TIA 和卒中发作（缺血性多见）、认知障碍、运动障碍和精神障碍为特征。其发病与 19 号染色体上 *NOTCH3* 基因突变有关。

【病理】　特征性病理改变为脑室旁及半卵圆中心白质脱髓鞘,基底核区、皮质下多发性腔隙性梗死以及脑小动脉特异性改变,皮质一般正常。脑小动脉特异性改变表现为脑及软脑膜小动脉壁增厚,管腔明显变窄。动脉平滑肌细胞之间间隙疏松,血管内皮细胞可正常或肿胀;血管的内弹力膜断裂,中膜有嗜伊红样物质沉积。电镜下可见深穿支小动脉的平滑肌细胞上有颗粒状嗜锇物质（granular osmiophilic material，GOM）的沉积,主要见于脑血管,其他器官（如肝、脾、肾、肌肉、皮肤等）的动脉也可出现。

【临床表现】

1. **病程特点**　一般在 20 岁之后出现有先兆的偏头痛,中年时表现为反复发作的 TIA 和缺血性卒中,50～60 岁逐渐出现皮质下痴呆,平均死亡年龄为 60～70 岁。

2. **临床表现**　不同突变位点,甚至同一突变位点的不同个体,临床表现的异质性较大。

（1）偏头痛:约 40% 的患者有偏头痛发作史,多为有先兆的偏头痛。首次发作的平均年龄为 26 岁,发作频度不等。此症状欧美国家报道多见,我国患者偏头痛较少见,以卒中和痴呆为主要表现。

（2）卒中：CADASIL最常见的临床表现是缺血性卒中和TIA发作，见于85%有症状的患者。多在40～50岁发病，无其他的卒中危险因素，2/3表现为腔梗综合征，反复发作可导致严重的步态障碍、尿失禁和假性延髓麻痹。

（3）认知障碍：见于60%有症状的患者。痴呆多在50～60岁出现，可早至35岁。起病形式隐匿，进行性加重，也可突然起病，多为皮质下痴呆。

（4）其他症状：可有精神情感症状，如淡漠、人格改变和严重的抑郁。10%的患者可发生癫痫。有时也可见可逆性急性脑病样的症状，也可有亚临床的周围神经病或视网膜病变。

【辅助检查】

1. **神经影像学** MRI显示双侧大脑半球白质内多发的、大小不等的斑片状长T_1、长T_2信号病灶，常位于双侧颞叶、顶叶、额叶皮质下及侧脑室周围和半卵圆中心白质，基底节和丘脑也易受累，胼胝体、脑干亦可受累。CADASIL早期的白质病变特征性地见于颞极，称O'Sullivan征（图9-12）。

2. **基因检测** 可发现*NOTCH3*基因突变。

3. **皮肤活检** 皮肤血管可见颗粒状嗜锇物质（GOM）。

【诊断】 诊断要点如下。

（1）有家族史。

（2）中年发病，出现原因不明的、反复发作的缺血性卒中，呈进行性加重，早期有先兆的偏头痛发作，晚期出现痴呆。

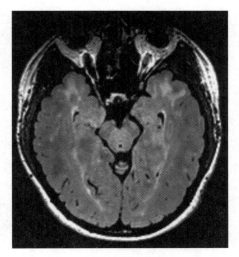

图9-12 颅脑MRI FLAIR序列显示白质病变累及颞极

（3）CT或MRI显示广泛的脑白质病变及多发的基底节区腔隙性梗死灶，颞极、外囊以及额上回的脑白质病变是CADASIL的特征性影像学表现。

（4）基因检测是CADASIL的首要诊断方法，*NOTCH3*基因23个外显子筛查阴性，但临床症状和MRI高度提示CADASIL，或者*NOTCH3*基因筛查发现一段未知的变异序列且不在半胱氨酸残基上时，建议进行皮肤活检。电镜下证实小动脉内存在特征性GOM沉积可以确诊CADASIL。

【治疗】 主要是对症治疗，尚无有效的病因治疗。抗血小板药物、降脂药物及其他药物对CADASIL患者卒中预防的有效性亦尚不明确。

二、伴皮质下梗死和白质脑病的常染色体隐性遗传性脑动脉病

伴皮质下梗死和白质脑病的常染色体隐性遗传性脑动脉病（cerebral autosomal recessive arteriopathy with subcortical infarcts and leukoencephalopathy，CARASIL）是一种罕见的神经系统隐性遗传性脑小血管病，以青年期早发的痴呆、卒中、腰痛、脱发为主要临床表现。其发病与10号染色体的*HTRA1*基因纯合突变有关。*HTRA1*杂合突变也可导致症状性脑小血管病，其临床表现不如CARASIL严重。

【病理】 病理学改变主要累及白质，表现为髓鞘广泛脱失，皮质下U型纤维保留。镜下可见中膜严重玻璃样变，内膜纤维化增厚，平滑肌细胞脱失，内弹力层增厚、断裂及管腔向心性狭窄。

【临床表现】

1. **病程特点** 青中年期发病，约半数患者的父母为近亲血缘，符合常染色体隐性遗传方式，部分病例无家族史，病程一般为5～20年。

2. **临床表现**

（1）卒中：约半数以上患者以卒中为首发症状。可出现偏瘫、言语不利、共济失调、饮水呛咳、吞咽困难等急性卒中体征，随着病程进展，假性延髓麻痹体征明显，平均发病年龄为30岁左右。

（2）认知和情感障碍：部分患者会出现记忆力减退，计算力、定向力障碍，晚期可发展为无动性缄默和去大脑强直。疾病进程中可出现强哭强笑、易激惹等性格改变，抑郁少见。

（3）脱发：脱发是 CARASIL 的神经系统外的特异临床表现，男性患者约在 20 岁即可出现脱发，全头脱发明显，身体其他部位并无毛发减少。女性患者脱发症状可不突出。

（4）腰痛：腰痛与 CARASIL 伴随的脊柱病变相关，患者可表现为急性反复腰痛、腰椎间盘病变以及关节退化。腰椎 MRI 等检查可见椎体僵直、椎间盘变性突出以及椎间盘融合，好发于腰椎上段及胸椎下段，约半数以上患者存在脊柱退行性病变。

【辅助检查】　MRI 扫描表现为双侧大脑半球脑室旁深部白质弥漫性对称性病变以及多发性皮质下梗死（图9-13）。白质病变多见于侧脑室旁及深部白质，U 型纤维和胼胝体相对保留。CADASIL 特征性的 O'Sullivan 征在 CARASIL 中少见，有助于影像学鉴别。基因检测可发现 *HTRA1* 基因突变。

【诊断】　诊断要点如下。

1. 具有符合常染色体隐性遗传特点的家族史，无家族史亦不能排除 CARASIL 的可能。

2. 青中年发病，反复出现缺血性卒中发作，呈进行性加重伴有强哭强笑、易激惹等性格改变，晚期出现痴呆。

3. CT 或 MRI 显示广泛的脑白质病变及多发的基底核区腔隙性梗死灶。

4. 早期出现脱发及急性复发性腰痛，腰椎 MRI 等检查显示脊柱僵直和椎间盘病变。

5. 临床高度怀疑 CARASIL，须经 *HTRA1* 基因检测确诊。

【治疗】　主要是对症治疗，尚无有效的病因治疗。

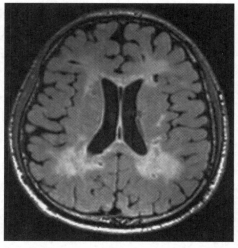

图 9-13　颅脑 MRI FLAIR 序列显示双侧脑室旁白质病变，伴多发腔隙

三、Fabry 病

Fabry 病是一种罕见的 X 连锁遗传溶酶体贮积病，致病基因位于 Xq22.1，为 *GLA* 基因。*GLA* 基因编码 α 半乳糖苷酶 A，该酶位于溶酶体内，为神经酰胺三己糖苷（Gb3）及其衍生物脱乙酰基 Gb3（Lyso-Gb3）分解代谢所必需。*GLA* 基因突变引起的酶功能缺失可导致 Gb3 在全身器官的血管内皮细胞内积聚，造成多系统损害，往往在儿童至青少年时期出现临床症状，并随病程进展而逐渐加重，许多患者尤其是男性患者常在中青年死于严重的肾衰竭或心脑血管并发症。

流行病学研究显示：全部卒中患者中有 1%～2% 伴有 Fabry 病。由于典型 Fabry 病患者通常伴有心脏、肾脏和血管的损害，部分患者合并高血压病，因此，即使那些病因已明的卒中患者，仍有相当部分的比例可能合并 Fabry 病。

【病理】　有助于 Fabry 病诊断。取肾脏、皮肤、心肌或神经组织，光镜下可见相应的组织细胞空泡改变，电镜下可见相应的组织细胞（如肾小球足细胞、肾小管上皮细胞、血管内皮细胞和平滑肌细胞、心肌细胞、神经束膜细胞以及皮肤的汗腺等）胞质内充满嗜锇"髓样小体"，为 Fabry 病特征性病理表现。

【临床表现】　Fabry 病常为多器官、多系统受累，出现神经系统、皮肤、眼、心脏、肾脏等症状，男性患者临床表现多重于女性患者。

1. **卒中**　一般表现为早发卒中，可以 TIA 或缺血性卒中形式出现，随受累部位不同表现为偏瘫、偏盲、眩晕、共济失调和构音障碍等，以后循环受累多见，预后较差。非特异性症状包括注意力不集中、头痛、认知功能障碍等。

2. 周围神经系统　神经疼痛约出现在 2/3 以上的患者,是儿童时期早期和较为常见的症状之一,多数患者青春期后疼痛程度可能会减轻,表现为下肢远端为主的肢端疼痛,具有慢性或间断发作的特点,少汗或无汗是早期和较为常见的临床症状之一。

3. 其他系统表现　①皮肤血管角质瘤:Fabry 病典型表现,皮肤小而凸起的红色斑点,多分布于"坐浴"区(生殖器、阴囊、臀部和大腿内侧),也可出现在背部、口周等其他部位;②肾脏:表现为肾功能受累合并蛋白尿,30 岁左右可能出现终末期肾衰竭;③心脏:多为疾病的晚期表现,常表现为肥厚型心肌病、心脏瓣膜病变、快速性心律失常等,严重者可导致心力衰竭、心肌梗死;④眼:多数患者可有眼部受累,主要表现为角膜沉积物、晶状体混浊、结膜血管和视网膜血管迂曲病变,严重者可导致视力降低甚至丧失。

【辅助检查】

1. 基因和酶活性检测　*GLA* 基因检测是 Fabry 病诊断的"金标准"。高度怀疑 Fabry 病患者 α 半乳糖苷酶 A 活性检测最为简易快速,样本多为外周血白细胞、血浆、干血纸片等。血浆 Gb3 水平、血浆 Lyso-Gb3 水平检测可作为 Fabry 病的一项生物标志物,Fabry 病男性患者血浆 Gb3 水平均明显高于健康人,而女性患者普遍较低,且多处于参考值范围内,因此对女性诊断的意义有限。

2. 影像学表现　近半数 Fabry 病患者可在颅脑 MRI 检查中发现侧脑室旁、皮质下或深部白质病变。约 1/3 的 Fabry 病患者可在丘脑枕部发现对称的短 T_1 信号。Fabry 病卒中发生时的影像学改变无特异性。与动脉粥样硬化不同,Fabry 病患者 MRA 常见血管扩张、迂曲。这种改变可出现于任何大动脉,但以基底动脉最为明显。卒中的 Fabry 病患者,其基底动脉直径较其他病因所致的卒中患者及不伴卒中的 Fabry 病患者均明显增粗。有学者认为基底动脉直径可作为预测 Fabry 病患者卒中风险的指标之一。

【诊断】　诊断要点如下。

1. 符合 X 连锁遗传特点的家族史,无家族史亦不能排除 Fabry 病可能。

2. 神经系统、心脏、肾脏、皮肤、眼和外周血管的多系统受累,卒中发病时通常年龄较轻,男性多见,已排除其他病因引起的卒中,应考虑 Fabry 病可能。

3. *GLA* 基因检测,α 半乳糖苷酶 A 活性检测,血浆 Gb3 水平、血浆 Lyso-Gb3 水平检测可作为 Fabry 病的诊断依据。

【治疗】

1. 酶替代疗法使用外源性酶制剂替代体内缺失的 α 半乳糖苷酶 A 是目前治疗 Fabry 病的主要手段。可减少患者细胞内 Gb3 的沉积,有效减轻患者的肢端疼痛和胃肠道症状,改善心肌肥厚,稳定肾功能,从而改善患者的生活质量和预后。

2. 对症治疗,针对各脏器受累情况给予相应的处理。可考虑使用抗血小板药物进行卒中二级预防。

(曾进胜　钟莲梅　董　强)

第十章 脑血管病的介入诊疗

近年来,血管内介入技术已成为脑血管病的重要防治手段之一。其基本原理是在X线透视监视下,经人体血管途径,借助导引器械(如导管、导丝等)释放对比剂或递送各种特殊材料进入脑血管病变部位,以达到诊断和/或治疗目的。因整个诊疗过程均在病变相关的脑血管腔内发生,故称为血管内介入诊疗。与传统外科诊疗方法相比,介入治疗具有微创、高效等优点,是脑血管病防治的一个重要手段。

第一节 │ 脑血管病的介入诊断

一、全脑血管造影术

数字减影血管造影(digital subtraction angiography,DSA)是一项通过计算机进行辅助成像的X线血管造影技术。在检查过程中应用计算机对两帧不同时相的数字化图像进行减影处理,消除两帧图像中骨骼、软组织等相同成分,得到只有对比剂充盈的血管图像。由于DSA能全面、精确、动态地显示脑血管的结构和相关病变,被认为是诊断脑血管病的"金标准"。但DSA作为一种有创性检查,存在一定操作风险及术后并发症,严重时可危及生命。因此,进行DSA检查辅助脑血管疾病的诊断须严格掌握其指征。

【诊疗设备和器材】

1. 血管造影机 血管造影机是进行血管内介入操作的基础设备,目前使用的是DSA系统(图10-1)。DSA系统主要由X线发生和显像系统、机械系统、高压注射器、影像数据采集和存储系统、计算机系统这五部分组成。

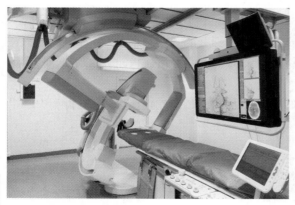
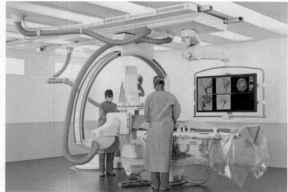

图 10-1 DSA 系统

2. 介入材料

(1)血管鞘:是用于器材导入和撤出、抽取血样、压力监测和药物注射等操作的一个包含单向阀的导管(图10-2)。

(2)导丝:作为将其他介入器材输送至目标血管的载体,通常由一根坚硬的轴心金属丝外面紧密缠绕弹簧圈组成(图10-3)。

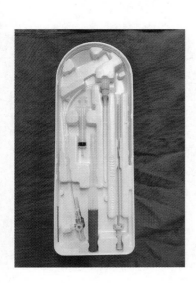

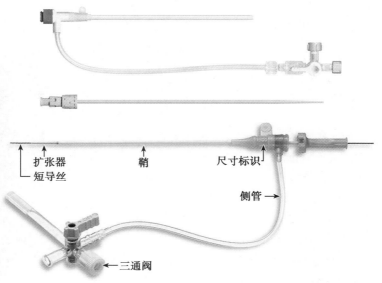

图 10-2 血管鞘

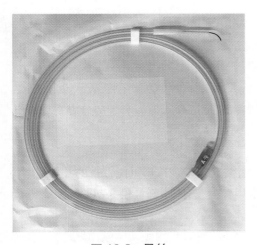

图 10-3 导丝

（3）导管：导管在导丝的引导下选择性进入分支血管。可经导管推注对比剂明确病变血管情况或输送介入治疗装置到达目标位置（图 10-4）。

（4）支架：支架可在导丝或微导丝引导下到达目标位置，被释放后对狭窄病变血管起到支撑作用（图 10-5）。

【适应证】

1. 脑血管疾病的诊断和疗效随访，如动脉瘤、动静脉畸形、硬脑膜动静脉瘘、烟雾病、大动脉狭窄或闭塞、静脉窦狭窄或阻塞等。

2. 了解肿瘤的血供情况，如脑膜瘤、血管母细胞瘤、颈静脉球瘤等。

3. 颈、面、眼部和颅骨、头皮及脊髓的血管性病变。

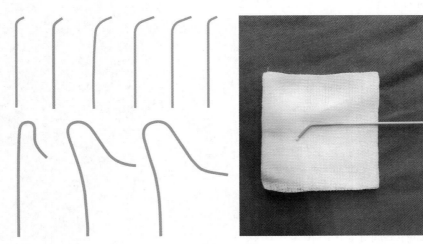

图 10-4 导管

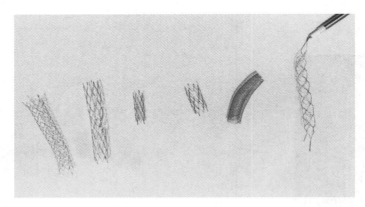

图 10-5　支架

【禁忌证】

1. 对比剂和麻醉剂严重过敏者。

2. 有严重出血倾向或出血性疾病者。

3. 未能控制的严重高血压患者。

4. 严重肝、肾、心、肺功能障碍者。

5. 全身感染未控制或穿刺部位局部感染者。

6. 患者一般情况极差、生命体征不稳定、休克或濒死状态。

【操作方法及注意事项】

1. **操作方法**　一般采用局部麻醉的方式进行血管造影,大多选择经股动脉穿刺,置入动脉鞘,然后以不同的造影导管,根据患者的检查目的分别在不同的血管进行造影成像。对于部分患者也可以选择桡动脉或直接经颈动脉进行穿刺造影。

2. **注意事项**

(1)造影术前及术后应严格进行体格检查和神经系统查体,及时发现造影可能带来的并发症。

(2)全脑血管造影时,为预防血栓形成或栓子脱落常应用肝素,具体的剂量根据不同的疾病进行选择。

(3)全脑血管造影应包括主动脉弓造影、双侧颈动脉颅外段造影、双侧颈动脉颅内段造影、双侧锁骨下动脉造影及双侧椎动脉造影。

(4)造影前后应密切关注患者的肝肾功能、每日尿量,以防对比剂性肾脏损害的发生。

(5)全脑血管造影术后,局部穿刺点予以压迫止血且同侧的下肢制动,必要时可使用穿刺点封堵或缝合止血器材。

二、主动脉弓及弓上分支动脉

主动脉弓位于上纵隔内,起于右侧第 2 胸肋关节水平,从右前向左后弯曲,达左肺门上方。由右向左发出的主要分支包括头臂干、左侧颈总动脉及左侧锁骨下动脉,头臂干再次发出右侧颈总动脉及右侧锁骨下动脉(图 10-6)。主动脉弓发生正常变异者约 20%,其中最多见的是头臂干和左侧颈总动脉共干(称为牛型弓)。

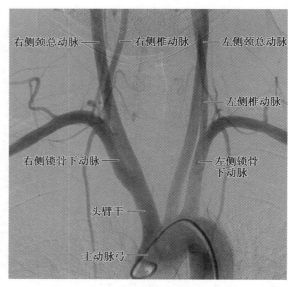

图 10-6　**正常主动脉弓血管造影(正位)**

三、前循环系统

前循环系统又称颈内动脉系统,向脑前部供应血流,由颈总动脉、颈外动脉、颈内动脉、大脑前动脉、大脑中动脉及各级分支组成。供血范围约占脑的 3/5,包括眼部,大脑半球的额叶、颞叶、岛叶、顶叶皮质和白质以及基底神经节等(图 10-7)。

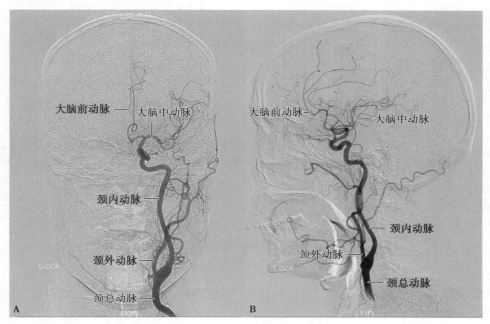

图 10-7　正常前循环血管造影
A. 正位;B. 侧位。

1. **颈总动脉**(common carotid artery,CCA)　双侧起点不同,右侧于胸锁关节后方起自头臂干,左侧起自主动脉弓。右侧颈总动脉平均长度约 9.5cm,左侧颈总动脉平均长度约 12.5cm,内径为 5～7mm,男女略有差别。约 50% 的人群其颈总动脉在 $C_{4\sim5}$ 水平分为颈内、颈外动脉,颈总动脉分叉处是动脉粥样硬化斑块的好发部位。

2. **颈外动脉**(external carotid artery,ECA)　一般自甲状软骨上缘(C_4 水平)由颈总动脉发出,在颈动脉鞘内上行,先行于颈内动脉的前内侧,而后经其前方转至外侧。颈外动脉变异较常见,并且与颈内动脉之间存在广泛的潜在吻合。这些吻合在颈内动脉闭塞性病变时,可为颅内结构提供代偿性供血。

3. **颈内动脉**(internal carotid artery,ICA)　是颈总动脉两个终末分支中较大的一支,内径为 4～5mm,其起始于颈外动脉的后外侧,之后转向后内侧,向上走行经颈动脉孔入颅,穿过海绵窦,止于前床突上方,分出大脑前动脉和大脑中动脉。其他重要的分支还包括眼动脉、后交通动脉和脉络膜前动脉。

4. **大脑前动脉**(anterior cerebral artery,ACA)　为颈内动脉的终末分支之一。在视神经上方向前内走行,进入大脑纵裂,与对侧同名动脉借前交通动脉相连,然后沿胼胝体沟向后行。主要为额顶叶内侧面、尾状核、基底节、胼胝体及额叶底面供血。

5. **大脑中动脉**(middle cerebral artery,MCA)　可视为颈内动脉的直接延续,从大脑外侧裂深部发出,在脑岛的表面走向后外方,为整个大脑半球外侧面广泛区域(包括颞叶、额叶的前外侧、岛叶、顶叶以及基底节区)供血。

四、后循环系统

后循环系统又称椎-基底动脉系统,由椎动脉、基底动脉、大脑后动脉及其各级分支组成,供血范围约占脑部的 2/5,包括脑干、小脑、枕叶、颞叶后部和丘脑等(图 10-8)。

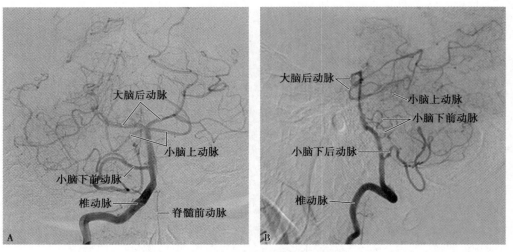

图 10-8　正常后循环颅内段血管造影
A. 正位;B. 侧位。

1. **椎动脉**(vertebral artery,VA)　左右各一条,是锁骨下动脉的第一个大分支。一般于第 6 颈椎进入横突孔,上行于 $C_{6\sim2}$ 的横突孔内,出第 2 颈椎横突孔后向外侧行走,穿寰椎横突孔,向后内行于寰椎后弓上的水平沟内,穿过枕部硬膜,经枕骨大孔入颅,斜行于脑桥下缘,双侧椎动脉合并成一条基底动脉。分支包括脑膜后动脉、脊髓前动脉、脊髓后动脉、小脑下后动脉。椎动脉直径为 2～5mm,约 90% 的双侧椎动脉管径不对称或仅有单侧发育。

2. **基底动脉**(basilar artery,BA)　由双侧椎动脉于脑桥下缘汇合而成,沿脑桥基底沟上行至脑桥上缘,分为左、右大脑后动脉两个终支。主要分支有脑桥穿支、小脑前下动脉、小脑上动脉、大脑后动脉。基底动脉平均直径约 4mm。

五、侧支循环

脑侧支循环是指当大脑的供血动脉严重狭窄或闭塞时,血流通过其他血管(侧支或新形成的血管吻合)到达缺血区,从而使缺血组织得到不同程度的灌注代偿。正确认识和评估侧支代偿有助于临床决策及预后判断。

按照不同血流代偿途径,脑侧支循环可分为三级:一级侧支循环指通过 Willis 环的血流代偿;二级侧支循环指通过眼动脉、软脑膜吻合支及其他相对较小的侧支与侧支吻合支之间实现的血流代偿;三级侧支循环属于新生血管即毛细血管,部分病例在缺血一段时间后才可形成。其中,Willis 环是脑血管主要的侧支循环途径。据统计,国人中约有 48% 存在 Willis 环发育不全或变异。

六、颅内外静脉系统

1. **颅外静脉系统**　主要包括头皮静脉、导静脉、板障静脉、眼眶静脉、面静脉、颈内静脉、颈外静脉及椎静脉等。

2. **颅内静脉系统**　颅内静脉系统包括静脉窦和脑静脉,其中脑静脉包括大脑静脉及小脑静脉(图 10-9)。

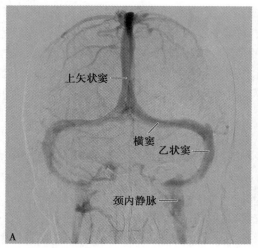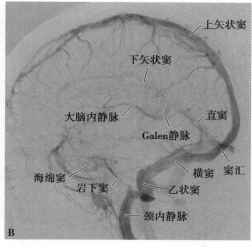

图 10-9　正常颅内静脉系统血管造影
A. 正位；B. 侧位。

（1）静脉窦：位于硬脑膜的骨膜层（外层）及脑膜层（内层）之间。窦壁由坚实的纤维性硬膜构成，没有瓣膜，壁内不含肌组织。其管道多为复杂的小梁状结构，内含许多交叉的带状、索状及桥状结构。主要的静脉窦有上矢状窦、下矢状窦、直窦、横窦、乙状窦、海绵窦、岩上窦及岩下窦。

（2）大脑的静脉：分为浅、深两组。浅静脉收集皮质及皮质下白质的静脉血，并直接注入邻近的静脉窦。深静脉收集大脑深部白质、基底节、间脑、脑室脉络丛等处的静脉血，最后汇成一条大脑大静脉（又称 Galen 静脉），向后注入直窦。在脑表面或白质内，浅、深两组间存在广泛吻合。

（3）小脑的静脉：分为上、下两组。小脑上静脉由小脑上面的小静脉汇合而成，其中部分向前、向内注入直窦和大脑内静脉，部分向外注入横窦和岩下窦。小脑下静脉较粗大，注入乙状窦和枕窦。

第二节 ｜ 脑血管病介入治疗术前评估及围手术期用药

血管内介入技术不但是诊断脑血管病的"金标准"，而且已经成为脑血管病不可或缺的一种治疗手段，但其犹如一把双刃剑，如果术前评估不全面、围手术期治疗不规范，可能给患者带来灾难性的伤害。

一、术前评估

术前评估是保证脑血管介入治疗安全的前提。通过对患者基础状况、脑功能储备的评估，筛查出真正需要进行血管内介入手术、能够耐受血管内介入手术的患者；通过病变血管局部情况及手术入路的评估，准备手术器材，合理设计介入手术方案。

1. **基础状况**　在很大程度上决定了患者是否能够耐受手术及手术的必要性。以下情况的患者耐受手术能力差，不适宜做介入手术。

（1）一般情况：①年龄过大、恶性肿瘤晚期或其他恶病质、期望寿命小于 2 年；②影像显示责任血管供血区大面积脑梗死，手术风险较大，患者获益小；③血糖控制不佳的糖尿病患者、未控制的甲状腺功能亢进患者；④发热，有活动性炎症病变的患者。

（2）心肺功能：①心功能Ⅲ级以上、明显肺功能异常者全麻耐受差，手术风险大；②基础心率≤50次/分或动态心电图监测有长间歇者，须在临时心脏起搏器保护下手术；③合并严重冠状动脉狭窄患者，应避免术中、术后长时间低血压，以防低血流灌注诱发急性冠脉综合征。

（3）肾功能：选择合适的对比剂，如低渗或等渗含碘对比剂；尽量减少对比剂用量；术后监测肾功能。依据不同肾功异常情况采取相应的预防措施：①对单纯血肌酐升高者，术前、术中、术后应充分静脉补液加强水化;②减少肾毒性药物,如利尿剂、甘露醇及多巴胺的应用;③对于正在服用二甲双胍的肾功能异常患者,可依据患者个体情况停用或更换二甲双胍。

(4)出血风险评估:评估患者是否存在未控制的消化性溃疡,或不明原因的大便隐血,或未控制的其他出血性疾病等。对长期口服华法林者,通常在术前5天左右停用华法林,并使INR降至1.5以下。

2. 病变血管的评估　通过多种影像学检查,对病变的性质、长短、形态等进行评估,有助于手术器材的准备及手术方案的设计。

(1)评估方法

1)超声检查:颈动脉彩色多普勒超声可提供颈部各大动脉的走行、直径,血管内膜有无斑块、斑块的形态及回声、是否引起血管狭窄及狭窄的程度、有无反常血流等。

2)磁共振血管成像(magnetic resonance angiography,MRA):是临床应用广泛的血管评估方法,可显示主动脉弓以上颅内外大动脉及Willis环的形态、分支、有无狭窄等。

3)CT血管成像(computer tomography angiography,CTA):须注射对比剂,且有一定辐射。主要优点是可显示因血流动力学原因在MRA甚至DSA上不能显影的极重度狭窄血管;并能清楚显示颅内动脉狭窄或闭塞后的侧支代偿情况。

4)数字减影血管造影(digital subtraction angiography,DSA):除了可提供血管的形态学信息、侧支代偿情况外,还可提供整个手术入路的信息。被认为是检查血管的"金标准"。主要缺点是有创伤、费用高,对管壁结构的判断差,且有0.3%~0.5%的卒中或死亡风险。

5)高分辨磁共振成像(high resolution magnetic resonance imaging,HRMRI):提供动脉粥样硬化斑块的形态、斑块内成分、有无血管壁炎症及炎症程度等。可与其他非动脉粥样硬化性脑血管病进行鉴别。

(2)狭窄程度的测量:由于各种无创检查的缺陷,术前血管狭窄率的计算必须以DSA为标准,并以狭窄表现最严重的角度投照、测量;狭窄程度是对病变血管实施手术及材料选择的重要依据。

1)颅内血管病变:参照华法林-阿司匹林治疗症状性颅内动脉疾病(warfarin-aspirin symptomatic intracranial disease,WASID)计算法(图10-10):狭窄率/%=(1-狭窄最重处血管直径/狭窄近端正常血管直径)×100%。

2)颅外血管病变:参照北美症状性颈动脉内膜切除试验(North American symptomatic carotid endarterectomy trial,NASCET)协作研究组的标准(图10-11):狭窄率/%=(1-狭窄最重处血管直径/狭窄远端正常血管直径)×100%。

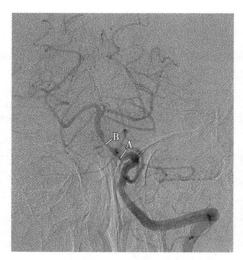

图10-10　颅内动脉狭窄率的测量
A.狭窄近端正常血管直径;B.狭窄最重处血管直径。
狭窄率/%=(1-B/A)×100%。

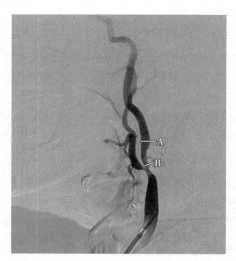

图10-11　颅外动脉狭窄率的测量
A.狭窄远端正常血管直径;B.狭窄最重处血管直径。
狭窄率/%=(1-B/A)×100%。

3. **脑血管储备力的评估**　脑血管储备力是在生理或病理状况下,脑血管反应性(cerebrovascular reactivity,CVR)、侧支循环、脑代谢储备协同作用维持脑血流正常稳定的能力。当脑血管狭窄引起脑血流下降时,脑血管通过自身扩张及侧支循环开放这两种代偿机制保证脑血流量稳定,脑组织同时通过增加对氧的摄取维持氧代谢,表现为氧摄取分数增加。因此,脑血管狭窄程度相似的不同患者,由于脑血管储备力的差异,临床预后明显不同。目前 CVR 和脑代谢储备的评估临床应用较少。

脑侧支循环的好坏决定急性缺血性卒中最终梗死组织的体积和缺血半暗带的大小;良好的侧支代偿,可减少梗死体积,改善预后,并可预防脑梗死复发。主要评估方法包括直接评估方法和间接评估方法。

(1)直接评估方法:可采用 TCD、MRA、CTA 及 DSA 直接观察侧支循环代偿情况,其中 DSA 被认为是"金标准",可清晰显示各级侧支循环的解剖结构,但因其为有创检查,且费用高,临床使用率低。

(2)间接评估方法:采用阿尔伯塔脑卒中计划早期诊断评分(Alberta stroke program early CT score,ASPECTS)标准,选择包括基底节区及侧脑室体结构的两个颅脑 CT 横轴位断面,分别给尾状核、豆状核、内囊、岛叶及 M1～M6 供血区域赋予分值,每个区域赋 1 分,如该区域出现病灶,则减 1 分。ASPECTS 评分≥6 分,提示侧支循环良好。也可采用 CT 灌注、MRI 灌注等方法评估。

二、围手术期用药

1. **抗血小板聚集治疗**　是预防围手术期脑缺血事件的重要举措,但抗血小板聚集药物的安全性、剂量和药物联用时间尚不统一。目前临床研究所采取的方案均为:择期手术至少术前 3 天联合应用阿司匹林和氯吡格雷,术后继续联合口服阿司匹林和氯吡格雷至少 3 个月,然后改为阿司匹林或氯吡格雷单药治疗终生。

2. **抗凝治疗**　多采用一次性静脉推注肝素 2 000U,是否需要全程使用肝素目前尚无共识。目前,临床上支架置入术、球囊扩张及动脉瘤填塞等介入手术建议全程肝素化。

3. **控制血压**　控制血压在正常范围内。为防止过度灌注综合征的发生,对重度脑血管狭窄或闭塞病变的患者,支架置入术后血压应低于术前基础血压 20～30mmHg(但须高于 90/60mmHg),同时对长期血压偏高合并重度脑血管狭窄者,也要兼顾患者对降压的耐受性。

4. **他汀类治疗**　对动脉粥样硬化性脑血管狭窄患者可应用他汀类药物控制血管病变进行性加重,根据 LDL 达标情况调整用药(一般推荐 LDL≤1.8mmol/L)。

第三节 │ 缺血性脑血管病的介入治疗

一、急性脑梗死的介入治疗

急性脑梗死是临床常见的脑血管急危重症之一。急性脑梗死发病 4.5 小时内,除一般内科治疗外,应在排除禁忌证的情况下尽快通过静脉途径给予 rt-PA 溶栓治疗。但该治疗有严格的时间窗限制,并且对颈内动脉末段、大脑中动脉、基底动脉等大血管闭塞再通率较低。近年来,在静脉溶栓基础上,血管内介入治疗技术显著提高了闭塞血管再通率。常用的血管内介入治疗技术主要包括机械取栓、动脉溶栓、血管成形、机械碎栓以及上述几种方式的联合等。

【适应证】　急性缺血性脑卒中发病 6 小时内,脑卒中前改良 Rankin 量表(Modified Rankin Scale,mRS)0～1 分,年龄≥18 岁,NIHSS 评分≥6 分,ASPECTS 评分≥6 分,经影像学检查证实是颈内动脉、大脑中动脉 M_1 段等大血管闭塞引起的,应尽快启动血管内介入治疗。急性缺血性脑卒中发病在 6～24 小时之间,需要完善相关检查明确核心梗死体积和缺血半暗带的大小,当核心梗死体积较小、缺血半暗带较大时,血管内介入治疗也可获益。

【禁忌证】

1. 活动性出血或已知有出血倾向者。

2. 严重心、肝、肾功能不全者。

3. 药物无法纠正的血糖异常患者，血糖＜2.7mmol/L 或＞22.2mmol/L。

4. 药物无法控制的严重高血压患者。

5. 对比剂过敏者。

6. 预期生存期＜90 天者。

【血管内治疗策略】

1. **机械取栓**　是指在 DSA 系统的监视下，通过血管内介入技术，使用特殊装置（如可回收支架或血栓抽吸系统）去除血栓，以达到血管再通的目的。近年来，已有数项大型随机对照研究证实，对于急性大动脉闭塞的患者，应用可回收支架或血栓抽吸系统进行机械取栓具有很好的效果，目前已成为部分急性脑梗死首选的介入治疗手段（图 10-12）。

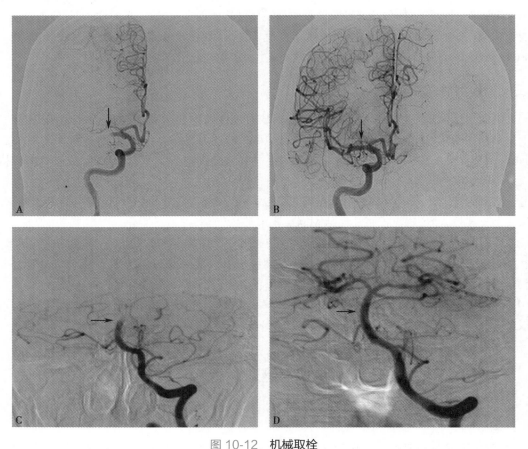

图 10-12　**机械取栓**
A、B. 右侧大脑中动脉机械取栓术前及术后；C、D. 基底动脉机械取栓术前及术后。

2. **动脉溶栓**　是指在 DSA 系统的监视下，通过血管内介入技术，将溶栓药物经微导管直接注入责任血管闭塞处，以达到血管再通的目的。与静脉溶栓相比，这种方法能提高血栓部位的溶栓药物浓度，增大溶栓药物与血栓的接触面，并且能实时控制给药并评价循环情况，从而在减少溶栓药物用量的同时提高血管再通率。

3. **血管成形**　是指在 DSA 系统的监视下，通过血管内介入技术清除血栓，并在此基础上，对存在严重狭窄或闭塞的责任血管采用单纯球囊扩张成形或支架置入成形术。

4. **机械碎栓**　是指在 DSA 系统的监视下，通过血管内介入技术，采用微导丝、微导管对局部血栓进行破碎处理以达到闭塞血管再通的方法。

【并发症】　常见并发症包括：脑出血、脑栓塞、缺血再灌注损伤、过度灌注综合征、动脉夹层、再通后二次闭塞等。

二、颅外动脉狭窄的介入治疗

（一）颅外段颈动脉狭窄的介入治疗

颅外段颈动脉狭窄是指由动脉粥样硬化、动脉夹层、肌纤维发育不良、炎症、放疗、肿瘤等因素所致的颈动脉颅外段管腔变细变窄，其中以动脉粥样硬化最为常见。

【流行病学】　颅外段颈动脉粥样硬化好发于中老年人，男性多于女性，约 1/4 的缺血性脑血管病与颈动脉狭窄和闭塞相关。患者可合并高血压、糖尿病、高脂血症、高同型半胱氨酸血症、冠心病、吸烟和饮酒等动脉粥样硬化的危险因素。

【好发部位与狭窄程度】　病变部位多位于颈总动脉分叉和颈内动脉起始段，目前应用最为广泛的狭窄程度计算方法是北美症状性颈动脉内膜切除试验（NASCET）所采取的方法（图 10-13，详见本章第二节）。

【临床表现】　根据临床表现分为症状性和非症状性两大类。症状性患者表现为颈内动脉供血区的 TIA 或脑梗死，包括单眼一过性黑矇或视力丧失，失语，对侧面部、肢体感觉和/或运动障碍等。非症状性患者可以完全无症状，也可以表现为头痛、头昏等不典型症状。

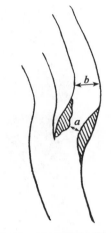

图 10-13　NASCET 颈动脉狭窄程度计算方式

狭窄程度 $/\%=(1-a/b)\times100\%$

【影像学检查】　主要检查方法包括颈动脉超声、TCD、MRA、CTA、DSA 等。

【治疗】　目前常用的治疗方法包括药物治疗、外科手术治疗和介入治疗。药物治疗包括干预血管危险因素、抗血小板聚集（阿司匹林、氯吡格雷、西洛他唑、替格瑞洛等）、稳定斑块（他汀类药物）等；外科手术治疗主要是指颈动脉内膜切除术（carotid endarterectomy，CEA）；介入治疗主要是指颈动脉支架置入术（carotid artery stenting，CAS）（图 10-14，图 10-15）。

近年来，CAS 逐渐成为治疗颈动脉狭窄的重要手段，相较于单纯药物治疗，CAS 可以降低颈动脉中重度狭窄患者的卒中风险。CEA 作为另一个颈动脉中重度狭窄的重要替代治疗方案，在长期卒中预防方面，与 CAS 无显著差别，但 CAS 更适用于外科手术高危的患者。

1. CAS 的适应证

（1）症状性患者：6 个月内有过病变血管责任供血区非致残性缺血性卒中或 TIA，血管造影或无创性血管成像证实病变颈动脉狭窄超过 50%。

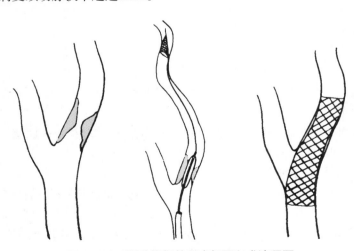

图 10-14　颈动脉颅外段支架置入术流程图

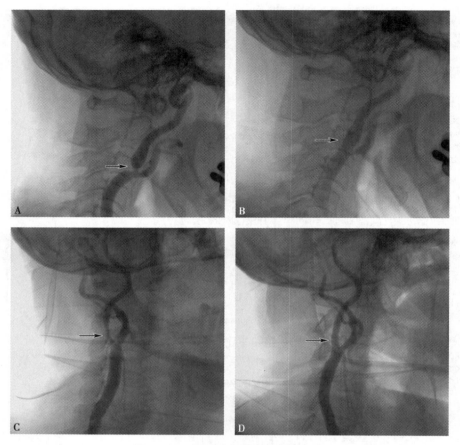

图 10-15　颈动脉颅外段支架置入术

A、C. 术前；B、D. 术后。

（2）无症状患者：虽然没有神经系统定位症状，但血管造影或无创性血管成像证实病变颈动脉狭窄超过 70%。

2. CAS 的禁忌证

（1）3 个月内颅内出血患者。

（2）3 周内曾发生心肌梗死或大面积脑梗死患者。

（3）伴有颅内动脉瘤或血管畸形等病变，不能提前处理或同时处理者。

（4）胃肠道疾病伴有活动性出血者。

（5）难以控制的高血压患者。

（6）对肝素及抗血小板药物有禁忌者。

（7）对比剂过敏者。

（8）重要脏器如心、肺、肝和肾等严重功能不全者。

（9）动脉走行迂曲，导管、球囊、支架等器械到位困难者。

（10）预期生存期不足 2 年者。

3. CAS 的并发症　常见的并发症包括脑栓塞、脑出血、眼动脉栓塞、过度灌注综合征、术中心率血压下降、心肌梗死、动脉夹层、脑血管痉挛、支架术后再狭窄等。

（二）颅外段椎动脉狭窄的介入治疗

颅外段椎动脉狭窄的病因与颅外段颈动脉狭窄类似，均以动脉粥样硬化性狭窄多见。

【流行病学特点】　占颅外脑供血动脉狭窄的 25%～40%，仅次于颈内动脉颅外段。20% 的后循环缺血患者合并有椎动脉起始段狭窄，颅外段椎动脉狭窄导致的 TIA 患者，其 5 年内后循环卒中发生率可达 30%。其危险因素与颈动脉粥样硬化性狭窄病变基本一致。

【好发部位与狭窄程度】 好发于椎动脉起始段。狭窄程度计算多采取椎动脉支架试验（vertebral artery stenting trail，VAST）中的方法（图 10-16），狭窄程度 /%=（1–椎动脉最狭窄处管径 / 狭窄病变远端正常椎动脉管径）×100%。狭窄程度分级与颈动脉狭窄相同。

【临床表现】 表现为后循环 TIA 或脑梗死症状，如眩晕、晕厥、复视、双眼黑矇、视力下降、视野缺损、饮水呛咳、构音障碍、共济失调、肢体麻木和/或无力等，也可完全无症状。

【诊断方法】 主要检测方法包括颈部血管超声、CTA、DSA 等。

【治疗】 包括药物治疗、外科手术治疗和介入治疗。首选药物治疗，包括抗血小板聚集、调脂、控制危险因素等；外科手术治疗包括椎动脉内膜切除术；介入治疗因操作简单、安全性高，目前已成为症状性颅外段椎动脉狭窄的重要治疗首选。椎动脉起始段含有大量弹性纤维和平滑肌，球囊血管成形术后容易因弹性回缩而导致再狭窄，故多采用椎动脉颅外段支架置入术（图 10-17）。

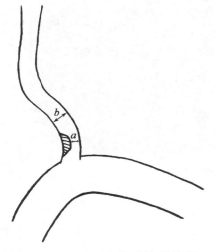

图 10-16 VAST 椎动脉起始段狭窄程度计算方式

狭窄程度 /%=（1–a/b）×100%

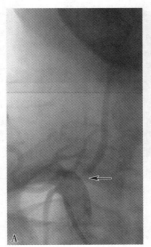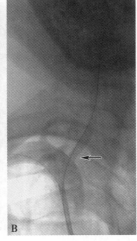

图 10-17 椎动脉颅外段支架置入术
A. 术前；B. 术后。

1. **颅外段椎动脉支架置入术的适应证** 药物治疗无效的症状性颅外段椎动脉重度狭窄（70%～99%）患者。

2. **颅外段椎动脉支架置入术的禁忌证** 同颈动脉支架置入术。

3. **颅外段椎动脉支架置入术的并发症** 与颈动脉支架置入术相比，颅外段椎动脉支架置入术并发症相对少见，但因为局部解剖差异及受血管搏动影响，支架置入术后再狭窄及支架断裂发生率更高。

（三）锁骨下动脉狭窄的介入治疗

锁骨下动脉狭窄是指由动脉粥样硬化、大动脉炎、肌纤维发育不良等原因导致的锁骨下动脉管腔变细，同样以动脉粥样硬化性狭窄最为常见。

【流行病学特点】 颅外动脉粥样硬化性病变导致的缺血性脑血管病患者中，约 11.6% 存在锁骨下动脉狭窄，左侧较右侧多见。与其他动脉粥样硬化性血管疾病相比，锁骨下动脉狭窄患者相对年轻，男性略多于女性。

【临床表现】 多无症状，少数严重病变可引起血流动力学异常，导致锁骨下动脉盗血综合征（图 10-18）。可表现为：①后循环

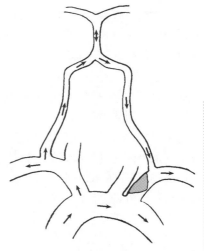

图 10-18 锁骨下动脉盗血示意图

缺血：眩晕、晕厥、复视、共济失调、构音障碍、吞咽困难、肢体感觉或运动异常等；②上肢缺血：上肢活动后无力而休息后好转、感觉异常、桡动脉搏动减弱或消失、患侧血压较健侧低 20mmHg 以上等。

【诊断】 主要的检测方法包括双上肢血压差测量、颈部血管超声、CTA、DSA 等。

【治疗】 包括药物治疗、外科手术治疗和介入治疗。药物治疗包括抗血小板聚集、强化降脂、控制危险因素等；外科手术治疗包括动脉旁路移植等；介入治疗主要指锁骨下动脉支架置入术（图10-19）。

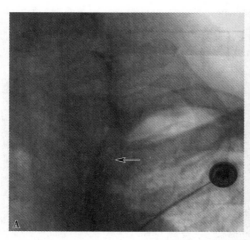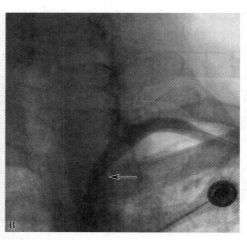

图 10-19　锁骨下动脉支架置入术
A. 术前；B. 术后。

1. 锁骨下动脉支架置入术的适应证　药物治疗无效的症状性锁骨下动脉重度狭窄（70%～99%）患者。

2. 锁骨下动脉支架置入术的禁忌证　同颈动脉支架置入术。

3. 锁骨下动脉支架置入术的并发症　锁骨下动脉支架置入术并发症相对少见，但须警惕术后椎动脉闭塞、支架术后再狭窄、支架断裂等。

三、颅内动脉狭窄的介入治疗

颅内动脉狭窄（intracranial artery stenosis，ICAS）是指由于动脉粥样硬化、烟雾病、中枢神经系统血管炎、动脉夹层等原因导致颅内动脉管腔呈不同程度的狭窄，其中以动脉粥样硬化性颅内动脉狭窄最为常见。

【流行病学特点】 ICAS 是世界范围内缺血性卒中发生与复发的重要原因之一，在北美地区 ICAS 占卒中病因的 8%～10%，在亚洲地区占 30%～50%，在我国 ICAS 在卒中/TIA 患者中的发生率高达46.6%。伴有 ICAS 的患者症状更重、住院时间更长、卒中复发率更高，且随狭窄程度的增加复发率升高。

【好发部位与狭窄程度】 病变多发生于中等管径的颅内动脉及其主要分支，包括颈内动脉颅内段、大脑中动脉、椎动脉颅内段、基底动脉等。颅内动脉狭窄程度计算多采取 WASID 研究中的方法进行评定（详见本章第二节）。

【临床表现】 部分患者可无症状。症状性 ICAS 依据责任血管供血区域不同，可表现为前循环TIA 或脑梗死症状，如同侧一过性黑矇或视力丧失、失语，对侧面部、肢体感觉和/或运动功能障碍等；以及后循环 TIA 或脑梗死症状，如眩晕、晕厥、复视、双眼黑矇、视力下降、视野缺损、后组脑神经功能障碍、共济失调、肢体麻木和/或无力等。有些患者可以出现认知功能障碍和精神症状。

【影像学检查】 主要的检查方法包括 TCD、MRA、CTA、DSA、CTP、HRMRI 等。

【治疗】 包括药物治疗和介入治疗。药物治疗主要包括抗血小板聚集、强化降脂、控制危险因素等；介入治疗包括颅内动脉球囊成形术或支架置入术（图 10-20、图 10-21）。

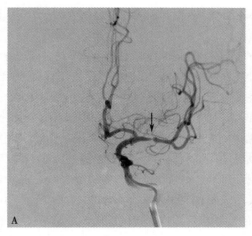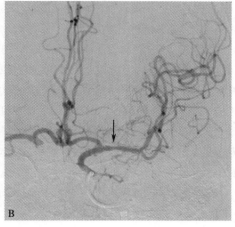

图 10-20　左侧大脑中动脉支架置入术
A. 术前；B. 术后。

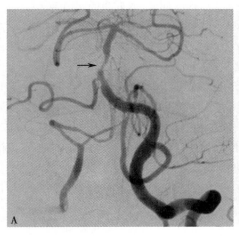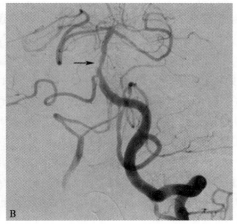

图 10-21　基底动脉支架置入术
A. 术前；B. 术后。

【适应证】　国际上对于颅内动脉支架置入术的适应证存在一定的争议。经过强化内科药物治疗无效、症状性颅内动脉粥样硬化性重度狭窄（70%～99%）、责任血管供血区存在低灌注、侧支循环代偿不良的患者选择支架置入治疗可能是合理的。

【禁忌证】　同颈动脉支架置入术。

【并发症】　常见并发症包括：蛛网膜下腔出血、脑内血肿、脑栓塞、穿支动脉闭塞、动脉夹层、支架内血栓形成、脑血管痉挛、支架后再狭窄等。

第四节 ｜ 出血性脑血管病的介入治疗

出血性脑血管病（hemorrhagic cerebrovascular disease，HCVD）是指能引起蛛网膜下腔出血或脑实质出血的脑血管病，包括动脉瘤、动静脉畸形、颈内动脉海绵窦瘘、硬脑膜动静脉瘘等。出血性脑血管病虽然在发病率上低于缺血性脑血管病，但其预后差，致残率和死亡率较高。近年来，随着各种新材料、新技术的出现，出血性脑血管病的介入治疗范围不断扩大，疗效也逐渐提高。

一、颅内动脉瘤的介入治疗

颅内动脉瘤是指颅内动脉壁的局限性、病理性扩张，存在破裂风险，其破裂是造成自发性蛛网膜下腔出血的首位病因。造成颅内动脉瘤的病因尚不明确,多数学者认为是在颅内动脉管壁局部先天性缺陷的基础上,合并腔内压力增高。

【流行病学】 颅内动脉瘤多为单发,20%～30% 为多发,可发生于任何年龄,发病高峰在 40～60 岁,女性稍多。颅内动脉瘤在我国患病率约为 3.2%,总体年破裂率为 1%～7.3%。破裂后致死及致残率高。流行病学危险因素包括:高血压、吸烟、既往蛛网膜下腔出血病史、家族性动脉瘤史等。

【好发部位与分类】 颅内动脉瘤好发于 Willis 环及其主要分支血管,尤其是动脉分叉处或血流动力学改变的部位。根据动脉瘤形态,可以分为囊状动脉瘤、梭形动脉瘤和夹层动脉瘤,其中囊状动脉瘤最为多见,占所有动脉瘤的90%。根据载瘤动脉不同,动脉瘤可分为前交通动脉瘤、颈内动脉 - 后交通动脉瘤、大脑中动脉瘤和基底动脉瘤等。根据动脉瘤大小可分为小型动脉瘤（<5mm）、中型动脉瘤（6～10mm）、大型动脉瘤（11～25mm）和巨大动脉瘤（>25mm）。

【临床表现】 未破裂动脉瘤可无症状。较大的动脉瘤可压迫邻近的脑组织或脑神经出现相应的局灶症状,如癫痫、偏瘫、失语、动眼神经麻痹、视力视野障碍等。动脉瘤破裂前可有先兆症状,如头枕背部疼痛、眩晕、恶心呕吐、眼外肌麻痹、运动感觉障碍等。动脉瘤一旦破裂,可引起蛛网膜下腔出血,表现为突发持续性剧烈头痛、恶心、呕吐、畏光、意识障碍、肢体抽搐等,严重者可导致死亡。

【影像学检查】 主要的检查方法包括 CTA、MRA、DSA 等。DSA 是诊断颅内动脉瘤的"金标准"。

【治疗】 主要包括显微手术开颅夹闭术和介入治疗。其中介入治疗主要包括三种:颅内动脉瘤弹簧圈栓塞术、血流导向装置置入术、载瘤动脉闭塞术。

1. **颅内动脉瘤弹簧圈栓塞术** 是目前首选的介入治疗方式（图 10-22、图 10-23）。主要是用微导管将弹簧圈送至动脉瘤腔,使动脉瘤与血液循环阻隔,从而闭塞动脉瘤。该类治疗方法包括:单纯弹簧圈动脉瘤栓塞术、支架辅助弹簧圈动脉瘤栓塞术、球囊辅助弹簧圈动脉瘤栓塞术。

2. **血流导向装置置入术** 在载瘤动脉内合适位置释放密网或覆膜的支架,减少血液涡流对动脉瘤的冲击,使动脉瘤腔内血液瘀滞,形成血栓而使动脉瘤闭塞。

3. **载瘤动脉闭塞术** 多用于难以进行动脉瘤瘤腔栓塞或栓塞失败,经过评估闭塞载瘤动脉不至于引起明显症状的患者,即闭塞动脉瘤的载瘤动脉。

【适应证】

1. **动脉瘤未破裂患者** ①颅内动脉瘤患者合并控制不达标的高血压、吸烟无法戒断、既往颅内另一动脉瘤破裂出血、多发动脉瘤、动脉瘤直径>5mm（或经测量明显大于载瘤动脉）、症状性动脉瘤、

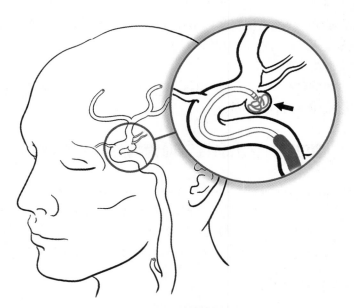

图 10-22 颅内动脉瘤弹簧圈栓塞术示意图

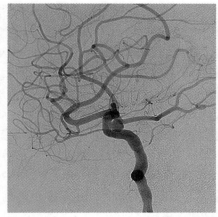
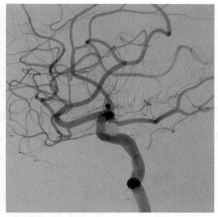
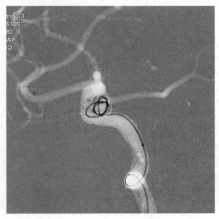

图 10-23　颅内动脉瘤弹簧圈栓塞术

动脉瘤位于后循环或分叉部位、动脉瘤不规则（如有子囊或多分叶状）等情况，以上条件出现一条或多条有积极治疗的指征。②颅内动脉瘤患者行颅内动脉瘤高分辨磁共振检查，若出现瘤壁强化，建议积极治疗。③随访过程中动脉瘤出现体积增大，其破裂风险升高，应积极治疗；随访过程中患者焦虑、抑郁情绪加重，可考虑治疗。

2. 动脉瘤破裂患者　诊断明确后尽早行介入治疗降低再出血率。对于高龄（大于 70 岁）、病情重、有后循环动脉瘤或合并脑血管痉挛患者，优先考虑介入治疗。

【禁忌证】

1. 动脉瘤破裂且合并颅内大量血肿（大于 50ml）者。
2. 不能耐受全麻手术者。
3. 胃肠道疾病伴有活动性消化道出血者。
4. 对抗血小板药物有禁忌证者。
5. 对比剂过敏者。
6. 重要脏器如心、肺、肝、肾等严重功能不全者。
7. 预期生存期不超过 2 年者。

【并发症】　颅内动脉瘤介入栓塞术常见并发症包括动脉瘤破裂出血、载瘤动脉闭塞、血管痉挛、弹簧圈移位、动脉瘤复发等。

二、脑血管畸形的介入治疗

脑血管畸形是指脑血管的先天性非肿瘤性发育异常，包括动静脉畸形、海绵状血管瘤、毛细血管扩张症和静脉畸形，以动静脉畸形最为常见。

NOTES

脑动静脉畸形（arteriovenous malformation，AVM）是指在病变部位的脑动脉和脑静脉之间缺乏毛细血管，致使动脉与静脉直接相通，形成动静脉之间的短路，可导致一系列脑血流动力学的紊乱。

【流行病学特点】 AVM 是脑血管畸形中最常见的类型，在成人中总体发生率约为 18/10 万，多见于 40 岁以下人群，男性发病率高于女性，可发生于脑的任何部位，绝大多数位于小脑幕上。

【临床表现】 常见的临床表现包括颅内出血、癫痫、头痛、局灶性神经功能障碍等。

【影像学检查】 包括 CT、MRI、CTA、MRA、DSA 等。

【治疗】 包括显微手术切除、介入治疗、放射治疗及联合治疗等。治疗方式的选择应结合病变大小、部位及结构综合考虑，单一治疗方法无法达到理想效果时，常联合应用两种或三种治疗手段。目前介入栓塞治疗可分为手术前栓塞术、放射性治疗前栓塞术、根治性栓塞术和姑息性栓塞术，常用的液体栓塞材料包括 ONYX 胶和 NBCA 胶等。脑血管畸形栓塞治疗如图 10-24，图中可见左侧顶枕叶动静脉畸形，主要由左侧大脑后动脉供血，由皮质静脉向上矢状窦回流。在 ONYX-18 胶栓塞术后，畸形血管团完全不显影（图 10-24）。

【并发症】 AVM 介入栓塞并发症包括脑出血、误栓正常脑供血动脉、栓塞材料易位等。

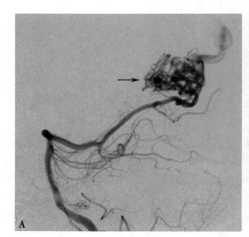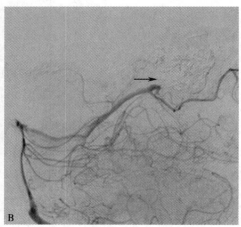

图 10-24 左侧顶枕叶动静脉畸形 ONYX-18 胶栓塞术
A. 术前；B. 术后。

第五节 │ 静脉性脑血管病的介入治疗

静脉性脑血管病最常见的是颅内静脉系统血栓形成，病变部位可原发于脑内浅静脉、深静脉或静脉窦，占所有脑血管病的 0.5%~1%。其中血栓形成部位位于静脉窦，称之为颅内静脉窦血栓形成（cerebral venous sinus thrombosis，CVST）。目前依然推荐首选肝素及华法林全身抗凝治疗，而且大部分患者可获得病情缓解，但抗凝治疗仅可阻止血栓的发展及改善侧支循环，对已形成的血栓单纯抗凝无效，静脉窦血栓的死亡率不超过 10%。根据一些非随机对照临床研究发现，介入治疗对部分内科规范化药物治疗不缓解的严重静脉窦血栓患者具有治疗价值，其中主要包括经导管动脉溶栓术或接触性静脉溶栓术、经导管机械碎栓或取栓术、球囊扩张及支架置入术等。

1. **溶栓治疗术** 包括经导管接触性静脉溶栓术和经导管动脉溶栓术。

（1）经导管接触性静脉溶栓术：是指通过血管内介入技术，将微导管经颈静脉送入颅内静脉窦血栓内，经微导管团注单剂量溶栓药，使纤溶酶原转化为纤溶酶，溶解血栓中的纤维蛋白，达到溶栓目的。接触性静脉溶栓的优点是可增加血栓局部药物浓度，提高溶栓效果；同时减少了溶栓药物用量，降低了全身系统性出血的风险。

1）适应证：经足量抗凝药物治疗无效，且无颅内严重出血、病程<1 周的不伴静脉窦狭窄的重症患者，可在严密监护下慎重实施静脉窦局部溶栓。

　　2）用法用量：溶栓的最佳药物种类、剂量和给药方式仍在探索中。部分临床观察发现，尿激酶或rt-PA可能均有效；与尿激酶相比，rt-PA可能具有一定优势，如生物半衰期短（7～8分钟）、抗原性小；但有文献报道rt-PA可增加脑出血风险。

　　（2）经导管动脉溶栓术：是指采用血管内介入技术，沿颈动脉顺行将导管送入颅内动脉后，经导管注射溶栓药的溶栓方式。适用于脑部深静脉、脑皮质静脉血栓及静脉窦溶栓不能接触到的颅内静脉窦血栓患者。由于动脉溶栓药物需要经过正常的血液循环通路，经过动脉系统、毛细血管系统到达静脉端的血栓位置，才能发挥溶栓效果，因此，在静脉窦完全闭塞，静脉窦内无有效的循环通路时，溶栓药不能到达静脉系统，经动脉给药不能产生有效的溶栓作用。

　　2. 经导管机械碎栓或取栓术　经导管机械碎栓或取栓术是指通过血管内介入技术，采用微导丝、微导管、微球囊、可回收支架等辅助材料对静脉窦血栓进行血管内碎解或将其取出体外，以实现血管再通的方法。横窦血栓形成取栓如图10-25。

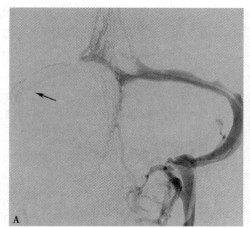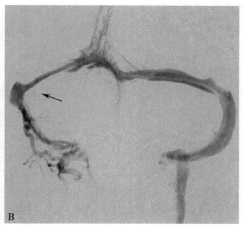

图 10-25　右侧横窦血栓形成抽吸导管取栓术
A. 术前；B. 术后。

　　3. 球囊扩张及支架置入术　对慢性静脉窦血栓经过正规抗凝药物治疗＞6个月，但临床症状无改善，影像学检查发现有静脉窦局部狭窄的患者，经逆行静脉造影发现近、远端压力差＞10mmHg时，可考虑行狭窄部位静脉窦内球囊扩张及支架成形术。

第六节 ｜ 脑血管病介入诊疗并发症及其处理

　　脑血管病介入治疗手术并发症包括围手术期并发症及远期并发症，前者是指手术30天内发生的神经功能缺失症状和其他血管病变（如冠心病），后者是指手术30天后和手术有直接联系、导致神经功能缺失症状的并发症，主要为手术血管的再狭窄。本节主要阐述围手术期并发症。

一、围手术期并发症及其防治措施

（一）对比剂相关并发症
　　对比剂也叫造影剂，是脑血管介入手术必备药物，可提供必要的影像学信息，偶发下列不良反应。

　　1. 对比剂过敏　包括速发过敏反应及迟发过敏反应。

　　（1）速发过敏反应：是指应用对比剂后1小时内发生的不良反应。

　　1）发病机制：主要为IgE介导的过敏反应。老年人、既往过敏性疾病史、血液病、代谢病等均是其危险因素。

2）临床表现：可表现为脸红、瘙痒、皮疹,严重者支气管痉挛、肢体抽搐、意识丧失、心律失常、休克甚至危及生命。

3）治疗和预防：尽快皮下或静脉注射肾上腺素,经静脉注射苯海拉明。对高危患者可预防性使用抗组胺类药物、糖皮质激素或更换对比剂。

（2）迟发过敏反应：是指应用对比剂后 1 小时～7 天内发生的不良反应。

1）发病机制：主要为 T 细胞介导的Ⅳ型变态反应。既往过敏史、系统性红斑狼疮、肾衰竭、接受白介素-2 治疗等均可能是其危险因素。

2）临床表现：常见皮肤瘙痒和各种皮疹,严重者可表现为史-约（Stevens-Johnson）综合征、中毒性表皮坏死松解症或血管炎。多具自限性,约 75% 在 3 天内痊愈。

3）预防和治疗：可外用糖皮质激素,口服抗组胺药；严重时全身使用糖皮质激素。

2. 对比剂肾病（contrast induced nephropathy,CIN）　极少见,指用对比剂后 72 小时内血肌酐升高超过 $26.5\mu mol/L$ 或大于基线值的 1.5 倍,且排除其他原因者。

（1）发病机制：目前尚未完全阐明,主要可能与碘对比剂对肾小管上皮细胞和血管内皮细胞的直接细胞毒性作用、血管活性介质和高黏度导致的肾血流动力学改变,导致肾脏低灌注和氧化应激等有关。

（2）临床表现：多无明显不适或表现为急性肾功能不全的症状,严重者危及生命。

（3）预防和治疗：尽量选择低渗或等渗碘对比剂并限制用量。充分静脉补充生理盐水或碳酸氢钠的水化疗法是目前公认的有效预防措施。严重肾功能损害者达到血液透析指征时可行血液透析治疗。

3. 对比剂脑病（contrast induced encephalopathy,CIE）　较少见,指应用对比剂后短时间内出现的精神行为异常、意识障碍、癫痫发作、肢体瘫痪、皮质盲等中枢神经系统损害,排除其他疾病。

（1）临床表现：通常发生在介入术后的数小时至数天,患者突然出现烦躁不安、意识模糊、肢体抽搐、认知功能障碍、肢体瘫痪、失语、失用或发热、头痛等表现；多呈自限性,在 24～72 小时内症状完全消失。

（2）预防和治疗：给予充分水化,促进对比剂的排出；给予甘露醇等脱水药物,减轻脑水肿；适量使用糖皮质激素,减轻神经毒性作用；维持水、电解质平衡。

（二）与操作相关的并发症

包括操作诱发原发病的改变及操作直接引起的并发症。

1. 穿刺部位及邻近组织损伤　包括穿刺局部血肿、动脉夹层、假性动脉瘤、动静脉瘘及后腹膜血肿等,以局部血肿最多见,发生率约为 6%。

（1）主要原因：穿刺血管自身存在严重病变；重复穿刺；股动脉穿刺部位过高、穿刺损伤髂动脉、穿透股动脉后壁或同时累及股动脉分支；术后压迫不当或穿刺肢体未有效制动。

（2）临床表现：穿刺部位皮下淤血并痛性包块者,多为血肿；若包块搏动明显,且与脉搏一致,听诊可闻及吹风样血管杂音,可能为假性动脉瘤或动静脉瘘；超声检查可鉴别以上三种诊断。后腹膜血肿时,患者腰痛,胸腰部肌肉紧张,有压痛及叩击痛,大量出血时,血压可下降,甚至休克。CT 检查有助于确诊。

（3）预防和治疗：细致规范穿刺。术后穿刺点给予适当加压包扎或行穿刺点血管封堵。血肿、假性动脉瘤、动静脉瘘经局部压迫（可在超声指导下）多可缓解或消失。压迫无效的假性动脉瘤可在超声引导下经皮穿刺注射促凝物质（如凝血酶）。上述方法仍无效可行带膜支架置入术或外科手术。后腹膜血肿者,应及时请外科会诊。

2. 脑缺血事件发作　是脑血管介入手术常见并发症之一,发生率为 3%～15%。包括 TIA 及急性脑梗死。

（1）病因及发病机制：多种原因可导致脑缺血事件的发生,包括高压注射对比剂、导丝导管操作导致斑块或附壁血栓脱落；操作导致血管痉挛或动脉夹层；抗凝不足或导管内液体滴注不连续,导管内形成血凝块;球囊扩张或支架置入时斑块被切割成碎屑,或其他栓子(如空气、栓塞材料)引起栓塞;球囊扩张或支架置入时引起斑块挤压移位导致穿支闭塞(称"雪犁效应")或血管穿支受牵拉损伤;低灌注;内皮损伤、支架折裂或未完全贴壁导致血小板聚集、支架内急性血栓等。

（2）临床表现:多发生于术中或术后短时间内。可因受损血管的大小、部位不同而表现各异。须急诊行颅脑 CT 排除颅内出血。

（3）预防和治疗:①规范手术操作;严防导管内空气存在;导管应在导丝引导下缓慢推进。②术前准备要充分,要有足疗程的双联抗血小板聚集治疗。③穿刺成功后术中须全程全身肝素化。④出现血管痉挛时,立即减少或停止操作,必要时应用维拉帕米或罂粟碱等扩血管药。⑤颈内动脉起始部支架置入,可依病变状况选择近端或远端脑保护装置;该部位病变球囊扩张时,要快打快抽,避免血流阻断时间过长。⑥对富含穿支的颅内动脉狭窄,尽量选用小球囊亚满意扩张,防止"雪犁效应"发生。⑦术后继续双联抗血小板聚集治疗至少 3 个月。⑧一旦发现短暂性或持续性新发神经系统体征,应尽快评估治疗血管和其他脑血管。对急性血栓形成或栓塞者,必要时可急诊溶栓或取栓;对空气栓塞者,应尽早进行高压氧治疗。

3. **颅内出血**　是脑血管介入手术最严重的并发症之一,也是最主要的致死原因,包括脑出血及蛛网膜下腔出血。

（1）病因及发生机制:下列因素可增加颅内出血风险:高血压,动脉粥样硬化脑血管畸形,动脉溶栓,动脉瘤填塞弹簧圈选择偏大,狭窄段血管较长且明显成角,支架、球囊选择过大,术后的高灌注,术中导丝导管穿破血管或牵拉穿支撕裂等。

（2）临床表现:突然剧烈头痛最常见,轻者伴局灶性神经功能障碍或脑膜刺激征,重者可伴发恶心、呕吐及意识水平快速下降。怀疑颅内出血且病情许可者,应尽快行颅脑 CT 扫描。

（3）预防和治疗:严格适应证,规范手术操作,选择合适的术式及器材。术中一旦发现血管破裂,立即充盈球囊压迫止血;立即给予鱼精蛋白中和肝素,停止应用抗血小板聚集药物;必要时输注新鲜冷冻血浆或血小板;控制高颅压。如出血量较大,应请神经外科干预。

4. **血管迷走反射**　是脑血管介入手术的另一常见并发症。

（1）病因和发病机制:球囊扩张或支架置入后刺激颈动脉窦压力感受器;术中大血管明显受牵拉;拔除血管鞘时及拔鞘后穿刺点加压过度等均可引起迷走神经兴奋性增高。

（2）临床表现:最常见于颈内动脉开口支架置入术,多发于术中及术后48小时内,可持续数分钟、数天至 2 周。主要表现为突发性低血压(发生率 32.6%)及心率减慢(发生率 15.9%);严重者可出现阿-斯综合征表现或一过性心搏骤停。

（3）预防和治疗包括:①做好术前心脏评估,对心动过缓者,行阿托品试验或动态心电图检查,必要时术前安置临时心脏起搏器。②术中备用阿托品及多巴胺。在球囊扩张和/或支架置入前和/或支架置入中,根据心率及血压,可预防性应用阿托品。若术中、术后单纯血压过低,补液及应用多巴胺即可。③若患者能够配合,必要时嘱其用力咳嗽。④穿刺点拔鞘后包扎加压要适度。⑤注意颈动脉窦敏感性的个体差异。

5. **脑过度灌注综合征**（cerebral hyperperfusion syndrome,CHS）　是脑血管狭窄被解除后,成倍增加的脑血流超过了脑血管的自动调节范围而产生的一种综合征。

（1）病因及发病机制:脑动脉狭窄导致脑血管长期处于低灌注状态,支架置入术后使狭窄、闭塞的血管恢复血流,血液重新分配,病灶周围组织自动调节功能丧失,导致血液过度灌注,引发脑水肿,严重者可脑出血。

（2）临床表现:可发生于术后即刻或数周内,多于术后 1 周内。常无前驱症状,表现为手术侧头痛、呕吐、欣快感、癫痫、发热、局灶性神经功能障碍等;颈内动脉起始部支架置入术后血压不降或上升;颅脑 CT 扫描显示大脑半球肿胀、弥漫高密度征或脑出血。

（3）预防和治疗包括:①重视高危患者的识别及早期临床症状的发现;②术后采用 TCD 密切监

测脑血管血流动力学,尤其注意 MCA 血流速度增加 100% 者;③术后可用乌拉地尔、拉贝洛尔等适度控制血压,高危患者血压应低于术前基础血压 20~30mmHg,但应＞90/60mmHg,注意不宜选用增加脑血流的降压药;④一旦发生 CHS,主要是对症处理。

二、远期再狭窄及其防治策略

再狭窄是指术后血管内膜增生出现大于 50% 的支架内再狭窄。随着术后时间的延长其发生率逐渐增加。

【病因与发生机制】　合并高血压、糖尿病等慢性疾病控制不佳,脑动脉粥样硬化程度进行性加重;支架对管壁的刺激或支架未完全覆盖病变,导致血管内膜过度增生;颈部动脉过度钙化、扭曲,引起支架慢性折裂;球囊预扩时撕裂斑块下的平滑肌;支架前血管偏细、术后残余狭窄率高及颈内动脉床突段支架均可诱发再狭窄。

【临床表现】　可无症状或表现为相应血管供血区的脑缺血性事件。影像学可发现支架内再狭窄。

【预防与治疗】　术中适度球囊预扩;术后定期影像学随访;无症状再狭窄者可继续观察;对症状性再狭窄者经综合评估后可再次行球囊扩张术、支架内支架置入术、血管旁路术或颈内动脉剥脱术。

(杨清武)

本章数字资源

本章思维导图

第十一章 | 认知障碍性疾病

认知障碍性疾病是一组获得性疾病，以认知功能损害为主要临床表现，按日常生活能力是否受影响可分为轻度认知障碍和痴呆，临床上需要结合病史、体格检查、神经心理评估、实验室和影像学等检查结果进行综合分析。

认知障碍性疾病可以分为变性病性和非变性病性两类。前者包括阿尔茨海默病、额颞叶变性和路易体痴呆等，其中阿尔茨海默病是最常见的痴呆类型，在本章第一节做重点介绍；后者包括血管性认知障碍、正常压力性脑积水以及其他疾病（如颅脑损伤、感染、免疫、肿瘤、中毒和代谢性疾病等）引起的认知障碍，其中血管性认知障碍较常见，在本章第四节进行介绍。

变性病是一组原因不明的慢性进行性损害中枢神经系统的疾病，患者神经组织在衰老过程中于分子生物学水平发生一系列复杂变化，进而表现为结构和功能等方面的障碍，其机制尚未完全清楚。变性病性认知障碍具有下列特征：①起病隐袭，缓慢进行性加重。在疾病早期有较长的无症状期，当出现临床症状时多无缓解过程。②具有一定的家族聚集性，可分为家族性和散发性，家族性患者中一部分是由特定遗传基因突变导致的。③目前多无对因治疗药物，以对症治疗为主。

第一节 | 阿尔茨海默病

阿尔茨海默病（Alzheimer's disease，AD）是一种以进行性认知功能障碍和行为损害为特征的中枢神经系统退行性病变。临床上表现为记忆障碍、失语、失用、失认、视空间能力损害、抽象思维和计算力损害、人格和行为改变等。AD 是最常见的痴呆类型，占所有类型痴呆的 60%～80%。

【流行病学】 流行病学调查显示，我国 60 岁及以上老年人中痴呆患病率约为 6.0%，其中，AD 患病率为 3.9%，约有 983 万人。随着年龄的增长，AD 的患病率呈明显上升趋势，在 85 岁以上的老年人群中，AD 的患病率可高达 20%～30%。AD 发病不可干预的危险因素有年龄、性别、遗传因素和家族史，可干预的危险因素包括高血压、糖尿病、高脂血症、肥胖、吸烟与过量饮酒、心脑血管疾病、低教育程度、抑郁、睡眠障碍等。

【病因与发病机制】

1. **病因** AD 的病因迄今不明，主要与遗传因素、个人生活方式、环境因素有关。AD 可分为家族性 AD 和散发性 AD。家族性 AD 呈常染色体显性遗传，多于 65 岁前起病，最为常见的是淀粉样前体蛋白（amyloid precursor protein，APP）基因、早老蛋白 1（presenilin-1，PS1）基因及早老蛋白 2（presenilin-2，PS2）基因突变。对于占 90% 以上的散发性 AD，尽管候选基因众多，但目前认为载脂蛋白 E（apolipoprotein E，APOE）基因与其最为相关。

2. **发病机制** AD 的发病机制还不十分明确，其中，β 淀粉样蛋白（amyloid β-protein，Aβ）级联反应学说是目前 AD 致病机制的核心和主流学说。该假说认为 Aβ 的生成与清除失衡是导致神经元变性和痴呆发生的起始事件，其机制是 Aβ 寡聚体造成神经元毒性损害并聚集形成神经炎斑。另一重要的学说为 tau 蛋白学说，认为过度磷酸化的 tau 蛋白影响了神经元骨架微管蛋白的稳定性，同时形成神经原纤维缠结，进而破坏了神经元及突触的正常功能。除此之外，尚有免疫功能异常、氧化应激和线粒体功能衰竭、神经递质功能障碍、神经血管功能障碍等多种假说。

动画

【病理】 AD 的大体病理表现为脑的体积缩小和重量减轻,脑沟加深、变宽,脑回萎缩,颞叶(特别是海马区)萎缩(图 11-1)。组织病理学上的典型改变为 β 淀粉样物质在神经细胞外沉积形成的神经炎斑和过度磷酸化的 tau 蛋白在神经细胞内聚集形成的神经原纤维缠结,神经元缺失,胶质细胞增生(图 11-2)。

1. **神经炎斑**(neuritic plaque,NP) 也称为 β- 淀粉样斑块,以 Aβ 沉积为核心,周边是更多的 Aβ 和各种细胞成分。AD 患者的大脑皮质、海马、某些皮质下神经核如杏仁核、前脑基底神经核和丘脑存在大量的 NP。

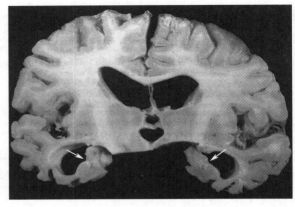

图 11-1 **阿尔茨海默病脑组织冠状切面**
可见双侧海马明显萎缩,海马旁回变窄,侧脑室相应扩大。

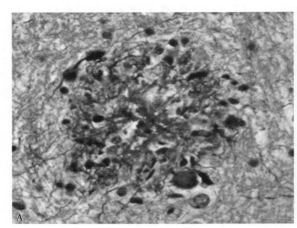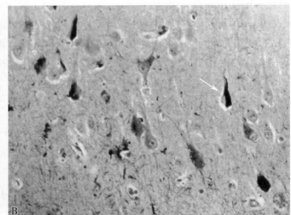

图 11-2 **阿尔茨海默病脑内病理表现**
A. 神经炎斑;B. 神经原纤维缠结(箭头)。

2. **神经原纤维缠结**(neurofibrillary tangles,NFT) NFT 最早在内嗅皮质和海马区形成,后逐渐进展到大脑皮质,也常见于杏仁核、前脑基底神经核、某些下丘脑神经核、脑干的中缝核和脑桥的蓝斑。

目前认为,AD 的病理改变先于症状多年出现,即在 AD 临床症状出现前的 15～20 年脑内已经出现 Aβ 异常沉积和 tau 的过度磷酸化,有病理改变存在而无认知受损的表现。

【临床表现】 AD 通常隐匿起病,持续进行性发展,主要表现为认知功能减退和非认知性神经精神症状。按照最新分期,AD 包括两个阶段:痴呆前阶段和痴呆阶段。

1. **痴呆前阶段** 此阶段分为轻度认知功能障碍发生前期(pre-mild cognitive impairment,pre-MCI)和轻度认知功能障碍期(mild cognitive impairment,MCI)。AD 的 pre-MCI 期没有任何认知障碍的临床表现或者仅有极轻微的记忆力减退主诉,客观的神经心理检查正常。AD 的 MCI 期,即 AD 源性 MCI,主要表现为记忆力轻度受损,学习和保存新知识的能力下降,其他认知域(如注意力、执行能力、语言能力和视空间能力)也可出现轻度受损,客观的神经心理检查有减退,但不影响基本日常生活能力,达不到痴呆的程度。

2. **痴呆阶段** 即传统意义上的 AD,此阶段患者认知功能损害导致了日常生活能力下降,根据认知损害的程度大致可以分为轻、中、重三度。

(1)轻度:主要表现是情景记忆障碍。首先出现近事记忆减退,常遗忘日常所做的事和常用的一些物品。随着病情的发展,可出现远期记忆减退,遗忘发生已久的事情和人物。部分患者出现视空间障碍,外出后找不到回家的路,不能精确地临摹立体图。患者面对生疏和复杂的事物容易出现疲乏、焦虑和消极情绪,还会表现出人格方面的障碍,如不爱清洁、不修边幅、暴躁、易怒、自私多疑。

（2）中度：患者除记忆障碍继续加重外，工作、学习新知识和社会接触的能力也会减退，特别是原已掌握的知识和技巧可出现明显的衰退。患者出现逻辑思维、综合分析能力减退，言语重复，计算力下降，明显的视空间障碍（如在家中找不到自己的房间），还可出现失语、失用、失认等，有些患者还可出现癫痫、强直-少动综合征。此时患者常有较明显的行为和精神异常，性格内向的患者变得易激惹、兴奋欣快、言语增多，而原来性格外向的患者则可变得沉默寡言，对任何事情提不起兴趣，出现明显的人格改变，甚至做出一些丧失羞耻感（如随地大小便等）的行为。

（3）重度：此期的患者除上述各项症状逐渐加重外，还会出现情感淡漠、哭笑无常、言语能力丧失，以致不能完成日常简单的生活事项（如穿衣、进食）。终日无语而卧床，与外界（包括亲友）逐渐丧失接触能力。四肢出现强直或屈曲瘫痪，括约肌功能障碍。此期患者常可并发全身系统疾病的症状，如肺部及尿路感染、压疮以及全身性衰竭症状等，最终因并发症而死亡。

【辅助检查】

1. **实验室检查**　血、尿常规，血生化检查均正常。CSF 检查可发现 $A\beta_{42}$ 及 $A\beta_{42}/A\beta_{40}$ 水平降低，总 tau 蛋白和磷酸化 tau 蛋白增高。

2. **影像学检查**　CT 检查见脑萎缩、脑室扩大；颅脑 MRI 检查显示双侧颞叶、海马萎缩（图 11-3）。SPECT 灌注成像或氟代脱氧葡萄糖（FDG）-PET 可见顶叶、颞叶和额叶，尤其是双侧颞叶的海马区血流和代谢降低。使用 Aβ 标记配体示踪剂的 PET 技术（如 PIB-PET、AV45-PET）可见脑内的 Aβ 沉积（图 11-4），使用 tau 蛋白示踪剂的 PET 技术可以显示 tau 蛋白沉积。

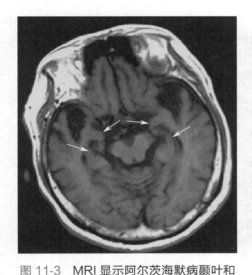

图 11-3　MRI 显示阿尔茨海默病颞叶和海马萎缩

双侧脑室颞角扩大，颞叶萎缩，以内颞叶、海马沟萎缩明显（箭头）。

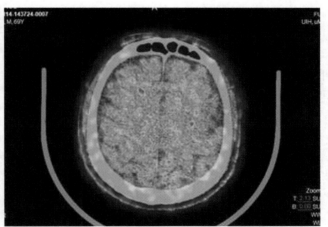

图 11-4　^{18}F-AV45 PET 显示脑内 Aβ 沉积

3. **神经心理学检查**　对 AD 的认知评估领域应包括记忆、语言、定向力、运用、注意力、知（视、听、感知）觉和执行功能七个领域。临床上常用的工具可分为：①总体评定量表，如简易精神状态检查量表（MMSE）、蒙特利尔认知评估量表（MoCA）、阿尔茨海默病评估量表认知部分（ADAS-Cog）等；②分级量表，如临床痴呆评定量表（CDR）和总体衰退量表（GDS）；③精神行为评定量表，如汉密尔顿抑郁量表（HAMD）、神经精神问卷（NPI）；④用于鉴别的量表，Hachinski 缺血量表。还应指出的是，选用何种量表，如何评价测验结果，必须结合临床表现和其他辅助检查结果综合得出判断。

4. **基因检测**　有明确家族史的患者可进行 *APP*、*PS1*、*PS2* 和 *APOEε4* 基因检测，突变的发现有助于确诊和疾病的预防。

【诊断】　美国国立神经病语言障碍卒中研究所和阿尔茨海默病及相关疾病学会（the National Institute of Neurological and Communicative Disorders and Stroke and the Alzheimer Diseases and Related Disorders Associations,NINCDS-ADRDA）于 1984 年首次提出该病的诊断标准,2011 年美国国立老化研究所和阿尔茨海默病协会（the National Institute on Aging and Alzheimer's Association,NIA-AA）对此标准进行了修订,制定了 AD 不同阶段的诊断标准。

1. AD 痴呆阶段的临床诊断标准

（1）很可能的 AD 痴呆

1）核心临床标准：①符合痴呆诊断（两项或两项以上的认知域受损影响个体的日常生活能力或社会能力,并排除意识障碍、谵妄等导致的上述症状）；②起病隐袭,症状在数月至数年中逐渐出现；③有明确的认知损害病史；④表现为遗忘综合征（学习和近记忆力下降,伴 1 个或 1 个以上其他认知域损害）或者非遗忘综合征（语言、视空间或执行功能三者之一损害,伴 1 个或 1 个以上其他认知域损害）。

2）排除标准：①伴有与认知障碍发生或恶化相关的卒中史、存在多发或广泛脑梗死,或存在严重的白质病变；②有路易体痴呆的核心症状；③有额颞叶痴呆的显著特征；④有非流利变异型和语义变异型原发性进行性失语的显著性特征；⑤有其他引起进行性记忆和认知功能损害的神经系统疾病、非神经系统疾病,或者药物过量或滥用的证据。

3）支持标准：①在以知情人提供和正规神经心理测验得到的信息为基础的评估中,发现进行性认知下降的证据；②找到致病基因（APP、PS1 或 PS2）突变的证据。

（2）可能的 AD 痴呆：有以下任一情况时,即可诊断。

1）非典型过程：符合很可能的 AD 痴呆诊断标准中的第 1 条和第 4 条,但认知障碍突然发生、病史不详或认知进行性下降的客观证据不足。

2）满足很可能的 AD 痴呆的所有核心临床标准,但有证据表明：①伴有与认知障碍发生或恶化相关的卒中史、存在多发或广泛脑梗死,或存在严重的白质病变；②有其他疾病引起的痴呆特征,或痴呆症状可用其他疾病和原因解释。

2. AD 源性 MCI 的临床诊断标准

（1）符合 MCI 的临床表现：①患者主诉,或者知情者、医师发现的认知功能改变；②1 个或多个认知领域受损的客观证据,尤其是记忆受损；③日常生活能力基本正常；④未达痴呆标准。

（2）发病机制符合 AD 的病理生理过程：①排除血管性、创伤性、医源性引起的认知功能障碍；②有纵向随访发现认知功能持续下降的证据；③有与 AD 遗传因素相关的病史。

【鉴别诊断】

1. 行为变异型额颞叶痴呆（behavioral variant frontotemporal dementia,bvFTD）　bvFTD 以人格和行为改变为主要临床特征,可以表现为脱抑制、冷漠、刻板行为、饮食偏好改变等。MRI、PET 检查可见额、颞叶不对称萎缩和葡萄糖代谢低下。

2. 路易体痴呆（dementia with Lewy body,DLB）　表现为波动性认知障碍、帕金森综合征和反复出现的视幻觉。在认知水平相当的情况下,DLB 患者较 AD 患者功能损害更严重,运动及神经精神障碍更严重。

3. 血管性痴呆（vascular dementia,VaD）　有卒中史,认知障碍呈阶梯式进展,波动病程,以执行功能受损显著,伴有局灶性神经系统受损的症状体征。影像学检查可见脑梗死灶或出血灶。

【治疗】　目前针对 AD 发病机制不同靶点的药物开发处于试验阶段,尚无有效逆转疾病进程的药物,综合治疗和护理有可能减轻病情和延缓发展。

1. 生活护理　包括使用某些特定的器械等。有效的护理能延长患者的生命及改善患者的生活质量,并能防止摔伤、外出不归等意外的发生。

2. 非药物治疗　包括职业训练、音乐治疗等。

3. 药物治疗

（1）改善认知功能：①胆碱酯酶抑制剂（cholinesterase inhibitor, ChEI）：包括多奈哌齐、卡巴拉汀、加兰他敏等，主要提高脑内胆碱的水平，加强突触传递；②兴奋性氨基酸受体拮抗剂：美金刚能够拮抗 N-甲基-D-天冬氨酸（N-methyl-D-aspartate, NMDA）受体，调节谷氨酸活性，用于中重度 AD 患者的治疗。

（2）改善精神、行为症状：很多患者会在疾病的某一阶段出现精神症状，如幻觉、妄想、抑郁、焦虑、激越、睡眠紊乱等，可给予抗抑郁药物和抗精神病药物，前者常用 5-羟色胺选择性再摄取抑制剂，如西酞普兰、舍曲林等，后者常用不典型抗精神病药，如利培酮、奥氮平、喹硫平等。这些药物的使用原则是：①低剂量起始；②缓慢增量；③增量间隔时间稍长；④尽量使用最小有效剂量；⑤治疗个体化；⑥注意药物间的相互作用。

4. 支持治疗 重度患者自身生活能力严重减退，常导致营养不良、肺部感染、泌尿系感染、压疮等并发症，应加强支持治疗和对症治疗。

【预后】 AD 病程约为 5～10 年，少数患者可存活 10 年或更长的时间，多死于肺部感染、泌尿系感染及压疮等并发症。

第二节 ｜ 路易体痴呆

路易体痴呆（dementia with Lewy body, DLB）是一种常见的神经系统变性疾病，临床主要表现为波动性认知障碍、视幻觉和帕金森综合征。目前认为 DLB 发病率仅次于 AD，在神经系统变性疾病所致的痴呆中居第二位。

【病因与发病机制】 DLB 的病因和发病机制尚未明确。多为散发，偶有家族性发病，但是并没有明确的遗传倾向。病理提示路易体（Lewy body）中的物质为 α-突触核蛋白（α-synuclein）和泛素（ubiquitin）等，这些异常蛋白的沉积可能导致神经元功能紊乱和凋亡。

1. α-突触核蛋白基因突变 α-突触核蛋白是一种前突触蛋白，主要分布在新皮质、海马、嗅球、纹状体和丘脑。其编码基因在第 4 号染色体上，突变可导致蛋白折叠错误和排列混乱，形成路易体。

2. Parkin 基因突变 Parkin 基因编码参与泛素化的底物识别蛋白（Parkin 蛋白或 E3 酶），基因突变导致底物识别蛋白功能损害或丧失，变异的 α-突触核蛋白不能被泛素化降解而在细胞内聚集，最终引起细胞死亡。

【病理】 组织病理上的典型改变是弥漫分布于大脑皮质并深入边缘系统（海马和杏仁核等）、黑质或脑干其他核团的路易体，可伴神经炎斑、神经原纤维缠结、局部神经元丢失、微空泡变、突触消失、神经递质枯竭等，这些变化并非 DLB 特有，帕金森病等神经退行性疾病中均可出现，但分布和严重程度不一，因此可以鉴别。

【临床表现】 DLB 发病年龄在 50～85 岁，临床表现可归结为 3 个核心症状：波动性认知障碍、视幻觉和帕金森综合征。

1. 波动性认知障碍（fluctuating cognition impairment） 认知功能损害常表现为执行功能和视空间功能障碍，而近事记忆功能早期受损较轻。视空间功能障碍常表现得比较突出，患者很可能在一个熟悉的环境中迷路，比如在吃饭的间隙去洗手间，出来后可能无法找到回自己餐桌的路。相对于 AD 渐进性恶化的病程，DLB 的临床表现具有波动性。患者常出现突发而又短暂的认知障碍，可持续几分钟、几小时或几天，之后又戏剧般地恢复。比如一个患者在和别人正常对话，突然沉默不语，两眼发直，几小时后突然好转。患者本人对此可有特征性的主观描述"忽然什么都不知道了，如同坠入云里雾里"，在此期间患者认知功能、定向能力、语言能力、视空间能力、注意力和判断能力都有下降。

2. 视幻觉（visual hallucination） 50%～80% 的患者在疾病早期就有视幻觉。视幻觉的内容活灵活现，早期患者可以分辨出幻觉和实物，比较常见的描述包括"在屋子内走动的动物"等。视幻觉常在夜间出现。听幻觉、嗅幻觉也可存在,出现听幻觉时患者可能拿着未连线的电话筒畅聊,或者拿着亲友的照片窃窃私语。后期患者无法辨别幻觉,对于旁人否定会表现得很激惹。

3. 帕金森综合征(Parkinsonism) 主要包括运动迟缓、肌张力增高和静止性震颤。与经典的帕金森病相比,DLB 患者常见姿势不稳、反复跌倒,静止性震颤常常不太明显。

4. 其他症状 有睡眠障碍、自主神经功能紊乱、嗅觉减退和性格改变等。快速眼动睡眠行为障碍(RBD)被认为是 DLB 最早出现的症状,患者在快速眼动(REM)睡眠期出现肢体不自主运动和梦呓,如大喊大叫、拳打脚踢。自主神经功能紊乱常见的有直立性低血压、性功能障碍、便秘、尿潴留、多汗、少汗、晕厥、眼干、口干等。性格改变常见的有攻击性增强、抑郁等。

【辅助检查】

1. 实验室检查 DLB 没有特异性的实验室检查方法,因此检查的目的是鉴别诊断。需要进行的检查有:血常规、甲状腺功能、维生素 B_{12} 浓度、梅毒抗体、莱姆病抗体、HIV 抗体检查等。

2. 影像学检查 CT/MRI 没有特征性的表现,与 AD 相比,DLB 的颞叶内侧相对保留。SPECT 和 PET 显示基底节中多巴胺转运蛋白(dopamine transporter,DAT)摄取减少,与 AD 鉴别有较高灵敏度和特异度。氟代脱氧葡萄糖-正电子发射计算机断层扫描(FDG-PET)显示枕叶皮质代谢率下降,而扣带回后部相对完整,称为扣带回岛征。此外,DLB 患者的 123-间碘苄胍心肌显像(^{123}I-MIBG)示摄取减少。

3. 神经心理学检查 认知功能障碍主要表现为视空间功能障碍,比如让患者画一幢立体的小屋,虽然各个部件齐全,但是空间关系错误(图 11-5)。

4. 其他 多导睡眠监测(polysomnography,PSG)可发现 REM 睡眠行为障碍,脑电图典型改变是显著的后部慢波伴周期性 pre-α/θ 波节律改变。

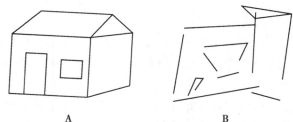

A   **B**

图 11-5 **路易体痴呆患者临摹的小屋**
A. 正确的小屋图形;B. 路易体痴呆患者临摹的图形。

【诊断】 2017 年 McKeith 等对 DLB 诊断标准进行了修订,明确区分了临床特征和生物标志物,根据不同临床特征和生物标志物分为很可能的 DLB 和可能的 DLB,具体如下。

1. 必要条件 出现痴呆,即进行性认知功能减退,影响患者的社会、工作或日常生活能力;在早期阶段并不一定出现显著或持续的记忆功能障碍,但随着疾病进展会变得明显;注意力、执行功能和视觉功能的损害可能早期出现。

2. 很可能的 DLB(有下列之一者即可以诊断)

(1)2 个或 2 个以上核心临床特征,伴或不伴提示性生物标志物(表 11-1)。

(2)仅有 1 个核心临床特征,伴 1 个或 1 个以上提示性生物标志物(表 11-1)。

3. 可能的 DLB(有下列之一者即可以诊断)

(1)仅有 1 个核心临床特征,但无提示性生物标志物(表 11-1)。

(2)有 1 个或 1 个以上提示性生物标志物,但无核心临床特征(表 11-1)。

4. 符合以下标准,则考虑 DLB 可能性较小

(1)出现其他任何躯体疾病或脑部疾病,足以部分或全部解释患者的临床症状。在这种情况下,即使不能完全排除 DLB 诊断,也需要考虑混合性或多发性病变的可能性。

(2)在严重的痴呆患者中,其核心临床特征仅有帕金森综合征的症状,并且是作为首发症状出现。

5. 对症状发生顺序的要求 对于路易体痴呆,痴呆症状一般早于或与帕金森综合征同时出现。对于明确的帕金森病患者合并的痴呆,应诊断为帕金森病痴呆。如果需要区别帕金森病痴呆和 DLB,则应参照"1 年原则",即帕金森症状出现后 1 年内发生痴呆,可考虑 DLB,而 1 年后出现的痴呆应诊断为帕金森病痴呆。

表 11-1　DLB 诊断的临床特征和生物标志物

项目	内容
核心临床特征（前三个通常早期出现并持续整个疾病过程）	1. 波动性认知障碍，伴有注意力和警惕性显著减退 2. 反复出现的视幻觉，通常是十分详细且生动的 3. REM 睡眠行为障碍，可能在认知功能下降之前出现 4. 出现帕金森综合征核心症状的一种或多种，包括运动迟缓、静止性震颤或肌强直
支持临床特征	对抗精神病药物高度敏感；姿势不稳；反复跌倒；晕厥或其他短暂性意识丧失；严重的自主神经功能障碍（包括便秘、直立性低血压、尿失禁）；嗜睡；嗅觉减退；幻觉；妄想；淡漠、焦虑或抑郁
提示性生物标志物	1. SPECT 或 PET 显示基底节区多巴胺转运蛋白摄取下降 2. ^{123}I-MIBG 心肌闪烁显像异常（摄取减低） 3. 多导睡眠监测证实快速眼动期肌肉失弛缓
支持性生物标志物	CT/MRI 显示内侧颞叶结构相对保留；SPECT/PET 灌注 / 代谢扫描显示普遍低灌注或低代谢；FDG-PET 显示枕叶活性下降，伴或不伴有扣带回岛征（指后扣带回活性异常增高）；脑电图出现显著的后部慢波，且出现前 α 和 θ 波之间的周期性波动

注：REM：快速眼动；^{123}I-MIBG：123-间位碘代苄胍心肌显像。

【鉴别诊断】

1. **帕金森病痴呆**（Parkinson's disease dementia，PDD）　部分 PD 患者晚期出现痴呆，可伴有反复发作的视幻觉。与 DLB 相比，PDD 通常是在运动症状出现 10 年甚至更长时间以后出现，运动障碍更突出，左旋多巴治疗有效。可参考上述"1 年原则"。

2. **阿尔茨海默病**（Alzheimer's disease，AD）　进行性认知功能减退，以记忆损害为主要临床表现，中晚期患者可有精神异常和锥体外系症状。MRI 或 PET 检查可见颞叶、海马萎缩和葡萄糖代谢低下。

3. **进行性核上性麻痹**（progressive supranuclear palsy，PSP）　常有垂直性眼球活动障碍、反复的自发性摔倒和冻结步态，可伴有左旋多巴反应不良的帕金森综合征和认知障碍。颅脑 MRI 可发现以中脑萎缩为主的特征性征象。

【治疗】　目前尚无特异性治疗方法，用药主要是对症治疗。

1. **改善认知功能**　目前疗效比较肯定的是胆碱酯酶抑制剂，如多奈哌齐和卡巴拉汀，可作为首选药物。多奈哌齐对改善视幻觉有一定作用，卡巴拉汀对改善淡漠、焦虑、幻觉和错觉有效。同时，胆碱酯酶抑制剂对改善运动障碍也有一定效果。美金刚对于临床整体情况和行为障碍有轻度缓解作用。

2. **改善精神症状**　当胆碱酯酶抑制剂对精神症状无效时，可谨慎选用新型非典型抗精神病药如奥氮平、利培酮、喹硫平。禁用经典抗精神病药如氟哌啶醇和硫利达嗪，这类药物会加重运动障碍，导致全身肌张力增高，重者可出现抗精神病药恶性综合征（neuroleptic malignancy syndrome，NMS）而危及生命。

3. **改善运动症状**　左旋多巴可加重视幻觉，对于改善 DLB 患者的帕金森症状疗效并不显著，故应当慎用。当运动障碍影响日常生活能力时，可酌情从最小剂量、缓慢增量给药。为防止加重认知功能障碍，应避免使用抗胆碱能药。

4. **情绪和睡眠障碍**　REM 期睡眠障碍可在睡前给予小剂量氯硝西泮，监测疗效和不良反应。5-羟色胺选择性再摄取抑制剂对改善情绪有一定作用。

【预后】　本病预后不佳。寿命预期为 5～7 年，较 AD 短。患者最终死因常为营养不良、肺部感染、摔伤、压疮等。

第三节 | 额颞叶变性

额颞叶变性（frontotemporal lobar degeneration，FTLD）是一组以选择性额叶和/或颞叶萎缩为病理学特征，以进行性精神行为异常、执行功能障碍和语言损害为主要特征的痴呆症状，包括行为变异型额颞叶痴呆（behavioural variant frontotemporal dementia，bvFTD）、原发性进行性失语（primary progressive aphasia，PPA）中的非流利变异型（non-fluent-variant PPA，nfvPPA）和语义变异型（semantic-variant PPA，svPPA）三种主要亚型。FTLD 是早发性认知障碍的第二常见原因，在 45～65 岁人群中患病率为（15～22）/10 万。

此外，FTLD 可与进行性核上性麻痹、皮质基底节变性（corticobasal degeneration，CBD）、运动神经元病（motor neuron disease，MND）等神经退行性运动障碍合并存在，作为 FTLD 的特殊亚型。

【病因与发病机制】 FTLD 的病因及发病机制尚不清楚。研究显示 FTLD 患者额叶及颞叶皮质 5-羟色胺（5-hydroxytryptamine，5-HT）减少，脑组织及脑脊液中多巴胺释放亦有下降，胆碱能系统通常无异常。

大多数的 FTLD 为散发病例，10%～25% 的家族聚集性病例表现为常染色体显性遗传。常见的致病基因突变包括微管相关蛋白 tau（microtubule-associated protein tau，MAPT）基因、颗粒体蛋白前体（progranulin，PGRN）基因以及 9 号染色体第 72 开放阅读框（chromosome 9 open reading frame 72，C9orf72）基因突变等。tau 是微管组装和稳定的关键蛋白，对神经系统的发育起重要作用，基因突变可导致 tau 蛋白过度磷酸化，影响微管形成，促使微管崩解，并在神经元内形成不溶性沉积物，引起神经元损害。PGRN 蛋白是广泛表达的多功能生长因子，对个体发育、细胞周期进展、损伤修复和炎症都起重要作用，基因突变可导致其功能下降或丧失。

【病理】 FTLD 在大体标本上的主要病理特征是脑萎缩，主要累及额叶和/或颞叶，通常表现为双侧不对称性，多数患者左半球受累严重，杏仁核萎缩较海马明显，灰质和白质均可受累，侧脑室呈轻、中度扩大。组织学可见萎缩脑叶皮质各层的神经元数目均明显减少，尤以Ⅱ、Ⅲ层最为显著，残存神经元多呈不同程度的变性和萎缩；皮质以及皮质下白质星形胶质细胞呈弥漫性增生伴海绵状改变。

【临床表现】 发病年龄在 40～80 岁，绝大部分患者在 65 岁以前发病，无明显性别差异。起病隐匿，进展缓慢。40% 的 bvFTD 患者有家族史，而 svPPA 患者的家族史罕见。临床上以明显的人格、行为改变和语言障碍为特征，可以合并帕金森综合征和运动神经元病症状。

1. **行为变异型额颞叶痴呆（bvFTD）** 是最常见的 FTLD 亚型。人格、情感和行为改变出现早且突出，并贯穿于疾病的全过程。患者常常表现为举止不当、冲动等脱抑制行为，对外界情感淡漠、反应迟钝，缺乏同情，有强迫、刻板行为和易饥饿、过度饮食等口欲亢进表现。主要累及部位是前额叶、眶额叶和前颞叶皮质，可为非对称性。90% 的患者部分或完全缺乏自知力，尤其是男性患者。随着病情进展，患者会出现认知障碍，但较阿尔茨海默病的认知障碍轻，尤其是空间定向能力保存较好，但行为、判断和语言能力明显障碍。患者变得不能思考、言语减少、词汇贫乏，出现刻板语言和模仿语言，甚至缄默。

2. **原发性进行性失语（PPA）** 包括 nfvPPA 和 svPPA 两种类型。nfvPPA 的核心特征是自发语言的流畅性障碍和语句中的语法缺失，患者往往表现出运动性语言障碍，复述受损较小。主要累及部位是额叶后部。svPPA 的核心特征是命名障碍和单词理解缺陷，患者语言流利、语法正确，但是不能理解单词含义，丧失物品常识，伴有不同程度面孔失认，命名性失语是特异性表现。主要累及部位是前颞叶。

【辅助检查】

1. **实验室检查** 血、尿常规及血生化检查正常。目前尚缺乏敏感性和特异性俱佳的识别早期 FTLD 的标志物，bvFTD 脑脊液总 tau 蛋白升高不伴 $A\beta_{42}$ 下降可能有助于诊断。

2. 影像学检查　CT 或者 MRI 可见特征性的额叶和/或前颞叶萎缩,脑回变窄、脑沟增宽,侧脑室额角扩大,额叶皮质和前颞极皮质变薄,而顶枕叶很少受累。上述改变可在疾病早期出现,多呈双侧不对称性。SPECT 和 PET 多表现为不对称性额、颞叶血流减少和代谢减低。

3. 神经心理学检查　可应用额颞叶变性改良的临床痴呆评定量表(FTLD-CDR)对认知功能、精神行为症状、语言功能等进行全面损害评估。

【诊断】　由于 FTLD 各个亚型的临床表现异质性大,国际上针对 bvFTD、nfvPPA 和 svPPA 分别制订了相应的诊断标准。此处重点介绍 Rascovsky 等 2011 年修订的 bvFTD 临床诊断标准。

1. 患者必须存在行为和/或认知功能进行性恶化。

2. 必须存在以下行为/认知表现中的至少 3 项,且为持续性或重复发生。

(1)早期脱抑制行为。

(2)早期出现冷漠和/或迟钝。

(3)早期出现缺乏同情/移情。

(4)早期出现持续性/强迫性/刻板性行为。

(5)口欲亢进和饮食习惯改变。

(6)神经心理学检查提示执行障碍合并相对较轻的记忆及视觉功能障碍。

3. 生活或社会功能受损。

4. 至少存在下列影像学表现中的 1 个。

(1)CT 或 MRI 显示额叶和/或前颞叶萎缩。

(2)PET 或 SPECT 显示额叶和/或前颞叶低灌注或低代谢。

5. bvFTD 的排除标准

(1)临床表现更有可能是由其他神经系统非退行性疾病或内科疾病引起的。

(2)行为异常更符合精神病学诊断。

(3)生物标志物强烈提示阿尔茨海默病或其他神经退行性病变。

【鉴别诊断】

1. 精神疾病　因 bvFTD 突出的行为异常,易被误诊为原发性精神疾病。相对而言,bvFTD 社会认知受损更显著,MRI 检查所示脑萎缩和 CSF 中 tau 蛋白、神经丝轻链(NfL)蛋白升高等有助于鉴别。

2. 额叶变异型 AD　具有 AD 病理学改变,是不典型 AD 的一种。可出现早期、突出及进展的行为改变,包括淡漠和行为脱抑制。相比于 bvFTD,额叶变异型 AD 的总体情景记忆损害更严重。MRI、PET 检查可见额、颞叶萎缩和葡萄糖代谢低下,CSF 中 $A\beta_{42}$ 及 $A\beta_{42}/A\beta_{40}$ 水平降低,总 tau 蛋白和磷酸化 tau 蛋白增高。

3. logopenic 变异型原发性进行性失语(logopenic variant primary progressive aphasia,lvPPA)　具有 AD 病理学改变,是不典型 AD 的一种。临床表现为单词提取和复述障碍,伴有言语和命名错误,对语义理解和运动性语言保留,没有明显的语法错误。MRI、PET 检查可见外侧裂周后部或顶叶萎缩和葡萄糖代谢低下,腰穿或 $A\beta$-PET 提示 AD 病理改变。

【治疗】　本病目前尚无有效治疗方法,主要以对症治疗为主。胆碱酯酶抑制剂通常无效。美金刚安全性和耐受性较好,可以缓解部分精神行为症状。对于非药物治疗和抗痴呆药物治疗基础上仍无法控制的精神行为症状可以给予 5-羟色胺选择性再摄取抑制剂、小剂量非典型抗精神病药物。病程晚期主要是防止呼吸道、泌尿系统感染以及压疮等。

【预后】　预后较差,病程 5～12 年,多死于肺部感染、泌尿系感染及压疮等并发症。

第四节　| 血管性认知障碍

血管性认知障碍(vascular cognitive impairment,VCI)是指由脑血管病变及其危险因素引起的从轻度认知障碍到痴呆的一大类综合征。我国 65 岁以上老年人群中血管性痴呆的患病率为 1.5%,是仅次于 AD 的常见痴呆类型。

【病因与发病机制】 缺血性卒中、出血性卒中、脑小血管病以及脑血管病危险因素(如高血压、糖尿病和高脂血症等)均可导致 VCI。

发病机制一般认为是脑血管病或其危险因素引起的病变涉及额叶、颞叶及边缘系统,或病变损害了足够容量的脑组织,导致记忆、注意、执行功能和语言等高级认知功能的受损。

【临床表现】 VCI 临床表现具有明显的异质性,按照起病形式可以分为:①急性或突然起病,如多发梗死性、关键部位梗死性或颅内出血所致的认知障碍;②慢性或隐袭起病,如脑小血管病所致认知障碍。按照认知损害程度可以分为非痴呆型血管性认知障碍和血管性痴呆。

1. **非痴呆型血管性认知障碍**(vascular cognitive impairment no dementia,VCIND) 多有脑血管病危险因素,如高血压和糖尿病等,或有明显或不明显的脑血管病史。表现为认知功能轻度损害,但日常生活能力基本正常,未达到痴呆的诊断标准。

2. **血管性痴呆**(vascular dementia,VaD) 认知障碍表现为执行功能受损显著,如制订目标的能力、计划性、主动性、组织性和抽象思维能力以及解决冲突的能力下降;常有近记忆力和计算力的减低。可伴有表情淡漠、少语、焦虑、抑郁或欣快等精神症状。包括多发梗死性、关键部位梗死性、皮质下血管性、低灌注性、出血性痴呆等多种类型,本节主要介绍前三类。

(1) 多发梗死性痴呆(multi-infarct dementia,MID):由多发性脑梗死累及大脑皮质或皮质下区域所引起的痴呆综合征,是 VaD 最常见的类型。MID 常常表现为反复多次的脑卒中,阶梯式加重、波动病程的认知功能障碍以及病变血管累及皮质和皮质下区域的相应局灶性神经功能缺损。

(2) 关键部位梗死性痴呆(strategic infarct dementia,SID):是指由重要皮质、皮质下功能区域的数个小面积梗死灶,有时甚至是单个梗死病灶所引起的痴呆。皮质部位包括海马、角回和扣带回等,皮质下部位包括丘脑、穹窿、基底节等。患者可出现记忆障碍、淡漠、缺乏主动性、意识障碍等。

(3) 皮质下血管性痴呆(subcortical vascular dementia)或小血管病性痴呆:病理改变主要位于皮质下,脑小血管疾病是其主要病因,包括腔隙状态、脑淀粉样血管病(cerebral amyloid angiopathy,CAA)、皮质下动脉硬化性脑病(Binswanger's disease)、伴皮质下梗死和白质脑病的常染色体显性遗传性脑动脉病(cerebral autosomal dominant arteriopathy with subcortical infarcts and leukoencephalopathy,CADASIL)及伴皮质下梗死和白质脑病的常染色体隐性遗传性脑动脉病(cerebral autosomal recessive arteriopathy with subcortical infarcts and leukoencephalopathy,CARASIL)等导致的痴呆。起病隐袭、进展缓慢并逐渐加重,主要临床表现包括局灶性运动体征、步态异常、平衡障碍和跌倒、尿频和尿失禁、假性延髓麻痹、抑郁和情绪不稳以及执行功能障碍等。影像学表现为多发腔隙性脑梗死和广泛融合的脑白质高信号。

皮质下血管性痴呆的认知障碍特点是:①执行功能障碍:包括制定目标、主动性、计划性、组织性、排序和执行能力、抽象思维等能力下降,同时有信息加工减慢;②记忆障碍:相对较轻,回忆损害明显,再认和线索提示再认功能相对保留;③行为异常和精神症状:表现为抑郁、人格改变、情绪不稳、反应迟钝、二便失禁和精神运动迟缓。

【辅助检查】

1. **实验室检查** 包括:①查找 VCI 的危险因素,如糖尿病、高脂血症、高同型半胱氨酸血症、抗磷脂抗体综合征等;②排除其他导致认知障碍的原因,如甲状腺功能减退、HIV 感染、维生素 B_{12} 缺乏、结缔组织病、梅毒性血管炎、肝肾功能不全等。

2. **神经心理检查** 可明确认知损害程度和受损的认知领域,观察疗效和转归。常用蒙特利尔认知评估量表(MoCA)、日常生活活动(ADL)量表、临床痴呆评定量表(CDR)、Hachinski 缺血量表等。除整体认知评估外,还可进行多个认知领域的评估,包括记忆力(如词语学习测验)、注意执行功能(如连线试验)、视空间结构功能(画钟试验)及语言功能(波士顿命名测试)等。

3. 神经影像学检查　提供支持 VCI 的病变证据,如卒中病灶的部位、体积,白质病变的程度等。MRI 对白质病变、腔隙性梗死等小血管病较 CT 更敏感。神经影像学检查还能帮助对 VCI 进行分型诊断,并排除其他原因导致的认知障碍,如炎症、肿瘤、正常颅压脑积水等。

【诊断】　各版 VCI 诊断标准的路径基本一致,即:①确定认知障碍的存在;②确定脑血管病是导致认知障碍的主要原因,排除导致认知障碍的其他原因;③对认知障碍的严重程度及病理类型进行描述。《2019 年中国血管性认知障碍诊疗指南》推荐 VCI 诊断应包括以下核心要素、分型以及排除因素。

1. 核心要素　①存在认知损害:至少存在 1 个认知域的损害;②存在血管性脑损伤的证据:包括血管危险因素、卒中病史、脑血管病的神经损伤症状、影像学显示的脑血管病变证据;③明确血管性脑损害在认知损害中占主导地位:尤其是合并有 AD 病理表现时,应根据认知障碍和脑血管病的临床表现并结合神经影像学表现判断血管性脑损伤对认知障碍的影响。

2. VCI 的程度分型　在排除脑血管事件感觉/运动障碍所致的日常生活能力障碍后,根据认知损害是否影响日常生活的独立性可将 VCI 分为轻度 VCI/VCIND 和重度 VCI/VaD。

3. VaD 的临床亚型　根据认知障碍与卒中事件的时间关系,VaD 可分为卒中后痴呆和非卒中痴呆,再根据临床特征和影像学表现可进一步描述为皮质下缺血性痴呆、多发梗死性痴呆和混合型痴呆。卒中后痴呆是指患者卒中后表现出即时和/或延迟的认知障碍,出现时间界定在卒中后 6 个月以内,认知障碍持续存在 3 个月以上。混合型痴呆是指血管性脑损伤与神经变性病理并存,以脑血管病伴发 AD 最为常见,需要结合临床表现、影像学特征和生物标志物来确定哪一种病理损害在认知损害中占主导地位。

4. VCI 诊断的排除因素　①早期出现并进行性恶化的记忆缺陷、早期突出的帕金森病特征、原发性神经系统疾病(如多发性硬化、脑炎等)特征;②神经影像学检查中缺乏血管性损伤病变;③其他可解释认知损害的疾病(如脑肿瘤、多发性硬化、脑炎、抑郁症、中毒),以及明显影响认知功能的系统性疾病及代谢异常等。此外,首次诊断认知障碍前 3 个月内的药物或酒精的滥用/依赖也须排除。

【鉴别诊断】

1. 阿尔茨海默病(Alzheimer's disease,AD)　AD 起病隐匿,进展缓慢,多数无偏瘫等局灶性神经系统定位体征,与部分皮质下血管性认知障碍鉴别困难。相比之下,AD 的记忆等认知功能障碍更突出,可进一步根据脑血管病的病史以及神经影像学改变帮助鉴别。

2. 正常颅压脑积水　正常颅压脑积水表现为进行性认知减退、步态障碍、尿失禁三大主征。起病隐匿,无明确脑卒中史,影像学缺乏脑梗死的证据,部分患者在进行腰穿放脑脊液后症状可得到部分缓解,特别是步态障碍可得到改善。结合临床与 MRI 等影像学表现可鉴别。

3. 其他影响认知功能的疾病　如帕金森病痴呆(Parkinson's disease dementia,PDD)、皮克(Pick)病、路易体痴呆、代谢性疾病等。帕金森病痴呆早期可出现锥体外系受累症状,如静止性震颤、肌强直、运动迟缓等表现。认知功能的损害一般出现在晚期,而且以注意力、计算力、视空间、记忆力等受损为主。一般无卒中病史,无局灶性神经系统定位体征,影像学上无梗死、出血及白质病变等。

【治疗】　治疗主要包括病因治疗、改善认知功能和精神症状。

1. 病因治疗　预防和治疗脑血管病及其危险因素是 VCI 治疗最根本的方法。包括抗血小板聚集、降脂、防治高血压、糖尿病等。

2. 改善认知功能　胆碱酯酶抑制剂多奈哌齐和非竞争性 NMDA 受体拮抗剂美金刚对 VaD 患者的认知功能有改善作用。

3. 改善精神症状　首选非药物治疗,必要时可根据症状使用相应的抗精神病药物。

【预后】　预后与引起血管损害的基础疾病和颅内血管病灶的部位有关。平均生存时间为 8～10 年,主要死亡原因为肺部感染和心脑血管疾病。

(贾龙飞)

本章数字资源

本章思维导图

第十二章 | 运动神经元病

运动神经元病（motor neuron disease，MND）是一系列以上、下运动神经元损害为突出表现的慢性进行性神经系统变性疾病，主要包括4种临床类型：肌萎缩侧索硬化、进行性肌萎缩、进行性延髓麻痹和原发性侧索硬化，以第一种最为常见。多为中老年发病，中位生存期为3～5年，亦有少数病程较长者，男性多于女性。年发病率约为1.62/10万，患病率约为2.97/10万。

MND通常起病隐匿，缓慢进展，偶见亚急性进展者。由于损害部位的不同，临床表现为肌无力、肌萎缩和锥体束征的不同组合，通常感觉系统和括约肌功能不受累。损害仅限于脊髓前角细胞，表现为无力和肌萎缩而无锥体束征者，为进行性肌萎缩；单独损害延髓运动神经核而表现为咽喉肌和舌肌无力、萎缩者，为进行性延髓麻痹；仅累及锥体束而表现为无力和锥体束征者为原发性侧索硬化；如上、下运动神经元均有损害，表现为肌无力、肌萎缩和锥体束征者，则为肌萎缩侧索硬化。但不少病例先出现一种类型的表现，随后又出现另一类型的表现，最后演变成肌萎缩侧索硬化。

动画

第一节 | 肌萎缩侧索硬化

肌萎缩侧索硬化（amyotrophic lateral sclerosis，ALS）是运动神经元病最常见的类型。上、下运动神经元均受累，表现为肌无力、肌萎缩和锥体束征，通常感觉系统和括约肌功能不受累。

【病因与发病机制】 关于ALS的病因和发病机制，目前较为统一的认识是，在遗传背景基础上的氧化损害和兴奋性毒性作用共同损害了运动神经元，主要影响了线粒体和细胞骨架的结构和功能。

ALS大多为散发，5%～10%的患者有家族史，遗传方式主要为常染色体显性遗传。常见的致病基因包括超氧化物歧化酶1（superoxide dismutase 1，SOD-1）基因、TAR DNA结合蛋白（TAR DNA binding protein，TARDBP）基因。其他可能的因素包括感染和免疫、金属元素、营养障碍和兴奋性氨基酸细胞毒性作用等。

【病理】 肉眼可见脊髓萎缩变细。光镜下大脑皮质运动区的锥体细胞发生变性、脱失；脊髓前角细胞变性脱失以颈髓明显，胸腰髓次之；脑干运动神经核中以舌下神经核变性最为突出，疑核、三叉神经运动核、迷走神经背核和面神经核也有变性改变，动眼神经核很少累及。病变部位可见不同程度的胶质增生，吞噬活动不明显。脊神经前根和脑干运动神经根继发性变细，出现脱髓鞘和轴突变性。特殊染色示受累神经元胞质内可见泛素化包涵体，其主要成分为TDP-43，是ALS的特征性病理改变。肌肉呈现失神经支配性萎缩。

【临床表现】 发病年龄在30～60岁，多数50岁以上发病，男性多于女性，呈典型的上、下运动神经元同时损害的临床特征。

1. 早期症状

（1）下运动神经元症状：常见首发症状为一侧或双侧手指活动笨拙、无力，随后出现手部小肌肉萎缩，以大、小鱼际肌，骨间肌，蚓状肌为明显，双手可呈鹰爪形，逐渐延及前臂、上臂和肩胛带肌群。随着病程的延长，肌无力和萎缩扩展至躯干和颈部，最后累及面肌和咽喉肌。少数病例肌萎缩和无力从下肢或躯干肌开始。受累部位常有明显肌束颤动。

（2）上运动神经元症状：双上肢肌萎缩，肌张力不高，但腱反射亢进，Hoffmann征阳性；双下肢痉挛性瘫痪，肌萎缩和肌束颤动较轻，肌张力高，腱反射亢进，Babinski征阳性。

（3）患者一般无客观的感觉障碍,但常有主观的感觉症状,如麻木等。括约肌功能常保持良好。患者意识始终保持清醒。

2. 晚期症状　延髓麻痹一般发生在本病的晚期,在少数病例可为首发症状。舌肌常先受累,表现为舌肌萎缩、肌束颤动和伸舌无力。随后出现腭、咽、喉、咀嚼肌萎缩无力,以致患者构音不清、吞咽困难、咀嚼无力。由于同时有双侧皮质延髓束受损,故可有假性延髓麻痹。面肌中口轮匝肌受累最明显,眼外肌一般不受影响。

【辅助检查】

1. 肌电图　有很高的诊断价值,呈典型的神经源性损害。ALS 患者往往在延髓、颈、胸与腰骶不同神经节段所支配的肌肉出现进行性失神经支配和慢性神经再生支配现象。主要表现为静息状态下可见纤颤电位、正锐波,小力收缩时运动单位时限增宽、波幅增大、多相波增加,大力收缩时募集相减少,呈单纯相;运动神经传导检查可能出现复合肌肉动作电位(compound muscle action potential, CMAP)波幅减低,较少出现运动神经传导速度异常,感觉神经传导检查多无异常。

2. 实验室检查　血清肌酸激酶活性正常或者轻度增高。须行肿瘤标志物、自身免疫抗体等检测除外其他原因引起的 ALS 综合征。腰穿压力正常或偏低,脑脊液检查正常或蛋白有轻度增高。

3. 影像学检查　颅脑 MRI 和颈椎、腰椎 MRI 主要用于鉴别诊断,除外其他结构性病变导致的锥体束或下运动神经元损害。

4. 肌肉活检　可见神经源性肌萎缩的病理改变。

【诊断】　世界神经病学联盟于 1994 年在西班牙首次提出该病的 EI Escorial 诊断标准,2000 年又发表了此标准的修订版,在临床中广泛应用。2019 年制定了新的黄金海岸(Gold Coast)标准,但仍须进一步的临床验证。修订版的 EI Escorial 诊断标准具体如下。

1. 诊断 ALS 必须符合以下 3 点。

（1）临床、电生理或病理检查显示下运动神经元病变的证据。

（2）临床检查显示上运动神经元病变的证据。

（3）病史或检查显示上述症状或体征在一个部位内扩展或者从一个部位扩展到其他部位。

2. 同时必须排除以下 2 点。

（1）电生理或病理检查提示患者有可能存在导致上、下运动神经元病变的其他疾病。

（2）神经影像学提示患者有可能存在导致上述临床或电生理变化的其他疾病。

3. 根据临床证据的充足程度,可以进一步对 ALS 进行分级诊断(表 12-1)。

表 12-1　修订的 EI Escorial 肌萎缩侧索硬化临床诊断标准

临床诊断确定性	临床特点
确诊的 ALS	至少有 3 个部位的上、下运动神经元受累的体征
很可能的 ALS	至少有 2 个部位的上、下运动神经元受累的体征,而且,某些上运动神经元体征必须位于下运动神经元体征近端(之上)
实验室支持很可能的 ALS	只有 1 个部位的上、下运动神经元受累的体征或一个部位的上运动神经元受累的体征,以及肌电图显示的至少两个部位的下运动神经元受累的证据
可能的 ALS	只有 1 个部位的上、下运动神经元受累的体征,或有 2 处或以上的上运动神经元受累的体征;或者下运动神经元体征位于上运动神经元体征近端(之上)

注:将 ALS 神经元变性的部位分为 4 个:延髓、颈髓、胸髓、腰骶髓。

【鉴别诊断】

1. 颈椎病或腰椎病　颈椎病可有手部肌肉萎缩,压迫脊髓时还可出现下肢腱反射亢进、双侧病理反射阳性等上、下运动神经元病变的症状和体征。亦可呈慢性进行性病程,两者鉴别有时较困难。但颈椎病的肌萎缩常局限于上肢,多见手肌萎缩,不像 ALS 那样广泛,常伴上肢或肩部疼痛,客观检查常有感觉障碍,可有括约肌障碍,无延髓麻痹表现;腰椎病也常局限于单下肢,伴有腰或腿部疼痛。胸锁乳突肌及胸椎椎旁肌针极肌电图检查无异常。颈椎 X 线片、CT 或 MRI 显示颈椎骨质增生、椎间孔变窄、椎间盘变性或脱出,甚至脊膜囊受压,有助于鉴别。对于老年人,颈椎病同时合并腰椎病时,临床表现和肌电图更易与 ALS 混淆,此时后者胸椎椎旁肌针极肌电图异常自发电位有助于鉴别。

2. 多灶性运动神经病(multifocal motor neuropathy,MMN)　呈慢性进展的局灶性下运动神经元损害,推测是与抗神经节苷脂(GM1)抗体相关的自身免疫性疾病。MMN 临床表现多为非对称性肢体无力、萎缩、肌束颤动,而感觉受累很轻,腱反射可以保留。节段性运动神经传导测定可显示有多灶性运动传导阻滞,血清抗 GM1 抗体滴度升高,静脉注射大剂量免疫球蛋白有效,可与之鉴别。

3. 脊髓性肌萎缩(spinal muscular atrophy,SMA)　是一组遗传性疾病,大部分为隐性遗传,与 5 号染色体上的运动神经元存活基因相关。临床上以进行性对称性近端肌无力萎缩为主要表现,选择性累及下运动神经元,没有上运动神经元受累。

4. 其他　还需要鉴别的疾病包括:颈段脊髓肿瘤,可有上肢肌萎缩和四肢腱反射亢进,双侧病理反射阳性。但一般无肌束颤动,常有神经根痛和传导束性感觉障碍。腰穿可发现椎管阻塞,脑脊液蛋白含量增高。CT 或 MRI 显示椎管内占位性病变有助于确诊。延髓和脊髓空洞症,临床上也常有双手小肌肉萎缩,肌束颤动,可进展为真性延髓性麻痹,也可出现锥体束征。但临床进展缓慢,常合并其他畸形,且有节段性分离性感觉障碍,MRI 可显示延髓或脊髓空洞,有助于鉴别。

【治疗】　仍无有效治愈手段,治疗旨在改善患者生活质量、延缓病情发展。除药物治疗外,还包括营养管理、呼吸支持和对症治疗等。

1. 药物治疗　利鲁唑通过稳定电压门控钠通道的非激活状态、抑制突触前谷氨酸释放、激活突触后谷氨酸受体以促进谷氨酸的摄取等发挥作用,可以在一定程度上延缓病情发展,能延缓病程、延长延髓麻痹患者的生存期。循证医学证据表明自由基清除剂依达拉奉可延缓部分 ALS 患者的病情进展。

2. 其他治疗　包括针对吞咽、呼吸、构音、痉挛、疼痛和营养障碍等并发症和伴随症状的治疗。吞咽困难者应鼻饲饮食,有呼吸衰竭者可行气管切开并机械通气。在对症治疗的同时,要充分注意药物可能发生的不良反应。

【预后】　ALS 患者的预后差,病情呈持续性进展,多于 5 年内死于呼吸肌麻痹或肺部感染,生存期长者可达 10 余年甚至更长时间。在此期间患者不仅承受着疾病的困扰,更面临着巨大的心理压力。医务工作者不仅要专注于疾病的诊疗,更要关注患者的心理与精神状态,在临床诊疗中注意爱伤意识,在工作中施以人文关怀。

第二节 ｜ 其他运动神经元病

运动神经元病除肌萎缩侧索硬化外,还包括进行性肌萎缩、进行性延髓麻痹、原发性侧索硬化以及特殊类型(连枷臂综合征、连枷腿综合征、ALS 叠加综合征等)。

根据中年以后隐袭起病,慢性进行性加重的病程,临床主要表现为上、下运动神经元损害所致肌无力、肌萎缩、肌束震颤、延髓麻痹及锥体束征的不同组合,无感觉障碍,肌电图呈神经源性损害,脑脊液正常,影像学无异常等特征,一般不难作出临床诊断。

一、进行性肌萎缩

进行性肌萎缩(progressive muscular atrophy,PMA)的发病年龄在 20～50 岁,多在 30 岁左右,略早于 ALS,男性较多。运动神经元变性主要累及脊髓前角细胞,或可能影响脑干运动神经核,表现为下运动神经元损害的症状和体征。首发症状常为单手或双手小肌肉萎缩、无力,逐渐累及前臂、上臂及肩胛带肌群。少数病例肌萎缩可从下肢开始。受累肌肉萎缩明显,肌张力降低,可见肌束颤动,腱反射减弱,病理反射阴性。一般无感觉和括约肌功能障碍。部分患者进展较慢,病程可达 10 年或更长。晚期发展至全身肌肉萎缩、无力,生活不能自理,最后常因肺部感染而死亡。

二、进行性延髓麻痹

进行性延髓麻痹(progressive bulbar palsy,PBP)少见,发病年龄较晚,多在 40 岁或 50 岁以后起病。主要表现为进行性发音不清、声音嘶哑、吞咽困难、饮水呛咳、咀嚼无力。舌肌明显萎缩,并有肌束颤动,唇肌、咽喉肌萎缩,咽反射消失。有时同时损害双侧皮质脑干束,出现强哭强笑、下颌反射亢进,从而真性和假性延髓麻痹共存。病情进展较快,多在 1~2 年内因呼吸肌麻痹或肺部感染而死亡。

三、原发性侧索硬化

原发性侧索硬化(primary lateral sclerosis,PLS)在临床上罕见。多在中年以后发病,起病隐袭。常见首发症状为双下肢对称性僵硬、乏力,行走呈剪刀步态。缓慢进展,逐渐累及双上肢。四肢肌张力呈痉挛性增高,腱反射亢进,病理反射阳性,一般无肌萎缩和肌束颤动,感觉无障碍,括约肌功能不受累。如双侧皮质脑干束受损,可出现假性延髓麻痹表现。进展较 ALS 慢,可存活较长时间。

四、特殊类型的运动神经元病

1. **连枷臂综合征**(flail arm syndrome,FAS)/**连枷腿综合征**(flail leg syndrome,FLS) 表现为单纯上肢/下肢的下运动神经元损害,主要表现为近端无力和萎缩,症状进行性发展;病程中可以出现上肢/下肢的病理反射阳性(如 Hoffmann 征、Babinski 征等);症状局限在上肢/下肢持续 12 个月以上。

2. **ALS 叠加综合征** 既往认为运动神经元病是一种纯运动系统的疾病,没有认知、感觉系统、锥体外系及自主神经系统损害的临床表现。但是,临床观察确实发现部分运动神经元病患者出现了运动系统以外的表现,如认知功能障碍。基于临床表现、病理生理改变(TDP-43 是 ALS 和额颞叶变性的共同病理改变)以及基因诊断(*C9orf72* 基因中的非编码 GGCCCC 六核酸重复序列扩增与 ALS 和额颞叶变性相关)等方面的证据证实 FTLD-MND 是一个连续的疾病过程。因此目前额颞叶变性(FTLD)、运动神经元病(MND)及 FTLD-MND 被称为 FTLD-MND 疾病谱。此外,少数患者存在锥体外系症状、感觉异常、膀胱直肠功能障碍和眼外肌运动障碍等,通常将伴有这些表现的 ALS 称为 ALS 叠加综合征。

(贾龙飞)

第十三章 | 中枢神经系统感染性疾病

病原微生物侵犯中枢神经系统（central nervous system,CNS）的实质、被膜及血管等引起的急性或慢性炎症性（或非炎症性）疾病即为 CNS 感染性疾病。这些病原微生物包括病毒、细菌、真菌、螺旋体、寄生虫、立克次体和朊蛋白等。

【疾病分类】 临床中依据 CNS 感染部位的不同可分为：①脑炎、脊髓炎或脑脊髓炎：主要侵犯脑和/或脊髓实质；②脑膜炎、脊膜炎或脑脊膜炎：主要侵犯脑和/或脊髓软膜；③脑膜脑炎：脑实质与脑膜合并受累。

【感染途径】 病原微生物主要通过三种途径进入 CNS：①血行感染：病原体通过昆虫叮咬、动物咬伤损伤皮肤黏膜后进入血液或使用不洁注射器、输血等直接进入血流，面部感染时病原体也可经静脉逆行入颅，孕妇感染的病原体可经胎盘传给胎儿；②直接感染：穿透性颅外伤或邻近组织感染后病原体蔓延进入颅内；③神经干逆行感染：嗜神经病毒（neurotropic virus）如单纯疱疹病毒、狂犬病毒等首先感染皮肤、呼吸道或胃肠道黏膜，经神经末梢进入神经干，然后逆行进入颅内。

【诊断方法】 以脑炎为代表的中枢神经系统感染性疾病是神经科医生经常面对的急难重症，及时和正确的诊断是实施有效治疗的前提。病史和体征可以提供重要的诊断线索，脑脊液检查、神经影像学检查和脑电图检查是必要的辅助手段和决策依据。病原学的确定主要依靠：①脑脊液病原学染色、培养和鉴定；②血液和脑脊液检测特异性抗体；③PCR 技术或宏基因组学第二代测序（metagenomics next-generation sequencing,mNGS）技术检测脑脊液病原体核酸；④脑活体组织病理等。

第一节 | 病毒感染性疾病

神经系统病毒感染是指病毒进入神经系统及相关组织引起的炎性或非炎性改变。根据病原学中病毒核酸的特点，病毒可以分为 DNA 病毒和 RNA 病毒。能够引起神经系统感染的病毒很多，具有代表性的引起人类神经系统感染的病毒有：DNA 病毒中的单纯疱疹病毒、水痘-带状疱疹病毒等；RNA 病毒中的脊髓灰质炎病毒、柯萨奇病毒、麻疹病毒、人类免疫缺陷病毒等。

一、单纯疱疹病毒性脑炎

单纯疱疹病毒性脑炎（herpes simplex virus encephalitis,HSE）是由单纯疱疹病毒（herpes simplex virus,HSV）感染引起的一种急性 CNS 感染性疾病，病变主要侵犯颞叶、额叶和边缘系统，引起脑组织出血坏死和/或变态反应性脑损害。是病毒性脑炎中最常见的类型。

【病因与发病机制】 HSV 是一种嗜神经 DNA 病毒，有两种血清型，即 HSV-1 和 HSV-2。患者和无症状病毒携带者是主要传染源，HSV-1 主要通过密切接触或飞沫传播，HSV-2 主要通过性接触或垂直传播。人类绝大多数（90%）HSE 是由 HSV-1 引起的。

HSV 首先在口腔和呼吸道（HSV-1）或生殖器（HSV-2）引起原发感染，机体迅速产生特异性免疫力而康复，但不能彻底消除病毒，病毒以潜伏状态长期存在体内，而不引起临床症状。神经节中的神经细胞是病毒潜伏的主要场所，HSV-1 主要潜伏在三叉神经节，HSV-2 潜伏在骶神经节。约半数以上的 HSV-1 脑炎是由病毒再活化感染而引起的，当人体受到各种非特异性刺激使机体免疫力下降时，潜伏的病毒再度活化，经三叉神经轴突进入脑内，引起颅内感染；另外 25% 由 HSV-1 原发感染引起。

而 HSV-2 脑炎则大多数由病毒原发感染引起,HSV-2 所引起的 HSE 主要发生在新生儿,是新生儿通过产道时被 HSV-2 感染所致。

【病理】　病理改变主要是脑组织水肿、软化、出血、坏死,双侧大脑半球均可弥漫性受累,常呈不对称分布,以颞叶内侧、边缘系统和额叶眶面最为明显,亦可累及枕叶,其中脑实质中发生出血性坏死是一重要病理特征。镜下可见血管周围有大量淋巴细胞浸润形成袖套状,小胶质细胞增生,神经细胞弥漫性变性坏死。神经细胞和胶质细胞核内可见嗜酸性包涵体,包涵体内含有疱疹病毒的颗粒和抗原,是其最有特征性的病理改变。

【临床表现】

1. **Ⅰ型单纯疱疹病毒性脑炎**　发病无季节性、地区性、性别差异,任何年龄均可发病。临床特点:①原发感染的潜伏期为 2～21 天,平均 6 天,常见的前驱症状有头痛、发热(38～40℃)、咳嗽等表现;②急性起病,病程为数日至 1～2 个月,1/4 患者有口唇疱疹病史;③症状:多表现为额颞叶及边缘系统损害,常见精神和行为异常,如人格改变、反应迟钝、情感淡漠,甚至缄默、行为异常等,部分患者以精神行为异常为首发症状或唯一症状就诊于精神科;认知功能障碍,如记忆力下降、定向力障碍等;癫痫发作,1/3 的患者可出现,多为全身强直-阵挛发作,严重者呈癫痫持续状态;不同程度意识障碍,意识模糊或谵妄,随病情加重可出现嗜睡、昏睡、昏迷或去皮质状态,意识障碍(特别是昏迷)的出现提示病情严重;颅内压增高,如头痛、呕吐;局灶神经系统症状,如偏瘫、失语等。在所有临床症状中,精神行为异常是最为特征性的表现,临床医师应精准识别,在医疗过程中关爱患者并做好保护措施,以免发生自伤或伤他行为。

2. **Ⅱ型单纯疱疹病毒性脑炎**　多见于新生儿和青少年。临床特点:①急性暴发性起病。②主要表现为肝、肺等广泛的内脏坏死和弥漫性的脑损害。患儿出现难喂养、易激惹、嗜睡、局灶性或全身性抽搐等表现。③子宫内胎儿感染可造成婴儿先天畸形,如精神迟滞、小头畸形、小眼球、视网膜发育不全等。新生儿发病后的死亡率极高。

【辅助检查】

1. **血常规检查**　可见白细胞计数轻度增高。

2. **脑电图检查**　常出现弥漫性高波幅慢波,以单侧或双侧颞、额区异常更为明显,甚至可出现颞区的尖波或棘波。

3. **影像学检查**　疾病早期 CT 可完全正常,发病约 5 天后颞叶和/或额叶可出现低密度改变,伴有不规则高密度点、片状出血影和占位效应。典型病例在疾病早期即可在颅脑 MRI 中发现单侧或双侧颞叶中部、额叶眶面或岛叶等处 FLAIR 及 T$_2$ 呈高信号(图 13-1)。尽管颅脑 MRI 对早期诊断和显示病变区域帮助较大,但 MRI 正常不能排除诊断。

4. **脑脊液常规检查**　压力正常或轻度增高,重症者可明显增高;白细胞数可正常或轻度增高,多在(50～100)×10^6/L,个别可高达 1 000×10^6/L,以淋巴细胞为主,可有红细胞数增多,除外腰椎穿刺损伤则

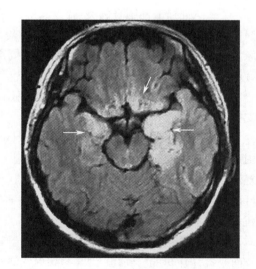

图 13-1　**单纯疱疹病毒性脑炎 MRI FLAIR 像**
箭头示颞叶内侧、额叶眶面病灶,FLAIR 呈明显高信号,左侧颞叶内侧结构肿胀。

提示出血性坏死性脑炎;蛋白质含量正常或呈轻、中度增高,糖与氯化物正常。

5. **脑脊液病原学检查**　①病原体核酸检测:主要采用聚合酶链反应(polymerase chain reaction,PCR)或宏基因组学第二代测序(mNGS)技术等方法,主要对脑脊液进行检查,也可以对脑组织等其他标本进行检测;一般而言,脑脊液 PCR 检测到 HSV DNA 或 mNGS 技术检测到特异性病毒序列数 ≥3 条时具有诊断意义,但需要排除假阳性,对于 HSV 脑炎,CSF-PCR 可视为替代脑活检的 HSE 诊断

的"金标准"。②检测脑脊液中 HSV 特异性 IgM、IgG 抗体,病程中 2 次及 2 次以上抗体滴度呈 4 倍以上增高,有确诊价值。

6. 脑活检 可发现非特异性的炎性改变,细胞核内出现嗜酸性包涵体,电镜下可发现细胞内病毒颗粒。但因其属于创伤性检查、费时且无助于早期诊断,故虽然是诊断 HSE 的"金标准",但临床上仅用于少数病例。

【诊断与鉴别诊断】

1. 诊断 ①口唇或生殖道疱疹史,或本次发病有皮肤、黏膜疱疹;②起病急,病情重,有发热、咳嗽等上呼吸道感染的前驱症状;③明显精神行为异常、抽搐、意识障碍及早期出现局灶性神经系统损害体征;④脑脊液常规检查白细胞数正常或轻度增多,有灶性出血时红细胞数增多,糖和氯化物正常;⑤脑电图以颞、额区损害为主的脑弥漫性异常;⑥颅脑 CT 或 MRI 发现颞叶、额叶及边缘叶的炎症性异常信号或局灶性出血性坏死灶;⑦特异性抗病毒药物治疗有效支持诊断。但本病病因确诊尚需依靠脑脊液 HSV-PCR 或 mNGS 技术发现该病毒 DNA,或通过双份抗体检测、脑组织活检等病原学检查确诊。

难点微课

2. 鉴别诊断

(1)其他病毒脑炎:包括带状疱疹病毒性脑炎、巨细胞病毒性脑炎、流行性乙型脑炎、麻疹病毒脑炎等。单纯疱疹病毒性脑炎往往急性起病、进展迅速,但与其他病毒性脑炎相比其临床特征并没有特殊之处,往往需要从发病季节、地理特征、流行病学史(如动物咬伤)、基础疾病等获得鉴别依据,而最终诊断需要依靠病原学检查。

(2)自身免疫性脑炎:泛指由自身免疫机制介导的脑炎,以急性或亚急性发作的癫痫、认知障碍及精神症状为主要临床表现,早期症状与病毒性脑炎相似,不易鉴别,可通过自身免疫性脑炎特异性抗体检测确诊,可合并肿瘤或系统性免疫性疾病,抗病毒治疗无效,须进行大剂量激素、免疫抑制剂治疗。

(3)急性播散性脑脊髓炎:急性起病,病前常有感染或疫苗接种史,表现为脑实质、脑膜和脊髓等损害的症状和体征,重症者也可有意识障碍和精神症状。因病变主要在脑白质,癫痫发作少见。影像学显示皮质下脑白质多发病灶,以脑室周围多见,病毒学和相关抗体检查阴性,大剂量激素等治疗有效。

【治疗】 早期诊断和治疗是降低本病死亡率的关键,主要包括抗病毒治疗,辅以免疫治疗和对症支持治疗。

1. 抗病毒药物治疗 阿昔洛韦(acyclovir):为一种鸟嘌呤衍生物,能抑制病毒 DNA 的合成。常用剂量为 15～30mg/(kg·d),分 3 次静脉滴注,连用 14～21 天。若病情较重,可延长治疗时间或再重复治疗 1 个疗程。不良反应少,但须注意肝肾功能受损。对临床疑诊又无条件作病原学检查的病例可用阿昔洛韦进行诊断性治疗。近年已发现对阿昔洛韦耐药的 HSV 株,这类患者可试用膦甲酸钠和西多福韦治疗。

2. 糖皮质激素 对应用糖皮质激素治疗本病尚有争议。理论上,糖皮质激素可抑制神经炎症反应而获益,但同时也会加剧 CNS 的病毒感染而加重病情。故临床应视病情酌情使用。

3. 对症支持治疗 对重症患者至关重要,注意维持营养及水、电解质的平衡,保持呼吸道通畅。高热者给予物理降温,合并癫痫发作者给予抗惊厥治疗;颅内压增高者及时给予脱水降颅内压治疗。同时须加强护理,预防压疮及呼吸道感染等并发症。恢复期可进行康复治疗。

【预后】 预后取决于疾病的严重程度和治疗是否及时。本病如未经抗病毒治疗、治疗不及时或不充分,病情严重则预后不良,死亡率可高达 60%～80%。如发病前几日内及时给予足量的抗病毒药物治疗或病情较轻,多数患者可治愈,但仍有部分患者死亡或遗留不同程度的运动障碍、智能障碍、癫痫等后遗症。

二、病毒性脑膜炎

病毒性脑膜炎(viral meningitis)是一组由各种病毒感染引起的脑膜急性炎症性疾病,临床以发热、头痛和脑膜刺激征为主要表现。本病大多呈良性过程。

【病因与发病机制】　一般多由肠道病毒(柯萨奇病毒、埃可病毒、脊髓灰质炎病毒)所引起,其次为虫媒病毒、带状疱疹病毒和单纯疱疹病毒等。肠道病毒主要经粪口途径传播,在下消化道发生最初的感染,肠道细胞上有与肠道病毒结合的特殊受体,病毒经肠道入血,产生病毒血症,经脉络丛进入脑脊液侵犯脑膜引发炎症改变。

【病理】　脑膜弥漫性增厚,镜下可见脑膜有炎性细胞浸润,脉络丛亦可有炎性细胞浸润,伴室管膜内层局灶性破坏的血管壁纤维化以及纤维化的软脑膜炎。

【临床表现】　肠道病毒所致者好发于夏、秋季;腮腺炎病毒性脑膜炎多在冬、春季发病;淋巴细胞性脉络丛脑膜炎多发于秋、冬季;单纯疱疹病毒性脑膜炎的发病无明显季节性。各种病毒性脑膜炎的临床表现基本相似,通常急性或亚急性起病,可有发热、咽痛、项背疼痛、全身肌肉痛、倦怠无力、腹痛及腹泻等一般病毒感染症状,部分患者可有恶心、呕吐等。患者大多有头痛及脑膜刺激征。少数严重者可有抽搐、瘫痪及意识障碍等脑部受损症状。腮腺炎病毒性脑膜炎常伴有腮腺炎、卵巢炎或睾丸炎。疱疹病毒性脑膜炎可伴有皮肤黏膜疱疹。

【辅助检查】　脑脊液压力正常或增高,白细胞数增高,可达$(10\sim500)\times10^6$/L,一般不超过$1\,000\times10^6$/L,以淋巴细胞增多为主,早期可有极短暂的中性粒细胞增多,蛋白水平正常或轻度增高,糖和氯化物含量正常,部分患者脑脊液 PCR 或 mNGS 可有病原学提示。颅脑 CT 或 MRI 平扫一般没有阳性发现,部分患者颅脑 MRI 增强扫描可见软脑膜线样强化。

【诊断】　本病诊断主要根据急性或亚急性起病的全身感染中毒症状、脑膜刺激征、脑脊液淋巴细胞数轻中度增高并除外其他疾病等,确诊需脑脊液病原学检查。

【治疗】　单纯疱疹病毒与水痘-带状疱疹病毒感染首选阿昔洛韦治疗。肠道病毒无特异性的抗病毒药物,以对症支持治疗为主。多数的病毒性脑膜炎具有自限性,预后良好。

三、其他病毒感染性脑炎或脑病

除单纯疱疹病毒性脑炎外,下面简单介绍由特定病毒引起的几种脑炎或脑病,包括带状疱疹病毒脑炎、进行性多灶性白质脑病和亚急性硬化性全脑炎。

(一)带状疱疹病毒脑炎

带状疱疹病毒脑炎是水痘-带状疱疹病毒(varicella-zoster virus,VZV)感染所致的脑炎。VZV 可引起两种不同临床表现的疾病,即水痘和带状疱疹。VZV 初次感染表现为水痘,最常集中在面部和躯干,感染后病毒潜伏于三叉神经节和脊髓后根神经节,潜伏的 VZV 再活化可导致带状疱疹和 CNS 感染。CNS 感染主要有脑膜炎、脑炎、脑血管炎与脊髓炎。其中 VZV 脑炎可出现脑膜刺激征、精神或认知症状、锥体束受累、脑神经麻痹、共济失调等表现。辅助检查:颅脑 MRI 可正常。脑脊液白细胞数增高,常为$(10\sim100)\times10^6$/L,以淋巴细胞为主,蛋白水平可轻度增高,糖和氯化物含量正常。脑脊液 PCR 检测到病毒 DNA 可确诊,mNGS 阳性具有诊断价值,脑脊液或血清抗 VZV 抗体 IgM 阳性也有诊断意义。治疗主要为抗病毒和对症支持治疗,建议辅以小剂量激素使用,预后相对较好。

(二)进行性多灶性白质脑病

进行性多灶性白质脑病(progressive multifocal leukoencephalopathy,PML)是一种由人类多瘤病毒中的 JC 病毒(又称乳头多瘤空泡病毒)引起的罕见的亚急性致死性的脱髓鞘疾病,常发生于细胞免疫功能低下的患者。病理改变以 CNS 脑白质内广泛多灶性部分融合的脱髓鞘病变为主。亚急性或慢性起病,常以人格改变和智能减退起病,其他神经系统症状和体征包括偏瘫、感觉异常、视野缺损、共济失调等。

脑电图显示非特异的弥漫性或局灶性慢波;CT 可发现白质内多灶性低密度区,无增强效应;MRI 可见病灶部位 T$_2$ 均质高信号,T$_1$ 低信号或等信号。

本病缺乏有效的治疗方法,以支持和对症治疗为主。病程通常持续数月,预后差,多在发病 1 年内死亡。

(三) 亚急性硬化性全脑炎

亚急性硬化性全脑炎(subacute sclerosing panencephalitis,SSPE)是由麻疹病毒感染所致。

本病多见于 12 岁以下的儿童,患儿 2 岁前常患过麻疹,经 6～8 年的无症状期后隐匿起病,缓慢进展,不发热。临床可分为:①早期:表现为认知和行为改变,如健忘、学习成绩下降、淡漠、注意力不集中、性格改变、坐立不安等;②运动障碍期:数周或数月后出现共济失调、肌阵挛(响声可诱发)、舞蹈手足徐动、肌张力障碍、失语和失用症,也可有癫痫发作;③强直期:肢体肌强直,腱反射亢进,Babinski 征阳性,去皮质或去大脑强直,可有角弓反张;④终末期:大脑皮质功能完全丧失,眼球浮动,肌张力下降,肌阵挛消失,最终死于合并感染或循环衰竭。

辅助检查:脑脊液细胞数、蛋白质、糖含量正常,免疫球蛋白增高,可出现寡克隆区带;血清和脑脊液麻疹病毒抗体升高。特征性脑电图表现为长间隔(>4s)周期性复合波。影像学可见大脑皮质萎缩、脑室扩大、白质局灶或多灶性病变。

目前尚无有效的治疗方法,以支持治疗和对症治疗为主,加强护理,预防并发症。患者多在 1～3 年内死亡,偶有持续 10 年以上的病例。

第二节 | 细菌感染性疾病

由于各种细菌侵害神经系统所致的炎症性疾病称为神经系统细菌感染。细菌感染是神经系统常见疾病之一,病原菌常常侵袭力强,可侵犯 CNS 软脑膜、脑、脊髓实质,或感染邻近的组织如静脉窦、周围神经等。本节将对神经系统常见的细菌感染性疾病进行讨论和叙述。

一、化脓性脑膜炎

化脓性脑膜炎(purulent meningitis)是由化脓性细菌感染所致的脑脊膜炎症,是 CNS 常见的化脓性感染。通常急性起病,好发于婴幼儿和儿童。

【病因与发病机制】 化脓性脑膜炎最常见的致病菌为肺炎球菌、脑膜炎双球菌及流感嗜血杆菌 B 型,其次为金黄色葡萄球菌、链球菌、大肠埃希菌、铜绿假单胞菌等。

感染可因心、肺以及其他脏器感染波及脑室和蛛网膜下腔系统,或由颅骨、椎骨或脑实质感染病灶直接蔓延引起,部分也可以通过颅骨、鼻窦、乳突骨折或神经外科手术侵入蛛网膜下腔引起,由腰椎穿刺引起者罕见。

致病细菌经血液循环侵入蛛网膜下腔后,菌壁抗原成分及某些炎性细胞因子刺激血管内皮细胞,促使中性粒细胞进入 CNS,诱发一系列软脑膜的炎性病理改变。

【病理】 基本病理改变是软脑膜炎、脑膜血管充血和炎性细胞浸润。表现为:①软脑膜及大脑浅表血管充血,脑表面被蛛网膜下腔的大量脓性渗出物所覆盖,脑沟及脑基底池脓性分泌物沉积;②脑膜有炎性细胞浸润,早期以中性粒细胞为主,后期则以淋巴细胞、浆细胞为主,成纤维细胞明显增多;③蛛网膜下腔出现大量多形核细胞及纤维蛋白渗出物,蛛网膜纤维化,渗出物被局部包裹;④室管膜和脉络膜有炎性细胞浸润,血管充血,严重者有静脉血栓形成;⑤脑实质中偶有局灶性脓肿存在。

【临床表现】 各种细菌感染引起的化脓性脑膜炎临床表现类似,主要有以下表现。

1. **感染症状** 发热、寒战或上呼吸道感染表现等。

2. **脑膜刺激征** 表现为颈强直,Kernig 征和 Brudzinski 征阳性。但新生儿、老年人或昏迷患者脑膜刺激征常不明显。

3. 高颅压症状　表现为剧烈头痛、呕吐、意识障碍等。腰穿时检测颅内压明显升高,有的在临床上甚至形成脑疝。

4. 局灶症状　部分患者可出现局灶性神经功能损害的症状,如偏瘫、失语等。

5. 其他症状　部分患者有比较特殊的临床特征,如脑膜炎双球菌脑膜炎(又称流行性脑脊髓膜炎)菌血症时出现的皮疹,开始为弥散性红色斑丘疹,迅速转变成皮肤瘀点,主要见于躯干、下肢、黏膜以及结膜,偶见于手掌及足底。

【辅助检查】

1. 血常规检查　白细胞计数增加,通常为$(10\sim30)\times10^9$/L,以中性粒细胞为主。

2. 脑脊液检查　压力常升高;外观混浊或呈脓性;细胞数明显升高,以中性粒细胞为主,通常>$1\,000\times10^6$/L;蛋白质升高;糖含量下降,通常低于2.2mmol/L;氯化物降低。涂片革兰氏染色阳性率在60%以上,细菌培养阳性率在80%以上。脑脊液mNGS可提高阳性检出率。

3. 影像学检查　MRI诊断价值高于CT,早期可正常,随病情进展MRI的T_1加权像上显示蛛网膜下腔高信号,可不规则强化,T_2加权像呈脑膜高信号。后期可显示弥散性脑膜强化、脑水肿等。

4. 其他　血细菌培养常可检出致病菌;如有皮肤瘀点,应行活检和细菌染色检查。

【诊断】　根据急性起病的发热、头痛、呕吐,查体有脑膜刺激征,腰椎穿刺提示颅内压升高、脑脊液白细胞明显升高以及脑脊液中糖和氯化物降低,即应考虑本病。确诊须有病原学证据,脑脊液细菌涂片检出病原菌或细菌培养阳性可确诊,血培养阳性或脑脊液mNGS阳性有一定的诊断价值。

【鉴别诊断】

1. 病毒性脑膜炎　脑脊液白细胞计数通常低于$1\,000\times10^6$/L,糖及氯化物一般正常或稍低,细菌涂片或细菌培养结果阴性。脑脊液病原学检查有助于鉴别诊断。

2. 结核性脑膜炎　通常亚急性起病,脑神经损害常见,脑脊液检查白细胞计数升高往往不如化脓性脑膜炎明显,病原学检查有助于进一步鉴别。

3. 隐球菌性脑膜炎　通常隐匿起病,病程迁延,脑神经(尤其是视神经)受累常见,脑脊液白细胞计数通常低于200×10^6/L,以淋巴细胞为主,墨汁染色可见新型隐球菌,隐球菌荚膜抗原检查可呈阳性。

【治疗】　化脓性脑膜炎的治疗包括病原学治疗和对症支持治疗。首先是针对病原菌选取足量敏感的抗生素,并防治感染性休克,维持血压,防止脑疝。

1. 抗菌治疗　应掌握的原则是及早使用抗生素,通常在确定病原菌之前使用广谱抗生素,若明确病原菌则应选用病原菌敏感的抗生素。

(1)未确定病原菌:三代头孢的头孢曲松或头孢噻肟常作为化脓性脑膜炎首选用药,对脑膜炎双球菌、肺炎球菌、流感嗜血杆菌及B型链球菌引起的化脓性脑膜炎疗效比较肯定。

(2)确定病原菌:应根据病原菌选择病原菌敏感的抗生素。

1)肺炎球菌:对青霉素敏感者可用大剂量青霉素,成人2 000万~2 400万U/d,儿童40万U/(kg·d),分次静脉滴注。对青霉素耐药者,可考虑用头孢曲松,必要时联合万古霉素治疗。一般疗程大于14天,通常开始抗生素治疗后24~36小时内复查脑脊液,以评价治疗效果。

2)脑膜炎双球菌:原则上首选青霉素,但由于青霉素的耐药问题以及敏感性日益下降,故在没有药敏结果前首选三代头孢,如头孢噻肟或头孢曲松。对青霉素或β-内酰胺类抗生素过敏者可用氯霉素。

3)革兰氏阴性杆菌:对铜绿假单胞菌引起的脑膜炎可使用头孢他啶,其他革兰氏阴性杆菌脑膜炎可用头孢曲松、头孢噻肟,疗程视病情。

2. 激素治疗　激素可以抑制炎性细胞因子的释放,稳定血-脑屏障。对病情较重且没有明显激素禁忌证的患者可考虑应用。通常给予地塞米松10mg静脉滴注,连用3~5天。

3. 对症支持治疗　颅内压增高者可脱水降颅内压。高热者使用物理降温或使用退热剂。癫痫发作者给予抗癫痫发作药物。

【预后】 病死率及致残率较高。预后与病原菌毒力、机体抵抗力和是否及早有效应用抗生素治疗密切相关。少数患者可遗留智力障碍、癫痫、脑积水等后遗症。

二、结核性脑膜炎

结核性脑膜炎(tuberculous meningitis,TBM)是由结核分枝杆菌引起的一种弥漫性非化脓性软脑膜和蛛网膜的炎性疾病,也可侵及脑实质和脑血管。

【病因与发病机制】 结核病患者中 1% 会发生 CNS 结核病,主要由原发感染肺部的结核分枝杆菌经血流播散至脑和脊髓实质、脑脊膜及其邻近组织形成病灶所致,若病灶破裂导致结核分枝杆菌进入蛛网膜下腔则引起 TBM。

【病理】 脑底处破裂的结核结节周围结核性渗出物在蛛网膜下腔中扩散至基底池和外侧裂。光镜下渗出物由纤维蛋白网络中带有不同数量细菌的多形核细胞、巨噬细胞、淋巴细胞和红细胞组成。随着疾病的进展,淋巴细胞和结缔组织占优势。渗出物经过的小动脉和中动脉,以及其他一些血管(毛细血管和静脉)可被感染,形成结核性血管炎,导致血管堵塞,引起脑梗死。慢性感染时,结核性渗出物可使基底池、第四脑室流出通路阻塞,引起脑积水。

【临床表现】 多起病隐匿,为慢性病程,也可急性或亚急性起病,可缺乏结核接触史,症状往往轻重不一,其自然病程发展一般有以下表现。

1. **结核中毒症状** 低热、盗汗、食欲减退、全身倦怠无力、精神萎靡不振。

2. **脑膜刺激症状和高颅压症状** 早期表现为发热、头痛、呕吐及脑膜刺激征。颅内压增高是早期由于脑膜、脉络丛和室管膜炎性反应,脑脊液生成增多,蛛网膜颗粒吸收下降,形成交通性脑积水所致。颅内压多为轻、中度增高,通常持续 1~2 周。晚期蛛网膜、脉络丛粘连,呈完全或不完全性梗阻性脑积水,颅内压多明显增高,表现为头痛、呕吐和视神经乳头水肿。严重时出现去大脑强直发作或去皮质状态。

3. **脑实质损害** 如早期未能及时治疗,发病 4~8 周时常出现脑实质损害症状,如精神萎靡、淡漠、谵妄或妄想,部分性、全身性癫痫发作或癫痫持续状态,昏睡或意识模糊。肢体瘫痪如因结核性动脉炎所致,可呈卒中样发病,出现偏瘫、交叉瘫等;如由结核瘤或脑脊髓蛛网膜炎引起,表现为类似肿瘤的慢性瘫痪。

4. **脑神经损害** 颅底炎性渗出物的刺激、粘连、压迫,可致脑神经损害,以动眼神经、展神经、面神经和视神经最易受累,表现为视力减退、复视和面神经麻痹等。

5. **老年人 TBM 的特点** 头痛、呕吐较轻,颅内压增高症状不明显,约半数患者脑脊液改变不典型,但在动脉硬化基础上发生结核性动脉内膜炎而引起脑梗死较多。

【辅助检查】

1. **血液学检查** 血常规检查大多正常,部分患者血沉可增高,伴有抗利尿激素异常分泌综合征的患者可出现低钠和低氯血症。

2. **脑脊液检查** 脑脊液压力增高可达 200~400mmH$_2$O 或以上,外观澄清或呈毛玻璃样;淋巴细胞数显著增多,常为(100~500)×10^6/L;蛋白质增高,通常为 1~2g/L,糖及氯化物下降,典型脑脊液改变可高度提示诊断。脑脊液病原学检测包括:抗酸染色、结核分枝杆菌/利福平耐药实时荧光定量核酸扩增检测技术(X-pert MTB/RIF)和脑脊液培养,因抗酸染色阳性率极低、脑脊液培养时间过长且阳性率低,优选 X-pert MTB/RIF,但抗结核开始后,上述检测阳性率显著下降。

3. **头颅影像学检查** CT 和 MRI 可显示基底池脑膜强化、脑积水、脑梗死和结核瘤。

4. **免疫学检查** 外周血 T 细胞免疫斑点试验(T-SPOT)常阳性。

5. **其他** 结核菌素纯蛋白衍生物(TB-PPD)检测可阳性,胸部 CT 可见活动性或陈旧性结核感染证据。

【诊断与鉴别诊断】

1. 诊断　根据结核病病史或接触史,出现头痛、呕吐等症状,脑膜刺激征,脑脊液淋巴细胞数增多、蛋白质增高及糖、氯化物降低,以及影像学特征性改变,结合脑脊液病原学检测等可作出诊断。

2. 鉴别诊断　与新型隐球菌性脑膜炎和神经型布鲁菌病鉴别,无论是结核性脑膜炎和新型隐球菌性脑膜炎,还是结核性脑膜炎和神经型布鲁菌病,两者的临床过程和脑脊液改变都极为相似,应尽量寻找结核分枝杆菌、新型隐球菌和布鲁菌感染的实验室证据。还需要与脑膜癌病相鉴别,后者是由身体其他脏器的恶性肿瘤转移到脑膜所致,通过全面检查可发现颅外的癌性病灶。极少数患者合并脑结核瘤,表现为连续数周或数月逐渐加重的头痛,伴有癫痫发作及急性局灶性脑损伤,增强 CT 和 MRI 显示大脑半球等部位的单发病灶,脑脊液检查通常多为正常,此时需要与脑脓肿及脑肿瘤相鉴别。

【治疗】　本病的治疗原则是早期给药、合理选药、联合用药及系统治疗,只要患者临床症状、体征及实验室检查高度提示本病,即使病原学阴性亦应立即开始抗结核治疗。

1. 抗结核治疗　异烟肼、利福平、吡嗪酰胺和乙胺丁醇是治疗 TBM 最有效的联合用药方案(表 13-1),因乙胺丁醇的视神经毒性作用,儿童尽量不选用,可用其他药物替代。

表 13-1　主要的一线抗结核药物

药物	儿童日用量	成人日用量	用药途径
异烟肼	10～20mg/kg,最大 600mg	300～600mg	静脉滴注,口服
利福平	10～20mg/kg,最大 600mg	450～600mg	口服
吡嗪酰胺	30～35mg/kg	25mg/kg	口服
乙胺丁醇	15～20mg/kg,最大 1g	15mg/kg	口服

(1)异烟肼:可抑制结核分枝杆菌 DNA 合成,破坏菌体内酶活性,对细胞内、外结核分枝杆菌均有杀灭作用。无论脑膜有无炎症,均能迅速渗透到脑脊液中。单独应用易产生耐药性。主要不良反应有末梢神经炎、肝损害等,用药时应补充高剂量维生素 B_6(60～100mg/d)。

(2)利福平:与细菌的 RNA 聚合酶结合,干扰 mRNA 的合成,抑制细菌的生长繁殖,导致细菌死亡,对细胞内、外结核分枝杆菌均有杀灭作用。利福平只能部分通过炎性脑膜,是治疗结核性脑膜炎的常用药物。单独应用也易产生耐药性。主要不良反应有肝毒性、过敏反应等。

(3)吡嗪酰胺:在酸性环境中杀菌作用较强,可渗入吞噬细胞后进入结核分枝杆菌体内,菌体内的酰胺酶使其脱去酰胺基,转化为吡嗪酸而发挥杀菌作用。能够自由通过正常和炎性脑膜,是治疗结核性脑膜炎的重要抗结核药物。主要不良反应有肝损害、关节酸痛、肿胀、强直、活动受限、血尿酸增加等。

(4)乙胺丁醇:为抑菌药,血-脑屏障通透性差。主要不良反应有球后视神经炎、末梢神经炎、过敏反应等。

(5)其他药物包括莫西沙星、左氧氟沙星、利奈唑胺、阿米卡星、链霉素、卡那霉素、卷曲霉素、乙硫/丙硫异烟胺、环丝氨酸、对氨基水杨酸等。

治疗包括强化治疗和维持治疗,所有患者强化治疗期不少于 2 个月,全疗程不少于 12 个月。强化治疗方案应包括不少于 4 个有效的抗结核药物,其中异烟肼、利福平、吡嗪酰胺作为优选的抗结核药物,巩固期抗结核方案包括不少于 2 个有效的抗结核药物,推荐使用异烟肼和利福平。

2. 糖皮质激素　推荐重症患者以及抗结核治疗中出现矛盾现象、有脊髓压迫症状的患者使用。推荐地塞米松每日剂量从 0.3～0.4mg/kg 起始,逐渐减停,通常疗程为 4～8 周。

3. 降低颅内压 颅内压增高者可选用渗透性利尿剂,如 20% 甘露醇、甘油果糖或甘油盐水等,必要时行脑室引流术,同时须及时补充丢失的液体和电解质。

4. 对症及全身支持治疗 对重症及昏迷的患者至关重要,注意维持营养及水、电解质的平衡,保持呼吸道通畅。高热者给予物理降温,抗惊厥;同时须加强护理,预防压疮等并发症。

【预后】 预后与患者的年龄、病情、治疗是否及时有关,发病时昏迷是预后不良的重要指征;临床症状体征完全消失,脑脊液的白细胞数、蛋白质、糖和氯化物恢复正常提示预后良好。即使经过适当的治疗,仍有较高的病死率(15%～30%)。

三、神经型布鲁菌病

神经型布鲁菌病(neurobrucellosis)是布鲁菌病神经系统损害所致。布鲁菌病(brucellosis)是布鲁菌引起的人畜共患传染病。2%～10% 可发生神经型布鲁菌病,神经型布鲁菌病的表现可以是布鲁菌病的唯一表现,也可以是慢性布鲁菌病的系统症状之一。

【病因与发病机制】 布鲁菌为革兰氏阴性短小杆菌,无鞭毛,不形成芽孢。布鲁菌在自然环境中存活能力强,自然宿主是家畜,传染源主要是羊、牛、猪和犬。细菌可通过皮肤或黏膜、消化道、呼吸道等多种途径侵入人体,人类通过接触病畜及其分泌物或摄入染菌的食品而感染,我国的内蒙古、东北、西北等地区的牧区是本病的高发区。

病菌侵入人体后,随淋巴液到达淋巴结,被淋巴结中的吞噬细胞吞噬,如吞噬细胞未能将其杀灭,病原菌就可在吞噬细胞内生长繁殖,导致吞噬细胞破裂,进入淋巴液和血液循环,引起菌血症,并随血流带至全身,形成多发病灶。

【临床表现】

1. 布鲁菌病临床表现复杂多变,可出现多个器官病变,也可局限于某一器官。临床可分为急性型、慢性活动型和慢性期相对稳定型。本病潜伏期为 1～3 周,急性期出现发热、多汗和关节疼痛等症状;慢性症状多不明显。

2. 神经型布鲁菌病最常见脑膜炎,其次是脑膜脑炎,患者有发热、头痛、呕吐、视神经乳头水肿,出现脑膜刺激征,以及反应迟钝、精神错乱及不同程度的意识障碍,还可侵犯脑神经造成脑神经损害,其中听力下降是发生率较高的特征性表现。除侵犯脑膜、脑实质或脑神经外,本病还可侵犯脑血管导致急性脑血管病,以及侵犯脊髓、神经根和周围神经出现相应表现。

【辅助检查】

1. **脑脊液检查** 脑脊液检查可见淋巴细胞增多、蛋白质升高、糖降低,类似于结核性脑膜炎。脑脊液布鲁菌抗体可呈阳性,有时 CSF 可培养出布鲁菌。脑脊液 PCR 和/或 mNGS 有助于诊断。

2. **血清学检查及细菌培养** 虎红平板凝集试验为快捷的初筛试验,通常为阳性,血清凝集试验为确诊实验,效价达 1∶100 及以上(病程超过 1 年效价达 1∶50 及以上)并出现显著凝集有诊断意义。部分患者血细菌培养和骨髓细菌培养可为阳性。

【诊断与鉴别诊断】

1. **诊断** 根据患者有相关接触史并结合神经系统症状、体征和血清学、脑脊液检查结果可作出诊断。

2. **鉴别诊断** 本病须与其他各种原因的脑膜炎、脑炎进行鉴别,尤其须与结核性脑膜炎鉴别,须综合患者临床表现、既往接触史、全身表现,并结合虎红平板凝集试验、血清凝集试验,以资鉴别。

【治疗】 一般治疗包括休息、增加营养,高热者给予物理降温。本病一般选用三联或以上抗生素联合长期治疗,选择药物有利福平、多西环素、头孢曲松、磺胺、庆大霉素、链霉素等,但治疗前须综合评估全身脏器的布鲁菌感染情况。治疗疗程要足够长,以免复发。

【预后】 如早期诊断并及早采取正确治疗,大多数患者能完全恢复,不留后遗症。

第三节 ｜ 新型隐球菌性脑膜炎

新型隐球菌性脑膜炎（cryptococcal neoformans meningitis，CNM）是 CNS 最常见的真菌感染，由新型隐球菌感染引起，病情重，病死率高。本病发病率虽低，但临床表现与结核性脑膜炎颇相似，故临床常易误诊。

【发病机制】 新型隐球菌广泛分布于自然界，如水果、奶类、土壤、鸽粪和其他鸟类的粪便中，为机会致病菌，当宿主的免疫力低下时可致病。鸽子和其他鸟类可为中间宿主，鸽子饲养者新型隐球菌感染发生率要比一般人群高出几倍。新型隐球菌 CNS 感染可单独发生，但更常见于全身性免疫缺陷性疾病、慢性消耗性疾病，如艾滋病、淋巴肉瘤等。最初常感染皮肤和黏膜，经上呼吸道侵入肺部，当机体免疫力下降时，病原体经血行播散进入中枢神经系统，在脑膜和脑实质内进行大量繁殖，形成脑膜炎、脑膜脑炎和炎症性肉芽肿，也有少数病例由鼻黏膜直接扩散至脑，个别情况可经手术植入而发生神经系统感染。

【病理】 大体可见脑膜广泛增厚和血管充血、脑组织水肿、脑回变平，脑沟和脑池可见小的肉芽肿、结节和脓肿，蛛网膜下腔内有胶样渗出物，脑室扩大。镜下早期病变可见脑膜有淋巴细胞、单核细胞浸润，在脑膜、脑池、脑室和脑实质中可见大量的隐球菌菌体，但脑实质很少有炎性反应。

【临床表现】

1. 起病形式 起病隐袭，病程迁延，进展缓慢。

2. 全身症状 早期可出现不规则低热，体温一般为 37.5～38.0℃，也可不发热。头痛表现为轻度间歇性头痛而后逐渐加重，同时伴有恶心、呕吐。

3. 高颅压症状 阵发性头痛、恶心、频繁呕吐、视物模糊，部分患者有不同程度的意识障碍。

4. 脑膜刺激征 颈强直、Kernig 征和 Brudzinski 征阳性。

5. 脑神经损害表现 约有 1/3 的患者有脑神经损害，以视神经损害最多见，引起视物模糊甚至双目失明，其他脑神经（如展神经、面神经及听神经）亦可受累而出现相应临床表现。

6. 脑实质损害表现 脑实质内形成新型隐球菌脓肿或肉芽肿时，可引起相应部位的局灶性症状，如癫痫发作、精神异常、偏瘫、共济失调等。

【辅助检查】

1. 脑脊液检查 压力常增高，白细胞数轻中度增多，一般为（5～200）×10⁶/L，以淋巴细胞为主，蛋白质含量增高，糖含量降低。隐球菌荚膜抗原检测作为一种快速、敏感性和特异性极高的免疫检测手段，在临床上最为常用。脑脊液离心沉淀后涂片做墨汁染色，检出隐球菌可确定诊断。脑脊液真菌培养亦是常用的检查方法。而分子生物学检测方法，如针对基因组 DNA 或 DNA 片段进行分析的 mNGS，也是目前应用于隐球菌脑膜炎的诊断方法。

2. 影像学检查 CT 和 MRI 可提示脑水肿、脑积水、脑膜强化和脑的局灶性异常，也可无变化。

【诊断与鉴别诊断】

1. 诊断 根据慢性消耗性疾病或全身性免疫缺陷性疾病的病史，慢性隐匿病程，临床表现脑膜炎的症状和体征，脑脊液墨汁染色、培养检出隐球菌等依据可确诊，若脑脊液墨汁染色阴性，隐球菌荚膜抗原检测和/或 mNGS 阳性，则为临床诊断的新型隐球菌脑膜炎。

2. 鉴别诊断 因临床表现和脑脊液常规生化检查与结核性脑膜炎的相似性，临床常容易误诊，脑脊液病原体检查可鉴别。同时须与化脓性脑膜炎、其他的真菌感染性脑膜炎和细菌性脑脓肿相鉴别。根据临床特点及病原学检测，结合影像学检查手段不难进行鉴别。

【治疗】

1. 抗真菌治疗

（1）两性霉素 B：为临床首选药物，主张与 5-氟胞嘧啶联合治疗。成人首次用两性霉素 B 剂量为

1～5mg/d,加入 5% 葡萄糖液 500ml 内,避光缓慢滴注 6 小时,此后根据患者的耐受程度,逐渐加量至 0.5～0.7mg/(kg·d),总剂量视病情而定并参考药物说明书。该药副作用较大,尤其是肾毒性。

（2）5-氟胞嘧啶:干扰真菌细胞中嘧啶的合成。单用易产生耐药性,多与两性霉素 B 或氟康唑联合应用。剂量为 100mg/(kg·d),分 3～4 次口服,毒副作用比两性霉素 B 少。

（3）氟康唑:主要对隐球菌有抑菌作用,杀菌作用不及两性霉素 B,一般作为两性霉素 B 诱导治疗后的巩固和维持治疗。

2. 对症及全身支持治疗　颅内压增高者可用脱水剂,并注意防治脑疝;有严重脑积水者可行侧脑室分流减压术,并注意水、电解质平衡。因本病病程较长,病情重,机体慢性消耗很大,应注意患者的全身营养、全面护理,防治肺部感染及泌尿系统感染。

【预后】　本病常进行性加重,预后不良,死亡率较高。若能早期诊断,积极应用抗真菌药物治疗,尚能存活,未经治疗者常在数月内死亡。经过治疗的患者也可见神经系统并发症和后遗症,病情可在数年内反复缓解和加重。

第四节 ｜ 朊蛋白病

朊蛋白病(prion disease)是一类由致病型朊蛋白(scrapie prion protein,PrP^{Sc})所致的 CNS 变性疾病。

人类朊蛋白由位于第 20 号染色体短臂上的朊蛋白基因(prion protein gene,*PRNP*)所编码,有两种异构体,分别是存在于正常细胞的细胞型朊蛋白(cellular prion protein,PrP^{C})和引起动物及人类朊蛋白病的 PrP^{Sc}。两种异构体的序列并无差别,但蛋白的空间构型不同,PrP^{C} 是一种细胞内膜结合蛋白,是保持神经系统信息传递不可缺少的重要物质。若 *PRNP* 基因发生突变,则可使可溶性的 PrP^{C} 转化为 PrP^{Sc}。

目前已知的人类朊蛋白病主要有克-雅病(Creutzfeldt-Jakob disease,CJD)、吉斯特曼-施特劳斯综合征(Gerstmann-Sträussler-Scheinker syndrome,GSS)、致死性家族型失眠症(fatal familial insomnia,FFI)、库鲁(Kuru)病。

一、克-雅病

克-雅病(Creutzfeldt-Jakob disease,CJD)是最常见的人类朊蛋白病。临床以快速进展性痴呆、肌阵挛、锥体束或锥体外系损伤症状、视觉障碍或小脑症状、无动性缄默为主要表现。本病呈全球性分布,发病率为(1～2)/100 万。患者多为中老年人,平均发病年龄为 60 岁。

【病因与发病机制】　CJD 的病因为外源性朊蛋白感染和内源性朊蛋白基因突变。外源性朊蛋白感染可通过角膜、硬脑膜移植,经肠道外给予人生长激素制剂和埋藏未充分消毒的脑电极等而传播。手术室和病理实验室工作人员以及制备脑源性生物制品者要提高警惕,医务人员应避免身体破损处、结膜和皮肤与患者的脑脊液、血液或组织相接触。变异型 CJD 患者脑组织的动物传染实验证实,其与牛海绵状脑病[又称疯牛病(mad cow disease,MCD)]具有相似的种系特异性,变异型 CJD 被认为是牛海绵状脑病传播给人类所致。内源性发病原因为家族性 CJD 患者自身的 *PRNP* 基因突变,为常染色体显性遗传。健康人体内存在 PrP^{C},在外来致病的朊蛋白作用下或遗传性突变导致 PrP^{C} 变为 PrP^{Sc} 时,PrP^{Sc} 会促进 PrP^{C} 转化为越来越多的 PrP^{Sc},致使神经细胞逐渐失去功能,导致神经细胞死亡,而引起 CNS 发生病变。

【病理】　大体可见脑呈海绵状变,皮质、基底核和脊髓萎缩变性;显微镜下可见神经元丢失、星形胶质细胞增生、海绵状变性,即细胞胞质中空泡形成和感染脑组织内可发现异常 PrP^{Sc} 淀粉样斑块,无炎性反应。变异型 CJD 的病理学改变为海绵状变性,以丘脑最为明显,且海绵状区域出现的 PrP^{Sc} 阳性的淀粉样斑块与传统的类型不同。

【临床表现】　CJD 分为散发型、医源型(获得型)、遗传型和变异型四种类型。80%~90% 的 CJD 呈散发型。发病年龄为 25~78 岁,平均为 60 岁,男女均可罹患。

患者多隐匿起病,临床可分为以下三期。

1. **初期**　表现为易疲劳、注意力不集中、失眠、抑郁和记忆减退等类似神经衰弱和抑郁症的表现,可有头痛、眩晕、共济失调等。

2. **中期**　大脑皮质、锥体外系、锥体束及小脑受损的症状交替或相继出现。大脑皮质受损表现为快速进展性痴呆,可伴有失语、皮质盲。锥体外系受损的表现为面部表情减少、震颤、动作缓慢、手足徐动、肌张力增高等。小脑受损出现共济失调、步态不稳。脊髓前角细胞或锥体束损害可引起肌萎缩、肌张力增高、腱反射亢进、Babinski 征阳性。此期约 2/3 的患者出现肌阵挛,最具特征性。

3. **晚期**　出现尿失禁、无动性缄默、昏迷或去皮质强直状态,多因压疮或肺部感染而死亡。

【辅助检查】

1. **脑脊液、皮肤活检**　脑脊液、皮肤 PrP^{Sc} 实时震动诱导蛋白扩增(real-time quaking-induced conversion,RT-QuIC)对 CJD 的诊断和鉴别诊断具有十分重要的意义,其诊断证据级别仅次于病理。

2. **脑脊液检查**　脑脊液中 14-3-3 蛋白可呈阳性。脑组织大量神经元破坏可导致 14-3-3 蛋白释出至脑脊液,可见于 CJD、脑梗死急性期及脑膜脑炎发病过程中。也可检测脑脊液总 tau 蛋白,因 CJD 患者总 tau 蛋白随病情进展呈持续性增高。

3. **脑电图**　疾病中晚期可出现弥漫性慢波,伴有典型的周期性放电,为 1~2Hz 的三相尖慢复合波。

4. **颅脑 MRI**　是诊断 CJD 的重要手段之一,绝大多数 CJD 患者可观察到特征性 MRI 改变,即 DWI/FLAIR 序列上出现至少两个皮层区域(额、颞、顶、枕)和/或基底节区(尾状核和/或壳核)高信号。放射性核素检查亦有助于 CJD 的诊断及鉴别诊断。

【诊断与鉴别诊断】

1. **诊断**　可采用以下标准:①在 2 年内发生的进行性痴呆;②肌阵挛、视觉障碍或小脑症状、锥体或锥体外系症状、无动性缄默等四项中具有其中两项;③辅助检查:脑脊液 / 皮肤 PrP^{Sc} RT-QuIC 阳性、颅脑 MRI 提示至少两个皮质区 / 基底节区出现 DWI/FLAIR 高信号、脑电图呈周期性放电的特征性改变和/或脑脊液 14-3-3 蛋白阳性。具备以上①、②和③中的任意一项可诊断为很可能的 CJD;仅具备①②两项,不具备第③项诊断为可能的 CJD;如患者脑活检发现海绵状变性和 PrP^{Sc} 或 *PRNP* 基因发现特定位点突变,则为确诊的 CJD。

2. **鉴别诊断**　CJD 的精神异常和智力下降须与病毒性脑炎、自身免疫性脑炎、阿尔茨海默病等相鉴别,可从疾病进展、特征性辅助检查等方面进行鉴别。锥体外系损害须与橄榄体脑桥小脑萎缩、肝豆状核变性、帕金森病相鉴别,结合 CJD 的临床特点、影像学、脑电生理、免疫学等方面的检查不难与其他神经系统疾病鉴别。

【治疗与预后】　本病尚无有效治疗。90% 的病例于病后 1 年内死亡,病程迁延数年者罕见。

二、吉斯特曼-施特劳斯综合征

吉斯特曼-施特劳斯综合征(GSS)是一种以慢性进行性小脑共济失调和痴呆为主要表现的常染色体显性遗传病。其病因为 *PRNP* 基因特定位点突变,能引起 GSS 特征性的临床和病理综合征的突变有 *P102L*、*A117V*、*F198S* 和 *Q217R* 等基因突变,其中 *P102L* 亚型基因突变最常见。

GSS 病变以小脑为主,大脑皮质、纹状体、脑干、丘脑亦可受累。主要病理改变是小脑海绵状变性、神经细胞脱失、星形胶质细胞增生,以及散在的淀粉样斑块。

好发年龄为 15~79 岁,以小脑共济失调和痴呆为主要表现,常见步态不稳、延髓麻痹、眼动异常、下肢肌肉无力和远端感觉减退、腱反射减弱、记忆力下降等症状和体征。

该病缺乏特异性辅助检查手段。疾病确诊依赖于 *PRNP* 基因检测。

本病无特殊治疗,患者存活时间为 1~11 年,是朊蛋白病中存活时间最长的一种。

三、致死性家族型失眠症

致死性家族型失眠症（FFI）是一种常染色体显性遗传性朊蛋白疾病，为人 *PNRP* 基因 178 位密码子中的天冬氨酸（Asp）被天冬酰胺（Asn）替换所致。

病理部位主要在丘脑前腹侧和背内侧核。皮质常显示轻至中度的星形胶质细胞增生，常累及深层。有的病例可累及海马回下脚、下橄榄体、小脑皮质。

临床表现为：①顽固性失眠，患者入睡困难、夜间易醒、多梦、梦游，并进行性加重，伴有惊恐发作、恐怖等；②神经精神症状，主要为快速进展性痴呆、精神症状、共济失调、锥体外系症状、锥体束征、视觉障碍、肌阵挛、延髓麻痹等；③自主神经功能障碍，可有多汗、流涎、多泪、血压升高、发热和心动过速等。

脑脊液/皮肤 RT-QuIC 阳性，多导睡眠监测提示非 REM 期睡眠相关不自主运动、睡眠相关呼吸障碍以及喉鸣，放射性核素检查提示丘脑灌注减少或丘脑葡萄糖摄取减少有助于疾病诊断。疾病确诊依赖于 *PRNP* 基因检测。

本病亦无特殊治疗，死亡率为 100%，平均存活时间为 14 个月。

第五节 │ 螺旋体感染性疾病

螺旋体在自然界和动物体内广泛存在，是介于细菌和原虫之间的单细胞微生物，其中对人类有致病性并可累及 CNS 的螺旋体主要有：①密螺旋体：主要代表性疾病为梅毒，导致真皮、皮下组织和血管内皮炎症和坏死；②疏螺旋体：代表性疾病为莱姆病，可引起发热和自身免疫反应性损伤；③钩端螺旋体：代表性疾病为钩端螺旋体病，导致炎症、发热和坏死。本节将重点介绍此三种疾病。

一、神经梅毒

神经梅毒（neurosyphilis）是由梅毒螺旋体感染人体后出现的脑脊膜、血管或脑脊髓实质损害的一组临床综合征。

【病因与发病机制】　神经梅毒的病因为感染了梅毒螺旋体，感染途径有两种，后天感染主要传播方式是不正当的性行为，男男同性恋者是神经梅毒的高发人群。先天梅毒则是通过胎盘由患病母亲传染给胎儿。约 10% 未经治疗的早期梅毒患者最终发展为神经梅毒。人类感染梅毒螺旋体后，其与血管内皮细胞膜上的透明质酸酶相黏附，分解内皮细胞膜上的黏多糖，从而引起血管支架的重要基质被破坏，造成小动脉管腔狭窄甚至闭塞，使远端出现供血不足，引起闭塞性动脉炎、动脉内膜炎、动脉周围炎、动脉瘤等。螺旋体感染还可引起脑膜、脊膜和小动脉的淋巴细胞、浆细胞等炎性细胞浸润，导致脑膜、脊膜变厚，引起脑软化、脊髓炎和神经炎等。实质损害表现为脑、脊髓神经细胞变性，数量减少，胶质细胞增生，表现为大脑皮质、脊髓后索及后根萎缩。

【病理】　神经梅毒病理改变可分为间质型和主质型两类病变，间质型病理改变主要有急性脑膜炎、动脉及动脉周围的炎性浸润、梅毒性树胶样肿（肉芽肿）；主质型病理改变则以神经细胞的脱失、脱髓鞘等为主。

【临床表现】　神经梅毒依据病理变化和临床表现的不同可分为无症状型神经梅毒、间质型神经梅毒和主质型神经梅毒。

1. 无症状型神经梅毒　临床表现缺如，个别病例瞳孔异常是唯一提示此病的体征，脑脊液检查可有白细胞计数增高与蛋白含量增加，梅毒血清反应阳性。

2. 间质型神经梅毒

（1）梅毒性脑膜炎：多发病于梅毒感染后的 1 年内，以颅底脑膜炎多见，脑神经也可受累。可见发热、头痛、颈强直和脑神经麻痹等症状。

（2）血管型梅毒：多发病于梅毒感染后 2～10 年，神经症状缓慢出现或突然发生，症状和体征取决于闭塞的血管。内囊和基底节区 Heubner 动脉、豆纹动脉等最常受累。

（3）树胶样肿型神经梅毒：包括脑树胶样肿和脊髓树胶样肿，脑树胶样肿的表现类似于脑肿瘤、脑脓肿或脑结核；脊髓树胶样肿即为脊膜肉芽肿。

3. 主质型神经梅毒

（1）脊髓痨：也称进行性运动性共济失调，多发病于梅毒感染后的 15～20 年。是脊髓后索发生变性所致的一种神经性梅毒。临床特征主要有：①在受损脊髓节段支配的体表和/或体内出现闪电样疼痛或异常感觉，病灶水平以下的躯干和肢体出现感觉障碍、神经营养障碍和夏科（Charcot）关节病，深感觉障碍导致步态不稳；②自主神经障碍，低张力性膀胱排尿障碍、便秘及性欲减退等；③部分患者还可出现内脏危象（胃、肠及直肠痉挛）、膀胱危象（下腹疼痛及尿频）；④阿-罗瞳孔（Argyll Robertson pupil）、深感觉减退或消失、腱反射和踝反射消失、感觉性共济失调等。

（2）麻痹性痴呆：多见于初期感染后的 10～30 年，发病年龄通常在 40～50 岁，以进行性痴呆合并神经损害为主，常见记忆力丧失、精神行为改变，后期出现严重痴呆、四肢瘫，可出现癫痫发作。

【辅助检查】

1. 脑脊液检查 是梅毒感染活动和脑膜反应的敏感指标，感染数周后，脑脊液白细胞常增多且以淋巴细胞增多为主（$>5×10^6/L$），蛋白质升高（$>45mg/dl$），糖和氯化物正常。

2. 影像学检查 颅脑 CT 和 MRI 可以有多种表现，包括脑萎缩、白质病变、肉芽肿、皮质或皮质下梗死及脑膜强化等，但均缺乏特异性。

3. 特殊病原检测 非特异性螺旋体检测试验敏感性高，但特异性差，所以一般先根据非特异性的血清快速血浆反应素试验（rapid plasma regain test，RPR Test）和性病研究实验室试验（venereal disease research laboratory test，VDRL Test）的结果进行筛选，再依照特异性的梅毒螺旋体明胶颗粒凝集试验（treponema pallidum particle agglutination assay，TPPA）、荧光密螺旋体抗体吸附试验（fluorescent treponemal antibody-absorption test，FTA-ABS）、梅毒螺旋体血凝试验（treponema pallidum hemagglutination assay，TPHA）等的结果作出确切诊断。胎传梅毒产前诊断可采用羊膜穿刺抽取羊水，用单克隆抗体检测梅毒螺旋体。

【诊断与鉴别诊断】

1. 诊断 神经梅毒的诊断必须慎重，诊断依据要充分，须结合流行病学资料、临床表现和实验室检查才能确诊。主要依据为：①先天或后天梅毒感染史；②有神经梅毒的临床症状和体征；③血清和脑脊液梅毒螺旋体检测试验阳性。

2. 鉴别诊断 本病须与其他各种原因的脑膜炎、脑炎、脑血管病、痴呆、脊髓病和周围神经病等鉴别，血液梅毒螺旋体抗体效价增高及脑脊液梅毒螺旋体抗体阳性具有重要价值。

【治疗】

1. 病因治疗 本病的治疗应早期开始。①青霉素 G：为首选药物，安全有效，可预防晚期梅毒的发生，剂量为（1 800～2 400）万 U/d，1 次/4 小时，静脉滴注，10～14 天为一疗程，继而序贯苄星青霉素 240 万 U 肌内注射，1 次/周，共 4 周；②头孢曲松钠 2g/d 静脉滴注，连用 14 天。治疗后须在第 3、6、12 个月及第 2、3 年进行临床检查和血清、脑脊液梅毒试验，在第 6 个月脑脊液白细胞数仍增高、血清 VDRL 试验仍呈 4 倍增加者，可静脉滴注大剂量青霉素重复治疗。

2. 注意事项 梅毒患者首次注射青霉素后可出现赫氏反应（Herxheimer reaction），是大量螺旋体死亡导致的机体过敏反应，表现为寒战、高热、头痛、呕吐、全身不适甚至休克。所以在抗生素治疗前三天须口服泼尼松 20mg/d，连用 3 天，以减轻这种反应。

3. 对症治疗 闪电样疼痛可用卡马西平，内脏危象用阿托品和吩噻嗪类有效。

【预后】 大多数神经梅毒经积极治疗和监测，均能得到较好转归。但神经梅毒的预后与梅毒的类型有关。35%～40% 的麻痹性神经梅毒患者不能独立生活，未经治疗可于 3～4 年死亡；脊髓梅毒预后不定，大多数患者可停止进展或改善，但部分病例治疗开始后病情仍在进展。

二、其他螺旋体感染

(一)神经系统莱姆病

莱姆病是由伯氏疏螺旋体感染导致的多系统感染性疾病,经蜱传播,主要侵犯皮肤、神经系统、心脏和关节。神经系统莱姆病是伯氏疏螺旋体感染神经系统后引起的神经系统症状和体征。

伯氏疏螺旋体以蜱为虫媒传递感染人和动物,人被感染的蜱叮咬后,伯氏疏螺旋体经唾液侵入皮肤,但被感染的蜱咬后不一定患病,其发病机制主要是伯氏疏螺旋体感染人体后诱发机体产生特异性的免疫反应。蜱叮咬人体后,伯氏疏螺旋体侵入皮肤并在局部孵育(Ⅰ期),多数在局部皮肤播散,形成慢性游走性红斑(erythema chronicum migrans,ECM),从受损皮肤可培养出螺旋体(Ⅰ期);数日至数周内,螺旋体经淋巴管进入淋巴结或经血液播散到各个器官,形成循环免疫复合物导致血管损伤,引起心肌、视网膜、肌肉、骨骼、滑膜、脾、肝、脑膜和大脑病变,可查到螺旋体(Ⅱ期);约 10% 的患者转变为严重慢性病变(Ⅲ期),且疗效不佳。

本病多发生在夏季,病程分三期。①Ⅰ期:在蜱叮咬后 3~32 天,除 ECM 外,可有头痛、肌痛、颈强直及罕见的面神经瘫痪,ECM 常在 3~4 周后消失,该期通常不视为神经系统莱姆病。②Ⅱ期:蜱叮咬后数周,出现无菌性脑膜炎或脑膜脑炎,表现为脑膜刺激征阳性,常同时出现双侧面神经麻痹,以及畏光、眼球活动疼痛、疲劳、易怒、情绪不稳、记忆和睡眠障碍、关节肌肉疼痛、食欲下降和咽痛等;常累及周围神经、单个或多个神经根,出现剧烈根痛或肢体无力。故"脑膜(脑)炎""脑神经炎""疼痛性神经根炎"称为莱姆病神经系统的"三联征"。CSF 淋巴细胞增多,此期可归入神经系统莱姆病。③Ⅲ期:可发生于原发感染 1 年后,表现为进展性脑脊髓炎、轴索神经病,以及脑病症状,如记忆缺失、嗜睡或行为异常、精神抑郁和人格改变等。

辅助检查:脑脊液检查可见淋巴细胞数增多($100\sim200$)$\times10^6$/L,蛋白质轻度增高,糖含量正常。用 ELISA 法可迅速检出脑脊液和血清伯氏疏螺旋体特异性抗体。脑电图、颅脑 CT 和 MRI 检查多为正常,但慢性期可显示脑部多灶性及脑室周围病变。

诊断主要根据流行病学,脑膜(脑)炎、神经根炎和脑病等临床表现,以及特异性血清学或脑脊液抗体诊断试验。蜱咬伤史和 ECM 等可高度提示诊断。

本病应与特发性面神经麻痹、无菌性脑膜炎、脑血管病、脑肿瘤、多发性硬化等鉴别,血清学试验对鉴别诊断有帮助。

本病的治疗主要为病因治疗、对症支持治疗。病因治疗主要为头孢曲松、多西环素、氨苄西林和头孢噻肟等。若患者治疗时出现赫氏反应,处理同神经梅毒。对有心脏神经系统损害的患者,可以短期内应用激素,对慢性关节炎功能显著受限者可做滑膜切除术。

(二)神经系统钩端螺旋体病

钩端螺旋体病(leptospirosis)是由致病的钩端螺旋体引起的自然疫源性人畜共患急性传染病。神经系统钩端螺旋体病是由钩端螺旋体引起的以神经系统损害为突出表现的临床综合征。

患者常在感染后 1~2 周突然发病。临床经过分为三个阶段:①早期(钩体血症期):有发热、头痛、全身乏力、眼结膜充血、腓肠肌压痛和浅表淋巴结肿大等感染中毒症状,一般持续 2~4 天。②中期(钩体血症极期及后期):病后 4~10 天,表现为脑膜炎的症状和体征,个别病例可见大脑或脑干损害,脑脊液中可分离出钩端螺旋体。③后期(后发症期或恢复期):大部分患者完全恢复,部分患者则出现以下类型神经系统损害的症状和体征,称为神经系统后发症,包括后发脑膜炎、钩体脑动脉炎、脊髓损害、周围神经病等,其中以钩体脑动脉炎最常见和最为严重。

诊断主要依靠疫区患者出现钩端螺旋体感染症状和神经系统症状,结合血、脑脊液检出钩端螺旋体或其抗体反应呈阳性。

疾病早期应给予青霉素治疗,疗程应长于 1 周,治疗过程中应注意赫氏反应。对青霉素过敏者,可用四环素,疗程不得少于 1 周。脑膜炎和有变态反应性脑损害患者可加用糖皮质激素治疗,脑梗死患者可予血管扩张剂治疗。

无并发症的青年患者通常预后良好。50 岁以上患者病后常有严重肝病和黄疸,病死率达 50%。

第六节 ｜ 脑寄生虫病

神经系统寄生虫感染（nervous system parasitic infection）是指寄生虫引起的脑、脊髓及周围神经的损害，可以分为 CNS 寄生虫感染和周围神经系统寄生虫感染。本节重点介绍以脑损害为主的常见 CNS 寄生虫感染。

一、脑囊虫病

脑囊虫病（cerebral cysticercosis）是由猪绦虫蚴虫（囊尾蚴）寄生脑组织形成包囊所致。50%～70% 的患者可有 CNS 受累，是最常见的 CNS 寄生虫感染。

【病因与发病机制】 人是猪绦虫的中间和终末宿主。感染途径有两种，最常见的是外源性感染，即人体摄入带有被虫卵污染的食物，或是因不良卫生习惯虫卵被摄入体内致病；少见原因为内源性感染，即肛门-口腔转移而形成的自身感染，或者是绦虫的节片逆行入胃。虫卵进入十二指肠内孵化溢出六钩蚴，蚴虫经血液循环分布全身并发育成囊尾蚴，寄生在脑实质、脊髓、脑室和蛛网膜下腔形成囊肿。

【病理】 典型的包囊大小为 5～10mm，有薄壁包膜或多个囊腔。囊虫寄生在脑部，产生异体蛋白和异物反应，出现病灶周围炎性细胞浸润、水肿、血管增生和成纤维细胞增生，随后幼虫被纤维包裹，产生脑组织肿胀、坏死和神经纤维脱髓鞘改变。慢性期产生脑萎缩、视神经萎缩、囊虫机化和钙化。机化和钙化的囊虫可以使慢性炎症持续，成为对周围脑组织机械和化学刺激的根源。

【临床表现】 脑囊虫病自感染到出现症状，需数日至 30 年不等，临床表现与囊虫数量、大小及感染部位有关。根据包囊存在的位置不同，临床表现分为五种基本类型。

1. **脑实质型** 临床表现与包囊的位置有关。皮质的包囊可以引起全身性或部分性癫痫发作，也可以突然或缓慢出现偏瘫、感觉缺失、偏盲和失语；小脑的包囊引起共济失调；血管受损后可引发卒中，出现肢体无力、瘫痪、病理反射阳性。极少数患者包囊的数目很多，并分布于额叶或颞叶等部位，可发生精神症状和智能障碍。罕见的情况是，在感染初期发生急性弥漫性脑炎，引起意识障碍直至昏迷。

2. **蛛网膜型** 脑膜的包囊破裂或死亡可引起脑膜刺激症状、交通性脑积水和脑膜炎等表现；包囊在基底池内转化为葡萄状后不断扩大，引起梗阻性脑积水；脊髓蛛网膜受累出现蛛网膜炎和蛛网膜下腔完全阻塞。

3. **脑室型** 在第三和第四脑室内的包囊可阻断循环，导致梗阻性脑积水。包囊可在脑室腔内移动，并产生一种球状活瓣作用，可突然阻塞第四脑室正中孔，导致颅内压突然急骤增高，引起眩晕、呕吐、意识障碍和跌倒，甚至死亡，即布龙征（Brun sign）发作，少数患者可在没有任何前驱症状的情况下突然死亡。

4. **脊髓型** 罕见，可在颈胸段出现硬膜外的损害。

5. **眼部损害** 较少见，主要累及眼外肌，也可累及眼内，如玻璃体腔及视网膜下。

【辅助检查】

1. **血和脑脊液检查** 血常规检查嗜酸性粒细胞数可增多。脑脊液检查可能正常，也可为压力升高、淋巴细胞数增多，蛋白含量正常或轻度升高，糖、氯化物正常。ELISA 检测脑脊液囊虫抗体可为阳性，猪绦虫糖蛋白抗原血清酶联免疫电泳转印技术检测血清抗体可为阳性，脑脊液 mNGS 可有病原学提示。

2. **颅脑 CT 检查** 能显示囊虫的位置、数量、大小、是否钙化以及脑水肿、脑积水和脑室形态。脑囊虫在 CT 所见主要为集中或散在的直径为 0.5～1.0cm 的圆形或类圆形阴影，可呈低密度、高密度或高低混杂密度影；增强扫描头节可强化。

3. **颅脑 MRI 检查**　根据囊虫感染的先后时间不同,可分为不同时期,有不同表现。特征性的表现为多发小囊型,多散在分布于脑实质的皮质区,能见到囊壁内侧偏于一侧有一点状影为头节,增强后囊壁或头节不增强或轻度增强(图 13-2)。

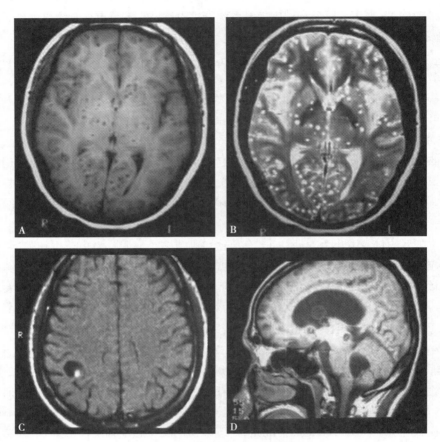

图 13-2　脑囊虫 MRI 表现
囊壁内侧偏于一侧有一点状影为头节,增强后囊壁或头节不增强或轻度增强。

4. **小腿 X 线平片**　由于脑囊虫常伴有皮下或肌肉(特别是腓肠肌)囊尾蚴结节,因此应对临床疑诊脑囊虫的患者拍小腿 X 线平片,可显示已经钙化的囊尾蚴结节。

【诊断与鉴别诊断】

1. **诊断**　曾居住在流行病区,有绦虫病史或食用生猪肉史,并有癫痫、脑膜炎或颅内压升高等表现,皮下软组织包囊或粪便中发现虫卵可提示诊断。血清和脑脊液囊虫抗体试验、皮下结节的囊虫活检、脑脊液 mNGS、颅脑 CT 和 MRI、小腿 X 线平片检查有助诊断。

2. **鉴别诊断**　孤立的囊虫须与巨大单发的蛛网膜囊肿或脑脓肿鉴别;多发囊泡型囊虫须与多发性脑转移瘤、多发性腔隙性脑梗死鉴别。另外还须与各种脑膜炎及其他病因所致的癫痫鉴别。

【治疗】

1. **药物驱虫治疗**　常用药物有阿苯达唑和吡喹酮。可以单药,也可以联合用药。

(1)阿苯达唑:又称丙硫咪唑,为广谱驱虫药物,可以通过血-脑屏障并渗透到脑脊液中杀灭蛛网膜下腔和脑室的囊虫。因此,可用于治疗脑实质型、蛛网膜型或脑室型脑囊虫病。国际上对于该药的推荐:存在 1~2 个囊肿时可单药使用,囊肿>2 个时的治疗方案为阿苯达唑联合吡喹酮。

(2)吡喹酮:常用于脑实质型脑囊虫病的治疗,由于吡喹酮难以通过血-脑屏障进入脑脊液,因此,该药对于蛛网膜下腔型和脑室型脑囊虫病疗效欠佳。

完成抗寄生虫治疗后,应每 6 个月进行 1 次神经影像学随访检查,直至影像学表现缓解。如果随访影像学检查显示病变持续存在,建议再给予 1 次抗寄生虫疗程。

2. **对症及支持治疗**　对单个病灶(尤其是在脑室内者)可手术摘除,有脑积水者可行脑脊液分流术以缓解症状,有癫痫发作者可使用抗癫痫发作药物。

3. **注意事项**　开始治疗脑囊虫病之前,应对所有患者进行眼科检查,以排除眼部囊虫病。此外,给予抗寄生虫治疗后,死亡的囊尾蚴可引起严重的急性炎症反应和脑水肿,导致颅内压急骤增高,甚至形成脑疝,用药过程中必须严密监测,应给予糖皮质激素或脱水剂治疗,因此在患者可能需要长期使用糖皮质激素时,应筛查有无潜伏结核感染和类圆线虫病,或经验性治疗类圆线虫病。

二、其他脑寄生虫感染

(一)脑型血吸虫病

我国脑型血吸虫病(cerebral schistosomiasis)大多数由日本血吸虫引起,3%～5% 的日本血吸虫病患者 CNS 受累,多发于青壮年,男性多于女性。血吸虫卵由粪便污染水源,在中间宿主钉螺内孵育成尾蚴,人接触疫水后经皮肤或黏膜侵入人体,在门静脉系统发育为成虫,成虫侵入末梢小血管或淋巴管,逆行到达肠系膜上、下静脉,在肠壁黏膜下产卵,部分虫卵异位沉积于脑的小静脉可引起大脑损害,或经血液循环进入脑内。

脑血吸虫病的主要病理改变为以虫卵为中心的肉芽肿性炎性病变,多侵犯大脑皮质。

临床可分急性型和慢性型两型。急性型较少见,在感染后 4～6 周出现症状,临床主要表现为脑膜脑炎症状。轻者有发热、嗜睡、认知障碍、躁动不安、精神症状;重者昏迷、抽搐、肢体瘫痪、锥体束征、大小便失禁。慢性型一般发生于血吸虫感染后 3～6 个月,长者达 1～2 年,主要表现为慢性血吸虫脑病。主要有以下几种临床类型:①癫痫型:本型占慢性型中的大多数,因虫卵积聚在大脑皮质所致。表现为各种类型的癫痫发作,其中以部分性发作多见,也有部分患者表现为全面性发作。②脑瘤型:表现为逐渐加重的头痛、呕吐、视物模糊、复视等颅内压增高症状。局灶性神经定位体征有偏瘫、偏身感觉障碍、失语、偏盲、共济失调等。③脑卒中型:血吸虫的虫卵栓塞脑血管,表现为卒中样发病,可骤然出现肢体无力、偏瘫、失语、昏迷,常伴有癫痫发作。④脑炎型:虫卵中毒和过敏导致脑膜及脑实质损害,引起弥漫性脑膜脑炎表现。⑤脊髓压迫型:引起急性不完全脊髓横贯型损害症状和体征,此型仅见于埃及血吸虫和曼氏血吸虫感染。全身表现可为腹痛、腹泻及肝脾大,晚期可出现脾功能亢进和门静脉高压表现,如巨脾、腹腔积液、贫血和食管静脉曲张等。

急性脑型血吸虫病患者的外周血嗜酸性粒细胞、淋巴细胞数均增多。便检可直接查到血吸虫的虫卵。如脑内肉芽肿病灶较大或由脊髓损害引起部分性蛛网膜下腔梗阻,使脑脊液压力升高,脑脊液可有轻至中度淋巴细胞数增多和蛋白质增高。免疫学检查可检测出特异性抗体。CT 和 MRI 检查可见脑和脊髓病灶。

根据患者来自血吸虫病疫区,并有疫水接触、胃肠不适史,临床表现有颅内压增高、癫痫发作等,血中嗜酸性粒细胞增多,血及脑脊液免疫学检查可检测出特异性抗体,粪便和尿液中检出血吸虫卵可诊断。直肠活检亦有助于诊断。

药物治疗首选吡喹酮,对在人类常见的三种血吸虫(日本、埃及和曼氏血吸虫)感染都有效。癫痫可给予抗癫痫药物。巨大肉芽肿病灶可行外科手术切除。若有蛛网膜下腔梗阻时常须用糖皮质激素和椎板切除减压术治疗。本病经治疗后预后较好。

(二)脑型肺吸虫病

脑型肺吸虫病(cerebral paragonimiasis)是肺吸虫侵入人体后,移行入脑导致 CNS 损害所引起的疾病,我国的肺吸虫以卫氏并殖吸虫和墨西哥并殖吸虫分布最广。脑型肺吸虫病发病率为肺吸虫病的 2%～27%,青少年多见。通常在食用生的或未煮熟的水生贝壳类如淡水蟹或蝲蛄(均为肺吸虫的第二中间宿主)后被感染。感染后幼虫在小肠脱囊而出,穿透肠壁进入腹腔移行,穿膈肌入肺发育为成虫,成虫从纵隔沿颈内动脉周围软组织和破裂孔入颅,侵犯脑部。肺吸虫幼虫和成虫可穿过后腹壁,侵入腰大肌和背肌深层,然后穿过胸椎间孔进入脊髓腔。成虫定居、幼虫游走和虫卵刺激均可造成人体损害,虫体代谢产物可造成机体的免疫病理反应。

病理为脑实质内出现互相沟通的多房性小囊肿,呈隧道式破坏,为虫体移行破坏脑组织引起,多位于颞、枕、顶叶,邻近的脑膜呈炎性粘连增厚;镜下可见病灶内组织坏死和出血,坏死区见有多数虫体或虫卵。

患者多先出现咳嗽、咳铁锈色痰、气促等肺部症状,随后出现神经系统表现。通常伴全身症状如低热、乏力、盗汗、消瘦等。由于病变范围多变,症状常视其侵犯脑组织的部位和病理改变的程度而定,以头痛、癫痫、运动障碍较为常见,其临床表现有以下几方面:①高颅压症状:头痛、呕吐、视力减退、视神经乳头水肿等;②炎症性症状:畏寒、发热、脑膜刺激征等;③脑组织刺激性症状:癫痫、视幻觉、肢体异常感等;④脑组织破坏性症状:瘫痪、失语、偏盲、感觉消失等。

辅助检查:①血常规中白细胞计数增加,嗜酸性粒细胞常增多,可伴有血沉增快。②脑脊液中白细胞增多,可发现嗜酸性粒细胞增多,蛋白含量可增高。在组织破坏期尚可出现血性脑脊液,在囊肿形成期脑脊液压力增高,蛋白增多,而其他正常,这种脑脊液的多变性是本病的特点之一。③影像学检查中,颅骨平片可见脑内钙化的囊壁;颅脑 CT 可见混杂密度的肿块,增强扫描可见环状或结节状强化,后期可呈现等密度混杂片状或不规则钙化影;颅脑 MRI 可显示病变部位和范围,病变多数位于大脑皮质和皮质下灰白质交界处,病变大小与水肿范围不相称,呈现小病灶大水肿改变。病变形式多样,并可同时存在,如水肿、出血、小囊腔、隧道征等,增强后可见结节状、斑片状、环状强化。④病原学检查包括痰、粪便、脑脊液以及任何体液和组织活检标本,可检出肺吸虫成虫、幼虫或虫卵,但阳性率不高。⑤血清和脑脊液的肺吸虫抗体检测常为阳性,尤其是脑脊液的抗体阳性对本病有特异诊断价值。

诊断脑型肺吸虫病应首先确定是否患肺吸虫病。曾在流行病区生食或半生食河蟹、蝲蛄,饮用过生水者,病史中曾有咳嗽、咳铁锈色痰,继之出现不明原因的头痛、呕吐、癫痫发作及瘫痪者均应考虑本病可能。实验室检查发现病原体或肺吸虫抗体阳性,结合临床症状及影像学检查,则能确定诊断。

本病的治疗包括病因治疗、手术治疗和对症治疗。在病因治疗中,吡喹酮是本病的首选药物,具有疗效好、疗程短、不良反应小、服药方便等特点。若病变较大、病变局限且定位明确、出现重症高颅压或用药后病情继续发展,应考虑手术;对已形成包膜或囊肿者,可考虑手术。对症治疗包括针对癫痫发作及高颅压的治疗等。

在早期进展过程中,病死率可达 5%~10%;晚期慢性肉芽肿形成则预后较好。绝大多数脑型肺吸虫病临床治疗有较好疗效。

(三)脑型疟疾

脑型疟疾(cerebral malaria)是一种由疟原虫感染引起的急性弥漫性脑病,是指高热伴有 CNS 受损症状的凶险型疟疾,成人死亡率达 10%~50%。

疟原虫经按蚊叮咬传播进入体内,并在肝和红细胞中生长繁殖,破坏红细胞而引起疟疾。各种疟原虫均可导致脑型疟疾,以恶性疟原虫最为常见。脑型疟疾的发病机制目前仍不十分清楚,一般认为,脑血管中广泛充斥了含疟原虫的红细胞并黏附于血管内皮,引起毛细血管阻塞、弥散性血管内凝血;同时,过度免疫应答和大量炎症因子释放,即促炎-抑炎反应失衡,从而导致脑型疟疾。

本病临床表现主要包括全身性症状和脑部症状,亦可有脑膜、脊髓及周围神经症状等。全身性症状有间歇性寒战、高热、大汗,伴贫血和脾大等。脑病症状多发生于病后 2~7 天,可出现头痛、呕吐、意识障碍、反应迟钝、癫痫发作等症状;局灶性症状较少,如失语、肢体瘫痪等卒中表现,可累及锥体外系、小脑和脑干引起相应症状,亦可累及脑膜、脊髓及周围神经等。

血液学检查示白细胞总数和嗜酸性粒细胞偏高,网织红细胞增加。病原体检查通常采用厚血膜法检测外周血的疟原虫滋养体和配子体,但骨髓涂片的检查阳性率更高。脑脊液检查可有压力增高、细胞数增加(以淋巴细胞为主)、蛋白质含量升高。多数患者颅脑 CT 或 MRI 无异常变化,部分患者显示脑水肿、脑室变小或类似脑梗死病灶。

临床首先要确定疟疾诊断,主要结合疫区旅居史、近期疟疾发作史及病原学检查进行综合判断,发作过程中多次反复进行血涂片或骨髓涂片检查发现疟原虫是诊断的重要依据。脑型疟疾主要根据伴发的神经系统症状和体征进行诊断,疟疾发作期神经系统症状加重,病情凶险,抗疟治疗通常疗效良好。须与中暑、钩端螺旋体脑膜炎、败血症、流行性乙型脑炎等相鉴别。

治疗上主要为病因治疗和对症支持治疗,病因治疗的药物有奎宁、青蒿素及其衍生物(如青蒿琥酯、蒿甲醚、蒿乙醚)等,可联合使用多西环素。我国科学家屠呦呦因研究青蒿素的杰出贡献,荣获 2015 年诺贝尔生理学或医学奖。蒿乙醚是我国研制的一种青蒿素衍生物,对恶性疟疾疗效较佳。对症支持治疗主要针对伴发的颅内压增高、脑水肿、高热、癫痫发作、贫血、肺水肿等。

第七节 │ 艾滋病所致神经系统障碍

艾滋病即获得性免疫缺陷综合征(acquired immunodeficiency syndrome,AIDS),是由人类免疫缺陷病毒(human immunodeficiency virus,HIV)感染所致。10%～27% 的 AIDS 患者以神经系统损害为首发症状。

【病因与发病机制】 病原体是一种有包膜的、含 RNA 依赖的 DNA 聚合酶(反转录酶)的 RNA 反转录病毒。有两个亚型,HIV-1 能引起免疫缺陷和 AIDS,呈世界性分布;HIV-2 仅在非洲西部和欧洲的非洲移民及其性伴侣中出现,很少引起免疫缺陷和 AIDS。

本病的高危人群主要有男男同性恋人群、静脉注射毒品者、与 AIDS 患者有性接触者、多性伴人群、性传播感染者。HIV 感染后细胞免疫系统缺陷和 CNS 的直接感染是艾滋病神经系统损害的病因。病毒进入血液后与细胞表面 CD4 受体结合,破坏 $CD4^+$ 淋巴细胞,引起机体严重的细胞免疫缺陷,导致机体对许多机会性致病菌(真菌、病毒、寄生虫)和某些肿瘤(如卡波西肉瘤和淋巴瘤)的易感性增高,使 HIV 感染者继发脑弓形虫病、新型隐球菌性脑膜炎、系统性淋巴瘤等 CNS 疾病。HIV 病毒也是一种危险的嗜神经病毒,可以透过血-脑屏障直接进入 CNS。病毒损害的途径包括持续性的胞内感染、免疫介导的间接损伤、由受染单核细胞和巨噬细胞释放的细胞因子、兴奋性毒性氨基酸、胞内钙超载、自由基、脂质炎性介质(花生四烯酸和血小板活化因子)、HIV 基因产物(如包膜糖蛋白 gp120)的间接细胞毒性等引起组织的炎症损害。

【临床表现】 临床上依据起病快慢、病程长短、病毒侵及神经系统的部位及是否伴有其他病原体感染大体可将 AIDS 的神经系统损害分为以下四类。

1. HIV 原发性神经系统感染

(1) HIV 急性原发性神经系统感染:初期可无症状,但神经系统表现可为 HIV 感染的首发症状,包括:①急性可逆性脑病:表现为意识模糊、记忆力减退和情感障碍;②急性脑膜炎:表现为发热、头痛、颈强直和畏光,可有脑膜刺激征;③单发脑神经炎[如贝尔(Bell)麻痹]、急性上升性或横贯性脊髓炎、炎症性神经病[吉兰-巴雷(Guillain-Barré)综合征]。

(2) HIV 慢性原发性神经系统感染:包括:①AIDS 痴呆综合征:是一种隐匿进展的皮质下痴呆。早期出现淡漠、回避社交、性欲降低、思维减慢、注意力不集中和健忘等,可见抑郁或躁狂、运动迟缓、下肢无力、共济失调,也可出现帕金森综合征等。晚期出现严重痴呆、无动性缄默、运动不能、截瘫和尿失禁等。颅脑 CT 或 MRI 显示皮质和基底节萎缩、脑室扩大和白质改变等。②复发性或慢性脑膜炎:表现为慢性头痛和脑膜刺激征,可伴有脑神经损害,以三叉神经、面神经和听神经受累最多,CSF 呈慢性炎性反应。③慢性进展性脊髓病:胸髓后索及侧索病变明显,可见脊髓白质空泡样变性(空泡样脊髓病),表现为进行性痉挛性截瘫,伴深感觉障碍、感觉性共济失调和痴呆,多数患者在发病后数周至数月内完全依赖轮椅,少数在数年内呈无痛性进展,颇似亚急性联合变性。④周围神经病:可表现远端对称性多发性神经病、进行性多发性神经根神经病和神经节神经炎等,其中以多发性神经病最常见。⑤肌病:炎性肌病最为常见,表现为亚急性起病的近端肢体肌无力,肌酸激酶或乳酸脱氢酶增高。

2. 机会性 CNS 感染　自广泛应用抗反转录病毒药物以来,AIDS 患者各种机会性感染发生率降低,病情减轻。

(1)寄生虫感染:以脑弓形虫病最多见。脑弓形虫病是 AIDS 常见的机会性感染,病情缓慢进展,出现发热、意识模糊和局灶性或多灶性脑病症状和体征,如脑神经麻痹或轻偏瘫、癫痫发作、头痛和脑膜刺激征等。MRI 可发现灰白交界和基底节一处或多处大块病灶,有环形增强;免疫学方法主要检测血清或组织液等标本中的弓形虫抗体,可作为弓形虫病的辅助诊断;确诊依赖脑活检。

(2)真菌感染:以新型隐球菌感染引起脑膜炎最常见。

(3)病毒感染:巨细胞病毒、单纯疱疹病毒、水痘 - 带状疱疹病毒等引起脑膜炎、脑炎和脊髓炎,以巨细胞病毒最常见;乳头多瘤空泡病毒可引起进行性多灶性白质脑病。

(4)细菌感染:分枝杆菌、李斯特菌、金黄色葡萄球菌等可引起各种脑膜炎,以结核性脑膜炎较多见。

(5)梅毒感染:AIDS 患者有梅毒感染增加倾向,根据血清学检查诊断。

3. 继发性 CNS 肿瘤　AIDS 患者细胞免疫功能被破坏使其对某些肿瘤的易感性增加,原发性淋巴瘤是 AIDS 中最常见的一种肿瘤,发生率为 0.6%～5%。卡波西肉瘤罕见。

4. 继发性脑卒中　常见病因如肉芽肿性脑血管炎可引起多发性脑血管闭塞,非细菌性血栓性心内膜炎可继发脑栓塞,以及血液高凝状态和原发性血管病;凝血功能异常和血小板减少可导致脑出血或蛛网膜下腔出血。

【辅助检查】

1. 淋巴细胞计数和分类　AIDS 患者可出现外周血淋巴细胞计数减少、$CD4^+$ 淋巴细胞减少、$CD4^+/CD8^+$ 比值<1.0。

2. HIV 抗体检测　多采用 ELISA 进行 HIV 抗体初筛,用蛋白质印迹法(Western blotting)进行确证试验。

3. 脑脊液检查　多呈非特异性炎性反应,细胞数和蛋白含量轻、中度增高。有些病例进行脑脊液 HIV 抗体检测可发现阳性,有助于 CNS 艾滋病的确诊。

4. 机会性感染病原的检查　AIDS 患者多有不同程度的机会感染,可根据其临床表现和影像学表现选择相应的病原检查。

5. 影像学检查　颅脑 CT 或 MRI 可见非特异性脑萎缩、脑室扩大,部分有白质病变。另外,对于继发性感染或肿瘤的诊断有一定的参考价值。

【诊断与鉴别诊断】

1. 艾滋病神经综合征的诊断　AIDS 的神经系统损害的诊断依据:①高危人群出现 HIV 感染的中枢神经系统表现、机会感染、肿瘤及卒中等临床表现;②$CD4^+$ 淋巴细胞亚群绝对值减少,$CD4^+/CD8^+$ 比例下降;③ELISA 及蛋白质印迹法检查 HIV 抗体阳性。

2. 鉴别诊断　AIDS 的神经系统损害复杂多样,须与如下疾病相鉴别:其他原因引起的获得性免疫缺陷病,如长期使用糖皮质激素或免疫抑制剂引起的免疫缺陷病、血液或组织细胞恶性肿瘤等;其他病原微生物引发的脑膜炎、脑炎,各种亚急性进展的痴呆综合征、脊髓亚急性联合变性,其他原因导致的周围神经病和肌病。

【治疗】　本病治疗原则是积极抗 HIV 治疗、增强免疫功能和处理机会性感染及肿瘤等导致的神经系统并发症。

1. 抗 HIV 治疗　目前临床常用的抗 HIV 药物包括:①核苷反转录酶抑制剂:齐多夫定、拉米夫定、替诺福韦等;②非核苷反转录酶抑制剂:奈韦拉平、依曲韦林等;③蛋白酶抑制剂:洛匹那韦、达芦那韦等;④整合酶抑制剂:拉替拉韦、多替拉韦等;⑤融合抑制剂:艾博韦泰。一旦确诊 HIV 感染,无论 CD4$^+$T 淋巴细胞水平高低,均建议立即开始治疗。出现下列情况者须加快启动治疗:妊娠、诊断为 AIDS、急性机会性感染、CD4$^+$T 淋巴细胞计数<200 个/μL、HIV 相关肾脏疾病、急性期感染、合并活动性乙型肝炎病毒(HBV)或丙型肝炎病毒(HCV)感染。目前主张用高效抗反转录病毒疗法治疗,采用"鸡尾酒疗法",各类药物通过不同的组合以增强疗效,抗 HIV 须终身治疗。如患者存在严重的机会性感染或处于慢性疾病急性发作期,应在病情控制稳定后开始治疗。

2. **增强免疫功能**　主要是进行免疫重建。

3. **治疗机会性感染**　针对脑弓形虫病用乙胺嘧啶和磺胺嘧啶,单纯疱疹病毒感染用阿昔洛韦,真菌感染用两性霉素 B 等。巨细胞病毒所致神经根病的进行性疼痛可用更昔洛韦及三环类抗抑郁药(如阿米替林等)治疗。

4. **肿瘤的治疗**　主要是针对 AIDS 相关肿瘤,即原发性 CNS 淋巴瘤和卡波西肉瘤的个体化治疗。需要注意抗病毒药物和抗肿瘤药物之间的相互作用,尽量选用骨髓抑制作用和药物间相互作用小的抗 HIV 治疗方案。

【预后】　预后较差,患者病情逐渐进展或因伴发机会性感染而急剧恶化,半数 AIDS 患者在 1～3 年内死亡。

(郝峻巍)

第十四章 | 自身免疫性脑炎

【定义】 脑炎是由脑实质的弥漫性或者多发性炎性病变导致的神经功能障碍。自身免疫性脑炎（autoimmune encephalitis，AE）泛指一类由自身免疫机制介导的脑炎。临床主要表现为精神行为异常、认知功能障碍、癫痫发作以及不同程度的意识障碍。AE 合并相关肿瘤者，称为副肿瘤性 AE。

【病因与发病机制】 AE 是一类由自身免疫机制介导的针对中枢神经系统（central nervous system，CNS）抗原产生免疫反应所导致的脑炎，但通常是特指抗神经元抗体相关的脑炎。

1. CNS 抗原分类 CNS 抗原包括两类：①神经元表面抗原，常见的包括：N- 甲基 -D- 天冬氨酸受体（N-methyl-D-aspartate receptor，NMDAR）、富含亮氨酸胶质瘤失活蛋白 1（leucine-rich glioma-inactivated protein 1，LGI1）、γ- 氨基丁酸 A/B 型受体（γ-aminobutyric acid type A/B receptor，$GABA_{A/B}R$）、接触蛋白相关蛋白 2（contactin associated protein 2，CASPR2）、α- 氨基 -3- 羟基 -5- 甲基 -4- 异恶唑丙酸受体（α-amino-3-hydroxy-5-methyl-4-isoxazolepropionic acid receptor，AMPAR）、免疫球蛋白样细胞黏附分子 5（immunoglobulin-like cell adhesion molecule 5，IgLON5）等。②神经元胞内抗原，常见的包括：谷氨酸脱羧酶（glutamic acid decarboxylase，GAD）、双载蛋白（amphiphysin，AMP）、腺苷酸激酶 5（adenylate kinase 5，AK5）、塌陷反应调节蛋白 5（CV2/collapsin response mediator protein 5，CV2/CRMP5）、Ma2 等。每种抗原、抗体通常与特定的肿瘤类型有关（相关内容可见第二十五章第一节）。

2. AE 发病机制 AE 主要通过体液免疫反应或者细胞免疫反应介导中枢神经系统损伤。AE 相关抗体包括两类：①抗（神经元）细胞表面抗原抗体；②抗细胞内抗原抗体。其中，前者通常具有明确的致病性，主要通过体液免疫机制导致 AE。例如，抗 NMDAR 抗体可导致神经元表面 NMDAR 可逆性减少和神经元功能障碍，并不引起神经元坏死。后者参与细胞免疫机制，与神经元不可逆性坏死相关。肿瘤和前驱感染事件常为 AE 的诱因。

【临床表现与分类】 AE 临床症状多样，常见症状包括精神行为异常、认知障碍（尤其近事记忆下降）、癫痫发作、言语障碍、运动障碍、不自主运动、意识水平下降、自主神经功能障碍和各种形式的睡眠障碍等。部分 AE 患者出现周围神经和神经肌肉接头受累表现。根据不同的抗神经元抗体和相应的临床综合征，AE 可分为以下 3 种主要类型。

1. 抗 NMDAR 脑炎 是 AE 的最主要类型，其特征性临床表现符合弥漫性脑炎，与经典的边缘性脑炎有所不同。

2. 边缘性脑炎 以精神行为异常、癫痫发作（通常起源于颞叶）和近事记忆下降为主要症状，脑电图与影像学符合边缘系统受累。如抗 LGI1 抗体相关脑炎、抗 $GABA_BR$ 抗体相关脑炎等。

3. 其他 AE 综合征 包括莫旺综合征（Morvan syndrome，抗 CASPR2 抗体相关脑炎所致的一种综合征）、抗 IgLON5 抗体相关脑病等，这些 AE 综合征或同时累及中枢与周围神经系统，或表现为特征性的临床综合征。

【诊断】 AE 的诊断首先需要根据患者的临床表现、脑脊液检查、神经影像学和脑电图等结果，确定其是否患有脑炎，继而选择 AE 相关的抗体检测（脑脊液和血清配对检测）进一步确诊。

AE 抗体检测主要采用间接免疫荧光法，根据抗原底物不同分为基于细胞底物的实验（cell based assay，CBA）与基于组织底物的实验（tissue based assay，TBA）两种。CBA 具有较高的特异性和敏感性，TBA 有利于探知未明抗体。CBA 及 TBA 联合使用可以提高抗体的检出率。CBA 是基于细胞转染的间接免疫荧光法，作用原理是将抗原基因导入哺乳动物细胞，使细胞特异性表达目的抗原，患者标本中的抗体（一抗）与抗原特异性结合，随后利用荧光标记的二抗结合一抗，根据显微镜下观察的荧光情况判读结果。

【鉴别诊断】

1. 单纯疱疹病毒性脑炎　起病较 AE 更急，约 25% 的患者有口唇疱疹史。自主神经功能失调少见，颅脑 MRI 可见额叶、颞叶等部位信号异常。脑脊液白细胞数增高，多数高于抗 NMDAR 脑炎。AE 抗体检测阴性、脑脊液病原学检测可阳性、抗病毒治疗有效为主要鉴别点。值得注意的是，少数单纯疱疹病毒性脑炎患者在恢复期可重新出现脑炎的症状，此时脑脊液单纯疱疹病毒核酸检测已为阴性，而抗 NMDAR 抗体阳性，属于感染后自身免疫性脑炎。

2. 桥本脑病　本病以女性多见，临床表现为认知功能改变、癫痫发作、意识障碍、卒中样发作等。MRI 表现无特异性。AE 抗体检测阴性、血液学检查可见甲状腺自身抗体水平升高为主要鉴别点。

3. 代谢性脑病　包括肝性脑病、尿毒症脑病等，鉴别诊断主要依靠相关代谢障碍病史，且脑脊液自身免疫性脑炎相关抗体检测阴性。

【治疗】　AE 治疗分为免疫治疗和对症治疗等，合并肿瘤者进行肿瘤切除或抗肿瘤治疗。

1. 免疫治疗　分为一线免疫治疗、二线免疫治疗、长程（维持）免疫治疗、升级免疫治疗和添加免疫治疗等。一线免疫治疗包括糖皮质激素、静脉注射大剂量免疫球蛋白和/或血浆置换。所有首次发病的自身免疫性脑炎患者均应接受一线免疫治疗。二线免疫治疗包括静脉注射利妥昔单抗等抗 CD_{20} 单抗与环磷酰胺，主要用于一线免疫治疗效果不佳的重症患者。长程（维持）免疫治疗方案包括吗替麦考酚酯、硫唑嘌呤和重复利妥昔单抗等。对强化一线免疫治疗（例如多轮静脉注射大剂量免疫球蛋白）后，或者二线免疫治疗后，病情无明显好转者，可考虑加用长程（维持）免疫治疗。所有复发患者均应接受一线免疫治疗，并应及时启动二线和/或长程（维持）免疫治疗。升级免疫治疗主要为静脉注射托珠单抗，仅用于难治性重症 AE 患者。添加免疫治疗包括甲氨蝶呤鞘内注射、硼替佐米和低剂量白细胞介素 2（interleukin-2，IL-2）。对难治性重症 AE 患者，若使用二线免疫治疗 1～2 个月后病情无明显好转，经过严格筛选后，可考虑添加免疫治疗。通常抗神经元细胞表面抗原抗体介导的 AE 对免疫治疗反应敏感，抗细胞内抗原抗体相关 AE 对免疫治疗反应差。

2. 对症支持治疗　对癫痫发作者可给予抗癫痫发作治疗。精神症状明显者可给予抗精神症状治疗。

3. 肿瘤的治疗　若发现合并肿瘤，例如抗 NMDAR 脑炎患者发现畸胎瘤，应尽快手术切除。若未发现肿瘤，且年龄≥12 岁的女性患者，建议 4 年内每 6～12 个月进行一次卵巢超声或者盆腔 CT 检查。AE 患者在抗肿瘤治疗期间一般需要维持对 AE 的免疫治疗，以一线免疫治疗为主。

【预后】　大部分患者预后良好，部分患者病情好转或稳定后有复发可能，合并肿瘤患者预后差。

第一节 ｜ 抗 N- 甲基-D- 天冬氨酸受体脑炎

抗 N- 甲基-D- 天冬氨酸受体（N-methyl-D-aspartate receptor，NMDAR）脑炎是由抗 NMDAR 抗体介导的自身免疫性脑炎，是最常见的 AE，占 AE 病例的 54%～80%。本病以儿童、青年多见，女性略多于男性，14.3%～47.8% 的女性可合并卵巢畸胎瘤。

【临床表现】

1. 可有发热和头痛等前驱症状。

2. 多数患者呈急性起病，多在 2 周至数周内达高峰。

3. 主要表现包括精神行为异常、癫痫发作、近事记忆下降、言语障碍/缄默、运动障碍/不自主运动、意识水平下降/昏迷、自主神经功能障碍等，自主神经功能障碍包括窦性心动过速、心动过缓、泌涎增多、中枢性低通气、低血压和中枢性发热等。

4. 其他 CNS 局灶性损害的症状包括复视、共济失调等,通常提示脑干和小脑受累。

【辅助检查】

1. **脑脊液检查** 腰椎穿刺压力正常或升高,白细胞数轻度升高或正常,蛋白轻度升高,寡克隆区带可呈阳性,脑脊液抗 NMDAR 抗体阳性。

2. **颅脑 MRI** 多数患者无明显异常,或仅有散在的皮质、皮质下点片状 FLAIR 序列高信号;部分患者可见边缘系统 FLAIR 和 T_2 序列高信号,病灶分布可超出边缘系统的范围。

3. **脑电图** 多呈局灶性或者广泛性的慢波,偶尔可见癫痫波,异常 δ 刷是该病特异性的脑电图改变,多见于重症患者。

4. **肿瘤学检查** 应用 B 超、CT 检查有助于查找肿瘤,例如卵巢超声和盆腔 CT 可用于查找女性畸胎瘤。

【诊断】 相关临床表现、颅脑 MRI 和脑电图、脑脊液和/或血清抗 NMDAR 抗体阳性有助于本病的临床诊断。确诊的抗 NMDAR 脑炎需要符合以下三项。

1. **以下 6 项主要症状中的 1 项或者多项** ①精神行为异常或者认知障碍;②言语障碍;③癫痫发作;④运动障碍/不自主运动;⑤意识水平下降;⑥自主神经功能障碍或者中枢性低通气。

2. **抗 NMDAR 抗体阳性** 以脑脊液 CBA 法抗体阳性为准。

3. **排除其他病因。**

【鉴别诊断】 抗 NMDAR 脑炎需要与单纯疱疹病毒性脑炎、桥本脑病、代谢性脑病鉴别,具体鉴别要点参见本章概述部分,此外,部分抗 NMDAR 脑炎患者以精神行为异常为首发或唯一症状,因此还需与精神分裂症鉴别。

【治疗】 具体参见本章概述部分,主要包括免疫治疗、对症治疗和肿瘤相关治疗等。

【预后】 80% 左右的抗 NMDAR 脑炎患者功能恢复良好,部分患者出现 1 次或多次复发,复发时病情较首次发病时轻,肿瘤阴性患者和未应用二线免疫治疗的患者复发率较高。多数患者在免疫治疗或者肿瘤切除后会完全恢复或者部分恢复。

第二节 │ 抗富亮氨酸胶质瘤失活蛋白 1 抗体相关脑炎

抗富亮氨酸胶质瘤失活蛋白 1(leucine-rich glioma-inactivated protein 1,LGI1)抗体相关脑炎是继抗 NMDAR 脑炎后第二常见的自身免疫性脑炎,抗 LGI1 抗体相关脑炎发病率约为 0.83/10 万,老年男性多见。

【临床表现】

1. 多见于中老年人,男性多于女性。

2. 多数呈亚急性或急性起病,也可隐袭起病。

3. **主要症状** 包括癫痫发作、近事记忆下降、精神行为异常。

4. **特征性表现** 癫痫发作以各种形式的颞叶癫痫常见,先兆以竖毛发作("起鸡皮疙瘩"感)多见;面 - 臂肌张力障碍发作(faciobrachial dystonic seizure,FBDS)是该病特征性发作症状,表现为单侧手臂及面部乃至下肢频繁、短暂的肌张力障碍样发作,其发作时间短暂,一般仅数秒,发作频繁者可达每日数十次。

5. **其他** 部分患者合并语言障碍、睡眠障碍、小脑性共济失调和抗利尿激素分泌不当综合征(顽固性低钠血症)等。

6. 约 10% 的患者伴有肿瘤,主要是合并胸腺瘤。

【辅助检查】

1. **颅脑 MRI** 多数在 T_2WI 或者 FLAIR 序列可见单侧或者双侧颞叶内侧(杏仁体与海马)高信号(图 14-1),部分可见基底节区异常信号。

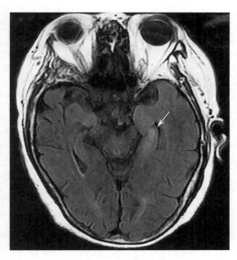

图 14-1 抗 LGI1 抗体相关脑炎 MRI FLAIR 序列

箭头示左侧颞叶内侧高信号。

2. **脑脊液检查** 腰椎穿刺压力多正常,脑脊液白细胞数正常或轻度升高,寡克隆区带可呈阳性。

3. **脑电图** 可出现局灶性慢波或者癫痫样放电,FBDS 发作间期可表现为轻度弥漫性慢波或双侧额颞叶慢波,也可完全正常。

4. **抗体检测** 血和脑脊液检测到抗 LGI1 抗体,由于缺乏鞘内抗体合成,血液较脑脊液检测敏感。

5. **肿瘤筛查** 运用 B 超、胸部增强 CT、全身 PET/CT 有助于筛查肿瘤。

【诊断】 本病确诊可依据以下表现:①急性或亚急性起病,进行性加重;②临床表现为近事记忆下降、FBDS 及顽固性低钠血症;③颅脑 MRI 显示单侧或双侧颞叶内侧和/或基底节区异常信号;④脑脊液白细胞数正常或呈轻度淋巴细胞性炎症;⑤脑电图异常;⑥血和/或脑脊液抗 LGI1 抗体阳性。

【鉴别诊断】 本病除需与病毒性脑炎、桥本脑病、代谢性脑病鉴别外,具体参见本章概述部分,还需与克-雅病鉴别。

【治疗】 抗 LGI1 抗体相关脑炎治疗与抗 NMDAR 脑炎类似,包括免疫治疗、对症支持治疗以及肿瘤相关治疗。

【预后】 本病死亡率为 6%~19%,免疫治疗 2 年后,70% 的患者结局较好(日常生活的独立性高),本病复发率为 27%~35%。

第三节 | 其他自身免疫性脑炎

一、抗 GABA_BR 抗体相关脑炎

本病少见,于 2010 年首次报道,主要见于中老年患者,男性多于女性。约 1/3 的患者合并小细胞肺癌。急性起病,多在数天至数周内达高峰。主要症状包括癫痫发作、精神行为异常、近事记忆下降。严重且难治的癫痫发作是该病主要的特点,以全面强直-阵挛发作为主,抗癫痫药物通常无效,可迅速进展为癫痫持续状态。少数患者可以合并语言障碍、睡眠障碍和小脑性共济失调。

诊断通常依据下列辅助检查:①脑脊液检查:多数患者腰椎穿刺压力正常,少数压力升高。脑脊液白细胞数轻度升高或者正常,脑脊液细胞学呈淋巴细胞性炎症,脑脊液蛋白轻度升高,脑脊液寡克隆区带可呈阳性。CBA 法可检测到血清和/或脑脊液中抗 GABA_BR 抗体阳性。②颅脑 MRI:多数患者颅脑 MRI 可见单侧或者双侧的颞叶内侧(海马、杏仁体)病灶。③脑电图:可见颞叶起源的癫痫样放电,以及弥漫或者散在分布的慢波。④肿瘤学检查:约 1/3 的患者合并小细胞肺癌,这部分患者可有抗 Hu 抗体阳性。

治疗与抗 NMDAR 脑炎类似,包括免疫治疗、对症支持治疗、切除肿瘤等。免疫治疗后大多数患者神经症状完全或者部分缓解。若合并肺癌,则治疗效果差。

二、抗 CASPR2 抗体相关脑炎

本病罕见,多见于中老年男性,中位发病年龄为 60 岁左右,女性发病更早。少数患者合并肿瘤,以胸腺瘤多见。主要表现为边缘性脑炎或者莫旺综合征。边缘性脑炎主要症状为癫痫发作、精神行为异常、近事记忆下降等。莫旺综合征是一种以中枢神经系统、周围神经系统、自主神经系统过度兴

奋为临床特征的罕见神经系统疾病。主要表现为肌颤搐、肌强直、精神行为异常、失眠、多汗、心律失常等自主神经功能障碍和体重下降等,可以发生猝死。该病常在数月内进展,约 30% 的患者在 1 年内进展。

诊断通常依据下列辅助检查:①脑脊液检查:脑脊液可以出现白细胞轻度升高和蛋白水平升高,但大多数无明显变化。CBA 法可检测到血清和/或脑脊液中抗 CASPR2 抗体阳性。②颅脑 MRI:通常正常,部分患者 FLAIR 序列可见双侧颞叶内侧异常信号。③神经电生理检查:肌电图:在放松状态下,可见自发的持续快速的二联、三联或者多联的运动单位放电活动,肌颤搐电位和纤颤电位较常见。F 波检测可见后放电现象,重复神经电刺激可有后放电现象。脑电图:可见弥漫分布的慢波,无特异性。

治疗与抗 NMDAR 脑炎类似,包括免疫治疗、对症支持治疗、切除肿瘤等。多数患者预后良好,2 年的死亡率为 10%,复发率为 25%,有患者 6 年后仍有复发。

(施福东)

本章数字资源

本章思维导图

髓鞘（myelin sheath）是包裹在有髓神经纤维轴突外面的脂质细胞膜，由髓鞘形成细胞组成。中枢神经系统（central nervous system，CNS）的髓鞘形成细胞是少突胶质细胞（oligodendrocyte），周围神经系统为施万细胞（Schwann cell）。髓鞘的主要生理作用是：①有利于神经冲动的快速传导；②对神经轴突起绝缘作用；③对神经轴突起保护作用。

中枢神经系统脱髓鞘疾病（CNS demyelinating diseases）是一组以脑和脊髓髓鞘破坏或脱失为主要特征的疾病，脱髓鞘是其病理过程中具有特征性的表现，包括遗传性（髓鞘形成障碍性疾病）和获得性两大类。前者主要由遗传因素导致某些酶的缺乏引起神经髓鞘磷脂代谢紊乱，统称为脑白质营养不良，包括肾上腺脑白质营养不良、异染性脑白质营养不良、球样细胞脑白质营养不良和类纤维蛋白脑白质营养不良等。此类疾病比较罕见，临床表现各异，多有发育迟滞、智能进行性减退、惊厥、进行性瘫痪、肌张力变化、共济失调、视神经萎缩、眼球震颤、感音性耳聋及家族史等，确诊需要通过病理、酶学或基因检测等方法。

获得性中枢神经系统脱髓鞘疾病又分为继发于其他疾病的脱髓鞘病和原发性免疫介导的炎性脱髓鞘病。前者包括缺血缺氧性疾病（如一氧化碳中毒后迟发性白质脑病）、营养缺乏性疾病（如脊髓亚急性联合变性）、脑桥中央髓鞘溶解症、病毒感染引起的疾病（如乳头多瘤空泡病毒引起的进行性多灶性白质脑病）等。后者是临床上通常所指的中枢神经系统脱髓鞘病，主要包括中枢神经系统特发性炎性脱髓鞘疾病（idiopathic inflammatory demyelinating diseases，IIDDs）。IIDDs 是一组在病因上与自身免疫相关，在病理上以中枢神经系统髓鞘脱失及炎症为主的疾病。疾病之间存在着组织学、影像学以及临床症状上的某些差异，构成了脱髓鞘病的一组疾病谱，包括多发性硬化（multiple sclerosis，MS）、视神经脊髓炎谱系疾病（neuromyelitis optica spectrum disorders，NMOSD）、同心圆性硬化［巴洛（Balo）病］、急性播散性脑脊髓炎（acute disseminated encephalomyelitis，ADEM）、抗髓鞘少突胶质细胞糖蛋白免疫球蛋白 G 抗体（anti-myelin oligodendrocyte glycoprotein-IgG，MOG-IgG）相关疾病（MOG-IgG associated disorders，MOGAD）、自身免疫性胶质纤维酸性蛋白星形胶质细胞病（autoimmune glial fibrillary acidic protein astrocytopathy，GFAP-A）、波形蛋白抗体相关星形胶质细胞病（vimentin antibody-associated astrocytopathy，VIMA）等。常见临床症状有肢体麻木、肢体无力、视力下降、大小便障碍等。这类疾病主要病理特点：①轴突髓鞘破坏，呈多发性播散性病灶，或由一个或多个病灶融合成较大病灶；②脱髓鞘病损分布于中枢神经系统白质，沿小静脉周围炎症细胞袖套状浸润；③早期神经元、轴突及支持组织相对完整，无沃勒变性或继发传导束变性。这部分疾病是本章的主要内容。

第一节 │ 多发性硬化

多发性硬化（multiple sclerosis，MS）是一种免疫介导的中枢神经系统炎性脱髓鞘疾病。本病最常累及的部位为脑室周围、近皮质、脊髓、脑干和小脑、视神经。主要临床特点为病灶的空间多发性（dissemination of lesions in space，DIS）和病程的时间多发性（dissemination of lesions in time，DIT）。

【病因学与发病机制】

1. 病毒感染与自身免疫反应 MS 病因及发病机制迄今不明，可能与儿童期接触的某种环境因素（如病毒感染）有关，曾高度怀疑一些病毒，如 EB 病毒（Epstein-Barr virus，EBV）、人类疱疹病毒 6 型

（human herpes virus 6，HHV-6）、麻疹病毒、人类嗜 T 淋巴细胞病毒-1（human T-cell lymphotropic virus type-1，HTLV-1）等，但从未在 MS 患者脑组织中证实或分离出病毒。

目前的资料支持 MS 是自身免疫性疾病。MS 的组织损伤及神经系统症状被认为是直接针对髓鞘抗原的免疫反应所致，如针对自身髓鞘碱性蛋白（myelin basic protein，MBP）产生的免疫攻击，导致中枢神经系统白质髓鞘的脱失，临床上出现各种神经功能障碍。

分子模拟（molecular mimicry）学说认为患者感染的病毒可能与中枢神经系统髓鞘蛋白或少突胶质细胞存在共同抗原，即病毒氨基酸序列与 MBP 等髓鞘蛋白组分的某段多肽氨基酸序列相同或极为相近。推测（外界病原体）感染（机体）后体内激活 T 细胞及生成相应抗体，在攻击外界病原体的同时，其可与多肽片段发生交叉（免疫）反应从而导致脱髓鞘病变。细胞免疫与体液免疫均在 MS 发病和病程转归过程中起着重要作用。

2. **遗传因素**　约 15% 的 MS 患者有一个患病的亲属。研究表明 MS 的易感性是由多个微效基因共同决定的，这些基因间可能存在相互作用。

3. **环境因素**　高纬度寒冷地区的 MS 发病率高，生活环境、生活方式、食物和毒素等对 MS 的发病及复发也有影响。

【病理】　多数 MS 患者典型的病程包括复发缓解阶段及继发进展阶段，髓鞘破坏脱失与外周免疫细胞浸润、胶质细胞活化增生为复发缓解阶段的主要病理特征，进行性轴索变性及神经元变性为继发进展阶段的主要病理特征。上述病程阶段的转变是一个连续的过程。病理可见中枢神经系统白质内多发性脱髓鞘斑块，伴反应性神经胶质增生，也可有轴突损伤。脑和脊髓冠状切面肉眼可见较多粉灰色分散的形态各异的脱髓鞘病灶，大小不一，直径为 1～20mm，以半卵圆中心和脑室周围（尤其是侧脑室前角）最多见。镜下可见急性期髓鞘崩解和脱失，轴突相对完好，少突胶质细胞轻度变性和增生，静脉血管周围炎性细胞（淋巴细胞、单核细胞、巨噬细胞和浆细胞，以淋巴细胞为主）袖套状浸润。病变晚期轴突崩解，神经元减少，代之以神经胶质形成的硬化斑。

传统上认为 MS 病灶是局灶白质病变，但目前研究显示其病理范围更为广泛，包括 MRI 上看似正常的白质和看似正常的灰质，活检证实部分 MS 患者早期存在皮质炎性脱髓鞘。

【临床表现】

1. **年龄和性别**　起病年龄多在 20～40 岁，10 岁以下和 50 岁以上患者少见，男女患病之比约为 1：2。

2. **起病形式**　以急性/亚急性起病多见，隐匿起病仅见于少数病例。

3. **临床特征**　绝大多数患者在临床上表现为病灶的空间多发性（DIS）和时间多发性（DIT）。DIS 是指 CNS 内不同解剖部位的病变，在下述 4 个 CNS 部位中的 2 个或更多部位，存在 1 个或多个 MS 特征性的 T_2WI 高信号病灶：脑室旁、皮质或皮质下、幕下脑区、脊髓；DIT 是指病程中新病灶或钆增强病灶的出现和/或临床症状的复发。单相病程多见于以脊髓症状起病的缓慢进展型 MS 和临床少见的病势凶险的恶性型 MS，又名爆发型 MS 或 Marburg 变异型 MS。

4. **临床症状和体征**　由于 MS 患者大脑、脑干、小脑、脊髓、视神经可同时或相继受累，故其临床症状和体征多种多样，主要特点如下。

（1）肢体无力：最多见，大约 50% 的患者首发症状包括一个或多个肢体无力。运动障碍一般下肢比上肢明显，可为偏瘫、截瘫或四肢瘫，其中以不对称瘫痪最常见。腱反射早期正常，以后可发展为亢进，腹壁反射消失，病理反射阳性。

（2）感觉异常：浅感觉障碍表现为肢体、躯干或面部针刺麻木感，异常的肢体发冷、蚁走感、瘙痒感和尖锐、烧灼样疼痛，以及定位不明确的感觉异常。可伴随胸、腹束带感，亦可有深感觉障碍。

（3）共济失调：30%～40% 的患者有不同程度的共济运动障碍，但 Charcot 三主征（眼震、意向性震颤和吟诗样语言）仅见于部分晚期 MS 患者。

（4）眼部症状：常表现为急性视神经炎或球后视神经炎，多为急性起病的单眼视力下降，眼底检查早期可见视神经乳头水肿或正常，后期出现视神经萎缩。约 30% 的病例有眼肌麻痹及复视。病变侵犯内侧纵束可引起核间性眼肌麻痹。

（5）发作性症状：是指持续时间短暂、可被特殊因素诱发的感觉或运动异常。发作性的神经功能障碍每次持续数秒至数分钟不等，频繁过度换气、焦虑或维持肢体某种姿势可诱发，是 MS 比较特征性的症状之一。强直痉挛、感觉异常、构音障碍、共济失调、癫痫和疼痛是较常见的 MS 发作性症状。其中，局限于肢体或面部的强直性痉挛常伴放射性异常疼痛，亦称痛性痉挛，发作时一般无意识丧失和脑电图异常。被动屈颈时会诱导出刺痛感或闪电样感觉，自颈部沿脊柱放射至大腿或足部，称为莱尔米特（Lhermitte）征，是因屈颈时脊髓局部的牵拉和压力升高使脱髓鞘的脊髓颈段后索受激惹引起。

（6）疲劳：是 MS 的一种特征性表现，临床常见，表现为与活动量无关的体力耗尽。病程早期即可出现，甚至可能先于首次临床脱髓鞘事件数月或数年，对日常活动造成影响。

（7）精神症状和认知功能障碍：在 MS 患者中较常见，多表现为抑郁、易怒和脾气暴躁，部分患者出现欣快、兴奋，也可表现为淡漠、嗜睡、强哭强笑、重复语言、猜疑和被害妄想等。可出现认知功能障碍，最常见于以下几个方面：短期记忆、注意力、执行功能、抽象概念化、字词回忆和信息处理速度。

（8）其他症状：膀胱功能障碍是 MS 患者的主要痛苦之一，包括尿频、尿急、尿潴留、尿失禁，常与脊髓功能障碍合并出现。大多数患者会经历与疾病相关的疼痛。此外，男性 MS 患者还可出现原发性或继发性性功能障碍。

临床孤立综合征（clinically isolated syndrome，CIS）定义为首次发生的具有 MS 特征的中枢神经系统炎性脱髓鞘事件组成的临床综合征，临床上既可表现为孤立的视神经炎、脑干脑炎、脊髓炎或某个解剖部位受累后症状体征，亦可出现多部位同时受累的复合临床表现。常见的有视力下降、肢体麻木、肢体无力、大小便障碍等；病灶表现为时间上的孤立，临床症状持续 24 小时以上。

MS 可伴有周围神经损害和多种其他自身免疫性疾病，如风湿病、类风湿综合征、干燥综合征、重症肌无力等。MS 合并其他自身免疫性疾病的机制是机体的免疫调节障碍引起多个靶点受累。

【临床分型】　美国多发性硬化协会于 1996 年根据病程将 MS 分为以下四种亚型：复发缓解型 MS（relapsing-remitting MS，RRMS）、继发进展型 MS（secondary progressive MS，SPMS）、原发进展型 MS（primary progressive MS，PPMS）和进展复发型 MS（progressive relapsing MS，PRMS）。2013 年，MS 临床分型更新为 RRMS、SPMS 和 PPMS，PRMS 纳入活动性 PPMS（表 15-1）。为便于指导治疗，分为复发型 MS（relapsing MS，RMS）和进展型 MS（progressive MS，PMS），RMS 包括 CIS、RRMS 和活动性 SPMS，PMS 包括 PPMS 和 SPMS。MS 临床分型是判断疾病预后及制订治疗策略的重要依据。

表 15-1　多发性硬化的临床分型

临床分型	临床表现
RRMS	最常见，80%～85% 的 MS 患者最初表现为复发缓解病程，以神经系统症状急性加重伴完全或不完全缓解为特征
SPMS	大约 50% 的 RRMS 患者在发病约 10 年后，残疾持续进展，无复发，或伴有复发和不完全缓解
PPMS	约占 15%，发病时残疾持续进展，且持续至少 1 年，无复发

【辅助检查】　脑脊液检查、磁共振成像和诱发电位三项检查对 MS 的诊断具有重要意义。

1. 脑脊液检查　可为 MS 临床诊断以及鉴别诊断提供重要依据。

（1）常规和生化：单核细胞（mononuclear cell，MNC）轻度增高或正常，一般在 15×10^6/L 以内，约 1/3 急性起病或恶化的病例 MNC 可轻至中度增高，通常不超过 50×10^6/L，超过此值应考虑其他疾病而非 MS。约 40% 的 MS 患者 CSF 蛋白轻度增高，以免疫球蛋白增高为主，蛋白含量增加与鞘内免疫反应及血-脑屏障破坏有关。

（2）IgG 鞘内合成检测：MS 的 CSF-IgG 增高主要为 CNS 内合成，是 CSF 重要的免疫学检查。①CSF-IgG 指数：是 IgG 鞘内合成的定量指标，70% 以上 MS 患者增高，测定这组指标也可计算 CNS 24 小时 IgG 合成率，意义与 IgG 指数相似；②CSF-IgG 寡克隆区带（oligoclonal bands，OB）：是 IgG 鞘内合成的定性指标，欧美国家 OB 阳性率可高达 90%，亚洲国家为 60%～70%。

2. **诱发电位** 包括视觉诱发电位（VEP）、脑干听觉诱发电位（BAEP）和体感诱发电位（SEP）等，50%～90% 的 MS 患者可有一项或多项异常。

3. **影像学检查** MRI 分辨率高，可识别无临床症状的病灶。可见大小不一类圆形的 T_1WI 低信号、T_2WI 高信号，常见于侧脑室前角与后角周围、侧脑室体部、半卵圆中心及胼胝体，或为融合斑，视神经可见水肿、增粗（图 15-1）；脑干、小脑和脊髓可见斑点状不规则 T_1WI 低信号及 T_2WI 高信号斑块；病程长的患者多数可伴脑室系统扩张、脑沟增宽等脑白质萎缩征象。

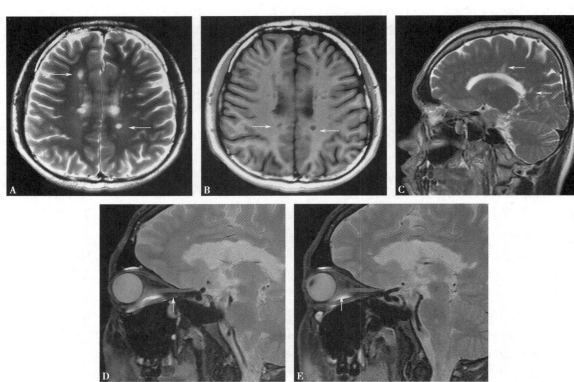

图 15-1　**多发性硬化 MRI 表现**

A. 颅脑 MRI 扫描 T_2WI 可见双侧脑室旁大小不一类圆形高信号脱髓鞘病灶；B. 颅脑 MRI 扫描 T_1WI 可见双侧侧脑室旁圆形、类圆形低信号病灶；C. T_2WI 可见垂直于侧脑室长轴的高信号病灶［直角脱髓鞘征（Dawson finger sign）］；D. T_2WI 压脂像可见右侧视神经水肿、增粗；E. T_2WI 压脂像可见左侧视神经增粗。

【诊断与鉴别诊断】

1. **诊断** MS 的诊断应以客观病史和临床体征为基本依据；同时充分结合各种辅助检查（特别是 MRI 与 CSF）特点，寻找病变的空间多发与时间多发证据；最后还须排除其他可能疾病。目前国内外普遍采用的诊断标准是 2017 年修订的 McDonald 诊断标准（表 15-2）。

2. **鉴别诊断** MS 须与以下各类白质病变相鉴别。

（1）非特异性炎症：主要与 CNS 其他类型的脱髓鞘疾病鉴别，如视神经脊髓炎谱系疾病（NMOSD）、急性播散性脑脊髓炎（ADEM）等。还应注意与其他系统性疾病累及中枢神经系统鉴别，如神经白塞病、神经系统结节病、神经精神狼疮等。

（2）血管病：多发腔隙性脑梗死、CADASIL、各种原因导致的血管炎、脊髓硬脊膜动静脉瘘和动静脉畸形等。

表 15-2　2017 年修订的 McDonald 诊断标准

临床表现	诊断 MS 所需辅助指标
≥2 次发作；有≥2 个以上客观临床证据的病变	无 ª
≥2 次发作；1 个病灶（并且有明确的历史证据证明以往的发作涉及特定解剖部位的一个病灶 ᵇ）	无 ª
≥2 次发作；具有 1 个病变的客观临床证据	通过不同 CNS 部位的临床发作或 MRI 检查证明了空间多发性
1 次发作；具有≥2 个病变的客观临床证据	通过额外的临床发作，或 MRI 检查证明了时间多发性，或具有脑脊液寡克隆区带的证据 ᶜ
有 1 次发作；存在 1 个病变的客观临床证据	通过不同 CNS 部位的临床发作或 MRI 检查证明了空间多发性，并且通过额外的临床发作或 MRI 检查证明了时间多发性或具有脑脊液寡克隆区带的证据 ᶜ
提示 MS 的隐匿的神经功能障碍进展（PPMS）	疾病进展 1 年（回顾性或前瞻性确定）同时具有下列 3 项标准的 2 项：①脑病变的空间多发证据；MS 特征性的病变区域（脑室周围、皮质/近皮质或幕下）内≥1 个 T_2 病变；②脊髓病变的空间多发证据：脊髓≥2 个 T_2 病变；③脑脊液阳性（等电聚焦电泳显示寡克隆区带）

注：如果患者满足 2017 年 McDonald 标准，并且临床表现没有更符合其他疾病诊断的解释，则诊断为 MS；如有因临床孤立综合征怀疑为 MS，但并不完全满足 2017 年 McDonald 标准，则诊断为可能的 MS；如果评估中出现了另一个可以更好解释临床表现的诊断，则排除 MS 诊断。

ª 不需要额外的检测来证明空间和时间的多发性。除非 MRI 不可用，否则所有考虑诊断为 MS 的患者均应该接受颅脑 MRI 检查。此外，临床证据不足而 MRI 提示 MS，表现为典型临床孤立综合征以外表现或具有非典型特征的患者，应考虑脊髓 MRI 或脑脊液检查，如果完成影像学或其他检查（如脑脊液检查）且结果为阴性，则在作出 MS 诊断之前需要谨慎，并且应该考虑其他可替代的诊断。

ᵇ 基于客观的 2 次发作的临床发现作出诊断是最保险的。在没有记录在案的客观神经系统发现的情况下，既往 1 次发作的合理历史证据可以包括具有症状的历史事件，以及先前炎性脱髓鞘发作的演变特征；但至少有 1 次发作必须得到客观结果的支持。在没有神经系统残余客观证据的情况下，诊断需要谨慎。

ᶜ 尽管脑脊液特异性寡克隆区带阳性本身并未体现出时间多发性，但可以作为这项表现的替代指标。

（3）感染：包括莱姆病、艾滋病（AIDS）、梅毒、惠普尔（Whipple）病、热带痉挛性截瘫等，可结合病史、其他系统伴随表现、病原学检查、脑脊液实验室检验结果等进行鉴别。

（4）代谢性/中毒性疾病：脑桥中央髓鞘溶解、Wernicke 脑病、脊髓亚急性联合变性、放射性脑病、缺氧性脑病、CO 中毒、药物中毒等。

（5）先天和遗传性疾病：脑白质营养不良、脊髓小脑变性、弗里德赖希（Friedreich）共济失调、Arnold-Chiari 畸形、线粒体病［如线粒体脑肌病伴高乳酸血症和卒中样发作（MELAS）、Leigh 病、莱伯（Leber）遗传性视神经病变］，可通过临床特点和基因检测协诊。

（6）肿瘤：原发中枢神经系统淋巴瘤、大脑胶质瘤病、脊髓肿瘤等；此类疾病临床及影像表现可与 MS 相似，必要时须通过活检进一步鉴别。

（7）其他：可逆性脑病、脊髓型颈椎病等。

【治疗】　MS 的治疗包括：①急性期治疗；②缓解期治疗：疾病修正治疗（disease modifying therapy，DMT）；③对症治疗；④康复治疗。急性期治疗以减轻症状、尽快减轻神经功能缺失、残疾程度为主。缓解期治疗以减少复发和延缓残疾累积为主。

1. 急性期治疗

（1）大剂量甲泼尼龙（methylprednisolone）冲击治疗是 MS 急性期的首选治疗方案，短期内能促进急性期 MS 患者的神经功能恢复。治疗的原则为大剂量、短疗程，不主张小剂量长时间应用。临床上常用两种方法：①对于病情较轻者，甲泼尼龙 1g/d 加入生理盐水 500ml，静脉滴注 3～4 小时，

3～5 天停药；②对于病情较严重者，从 1g/d 开始，冲击治疗 3～5 天后改为口服醋酸泼尼松或泼尼松龙 60～80mg，1 次 /d，每 2 天减 5～10mg，直至减停，原则上总疗程不超过 4 周。若在激素减量过程中病情再次加重或出现新的体征和 / 或出现新的 MRI 病灶，可再次使用甲泼尼龙 1g/d 冲击治疗。任何形式的延长糖皮质激素用药对神经功能恢复均无长期获益，并且可能导致严重不良反应。

（2）对激素治疗无效者和处于妊娠或产后哺乳阶段的患者，可选择静脉注射大剂量免疫球蛋白（intravenous immunoglobulin，IVIg）或血浆置换（plasma exchange，PE）。IVIg 用量为 0.4g/（kg·d），连续用 5 天为 1 个疗程，若 5 天后没有疗效，则不建议继续使用；若有效但尚不满意，可继续每周用 1 天，连用 3～4 周。PE 对既往无残疾的急性重症 MS 患者有一定治疗效果。

2. 缓解期治疗　MS 是终身性疾病，其缓解期治疗以控制疾病进展为主要目标，推荐 DMT。

（1）复发型 MS：缓解期 DMT 药物根据作用机制可分为以下几种类型：①以 β 干扰素（interferon-β，IFN-β）为代表的炎性介质调节剂；②以特立氟胺（teriflunomide）和富马酸二甲酯（dimethyl fumarate，DMF）为代表的细胞内反应调节剂；③以芬戈莫德（fingolimod）、西尼莫德（siponimod）和那他珠单抗（natalizumab）为代表的细胞免疫迁移抑制剂；④以米托蒽醌（mitoxantrone）为代表的细胞毒性药物；⑤以奥法妥木单抗（ofatumumab）、奥瑞珠单抗（ocrelizumab）和阿仑单抗（alemtuzumab）为代表的细胞耗竭 / 诱导策略；⑥以醋酸格拉替雷（glatiramer acetate，GA）为代表的免疫耐受疗法。一线治疗包括 β 干扰素、特立氟胺和醋酸格拉替雷，疾病活动性较高或对一线药物治疗效果不佳的患者，可选用其余二线药物治疗。其他药物还包括硫唑嘌呤、大剂量 IVIg 等。

（2）继发进展型 MS：米托蒽醌、特立氟胺、富马酸二甲酯、西尼莫德及奥法妥木单抗被批准用于活动性继发进展型 MS，能延缓残疾进展。其他药物如环孢素 A（cyclosporine A）、甲氨蝶呤（methotrexate，MTX）、环磷酰胺（cyclophosphamide，CTX）等也被认为有一定效果。

（3）原发进展型 MS：奥瑞珠单抗（ocrelizumab）是欧盟地区首个且唯一获批用于治疗早期原发进展型 MS 的疾病修饰药物，但尚无颠覆性疗效。相对于复发缓解型 MS，原发进展型 MS 目前较缺乏有效的治疗药物，主要是对症支持治疗。

3. 对症治疗　①痛性痉挛：可应用卡马西平、替扎尼定、加巴喷丁、巴氯芬、氯硝西泮等药物治疗；②慢性疼痛、感觉异常等：可用阿米替林、普瑞巴林、度洛西汀、加巴喷丁等药物治疗；③抑郁和情绪不稳：可应用抗抑郁药（5- 羟色胺再摄取抑制剂、去甲肾上腺素再摄取抑制剂）、阿米替林（情绪不稳）等药物治疗及心理辅导治疗；④乏力、疲劳（MS 患者较明显的症状）：可用莫达非尼、金刚烷胺治疗，同时可结合运动及理疗改善症状；⑤步行障碍：氨吡啶缓释片可用于改善 MS 合并步行障碍的成年患者的步行能力；⑥震颤：可应用盐酸苯海索、盐酸阿罗洛尔等药物治疗；⑦膀胱直肠功能障碍：配合药物治疗或借助导尿等处理；⑧性功能障碍：可应用改善性功能药物等治疗；⑨认知障碍：可应用胆碱酯酶抑制剂等治疗。

4. 康复治疗及生活指导　对伴有肢体、语言、吞咽等功能障碍的患者，应早期在专业医生的指导下进行相应的功能康复训练。在对疾病的认识上，医务工作者应耐心对患者及其亲属进行宣教指导，强调早期干预、早期治疗的必要性，合理交代病情及预后，增加患者治疗疾病的信心，提高治疗的依从性。医务工作者还应在遗传、妊娠、饮食、心理及用药等生活的各个方面提供合理建议，包括避免过热的热水澡、强烈阳光下高温暴晒，保持心情愉快，不吸烟，作息规律，适量运动，补充维生素 D 等。

【预后】　急性发作后患者可部分恢复，但复发的频率和严重程度难以预测。尽管最终可能导致某种程度功能障碍，但大多数 MS 患者预后较乐观，约半数患者发病后 10 年只遗留轻度或中度功能障碍，病后存活期可长达 20～30 年；极少数急性型病情进展迅猛，可于发病后数月或数年死亡。提示预后良好的因素包括女性、40 岁以前发病、单病灶起病、临床表现视觉或感觉障碍、最初 2～5 年的低复发率等，而发病后呈进展性病程、出现运动及小脑体征、复发后恢复较差提示预后欠佳。

第二节 | 视神经脊髓炎谱系疾病

视神经脊髓炎谱系疾病（neuromyelitis optica spectrum disorders, NMOSD）是免疫介导的主要累及视神经和脊髓的原发性中枢神经系统炎性脱髓鞘疾病。德维克（Devic）于 1894 年首次描述了单相病程的视神经脊髓炎（neuromyelitis optica, NMO），称为 Devic 病。通过深入研究发现，某些局限形式的脱髓鞘疾病，如单发或复发性视神经炎等与 NMO 有相同或相似的发病机制，温格查克（Wingerchuk）将其归纳并提出了 NMOSD 的概念。视神经脊髓炎谱系疾病在东亚人群及黑种人的中枢神经系统脱髓鞘病中较多见，而在拉丁美洲及白种人中较少见。

【病因与发病机制】　NMOSD 的病因及发病机制尚不清楚。2004 年 Lennon 等在 NMO 患者血清中发现了一种较为特异的抗体，其靶抗原是脊髓灰质、中脑导水管脑室周围的星形胶质细胞足突的水通道蛋白 4（aquaporin 4, AQP4），在 NMOSD 的发病机制中发挥了重要作用。目前认为 NMOSD 的可能发病机制为：AQP4-IgG 与 AQP4 特异性结合，并在补体参与下激活了补体依赖和抗体依赖的细胞毒途径，继而造成星形胶质细胞坏死、炎症介质释放和炎性反应浸润，最终导致少突胶质细胞的损伤以及髓鞘脱失。

【病理】　NMOSD 的病灶主要位于视神经和脊髓，部分患者有脑部非特异性病灶。病理改变是白质脱髓鞘、坏死甚至囊性变，脊髓病灶多长于 3 个椎体节段，病灶常位于脊髓中央，脱髓鞘及急性轴索损伤程度较重。浸润的炎性细胞包括巨噬细胞、淋巴细胞（以 B 淋巴细胞为主）、中性粒细胞及嗜酸性粒细胞。血管周围可见抗体和补体呈玫瑰花环样沉积以及病灶血管透明性变。

【临床表现】

1. 多在 5~50 岁发病，平均年龄 40 岁，女性多发，女∶男比例为（5~11）∶1，一般呈急性或亚急性起病，分别在数天内和 1~2 个月内达到高峰，少数慢性患者病情在数月内稳步进展，呈进行性加重。

2. 单侧或双侧视神经炎（optic neuritis, ON）、急性脊髓炎（acute myelitis）以及延髓极后区综合征是本病主要表现，其初期可为单纯的视神经炎或脊髓炎，亦可两者同时出现，但多数先后出现，间隔时间不定。

3. 视神经炎可单眼、双眼同时或相继发病。多起病急、进展快，视力下降可至失明，伴眶内疼痛，眼球运动或按压时明显。眼底可见视神经乳头水肿，晚期可见视神经萎缩，多遗留显著视力障碍。

4. 急性脊髓炎的典型表现为长节段脊髓横贯性损害，症状常在几天内加重或达到高峰，表现为双下肢瘫痪或四肢瘫、双侧感觉障碍和尿便障碍，且程度较重。累及脑干时可出现眩晕、眼震、复视、顽固性呃逆和呕吐、饮水呛咳和吞咽困难。根性神经痛、痛性痉挛和 Lhermitte 征也较为常见。

5. NMOSD 有六组核心临床症状，除上述视神经炎、急性脊髓炎外，还可以有下列特征性表现的一项或多项：①极后区综合征：可为单一首发症状，表现为不能用其他原因解释的顽固性呃逆、恶心、呕吐等与影像对应的延髓极后区受累症状及体征，部分病例可与脊髓病变相连续；②急性脑干综合征：可发生在脑干及第四脑室周边，表现为头晕、复视、共济失调等；③急性间脑综合征：病变主要位于下丘脑，可有嗜睡、发作性睡病样表现、顽固性低钠血症、体温调节异常等症状；④大脑综合征：主要损害大脑半球白质或胼胝体，具体表现为意识水平下降、认知语言等高级皮质功能减退、头痛等，部分病变无明显临床表现。

6. 部分 NMOSD 患者可伴有其他自身免疫性疾病，如系统性红斑狼疮、干燥综合征、混合结缔组织病、重症肌无力、甲状腺功能亢进、桥本甲状腺炎、结节性多动脉炎等，血清亦可检出抗核抗体、抗 SSA/SSB 抗体、抗磷脂抗体等。

【辅助检查】

1. **脑脊液检查**　细胞数正常或轻中度增高，约 1/3 的单相病程及复发型患者脑脊液白细胞＞50×10^6/L；复发型患者 CSF 蛋白轻中度增高，脑脊液蛋白电泳可检出寡克隆区带，但检出率较低。

2. **血清 AQP4-IgG 检测** 是 NMOSD 的特异性自身抗体标志物。该抗体在 NMOSD 患者多为阳性,而在 MS 患者为阴性,为鉴别 NMOSD 与 MS 的依据之一。NMOSD 患者 AQP4-IgG 强阳性提示疾病复发可能性较大。

3. **MRI 检查**

(1)视神经炎:更易累及视神经后段和视交叉,病变节段可 >1/2 视神经长度。急性期可表现为视神经增粗、强化,慢性期可以表现为视神经萎缩,形成双轨征。

(2)急性脊髓炎:特征性表现为脊髓长节段横贯性炎性损害,连续长度一般 ≥3 个椎体节段,轴位上病灶多位于脊髓中央灰质和部分白质。病灶主要见于颈段、胸段,急性期病灶处脊髓肿胀,严重者可见空洞样改变,增强扫描后病灶可强化(图 15-2、图 15-3)。颈段病灶可向上延伸至延髓下部,恢复期病变处脊髓可萎缩。

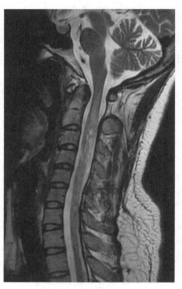

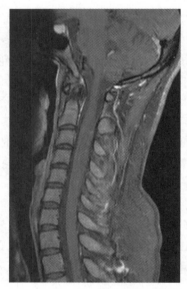

图 15-2 视神经脊髓炎谱系疾病颈髓 MRI T_2WI 表现
颈段脊髓 MRI T_2WI 示 $C_{1\sim7}$ 椎体水平脊髓高信号影,可见脊髓肿胀、增粗。

图 15-3 视神经脊髓炎谱系疾病颈髓 MRI T_1WI 增强表现
颈段脊髓 MRI T_1WI 增强示 $C_{3\sim4}$ 椎体水平脊髓内线样强化。

(3)其他:①极后区综合征:以延髓背侧为主,主要累及极后区,呈片状或线状 T_2WI 高信号,可与颈髓病变相连。②急性脑干综合征:病变涉及脑干背盖部、四脑室周边等,呈弥漫性病变。③急性间脑综合征:位于丘脑、下丘脑、三脑室周边,呈弥漫性病变。④大脑综合征:病变多位于皮质下白质,呈弥漫云雾状,但不符合 MS 影像特征,可出现点状、泼墨状病变,亦可累及胼胝体、基底节、内囊后肢、大脑脚等。

4. **视功能检查** ①视敏度:(最佳矫正)视力下降,部分患者残留视力 <0.1,严重者仅存光感甚至全盲;②视野:可单眼或双眼受累,表现为各种形式的视野缺损;③视觉诱发电位:多数 P100 潜伏期显著延长,波幅降低或引不出波形;④光学相干断层扫描(optical coherence tomography,OCT)检查:在恢复期多出现较明显的视网膜神经纤维层变薄。

5. **血清其他自身免疫抗体** 可出现血清 ANAs 阳性,包括抗核抗体(ANA)、抗双链 DNA(dsDNA)抗体、抗着丝粒抗体(ACA)、抗 SSA 抗体、抗 SSB 抗体等。

【诊断与鉴别诊断】

1. **诊断** 以"病史+核心临床症状+影像特征+生物标志物"为基本依据,即根据同时或相继发生的视神经炎、急性横贯性脊髓炎以及延髓极后区综合征等临床表现,结合脑和脊髓 MRI 以及

AQP4-IgG 血清学检测结果可作出临床诊断,此外还须排除其他疾病可能。目前国内外普遍采用 2015 年国际 NMO 诊断小组(IPND)制定的 NMOSD 诊断标准。

(1)AQP4-IgG 阳性的 NMOSD 诊断标准

1)至少 1 项核心临床症状。

2)用可靠的方法检测 AQP4-IgG 阳性[推荐细胞分析法(CBA)]。

3)排除其他诊断。

(2)AQP4-IgG 阴性或 AQP4-IgG 未知状态的 NMOSD 诊断标准

1)在 1 次或多次临床发作中,有至少 2 项核心临床症状并满足下列全部条件:①至少 1 项核心临床症状为视神经炎、急性长节段横贯性脊髓炎或延髓极后区综合征;②空间多发(两个或以上不同的核心临床症状);满足 MRI 附加条件。

2)用可靠的方法检测 AQP4-IgG 阴性或未检测。

3)排除其他诊断。

其中,核心临床症状包括:①视神经炎;②急性脊髓炎;③极后区综合征,无其他原因能解释的发作性呃逆、恶心、呕吐;④急性脑干综合征;⑤症状性发作性睡病、间脑综合征,同时 MRI 伴有 NMOSD 特征性间脑病变;⑥大脑综合征伴有 NMOSD 特征性大脑病变。而 AQP4-IgG 阴性或未知状态下的 NMOSD MRI 附加条件为:①急性视神经炎:须颅脑 MRI 有下列表现之一,a. 颅脑 MRI 正常或仅有非特异性白质病变,b. 视神经长 T_2 或 T_1 增强信号>1/2 视神经长度,或病变累及视交叉;②急性脊髓炎:长脊髓病变≥3 个连续椎体节段,或有脊髓炎病史的患者相应脊髓萎缩≥3 个连续椎体节段;③极后区综合征:延髓背侧/极后区病变;④急性脑干综合征:脑干室管膜周围病变。

2. 鉴别诊断　NMOSD 主要与 MS 相鉴别,根据两者不同的临床表现、影像学特征、血清 AQP4-IgG 以及相应的临床诊断标准等进行鉴别(表 15-3)。此外,还应与 Leber 遗传性视神经病变、亚急性坏死性脊髓病、亚急性联合变性、脊髓硬脊膜动静脉瘘、梅毒性视神经脊髓病、脊髓小脑性共济失调、遗传性痉挛性截瘫、脊髓肿瘤、脊髓血管病、热带痉挛性截瘫及某些结缔组织病,如系统性红斑狼疮、白塞综合征、干燥综合征、系统性血管炎等伴发的脊髓损伤相鉴别。

表 15-3　视神经脊髓炎谱系疾病与多发性硬化的鉴别

特征	NMOSD(AQP4-IgG 阳性)	MS
种族	东亚人群及黑种人多发	北美、西欧和澳大利亚多发
生物标志物	血清 AQP4-IgG 阳性	CSF 特异性 OB 阳性
女:男	(5~11):1	2:1
常见发病年龄	5~50 岁多见,中位数为 39 岁	儿童和 50 岁以上少见,中位数为 29 岁
发病严重程度	中、重度多见	轻、中度多见
发病遗留障碍	可致盲或严重视力障碍,急性期致残率高	致盲率较低,早期致残率低
病程	复发型多见	复发缓解型或慢性进展型
临床表现	较严重 ON、长节段横贯性脊髓炎、极后区综合征、脑干综合征、急性间脑综合征、大脑综合征	ON、部分性脊髓炎、脑干或小脑症状、疲劳、精神症状和认知功能障碍、累及其他 MS 典型脑区的症状
颅脑 MRI	无脑部病变或不符合经典 MS 病变;累及极后区、四脑室、三脑室、中脑导水管、丘脑、下丘脑、胼胝体;病变弥漫、边界欠清	常累及脑室旁、近皮质的圆形、类圆形病变,可出现直角脱髓鞘征,急性期环形或开环强化

续表

特征	NMOSD（AQP4-IgG 阳性）	MS
脊髓 MRI	长节段病变（多≥3 个椎体节段）；颈段及颈胸段最多受累；轴位呈横贯性；急性期肿胀明显，亮斑样强化；慢性病变可见萎缩/空洞	短节段病灶；偏侧非横贯性病变
视神经 MRI	病变长（长于视神经 1/2），视神经后段或视交叉易受累	短节段或未见异常
CSF 白细胞增多	常见（＞70% 患者）	轻度（＜50% 患者）
IgG 指数	多正常	多增高
治疗	免疫抑制剂、单克隆抗体	免疫调节剂
预后	致残率高，与高复发率和发作时恢复不良有关	致残率高，与疾病进展相关

动画

【治疗】 视神经脊髓炎谱系疾病的治疗包括急性期治疗、序贯治疗（预防复发治疗）、对症治疗和康复治疗。

1. **急性期治疗** 目标是减轻急性期症状、缩短病程、改善残疾程度和防治并发症。适应对象为有客观临床及影像发作证据的急性期患者。

（1）糖皮质类激素：首选大剂量甲泼尼龙冲击疗法，可促进 NMOSD 急性期患者神经功能恢复。从 1g/d 开始静脉滴注，共 3～5 天；视病情减至 500mg 静脉滴注，1 次/天，3 天；240mg 静脉滴注，1 次/天，3 天；120mg 静脉滴注，1 次/天，3 天；改为泼尼松 60mg 口服，1 次/天，5～7 天；50mg 口服，1 次/天，5～7 天；顺序阶梯递减至中等剂量（30～40mg/d）后，依据序贯免疫治疗药物起效时效快慢，逐步放缓减量速度，例如每 2 周递减 5mg，至 5～10mg 口服，1 次/天，长期维持或停用。治疗过程中应注意糖皮质激素相关副反应，并予以处理。

（2）血浆置换：对大剂量甲泼尼龙冲击疗法疗效不佳或不耐受的患者，应用血浆置换疗法可能有一定效果。一般建议单次置换剂量以患者血浆容量的 1.0～1.5 倍为宜，隔日 1 次，2 周内重复 5～7 次。

（3）静脉注射大剂量免疫球蛋白（IVIg）：对激素冲击疗效不佳、合并感染、低免疫球蛋白血症及妊娠期患者可选择 IVIg 治疗。用量为 0.4g/（kg·d），静脉注射，一般连续用 5 天为 1 个疗程。

2. **序贯治疗（预防复发治疗）** 治疗目标为预防复发，减少功能障碍累积。适用对象为 AQP4-IgG 阳性的 NMOSD 患者以及 AQP4-IgG 阴性的复发型 NMOSD 患者，确诊后应尽早启动治疗，并坚持长程治疗。一线药物包括硫唑嘌呤、吗替麦考酚酯、甲氨蝶呤、利妥昔单抗（rituximab）、萨特利珠单抗（satralizumab）、伊奈利珠单抗（inebilizumab）、依库珠单抗（eculizumab）等。二线药物包括环磷酰胺、他克莫司、米托蒽醌，定期 IVIg 也可以用于 NMOSD 预防治疗，特别适用于不适宜应用免疫抑制剂者，如儿童及妊娠期患者。

应注意的是，一些治疗 MS 的药物，如 β 干扰素、芬戈莫德、那他珠单抗、阿仑单抗等可能会导致 NMOSD 的恶化，不推荐应用。

3. **对症治疗** 见本章第一节 MS"对症治疗"。

4. **康复治疗** 见本章第一节 MS"康复治疗"。

【预后】 NMOSD 的预后多与脊髓炎的严重程度、并发症有关。总体而言，NMOSD 的预后较 MS 差。高龄患者和儿童期发病的 NMOSD 患者致残率更高、结局更差。复发率高，随访 8 年，复发率 90% 以上。亚洲和非洲患者复发的可能性和死亡率更高。此外，与复发风险及严重的残疾能力相关的临床因素还包括脑干受累、更长的脊髓病灶、视神经炎发病和初次发病的严重程度、启动治疗的时间等。

第三节 | 急性播散性脑脊髓炎

急性播散性脑脊髓炎（acute disseminated encephalomyelitis，ADEM）是广泛累及脑和脊髓的急性炎性脱髓鞘疾病，通常发生在感染后、出疹后或疫苗接种后。其病理特征为多灶性、弥散性小静脉周围髓鞘脱失。

【病因与发病机制】　ADEM 的发病机制尚未完全明确，假说包括分子模拟理论及炎症理论。前者认为某些中枢神经系统分子，如髓鞘碱性蛋白（MBP）、髓鞘少突胶质细胞糖蛋白（MOG）与感染病原体具有共同的抗原决定簇，抗病毒或抗菌抗体和细胞介导的针对病原体的免疫反应引起与髓鞘自身抗原的交叉反应，从而导致针对自身髓鞘的免疫攻击，诱发 ADEM。后者认为病毒感染导致患者 CNS 继发性损伤，血-脑屏障破坏，CNS 抗原如髓鞘蛋白抗原表位被释放到外周血中，暴露于 T 淋巴细胞，引起针对患者 CNS 的新的炎症反应。

【病理】　病理表现主要是静脉周围出现炎性脱髓鞘，病变散布于大脑、脑干、小脑和脊髓的灰质和白质，以白质为主。病灶多围绕在小静脉和中等静脉周围，大小不一，血管周围炎性细胞（淋巴细胞、中性粒细胞、小胶质细胞、浆细胞等）袖套状浸润、髓鞘脱失，但轴索及神经细胞保持不同程度的完整，仅少数髓鞘较薄的神经纤维发生轴索损害。常见多灶性脑膜浸润，程度多不严重。

【临床表现】

1. 该病好发于儿童和青壮年，无性别差异，多为散发，无季节性。

2. 多在感染或疫苗接种后 1～2 周急性起病。出疹后脑脊髓炎通常出现于皮疹后 2～4 天，在疹斑消退、症状改善时突然再次出现高热、抽搐、昏睡和昏迷。

3. 临床表现为多灶性神经功能障碍，绝大多数患者出现大脑弥漫性损害的症状，如精神异常、意识障碍；脊髓受累时出现受损平面以下的四肢瘫或截瘫、传导束性感觉障碍、膀胱及直肠功能障碍等；锥体外系受累可出现震颤和舞蹈样动作；小脑受累可出现共济失调；少数患者脑膜受累，可出现头痛、呕吐、脑膜刺激征。周围神经亦可累及。依据临床症状和病变部位可分为脑炎型、脊髓炎型和脑脊髓炎型。按病程分为单相型和多相型。

急性出血性白质脑炎（acute haemorrhagic leukoencephalitis，AHLE），亦称 Weston-Hurst 病，被认为是 ADEM 爆发型。常见于青壮年，病前 1～2 周内可有上呼吸道感染病史，起病急骤，病情凶险，2～4 天内达峰，死亡率高。表现为高热、烦躁不安、癫痫发作、偏瘫或四肢瘫、意识模糊或昏迷。

【辅助检查】

1. **血常规检查**　外周血白细胞增多，血沉加快。

2. **脑脊液检查**　压力正常或升高，单核细胞（MNC）增多，AHLE 则以多核细胞为主，红细胞常见；蛋白轻至中度增高，以 IgG 为主，可发现寡克隆区带。

3. **脑电图检查**　EEG 常见弥漫的 θ 波和 δ 波，但无特异性；亦可见棘波和棘慢复合波。

4. **影像学检查**　颅脑 CT 可见白质内弥散性多灶性大片或斑片状低密度区，可见环形或结节状强化。MRI 可见脑和脊髓灰白质内散在多发的 T_1 低信号、T_2 高信号病灶，呈均一时相（图 15-4），病灶可强化，近半数病例病灶不强化。

【诊断与鉴别诊断】

1. **诊断**　由于缺乏特异性生物学标志物，ADEM 的诊断主要依赖临床表现和影像学特点。诊断要点包括：①多为儿童和青壮年患者，在感染或疫苗接种后急性起病，病情严重或险

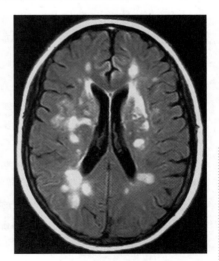

图 15-4　ADEM 的 MRI 表现
T_1WI 可见双侧大脑半球脑白质非对称分布的片状病灶。

恶。②主要表现为脑、脊髓多灶性弥漫性损害症状和体征,脑型突出表现为脑病,可伴脑膜刺激征、锥体束征和小脑体征等;脊髓型出现截瘫、上升性麻痹和尿便障碍等。③脑脊液压力正常或增高,MNC增多,蛋白轻至中度增高,以 IgG 为主,可发现寡克隆区带。④EEG 广泛中度异常;MRI 或 CT 发现脑和脊髓多发性散在病灶。

2. 鉴别诊断

（1）多发性硬化:ADEM 与 MS 的鉴别要点见表 15-4。

表 15-4　ADEM 与 MS 鉴别要点

临床特点	ADEM	MS
受累人群	儿童、成人均可发病,儿童更多见	多见于成人,少见于儿童
"感冒样"前驱或疫苗接种史	经常有	不一定有
脑病症状	常见	不突出
发病次数	多为单次,少数为复发型或多相型	多次
MRI 大片灰白质病灶	常见	少见
MRI 追踪改变	病灶可消失	可有新病灶出现
CSF 白细胞增多	不同程度	很少见(若有,$<50 \times 10^6$/L)
寡克隆区带	一过性阳性	持续阳性
对糖皮质激素反应	非常好	很好

（2）单纯疱疹病毒性脑炎(HSE):多见高热、抽搐,ADEM 相对较少见。MRI 表现为颞叶、岛叶、额叶眶面累及灰质的长 T_1、长 T_2 异常信号,而 ADEM 则表现为弥漫性的长 T_1、长 T_2 异常信号,以白质损害为主。HSE 的病毒核酸和病毒抗体检测可呈阳性。

【治疗】 早期应用足量糖皮质激素是治疗 ADEM 的主要方法,可抑制炎性脱髓鞘,减轻脑和脊髓充血水肿,保护血 - 脑屏障。目前主张静滴甲泼尼龙 500～1 000mg/d 冲击治疗,3～5 天后改为口服醋酸泼尼松,阶梯减量,直至减停。

对糖皮质激素疗效不佳者可考虑静脉注射大剂量免疫球蛋白或血浆置换。

急性期支持疗法非常重要,高热、昏迷患者可采用物理降温和冬眠疗法,颅内压增高可用脱水剂,还要注意控制感染和癫痫发作,补充营养,维持水及电解质平衡。

【预后】 本病预后与发病诱因和病情严重程度有关,死亡率较低,为 1%～3%,多数患者恢复良好,部分患者残留运动障碍、认知障碍、视觉缺失和行为异常。

第四节 │ 其他中枢神经系统脱髓鞘病

一、同心圆性硬化

同心圆性硬化(concentric sclerosis)又称 Balo 病,较罕见,是具有特异性病理改变的大脑白质脱髓鞘疾病,即病灶内髓鞘脱失带与髓鞘保留层交互排列,形成同心圆特征性改变,故而得名。

【病因与发病机制】 同心圆性硬化曾被认为与多发性硬化(MS)和血清阳性视神经脊髓炎谱系疾病(NMOSD)相关,表明了这些疾病有共同的损伤机制。研究表明,同心圆性硬化还与病毒性感染有关,包括人类疱疹病毒 6 型和丙型肝炎病毒。

【病理】 镜下可见淋巴细胞为主的炎性细胞浸润,病变分布及临床特点与多发性硬化相似,但出现寡克隆区带的频率低于典型的多发性硬化,一般认为本病是 MS 的变异型。

【临床表现】 患者多为年轻人,平均年龄约 35 岁,国内报道女性多见。急性或亚急性起病,一般大脑症状主要包括头痛和认知或行为障碍,局灶性神经症状通常包括偏瘫、共济失调、构音障碍和失语症。体征包括轻偏瘫、肌张力增高及病理反射阳性等。

【辅助检查】 MRI 显示双侧额、顶、枕和颞叶白质多发的洋葱头样或树木年轮样黑白相间的类圆形病灶,少数患者可同时伴发小脑和脑干病变。典型的同心圆形病灶直径为 1.5~3cm,T$_1$ 像低信号环为脱髓鞘区,等信号为正常髓鞘区,共有 3~5 个环相间(图 15-5)。

【治疗与预后】 可试用糖皮质激素治疗,多数患者可恢复,部分患者复发或死于并发症。

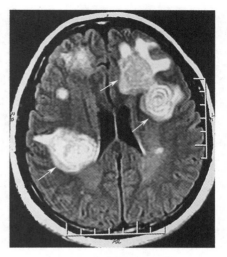

图 15-5 **同心圆性硬化的 MRI 表现**
颅脑 MRI 扫描 T$_2$ FLAIR 像显示左额叶、双顶叶白质洋葱头样黑白相间的类圆形病灶,低信号环为脱髓鞘区,等信号为正常髓鞘区。

二、自身免疫性星形胶质细胞病

本病罕见,主要指脑脊液或血清中检出针对星形胶质细胞特异表达蛋白的自身抗体相关的一组疾病,主要包括自身免疫性胶质纤维酸性蛋白星形胶质细胞病(autoimmune glial fibrillary acidic protein astrocytopathy,GFAP-A)、波形蛋白抗体相关星形胶质细胞病(vimentin antibody-associated astrocytopathy,VIMA)和其他自身免疫性星形胶质细胞病。

GFAP-A 是一种以脑脊液中检测到抗星形胶质细胞胞质内一种中间丝蛋白 GFAP IgG 为主的脑脊髓(膜)炎。临床上多表现为急性或亚急性起病的脑膜炎、脑炎和/或脊髓炎。脑膜炎主要表现为头痛、发热和呕吐等,脑炎可表现为精神障碍、认知障碍、意识障碍和癫痫发作等,脊髓炎可表现为肢体无力等,少数患者还可出现视物模糊、震颤、共济失调、自主神经功能紊乱和周围神经损害等,约20% 的患者伴发其他自身免疫病和/或肿瘤。诊断通常依据下列辅助检查,但需排除其他疾病:①脑脊液检查:患者腰椎穿刺压力正常或轻度增高,脑脊液白细胞轻中度升高,以淋巴细胞为主,蛋白升高,寡克隆区带可呈阳性,CBA 法可检测到抗 GFAP 抗体阳性。②颅脑 MRI:可累及大脑白质、基底节、下丘脑、脑干、小脑、脊髓和脑膜等部位,约半数出现垂直于脑室的线样放射状增强信号,为本病的特征影像表现。本病对糖皮质激素敏感,治疗与 NMOSD 类似,包括急性期治疗、序贯治疗(预防复发治疗)和对症治疗等。大部分患者预后较好,少数患者治疗反应差甚至死亡,一些患者可遗留不同程度的功能残疾,少数病例可复发。

VIMA 和其他自身免疫性星形胶质细胞病(包括 AQP4 抗体阳性的视神经脊髓炎谱系疾病和针对小脑 Bergmann 胶质细胞上发育转录因子的 SOX1 抗体阳性的副肿瘤综合征等)各有其相应的临床表现和影像学特点,但 CBA 法检测到相关抗体阳性可作为支持诊断的依据。

第五节 │ 脑白质营养不良

脑白质营养不良是一组由遗传因素导致髓鞘形成缺陷而不能完成正常发育的疾病,儿童多见,神经系统受累广泛,运动、共济、智力、视听力等均可受影响,代表性疾病有肾上腺脑白质营养不良、异染性脑白质营养不良等。

一、肾上腺脑白质营养不良

肾上腺脑白质营养不良(adrenoleukodystrophy,ALD)是一种脂质代谢障碍病。儿童或青少年期发病为 X 连锁隐性遗传,位于 Xq28;新生儿型为常染色体隐性遗传。由于溶酶体过氧化物酶遗传缺陷,体内多种氧化酶活力缺乏,导致细胞过氧化物酶体对饱和极长链脂肪酸(very long-chain fatty acid,

VLCFA）的 β 氧化发生障碍,引起 VLCFA（主要是 C23～C30 脂肪酸,尤其是 C26）在血浆和组织中异常堆积,尤其在脑和肾上腺皮质沉积,导致脑白质脱髓鞘和肾上腺皮质病变。

【病理】 枕叶、顶叶及颞叶白质对称的大片状髓鞘脱失,常侵犯胼胝体压部,可累及脑干、视神经,偶累及脊髓。显微镜下可见病灶血管周围炎性细胞浸润。电镜可见巨噬细胞、胶质细胞有特异性板层状胞质包涵体。可有肾上腺皮质萎缩、睾丸间质纤维化等。

【临床表现】 根据发病年龄和临床表现可分为 7 种类型:儿童脑型、青少年脑型、成人脑型、肾上腺脊髓神经病（AMN）型、单纯艾迪生（Addison）病型、无症状型和杂合子型。以下主要描述经典的脑型和肾上腺受累表现。

1. 多在儿童期（5～14 岁）发病,通常为男孩,可有家族史。神经系统症状与肾上腺皮质功能不全可同时或相继出现,均可为首发症状,病程缓慢进展。

2. 神经系统早期症状常表现为成绩退步、性格改变伴傻笑哭闹、步态不稳和上肢意向性震颤等;晚期出现偏瘫或四肢瘫、假性延髓麻痹、皮质盲和耳聋等;重症病例可见痴呆、癫痫发作和去大脑强直等。

3. 肾上腺皮质功能不足表现为皮肤色素沉着、食欲下降、体重减轻、血压低等。

【辅助检查】

1. VLCFA 测定　血浆和培养的皮肤成纤维细胞中 VLCFA 升高是最基本的生化指标,并具有特异性。

2. 肾上腺皮质功能减退　血清皮质醇、尿 17-羟皮质类固醇下降,血浆 ACTH 升高,ACTH 兴奋试验阴性。

3. 基因检测　基因测序检出 *ABCD1* 基因突变为确诊依据。

4. 影像学检查　CT 显示在枕顶颞叶交界处（尤其两侧脑室三角区）呈对称分布的蝶翼状大片低密度影,可有强化。MRI 显示双侧脑白质 T_1WI 低信号、T_2WI 高信号,边缘可有强化,小脑、脑干也可受累。病灶呈蝶形分布是 ALD 所特有的,其他脑白质病中少见。

【诊断】 根据典型神经系统表现及肾上腺皮质功能减退症状,VLCFA 升高、尿 17-羟皮质类固醇排出减少,影像学检查显示顶枕部对称性白质病变,可临床诊断,基因检测可确诊。

本病须注意与其他类型脑白质营养不良、多发性硬化等鉴别。

【治疗】

1. 饮食疗法　食用富含不饱和脂肪酸的食物,如罗伦佐（Lorenzo）油,避免食用含长链脂肪酸的食物。

2. 肾上腺皮质激素替代治疗　可能延长生命,减少色素沉着,偶可部分缓解神经系统症状。

3. 异基因造血干细胞移植　是目前治疗早期儿童脑型 ALD 的有效方法,但其疗效受移植是否成功及移植并发症的影响。

【预后】 本病预后差,多在发病后 2～4 年内病情进行性恶化直至死亡。

二、异染性脑白质营养不良

异染性脑白质营养不良（metachromatic leukodystrophy,MLD）是一种罕见的常染色体隐性遗传性溶酶体疾病,多数患者 22 号染色体上芳基硫酯酶 A（arylsulfatase A,ARSA）基因变异,少数患者鞘脂激活蛋白原（prosaposin,PSAP）基因变异,进而导致 ARSA 活性缺乏,不能催化脑硫脂水解而使其在体内沉积,引起中枢及周围神经系统脱髓鞘。

【临床表现】

1. 幼儿型（6 个月～4 岁）多见,男多于女,主要表现为进行性运动功能损害（如步态异常、痉挛）,伴语言障碍及智能减退,周围神经受累,可有视力减退、视神经萎缩、斜视、眼震、上肢意向性震颤、吞咽困难等。

2. 少年型和成人型,常以精神行为异常、记忆力减退为首发症状,晚期出现构音障碍、四肢活动障碍、癫痫发作、共济失调、眼肌麻痹及周围神经病等。

【辅助检查】

1. **实验室检查** 尿液 ARSA 明显缺乏、活性消失,脑硫脂阳性,支持本病诊断。

2. **基因检测** 检出 ARSA 基因致病性变异有助于疾病诊断。

3. **影像学检查** CT 可见脑白质或脑室旁对称的不规则低密度区,无占位效应,不强化。MRI 表现为脑室周围及皮质下白质广泛对称性改变,T_1WI 低信号、T_2WI 高信号,可有脑萎缩。

【诊断】 结合临床表现及影像学表现,ARSA 活性缺乏,提示 MLD 诊断,发现 *ARSA* 致病性变异可确诊。

【治疗】 目前本病无有效疗法,以支持和对症治疗为主。造血干细胞移植或骨髓移植、酶替代治疗和基因治疗尚处于探索阶段。维生素 A 是合成硫苷脂的辅酶,患儿应避免或限制摄入富含维生素 A 的食物。

【预后】 本病预后差。婴幼儿发病后 1～3 年常因四肢瘫而卧床不起,伴严重语言和认知障碍,可存活数年。成人病例进展相对缓慢,存活时间较长。

第六节 │ 脑桥中央髓鞘溶解症

脑桥中央髓鞘溶解症(central pontine myelinolysis,CPM)是一种少见的致死性中枢神经系统脱髓鞘疾病,以脑桥基底部对称性脱髓鞘为病理特征。患者通常有严重的营养不良、电解质紊乱等基础疾病。

【病因与病理】 本病病因尚未完全阐明,绝大多数患者存在严重基础疾病,首位病因是各种原因导致的水、电解质紊乱(特别是慢性低钠血症,通常<120mmol/L)及快速纠正史,其次是慢性酒精中毒,其他包括肝移植术后、造血干细胞移植后、肾/肝衰竭、严重烧伤、败血症、癌症、糖尿病、艾滋病、妊娠呕吐、急性卟啉病、放/化疗后、垂体危象、肾透析后、脑外伤后、神经性厌食、锂中毒等。一般认为,CPM 的病理生理机制与脑内渗透压平衡失调有关,如果快速纠正慢性低钠血症,钾、钠以及有机溶质不能尽快进入脑细胞,可能引起脑细胞急剧缺水,导致髓鞘和少突胶质细胞脱水,而脑桥基底部则可能是对代谢紊乱异常敏感的区域。

本病特征性病理改变为脑桥基底部对称性分布的髓鞘完全脱失,而轴突及桥核神经细胞相对完好,血管未受累。病灶边界清楚,大小为直径数毫米或波及整个脑桥基底部、被盖部,周围可见吞噬细胞和星形胶质细胞反应,但无少突胶质细胞反应和炎症现象。当病变累及脑桥外的其他部位(如丘脑、胼胝体、基底节等部位)时称脑桥外髓鞘溶解症(extrapontine myelinolysis,EPM)。

【临床表现】

1. 本病病例均为散发,男女皆可发病,可发生于任何年龄,儿童病例也不少见,特别是在严重烧伤的患儿。本病的显著特点是,患者常为慢性酒精中毒晚期或常伴严重威胁生命的疾病,其临床表现常被其他症状所掩盖,故易误诊漏诊。

2. 通常在原发疾病基础上突然发生脑桥基底部中线附近的皮质脊髓束、皮质延髓束、上行网状激活系统等部位的受累症状,出现假性延髓麻痹、中枢性四肢瘫和不同程度的意识障碍等较为典型的临床表现。首发症状常为声音嘶哑、发音困难,可见眼震及眼球协同运动受限或凝视障碍等,严重者出现缄默和四肢瘫痪,感觉和理解能力相对完整,仅能通过眼球活动示意,表现为假性昏迷和完全/不完全性闭锁综合征。病灶若波及中脑,则出现瞳孔对光反射消失、眼球运动障碍等。

EPM 占所有病例的 10% 左右,可表现为共济失调、行为异常、视野缺损、帕金森综合征等,上述症状可同时伴或不伴有脑桥外髓鞘溶解的影像学改变。

【辅助检查】

1. **影像学检查** CT 有时可显示病灶,但常为阴性。MRI 是目前最有效的辅助检查手段,可发现脑桥基底部特征性的蝙蝠翅样（bat wing）病灶，呈对称分布的 T_1WI 低信号、T_2WI 高信号，无显著占位效应，增强扫描强化不明显（图 15-6）。MRI 往往在临床表现出现 1~2 周后才显示病变，因此最初 MRI 正常并不能排除该病。EPM 则对称性累及基底节、丘脑及小脑等部位，在 T_2 FLAIR 像异常信号更为清楚。弥散加权成像（diffusion weighted imaging，DWI）对早期脱髓鞘病变更为敏感。

2. **脑干听觉诱发电位（BAEP）**　可发现脑桥被盖部病变，但不能确定病灶范围，可表现为 I~V 波间潜伏期的异常延长。

3. **脑电图检查**　可见弥漫性低波幅慢波，且与意识状态有关，无特征性。

4. **血离子化验**　常可发现低钠血症，脑脊液蛋白及髓鞘碱性蛋白可增高。

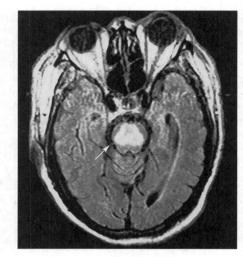

图 15-6　CPM 的 MRI 表现

颅脑 MRI 示 T_2 FLAIR 像脑桥基底部特征性蝙蝠翅样病灶，呈对称分布的高信号。

【诊断与鉴别诊断】

1. **诊断**　患者在慢性酒精中毒、严重全身性疾病及低钠血症纠正过快（24 小时纠正幅度＞10mmol/L）的基础上，突然出现皮质脊髓束和皮质脑干束受损的症状，应高度怀疑 CPM 的可能。有些患者的临床表现可能被代谢性疾病出现的昏迷所掩盖。颅脑 MRI 有助于明确诊断。

2. **鉴别诊断**　本病应与脑桥基底部梗死、可逆性后部白质脑病综合征、肿瘤和多发性硬化等鉴别。MRI 显示 CPM 无显著占位效应，病灶对称，不符合血管分布特征，随病情好转可恢复正常。

【治疗】　目前 CPM 仍以对症支持治疗为主，同时积极处理原发病，预防及治疗并发症。

临床上纠正低钠血症要缓慢，不使用高渗盐水，每小时血钠升高不得超过 1mmol/L，24 小时血钠升高不得超过 10mmol/L。急性期可给予甘露醇、呋塞米等脱水剂控制脑水肿。早期应用大剂量糖皮质激素冲击疗法可能有利于抑制本病的进展，也可试用高压氧、血浆置换及大剂量免疫球蛋白静脉注射等，但疗效有待于进一步观察和评价。慢性酒精中毒患者应戒酒并给予维生素 B_1，如有营养不良可适当补充营养，如有感染可应用抗生素，全身衰竭的患者应给予静脉补液及能量支持疗法，如患者有严重贫血可酌情给予输血。

【预后】　部分患者预后极差，死亡率极高，多于发病后数日或数周内死亡。多数存活者遗留不同程度的神经功能障碍，也有完全康复者。

（郝峻巍）

本章数字资源

本章思维导图

锥体外系是指锥体系以外负责协调躯体随意运动、控制躯体习惯性和规律性运动的所有神经传导通路,广义的锥体外系包括大脑皮质、基底节、背侧丘脑、丘脑底核、中脑顶盖、红核、黑质、脑桥核、小脑和脑干网状结构。狭义的锥体外系包括基底节、黑质、红核及丘脑底核等结构。基底节（basal ganglia），又称基底核（basal nucleus），包括纹状体、屏状核和杏仁核，纹状体由尾状核和豆状核组成。豆状核又分为壳核和苍白球。根据发生的早晚,尾状核和壳核称新纹状体,苍白球称旧纹状体。黑质（substantia nigra）合成的多巴胺（dopamine，DA）可经黑质纹状体纤维释放至纹状体。锥体外系各结构之间存在广泛的、多核团的、多环路的联系,共同调节躯体的随意运动。

锥体外系调节肌张力、协调肌肉的运动、维持体态姿势和产生习惯性动作,如行走时双臂自然摆动等。其不同部位的病变可产生不同的运动障碍,如帕金森病的主要病变部位在黑质,舞蹈症的主要病变部位在纹状体,偏身投掷症的主要病变部位在丘脑底核。锥体系产生骨骼肌的随意运动,锥体外系对躯体运动进行调节,确保锥体系能够进行精确的随意运动。

神经元是锥体外系发挥正常功能的结构基础。神经元之间的相互影响是通过神经递质来实现的,与运动密切相关的神经递质有乙酰胆碱（ACh）、多巴胺（DA）、γ-氨基丁酸（GABA）、谷氨酸（Glu）、5-羟色胺（5-HT）等。协调的运动与递质间的相对平衡密切相关,如帕金森病的发病与多巴胺的减少和乙酰胆碱功能相对亢进有关。运动障碍疾病的发生也与某些金属物质（如铜、铁）的代谢障碍有关,如肝豆状核变性使过量的铜在基底节沉积而产生运动障碍症状。此外,由于纹状体血液供应丰富,对缺氧极为敏感,故一氧化碳中毒和脑缺氧也容易引发运动障碍症状,如帕金森综合征。

锥体外系各结构之间存在广泛的联系,主要构成3个重要的神经环路:皮质-纹状体-背侧丘脑-皮质环路;黑质-纹状体环路;纹状体-苍白球环路。

背侧丘脑对皮质的运动功能起易化作用。纹状体对背侧丘脑起抑制作用。黑质对纹状体的输出功能也起抑制作用。黑质变性导致黑质对纹状体的抑制作用减弱,从而使纹状体对背侧丘脑的抑制作用增强,背侧丘脑对皮质运动功能的易化作用受到削弱,产生少动性疾病,如帕金森病;纹状体神经元变性导致对背侧丘脑的抑制作用减弱,背侧丘脑对皮质运动功能的易化作用过强,产生多动性疾病,如亨廷顿病。

运动障碍性疾病的临床表现为运动过多或者运动减少,广义上还包括运动不协调（共济失调）和复杂的运动执行障碍（如失用）。运动过多主要包括舞蹈症、肌张力障碍、肌阵挛、抽动和震颤5类;而运动减少是指随意和自主运动的减少,而并非由于虚弱或痉挛状态所引起的神经系统综合征,最经典的运动减少的运动障碍是帕金森综合征,同时也包括一些以僵直为主的更为少见的运动障碍,如僵人综合征（stiff-person syndrome，SPS）。

运动障碍性疾病的病因复杂,通常很难治愈。对症治疗为主要治疗方法,包括口服药物治疗、肉毒毒素注射治疗、立体定向手术治疗、神经调控治疗等。临床上应根据循证医学证据及患者具体情况采取个体化治疗方案。

第一节 | 帕金森病

帕金森病（Parkinson's disease，PD），又名震颤麻痹（paralysis agitans），是一种常见于中老年的神经系统变性疾病，临床上以静止性震颤、运动迟缓、肌强直和姿势平衡障碍为主要特征。由英国医师詹姆士·帕金森（James Parkinson）于 1817 年首先报道并系统描述。我国 65 岁以上人群患病率为 1 700/10 万，与欧美国家相似，患病率随年龄增加而升高，男性稍高于女性。

【病因与发病机制】

1. **病因**　主要病理改变为黑质多巴胺（DA）能神经元变性死亡，但其病因尚未完全阐明，可能与下列因素有关。

（1）遗传因素：大部分 PD 病例是散发的，3%～5% 的患者是由遗传原因引起的单基因 PD，而 90 种遗传风险变体共同解释了 16%～36% 的非单基因 PD 遗传风险。少数家族性 PD 患者中存在编码 α-突触核蛋白（α-synuclein）的 *SNCA* 基因突变，呈常染色体显性遗传。目前已发现二十多种相关基因，有研究发现早发型 PD 患者携带 PD 致病基因突变，且发病年龄越早，携带致病基因突变的概率越高。虽然基因突变仅导致少数 PD 病例，但研究这些基因编码的蛋白功能有助于人们理解 PD 发病机制、判断疾病预后、筛选治疗、遗传咨询。

（2）环境因素：①毒物：1-甲基-4-苯基-1,2,3,6-四氢吡啶（MPTP）在人和灵长类动物中均可诱发典型的帕金森综合征。MPTP 可在胶质细胞中转变为强毒性 1-甲基-4-苯基-吡啶离子（MPP$^+$），选择性地摄入黑质多巴胺能神经元内，通过线粒体功能通路导致多巴胺能神经元变性、丢失。另外某些杀虫剂、除草剂、鱼藤酮、异喹啉类化合物、重金属等也可通过类似的机制引起多巴胺能神经元变性死亡。②其他因素：吸烟、咖啡、非甾体抗炎药、血浆高尿酸及体力活动与 PD 发病风险呈负相关。

（3）神经系统老化：帕金森病主要发生于中老年人，40 岁以前发病少见，提示神经系统老化与发病有关。有资料显示 30 岁以后，黑质多巴胺能神经元、纹状体多巴胺递质水平随年龄增长逐渐减少。尽管如此，但其程度并不足以导致发病，老年人群中患者也只是少数，所以神经系统老化只是帕金森病的促发因素。

（4）多因素交互作用：目前认为帕金森病并非单因素所致，而是多因素交互作用的结果。除基因突变导致少数患者发病外，基因易感性也可使患病概率增加，但并不一定发病，只有在环境因素、神经系统老化等因素的共同作用下，通过氧化应激、线粒体功能紊乱、蛋白酶体功能障碍、炎性和/或免疫反应、钙稳态失衡、兴奋性毒性、细胞凋亡等机制导致黑质多巴胺能神经元大量变性、丢失，才会导致发病。

2. **发病机制**　经典发病机制涉及以下生化改变。

动画

黑质多巴胺能神经元通过黑质-纹状体通路将神经递质多巴胺输送到纹状体，参与基底节的运动调节。由于帕金森病患者的黑质多巴胺能神经元显著变性丢失（50% 以上），黑质-纹状体多巴胺能通路变性，纹状体多巴胺递质水平显著降低，降至 70% 以上时则出现临床症状。多巴胺递质降低的程度与患者的症状严重度呈正相关。

纹状体中多巴胺与乙酰胆碱（ACh）两大递质系统的功能相互拮抗，两者之间的平衡对基底节运动功能起着重要调节作用。PD 患者纹状体多巴胺水平显著降低，造成乙酰胆碱系统功能相对亢进。这种递质失衡及皮质-基底节-丘脑-皮质环路活动紊乱与 PD 患者肌张力增高、动作减少等运动症状的产生密切有关。此外，中脑-边缘系统和中脑-皮质系统的多巴胺水平的显著降低是智能减退、情感障碍等高级神经活动异常的生化基础。多巴替代治疗药物和抗胆碱能药物对帕金森病的治疗原理正是基于纠正这种递质失衡。

【病理】

1. **基本病变**　主要有两大病理特征。

（1）黑质致密区多巴胺能神经元及其他含色素的神经元大量变性丢失，出现临床症状时丢失至少 50%。其他部位含色素的神经元，如蓝斑、中缝核、迷走神经背核等也有明显的丢失。

（2）在残留的神经元胞质内出现嗜酸性包涵体，即路易体（Lewy body），是由胞质蛋白质所组成的玻璃样团块，其中央有致密的核心，周围有细丝状晕圈。α-突触核蛋白、泛素、热休克蛋白是形成路易小体的重要成分，阐明这些重要成分的改变在帕金森病发病机制中的作用已成为目前的研究热点。

2. 新进展学说 近年来 Braak 提出了帕金森病发病的六个病理阶段，认为 PD 的病理改变并非由中脑黑质开始，而是始于延髓Ⅸ、Ⅹ运动神经背核、前嗅核等结构，随疾病进展，自下而上发展逐渐累及脑桥→中脑→新皮质，只是在中脑黑质多巴胺能神经元明显丢失时（即病理分期 3 期和 4 期）才出现典型的运动症状。

【临床表现】 发病年龄平均约为 55 岁，多见于 60 岁以后，40 岁以前相对少见。男性略多于女性。隐匿起病，缓慢进展。

1. 运动症状（motor symptoms） 常始于一侧上肢，逐渐累及同侧下肢，再波及对侧上肢及下肢。

视频

（1）静止性震颤（static tremor）：即肢体处于完全静止状态时出现 4～6Hz 震颤（运动起始后被抑制）。常为首发症状，静止位时出现或增强，随意运动时减轻或停止，紧张或激动时加剧，入睡后消失。典型表现是拇指与屈曲的示指间呈"搓丸样"（pill-rolling）动作。

（2）肌强直（rigidity）：即当患者处于放松体位时，屈肌与伸肌张力同时增高。四肢及颈部主要关节的被动运动缓慢。由于关节被动运动时始终保持阻力增高，似弯曲软铅管，称为铅管样强直（lead-pipe rigidity）；如患者伴有震颤，检查者感觉在均匀阻力中出现断续停顿，如同转动齿轮，称为齿轮样强直（cogwheel rigidity）。

（3）运动迟缓（bradykinesia）：即运动缓慢，以及在持续运动中，运动幅度或速度的下降或者逐渐出现迟疑、犹豫或暂停。早期以手指精细动作（如解或扣纽扣、系鞋带等动作）缓慢、逐渐发展成全面性随意运动减少、迟钝，晚期因合并肌张力增高致起床、翻身均有困难。查体见面容呆板、双眼凝视、瞬目减少，酷似"面具脸"（masked face）；口、咽、腭肌运动迟缓时，表现为语速变慢、语音低沉、吐字欠清；书写字体越写越小，呈现"小字征"（micrographia）；做快速重复性动作如拇指、示指对指时表现为运动速度缓慢和幅度减小。

（4）姿势步态与平衡障碍（postural instability）：在疾病早期，表现为走路时患侧上肢摆臂幅度减小或消失，下肢拖曳。随病情进展，步伐逐渐变小变慢，启动、转弯时尤为明显，自坐位、卧位起立时困难。有时行走中步伐突然变小或停止，好似双脚突然粘在地上，不能动弹，称为"冻结"（freezing）现象。有时迈步后，以极小的步伐越走越快，不能及时止步，称为前冲步态（propulsion）或慌张步态（festination）。

2. 非运动症状（non-motor symptoms） 也是十分常见和重要的临床症状，可以早于或伴随运动症状而发生。

（1）感觉障碍：疾病早期即可出现嗅觉减退（hyposmia），中、晚期常有肢体麻木、疼痛。

（2）睡眠障碍：疾病早期即可出现，尤其以快速眼动睡眠行为障碍（rapid eye movement sleep behavior disorder，RBD）常见。有些患者可伴有不宁腿综合征（restless legs syndrome，RLS）。

（3）自主神经功能障碍：临床常见，如便秘、多汗、溢脂性皮炎（油脂面）等。吞咽活动减少可导致流涎。疾病后期也可出现性功能减退、排尿障碍或直立性低血压。

（4）精神和认知障碍：多达半数患者伴有抑郁，其次常伴有焦虑。患者在疾病晚期可发生认知障碍乃至痴呆，以及幻觉，其中视幻觉多见。

【辅助检查】

1. 实验室检查 常规检查均无异常。在少数患者中可以发现基因突变；可以发现脑脊液和唾液中 α-突触核蛋白、DJ-1 蛋白含量增高，脑脊液中的高香草酸（HVA）含量降低。

2. 嗅觉测试 嗅觉测试可发现早期患者的嗅觉减退。

3. 影像学检查 结构影像如 CT、MRI 检查无特征性改变；正电子发射断层扫描（PET）或单光子发射计算机断层扫描（SPECT）检查在疾病早期甚至临床前驱期即能显示异常，有较高的诊断价值。其中以 ^{18}F-FP-CIT、[18]F-FP-DTBZ、[11]C-CFT 等示踪剂行多巴胺能神经元功能显像可显示壳核多巴胺能摄取降低（图 16-1），以 ^{18}F-DOPA 示踪剂行多巴摄取 PET 显像可显示多巴胺合成减少；以 ^{123}I-IBZM 作示踪剂行 D$_2$ 多巴胺受体功能显像可显示其活性在早期呈失神经超敏，后期低敏。心脏间碘苄胍（metaiodobenzylguanidine，MIBG）闪烁照相术可显示早期 PD 患者心脏交感神经元分布下降，MIBG 摄取量减少。经颅超声（transcranial sonography，TCS）可通过耳前的听骨窗探测黑质回声，可以发现绝大多数 PD 患者的黑质回声异常增强（单侧回声面积＞20mm）（图 16-2）。

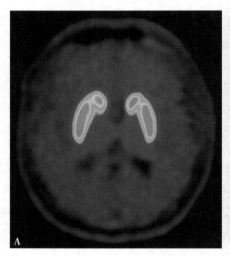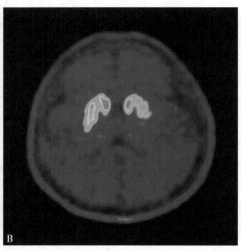

图 16-1　^{18}F-FP-CIT 核素显像

A. 正常人；B. 中晚期 PD 患者。

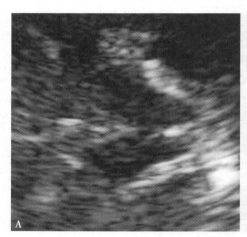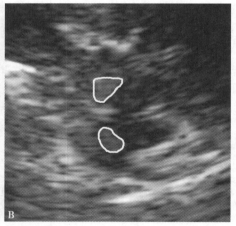

图 16-2　颅脑超声

A. 正常人；B. PD 患者。

4. 病理　外周组织如胃窦部和结肠黏膜、下颌下腺、皮肤等部位可以检见 α- 突触核蛋白异常聚积。

【诊断与鉴别诊断】

1. 诊断　参考国际帕金森病及运动障碍学会 2015 年推出的 PD 临床诊断新标准，结合我国的实际，我国帕金森病及运动障碍学组和专委会制定了中国帕金森病临床诊断标准（2016 版）。

（1）必备条件：①运动迟缓：启动或在持续运动中肢体运动幅度减小或速度缓慢；②至少存在下列 1 项：肌强直或静止性震颤。

（2）支持标准：①患者对多巴胺能药物的治疗具有明确且显著的疗效。在初始治疗期间，患者的功能可恢复或接近正常水平。在没有明确记录的情况下，初始治疗的显著应答可定义为以下两种情况：a. 药物剂量增加时症状显著改善，剂量减少时症状显著加重。以上改变可通过客观评分（治疗后 UPDRS-Ⅲ评分改善超过 30%）或主观描述（由患者或看护者提供的可靠而显著的病情改变）判断。b. 存在明确且显著的开/关期症状波动，并在某种程度上包括可预测的剂末现象。②出现左旋多巴诱导的异动症。③临床查体观察到单个肢体的静止性震颤（既往或本次检查）。④以下辅助检测阳性有助于特异性鉴别帕金森病与非典型性帕金森综合征：存在嗅觉减退或丧失，或头颅超声显示黑质异常高回声（>20mm²），或心脏间碘苄胍（MIBG）闪烁显像法显示心脏去交感神经支配。

（3）排除标准（不应存在下列情况）：①存在明确的小脑性共济失调，如小脑性步态、肢体共济失调或者小脑性眼动异常（持续的凝视诱发的眼震、巨大方波跳动、超节律扫视）；②出现向下的垂直性核上性凝视麻痹，或者向下的垂直性扫视选择性减慢；③在发病后 5 年内，患者被诊断为高度怀疑的行为变异型额颞叶痴呆或原发性进行性失语；④发病 3 年后仍局限于下肢的帕金森样症状；⑤多巴胺受体拮抗剂或多巴胺耗竭剂治疗诱导的帕金森综合征，其剂量和时程与药物性帕金森综合征一致；⑥尽管病情为中等严重程度［根据 MDS 统一帕金森病评定量表（MDS Unified-Parkinson Disease Rating Scale, MDS-UPDRS），评定肌强直或运动迟缓的计分大于 2 分］，但患者对高剂量（不少于 600mg/d）左旋多巴治疗缺乏显著的治疗应答；⑦存在明确的皮质复合感觉丧失（如在主要感觉器官完整的情况下出现皮肤书写觉和实体辨别觉损害），以及存在明确的肢体观念运动性失用或进行性失语；⑧分子影像学检查突触前多巴胺能系统功能正常；⑨存在明确可导致帕金森综合征或疑似与患者症状相关的其他疾病，或者基于全面诊断评估，由专业评估医师判断其可能为其他综合征，而非帕金森病。

（4）警示征象（支持诊断其他疾病）：①发病后 5 年内出现快速进展的步态障碍，以至于需要经常使用轮椅；②运动症状或体征在发病后 5 年内或 5 年以上完全不进展，除非这种病情的稳定与治疗相关；③发病后 5 年内出现球部功能障碍，表现为严重的发音困难、构音障碍或吞咽困难（须进食较软的食物，或通过鼻胃管、胃造瘘进食）；④发病后 5 年内出现吸气性呼吸功能障碍，即在白天或夜间出现吸气性喘鸣或者频繁的吸气性叹息；⑤发病后 5 年内出现严重的自主神经功能障碍，包括：a. 直立性低血压，即在站起后 3 分钟内，收缩压下降至少 30mmHg 或舒张压下降至少 20mmHg，并排除脱水、药物或其他可能解释自主神经功能障碍的疾病；b. 发病后 5 年内出现严重的尿潴留或尿失禁（不包括女性长期存在的低容量压力性尿失禁），且不是简单的功能性尿失禁（如不能及时如厕），对于男性患者来说，尿潴留必须不是由前列腺疾病引起的，且伴发勃起障碍；⑥发病后 3 年内由于平衡障碍导致反复（>1 次/年）跌倒；⑦发病后 10 年内出现不成比例的颈部前倾或手足挛缩；⑧发病后 5 年内不出现任何一种常见的非运动症状，包括嗅觉减退、睡眠障碍（睡眠维持性失眠、日间过度嗜睡、快速眼动睡眠行为障碍）、自主神经功能障碍（便秘、日间尿急、症状性直立性低血压）、精神障碍（抑郁、焦虑、幻觉）；⑨出现其他原因不能解释的锥体束征；⑩起病或病程中表现为双侧对称性的帕金森综合征症状，没有任何侧别优势，且客观查体亦未观察到明显的侧别性。

临床确诊的帕金森病需要具备：①不存在绝对排除标准；②至少存在两条支持性标准；③没有警示征象。

临床很可能的帕金森病需要具备：①不存在绝对排除标准；②如果出现警示征象则需要通过支持性标准来抵消：如果出现 1 条警示征象，必须满足至少 1 条支持性标准抵消；如果出现 2 条警示征象，必须满足至少 2 条支持性标准抵消；如果出现 2 条以上警示征象，则诊断不能成立。

2. 鉴别诊断 本病须与其他原因引起的帕金森综合征鉴别。

（1）继发性帕金森综合征：共同特点是有明确病因可寻，如感染、药物、中毒、脑动脉硬化、外伤等，相关病史是鉴别诊断的关键。①继发于甲型脑炎后的帕金森综合征，目前已罕见；②多种药物均可引起药物性帕金森综合征，如神经安定剂（吩噻嗪类及丁酰苯类）、利血平、氟桂利嗪、甲氧氯普胺等，一般是可逆的；③老年人基底节区多发性腔隙性梗死可引起血管性帕金森综合征，患者有高血压、动脉硬化及卒中史，步态障碍较明显，震颤少见，常伴锥体束征；④拳击手中偶见头部外伤引起的帕金森综合征。

（2）其他神经变性疾病的帕金森综合征：不少神经变性疾病具有帕金森综合征表现。这些神经变性疾病各有其特点，包括遗传性和散发性，除程度不一的帕金森样表现外，还有其他征象鉴别点，如垂直性眼球凝视障碍（常见于进行性核上性麻痹）、小脑性共济失调（常见于多系统萎缩-小脑型）、早期出现且严重的痴呆和视幻觉（常见于路易体痴呆）、角膜色素环（常见于肝豆状核变性）、皮质复合感觉缺失和失用（常见于皮质基底节变性）等。此外，这些疾病所伴发的帕金森症状，常以强直、少动为主，震颤少见，对左旋多巴治疗不敏感。

（3）其他

1）特发性震颤：以双上肢姿势性或动作性震颤为特点，可伴有下肢、头部、口面部或声音震颤，无肌强直及运动迟缓，30%～50%的患者有家族史，在各年龄段均可发病，饮酒或服用普萘洛尔后震颤可显著减轻。

2）抑郁症：可伴表情贫乏、言语单调、随意运动减少，但无肌强直和震颤，抗抑郁药治疗有效。

3）脑血管病：早期帕金森病症状限于一侧肢体，患者常主诉一侧肢体无力或不灵活，若无震颤，易误诊为脑血管病，仔细查体易于鉴别。

【治疗】

1. 治疗原则

（1）综合治疗：应对 PD 的运动症状和非运动症状采取综合治疗，包括药物治疗、手术治疗、肉毒毒素治疗、运动疗法、心理疏导及照料护理。药物治疗为首选，且是整个治疗过程中的主要治疗手段，手术治疗则是药物治疗的一种有效补充手段，肉毒毒素注射是治疗局部痉挛和肌张力障碍的有效方法。目前应用的治疗手段，无论药物或手术，只能改善症状，不能阻止病情的发展，更无法治愈疾病。因此，治疗不仅立足当前，而且须长期管理，以达到长期获益。

（2）用药原则：①总体目标：有效改善症状，提高工作能力和生活质量。提倡早期诊断、早期治疗，不仅可以更好地改善症状，而且可以延缓疾病进展。②强调个体化：遵循循证医学证据，综合考虑患者的疾病特点（是以震颤为主，还是以强直少动为主）进行选择用药，同时须考虑患者发病年龄、就业状况、有无共病、疾病严重度、有无认知障碍、药物可能的副作用、患者的意愿、经济承受能力等因素。③避免、推迟或减少药物的副作用和运动并发症，坚持"剂量滴定"以避免产生药物急性副作用，力求实现"尽可能以小剂量达到满意临床效果"，可避免或降低运动并发症尤其是异动症的发生率。

2. 早期 PD 的药物治疗

疾病一旦发生将随时间推移而渐进性加重，疾病早期阶段较后期阶段进展快。目前的观点是早期诊断、早期治疗。早期治疗可以采用非药物治疗（运动疗法等）和药物治疗。药物治疗开始多以单药治疗，但也可采用小剂量两药（针对多靶点）联用，力求疗效最佳、维持时间长和降低运动并发症发生率。

（1）首选药物原则

1）老年前（<65 岁）患者，且不伴智能减退，可有如下选择：①非麦角类多巴胺受体（DR）激动剂；②B 型单胺氧化酶（MAO-B）抑制剂，或加用维生素 E；③复方左旋多巴；④恩他卡朋双多巴片；⑤金刚烷胺；⑥抗胆碱能药。首选药物并非完全按照以上顺序，患者情况不同，选择方案不同。

2）老年（≥65 岁）患者，或伴智能减退：首选复方左旋多巴，必要时可加用 DR 激动剂、MAO-B 抑制剂或儿茶酚-O-甲基转移酶（COMT）抑制剂。抗胆碱能药（如苯海索）尽量不用，尤其老年男性患者，因其有较多副作用，除非有严重震颤，并明显影响患者的日常生活能力。

（2）治疗药物

1）抗胆碱能药：主要有苯海索（benzhexol），主要适用于震颤明显且年轻的患者，老年患者慎用，闭角型青光眼及前列腺肥大患者禁用。主要副作用有口干、视物模糊、便秘、排尿困难、影响认知，严重者有幻觉、妄想。

2）金刚烷胺（amantadine）：对少动、强直、震颤均有改善作用，对改善异动症有效。副作用有下肢网状青斑、踝部水肿、不安、意识模糊等。肾功能不全、癫痫、严重胃溃疡、肝病患者慎用，哺乳期妇女禁用。

3）复方左旋多巴（多巴丝肼、卡左双多巴）：是治疗 PD 最基本、最有效的药物，对强直、少动、震颤等均有良好疗效。小剂量起始，根据病情而渐增剂量至疗效满意且无不良反应为止，餐前 1 小时或餐后 1.5 小时服药。副作用有周围性和中枢性两类，前者为恶心、呕吐、低血压、心律失常（偶见）；后者有症状波动、异动症和精神症状等。活动性消化道溃疡者慎用，闭角型青光眼、精神病患者禁用。

4）多巴胺受体（DR）激动剂：有麦角类和非麦角类两种类型，因麦角类会导致心脏瓣膜病变和肺胸膜纤维化现已不主张使用，目前大多推荐非麦角类 DR 激动剂为首选药物，尤其适用于早发型患者。非麦角类 DR 激动剂包括普拉克索、罗匹尼罗、吡贝地尔缓释片、罗替高汀和阿扑吗啡，均应从小剂量开始，渐增剂量至获得满意疗效而不出现副作用为止。副作用与复方左旋多巴相似，不同之处是症状波动和异动症发生率低，而直立性低血压和精神症状发生率较高。

5）B 型单胺氧化酶（MAO-B）抑制剂：其能阻止脑内多巴胺降解，增加多巴胺浓度。与复方左旋多巴合用可增强疗效，改善症状波动，单用有轻度的症状改善作用。代表药物有司来吉兰和雷沙吉兰。司来吉兰应早、中午服用，勿在傍晚或晚上应用，以免引起失眠。胃溃疡者慎用，原则上禁与 5-羟色胺选择性再摄取抑制剂（SSRI）合用。

6）儿茶酚-O-甲基转移酶（COMT）抑制剂：通过抑制左旋多巴在外周的代谢，增加脑内多巴胺含量。COMT 抑制剂与复方左旋多巴合用，可增强后者的疗效，改善症状波动。代表药物有恩他卡朋、托卡朋和奥匹卡朋，其中恩他卡朋须与复方左旋多巴同服，单用无效。托卡朋可能会导致肝功能损害，须严密监测肝功能，尤其在用药前 3 个月。

3. 中晚期 PD 的药物治疗 中晚期 PD，尤其是晚期 PD 的临床表现极其复杂，其中有疾病本身的进展，也有药物副作用或运动并发症的因素参与。对中晚期 PD 患者的治疗，一方面继续力求改善运动症状，另一方面需要妥善处理一些运动并发症和非运动症状。运动并发症（症状波动和异动症）是中晚期患者常见的症状，也是最棘手的治疗难题。

（1）症状波动的治疗：症状波动（motor fluctuation）主要有两种形式：①疗效减退（wearing-off）或剂末现象（end of dose deterioration）：指每次用药的有效作用时间缩短，症状随血药浓度波动而发生波动。处理方法为：增加每日服药次数或增加每次服药剂量、改用缓释剂或加用 MAO-B 抑制剂或 COMT 抑制剂，也可加用 DR 激动剂；②"开-关"现象（on-off phenomenon）：指症状在突然缓解（"开期"）与加重（"关期"）之间波动，"开期"常伴异动症。处理方法为：应用 DR 激动剂、持续皮下注射阿扑吗啡或左旋多巴肠凝胶灌注、脑深部电刺激（DBS）手术治疗。

（2）异动症的治疗：异动症（dyskinesia），常表现为不自主的舞蹈样、肌张力障碍样动作，可累及头面部、四肢、躯干。主要有三种形式：①剂峰异动症（peak-dose dyskinesia）：常出现在血药浓度高峰期（用药后 1~2 小时），与用药过量或多巴胺受体超敏有关，可适当减少复方左旋多巴单次剂量（若此时运动症状有加重可加用 DR 激动剂或 COMT 抑制剂），加用金刚烷胺或氯氮平。②双相异动症（biphasic dyskinesia）：发生于剂初和剂末，若使用复方左旋多巴控释剂应换用常释剂，最好换用水溶剂，这样可以有效缓解剂初异动症；加用长半衰期的 DR 激动剂或 COMT 抑制剂，可以缓解剂末异动症，也可能有助于改善剂初异动症。③肌张力障碍：表现为足或小腿痛性肌痉挛，多发生于清晨服药之前，可在睡前服用复方左旋多巴缓释剂或 DR 激动剂，或在起床前服用左旋多巴水溶剂或常释剂。

4. 非运动症状的治疗

（1）感觉障碍：主要有嗅觉减退、疼痛或麻木。其中嗅觉减退最常见，多发生在运动症状出现之前多年，尚无措施能够改善嗅觉障碍。疼痛或麻木在中晚期患者也较多见，如果在抗 PD 药物治疗"开期"疼痛或麻木减轻或消失，"关期"复现，则提示与 PD 相关性大，可以调整治疗以延长"开期"；反之可能由于其他疾病或原因引起，可以选择相应的治疗措施。

（2）睡眠障碍：睡眠障碍主要包括失眠、快速眼动期睡眠行为异常（RBD）、白天过度嗜睡（EDS）

和不宁腿综合征(RLS)。伴 RBD 患者的处理首先是防护,发作频繁可在睡前给予氯硝西泮或褪黑素,氯硝西泮有增加跌倒的风险。失眠和睡眠片段化是最常见的睡眠障碍,首先要排除可能影响夜间睡眠的抗 PD 药物,若与夜间多巴胺能药物的夜间血药浓度过低有关,则加用 DR 激动剂、复方左旋多巴缓释片、COMT 抑制剂。如在每次服药后出现嗜睡,提示药物过量,适当减小剂量;如不能改善,可以换用另一种 DA 或者可将左旋多巴缓释片替代常释剂,也可尝试使用司来吉兰。对顽固性 EDS 患者可以使用精神兴奋剂莫达非尼。伴有 RLS 优先推荐 DR 激动剂。

(3)自主神经功能障碍:最常见有便秘,其次有泌尿障碍和体位性低血压等。对于便秘,摄入足够的液体、水果、蔬菜、纤维素或其他温和的导泻药。对泌尿障碍中的尿频、尿急和急迫性尿失禁的治疗,可采用外周抗胆碱能药。若出现尿潴留,应采取间歇性清洁导尿,若由前列腺增生肥大引起,严重者必要时可行手术治疗。直立性低血压患者应增加盐和水的摄入量,睡眠时抬高头位,可穿弹力裤,首选 α-肾上腺素能激动剂米多君治疗,也可使用屈昔多巴和选择性外周多巴胺受体拮抗剂多潘立酮。

(4)精神障碍:最常见的精神及认知障碍包括抑郁和/或焦虑、幻觉和妄想、冲动强迫行为和认知减退及痴呆。首先需要甄别可能是由抗 PD 药物诱发,还是由疾病本身导致。若是前者因素则需根据最易诱发的概率而依次逐减或停用如下药物:抗胆碱能药、金刚烷胺、MAO-B 抑制剂、DR 激动剂;若仍有必要,最后减少复方左旋多巴剂量。如果药物调整效果不理想,则提示可能是疾病本身因素,要考虑对症用药。

5. 手术治疗　早期药物治疗显效,而长期治疗疗效明显减退,并发严重的症状波动或异动症者可考虑手术治疗。须强调的是手术仅能改善症状,而不能根治疾病,术后仍须应用药物治疗,但可减少剂量。手术须严格掌握适应证,帕金森叠加综合征是手术的禁忌证。手术对肢体震颤和/或肌强直、运动迟缓有较好疗效,但对躯体性中轴症状如步态障碍无明显疗效。手术方法主要有神经核毁损术和脑深部电刺激(DBS),后者因其相对微创、安全和可调控性的特点而作为主要选择。手术靶点包括苍白球内侧部(GPi)和丘脑底核(STN)。

6. 中医、康复及心理治疗　作为辅助手段对改善症状也可起到一定作用。对患者进行言语、吞咽、步态及各种日常生活的康复训练和指导,改善日常生活环境条件(如增设房间和卫生间的扶手、防滑橡胶桌垫、大把手餐具等),可改善生活质量。教育与心理疏导也是不容忽视的辅助措施。

7. 照料护理　科学的护理能够有效的防止误吸或跌倒等可能意外事件的发生。应针对具体症状综合护理,包括药物护理、饮食护理、心理护理及康复训练。

8. 人工智能及移动技术　已经应用于帕金森病管理的诸多方面,如远程医疗、可穿戴设备、智能手机应用以及虚拟现实技术,具有一定的应用场景,但也存在一定的局限性。

【预后】　作为一种慢性进展性疾病,本病目前暂无治愈的方法。疾病进展速度与发病年龄、临床症状、对药物治疗的敏感性以及有无其他合并症等有关。疾病早期,药物治疗等方法对于多数患者效果较好,症状可得到有效控制,随着病情进展,患者的症状会逐渐加重,影响工作生活能力。至疾病晚期,由于全身僵硬、活动困难导致卧床,最后常死于肺炎等各种并发症。因此对于此类慢性疾病的全程管理是至关重要的,在疾病的不同阶段,应充分以患者为中心,根据患者的个体情况,选择更加适合的治疗策略,开展健康教育工作,并重视患者和家属的关爱工作。

第二节 ｜ 帕金森叠加综合征

帕金森叠加综合征(Parkinson plus syndrome,PPS)是指一类以病程进展快、既有帕金森综合征表现又有其他神经系统病变特征、常规抗 PD 药物治疗反应不佳的神经系统变性疾病。PPS 根据神经病理学特点可分为两大类疾病:①α-突触核蛋白病,主要包括多系统萎缩(multiple system atrophy,MSA)和路易体痴呆(dementia with Lewy body,DLB);②tau 蛋白病,包括进行性核上性麻痹（progressive supranuclear palsy，PSP）和皮质基底节变性（corticobasal degeneration，CBD）。本节主要介绍 MSA 和 PSP。

一、多系统萎缩

多系统萎缩（multiple system atrophy，MSA）是一组成年期发病、散发性、逐渐进展性神经系统变性疾病，累及黑质纹状体、橄榄体脑桥小脑及自主神经系统等多个系统。我国尚无明确的相关流行病学资料。欧美国家的平均患病率为（1.9～4.4）/10 万，平均发病年龄为 56.2 岁。临床主要表现为帕金森综合征、小脑综合征、自主神经功能障碍。不同患者各系统受累时间先后不同，造成的临床表现也各不相同。因临床症状复杂多变，且缺乏准确的生物学标志物，MSA 早期诊断困难，预后不佳。

【病因与发病机制】　病因与发病机制不明。有机化学试剂、塑料制品、添加剂、农药及金属的职业暴露可能增加 MSA 发病风险。近年研究提示遗传因素（如 *SHC2*、*COQ2*、*SNCA* 基因突变）可能参与 MSA 的发病。

【病理】　MSA 是一种少突胶质细胞 α- 突触核蛋白病，病理显示多部位少突胶质细胞胞质内包涵体形成和神经细胞死亡，包括黑质纹状体变性、橄榄体脑桥小脑萎缩、脑干多核团神经元丢失、脊髓中央外侧柱、骶髓副交感节前神经元和奥奴弗罗维奇核（Onuf 核）损伤等。

【临床表现】　MSA 进展迅速，根据首发运动症状和/或运动症状严重程度分为以帕金森综合征为主的 MSA-P 型、以小脑综合征为主的 MSA-C 型。多以运动症状起病，少数以自主神经功能障碍起病，也可同时起病。早期出现进展性的严重自主神经功能障碍是 MSA 的主要特征，可影响患者生存期。

1. 核心临床表现

（1）帕金森综合征：主要表现为运动迟缓，伴肌强直或震颤，但 PD 的典型的"搓丸样"震颤少见，多为肌阵挛样姿势及动作性震颤。与患者黑质纹状体变性有关。

（2）小脑综合征：临床表现为步态共济失调、肢体共济失调、小脑性构音障碍、小脑性眼动障碍（持续凝视诱发的水平型或下跳型眼震和扫视性眼动过度）和串联步态异常，与橄榄体脑桥小脑变性有关。

（3）泌尿系统功能障碍：包括储尿和排尿功能异常，前者表现为尿频、尿急、夜尿增多、尿失禁；后者包括排尿费力、尿流间断、尿线细而无力、排尿不尽感、重复排尿等。尿失禁可见于晚期 PD，但尿潴留和急迫性尿失禁在早期 MSA 患者中即可出现。

（4）心血管自主神经功能障碍：临床主要表现为神经源性直立性低血压，常伴发卧位高血压。

2. 其他非运动症状　其他非运动症状包括：①喘鸣：由于声门裂狭窄而在睡眠或清醒时发出高调的吸气声；②睡眠障碍，以 RBD 最常见；③吸气性叹息；④手脚发冷；⑤勃起障碍；⑥强哭强笑；⑦泌汗功能异常等。

3. 其他运动症状　其他运动症状包括：①姿势不稳；②口面部肌张力障碍：可由左旋多巴诱发或加重；③咽喉肌运动障碍；④巴宾斯基征阳性；⑤肌阵挛样姿势性或动作性震颤：当患者维持抵抗重力的姿势或自主运动时，手或手指出现不规律的小幅度震颤，伴刺激敏感的肌阵挛；⑥姿势畸形：如颈部前屈或侧屈、躯干前屈、比萨（Pisa）综合征和手足挛缩。

【辅助检查】

1. 神经影像学检查　①常规 MRI 序列上显示壳核、脑桥、小脑中脚和小脑萎缩，磁敏感序列上壳核的信号降低，T_2 序列上脑桥十字形高信号（十字征），弥散加权成像上壳核和小脑中脚弥散系数增加；②^{18}F- 氟代脱氧葡萄糖- 正电子发射断层扫描（^{18}F-FDG-PET）显示 MSA 患者壳核（后侧）、脑桥和小脑低代谢。

2. 自主神经功能检查　①MSA 常表现为残余尿量超过 100ml。②卧立位试验/直立倾斜试验 3 分钟或 10 分钟内收缩压下降≥20mmHg，伴或不伴舒张压下降≥10mmHg。此外，24 小时动态血压监测可用于评估 MSA 患者的夜间高血压。③视频多导睡眠图监测到的下颌肌电图强直电位,有助于鉴别伴有 RBD 的 MSA-P 患者与 PD 患者。④^{123}I-间碘苄胍(^{123}I-MIBG)心肌显像可区分自主神经功能障碍是交感神经节前还是节后病变,PD 患者心肌摄取 ^{123}I-间碘苄胍能力降低,而 MSA 患者主要是心脏交感神经节前纤维的病变,节后纤维相对完整,无此改变。⑤肛门外括约肌肌电图提示神经源性损害支持 MSA 诊断,但该表现也可见于 PSP 和晚期 PD 患者。

3. 左旋多巴疗效评定　多数 MSA-P 患者对左旋多巴的反应不佳,可通过判断其对左旋多巴的疗效以辅助诊断,可通过询问服药史获得相关信息,对于无相关病史的患者或服药效果不明确的患者,可进行急性左旋多巴冲击试验辅助判断。

4. 其他检查　MSA 患者通常表现出正常的血浆去甲肾上腺素(norepinephrine,NE)水平,脑脊液中神经丝轻链(neurofilament light chain,NfL)水平明显升高(>1 400pg/ml)。α-突触核蛋白通常沉积于 MSA 患者躯体神经纤维末端和 PD 患者的自主神经纤维末端。

5. 评分量表　统一 MSA 评分量表(UMSARS)共包括病史回顾(12 项)、运动功能评分(14 项)、自主神经功能和整体失能评分 4 部分,可用于 MSA 症状严重程度和疾病进展的评估。

【诊断】　根据成年期缓慢起病、无家族史、临床表现为逐渐进展的自主神经功能障碍、帕金森综合征和小脑性共济失调等症状及体征,应考虑本病。根据诊断精确度可以分为神经病理确诊的、临床确诊的、临床很可能的和前驱可能的 MSA,具体内容可参考 2022 年中华医学会神经病学分会帕金森病及运动障碍学组、中国医师协会神经内科医师分会帕金森病及运动障碍学组发表的《多系统萎缩诊断标准中国专家共识》。

【鉴别诊断】

1. MSA-P 应与下列疾病鉴别。

(1)帕金森病:帕金森病患者对多巴胺能药物的疗效明确且显著有效,常伴静止性震颤与嗅觉减退。借助颅脑 MRI、^{18}F-FDG-PET、D_2 受体成像、经颅超声、^{123}I-MIBG 心肌显像等可予以鉴别。

(2)进行性核上性麻痹:特征表现有垂直性核上性眼肌麻痹,特别是下视麻痹,较 MSA 更早出现反复的自发性摔倒和冻结步态,可伴有左旋多巴反应不良的帕金森综合征和认知障碍,常无神经源性直立性低血压。颅脑 MRI 可发现以中脑萎缩为主的特征性征象。

2. MSA-C 应与多种遗传性和非遗传性小脑性共济失调相鉴别,如脊髓小脑性共济失调(SCA),脆性 X 相关震颤/共济失调综合征,散发性成年起病型共济失调(SAOA)等。

3. **单纯性自主神经衰竭(PAF)**　早期出现头晕和泌汗异常,继而出现便秘和晕厥,较 MSA 排尿障碍出现晚,且无明显呼吸障碍,无中枢神经系统受累,病程进展较慢。血浆去甲肾上腺素水平降低。

【治疗】　MSA 目前尚无特效疗法,无逆转或延迟疾病进展的有效治疗,以对症处理为主。

1. 运动症状　①MSA-P 中帕金森症状可试用左旋多巴。多巴胺受体激动剂多无显著疗效,且常会加重直立性低血压。②局部肉毒毒素注射对缓解颈部肌张力障碍与眼睑痉挛等局部肌张力障碍具有疗效。③小脑性共济失调的治疗无特异。④氯硝西泮可能有助于缓解肌阵挛或动作性震颤。⑤辅助性神经康复治疗(包括康复锻炼、物理治疗以及言语治疗)可能有所帮助,吞咽困难时须留置鼻胃管。

2. 非运动症状　①尿急、尿失禁可采用抗胆碱药物治疗,残余尿量>100ml 的尿潴留患者可应用清洁导尿治疗;②男性勃起功能障碍可使用西地那非;③高纤维、低蛋白饮食可帮助预防便秘;④严重直立性低血压患者须考虑氟氢可的松、米多君、屈昔多巴、溴吡斯的明、多潘立酮等药物治疗;⑤对于伴有吸气性喘鸣及呼吸睡眠暂停的患者,目前持续正压通气或双水平正压通气治疗为一线选择;⑥5-羟色胺选择性再摄取抑制剂可用于焦虑、抑郁的治疗。

【预后】　MSA 从发病到死亡的中位时间为 6~10 年,少数患者可存活 15 年或更长的时间,常见的死因包括呼吸道感染和猝死。早期出现自主神经功能障碍者预后不良。

二、进行性核上性麻痹

进行性核上性麻痹（progressive supranuclear palsy，PSP）是一种较为常见的非典型帕金森综合征，临床表现变异较大，主要表现为垂直性核上性眼肌麻痹、步态障碍、姿势不稳、易向后摔倒、构音障碍、吞咽困难、肌强直以及额叶认知障碍等症状，对左旋多巴治疗不敏感。我国尚无确切流行病学资料，日本的患病率为（2～17）/10万，高于欧美，平均发病年龄一般为50～70岁。

【病因与发病机制】 本病病因不明。除年龄之外，目前认为与遗传及环境因素均有关系。病毒感染、头部损伤尚未确定为PSP的危险因素。遗传因素可能起一定作用，一些基因（如 *STX6*、*EIF2AK3* 和 *MOBP*）可导致PSP风险升高。

【病理】 PSP主要病变部位在中脑，肉眼可见广泛性脑萎缩。前额皮质及丘脑底核、苍白球、红核、黑质、上丘、顶盖前区、中脑导水管周围灰质、动眼神经核、小脑齿状核、脑桥背侧部等皮质下结构中出现神经元缺失、胶质细胞增生，星形胶质细胞、少突胶质细胞和神经元有tau蛋白阳性丝状包涵体。病理性tau蛋白在中枢神经系统中的分布和严重程度与PSP患者的临床表现密切相关。

【临床表现】 本病隐袭起病，进行性加重，临床表现变异性很大，一些病理确诊的PSP患者临床表现并不典型，从而构成多种变异型。

1. **姿势不稳和跌倒** 典型PSP患者步态僵硬、步基增宽，易于出现步态蹒跚和踌躇，膝盖和躯干有过伸展倾向（与原发性PD的屈曲姿势相反），跌倒时易向后摔，姿势反射检查异常（后拉试验阳性）。

2. **眼球运动异常** 核上性眼肌麻痹或凝视麻痹是PSP的标志，约75%的患者中可出现，主要表现为对称性眼球垂直运动障碍，尤其是下视凝视麻痹。部分患者病程10年以上才会出现，平均出现时间为3～4年。

3. **运动症状** PSP患者躯干肌的肌强直通常较四肢肌更为明显，尤其是颈部和上部躯干。颈部肌张力障碍是本病的重要症状，表现为颈部过伸、仰脸、下颌突出的特殊姿势。

4. **认知和行为异常** 主要涉及额叶功能障碍，患者表现为抽象思维受损、口语流利性下降、持续重复行为以及额叶行为障碍，如计划、解决问题、观念形成能力差，有模仿语言，模仿动作。认知障碍、思维情感障碍也常见于PSP患者。

5. **睡眠障碍** 多表现为入睡或维持睡眠困难。RBD则很少与PSP有关。

【临床分型】 根据临床表现，可分为7种亚型：①PSP理查森型（PSP-RS）；②PSP帕金森综合征型（PSP-P）；③PSP纯少动伴冻结步态型（PSP-PAGF）；④PSP皮质基底节综合征型（PSP-CBS）；⑤PSP非流利性变异型原发性进行性失语（PSP-nfvPPA）；⑥PSP小脑共济失调型（PSP-C）；⑦PSP行为变异型额颞叶痴呆（PSP-bvFTD）。应注意与症状类似的疾病鉴别。

临床上较为常见的是PSP理查森型（PSP-RS）和PSP帕金森综合征型（PSP-P）。①PSP理查森型（PSP-RS）：约占PSP的2/3，其特征性表现为垂直核上性眼肌麻痹、严重的姿势不稳伴早期跌倒、假性延髓麻痹、中轴性肌张力增高、对称性多巴抵抗的运动不能及认知功能障碍；②PSP帕金森综合征型（PSP-P）：约占PSP的近1/3，临床早期很难与PD鉴别，可表现为非对称性或对称性起病、动作迟缓、肌强直甚至静止性震颤等，早期短暂的左旋多巴治疗有效，随访6年以上临床表现与RS型相似。

【辅助检查】 CT和MRI提示患者大脑广泛性萎缩和脑干萎缩，以中脑最为突出，第三脑室扩大，而脑桥和小脑萎缩不明显。有研究显示MRI正中矢状位上，中脑萎缩使中脑、脑桥和小脑看起来像蜂鸟的形状，称为"蜂鸟"征。FDG-PET显示额叶（尤其靠中线部、扣带回前部、基底节、中脑）代谢减低，其中，中脑葡萄糖代谢降低是PSP的最早征象。

【诊断】 根据成年期缓慢起病、无家族史、临床表现为反复跌倒的姿势不稳或凝视麻痹、垂直性核上性扫视缓慢及其他运动认知行为方面的症状和体征，结合MRI中脑萎缩，应考虑本病。可参照中华医学会神经病学分会帕金森病及运动障碍学组，中国医师协会神经内科医师分会帕金森病及运动障碍专业委员会2016年发表的《中国进行性核上性麻痹临床诊断标准》。

【治疗】　尚无特效疗法,没有可以逆转或延缓 PSP 病程的治疗手段。主要包括药物治疗和康复治疗。

1. **药物治疗**　以对症治疗为主,可根据不同症状选用左旋多巴、肉毒杆菌毒素注射、金刚烷胺等。

2. **康复治疗**　构音障碍的治疗包括面部锻炼、书面交流和使用语音键盘;吞咽困难的治疗包括头部姿势摆放、膳食改变以及在较晚期病例中采用的经皮胃造瘘术。

【预后】　进展迅速,大多数患者发病后 3～4 年需要依靠他人护理,疾病从诊断至死亡的时间一般为 6～10 年,平均生存期为 7 年。

第三节 ｜ 肝豆状核变性

肝豆状核变性(hepatolenticular degeneration,HLD)又称威尔逊病(Wilson disease,WD),于 1912 年由 Wilson 首先描述,是一种常染色体隐性遗传疾病,患者因铜代谢障碍导致肝硬化和以基底核为主的脑部变性。WD 临床特征为进行性加重的锥体外系症状、精神症状、肝肾损害及凯-弗环(Kayser-Fleischer ring,K-F 环)。

本病患病率为 1/2 600～1/30 000,欧美国家罕见,我国的患病率较高。

【病因与发病机制】　WD 是由编码铜跨膜转运蛋白的 *ATP7B* 基因发生突变导致,*ATP7B* 基因定位于 13q14.3,编码 P 型 ATP 酶(P-type ATPase),在肝脏中高表达,执行将铜离子从细胞质转运至高尔基体,并将过量的铜从肝脏通过胆汁排泄两项功能。*ATP7B* 基因突变可阻碍 *ATP7B* 催化循环的步骤,不同突变对 *ATP7B* 功能有着不同的影响。突变导致 *ATP7B* 功能缺陷,不能将多余的铜离子从细胞内转运出去,使得过量铜离子在肝、脑、肾、角膜等组织沉积而致病。

【病理】　病理改变主要累及肝、脑、肾、角膜等处。

1. **肝脏**　肝脏外表及切面均可见大小不等的结节或假小叶,病变明显者类似坏死性肝硬化,肝细胞常有脂肪变性,并含铜颗粒。电镜下可见肝细胞内线粒体变致密,线粒体嵴消失,粗面内质网断裂。

2. **脑部**　脑部以壳核最为明显,其次为苍白球及尾状核,大脑皮质亦可受累。壳核最早发生变性,然后病变范围逐渐扩大到上述结构。壳核萎缩,岛叶皮质内陷,壳核及尾状核色素沉着加深,严重者可形成空洞。镜检可见壳核内神经元和髓鞘纤维显著减少或完全消失,胶质细胞增生。其他受累部位镜下可见类似变化。

3. **角膜**　角膜边缘后弹力层及内皮细胞胞质内,有棕黄色的细小铜颗粒沉积。

【临床表现】　任何年龄均可起病,多见于 5～35 岁,有 3%～4% 的患者发病年龄晚于 40 岁。男稍多于女,起病缓慢隐袭。

1. **神经精神表现**　多见于 10～30 岁起病患者,主要表现如下。

(1)锥体外系症状:①肌张力障碍:早期可以是局灶、节段性,逐渐发展为全身性,呈扭转痉挛状态,晚期常并发肢体严重挛缩;②震颤:多为姿势性或动作性震颤,静止性震颤较少见,严重的姿势性震颤呈"扑翼样震颤";③肢体僵硬与运动迟缓,易被误诊为帕金森病;④舞蹈样动作、手足徐动症等相对少见。

(2)精神行为异常:①青少年患者中多为学习能力下降、人格改变、情绪波动、易激惹甚至性冲动等表现;②年长患者中多为类偏执妄想、精神分裂症样表现、抑郁状态甚至自杀等表现;③总体上无明显认知功能减退。

(3)其他少见的神经系统表现:少数患者可出现共济失调、癫痫发作等症状。

2. **肝脏损害**　多见于 10～13 岁起病患者,主要表现如下。

(1)急性肝炎:患者可出现不明原因的黄疸、食欲差、恶心、乏力等急性肝炎症状,经护肝降酶等治疗可好转。

（2）暴发性肝衰竭：少数患者可能突发急性肝衰竭（即暴发性肝衰竭），其中部分患者伴有溶血性贫血，即便经过排铜和护肝治疗，患者的肝功能仍可能急剧恶化。

（3）慢性肝病或肝硬化：慢性肝病的临床症状缺乏特异性，常表现为黄疸、萎靡、腹胀、全身水肿等。肝硬化可为代偿性或失代偿性，门静脉高压性肝硬化亦可缺乏明显的临床症状而仅表现为脾大或血细胞减少。

3. **其他系统损害**　如肾脏损害、骨关节病、心肌损害、肌病等。青年女性患者可出现月经失调、不孕和反复流产等。

4. **症状前个体**　一般指以下 3 种情况：常规体检发现转氨酶轻度增高但无症状，行 *ATP7B* 基因筛查确诊；意外发现角膜 K-F 环但无症状，行 *ATP7B* 基因筛查确诊；肝豆状核变性先证者的无症状同胞，行 *ATP7B* 基因筛查确诊。

【辅助检查】

1. **角膜 K-F 环**　为角膜边缘的绿褐色或金褐色色素环，一般在手电筒侧光照射下或眼科裂隙灯检查可见（图 16-3），7 岁以下患者一般无法检出。

2. **铜代谢相关生化检查**　①血清铜蓝蛋白：铜蓝蛋白正常为 200～500mg/L，患者一般＜200mg/L，然而肝豆状核变性患者在妊娠期和接受雌激素治疗时，铜蓝蛋白可能＞200mg/L。须注意出生后至 2 岁的婴幼儿，20% 以上的 *ATP7B* 基因杂合变异携带者，以及慢性肝病、重症肝炎、慢性严重消耗性疾病患者的铜蓝蛋白亦可＜200mg/L，在临床上须进行鉴别。铜蓝蛋白＜80mg/L 是诊断肝豆状核变性的强烈证据，若铜蓝蛋白＜120mg/L 应引起高度重视，须进行 *ATP7B* 基因检测明确诊断。②24 小时尿铜：正常人 24 尿铜＜100μg，肝豆状核变性患者 24 小时尿铜≥100μg。不明原因肝转氨酶增高的儿童 24 小时尿铜≥40μg 应引起高度重视，须进行 *ATP7B* 基因检测明确诊断。

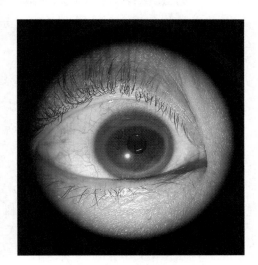

图 16-3　K-F 环
可见角膜内一圈绿褐色环。

3. **血尿常规**　肝硬化伴脾功能亢进时，血常规可出现血小板、白细胞和 / 或红细胞减少；尿常规见镜下血尿、微量蛋白尿等。

4. **肝脾检查**　①肝功能：血清转氨酶、胆红素升高和 / 或白蛋白降低。②肝脾 B 超：常显示肝实质光点增粗、回声增强甚至结节状改变；部分患者脾大。③肝脏 MRI：常显示肝脂质沉积、不规则结节及肝叶萎缩等。

5. **颅脑 MRI 检查**　患者颅脑 MRI 病灶主要表现为对称性壳核、尾状核头部、丘脑、中脑、脑桥及小脑 T_1 低信号、T_2 高信号（图 16-4），少数情况下可出现 T_1 高信号或 T_1、T_2 均低信号。T_2 加权成像上的高信号和低信号可反映肝豆状核变性患者脑部的病理改变过程。MRI 病灶可随着治疗逐渐变浅、变小。

6. **基因筛查**　对于临床证据不足但又高度怀疑肝豆状核变性的患者，筛查 *ATP7B* 基因致病变异对诊断具有指导意义。

【诊断与鉴别诊断】

1. **诊断**　临床诊断主要根据 5 条标准：①神经和 / 或精神症状；②原因不明的肝脏损害；③血清铜蓝蛋白显著降低和 / 或 24 小时尿铜增高；④角膜 K-F 环阳性；⑤经家系共分离及基因变异致病性分析确定患者的 2 条染色体均携带 *ATP7B* 基因致病变异。符合 [（①或②）+（③和④）] 或 [（①或②）+⑤] 时均可确诊 WD；符合③+（④或⑤）但无明显临床症状时诊断为症状前 WD；符合前 3 条中的任何 2 条，则为可能的 WD，建议行 *ATP7B* 基因检测，以明确诊断。

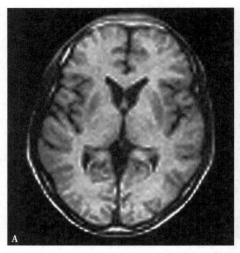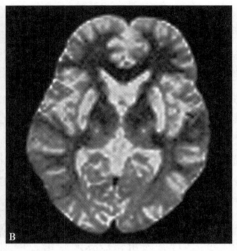

图 16-4　MRI 显示双侧豆状核对称性分布异常信号影像

A. T₁ 加权像为低信号；B. T₂ 加权像为高信号。

2. 鉴别诊断　本病临床表现复杂多样,鉴别诊断上应从肝脏及神经系统两个方面的主要征象考虑。须重点鉴别的疾病有急慢性肝炎、肝硬化、小舞蹈症、亨廷顿病、各种原因的肌张力障碍、原发性震颤、帕金森病、其他原因引起的精神异常等。

【治疗】

1. 基本原则

（1）早期治疗,个体化治疗,终身治疗,终身监测。

（2）治疗前必要时做症状评估和颅脑 MRI 检查。

（3）症状前个体治疗以及治疗有效者,维持治疗可单用锌剂或者联合应用小剂量络合剂。

（4）药物治疗的监测:定期检查血尿常规、肝肾功能、凝血功能、24 小时尿铜。肝脾 B 超可评估病情进展和监测治疗效果,颅脑 MRI 也可监测治疗效果。

2. 低铜饮食　低铜饮食联合锌剂单药治疗肝豆状核变性症状前个体可有效控制铜蓄积对靶器官的损害。原则如下:①避免进食或少食含铜量高的食物;②宜食用含铜量较低的食物;③建议高氨基酸或高蛋白饮食;④勿用铜制餐具。

3. 排铜或阻止铜吸收的药物　药物治疗策略的核心是促进铜的排出和减少铜的吸收。

（1）D- 青霉胺（D-penicillamine）:D- 青霉胺是最常用的排铜药物,是一种带有巯基的强效金属络合剂,通过络合细胞内的铜,使之进入血液循环,随尿液排出体外,从而减少铜在体内多个脏器的沉积,减轻对脏器的损害。因反应差异很大,须个体化给药。青霉素皮试阴性才可服用。应从小剂量开始,逐渐缓慢加量,一旦出现神经症状加重,立即停用,注意补充维生素 B₆。由于其不良反应较多,约半数患者加重的神经症状不可逆,严重构音障碍、肢体痉挛僵硬或变形的患者尽量不用 D- 青霉胺。

（2）二巯丙磺酸钠、二巯丁二酸胶囊及曲恩汀:推荐用于神经精神症状和轻中度肝脏损害的肝豆状核变性患者,以及不能耐受 D- 青霉胺或使用后症状加重的患者。

（3）阻止铜吸收的药物:常用葡萄糖酸锌和硫酸锌。首选用于症状前个体及治疗有效患者的维持。其缺点是起效较慢,严重病例不宜作为首选。

4. 对症治疗　肌张力障碍和肢体僵硬可选用金刚烷胺或苯海索、复方多巴类制剂、多巴胺受体激动剂等。震颤可选用苯海索、氯硝西泮等。舞蹈样动作和手足徐动症,可用氯硝西泮、小剂量氟哌啶醇。兴奋躁狂者可选用喹硫平等,淡漠/抑郁者可用舍曲林等。对于持续肝功能损害或肝硬化患者须长期护肝治疗。

5. **肝移植治疗**　暴发性肝衰竭及对络合剂无效的严重肝病者(肝硬化失代偿期)适用。严重神经或精神症状患者不宜进行手术。术后仍应坚持低铜饮食并建议口服小剂量锌制剂。

6. **康复及心理治疗**　部分患者社会活动能力下降,应由神经、精神、康复和心理医生组成的多学科团队进行管理,帮助患者恢复或部分恢复正常社会功能。

7. **遗传咨询**　患者经过治疗症状稳定后可正常婚育,建议行产前基因诊断,怀孕及哺乳期间不推荐使用排铜药物。

【预后】　本病早期诊断并早期排铜治疗者,一般较少影响生活质量和生存期,少数病情严重者预后不良。

第四节 │ 小舞蹈症

小舞蹈症(chorea minor)又称西德纳姆舞蹈症(Sydenham chorea)、风湿性舞蹈症,于1684年由托马斯·西德纳姆(Thomas Sydenham)首先描述,是风湿热在神经系统的常见表现。本病多见于儿童和青少年,其临床特征为舞蹈样动作、肌张力降低、肌力减退和/或精神症状。

【病因与发病机制】　小舞蹈症发病与A组乙型溶血性链球菌感染有关,约1/3的患者在发病前有发热、关节痛、扁桃体肿大的病史,部分患者咽拭子培养A族溶血性链球菌阳性。约半数患者血清与脑脊液中具有IgG抗体,该抗体能与尾状核、丘脑底核及其他部位神经元上的抗原结合,表明A型链球菌膜上的抗原与某种未知的基底节神经元抗原存在一定的交叉性,从而提示小舞蹈症可能是一种自身免疫病。

【病理】　病理改变主要为黑质、纹状体、丘脑底核、小脑齿状核及大脑皮质充血,水肿,炎性细胞浸润及神经细胞弥漫性变性。尸解病例中90%发现有风湿性心脏病。

【临床表现】　多见于5~15岁,男女之比约为1:3。无季节、种族差异。病前常有上呼吸道炎、咽喉炎等A组乙型溶血性链球菌感染史。大多数为亚急性起病,少数可急性起病。

1. **舞蹈症**　可以是全身性,也可以是一侧较重,主要累及面部和肢体远端。表现为挤眉弄眼、噘嘴、吐舌、扮鬼脸,上肢各关节交替伸屈、内收,下肢步态不稳,精神紧张时加重,睡眠时消失。患儿可能会用有意识地主动运动去掩盖不自主运动。不自主舞蹈样动作可干扰随意运动,导致步态笨拙、持物跌落、动作不稳、暴发性言语。舞蹈症常在发病2~4周内加重,3~6个月内自发缓解。约20%的患儿会复发,通常在2年内。少数在初次发病10年后再次出现轻微的舞蹈症。

2. **肌张力低下和肌无力**　可有明显的肌张力低下和肌无力。当患儿举臂过头时,手掌旋前(旋前肌征)。检查者请患儿紧握检查者的示指、中指时能感到患儿手的紧握程度不恒定,时紧时松(挤奶妇手法或盈亏征)。有时肌无力可以是本病的突出征象,以致患儿在急性期不得不卧床。

3. **精神障碍**　患儿常伴某些精神症状,如焦虑、抑郁、情绪不稳、易激惹、注意力缺陷、多动障碍、偏执-强迫行为等。有时精神症状先于舞蹈症出现。

4. **其他**　约1/3的患儿可伴其他急性风湿热表现,如低热、关节炎、心瓣膜炎、风湿结节等。

【辅助检查】

1. **血清学检查**　白细胞增多,血沉加快,C反应蛋白效价升高,抗链球菌溶血素"O"滴度增加;由于本病多发生在链球菌感染后2~3个月,甚至6~8个月,故不少患儿发生舞蹈样动作时链球菌检查常为阴性。

2. **喉拭子培养**　可检出A组乙型溶血性链球菌。

3. **脑电图及影像学检查**　脑电图为轻度弥漫性慢活动,无特异性。多数患儿的颅脑CT显示尾状核区低密度灶及水肿,MRI显示尾状核、壳核、苍白球增大,T_2加权像信号增强,随症状好转而消退。PET和SPECT显示基底节区高代谢和高灌注。

【诊断与鉴别诊断】

1. **诊断**　儿童或青少年急性或亚急性起病的舞蹈症,伴肌张力低下、肌无力和/或精神症状应考虑本病,如合并其他风湿热表现及自限性病程可进一步支持诊断。

2. **鉴别诊断**　对无风湿热或链球菌感染史、单独出现的小舞蹈症,须与其他原因引起的舞蹈症鉴别。

（1）迟发性运动障碍:服用第一代或第二代抗精神病药和甲氧氯普胺等 DR 拮抗剂可引起迟发性运动障碍,出现舞蹈样运动。有相关药物服用史,加之无风湿热表现可资鉴别。

（2）抽动秽语综合征:本病也常发生于儿童期,典型的表现为数组肌肉的重复性快速抽动,多见于头颈部,较少影响肢体。可同时伴有不自主发声,类似于干咳的喉鸣音,部分患者可出现污秽性语言。

（3）亨廷顿舞蹈症:本病发病年龄较晚,偶尔在儿童期出现,有遗传家族史,临床上以舞蹈样运动和进行性智能减退为特征。

【治疗】

1. **对症治疗**　对舞蹈症状可选用以下药物。

（1）多巴胺受体拮抗剂,如氯丙嗪、氟哌啶醇、奋乃静、硫必利等,前两种药物易诱发锥体外系副作用,须注意观察,一旦发生,须减少剂量。

（2）多巴胺耗竭剂,如丁苯那嗪。

（3）也可选用增加 GABA 含量的药物,如丙戊酸钠;加用苯二氮䓬类药物(如地西泮、氯硝西泮或硝西泮)或可更有效地控制舞蹈症。

2. **病因治疗**

（1）基本原则:在确诊本病后,无论病症轻重,均须应用抗链球菌治疗,目的在于最大限度地防止或减少小舞蹈症复发及避免心肌炎、心瓣膜病的发生。

（2）治疗药物:一般应用青霉素肌内注射,10～14 天为一疗程。此后可给予长效青霉素进行二级预防,预防性治疗应维持 5～10 年或持续到 21 岁。不能使用青霉素者,可改用其他链球菌敏感的抗生素,如大环内酯类药物。

3. **免疫疗法**　对于中重度患者,免疫治疗可能有效。口服或静脉应用糖皮质激素、静脉注射大剂量免疫球蛋白、血浆置换等疗法,可缩短病程及减轻症状。

【预后】　本病为自限性,即使不经治疗,3～6 个月后也可自行缓解;适当治疗可缩短病程。约 1/4 的患儿可复发。

第五节 ｜ 亨廷顿病

亨廷顿病（Huntington disease,HD）又称亨廷顿舞蹈症（Huntington chorea）、慢性进行性舞蹈症（chronic progressive chorea）、遗传性舞蹈症（hereditary chorea）,1842 年由 Waters 首报,1872 年由美国医师乔治·亨廷顿（George Huntington）系统描述。本病呈常染色体显性遗传,多在中年起病,缓慢进展,主要症状为舞蹈样动作、精神异常和进行性认知障碍。遗传学上该病外显率高,受累个体后代50% 发病。呈全球性分布,白种人发病率最高,我国较少见。

【病因与发病机制】　本病的致病基因 *IT15*（interesting transcript 15）位于第 4 号染色体 4p16.3,编码一个含 3 144 个氨基酸的多肽,命名为 Huntingtin。在 *IT15* 基因 5' 端编码区内存在一个三核苷酸（CAG）重复序列,该重复序列异常扩增拷贝数超出一定范围可导致疾病的发生,且拷贝数越多,发病年龄越早,临床症状越重。在 Huntingtin 内,CAG 三核苷酸重复序列异常扩增编码一段长的多聚谷氨酰胺,故认为本病可能是由一种毒性的功能获得所致。另有研究提示该病可能与神经元线粒体功能缺陷和转录调控异常有关。

【病理与生化改变】

1. 病理变化 皮质-基底节-丘脑-皮质环路是主要受累区域，表现为不同程度的神经元丢失和胶质细胞增生，并以尾状核的改变最为显著。大脑皮质突出的变化为皮质萎缩，特别是第3、5、6层神经节细胞丢失，合并胶质细胞增生。尾状核、壳核神经元大量变性、丢失。投射至外侧苍白球的纹状体传出神经元较早受累引起舞蹈症；随疾病进展，投射至内侧苍白球的纹状体传出神经元也受累，导致肌强直及肌张力障碍。

2. 生化改变 纹状体传出神经元中 γ-氨基丁酸、乙酰胆碱及其合成酶明显减少，多巴胺浓度正常或略增加；与 γ-氨基丁酸共存的神经调质脑啡肽、P物质减少，生长抑素和神经肽Y增加。

【临床表现】 本病多见于30～50岁人群，也可见于儿童和老年人；隐匿起病，缓慢进展，无性别差异。绝大多数患者有阳性家族史，同一家族中患者的临床表现可能存在差异，患者后代常有发病提前倾向，称为遗传早现（genetic anticipation），其中父系遗传（paternal inheritance）的遗传早现现象更明显。

1. 锥体外系症状 以舞蹈样不自主运动最常见、最具特征性。首发症状多始于颜面部及上肢，逐渐扩展至全身，程度轻重不一，典型表现为手指弹钢琴样动作和面部怪异表情，累及躯干可产生舞蹈样步态，可合并手足徐动或投掷症。随着病情进展，舞蹈样不自主运动可逐渐减轻，而肌张力障碍及运动迟缓、肌强直、姿势步态障碍等帕金森综合征渐趋明显。

2. 精神障碍及痴呆 精神障碍可表现为情感、性格、人格改变及行为异常，如抑郁、强迫、淡漠、易激惹、幻觉、妄想、暴躁、冲动等。患者常表现出注意力减退、记忆力降低、认知障碍及智能减退，呈进行性加重，终至痴呆。

3. 其他 快速眼动(扫视)常受损，可伴癫痫发作，体重下降，疼痛、睡眠障碍和自主神经功能障碍常见。晚期可出现构音障碍和吞咽困难。

【辅助检查】

1. 基因检测 遗传学检测 *IT15* 基因 CAG 重复序列异常扩增拷贝数，当 CAG 重复次数为36～39时，呈不完全外显，部分携带者可不发病；如 CAG 拷贝数≥40次，呈完全外显，所有携带者均发病，具有诊断价值。该检测方法结合临床表现有较高的诊断价值，可通过该方法确诊此病。

2. 电生理及影像学检查 脑电图呈弥漫性异常，无特异性。CT 及 MRI 显示大脑皮质和尾状核萎缩，以尾状核头部最为显著，侧脑室前角扩大；MRI 的 T_2 加权像示壳核信号增高；MRS 示大脑皮质及基底节乳酸水平增高；^{18}F-氟代脱氧葡萄糖 PET 检测显示尾状核、壳核代谢明显降低。

【诊断与鉴别诊断】

1. 诊断 根据发病年龄，慢性进行性舞蹈样动作、精神障碍及认知功能障碍，结合家族史可诊断本病，基因检测可确诊，还可发现临床前期患者。

2. 鉴别诊断 本病应与舞蹈症-棘红细胞增多症、遗传性共济失调、良性遗传性舞蹈症、类亨廷顿综合征及获得性舞蹈症等鉴别。

【治疗】 目前尚无有效治疗措施。对舞蹈症状可选用：①中枢多巴胺耗竭剂：不伴精神症状者可选用丁苯那嗪或氘代丁苯那嗪。②多巴胺受体拮抗剂：伴有精神症状者可选用第二代抗精神病药物，如喹硫平、奥氮平及利培酮等。亦可选用氟哌啶醇、氯丙嗪、奋乃静、硫必利等。以上药物均应从小剂量开始，逐渐增加剂量，用药过程中应注意锥体外系副作用。③补充中枢 γ-氨基丁酸或拟胆碱药物。④改善线粒体功能药物。对精神行为异常、认知障碍等其他症状可予以对症支持治疗。

【预后与预防】 本病病程约10～25年，平均19年。最后常因吞咽困难、营养不良、活动障碍、卧床不起、发生并发症而死亡。对确诊患者的家属应给予必要的遗传学咨询，如有生育需求的患者，需要进行产前或胚胎植入前遗传学诊断，阻断遗传链条。

第六节 | 肌张力障碍

肌张力障碍（dystonia）是一种持续性或间歇性肌肉收缩引起的异常运动和/或姿势的运动障碍疾病，常重复出现。

肌张力障碍以临床特征及病因两大主线进行分类。

1. 按照临床特征分类　发病年龄（婴幼儿期、儿童期、青少年期、成年早期、成年晚期）；症状分布（局灶型、节段型、多灶型、偏身型、全身型）；时间模式（疾病进程：稳定型、进展型；变异性：持续型、动作特异型、发作型、日间波动型等）；伴随症状（单纯型、复合型、复杂型）。

2. 按照病因学分类　遗传性、获得性、特发性。

【病因与发病机制】

1. 遗传性肌张力障碍　有明确致病基因，可分为常染色体显性遗传或隐性遗传、X连锁隐性遗传、线粒体遗传。多见于7～15岁儿童或青少年。常染色体显性遗传的原发性扭转痉挛是由于 *DYT1* 基因突变所致，该基因定位于9q32～34，外显率为30%～50%。多巴反应性肌张力障碍表现为常染色体显性或常染色体隐性遗传，常由 *GCH-1* 基因、*TH* 基因突变所致。

2. 获得性肌张力障碍　有明确致病原因，见于感染性脑炎（病毒性、HIV感染、结核、梅毒、亚急性硬化性全脑炎等）、变性病（肝豆状核变性、苍白球黑质红核色素变性、进行性核上性麻痹、家族性基底核钙化等）、中毒（锰、钴、氰化物、甲醇、一氧化碳等）、代谢障碍（大脑类脂质沉积、核黄疸、甲状旁腺功能低下等）、脑血管病、脑损伤（围产期、外伤、手术、电击伤等）、肿瘤（脑肿瘤、副肿瘤脑炎等）、药物引起的疾病（左旋多巴、多巴胺受体激动剂、多巴胺受体阻断剂、抗惊厥药、钙拮抗剂等）、免疫性疾病（系统免疫性疾病、自身免疫性脑炎）等。病变部位包括纹状体、丘脑、蓝斑、脑干网状结构等处。

3. 特发性肌张力障碍　在限定时间和条件下，尚无遗传性和获得性病因证据。发病机制不明，神经生化机制可能涉及多巴胺能、胆碱能、γ-氨基丁酸能和谷氨酸能等神经递质系统。

【病理】　原发性扭转痉挛可见非特异性的病理改变，包括壳核、丘脑及尾状核的小神经元变性死亡，基底核的脂质及脂色素增多。继发性扭转痉挛的病理学特征随原发病不同而异。痉挛性斜颈、梅热（Meige）综合征、书写痉挛和职业性痉挛等局限性肌张力障碍病理上无特异性改变。

【临床表现】　肌张力障碍的核心症状包括异常动作和/或异常姿势。由于累及肌肉范围和收缩强度变化很大，因而临床表现各异。

1. 扭转痉挛（torsion spasm）　于1911年由Oppenheim命名，指全身性扭转性肌张力障碍（torsion dystonia），临床上以四肢、躯干甚至全身的剧烈而不随意的扭转运动和姿势异常为特征。可分为原发性和继发性两型。

各年龄均可发病。儿童期起病者多有阳性家族史，症状常从一侧或两侧下肢开始，逐渐进展至广泛不自主的扭转运动和姿势异常，导致严重的功能障碍。成年起病者多为散发，症状常从上肢或躯干开始，大约20%的患者最终可发展为全身性肌张力障碍，一般不会严重致残。

早期表现为一侧或两侧下肢的轻度运动障碍，足呈内翻跖屈，行走时足跟不能着地，随后躯干和四肢发生不自主的扭转运动。最具特征性的是以躯干为轴的扭转或螺旋样运动，常引起脊柱前凸、侧凸和骨盆倾斜，颈肌受累则出现痉挛性斜颈，面肌受累时则出现挤眉弄眼、牵嘴歪舌、舌伸缩扭动等。肌张力在扭转运动时增高，扭转运动停止后则转为正常或降低。自主运动或精神紧张时扭转痉挛加重，睡眠时完全消失。

2. Meige综合征　于1910年由法国医师Henry Meige描述，主要表现为眼睑痉挛（blepharospasm）和口-下颌肌张力障碍（oromandibular dystonia），可分为三型：眼睑痉挛（Ⅰ型）；眼睑痉挛合并口-下颌肌张力障碍（Ⅱ型）；口-下颌肌张力障碍（Ⅲ型）。第Ⅱ型为Meige综合征的完全型；第Ⅰ、Ⅲ型为不完全型。临床上主要累及眼肌和口-下颌部肌肉。眼肌受累者表现为眼睑刺激感、眼干、畏光和瞬目频繁,后发展成不自主眼睑闭合,痉挛可持续数秒至数分钟。多数为双眼,少数由单眼起病,渐及双眼,影响读书、行走甚至导致功能性"失明"。眼睑痉挛常在精神紧张、强光照射、阅读、注视时加重,在讲话、唱歌、张口、咀嚼、笑时减轻,睡眠时消失。口、下颌肌受累者表现为张口闭口、撇嘴、咧嘴、缩唇、伸舌扭舌、龇牙、咬牙等不自主运动。严重者可使下颌脱臼,牙齿磨损以至脱落,影响发声和吞咽。痉挛常由讲话、咀嚼触发,触摸下巴、压迫颏下部等可减轻,睡眠时消失。

3. **痉挛性斜颈**(spasmodic torticollis) 于1652年由荷兰医师图皮乌斯(Tulpius)提出,多见于30~50岁,也可发生于儿童或老年人,男女比例为1:2。因以胸锁乳突肌、斜方肌为主的颈部肌群阵发性不自主收缩,引起头向一侧扭转或阵挛性倾斜。早期表现为周期性头向一侧转动或前倾、后仰,后期头常固定于某一异常姿势。受累肌肉常有痛感,亦可见肌肉肥大,情绪激动可加重,手托下颌、面部或枕部时减轻,睡眠时消失。

4. **手足徐动症**(athetosis) 也称指痉症或易变性痉挛,是以肢体远端为主的缓慢弯曲的蠕动样不自主运动。

5. **书写痉挛**(graphospasm)**和其他职业性痉挛** 指在执行书写、弹钢琴、打字等职业动作时手和前臂出现肌张力障碍,导致动作僵硬和异常姿势,而做与此无关的其他动作时则为正常。

6. **多巴反应性肌张力障碍**(dopa-responsive dystonia,DRD) 又称Segawas病,于1976年由Segawas报道。多于儿童期发病,隐匿起病,通常首先表现为下肢异常姿势或步态,表现为腿僵直、足屈曲或外翻,累及上肢时可出现掌指关节、指间关节的过屈或过伸,严重者可累及颈部。亦可合并运动迟缓、肌强直、姿势反射障碍等帕金森综合征表现。症状昼夜波动,一般在早晨或午后症状轻微,运动后或晚间加重,此现象随病程延长会变得不明显。对小剂量左旋多巴有戏剧性且持久的反应是该病显著的临床特征。

7. **发作性运动障碍**(paroxysmal dyskinesias) 表现为突然出现且反复发作的运动障碍,发作间期正常。Demirkiran于1995年根据病因、诱发因素、临床症状、发作时间将发作性运动障碍分成4类:①发作性运动诱发性运动障碍:突然从静止到运动或改变运动形式诱发;②发作性过度运动诱发性运动障碍:在长时间运动后发生,如跑步、游泳等;③发作性非运动诱发性运动障碍:自发发生或因饮用酒、茶、咖啡发生,也可由饥饿、疲劳等诱发;④睡眠诱发性发作性运动障碍:在睡眠中发生。

【辅助检查】

1. **实验室检查** 血细胞涂片(排除舞蹈症-棘红细胞增多症)、血氨基酸和尿有机酸检查(排除遗传代谢性疾病)、铜代谢测定及血清铜蓝蛋白检查(排除肝豆状核变性)、微生物学检查、免疫学检查、肿瘤筛查(鉴别获得性肌张力障碍)。

2. **影像学检查** 颅脑CT或MRI(排除脑部器质性损害),颈部MRI(排除脊髓病变所致颈部肌张力障碍)。

3. **基因检测** 根据临床特征、起病年龄和遗传方式等因素综合考虑候选基因,例如:对儿童期起病的扭转痉挛可行*DYT1*基因突变检测。

【诊断与鉴别诊断】 根据病史、不自主运动和/或异常姿势的特征性表现和部位等,症状诊断通常不难。在明确肌张力障碍的诊断后要尽量寻找病因。原发性肌张力障碍除可伴有震颤外,一般无其他神经症状和阳性体征。

肌张力障碍须与其他类似不自主运动的症状鉴别,主要如下。

1. **舞蹈症** 舞蹈症的不自主运动速度快、运动模式变幻莫测、无持续性姿势异常,并伴肌张力降低,而扭转痉挛的不自主运动速度慢、运动模式相对固定、有持续性姿势异常,并伴肌张力增高。

2. **僵人综合征** 该病表现为发作性躯干肌(颈脊旁肌和腹肌)和四肢近端肌紧张、僵硬和强直,而面肌和肢体远端肌常不受累,僵硬可明显限制患者的主动运动,且常伴有疼痛。肌电图检查在休息和肌肉放松时均可出现持续运动单位电活动,易与扭转痉挛鉴别。

3. **其他** 痉挛性斜颈应与症状性斜颈相鉴别,后者常有相应的病因,且斜颈姿势常固定不变,感觉性刺激不能使其减轻,运动不会使其加重,同时能检出相应的体征,与肌张力障碍不同。Meige综合征应与面肌痉挛相鉴别,后者亦好发于老年女性,表现为一侧面肌和眼睑的抽搐样表现,不伴口-下颌的不自主运动。

【治疗】 目前对于大多数肌张力障碍,尚无有效的病因治疗方法,主要采用对症治疗。临床治疗的目标包括减少不自主运动、纠正异常姿势、减轻疼痛、改善功能和提高生活质量。

1. 药物治疗

(1)口服药物:①抗胆碱能药:苯海索,主要用于全身型与节段型肌张力障碍,对急性肌张力障碍和迟发性运动障碍常有较好疗效;②苯二氮䓬类药物:包括氯硝西泮、地西泮、硝西泮等,对于颈部肌张力障碍性头部震颤和肌阵挛性肌张力障碍有效;③肌松剂:包括巴氯芬、替扎尼定等,对部分眼睑痉挛、口-下颌肌张力障碍和颅段肌张力障碍可能有效;④左旋多巴:对多巴反应性肌张力障碍有戏剧性效果;⑤抗多巴胺能药:氟哌啶醇、吩噻嗪类或丁苯那嗪可能有效,但达到有效剂量时可能诱发轻度帕金森综合征;⑥抗癫痫药:卡马西平,主要对发作性运动诱发性运动障碍有效。

(2)A型肉毒毒素注射治疗:局部注射疗效较好,局灶型或节段型肌张力障碍首选,注射部位选择痉挛最严重的肌肉或肌电图显示明显异常放电的肌群,如痉挛性斜颈可选择胸锁乳突肌、颈夹肌、斜方肌等三对肌肉中的四块做多点注射;眼睑痉挛和口-下颌肌张力障碍分别选择眼裂周围皮下和口轮匝肌多点注射;书写痉挛时注射受累肌肉有时会有帮助。剂量应个体化,疗效可维持3~6个月,重复注射有效。

2. 手术治疗 药物治疗无效者可以考虑,对严重痉挛性斜颈患者可行副神经和上颈段神经根切断术,部分病例可缓解症状,但可复发。苍白球内侧部(GPi)或丘脑底核(STN)脑深部电刺激(DBS)已应用于多种肌张力障碍的治疗。口服药或肉毒毒素治疗效果欠佳的特发性或遗传性全身型和节段型肌张力障碍、颈部肌张力障碍、迟发性运动障碍,以及诊断明确的全身型或节段型肌张力障碍均可考虑GPi-DBS手术治疗。

3. 支持治疗和物理康复治疗 充分与患者及家属沟通,理解疾病性质,建立合理预期;通过颈托或其他矫正器械、感觉训练、经颅磁刺激等物理康复训练改善症状。

【预后】 除多巴反应性肌张力障碍和发作性运动诱发性运动障碍预后良好外,其余大部分类型致残率高,会导致患者丧失工作能力、生活质量降低。

第七节 | 其他运动障碍性疾病

一、原发性震颤

原发性震颤(essential tremor,ET)又称特发性震颤,是最常见的运动障碍性疾病之一。50%的患者有阳性家族史,多呈常染色体显性遗传。发病机制和病理变化尚不明确,可能与中枢神经系统内散在的网状结构或核团(皮质-脑桥-小脑-丘脑-皮质环路)节律性异常震荡有关。病因可能与环境因素和遗传因素有关。常见环境因素有食物中的β-咔啉生物碱、咖啡因、乙醇、农药及重金属铅等。遗传因素中目前至少已鉴定了6个基因位点,分别位于3q13.31(ETM1,DRD3)、2p25-p22(ETM2)、6p23(ETM3)、16p11.2(FUS,ETM4)、11q14.1(TENM4,ETM5)和1q21.2(NOTCH2NLC,ETM6)。

本病隐匿起病,缓慢进展,可见于任何年龄,多见于40岁以上的中老年人,发病有30~40岁及大于65岁两个年龄高峰期。震颤是主要的临床症状,主要表现为姿势性震颤和动作性震颤,往往见于一侧上肢或双上肢,头部也常累及,下肢较少受累。震颤频率为4~12Hz。部分患者饮酒后震颤可暂时减轻,情绪激动或紧张、疲劳、寒冷等可使震颤加重。根据肢体姿势性和/或动作性震颤,饮酒后震颤减轻,有阳性家族史,不伴有其他神经系统症状和体征,应考虑 ET 的可能性。须与早期帕金森病、甲亢、中毒或药物引起的震颤及中脑性震颤等鉴别。

本病治疗一线用药为普萘洛尔、阿罗洛尔,扑米酮也是 ET 治疗的首选初始药物;二线用药包括苯二氮䓬类药物、加巴喷丁、托吡酯、阿普唑仑、阿替洛尔、索他洛尔、氯硝西泮;三线药物包括氯氮平、纳多洛尔、尼莫地平、A 型肉毒毒素。A 型肉毒毒素在治疗头震颤、声音震颤方面更具优势,也可用于肢体震颤。药物均须从小剂量开始,渐增剂量,须注意副作用。若单一药物不能有效控制震颤,可考虑两药合用,合并焦虑症状可加用苯二氮䓬类药物,如阿普唑仑等。药物难治性 ET 可考虑手术治疗,包括丘脑腹侧中间核(VIM)脑深部电刺激(DBS)及磁共振成像引导下的聚焦超声(MRI-gFUS)丘脑切开术。

二、抽动秽语综合征

抽动秽语综合征(multiple ticscoprolalia syndrome)又称吉勒德拉图雷特综合征,于 1825 年由伊塔德(Itard)首先报道。遗传因素可能是其病因,发病机制不明,应用多巴胺受体拮抗剂或多巴胺耗竭剂及 5-羟色胺选择性再摄取抑制剂(SSRI)能够有效控制抽动症状,提示纹状体多巴胺能和 5-羟色胺能活动过度或多巴胺受体超敏可能与其有关。

本病多在 2~15 岁起病,男女之比为(3~4):1。临床特征是由表情肌、颈肌或上肢肌肉迅速、反复、不规则抽动起病,表现为挤眼、噘嘴、皱眉、摇头、仰颈、提肩等;随后症状加重,出现肢体及躯干的暴发性不自主运动,如躯干扭转、投掷运动、踢腿等。抽动发作频繁,少则一日十几次,多则可达数百次。约 30%~40% 的患儿因喉部肌肉抽动而发出重复性暴发性无意义的单调怪声,似犬吠声、喉鸣声、咳嗽声等,半数有秽亵言语。85% 的患儿有轻至中度行为异常,表现为注意力不集中、焦躁不安、强迫行为、秽亵行为或破坏行为等。约有半数患儿可能同时伴注意缺陷多动障碍(attention deficit hyperactivity disorder,ADHD)。抽动在精神紧张时加重,精神松弛时减轻,入睡后消失。患儿的智力不受影响。神经系统检查除不自主运动外一般无其他阳性体征。

该病脑电图检查可表现为高幅慢波、棘波、棘慢复合波等,动态脑电图异常率可达 50%,但对诊断无特异性。PET 和 SPECT 检查可显示颞、额、基底核区糖代谢及脑灌注量降低。

本病诊断可参照《美国精神疾病诊断统计手册》(第 5 版)(DSM-V)的诊断标准:①18 岁前发病;②存在多发性运动和一或多种发声抽动,但抽动不一定同时出现;③抽动的频率可以波动,第一次抽动开始后持续 1 年以上;④症状不能被药物滥用(如可卡因)导致的生理性反应或器质性疾病(如亨廷顿病、病毒性脑炎后遗症)解释。本病须与小舞蹈症和习惯性痉挛鉴别。

药物治疗联合心理疏导是治疗本病的有效措施。主要药物有氟哌啶醇、舒必利、硫必利或利培酮,应从小剂量开始,逐渐增加至有效剂量,症状控制后,应逐渐减量,并维持一段时间(3 个月或更长),可使许多患儿恢复正常。其他药物有匹莫齐特、可乐定、丁苯那嗪、氯硝西泮、托吡酯及三环类抗抑郁药或 SSRI 等。国外报道对个别药物不能有效控制的严重患儿可试用 DBS 手术治疗。

三、迟发性运动障碍

迟发性运动障碍(tardive dyskinesia,TD)又称迟发性多动症,于 1968 年由 Crane 首先报道,是抗精神病药物诱发的持久的、刻板重复的不自主运动,常见于长期(数月以上)应用抗精神病药(多巴胺受体拮抗剂)治疗的精神病患者,减量或停服后最易发生。一般认为是在长期阻断纹状体多巴胺能受体后,受体反应超敏所致。也可能与基底核 γ-氨基丁酸功能受损有关。

本病多发生于老年女性,临床特征为节律性刻板重复的舞蹈-手足徐动样不自主运动,可见于口、面部、躯干或四肢,也可有颈或腰部肌张力障碍或动作不宁。老年人口-颊-舌运动障碍具有特征性,年轻患者肢体受累常见,儿童口面部症状较突出。不自主运动常在用药数月至数年后出现,症状大多不呈进行性加重,但可能持久不愈,治疗困难。

本病重在预防,使用抗精神病药物应有明确指征,精神病患者宜更换药物。治疗时应减量或逐渐停用致病药物,单胺囊泡转运体 2(VMAT2)抑制剂丁苯那嗪、氘代丁苯那嗪,以及金刚烷胺、氯硝西泮对控制症状有所帮助。须继续治疗精神病的患者可用非经典抗精神病药氯氮平、奥氮平、喹硫平等替代经典抗精神病药。

(江 泓 杨新玲)

第十七章 | 癫痫

本章数字资源

本章思维导图

【定义】

1. **癫痫发作**（epileptic seizure） 是由不同病因引起的脑部神经元高度同步化异常放电所导致的脑功能失调，具有发作性、短暂性、刻板性、重复性的特点。

由于发作起源位置不同、传播过程不一致，这种脑功能失调所表现的症状和体征可以是感觉、运动、自主神经、意识、精神、记忆、认知行为异常，一个患者可有一种或多种形式的癫痫发作。

2. **癫痫**（epilepsy） 癫痫不是单一的疾病实体，而是一种有着不同病因基础、临床表现各异但以反复癫痫发作为共同特征的慢性脑部疾病状态。

3. **癫痫综合征**（epilepsy syndrome） 由特定病因所致，具有特征性临床和脑电图表现的癫痫称为癫痫综合征。

【流行病学】 世界卫生组织公布的癫痫患病率为 7‰，全球约有 5 000 万患者，每年新发患者超过 400 万，我国癫痫患者至少达到 900 万。

【病因】 癫痫是一种慢性的脑部疾病。许多急性疾病在急性期可能出现癫痫发作，但随着原发疾病的好转，相关的癫痫发作往往会消失，因而这些急性疾病并不被视为癫痫的病因。只有当疾病引起了长期、反复的癫痫发作才将其视为癫痫的病因。癫痫的病因非常复杂，国际抗癫痫联盟在 2017年的指南中将癫痫的病因分为六大类，即结构性、感染性、遗传性、代谢性、免疫性及不明原因。病因分类也可重叠，例如，某些癫痫既可归因于脑结构异常，同时也是由基因异常引起的，如皮质发育不良和结节性硬化症。

1. **结构性病因** 是指在结构神经影像学上可见的异常，通过评估脑电图和癫痫发作表现，结合影像学结果，可合理推断该影像学异常可能是患者癫痫发作的原因。常见的结构性病因有以下几种。

（1）皮质发育不良：局灶性皮质发育不良（focal cortical dysplasia，FCD）是造成药物难治性癫痫的常见病因之一，其中 FCD I 型病变最常见，多位于颞叶，而 FCD II 型病变主要发生在额叶。

（2）肿瘤：肿瘤是癫痫最常见的病因之一。颅内肿瘤可直接引起癫痫发作，颅外肿瘤则可通过副肿瘤综合征或颅内转移导致癫痫。流行病学调查显示，4% 的癫痫患者是肿瘤所致，脑瘤患者中癫痫发病率为 35%。

（3）头外伤：头外伤后癫痫主要指头外伤 1 周后出现的癫痫发作。流行病学调查显示头外伤后癫痫的发病率为 5%～7%。脑挫裂伤、颅内血肿、颅骨骨折、脑部手术等均可导致癫痫的发生。

（4）脑血管疾病：脑血管疾病引起的癫痫指脑血管病发病 2 周后出现的癫痫发作，此类癫痫在脑血管病进入恢复期后出现反复癫痫发作的机会大于 80%，是癫痫的常见病因。

2. **感染性病因** 颅内感染是癫痫常见病因。结核性脑膜炎、化脓性脑膜炎、病毒性脑炎、神经梅毒、中枢神经系统寄生虫感染都是继发性癫痫的常见病因。癫痫发作也是颅内感染常见的临床表现。

3. **遗传性病因** 目前研究发现大多数与癫痫有关的基因异常都与离子通道有关，包括电压门控钠通道、钾通道、钙通道和氯离子通道，以及配体门控离子通道（γ-氨基丁酸受体）等。最经典的例子是 Dravet 综合征，其中超过 80% 的患者具有 *SCN1A* 致病性突变。

4. **代谢性病因** 各种代谢性脑病也可引起癫痫发作。缺血缺氧性脑病中约 6% 的患者可发生癫痫；尿毒症脑病中有 1/3 的患者在其急性期或慢性肾衰竭时可出现癫痫发作；甲状旁腺功能减退患者出现癫痫发作的比例可达 30%～50%。能引起癫痫发作的代谢性疾病部分与基因突变有关，过氧化物酶病、维生素 B_6 缺乏性脑病、线粒体脑肌病等都可引起癫痫。

5. **免疫性病因**　自身免疫性脑炎、桥本脑病、神经精神狼疮等都可引起癫痫发作,其中主要表现为全面性强直-阵挛发作、局灶性发作,部分患者出现癫痫持续状态。随着抗体检测不断增加,自身免疫性脑炎的诊断正在迅速增加,例如抗 NMDAR 脑炎和抗 LGI1 脑炎。免疫性病因的确定对靶向免疫治疗具有重要意义。

6. **不明原因**　部分癫痫病因尚不明确。

【影响发作的因素】

1. **年龄**　特发性癫痫与年龄密切相关,如婴儿痉挛症在 1 岁内起病,儿童失神癫痫发病高峰在 6~7 岁,肌阵挛癫痫起病在青春期前后。

2. **遗传因素**　可影响癫痫易患性:如儿童失神发作患者的兄弟姐妹在 5~16 岁有 40% 以上出现 3Hz 棘-慢波的异常脑电图,但仅 1/4 出现失神发作。症状性癫痫患者的近亲患病率为 15‰,高于普通人群。

3. **睡眠**　癫痫发作与睡眠-觉醒周期有密切关系,如全面性强直-阵挛发作常在晨醒后发生;婴儿痉挛症多在醒后和睡前发作;具有中央-颞区棘波的自限性儿童癫痫多在睡眠中发作等。持续睡眠剥夺可诱发癫痫发作。

4. **内环境改变**　内分泌失调、电解质紊乱和代谢异常等均可影响神经元放电阈值,导致癫痫发作。如少数患者仅在月经期或妊娠早期发作,为月经期癫痫和妊娠性癫痫;疲劳、睡眠缺乏、饥饿、便秘、饮酒、感情冲动和一过性代谢紊乱等都可导致癫痫发作。

【发病机制】　癫痫发病机制仍未完全阐明,但一些重要发病环节已为人类所知。

1. **离子通道异常**　神经元高度同步化异常放电是产生癫痫的电生理基础,而异常放电的原因是离子异常跨膜运动,后者的发生则与离子通道结构和功能异常有关。调控离子通道的神经递质或调质异常也是引起离子通道功能异常的重要原因。离子通道蛋白和神经递质由基因编码,因而,相关基因异常与癫痫发生密切相关。

2. **异常网络重组**　癫痫异常网络学说认为,各种病因引起脑损伤及神经元坏死,坏死后病灶内残存的神经元、新生神经元及增生的胶质细胞将形成新的神经网络。当这种异常网络有利于异常电活动形成并传播时就会导致癫痫的发生,而多次癫痫发作可能引起新的神经元坏死,坏死区域残存神经元、新生神经元及胶质细胞又会形成新的网络,加剧癫痫的发生,形成导致癫痫反复发作的恶性循环。

3. **脑电图上癫痫样放电与临床发作**　单个神经元异常放电并不足以引起临床上的发作。只有当这种异常神经元放电进入到局部神经网络中,受到网络内兴奋性神经元的增益、放大,并增加到一定程度,可通过脑电图记录到时,才能表现为脑电图上的癫痫样放电。当电流增加到足以冲破脑部的抑制功能,或脑内对其抑制作用减弱时,就会引起临床上的癫痫发作。现有研究证实癫痫样放电是以兴奋性谷氨酸(glutamate,Glu)为代表的脑内兴奋功能增强的结果,临床上的癫痫发作除兴奋功能增强外还与 γ-氨基丁酸(gamma aminobutyric acid,GABA)等物质的脑内抑制功能绝对或相对减弱有关。

4. **不同类型癫痫发作的可能机制**　癫痫样放电被局限在一侧脑部网络内,临床上就表现为局灶性起源发作;癫痫样放电在双侧脑部网络内快速扩布则出现全面性起源癫痫;异常放电在边缘系统扩散可引起传统分类中的复杂部分性发作;异常放电扩散至丘脑和脑干网状结构上行激活系统可出现失神发作。

第一节 │ 癫痫的分类

癫痫分类非常复杂,通常情况下分别对癫痫发作类型和癫痫综合征进行分类。癫痫发作类型分类的依据是发作时的临床表现和脑电图特征,癫痫综合征的分类则是将癫痫的起病年龄、病因、发病机制、临床表现、疾病演变过程、治疗效果等结合在一起进行分类。目前临床上广泛应用的癫痫发作类型分类是国际抗癫痫联盟 1981 年的分类（表 17-1）和最新的 2017 年的分类（表 17-2），癫痫综合征的最常用的分类则是 1989 年的分类，最新的是 2022 年的分类。

【1981 年癫痫发作国际分类】

表 17-1　癫痫发作国际分类（1981 年）

一级分类	二级分类
全面性发作	强直-阵挛发作、强直发作、阵挛发作、失神发作、失张力发作、肌阵挛发作
部分性发作	单纯部分性发作、复杂部分性发作、部分性发作继发全面性发作
不能分类的癫痫发作	

【2017 年癫痫发作国际分类】　2017 年国际抗癫痫联盟提出的新的癫痫发作分类最大的特点是按发作的起源将癫痫发作分为局灶性起源（包括局灶进展为双侧强直-阵挛发作）、全面性起源和起源不明三大类，然后按临床症状再分为有明显运动症状的发作和无明显运动症状的发作。

表 17-2　癫痫发作国际分类（2017 年）

一级分类	二级分类	三级分类
全面性起源	运动性	强直-阵挛发作、阵挛发作、强直发作、肌阵挛发作、肌阵挛-强直-阵挛发作、肌阵挛-失张力发作、失张力发作、癫痫性痉挛发作
	非运动性	典型失神发作、非典型失神发作、肌阵挛失神发作、眼睑肌阵挛失神发作
局灶性起源（意识清楚或意识受损）	运动性	自动症、失张力发作、阵挛发作、癫痫性痉挛发作、过度运动性发作、肌阵挛发作、强直发作
	非运动性	自主神经性发作、行为中止、认知性发作、情绪性发作、感觉性发作
起源不明	运动性	强直-阵挛发作、癫痫性痉挛发作
	非运动性	行为中止
	不能归类	

【癫痫综合征分类】　不同时期有不同的癫痫综合征分类，如 1989 年的癫痫综合征分类标准是根据受累脑区的不同而进行的四分类，分别为：①部分性；②全面性；③不能确定为部分性或全面性；④特殊综合征。而最新的 2022 年的分类是根据患者起病年龄不同而进行的四分类，分别是：①新生儿及婴儿起病；②儿童起病；③起病年龄可变；④特发性全面性癫痫综合征。各种不同的分类仅仅是人类认识和归纳疾病的不同方法，其并没有改变癫痫发作或癫痫综合征的特征，本章第二节将对最常用的 1989 年癫痫综合征分类进行详细描述。

第二节 │ 癫痫发作和癫痫综合征的临床表现

【癫痫发作的特征】　癫痫发作的临床表现丰富多样，但都具有如下共同特征：①发作性，即症状突然发生，持续一段时间后迅速恢复，间歇期正常；②短暂性，即发作持续时间非常短，通常为数秒钟或数分钟，除癫痫持续状态外，很少超过 5～15 分钟；③重复性，即第一次发作后，经过不同间隔时间会有第二次或更多次的发作；④刻板性，指每次发作的临床表现几乎一致。除此之外，不同类型的癫痫发作有不同的特征，是一种类型的癫痫发作区别于另一种类型的重要依据。

【不同类型癫痫发作的临床表现】

1. **全面性起源的癫痫发作**　最初的症状学和脑电图表现提示发作起源于双侧脑部，且在双侧脑部内扩布者称为全面性起源的癫痫发作。这种类型的发作多在发作初期就有意识丧失，按发作初始是否存在明显运动症状，又将其分为运动性和非运动性两类。除癫痫发作的共性外，不同类型发作时还有如下临床表现。

（1）有明显运动症状的癫痫发作（运动性）：运动性癫痫发作的运动症状主要表现为强直、阵挛、强直-阵挛及肌阵挛发作。负性肌阵挛及失张力发作则是特殊的运动现象。

1）全面性强直-阵挛发作（generalized tonic-clonic seizure，GTCS）：意识丧失、双侧肢体强直然后紧跟有阵挛的序列活动是其主要临床特征。可由局灶性起源发作演变而来，也可发作起始即表现为全面性强直-阵挛。

视频

患者早期出现意识丧失、跌倒，随后发作分为三期：①强直期：表现为全身骨骼肌持续性收缩。眼肌收缩出现眼睑上牵、眼球上翻或凝视；咀嚼肌收缩出现张口，随后猛烈闭合，可咬伤舌尖；喉肌和呼吸肌强直性收缩使患者尖叫一声，咽肌和咀嚼肌收缩使患者出现口吐白沫；颈部和躯干肌肉的强直性收缩使颈和躯干先屈曲，后反张；上肢由上举后旋转为内收旋前，下肢先屈曲后猛烈伸直，持续 10～20 秒后进入阵挛期。②阵挛期：肌肉交替性收缩与松弛，呈一张一弛交替性抽动，阵挛频率逐渐变慢，间歇期延长。在最后一次剧烈阵挛后，发作停止，进入发作后期。以上两期均可发生舌咬伤，并伴呼吸停止、血压升高、心率加快、瞳孔散大、唾液和其他分泌物增多。③发作后期：此期尚有短暂阵挛，以面肌和咬肌为主，导致牙关紧闭，可发生舌咬伤。全身肌肉松弛，括约肌松弛可发生尿失禁。呼吸首先恢复，随后瞳孔、血压、心率渐至正常。肌张力降低，意识逐渐恢复。从发作到意识恢复约历时 1～5 分钟。醒后患者常感头痛、全身酸痛、嗜睡，部分患者有意识模糊，此时强行约束患者可能发生伤人和自伤。GTCS 的典型脑电图改变是，强直期开始出现逐渐增强的 10Hz 棘波样节律，然后频率不断降低，波幅不断增高，阵挛期呈弥漫性慢波伴间歇性棘波，发作后期呈明显脑电抑制，发作时间越长，抑制越明显。

2）强直发作（tonic seizure）和阵挛发作（clonic seizure）：如果上述发作中只有强直或阵挛则分别称为强直发作或阵挛发作。

视频

3）肌阵挛发作（myoclonic seizure）：表现为快速、短暂、触电样肌肉收缩，可遍及全身，也可限于某个肌群或某个肢体，常成簇发生，声、光等刺激可诱发，发作时间短暂，可无意识障碍。发作期典型脑电图改变为多棘-慢波。负性肌阵挛是指持续 500 毫秒以下的强直性肌肉活动的终止，其前没有肌阵挛的证据。

4）失张力发作（atonic seizure）：表现为肌张力突然丧失，可致头呈点头样下垂或肢体下垂，重者可致跌倒。脑电图示多棘-慢波或低电位活动，同步肌电提示肌电活动消失。

（2）无明显运动症状的癫痫发作（非运动性）：称为失神发作（absence seizure），突然发生和迅速终止的意识丧失是本型发作的特征。分为典型和不典型失神发作。

1）典型失神发作：儿童期起病，表现为活动突然停止，发呆、呼之不应，持续 5～20 秒，一般不跌倒，手中物体落地，部分患者可机械重复原有的简单动作，发作时脑电图呈双侧对称的 3Hz 棘-慢综合波（图 17-1）。每日可发作数次至数百次。发作后立即清醒，无明显不适，可继续先前活动。醒后不能回忆。

2）不典型失神发作：起始和终止均较典型失神发作缓慢，除意识丧失外，常伴肌张力降低，偶有肌阵挛。脑电图显示较慢的（2.0～2.5Hz）不规则棘-慢波或尖-慢波，背景活动异常，预后较差。

2. 局灶性起源的癫痫发作　是指源于大脑半球局部神经元的异常放电引起的发作。在 2017 年国际抗癫痫联盟提出的癫痫发作分类中将局灶性进展为双侧强直-阵挛发作也归入此类，这是由神经元异常放电从局部扩展到双侧脑部所致。

（1）分为意识清楚和意识受损的局灶性发作（focal aware or focal impaired awareness seizures）。意识清楚的局灶性发作时意识始终存在，发作后能复述发作的生动细节。意识受损的局灶性发作与传统的复杂部分性发作相似，发作时有意识障碍，患者对外界环境有一定的适应性和协调性，但发作后不能（或部分不能）回忆发作的细节。

（2）在意识清楚或意识受损的类别下，根据发作初始是否存在明显运动症状，分为运动性和非运动性的类型。

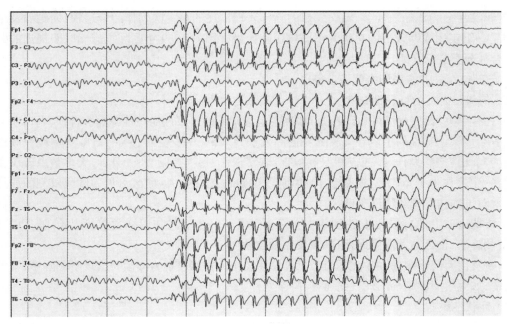

图 17-1　典型失神发作的脑电图表现
发作时脑电图各导联呈双侧对称的 3Hz 棘-慢综合波。

1）有明显运动症状的癫痫发作(运动性)：有多种发作类型，包括强直、阵挛、肌阵挛、失张力发作等，临床表现与全面性发作中的相应类型相同，但通常只累及一侧或局部躯体，多见于一侧眼睑、口角、手和足趾，也可波及一侧面部或肢体。局灶性运动性发作可存在以下特殊表现：①过度运动性发作(hyperkinetic seizure)：通常表现为多动性活动，包括剧烈的摆动或蹬腿运动。②自动症(automatism)：意识受损和看起来有目的、但实际上没有目的的发作性行为异常是自动症的主要特征。部分患者发作前有感觉和运动先兆，随后出现一些看起来有目的，但实际上无目的的活动，如反复咂嘴、噘嘴、咀嚼、舔唇、磨牙、吞咽(口消化道自动症)或反复搓手、抚面、不断地穿衣、脱衣、解衣扣、摸索衣裳(手足自动症)，也可表现为游走、奔跑、无目的地开关门、乘船上车；还可出现自言自语、叫喊、唱歌(语言自动症)或机械重复原来的动作。③托德(Todd)瘫痪：也称 Todd 麻痹，发作严重者可留下短暂性肢体瘫痪，称为 Todd 瘫痪。④Jackson 发作：异常运动从局部起始，沿皮质功能区传播，如从手指—腕部—前臂—肘—肩—口角—面部逐渐发展。⑤旋转性发作：表现为双眼突然向一侧偏斜，继之头部发生不自主同向转动，伴有身体的扭转，但很少超过 180°，部分患者过度旋转可引起跌倒，出现继发性全面性发作。

视频

2）无明显运动症状的癫痫发作(非运动性)：这种类型的癫痫发作主要有以下几种类型：①感觉性发作：表现为一侧面部、肢体或躯干的麻木、刺痛；眩晕性发作表现为坠落感、飘动感、水平或垂直运动感；偶尔可出现本体感觉或空间知觉障碍性发作，出现虚幻的肢体运动感。特殊感觉性发作则出现味、嗅、听、视幻觉，包括视物变形、声音强弱改变等。②自主神经性发作：表现为上腹不适、恶心、呕吐、面色苍白、出汗、竖毛、瞳孔散大、全身潮红、欲排尿感、烦渴等，病灶多位于岛叶、丘脑及边缘系统。③情绪性发作：表现为没有主观情感的情绪异常，包括恐惧、忧郁、焦虑、喜悦、愤怒、悲伤等，临床上见到的痴笑发作和哭泣发作属于此类。④行为中止：指从发作起始就以动作行为中止为主要表现并贯穿整个发作过程的非运动局灶性发作。⑤认知性发作：以语言、思维或其他高级皮质功能改变为主要表现的非运动局灶性发作。例如，似曾相识感、幻觉或错觉性发作、失语性发作及强迫思维发作等。

3. 不明起源的癫痫发作　病史、脑电图及影像学检查均无法明确癫痫起源的发作归为此类。此类癫痫发作分为运动性、非运动性以及不能归类的癫痫发作。如一患者仅描述发作时意识不清伴肢体抖动，未能提供进一步信息，颅脑 MRI 及脑电图均无阳性发现则归类为不明起源的发作。

【癫痫综合征的临床表现】 癫痫发作的临床表现描述的是一次发作的全过程,而癫痫及癫痫综合征则是一组疾病或综合征的总称。下面按照临床最常用的1989年国际抗癫痫联盟提出的癫痫及癫痫综合征分类进行介绍。

1. 与部位有关的癫痫和癫痫综合征

（1）与年龄有关的特发性癫痫

1）具有中央-颞区棘波的自限性儿童癫痫:是最常见的自限性局灶性癫痫综合征,约占所有儿童癫痫的6%～7%。90%的患者在4～10岁期间发病,高峰在7岁左右,5%～15%有热性惊厥史。主要表现为局灶性癫痫发作和/或夜间双侧强直-阵挛发作,每次持续2～3分钟,大多数患者仅在睡眠时发作,一生发作少于10次。通常于13岁前消失,脑电图在中央-颞区可见一侧或双侧的局灶性棘波。通常对抗癫痫发作药物反应良好。

2）伴枕区放电的自限性儿童癫痫:好发年龄为1～14岁。发作以视觉症状起始,随之出现眼肌阵挛、偏侧阵挛,也可继发双侧强直-阵挛发作及自动症。

3）原发性阅读性癫痫:由阅读引起,无自发性发作。临床表现为阅读时出现下颌阵挛,常伴有手臂的痉挛,如继续阅读则会出现双侧强直-阵挛发作。

（2）症状性癫痫

1）颞叶癫痫（temporal lobe epilepsy）:起于颞叶,可为局灶性起源或局灶性继发全面性发作,40%有热性惊厥史,以自主神经（如上腹部胃气上升感）和/或精神症状、嗅觉、听觉性（包括错觉）症状以及消化系统自动症（如吞咽、咂嘴等）为突出表现。典型发作持续时间长于1分钟,常有发作后朦胧,事后不能回忆,逐渐恢复。脑电图常见单侧或双侧颞叶棘波,也可为其他异常或无异常。

2）额叶癫痫（frontal lobe epilepsy）:可发病于任何年龄,表现为局灶性起源发作,常继发全面性发作。一般为丛集性出现,发作持续时间短暂,刻板性突出,通常表现为强直或姿势性发作及双下肢复杂的自动症,易出现癫痫持续状态。发作期脑电图表现为暴发性快节律、慢节律、暴发性棘波、尖波或棘慢复合波。

3）枕叶癫痫（occipital lobe epilepsy）:主要表现为伴有视觉症状的局灶性起源发作,可有或无继发性全面性发作。

4）顶叶癫痫（parietal lobe epilepsy）:主要表现为感觉刺激症状,偶有烧灼样疼痛感。

5）有特殊促发方式的症状性癫痫:指发作前始终存在环境或内在因素所促发的癫痫。发作可由非特殊因素（不眠、戒酒或过度换气）促发,也可由特殊感觉或知觉促发（反射性癫痫）,或由突然呼唤促发（惊吓性癫痫）。

（3）隐源性癫痫:从癫痫发作类型、临床特征、常见部位推测其是继发性,但病因不明。

2. 全面性癫痫和癫痫综合征

（1）与年龄有关的特发性癫痫

1）自限性新生儿家族性癫痫:常染色体显性遗传,出生后2～3天发病,表现为阵挛或呼吸暂停。脑电图无特征性改变。

2）自限性新生儿癫痫:通常出现在出生后的第2～7天。典型表现是面部或四肢的局灶性阵挛和强直发作,1/3的患儿发作合并呼吸暂停和发绀,发作频繁、短暂,发作间期状态良好。脑电图有尖波和δ波交替出现。

3）自限性婴儿肌阵挛癫痫:1～2岁起病,有癫痫家族史,男孩多见,特征为短暂暴发的全面性肌阵挛。脑电图可见阵发性棘-慢复合波。

4）儿童失神癫痫:是儿童期常见的特发性全面性癫痫（idiopathic generalized epilepsy,IGE）,发病高峰为6～7岁,女孩多见,有明显的遗传倾向。临床表现为频繁的典型失神发作,可能每天发作多次。尽管发作频繁,但临床症状轻微,父母、照料者或教师通常在长时间的观察后才注意到这些发作,导致发作被忽视或误诊为注意力不集中。脑电图可见双侧广泛、同步、对称性的3Hz棘-慢波节律。

5）青少年失神癫痫：是青少年常见的 IGE 之一，发病高峰为 10～12 岁，男女无差异，发作频率少于儿童失神癫痫，主要临床特征为典型失神发作，80% 以上出现全面性强直-阵挛发作。脑电图可见双侧广泛、同步、对称性的 3～4Hz 棘-慢综合波节律。

6）青少年肌阵挛癫痫：是青少年常见的 IGE 之一，通常起病于 12～18 岁，表现为肢体的阵挛性抽动，多合并全面强直-阵挛发作和失神发作。脑电图示广泛性 4～6Hz 多棘-慢综合波。

7）觉醒时全面强直-阵挛癫痫：好发于 11～20 岁。清晨醒来或傍晚休息时发病。表现为全面性强直-阵挛发作，可伴有失神或肌阵挛发作。

8）其他全面性特发性癫痫。

9）特殊活动诱导的癫痫。

（2）隐源性和/或症状性癫痫：推测其是症状性，但病史及现有的检测手段未能发现致病原因故称为隐源性。

1）West 综合征：又称婴儿痉挛症，出生后 1 年内起病，男孩多见。癫痫性痉挛发作、脑电图显示高度失律和精神运动发育落后是本病的特征性三联征，预后不良，部分可演变为伦诺克斯-加斯托（Lennox-Gastaut）综合征。

2）Lennox-Gastaut 综合征：好发于 1～8 岁。强直发作、失张力发作、肌阵挛发作、非典型失神发作和全面性强直-阵挛发作等多种发作类型并存，精神发育迟滞，脑电图示棘-慢复合波（1～2.5Hz）和睡眠中 10Hz 的快节律是本征的三大特征，易出现癫痫持续状态，预后不良。

3）肌阵挛-失张力癫痫：又称多泽（Doose）综合征，2～5 岁发病，首次发作多为全面性强直-阵挛发作，持续数月后，出现肌阵挛发作、失神发作、每日数次的跌倒发作。脑电图示广泛性不规则的 2.5～3Hz（多）棘-慢综合波。多数预后良好，少数可进展为 Lennox-Gastaut 综合征。

4）肌阵挛失神癫痫：起病高峰在 7 岁，特征性表现为失神伴双侧节律性阵挛性跳动。脑电图表现类似失神发作。

（3）症状性或继发性癫痫：由感染、外伤或代谢异常等因素所致。

3. 不能确定为局灶性或全面性的癫痫或癫痫综合征

（1）兼有全面性和局灶性发作的癫痫

1）婴儿严重肌阵挛癫痫：也称为 Dravet 综合征。出生后 1 年内发病，初期表现为在没有先兆的情况下出现全身或一侧的阵挛发作，常伴意识障碍。以后出现多种发作形式，包括全面性强直-阵挛发作、半侧阵挛发作、肌阵挛发作、不典型失神发作、局灶性发作等，并伴有精神运动发育迟缓或倒退以及神经功能缺损。约 80% 的患儿可发现钠离子通道基因 *SCN1A* 变异，多数为新生变异。

2）慢波睡眠中伴有连续性棘-慢波的癫痫：是一种儿童期癫痫性脑病，患者平均年龄为 6.9 岁，主要表现为癫痫发作、认知退化和非快速眼动睡眠期间有近乎连续的脑电图上的癫痫样放电，常出现神经心理和运动行为障碍。

3）兰道-克勒夫纳（Landau-Kleffner）综合征：也称获得性癫痫性失语。发病年龄为 3～8 岁，男多于女，隐匿起病，常见表现为获得性失语（语言听觉性失认）、癫痫发作、脑电图异常和行为心理障碍，病程中可有自发缓解或加重。

（2）未能确定为全面性或局灶性的癫痫

4. 特殊综合征　包括与位置有关的发作、热性惊厥、孤立的发作或癫痫持续状态等。

第三节 ｜ 癫痫的诊断

癫痫的诊断须遵循以下原则：首先明确是否为癫痫发作，随后明确其发作类型，最后区分其是否为特定的癫痫综合征，同时还要考虑可能的病因和共患病。

传统上,临床出现 2 次(间隔至少 24 小时)非诱发性癫痫发作时就可诊断癫痫。这是目前普遍采用的、具有临床可操作性的诊断标准。

【病史与体格检查】　完整和详尽的病史对癫痫的诊断、分型和鉴别诊断都具有非常重要的意义。由于患者发作时大多数有意识障碍,难以描述发作情形,故应详尽询问患者的亲属或目击者。病史须包括:①首次发作年龄、发作前状态或促发因素、发作最初时的症状和体征、发作的具体表现及演变过程、发作持续时间、发作后表现、发作频率和严重程度、病情发展过程和治疗经过;②既往史应包括母亲妊娠是否异常及妊娠用药史,围生期是否有异常,是否曾患重要疾病,如颅脑外伤、脑炎、脑膜炎、心脏疾病或肝肾疾病;③家族史应包括各级亲属中是否有癫痫发作或与之相关的疾病(如偏头痛)。详尽的问诊和全身及神经系统查体是必需的。

【辅助检查】

1. **脑电图**(EEG)　是诊断癫痫最重要的辅助检查方法,有助于明确癫痫的诊断及分型和确定特殊综合征。理论上任何一种癫痫发作都能用脑电图记录到发作期或发作间期癫痫样放电,但常规头皮 EEG 仅可记录到 40%～50% 的癫痫患者发作间期放电,而发作间期 EEG 正常并不能否定癫痫诊断。长程视频脑电图可长时间动态观察自然状态下清醒和睡眠时的 EEG,检出率提高至 70%～80%,且可记录到发作期改变,有助于癫痫诊断、分型及病灶定位等。采用过度换气、闪光刺激等诱导方法还可进一步提高 EEG 的阳性率。

2. **神经影像学检查**　颅脑 MRI、CT 可确定脑结构异常或损害,对癫痫及癫痫综合征诊断和分类有较大帮助,有时也能作出病因诊断,如颅内肿瘤、灰质异位等。MRI 较为敏感,如冠状位和海马体积测量能较好地显示海马病变(图 17-2)。功能影像学检查如 MRS、SPECT、PET、fMRI 等能从不同的角度反映脑局部代谢变化,辅助癫痫灶的定位。

3. **其他**　辅助检查应根据患者具体情况进行选择,包括:①血液检查;②尿液检查;③脑脊液检查;④心电图;⑤遗传学检测。

【鉴别诊断】

1. **假性癫痫发作**(pseudoepileptic seizures)　又称癔症样发作、心因性非癫痫性发作(psychogenic nonepileptic seizures,PNES),是一种非癫痫性的发作性疾病,是由心理障碍而非脑电紊乱引起的脑部功能异常。可有类似癫痫发作的运动、感觉症状(如倒下等),难以区分。发作时脑电图上无相应的癫痫样放电和抗癫痫发作治疗无效是鉴别的关键(表 17-3)。但应注意,10% 的假性癫痫发作患者可同时存在真正的癫痫,10%～20% 的癫痫患者中伴有假性发作。

2. **晕厥**(syncope)　为弥漫性脑部短暂性缺血、缺氧所致。常有意识丧失、跌倒。与癫痫发作的鉴别要点详见第三章第四节。

3. **偏头痛**(migraine)　癫痫和偏头痛都是发作性疾病,而偏头痛也是癫痫常见的共患病,两者有时候需要进行鉴别。鉴别要点有:①癫痫头痛程度较轻,多在发作前后出现,偏头痛则以偏侧或双侧剧烈头痛为主要症状;②癫痫脑电图为阵发性棘波或棘-慢复合波,偏头痛主要为局灶性慢波或正常;③简单视幻觉二者均可出现,但复杂视幻觉以癫痫常见;④癫痫的意识障碍发生突然,很快终止,程度重,而基底动脉型偏头痛的意识障碍发生较缓慢,易唤醒。

4. **短暂性脑缺血发作**(TIA)　TIA 与癫痫的鉴别可从以下几个方面入手:①TIA 多见于老年人,常有动脉硬化、冠心病、高血压、糖尿病等病史,持续时间从数分钟到数小时不等,而癫痫可见于任何

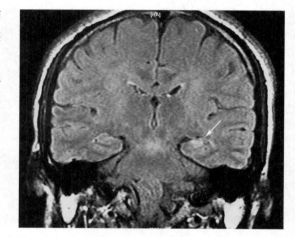

图 17-2　**冠状位 MRI 提示左侧海马硬化**
箭头示病变部位。

表 17-3 癫痫发作与假性癫痫发作的鉴别要点

鉴别要点	癫痫发作	假性癫痫发作
发作场合	任何场合	有精神诱因及有人在场
发作特点	突然发病,发作形式刻板,动作多同步协调	发病相对缓慢,发作形式多样,不停喊叫和抽动,强烈自我表现,动作夸张、不同步、不协调
眼部	眼球可上翻或偏向一侧,可能出现瞳孔散大、对光反射消失	眼睑紧闭,眼球乱动,瞳孔正常,对光反射存在
面色和黏膜	发绀	苍白或发红
意识状态	多意识丧失或保留	可能对外界刺激做出反应
对抗被动运动	不能	可以
其他症状	可发生摔伤或尿失禁	少有摔伤或尿失禁
持续时间及终止方式	多持续数秒到数分钟,自行停止,可出现癫痫持续状态	可长达数小时,需要安慰及暗示
锥体束征	Babinski 征常（+）	Babinski 征（－）
发作后表现	常有意识模糊、嗜睡、头痛等	一切如常,少有不适主诉
脑电图	与临床表现相吻合的发作期及发作间期癫痫样放电	少有异常

年龄,以青少年多见,前述的危险因素不突出,发作时间多为数分钟,极少超过半小时;②TIA 的临床症状多为缺失而非刺激,因而感觉丧失或减退比感觉异常多,肢体的瘫痪比抽搐多;③TIA 患者脑电图上无明显的癫痫样放电。

5. **低血糖症** 血糖水平低于 2mmol/L 时可产生局部阵挛样抽动或四肢强直发作,伴意识丧失,患者可有呼吸表浅、双侧瞳孔过大等,常见于胰岛细胞瘤或长期服降糖药的 2 型糖尿病患者,病史及发作时的血糖检测有助于诊断。

第四节 │ 癫痫的治疗及预后

【治疗目标】 癫痫治疗的目标应该是完全控制癫痫发作,没有或只有轻微的药物副作用,且尽可能少地影响患者的生活质量。

【病因治疗】 对病因明确的癫痫患者,应首先进行病因治疗。如颅内肿瘤,须用手术方法切除;寄生虫感染者则须用抗寄生虫的方法进行治疗。

【发作期的处理】 癫痫发作具有自限性,多数患者发作期不需要特殊医学处理,最重要的是防止自伤和伤人,注意移除周围环境中可能造成伤害的器物,或将患者移至安全的地方。患者如果有分泌物或呕吐物要及时清理以防止吸入。不要强行往牙齿间塞东西,也不要强压患者阻止抽搐,以免造成骨折及脱臼。发作停止后可将患者头部转向一侧,让分泌物流出。如果为第一次发作,情况不明,须及时检查以排除颅内感染、出血等其他神经系统异常。患者如果有癫痫持续状态则按本章第五节处理。

【药物治疗】 目前癫痫治疗仍以药物治疗为主,癫痫发作间期的药物治疗遵循以下原则。

1. **选择正确用药的时机** 自从 2014 年国际抗癫痫联盟提出癫痫新定义以来,学者们主张癫痫诊断一旦明确,除一些良性的癫痫综合征以外,都应该立即开始治疗。发作次数稀少者(如半年以上发作 1 次者),可告知抗癫痫发作药物（antiseizure medications,ASMs）可能的副作用和不治疗可能的后果,再根据患者及家属的意愿,酌情选用或不用 ASMs。

2. 如何选药　20 世纪 80 年代之前共有 7 种主要的 ASMs 应用于临床,习惯上称为传统 ASMs。80 年代以后上市了多种新型 ASMs。近年来的临床实践发现传统和新型 ASMs 间总的疗效并没有明显差异,但新型 ASMs 总体安全性更好一些。

　　ASMs 的选择须依据癫痫发作类型、副作用大小、药物来源、价格、患者年龄、性别等多种因素来决定,其中最主要的依据是癫痫发作类型,一般情况下可参考表 17-4 选药。选药不当,不仅治疗无效,而且可能加重癫痫发作(表 17-5)。对于特殊癫痫综合征的选药,West 综合征治疗可选用促肾上腺皮质激素(ACTH)、泼尼松,Lennox-Gastaut 综合征可选用托吡酯、丙戊酸、拉莫三嗪。由于 ASMs 往往需要较长时间的用药,因此所选择的药物须有稳定的来源。

表 17-4　根据癫痫发作类型选择抗癫痫发作药物

发作类型	传统抗癫痫发作药物	新型抗癫痫发作药物
局灶性起源发作和局灶性进展为双侧强直-阵挛发作	卡马西平、丙戊酸、苯妥英钠、苯巴比妥	左乙拉西坦、拉莫三嗪、托吡酯、奥卡西平、拉考沙胺、吡仑帕奈
全面性强直-阵挛发作	丙戊酸、卡马西平、苯妥英钠	托吡酯、拉莫三嗪、奥卡西平、加巴喷丁、左乙拉西坦
强直发作	丙戊酸、苯妥英钠	托吡酯、拉莫三嗪、唑尼沙胺、左乙拉西坦
阵挛发作	丙戊酸、卡马西平	左乙拉西坦、托吡酯、拉莫三嗪、奥卡西平
典型失神和非典型失神发作	丙戊酸、乙琥胺、氯硝西泮	拉莫三嗪
肌阵挛发作	丙戊酸、氯硝西泮	左乙拉西坦

表 17-5　可能加重癫痫发作的药物

抗癫痫发作药物	增加的癫痫发作类型
卡马西平、苯巴比妥、苯妥英钠、氨己烯酸、加巴喷丁	失神发作
卡马西平、苯妥英钠、氨己烯酸、加巴喷丁、拉莫三嗪	肌阵挛发作
氨己烯酸	自动症

3. 单用或联合用药　单一药物治疗是应遵守的基本原则。在首种 ASMs 治疗失败后继续单用还是联合用药,学界并无定论,目前的观点认为两者间并无明显差别,若第二种单药治疗失败后则应考虑判断为药物难治性癫痫,进行联合治疗。联合用药时应注意:①不能将药理作用相同的药物合用,如扑米酮进入体内后可代谢成苯巴比妥,故不能将两药合用;②尽量避开有相同副作用药物的合用,如苯妥英钠可通过坏死性脉管炎导致肝肾功能损伤,丙戊酸可引起特异性肝坏死,因而在对有肝功能损伤的患者联合用药时须警惕;③不能将多种药物随意联合作为广谱抗癫痫药使用;④合并用药时要注意药物的相互作用,如一种药物的肝药酶诱导作用可加速另一种药物的代谢,药物与蛋白的竞争性结合也会改变另一种药物的游离血药浓度。

4. 如何决定药物的剂量　从小剂量开始逐渐增加达到能有效控制发作又没有明显副作用为止。如不能达此目的,宁可满足部分控制,也不要出现明显副作用。在有条件的单位可进行血药浓度监测以指导用药,从而减少用药过程中的盲目性。

5. 如何观察副作用　大多数 ASMs 都有不同程度的副作用(表 17-6),应用 ASMs 前应检查肝肾功能和血尿常规,用药后还须每月监测血尿常规,每季度监测肝肾功能,至少持续半年。副作用包括特异性、剂量相关性、慢性及致畸性副作用,以剂量相关性副作用最常见,通常发生于用药初始或增量时,与血药浓度有关。多数常见的副作用为短暂性的,缓慢减量即可明显减少。多数 ASMs 为碱性,饭后服药可减轻胃肠道反应。

表 17-6　传统抗癫痫发作药物的药理学特点、用法及副作用

药物特点	卡马西平	苯妥英钠	丙戊酸	苯巴比妥	乙琥胺
药代动力学	吸收缓慢	不定	吸收良好	快速、完全	吸收良好
生物利用度	75%～85%	85%～90%	很高	良好	良好
达峰浓度时间	2～8 小时	4～8 小时	0.5～2 小时;缓释剂 3～7 小时	1～6 小时	1～6 小时
蛋白结合率	75%～80%	75%～90%	约 90%	50%	低,可忽略不计
蛋白结合的相互竞争作用	无临床价值	明显、妊娠、肝病、肾病及其他低蛋白血症时结合率下降	很敏感,低蛋白血症时结合率下降	不明显	明显
半衰期	5～12 小时	7～42 小时,一般 20～24 小时	平均 8～9 小时	25～150 小时	40～60 小时
有效血浓度范围	4～12μg/ml	10～20μg/ml	50～100pg/ml	20～40μg/ml	40～100μg/ml
成人剂量	0.3～1.2g/d	0.3～0.6g/d	0.6～2.5g/d	30～250mg/d	1～2g/d
用法	分 3 次服用,缓释剂日剂量分 2 次	分 3 次服用,成人可 1 次/天	分2～3 次服用,与其他肝药酶诱导剂合用时要加大剂量	分 2～3 次服用	从 500mg/d 开始,1 次/天,可 4～7 天增加 1 次剂量,大于 2g/d 时须分次服用
适应证	全面性强直-阵挛发作、局灶性起源发作	全面性强直-阵挛发作、局灶性起源发作、癫痫持续状态	全面性起源发作、局灶性起源发作	全面性强直-阵挛发作、局灶性起源发作、新生儿癫痫、胃肠外制剂可用于癫痫持续状态高热惊厥	失神发作
优势	治疗剂量范围内无镇静副作用,缓释剂可每天 2 次给药,致畸作用较小,价格相对便宜	治疗剂量范围内无镇静副作用,半衰期长,可每天 1 次给药,有胃肠道外给药剂型	广谱,少有过敏反应,有静脉制剂、糖浆、喷雾剂等多种剂型	便宜,可每天 1 次给药,相对广谱,有胃肠外制剂	耐受性好,药物相互作用小,无已知致畸作用
副作用	初始剂量易出现神经毒性作用,有微粒体酶诱导作用,可引起某些发作加重,有潜在的认知毒性	易出现神经毒性、牙龈增生,偶有胃肠道反应,有致畸作用,有微粒体酶诱导作用	体重增加,慢性认知、记忆、行为改变,少数致严重肝功能损害,可致胰腺炎,药物的相互作用明显,有致畸作用	镇静,偶可引起结缔组织损伤,戒断反应,肝微粒体酶诱导剂,有致畸作用	偶有胃肠道反应

6. 增减药物、停药及换药原则　①增减药物:增药可适当地快,减药一定要慢,必须逐一增减,以利于确切评估疗效和毒副作用。②ASMs 控制发作后必须坚持长期服用,除非出现严重的不良反应,不宜随意减量或停药,以免诱发癫痫持续状态。③换药:如果一种一线药物已达到最大可耐受剂量,

仍然不能控制发作,可加用另一种一线或二线药物,至发作控制或达到最大可耐受剂量后逐渐减掉原有的药物,转换为单药,换药期间应有 5～7 天的过渡期。④停药:通常情况下,癫痫患者如果持续无发作 2 年以上,即存在减停药的可能性,但是否减停、如何减停,还需要综合考虑患者的病情,评估停药复发风险。减停过程中应遵循缓慢和逐渐减量的原则,并且需要定期(3～6 个月)复查长程脑电图。临床实践中,医生要重视对患者的宣教,指导患者正确的用药原则,提倡健康的生活工作方式,对患者的疑虑给予充分的解答,以提高患者长期用药的依从性。

7. 常用的 ASMs

(1)传统 ASMs:见表 17-6。

(2)新型 ASMs:以下选择 7 种临床常用的新型 ASMs 进行介绍。

1)托吡酯:一种单糖磺基衍生物。为难治性局灶性发作及继发全面性强直-阵挛发作的附加或单药治疗药物,对于 Lennox-Gastaut 综合征和婴儿痉挛症等也有一定疗效。成人治疗起始剂量为 25mg/d,维持剂量为 100～200mg/d,分 2 次服用。卡马西平和苯妥英钠可降低托吡酯的血药浓度。托吡酯的主要副作用为厌食、注意力障碍、语言障碍、记忆障碍、感觉异常、无汗。

2)奥卡西平:是一种卡马西平的 10-酮衍生物,适应证与卡马西平相同,主要用于局灶性发作及继发全面性发作的附加或单药治疗。成人治疗起始剂量为 300mg/d,维持剂量为 600～1 200mg/d,分 2 次服用;主要副作用为疲劳、困倦、复视、头晕、共济失调、恶心、皮疹。

3)拉莫三嗪:为局灶性发作及全面性强直-阵挛发作的附加或单药治疗药物,也用于 Lennox-Gastaut 综合征、失神发作和肌阵挛发作的治疗。单药使用时,成人起始剂量为 50mg/d,维持剂量为 100～200mg/d,分 2 次服用;主要副作用为复视、头晕、头痛、恶心、呕吐、困倦、共济失调、嗜睡、皮疹。

4)左乙拉西坦:为吡拉西坦同类衍生物,对局灶性发作伴或不伴继发双侧强直-阵挛发作、肌阵挛发作等都有效。耐受性好,无严重不良反应。成人治疗起始剂量为 1 000mg/d,维持剂量为 1 000～4 000mg/d,分 2 次服用;主要副作用为头痛、困倦、易激惹、感染、类流感综合征。

5)拉考沙胺:能调节钠通道缓慢失活,药物相互作用小,长期治疗副作用较少。成人治疗起始剂量为 100mg/d,维持剂量为 300～400mg/d,分 2 次服用;主要副作用为头晕、头痛、恶心、复视、PR 间期延长。

6)吡仑帕奈:一种 α-氨基-3-羟基-5-甲基-4-异噁唑丙酸(AMPA)非竞争性受体拮抗剂,通过抑制突触后 AMPA 受体谷氨酸活性,减少神经元过度兴奋。与卡马西平合用时血药浓度下降约 50%,长期治疗副作用较少。治疗起始剂量为 2mg/d,维持剂量为 4～8mg/d,睡前服用;主要副作用为头晕、嗜睡、头痛、疲劳、易怒、恶心和跌倒。

7)唑尼沙胺:对全面性强直-阵挛发作和局灶性发作有明显疗效,也可治疗继发全面性发作、失张力发作、West 综合征、Lennox-Gastaut 综合征、不典型失神发作及肌阵挛发作。成人治疗起始剂量为 100～200mg/d,维持剂量为 200～400mg/d,分 2 次服用;主要副作用为困倦、恶心、眩晕、健忘、厌食和食欲减退。

【药物难治性癫痫】　不同的癫痫发作及癫痫综合征具有不同的临床特点及预后,即使是相同癫痫综合征的患者,预后也有差别。总体来说,约 70% 的病例可获得长期的发作缓解,其中部分患者可完全停药仍长期无发作。但多项研究证实,尽管予以合理的药物治疗,另外仍然有 30% 左右的患者癫痫发作迁延不愈,称为药物难治性癫痫(drug-resistant epilepsy,DRE),难以控制的癫痫发作会对患者的身体健康造成严重损害,其病死率显著高于正常人群水平。DRE 的判定目前普遍采用国际抗癫痫联盟 2010 年的标准:应用正确选择且能耐受的两种抗癫痫发作药(单药或联合用药),仍未能达到持续无发作。由于 DRE 可能造成患者智能及躯体损害,并带来一系列心理、社会问题,已成为癫痫治疗、预防和研究的重点。

【手术治疗】　手术治疗主要针对 DRE 和颅内病变相关性癫痫的患者,是药物治疗以外的最主要的癫痫治疗方法。

1. **手术适应证**　①癫痫灶定位须明确;②切除病灶应相对局限;③术后无严重功能障碍的风险。癫痫手术治疗涉及多个环节,需要在术前结合神经电生理学、神经影像学、核医学、神经心理学等多重检测手段进行术前综合评估,对致痫源区进行综合定位,是癫痫外科治疗成功与否的关键。

2. **手术方式**

（1）切除性手术:①前颞叶切除术和选择性杏仁核、海马切除术,裁剪式颞叶切除术;②颞叶以外的脑皮质切除术、(多)脑叶切除术;③癫痫病灶切除术;④大脑半球切除术。

（2）离断性手术:①胼胝体切开术;②皮质离断术;③大脑半球离断术。

（3）其他手术:迷走神经刺激术、慢性小脑电刺激术、脑立体定向毁损术等,理论上对于各种 DRE 都有一定的疗效。

【预后】　未经治疗的癫痫患者,5 年自发缓解率约为 25%。约 70% 的患者正规服用目前的 ASMs 能完全控制发作,规范减量后其中约 50% 的患者终生不再发作。早期、合理的治疗对改善预后、预防 DRE 有利。

第五节 ｜ 癫痫持续状态

癫痫持续状态(status epilepticus,SE)是神经科临床常见的急危重症,正确处理 SE 及其并发症对于降低癫痫患者死亡率和致残率至关重要,直接关系到患者的健康和生存质量。

【定义】　传统定义认为 SE 指癫痫单次发作持续时间超过 30 分钟,或短时间内癫痫频繁发作且发作间期意识不清。随着对 SE 的不断认识,2015 年国际抗癫痫联盟提出适用于所有癫痫发作类型的 SE 新定义,该定义包括两个时间点,即 t_1 和 t_2:t_1 是指持续癫痫发作活动应被视为异常延长且应启动治疗的时间点,t_2 是指持续癫痫发作活动可能造成显著的长期不良后果(包括神经元死亡、神经元损伤和神经元网络改变)的时间点。强直-阵挛 SE 的 t_1 为 5 分钟,t_2 为 30 分钟;伴意识受损的局灶性 SE 的 t_1 为 10 分钟,$t_2 > 60$ 分钟;失神 SE 的 t_1 为 10～15 分钟,t_2 尚不明确。

【分类】　2015 年,国际抗癫痫联盟提出了 SE 的症状学分类(表 17-7),主张将其分成有明显运动症状的 SE 和没有明显运动症状的 SE,前者包括惊厥性 SE(convulsive SE,CSE),即强直-阵挛 SE,后者也称为非惊厥性 SE(nonconvulsive SE,NCSE)。

表 17-7　癫痫持续状态的国际分类

一级分类	二级分类	三级分类
有明显运动症状的 SE	惊厥性 SE(CSE),即强直-阵挛 SE	全面性惊厥、局灶起始演变为双侧惊厥性 SE、不能确定局灶性或全面性
	肌阵挛 SE	伴昏迷、不伴昏迷
	局灶运动性 SE	反复局灶运动性发作、持续性部分性癫痫、旋转性发作 SE、眼球阵挛 SE
	强直 SE	
	过度运动性 SE	
没有明显运动症状的 SE(即 NCSE)	不伴昏迷的 NCSE	全面性(典型失神、不典型失神、肌阵挛失神)
		局灶性(不伴意识受损、伴意识受损、失语 SE)
		不能确定局灶性或全面性(自主神经 SE)
	伴昏迷的 NCSE	

【临床表现】　SE 可由癫痫发作演变而来。当癫痫发作超过国际抗癫痫联盟规定的时间、频率及强度后就可演变成 SE。这类患者的诊断首先需要确定癫痫发作的存在,其临床表现可参考前述。SE

可在某些疾病病程中出现,如病毒性脑炎、自身免疫性脑炎、桥本脑病等。癫痫发作和脑电图上持续的癫痫样放电同步存在是其诊断的重要依据。

【治疗】　SE 的治疗首先是控制癫痫发作,其次是阻止癫痫持续发作产生的各种代谢毒性产物引起的脑损伤。

1. 总体治疗原则　①治疗目标是尽快终止临床发作和电发作;②尽早治疗,遵循 SE 处理流程,尽快终止发作;③积极查找 SE 病因,对因治疗;④支持治疗,维持患者呼吸、循环及水、电解质平衡。

2. 惊厥性 SE 处理流程

(1)院前治疗:早期 SE 多数发生于院外(无静脉通路),有效的院前治疗可以明显缩短 SE 的持续时间。院前治疗的选择为:咪达唑仑(鼻腔黏膜/口腔黏膜)或地西泮(直肠给药)。

(2)院内治疗

1)初始治疗药物:通常发作开始后 5 分钟启动治疗。首选苯二氮䓬类药物,包括劳拉西泮(静脉)、地西泮(静脉)或咪达唑仑(肌内注射)。

2)第二阶段治疗药物:如果经前述初始治疗后仍未终止发作,可给予第二阶段治疗药物,即二线治疗药物,均为静脉给药,包括磷苯妥英、苯妥英、丙戊酸、左乙拉西坦和苯巴比妥。

3)第三阶段治疗药物:如果经前述第二阶段治疗仍未终止发作,为难治性 SE,应用全身麻醉药,静脉给药,主要包括咪达唑仑、丙泊酚、戊巴比妥和硫喷妥等。

3. 非惊厥性 SE 处理流程　目前尚无统一的 NCSE 诊疗流程,需要对患者进行个体化的诊治方案选择。按照临床特点,建议分成以下三类区别处理:①CSE 之后的 NCSE:按照 CSE 的治疗流程进行治疗;②伴昏迷或意识受损的 NCSE:建议审慎、快速、进阶地使用一线和二线 ASMs,需要使用足量的静脉推注剂量,并且快速进行评估,仅在多种 ASMs 治疗失败的情况下,可尝试使用麻醉药物;③不伴昏迷或意识受损的 NCSE:建议快速、进阶地使用 ASMs,目前尚无证据支持使用麻醉类药物。

(陈　蕾)

第十八章 | 脊髓疾病

本章数字资源

本章思维导图

三维模型

脊髓是中枢神经系统的重要组成部分,是脑干向下延伸的部分,上端于枕骨大孔水平与延髓相接,下端至第1腰椎下缘形成脊髓圆锥。脊髓内部由灰质和白质组成,分别含有大量神经细胞核团和上下行传导束,为各种运动和感觉的初级中枢和重要的反射中枢。脊髓的解剖结构及生理功能详见第二章第一节。

【脊髓损害的临床表现】 主要为运动障碍、感觉障碍、括约肌及其他自主神经功能障碍。

1. 不完全性脊髓损害 根据损害的部位(如前角、后角、中央管附近、侧角、前索、后索、侧索等),出现相应的症状和体征。

2. 脊髓横贯性损害 受累节段以下双侧上运动神经元性瘫痪、全部感觉缺失和括约肌功能障碍。严重横贯性损害的急性期呈现脊髓休克(spinal shock),表现为弛缓性瘫痪,一般持续2～4周后转变为痉挛性瘫痪。判定脊髓横贯性损害平面主要依据感觉障碍平面、反射改变及节段性症状,如根痛或根性分布感觉障碍、节段性肌萎缩、腱反射缺失等。各脊髓节段和马尾损害分别有不同的症状和体征,详见第二章第一节。

【脊髓疾病的定性】 不同性质的脊髓疾病具有相应的好发部位。因此,确定了病变在脊髓横断面上的位置及其所在解剖层次以后,可以大体上推测出病变的性质,然后结合起病形式、病程演变以及必要的实验室检查最终确立病因诊断。

1. 从病变所在脊髓横断面上的位置来判断

(1)后根:常见于神经纤维瘤、神经根炎(带状疱疹)、椎间盘后突等。

(2)后根及后索:常见于脊髓肿瘤、脊髓痨、多发性硬化、脊髓血管性病变等。

(3)后索、脊髓小脑束及侧索:常见于遗传性共济失调等。

(4)后索及侧索:常见于亚急性联合变性、结核性脊膜脊髓炎等。

(5)侧索及前角:常见于肌萎缩侧索硬化、后纵韧带骨化、颈椎病等。

(6)前角及前根:常见于脊髓灰质炎、流行性乙型脑炎、脊髓前动脉综合征、进行性脊髓性肌萎缩等。

(7)脊髓中央灰质及前角:常见于脊髓空洞症、脊髓血肿、脊髓过伸性损伤、髓内肿瘤等。

(8)脊髓半切:常见于脊髓髓外肿瘤、脊髓损伤、脊柱结核等。

(9)脊髓横切:常见于脊髓外伤、横贯性脊髓炎、脊髓压迫症晚期、脊髓出血、硬脊膜外脓肿、转移癌、脊柱结核等。

2. 从病变所在的解剖层次上来判断

(1)髓内病变:常见于炎症、肿瘤、变性病及血管病等。

(2)髓外硬脊膜内病变:常见于肿瘤、蛛网膜炎粘连、脊膜出血等。

(3)硬脊膜外病变:常见于转移瘤、脓肿、脊柱结核、脊椎骨折及椎间盘突出等。

第一节 | 脊髓炎

一、概述

脊髓炎(myelitis)是指各种感染或变态反应所引起的脊髓炎症。

【分类】

1. 按炎症涉及部位分类

（1）脊髓前角灰质炎：病变选择性侵犯脊髓灰质前角。

（2）横贯性脊髓炎：病变侵犯几个脊髓节段的所有组织。

（3）上升性脊髓炎：病变从脊髓下部迅速上升，常累及延髓。

（4）播散性脊髓炎：表现为多个节段的多发散在病灶。

（5）脊膜脊髓炎：脊膜和脊髓均受累。

（6）脊膜脊神经根炎：脊膜和脊神经根均受累。

2. 按病因分类

（1）感染后和预防接种后脊髓炎。

（2）病毒性脊髓炎：如脊髓灰质炎病毒、柯萨奇病毒、埃可病毒、单纯疱疹病毒、带状疱疹病毒、EB病毒、巨细胞病毒、人类T淋巴细胞病毒、人类免疫缺陷病毒等所致的脊髓炎。

（3）细菌或螺旋体性脊髓炎：如梅毒螺旋体、结核分枝杆菌所致的脊髓炎。

（4）真菌性脊髓炎。

（5）寄生虫性脊髓炎：如弓形虫所致的脊髓炎。

（6）原因不明的脊髓炎。

3. 按起病形式分类

（1）急性脊髓炎：1周内病情达高峰。

（2）亚急性脊髓炎：2～6周病情达高峰。

（3）慢性脊髓炎：超过6周病情达高峰。

二、急性脊髓炎

急性脊髓炎（acute myelitis）是指各种感染后自身免疫反应所致的急性横贯性脊髓炎性病变，又称急性横贯性脊髓炎，是临床上最常见的一种脊髓炎。

【病因与发病机制】 起始病因很难明确，约半数患者在脊髓症状出现前1～2周有呼吸道或消化道感染病史，但至今尚未从病变的脊髓组织内分离出病毒，脑脊液中也未检出病毒抗体，推测其可能与病毒感染后自身免疫反应有关，并非直接感染所致。部分患者在疫苗接种后发病，可能与疫苗接种引起的异常免疫反应有关。

【病理】 病变可累及脊髓的任何节段，以胸髓最为常见，其次为颈髓和腰髓。病灶通常为横贯性，亦有局灶性、多灶融合或播散于脊髓多个节段。肉眼可见受累节段脊髓肿胀、质地变软，软脊膜充血或有炎性渗出物。切面可见病变边缘不清、灰质与白质界限不清。镜下可见软脊膜和脊髓内血管扩张、充血，血管周围炎细胞浸润，以淋巴细胞和浆细胞为主。灰质内神经细胞肿胀、尼氏体溶解，并可出现细胞破碎、溶解、消失；白质内髓鞘脱失和轴索变性，可见胶质细胞增生。

【临床表现】 本病可发生于任何年龄，以青壮年多见，无明显性别差异。发病前1～2周常有上呼吸道、消化道感染史，或预防接种史。急性起病，首发症状多为双下肢麻木、无力和二便障碍，可以出现病变部位根痛和束带感。大多在数小时或2～3天内症状进展至高峰。

1. 运动障碍
早期可出现脊髓休克，一般持续2～4周进入恢复期，肢体肌力的恢复常始于下肢远端，逐步向上恢复。脊髓休克期长短取决于脊髓损害严重程度和有无肺部感染、尿路感染、压疮等并发症出现。如果脊髓休克期后仍有腱反射减弱、肌张力降低和肌肉萎缩，提示神经根或周围神经同时受累，往往预后不良。

2. 感觉障碍
病变节段以下所有感觉障碍，在感觉平面的上缘可有感觉过敏或束带感；轻症患者感觉平面可不明显。随病情恢复感觉平面逐步下降，但常较运动功能的恢复慢且差。

3. 自主神经功能障碍
多数患者出现尿失禁，部分患者因脊髓圆锥或马尾神经受累出现尿潴留。病变平面以下皮肤可出现少汗、皮肤干燥等表现。

4. 上升性脊髓炎 部分病例起病急骤,感觉障碍平面常于1~2天甚至数小时内上升至高位颈髓,瘫痪也由下肢迅速波及上肢和呼吸肌,出现吞咽困难、构音障碍、呼吸肌麻痹,临床上称上升性脊髓炎。

【辅助检查】

1. 脑脊液检查 压力一般正常,外观无色透明,压颈试验多通畅,极少数病例急性期局部脊髓水肿严重,出现不完全梗阻。细胞数正常或轻度增高,以淋巴细胞为主,蛋白含量正常或轻度增高,糖、氯化物含量正常。

2. 影像学检查 MRI检查对本病最有诊断意义,可直接显示病变部位、范围和形态,急性期可见病变节段脊髓增粗、肿胀,髓内显示斑片状长T_1、长T_2异常信号(图18-1)。必要时可行造影剂对比增强检查。但MRI正常不能排除本病,个别病例可始终无异常。

3. 电生理检查

(1)视觉诱发电位(VEP):正常,可用于与视神经脊髓炎及多发性硬化的鉴别诊断。

(2)下肢体感诱发电位(SEP):可出现潜伏期延长,波幅下降或消失,提示感觉传导通路损害。

(3)运动诱发电位(MEP):潜伏期与中枢运动传导时间延长,可作为判断疗效和预后的指标。

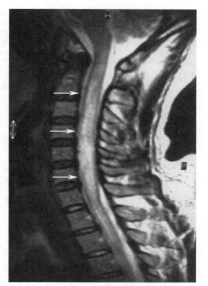

图18-1 **急性脊髓炎的MRI表现**
T_2加权像显示颈段水平脊髓局限性增粗,呈较高信号。

【诊断与鉴别诊断】

1. 诊断 根据急性起病、病前有感染或预防接种史、迅速进展的脊髓横贯性损害表现,结合脑脊液检查和MRI检查,排除其他疾病后可作出诊断。

2. 鉴别诊断

(1)视神经脊髓炎谱系疾病:属于脱髓鞘疾病,除有横贯性脊髓炎的症状外,还有视力下降或VEP异常,视神经病变可出现在脊髓症状之前、同时或之后。脊髓病变常超过3个节段,大部分患者AQP4抗体检测阳性。

(2)脊髓血管病

1)缺血性:急性起病,一般12~24小时内达峰,出现病变水平相应部位根痛,同时或随后出现截瘫,痛、温觉缺失,尿便障碍,但深感觉保留,即脊髓前动脉综合征。

2)出血性:临床少见,多由外伤或脊髓血管畸形引起,起病急骤伴有剧烈背痛、肢体瘫痪和尿便障碍。可呈血性脑脊液,MRI检查有助于诊断。

(3)急性脊髓压迫症:见于外伤、脊柱结核或转移癌,椎体破坏塌陷压迫脊髓,出现急性横贯性损害。脊柱影像学检查可见椎体破坏、椎间隙变窄或椎体寒性脓肿等改变,考虑转移癌可行全身PET/CT检查。

(4)急性硬脊膜外脓肿:临床表现与急性脊髓炎相似,但有化脓性病灶及感染病史,病变部位有压痛,椎管有梗阻现象,外周血及脑脊液白细胞增高,脑脊液蛋白含量明显升高,MRI可帮助诊断。

(5)吉兰-巴雷综合征:与脊髓炎休克期相鉴别,病前也常有前驱感染史或疫苗接种史,多表现为弛缓性瘫痪(腱反射减弱、病理征阴性),但瘫痪程度远端重于近端,呈末梢型感觉障碍,可伴有脑神经损害,脑脊液的蛋白-细胞分离及肌电图检查有助于诊断。

【治疗】 早期诊断、早期治疗、精心护理及早期康复训练对改善预后至关重要。

1. 药物治疗

(1)糖皮质激素:急性期可采用大剂量甲泼尼龙短程冲击疗法,500~1 000mg静脉滴注,1次/天,连用 3～5 天,也可用地塞米松 10～20mg/d 静脉滴注,10 天左右为一疗程。使用上述药物后改用泼尼松口服,按每千克体重 1mg 或成人每天剂量 60mg,维持 4～6 周后逐渐减量停药。用激素期间注意补钾、补钙、保护胃黏膜,预防激素的副作用。

(2)静脉注射大剂量免疫球蛋白:每日用量 0.4g/kg,5 天为一疗程。

(3)抗感染药物:合并感染者根据病原学检测与药敏结果加用抗生素或抗病毒药物治疗。

(4)B 族维生素:有助于神经功能的恢复。常用维生素 B_1 100mg,1 次/天,肌内注射;维生素 B_{12} 500μg,1 次/天,肌内注射或静脉给药。

(5)其他:在急性期可选用血管扩张药,如烟酸、尼莫地平。神经营养药,如三磷酸腺苷、胞磷胆碱,疗效未确定。双下肢痉挛者可服用巴氯芬等。

2. 康复治疗　早期应将瘫痪肢体保持功能位,防止肢体痉挛和关节挛缩,并进行被动、主动锻炼和局部肢体按摩促进肌力恢复,辅以针灸、理疗等有助于康复。

3. 护理　加强护理,防治皮肤褥疮、烫伤、坠积性肺炎、深静脉血栓形成、尿路感染等,减少和预防并发症,对促进疾病早期恢复有重要意义。

【预后】　取决于脊髓急性损害程度及并发症情况。如无严重并发症,多于 3～6 个月内恢复生活自理。完全性截瘫 6 个月后肌电图仍为失神经改变,MRI 显示髓内病灶范围大且伴软化灶形成者预后不良。合并压疮、肺部感染或泌尿系统感染常影响恢复,遗留后遗症。急性上升性脊髓炎和高颈段脊髓炎预后差,短期内可死于呼吸循环衰竭。

第二节 ｜ 脊髓压迫症

脊髓压迫症(compressive myelopathy)是一组椎管内或椎骨占位性病变所引起的脊髓受压综合征,随病变进展出现脊髓半切综合征、横贯性损害及椎管梗阻,脊神经根和血管可不同程度受累。

【病因与发病机制】

1. 病因

(1)肿瘤:常见,占本病的 1/3 以上,绝大多数起源于脊髓组织及邻近结构。髓外硬膜内以神经纤维瘤和脊膜瘤多见,脊髓内以神经胶质瘤多见,硬膜外以转移瘤多见,脊柱恶性肿瘤也可沿椎管周围静脉丛侵犯脊髓。

(2)炎症:脊髓非特异性炎症、结核性脑脊髓膜炎、寄生虫感染等可导致蛛网膜粘连;慢性肉芽肿和蛛网膜囊肿等直接压迫脊髓或压迫血管可影响脊髓血液供应;化脓性感染血行播散可引起急性硬膜外或硬膜下脓肿压迫脊髓。

(3)外伤与脊柱退变:外伤导致脊柱骨折、脱位及椎管内血肿形成,脊柱退行性病变如椎间盘突出、后纵韧带钙化和黄韧带肥厚等均可导致椎管狭窄进而压迫脊髓。

(4)先天性疾病:如颅底凹陷症、寰椎枕化、颈椎融合畸形、脊髓血管畸形、脊柱裂(脊膜膨出)等。

2. 发病机制　脊髓受压早期可通过脊髓移位、排挤脑脊液得到代偿,外形虽有明显改变,但神经传导路径并未中断,可不出现神经功能受累的表现;后期失代偿多有明显的神经系统症状和体征。

脊髓受压的速度可影响代偿机制发挥的程度,急性压迫通常代偿不充分,脊髓损伤严重;慢性受压时代偿充分,损伤相对较轻,经及时治疗预后较好。病变部位对临床症状亦有影响,如髓内病变直接侵犯神经组织,症状出现较早;髓外硬膜外占位性病变由于硬脊膜阻挡,症状出现相对晚。动脉受压缺血可引起脊髓变性萎缩,而静脉受压淤血则导致脊髓水肿。

【临床表现】

1. 急性脊髓压迫症　急性发病,进展迅速,常于数小时至数日内脊髓功能完全丧失,引起脊髓休克,表现为病变水平以下弛缓性瘫痪、各种感觉及反射消失、尿便障碍。

2. 慢性脊髓压迫症　病情缓慢进展,髓内、外病变引起的临床表现不同。髓外压迫通常可分为三期:①根痛期:表现为神经根痛及脊膜刺激症状;②脊髓部分受压期:表现为脊髓半切综合征;③脊髓完全受压期:表现为脊髓完全横贯性损害。三期表现并非截然分开,常有重叠。髓内压迫通常神经根刺激症状不明显,可早期出现尿便障碍及受损节段分离性感觉障碍,随后出现病变水平以下的肌力减退。

(1)神经根症状:主要表现为根痛或局限性运动障碍。疼痛部位固定,局限于受累神经根分布的皮节区域。疼痛剧烈,常被描述为电击样、烧灼样、刀割样或撕裂样疼痛,咳嗽、排便和用力等增加腹压的动作可引起疼痛加剧,有时出现相应节段的束带感。前根受累早期可见支配肌群的肌束颤动,后期出现肌无力和肌萎缩。根性症状对脊髓受压的定位诊断很有价值。

(2)感觉障碍:脊髓丘脑束受累产生较病变水平低 2～3 个节段的对侧躯体的痛、温觉减退或缺失。后索受累产生病变水平以下同侧深感觉减弱或缺失。髓外病变感觉障碍自下肢远端向上发展至受压节段;髓内病变早期出现病变节段支配区分离性感觉障碍,累及脊髓丘脑束时感觉障碍自病变节段向下发展,鞍区($S_{3～5}$)感觉保留至最后受累,称为“马鞍回避”。一侧脊髓受压可出现脊髓半切综合征,脊髓横贯性损害则导致病变水平以下各种感觉缺失。

(3)运动障碍:一侧锥体束受累引起病变水平以下同侧肢体痉挛性瘫痪,肌张力增高、腱反射亢进和病理征阳性;双侧锥体束受累初期双下肢呈伸直样痉挛性瘫痪,晚期呈屈曲样痉挛性瘫痪;脊髓前角及前根受累可引起病变节段支配肌群弛缓性瘫痪,伴肌束震颤和肌萎缩。

(4)反射异常:后根、前根或前角受累时出现病变节段腱反射减弱或消失;锥体束受累出现损害平面以下腱反射亢进,腹壁反射和提睾反射消失,病理反射阳性。

(5)自主神经症状:圆锥以上病变脊髓休克期出现尿潴留和充溢性尿失禁,休克期后出现尿急、尿频和尿失禁;圆锥病变出现尿潴留。病变水平以下血管舒缩和泌汗功能障碍,可见少汗、无汗、皮肤干燥及脱屑。$C_8～T_1$ 侧角损害时产生 Horner 综合征。

(6)脊膜刺激症状:多由硬膜外病变引起,表现为脊柱局部自发痛、叩击痛、活动受限,可有颈抵抗和直腿抬高试验阳性。

【辅助检查】

1.　**脑脊液检查**　脑脊液常规、生化检查及动力学试验对判定是否存在椎管内梗阻及其程度很有价值。梗阻水平以下的压力很低甚至测不出,部分梗阻或无梗阻压力正常甚至增高。压颈试验可证明有无椎管梗阻,但试验正常不能排除梗阻;如压颈时压力上升较快、解除压力后下降较慢,或上升慢下降更慢提示不完全梗阻。椎管严重梗阻时脑脊液蛋白-细胞分离,细胞数正常,蛋白含量超过 10g/L 时,黄色的脑脊液流出后自动凝结,称为 Froin 综合征。通常梗阻越完全、时间越长、梗阻的平面越低,蛋白含量越高。

2.　**影像学检查**

(1)脊柱 X 线检查:可发现脊柱骨折、脱位、错位、骨质破坏及椎管狭窄;肿瘤性病变可引起椎弓根变形或间距增宽、椎间孔扩大、椎体后缘凹陷甚至骨质破坏等。

(2)CT 或 MRI:是脊髓压迫症最有诊断价值的首选检查。尤其是 MRI,能清晰显示椎管内病变的性质和周围结构变化等(图 18-2～图 18-4)。

(3)脊髓造影:可显示脊髓梗阻界面,椎管完全梗阻时上行造影只显示压迫性病变下界,下行造影可显示病变上界。

【诊断与鉴别诊断】

1.　**诊断**　首先明确脊髓损害为压迫性或非压迫性;再确定脊髓受压部位及平面,压迫性病变位于髓内、髓外硬膜内还是硬膜外,脊髓受压程度;最后确定压迫性病变的病因或性质。

(1)纵向定位:根据脊髓各节段病变特征确定(见本章第一节)。如早期节段性症状有神经根痛、感觉减退区、腱反射改变和肌萎缩、棘突压痛及叩击痛,其中根痛和感觉减退平面最具有定位意义,脊髓 MRI 检查可辅助定位。

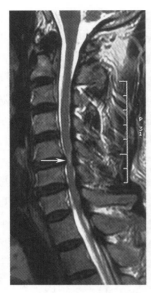

图 18-2　**颈椎病 MRI 图像**
箭头示病变部位。

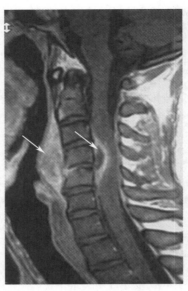

图 18-3　**脊柱结核 MRI 图像**
箭头示病变部位。

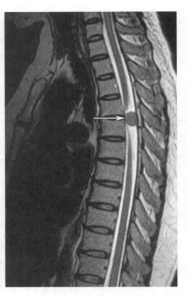

图 18-4　**脊柱肿瘤 MRI 图像**
箭头示病变部位。

（2）横向定位：确定病变位于髓内、髓外硬膜内或硬膜外，见表 18-1。

表 18-1　髓内、髓外硬膜内及硬膜外病变的鉴别

鉴别点	髓内病变	髓外硬膜内病变	硬膜外病变
早期症状	多为双侧	一侧进展为双侧	多从一侧开始
神经根痛	少见，部位不明确	早期剧烈，部位明确	早期可有
感觉障碍	早期分离性	传导束性，一侧开始	多为双侧传导束性
痛、温觉障碍	自上向下发展，头侧重	自下向上发展，尾侧重	双侧自下向上发展
脊髓半切综合征	少见	多见	可有
节段性肌无力和萎缩	早期出现，广泛、明显	少见，局限	少见
锥体束征	不明显	早期出现，一侧开始	较早出现，多为双侧
括约肌功能障碍	早期出现	晚期出现	较晚期出现
棘突压痛、叩痛	无	较常见	常见
椎管梗阻	晚期出现，不明显	早期出现，明显	较早期出现，明显
脑脊液蛋白增高	不明显	明显	较明显
脊柱 X 线平片改变	无	可有	明显
脊髓造影充盈缺损	脊髓梭形膨大	杯口状	锯齿状
MRI	脊髓梭形膨大	髓外占位，脊髓移位	硬膜外肿块，脊髓移位

（3）定性诊断：髓内和髓外硬膜内病变以肿瘤最常见，硬膜外病变多为转移癌、椎间盘（腰段、下颈段）突出。转移癌进展较快，根痛及骨质破坏明显。硬膜外压迫还见于硬膜外血肿、硬膜外脓肿，前者进展迅速，后者常伴感染的症状和体征。

2. 鉴别诊断

（1）急性脊髓炎：急性起病，病前多有感染或预防接种史，数小时或数日内达到高峰，表现为脊髓横贯性损害。急性期腰穿动力学试验一般无梗阻，脑脊液白细胞增多，以单核和淋巴细胞为主，蛋白质含量正常或轻度增高，脊髓 MRI 有助于鉴别诊断。

（2）脊髓空洞症：起病隐匿，病程时间长，早期症状多见于下颈和上胸脊髓节段，亦可扩延至延髓。典型表现为病损节段支配区皮肤分离性感觉障碍，病变节段支配区肌萎缩，皮肤营养障碍改变明显，神经根痛少见。MRI 显示脊髓内长条形空洞有助于鉴别。

（3）亚急性联合变性：多呈缓慢起病，出现脊髓后索、侧索及周围神经损害体征。血清中维生素 B_{12} 缺乏、有恶性贫血者可确定诊断，脊髓 MRI 常出现特征性表现（轴位像脊髓后索"倒 V 字"征），有助于鉴别。

【治疗】 治疗原则是尽快消除脊髓受压的病因，防治肺炎、压疮、泌尿系感染和肢体挛缩等并发症，早期康复治疗。

1. **病因治疗**　尽快去除病因，可行手术治疗者应及早进行，如切除椎管内占位性病变、椎板减压术及硬脊膜囊切开术。急性压迫性病变应力争在发病或外伤事件 6 小时内减压；恶性肿瘤或转移癌可酌情手术、放疗或化疗；硬膜外脓肿予以椎板切除清除脓肿并联合抗感染治疗；脊柱结核在行根治术的同时给予抗结核治疗；对于脊髓出血以支持治疗为主，一般不采用手术治疗，对血管畸形所致的脊髓出血，可酌情考虑外科手术或介入治疗。

2. **防治并发症和对症治疗**　长期卧床者应防治泌尿系感染、压疮、肺炎和深静脉血栓形成等并发症。根痛明显可给予钙通道阻滞剂如普瑞巴林、加巴喷丁。

3. **康复治疗**　对于遗留功能障碍的患者应早期开始康复，包括肢体及心理康复。

【预后】 预后的影响因素很多，如病变性质、脊髓受损程度及治疗时机等。髓外硬膜内肿瘤多为良性，手术彻底切除预后良好；髓内肿瘤预后较差。通常受压时间越短，脊髓功能损害越小，恢复越好。急性脊髓压迫因不能充分发挥代偿功能，一般预后较差。

第三节 ｜ 脊髓亚急性联合变性

脊髓亚急性联合变性（subacute combined degeneration，SCD）是由维生素 B_{12} 缺乏引起的神经系统变性疾病。病变主要累及脊髓后索、侧索及周围神经。

【病因与发病机制】 本病与维生素 B_{12} 缺乏有关。维生素 B_{12} 是 DNA 和 RNA 合成时必需的辅酶，也是维持髓鞘结构和功能所必需的一种辅酶，若缺乏则会导致髓鞘脱失、轴突变性而致病。维生素 B_{12} 还参与血红蛋白的合成，所以本病常伴有恶性贫血。

正常人维生素 B_{12} 日需求量仅为 $1\sim2\mu g$，摄入的维生素 B_{12} 必须与胃底壁细胞分泌的内因子合成稳定复合物，才可在回肠远端被吸收。维生素 B_{12} 摄入、吸收、结合、转运或代谢的任一环节出现障碍均可引起类似维生素 B_{12} 缺乏样症状。临床多见于长期素食、大量酗酒伴萎缩性胃炎、胃大部切除术、回肠切除术、局限性肠炎、吸食笑气（即一氧化二氮）、先天性内因子分泌缺陷、内因子抗体形成、血液中钴胺转运蛋白Ⅱ缺乏、甲基丙二酰辅酶 A 变位酶遗传缺陷或叶酸缺乏（参与维生素 B_{12} 代谢）等患者。

【病理】 病变主要在脊髓的后索和锥体束，严重时大脑白质、视神经和周围神经可不同程度受累。脊髓切面显示白质脱髓鞘样改变，镜下可见髓鞘肿胀、空泡形成及轴突变性。起初病变散在分布，后融合成海绵状坏死灶伴有不同程度胶质细胞增生。常见周围神经病变可见髓鞘脱失和轴突变性。另外可见大脑轻度萎缩。

【临床表现】 多在中年以后起病，无明显性别差异，呈亚急性或慢性起病，疾病在数周或数月内逐渐加重。

1. **后索损害**　早期出现步态不稳、踩棉花感及感觉性共济失调。查体可见双下肢振动觉、位置觉障碍，Romberg 征阳性。有些患者屈颈时出现由脊背向下肢足底放射的触电感（称 Lhermitte 征）。

2. **侧索损害**　早期双下肢可呈不完全性痉挛性瘫痪，表现为双下肢无力、发硬和动作笨拙，查体可见肌张力增高、腱反射亢进和病理征阳性。

3. **周围神经损害**　手指、足趾末端对称性持续刺痛、麻木或烧灼感等。查体可见腱反射减弱,少数患者有手套-袜套样感觉减退。若自主神经系统受累,可出现二便障碍、性功能障碍、直立性低血压等。

4. **其他**　多数患者在神经症状出现前有贫血、倦怠、腹泻和舌炎等;少数患者可见视神经萎缩及中心暗点、精神异常(如易激惹、抑郁、幻觉、精神错乱、类偏执狂倾向)和认知功能减退。

【辅助检查】

1. **外周血象、骨髓涂片及血清维生素 B$_{12}$ 检测**　提示巨细胞低色素性贫血,血网织红细胞数减少,维生素 B$_{12}$ 含量减低(<100μg/L 可以诊断维生素 B$_{12}$ 缺乏)。注射维生素 B$_{12}$ 1 000μg/d,10 天后网织红细胞增多有助于诊断。希林(Schilling)试验(口服放射性核素 ^{57}Co 标记维生素 B$_{12}$,测定其在尿、便中的排泄量)可发现维生素 B$_{12}$ 吸收障碍。血清甲基丙二酸和同型半胱氨酸水平升高也可间接反映细胞内维生素 B$_{12}$ 水平不足。血清维生素 B$_{12}$ 正常不能完全排除 SCD 的诊断。

2. **胃液分析和血液学检查**　注射组胺后行胃液分析,可发现抗组胺性胃酸缺乏。检测到血清抗内因子抗体、抗胃壁细胞抗体有助于诊断。血浆胃泌素水平检测可以间接推断胃酸缺乏。

3. **脑脊液检查**　多正常,少数可有轻度蛋白增高。

4. **MRI**　可示颈段或胸段脊髓后索和/或侧索 T$_2$ 高信号病灶,矢状位像呈长条形病灶,轴位像呈"倒 V 字"征(反兔耳征)或"小字征"(图 18-5)。

5. **电生理检查**　周围神经损害以下肢神经为主,感觉神经较运动神经更易受累。脱髓鞘改变和轴索损害均可出现,表现为神经传导速度减慢,动作电位波幅降低。正中神经或胫神经体感诱发电位可发现 L3-P27 潜伏期延长。

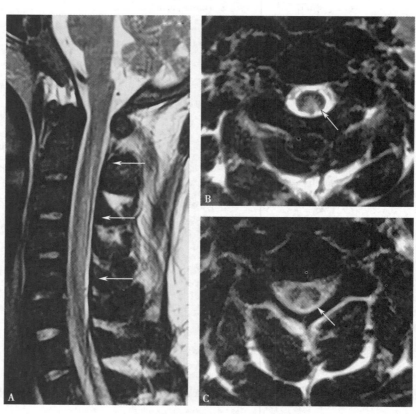

图 18-5　**亚急性联合变性脊髓 MRI 图像**
A. T$_2$ 加权像矢状位;B、C. T$_2$ 加权像轴位。
箭头示病变部位。

【诊断与鉴别诊断】

1. **诊断**　根据隐匿起病,脊髓后索、侧索及周围神经损害的症状和体征,结合血清维生素 B_{12} 缺乏和恶性贫血可诊断。如诊断不明确,可行试验性治疗来辅助诊断。

2. **鉴别诊断**

（1）非恶性贫血型联合系统变性（combined systemic degeneration of non-pernicious anemia type）:又称铜缺乏性脊髓病,与恶性贫血无关。主要累及脊髓后索和侧索,皮质脊髓束的损害早且明显,缓慢进展。

（2）慢性脊髓压迫症:多有神经根痛和感觉障碍平面。腰穿动力学试验呈部分梗阻或完全梗阻,脑脊液蛋白升高,脊柱 X 线及 MRI 检查可作鉴别。

（3）多发性硬化:亚急性起病,可有明显的缓解、复发交替的病史,一般不伴有周围神经损害。可有核间性眼肌麻痹和小脑体征等,头颈 MRI、脑干诱发电位及脑脊液特异性寡克隆区带检查有助于鉴别。

【治疗】

1. **病因治疗**　纠正或治疗导致维生素 B_{12} 缺乏的原发病因和疾病,如纠正营养不良、给予富含维生素 B_{12} 的食物(如肉类、动物肝脏、蛋类等),并应戒酒;治疗肠炎、胃炎等导致吸收障碍的疾病。

2. **药物治疗**

（1）一旦确诊或拟诊本病应立即给予大剂量维生素 B_{12} 治疗,否则会发生不可逆性神经损伤,常用剂量为 $1\,000\mu g/d$,肌内注射,连续 4 周;然后相同剂量,每周 2~3 次;连续 2~3 个月后,改为每月 1 次维持。维生素 B_{12} 吸收障碍者须终生肌内注射给药。合用维生素 B_1 和维生素 B_6 等效果更佳。

（2）贫血患者用铁剂,如硫酸亚铁 0.3~0.6g 口服,3 次/天;或 10% 枸橼酸铁铵溶液 10ml 口服,3 次/天;有恶性贫血者,建议叶酸每次 5~10mg 与维生素 B_{12} 共同使用,3 次/天。不宜单独应用叶酸,否则会导致神经精神症状加重。

（3）胃液中缺乏游离胃酸的萎缩性胃炎患者,可服用胃蛋白酶合剂或饭前服稀盐酸合剂 10ml,3 次/天。

3. **康复治疗**　加强瘫痪肢体的功能锻炼,辅以针灸、理疗等。

【预后】　早期诊断和治疗是治愈本病的关键。如发病后 3 个月内积极正规治疗可完全恢复,症状好转多在治疗后 6 个月至 1 年内,如轴突已发生破坏,则预后较差。

第四节 | 脊髓蛛网膜炎

脊髓蛛网膜炎（spinal arachnoiditis）是因蛛网膜增厚与脊髓、脊神经根粘连,或形成囊肿阻塞蛛网膜下腔隙导致脊髓功能障碍的疾病。

【病因与发病机制】

1. **感染性**　可原发于脊柱结核、硬膜外脓肿和脑膜炎等,也可继发于流行性感冒、伤寒、产褥感染等。

2. **外伤性**　脊髓损伤、反复腰穿等,脊髓、软脊膜、蛛网膜和硬脊膜可产生不同程度的撕裂、出血,导致蛛网膜增厚与脊髓粘连或形成囊肿。

3. **化学性**　可由鞘内注射药物或脊髓造影所用的碘油刺激所致。

4. **其他**　如脊髓空洞症、脊髓肿瘤、椎间盘突出、脊柱先天畸形等。

【病理】　病变以胸、腰段多见。蛛网膜呈乳白色、不规则增厚,或为瘢痕组织,可与脊髓、软脊膜、神经根和血管发生粘连并伴有血管增生。仅累及 1~2 个节段为局限型;累及多个节段呈散在分布为弥漫型;如粘连累及增厚的蛛网膜形成囊肿则为囊肿型。

【临床表现】　多为慢性起病,逐渐进展,少数可急性或亚急性起病。因累及部位不同,临床表现呈多样性,可为单发或多发的神经根痛,感觉障碍多双侧不对称,常呈神经根型、节段型或斑块状不规则分布。运动障碍为不对称的单瘫、截瘫或四肢瘫。局限型症状常较轻,弥漫型则较重,囊肿型脊髓蛛网膜炎与脊髓肿瘤的临床表现相似。病程可有缓解或加剧。

【辅助检查】

1. **脑脊液检查** 脑脊液初压正常或偏低,压颈试验可见不完全梗阻或完全性梗阻。脑脊液外观透明或微黄,可见蛋白-细胞分离现象。

2. **MRI** 能明确囊肿性质、部位、大小,并能了解病灶对周围重要组织的损害情况。

3. **肌电图检查** 显示病变相应节段脊神经根受损,多处肌肉出现神经源性损害,如纤颤电位、正向电位,运动单位动作电位波幅增高、时限增宽、多相波比率增高等。

【诊断与鉴别诊断】

1. **诊断** 根据慢性起病,单发或多发的神经根或节段性感觉、运动损害,体征呈不确定性及不对称性,结合既往病史、腰穿及 MRI 结果并排除其他疾病后,可作出诊断。

2. **鉴别诊断**

(1)脊髓肿瘤:起病缓慢,有进行性脊髓受压症状,并与受压的脊髓节段相对应。MRI 增强扫描有助于鉴别。但囊肿型脊髓蛛网膜炎与脊髓外硬膜内肿瘤在术前不易鉴别。

(2)腰椎间盘突出:多见于中、老年人,单侧或双侧下肢根性疼痛常见,下肢可有轻度的肌萎缩。腰椎平片可见病变椎间隙狭窄。MRI 见椎间盘突出、椎管狭窄、神经根受压可资鉴别。

(3)慢性硬脊膜外脓肿:多有根性痛、明显脊髓半切征或横贯性脊髓受损体征,椎管梗阻或不完全梗阻征象,影像学检查有助于诊断。

(4)脊髓血管畸形:病程长、反复发作史和脊髓性间歇性跛行,脊髓碘剂造影或血管造影可明确诊断。

【治疗】 病因治疗,如抗感染或抗结核治疗等。弥漫型或脑脊液细胞明显增多者不宜手术,可选用糖皮质激素、血管扩张药、B 族维生素等药物治疗。囊肿型可行囊肿摘除术。

第五节 │ 脊髓空洞症

脊髓空洞症(syringomyelia)是一种慢性进行性脊髓疾病。病变多位于颈髓,可累及延髓,称为延髓空洞症(syringobulbia),也可累及脊髓全长。典型临床表现为节段性分离性感觉障碍、病变节段支配区肌萎缩及营养障碍等。

【病因与发病机制】 确切原因不明,多数学者认为脊髓空洞症不是单独病因所引起的一种独立疾病,而是多种致病因素所致的综合征。

1. **先天性发育异常** 本病常合并小脑扁桃体下疝、脊柱裂、脑积水、颈肋、弓形足等畸形,故认为脊髓空洞症是脊髓先天性发育异常。

2. **脑脊液动力学异常** 颈枕区先天性异常影响脑脊液自第四脑室进入蛛网膜下腔,脑室压力搏动性增高,不断冲击脊髓中央管使之逐渐扩大,导致与中央管相通的交通型脊髓空洞症。

3. **血液循环异常** 脊髓血管畸形、脊髓损伤、脊髓炎伴中央管软化扩张及蛛网膜炎等引起脊髓血液循环异常,产生脊髓缺血、坏死、液化形成空洞。

【病理】 脊髓外形呈梭形膨大或萎缩变细,基本病变是空洞形成和胶质增生。空洞壁不规则,由环形排列的胶质细胞及纤维组成。病变多首先侵犯灰质前连合,对称或不对称地向后角和前角扩展。延髓空洞多呈单侧纵裂状,可累及内侧丘系交叉纤维、舌下神经核及迷走神经核。

【临床分型】 根据 Barnett 分型,临床上可将脊髓空洞症分为四型(表 18-2)。

表18-2 脊髓空洞症的 Barnett 分类

分类	病理改变
Ⅰ型	脊髓空洞症伴枕骨大孔梗阻和中央管扩张
ⅠA型	伴 Arnold-Chiari 畸形（合并小脑扁桃体下疝）
ⅠB型	伴其他类型的枕骨大孔梗阻性病变
Ⅱ型	脊髓空洞症不伴枕骨大孔梗阻（自发型）
Ⅲ型	脊髓空洞症伴脊髓其他疾病
ⅢA型	伴脊髓肿瘤（通常是髓内的）
ⅢB型	伴外伤性脊髓病
ⅢC型	伴脊髓蛛网膜炎和硬脊膜炎
ⅢD型	由于（肿瘤、椎关节强直等）压迫继发脊髓软化
Ⅳ型	单纯性脊髓积水，常伴脑积水

【临床表现】 发病年龄多在 20～30 岁，偶可发生于儿童或成年以后，男女之比约为 3∶1。隐匿起病，进展缓慢，因空洞大小和累及脊髓的位置不同，临床表现各异，主要症状如下。

1. **感觉障碍** 多为首发症状。最初常为相应支配区自发性疼痛，继而出现节段性分离性感觉障碍，表现为单侧或双侧的手部、臂部或一部分颈部、胸部的痛、温觉丧失，而触觉及深感觉相对正常，典型呈短上衣样分布。如向上累及三叉神经脊束核，可造成面部分离性感觉障碍。晚期脊髓后索及脊髓丘脑侧束被累及，造成空洞水平以下各种传导束型感觉障碍。

2. **运动障碍** 前角受累出现相应节段支配区域肌无力、肌萎缩、肌束颤动、肌张力减低、腱反射减退或缺失。空洞发展累及皮质脊髓束可出现病变水平以下锥体束征。

3. **神经营养性障碍及其他症状** 皮肤营养障碍表现，如皮肤增厚、过度角化、皮肤及手指苍白。痛觉缺失区的表皮烫伤、外伤可造成顽固性溃疡及瘢痕形成，甚至指（趾）节末端无痛性坏死脱落，称为 Morvan 征。关节痛觉缺失可引起关节磨损、萎缩、畸形、肿大、活动度增加，运动时有明显骨摩擦音而无疼痛感，称为夏科（Charcot）关节，是本病特征之一。如病变累及侧角交感神经中枢（C_8～T_2），出现同侧 Horner 综合征。晚期可有神经源性膀胱和尿便失禁。

空洞可累及延髓，三叉神经脊束核受损可出现面部痛、温觉减退或缺失，呈洋葱皮样分布，由外侧向鼻唇部发展；面神经核受损可出现周围性面瘫；疑核受损可出现吞咽困难、饮水呛咳等延髓性麻痹症状；舌下神经核受损可出现伸舌偏向病灶侧、同侧舌肌萎缩及肌束颤动；前庭小脑传导束受损，可表现为眩晕、恶心、眼球震颤、平衡障碍及步态不稳。

【辅助检查】

1. **脑脊液检查** 常无特征性改变，较大空洞可引起椎管部分梗阻和脑脊液蛋白含量增高。

2. **影像学检查**

（1）X线：有助于发现骨骼畸形，如脊柱侧凸、隐性脊柱裂、颈枕区畸形和 Charcot 关节等。

（2）延迟脊髓 CT 扫描（DMCT）：即在蛛网膜下腔注入水溶性造影剂，在注射后 6 小时、12 小时、18 小时、24 小时分别进行脊髓 CT 检查，可清晰显示出高密度的空洞影像。

（3）MRI：矢状位图像可清晰显示空洞的位置、大小、范围以及是否合并 Arnold-Chiari 畸形等（图18-6），是确诊本病的首选方法，有助于选择手术适应证和手术方案。

【诊断与鉴别诊断】

1. **诊断** 根据青壮年隐匿起病，病情进展缓慢，节段性分离性感觉障碍，肌无力和肌萎缩，皮肤营养障碍和关节病变等，结合检查常发现合并其他先天性畸形，诊断并不难，MRI 或 DMCT 检查发现

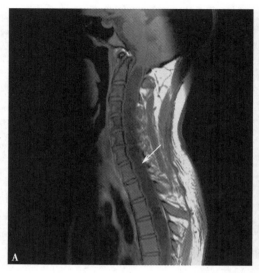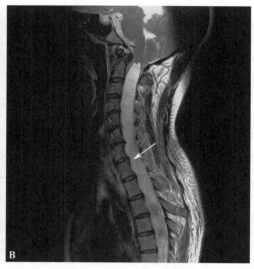

图 18-6　脊髓空洞症 MRI 表现

A. T_1 加权像；B. T_2 加权像。

箭头示病变部位。

空洞可确诊。

2. 鉴别诊断

（1）脊髓肿瘤：进展较脊髓空洞症快，累及脊髓病变节段较短，膀胱直肠功能障碍出现早，神经营养障碍少见，MRI 增强扫描有助于鉴别诊断。

（2）颈椎病：多见于中老年人，神经根痛常见，感觉障碍多呈根性分布，可出现颈部活动受限，手及上肢可有轻度肌无力及肌萎缩。颈椎 CT、MRI 有助于鉴别诊断。

（3）肌萎缩侧索硬化症：多在中年起病，病情进展快，上、下运动神经元同时受累，但无感觉障碍和营养障碍。MRI 无特异性发现，肌电图呈广泛神经源性损害有助于鉴别。

【治疗】　本病进展缓慢迁延，目前尚无特效疗法。

1. 对症治疗　可给予 B 族维生素、ATP、辅酶 A、肌苷等；有疼痛者可给予镇痛剂；痛觉缺失者应防止外伤、烫伤或冻伤；辅助运动、按摩，防止关节挛缩等。

2. 手术治疗　治疗的目的是纠正潜在的病因，改善脑脊液循环动力学。合并颈枕区畸形及小脑扁桃体下疝可行枕骨下减压，手术矫治颅骨及神经组织畸形；继发于创伤、感染的脊髓空洞及张力性空洞可行空洞-蛛网膜下腔分流术；脊髓内肿瘤所致空洞可行肿瘤切除术。

第六节 ｜ 脊髓血管病

脊髓血管病（vascular diseases of the spinal cord）分为缺血性、出血性及血管畸形三大类。其发病率远低于脑血管病，但脊髓内部结构紧密，因此较小的血管病变即可导致严重后果。

【病因】　严重心血管疾病或手术、脊髓动脉粥样硬化、动脉炎、蛛网膜粘连等均可导致缺血性脊髓血管病。外伤是出血性脊髓血管病的主要原因，自发性出血及其他非外伤性病因多见于脊髓血管畸形和动脉瘤的破裂、血液病、肿瘤和抗凝治疗后等。脊髓血管畸形常因病变压迫、盗血、血栓形成及出血导致脊髓功能受损。

【病理】　脊髓对缺血有较好的耐受性，轻度或间歇性缺血不会造成脊髓明显损害，完全缺血 15 分钟以上可导致脊髓不可逆损伤。脊髓缺血可导致神经细胞变性、坏死、血管周围淋巴细胞浸润，晚期血栓机化被纤维组织取代，并有血管再通。

脊髓内出血可侵犯数个节段，多累及中央灰质；脊髓外出血形成血肿或破入蛛网膜下腔，引起组织水肿、淤血,继发神经变性。

脊髓血管畸形主要包括动静脉畸形(arteriovenous malformation,AVM)、海绵状血管畸形(cavernous malformation,CM)、硬脊膜动静脉瘘(spinal dural arteriovenous fistula,SDAVF)等。脊髓 AVM 由畸形血管和供血动脉、引流静脉组成,畸形血管可表现为畸形血管团,由数量众多、直径较细的动静脉短路组成;SDAVF 是发生在直径较大动、静脉之间的动静脉短路;脊髓 CM 属静脉畸形,显微镜下表现为海绵状或蜂窝状高度扩张的薄壁血管样组织。

【临床表现】

1. 缺血性脊髓血管病

(1)脊髓短暂性脑缺血发作(spinal cord transient ischemic attack,sTIA):类似短暂性脑缺血发作,突发起病,持续时间短暂,不超过 24 小时,恢复完全,不遗留任何症状。典型表现为间歇性跛行和下肢远端发作性无力,行走一段距离后单侧或双侧下肢沉重、无力甚至瘫痪,休息或使用血管扩张剂可缓解;或仅有自发性下肢远端发作性无力,可自行缓解,反复发作,间歇期无症状。

(2)脊髓梗死(spinal infarction):呈卒中样起病,脊髓症状常在数分钟或数小时内达到高峰。因发生闭塞的供血动脉不同分为如下几种。

1)脊髓前动脉综合征:又称脊髓前 2/3 综合征,以中胸段或下胸段多见。首发症状常为突发病损水平相应部位根痛,随后很快出现弛缓性瘫痪,多在 12 小时内达峰。因后索一般不受累而出现传导束型分离性感觉障碍,痛、温觉缺失而深感觉保留。尿便障碍较明显,脊髓休克期后转变为病变水平以下痉挛性瘫痪。

2)脊髓后动脉综合征:因脊髓后动脉侧支循环良好,故该综合征临床少见,好发于动脉夹层。表现为急性根痛、病变水平以下深感觉缺失和感觉性共济失调,而痛、温觉和肌力保存,括约肌功能多不受累。

3)中央动脉综合征:沟连合动脉闭塞,通常出现病变水平相应节段的下运动神经元性瘫、肌张力减低、肌萎缩,多无锥体束损害和感觉障碍。

(3)脊髓血管栓塞:少见,与脑栓塞病因相同,临床表现为根痛、下肢单瘫或截瘫、括约肌功能障碍等。转移瘤所致的脊髓血管栓塞,由于伴发脊髓和椎管内广泛转移,病程进展较迅速。

2. 出血性脊髓血管病

包括硬脊膜外出血、硬脊膜下出血、髓内出血和脊髓蛛网膜下腔出血。前两者主要表现为脊髓受压的症状,患者出现截瘫及感觉障碍,症状迅速加重且范围进行性扩大;髓内出血的特点为急性剧烈背痛,数分钟或数小时后迅速出现损害水平以下运动障碍、感觉障碍及括约肌功能障碍;脊髓蛛网膜下腔出血表现为急骤的颈背痛、脑膜刺激征和截瘫,如仅为脊髓表面血管破裂出血可只有背痛而无脊髓受压表现。

3. 脊髓血管畸形

(1)脊髓动静脉畸形:多在青少年发病,平均发病年龄约 25 岁,男女比例为 1.5∶1。可以为突发起病或逐渐进展。绝大多数突然发病者为病变出血所致,多以急性剧烈根性疼痛为首发症状,不同程度的截瘫、根性或传导束性感觉障碍及尿便障碍。逐渐进展是由脊髓静脉高压、脊髓压迫及动脉盗血等病理过程造成,随着脊髓水肿受累节段增多,脊髓功能障碍范围也逐渐扩大。

(2)硬脊膜动静脉瘘:是脊髓血管畸形中最常见的亚型,平均发病年龄为 50～60 岁,男女比例为 5∶1。该病是由髓周静脉引流不畅,导致脊髓静脉高压而致病,临床上出血少见。表现为渐进加重的双下肢无力、感觉障碍和尿便障碍,一般无疼痛。病程中可有症状波动,激素应用、腰椎穿刺和硬膜外注射也可导致症状加重,其中激素应用可引起不可逆性脊髓损害。

(3)海绵状血管畸形:平均发病年龄约为 35 岁,男女比例约为 1.3∶1,好发于胸段脊髓。临床上因病变反复出血或压迫脊髓,表现为急性或进行性加重的脊髓功能障碍。

【辅助检查】

1. 脑脊液检查

椎管内出血脑脊液压力可增高,脊髓蛛网膜下腔出血则脑脊液呈均匀血性。有血肿形成时可导致椎管内不同程度阻塞,使脑脊液蛋白含量增高,压力降低。

2. CT　对缺血性脊髓血管病多无特殊意义;对于出血性脊髓血管病,可显示出血部位高密度影;对于脊髓血管畸形,CT 可显示脊髓局部增粗、出血等,增强后可发现血管畸形。全脊髓 CTA 可重建异常血管形态,是脊髓血管畸形初诊的良好工具。

3. MRI　对脊髓血管病有重要诊断价值。脊髓前动脉梗死起病后数日,典型脊髓 MRI T_2 像表现为矢状位脊髓腹侧呈"铅笔征"、轴位呈"鹰眼征",可见轻度强化。

出血性脊髓血管病血肿部位的 MRI 表现与脑出血相似。急性期时病灶呈等 T_1、等 T_2 信号,亚急性期时呈短 T_1 信号,慢性期时由于含铁血黄素沉积呈长 T_1、短 T_2 信号。

海绵状血管畸形 MRI 图像可表现为局部脊髓膨大,内有高、低信号混杂的桑葚样病灶。SDAVF 矢状位 T_2 像可见脊髓周边(尤其背侧)流空血管影,增强扫描呈"虫噬样"强化。对比增强磁共振血管成像(CE-MRA)可清晰显示血管畸形及病变周围结构,且具有风险小、操作简单等优点。

4. **脊髓血管造影**　选择性脊髓动脉造影对脊髓血管畸形的诊断最有价值,可明确显示畸形血管的大小、范围、类型、瘘口位置及与脊髓的关系,有助于治疗方法的选择。

【诊断与鉴别诊断】

1. **诊断**　根据突然起病或逐渐进展以及脊髓损伤的临床特点,结合脑脊液和脊髓影像学可以给予临床诊断,但确诊有时很困难。

2. **鉴别诊断**

(1)急性脊髓炎:病前多有感染史或疫苗接种史,起病不如脊髓血管病急,无神经根痛等首发症状,表现为脊髓横贯性损害,脑脊液细胞数可见增多,预后相对较好。

(2)其他原因导致的间歇性跛行:①下肢血管性间歇性跛行:是下肢动脉脉管炎或微栓子反复栓塞所致,表现为下肢间歇性疼痛、无力、苍白、皮肤温度降低、足背动脉搏动减弱或消失,超声检查有助于诊断;②马尾性间歇性跛行:由腰椎椎管狭窄所致,常有腰骶区疼痛,行走后症状加重,休息后减轻或消失,腰前屈时症状可减轻,后仰时则加重,感觉症状较运动症状重。

【治疗】　缺血性脊髓血管病的治疗原则与缺血性脑血管病相似。病因治疗,如低血压者应纠正血压,血栓栓塞者应用抗血小板、抗凝治疗,其他还可应用血管扩张药、改善微循环的药物及促进神经功能恢复的药物。

出血性脊髓血管病的主要治疗策略是针对原发病的干预。硬膜外或硬膜下血肿应紧急手术以清除血肿,解除对脊髓的压迫。脊髓蛛网膜下腔出血治疗原则与脑蛛网膜下腔出血相同。

脊髓血管畸形的治疗根据病变解剖部位与血管构筑情况,可采取介入治疗、显微手术治疗,有时需要两种治疗方式联合干预。治疗原则为阻断动静脉间的异常交通,可采用结扎供养动脉、摘除异常血管及栓塞供养动脉等治疗方法。

(张克忠)

第十九章 | 周围神经疾病

【定义与解剖】 周围神经（peripheral nerve）是指除嗅、视神经以外的脑神经、脊神经和自主神经及其神经节。解剖上一般以进入和传出脊髓或延髓为界，其外周部分称为周围神经。周围神经病是由各种病因引起的周围神经系统结构或者功能损害的疾病总称。

【生理与功能】 周围神经从功能上分为感觉传入神经和运动传出神经两部分。前者由感受器、远端感觉神经传入纤维、后根神经节、脊神经后根组成；后者则由脑干运动核发出的脑神经、脊髓前角及侧角发出的脊神经前根和远端运动纤维构成，终止于神经肌肉接头。自主神经周围部分包括内脏运动神经和内脏感觉神经，由交感和副交感神经组成，调节内脏、血管、平滑肌及腺体的活动和分泌。

周围神经纤维可分为有髓鞘和无髓鞘两种。有髓神经纤维轴索外包绕的髓鞘由施万细胞（Schwann cell）构成，两段髓鞘之间的无髓鞘部分称为郎飞结（Ranvier node）。髓鞘起绝缘作用，并使神经冲动在郎飞结间呈跳跃性快速传导。无髓纤维则是数个轴索包裹在一个施万细胞内，没有髓鞘包绕，神经冲动沿着神经纤维表面传导，速度较慢。脑神经和脊神经的运动和深感觉纤维多属有髓神经纤维，而痛、温觉和自主神经多为无髓神经纤维。周围神经有神经内膜、神经束膜及神经外膜保护，内含滋养动脉，发出丰富的交通支，神经束膜和毛细血管内皮紧密连接使血管内大分子不易渗出毛细血管，构成血-神经屏障。但神经根和神经节处无此屏障，为某些免疫性或中毒性疾病易发生于此处的原因。

【病因与分类】 周围神经疾病病因复杂，包括营养代谢、药物及中毒、血管炎、肿瘤、遗传、外伤或机械压迫等。由于疾病病因、受累范围及病程不同，周围神经疾病的分类标准尚未统一，单一分类方法很难涵盖所有病种。①首先可分为遗传性和获得性，后者按病因又可分为营养缺乏和代谢性、中毒性、感染性、免疫相关性、缺血性、副肿瘤性、机械外伤性等；②按照病理改变，分为主质性神经病（累及神经纤维的轴索和髓鞘）和间质性神经病（累及神经内膜、神经束膜、神经外膜和血管）；③按照临床病程，可分为急性、亚急性、慢性、复发性和进行性神经病等；④按照累及的神经分布形式分为单神经病、多发性单神经病、多发性神经根/丛病、多发性周围神经病等；⑤按照症状分为感觉性、运动性、混合性、自主神经性等种类；⑥按照病变的解剖部位分为神经根病、神经丛病、神经干病和神经元病（感觉神经元）。

【临床表现】 周围神经疾病有许多特有的症状和体征，包括神经刺激（兴奋增高）和神经麻痹（兴奋降低）症状。①感觉障碍的刺激症状主要表现为疼痛，比如触电感、针刺感、灼热感；浅感觉麻痹症状表现为麻木，深感觉减退或缺失表现为感觉性共济失调等。②运动障碍的刺激症状主要表现为肌束震颤、肌纤维颤搐、痛性痉挛等，而肌力减退或丧失、肌萎缩则属于运动神经麻痹症状。③自主神经受损常表现为无汗、竖毛障碍及直立性低血压，严重者可出现无泪、无涎、阳痿及膀胱、胃肠功能障碍等。④另外，周围神经疾病患者常伴有腱反射减弱或消失。

【诊断与治疗】 病史描述、体格检查和必要的辅助检查是诊断周围神经疾病的主要依据。神经传导检查（nerve conduction study，NCS）和针极肌电图（electromyogram，EMG）检查对判断周围神经受累范围和程度很有价值。周围神经组织活检一般用于临床及其他实验室检查定性困难者，有助于判断周围神经损伤部位及病变性质。周围神经病的治疗首先是病因治疗；其次是对症支持处理，应用止痛药物及 B 族维生素等；康复、针灸、理疗、按摩是恢复期的重要措施，有助于预防肌肉挛缩和关节变形。

第一节 ｜ 脑神经疾病

12 对脑神经中除了视神经和嗅神经属中枢神经外,余下的 10 对脑神经属周围神经,核团均在脑干内,周围支分布到头面部器官。本节先介绍典型的脑神经单神经病变,后介绍多发性脑神经损害。

一、三叉神经痛

三叉神经痛(trigeminal neuralgia)是原发性三叉神经痛的简称,表现为三叉神经分布区内短暂的反复发作性剧痛。

【病因】 原发性三叉神经痛病因尚未完全明了,周围学说认为其病变位于半月神经节到脑桥间的部分,是由多种原因引起的压迫所致;中枢学说认为其为三叉神经脊束核或脑干异常放电造成的一种感觉性癫痫样发作。

【发病机制】 发病机制迄今仍在探讨之中。较多学者认为是各种原因引起三叉神经局部脱髓鞘产生异位冲动,相邻轴索纤维伪突触形成或产生短路,轻微痛觉刺激通过短路传入中枢,中枢传出冲动亦通过短路传入,如此叠加造成三叉神经痛发作。初级神经元的敏化和离子通道的改变是以三叉神经痛为代表的神经病理性疼痛发生发展的机制,也是其药物治疗的病理生理基础。

【病理】 三叉神经感觉根活检可见神经节细胞消失、炎症细胞浸润,神经鞘膜不规则增厚、髓鞘瓦解,轴索节段性蜕变、裸露、扭曲、变形等。电镜下尚可见郎飞结附近轴索内集结大量线粒体,可能与神经组织受机械性压迫有关。

【临床表现】

1. 常于 40 岁以后起病,女性多见。

2. 临床表现有以下特点:①骤然发生的剧烈的闪电样、刀割样疼痛;②大多单侧受累,疼痛严格限于三叉神经感觉支配区(第二、三支多见);③患者口角、鼻翼、颊部或舌部为敏感区,轻触可诱发,称为"扳机点"或"触发点";④严重病例可因疼痛出现面肌反射性抽搐,口角牵向患侧,即"痛性抽搐";⑤每次发作仅数秒或数分钟,可 1 日数次或 1 分钟多次。发作呈周期性,发作可为数日、数周或数月不等,缓解期如常人。随着病程迁延,发作次数逐渐增多,发作时间延长,间歇期缩短;⑥神经系统查体一般无阳性体征。

【辅助检查】

1. **神经电生理检查** 通过电刺激三叉神经分支并观察咀嚼肌的表面电活动以及通过三叉神经诱发电位判断脑干三叉神经中枢和外周通路的功能,可排除继发性三叉神经痛。V_1 反射为电刺激三叉神经眼支出现瞬目反射(blink reflex),V_2 反射、V_3 反射分别为刺激三叉神经上颌支、下颌支出现咬肌抑制反射。

2. **影像学检查** 颅脑 MRI 检查可排除器质性病变所致继发性三叉神经痛,如颅底肿瘤、多发性硬化、脑血管畸形等;对于一部分与血管压迫相关的三叉神经痛,三叉神经磁共振断层血管成像(magnetic resonance tomographic angiography,MRTA)可用于评估三叉神经的形态和周围血管空间关系,可用于明确手术指征和术前评估。

【诊断】 典型的原发性三叉神经痛根据疼痛发作部位、性质、面部扳机点及神经系统无阳性体征,不难确诊。

【鉴别诊断】 本病须与以下疾病鉴别。

1. **继发性三叉神经痛** 疼痛为持续性,伴患侧面部感觉减退、角膜反射迟钝等,常合并其他脑神经损害症状。常见于原发性或转移性颅底肿瘤、多发性硬化、延髓空洞症等。相关部位的 MRI 检查有助于鉴别。

2. **牙痛**　由于三叉神经也支配牙周和黏膜神经,因此有时难以鉴别。牙痛常为持续性钝痛,局限于牙龈部,可因进食冷、热食物加剧。X线和仔细的牙科检查如发现龋齿、炎症、肿瘤等有助鉴别。

3. **舌咽神经痛**　较少见,常见于年轻妇女。是局限于扁桃体、舌根、咽及耳道深部(即舌咽神经分布区)的阵发性疼痛,性质类似三叉神经痛。吞咽、讲话、打呵欠、咳嗽常可诱发,在咽喉、舌根扁桃体窝等触发点用4%可卡因或1%丁卡因喷涂可阻止发作。

【治疗】　继发性三叉神经痛应针对病因治疗,原发性三叉神经痛目前尚缺乏有效治疗方法,治疗原则以止痛为目的,药物治疗为主,无效时可用神经阻滞疗法或手术治疗。

1. **药物治疗**　为基本治疗,适用于初患、年迈或合并有严重内脏疾病,不适宜手术及不能耐受手术者,首选卡马西平或奥卡西平,应注意卡马西平常见不良反应(比如皮疹),同时孕妇忌用,也可选择加巴喷丁和普瑞巴林。

2. **神经阻滞疗法**　服药无效或有明显副作用、拒绝手术治疗或不适于手术治疗者,可选择使用A型肉毒毒素、无水乙醇或甘油局部注射于三叉神经分支或半月神经节,具有一定止痛效果。不良反应为注射区面部感觉缺失。

3. **经皮半月神经节射频电凝疗法**　在X线监视或CT导向下将射频针经皮刺入三叉神经节处。可选择性破坏半月神经节后无髓鞘Aδ及C纤维(传导痛、温觉),保留有髓鞘Aα及β粗纤维(传导触觉),疗效达90%以上。适用于年老体衰、有系统疾病、不能耐受手术者。重复应用有效。

4. **手术治疗**　适用于药物和神经阻滞治疗无效者,可选用三叉神经感觉根部分切断术或伽马刀治疗,止痛效果确切。三叉神经显微血管减压术对血管压迫所致三叉神经痛效果较好,止痛同时不引起感觉及运动障碍,是目前广泛应用的最安全有效的手术方法。

【预后】　该病预后较好,绝大部分患者症状可得到有效控制。

二、特发性面神经麻痹

特发性面神经麻痹(idiopathic facial palsy)亦称贝尔麻痹(Bell palsy)、面神经炎,是常见的脑神经单神经病变,因茎乳孔内面神经非特异性炎症而导致周围性面瘫,为面瘫最常见的原因。

【病因】　本病病因未明,目前认为本病与嗜神经病毒感染以及感染后免疫反应有关。常在受凉或上呼吸道感染后发病。

【发病机制】　由于骨性面神经管只能容纳面神经通过,所以面神经一旦缺血、水肿必然导致神经受压。病毒感染可导致局部神经的自身免疫反应及营养血管痉挛、神经缺血、水肿而出现面肌瘫痪。

【病理】　面神经炎早期病理改变主要为神经水肿和脱髓鞘,严重者可出现轴索变性,以茎乳孔和面神经管内部分尤为显著。

【临床表现】

1. 任何年龄、季节均可发病,多见于20~40岁,男性略多。

2. 通常为急性起病,病情多在3天左右达到高峰。

3. 主要表现为单侧周围性面瘫,如受累侧闭目、皱眉、鼓腮、示齿和闭唇无力,以及口角向对侧歪斜;可伴有同侧耳后疼痛或乳突压痛。

数字人

4. 体格检查时,可见患侧闭眼时眼球向外上方转动,露出白色巩膜,称为贝尔征(Bell sign);鼻唇沟变浅,口角下垂,露齿时口角歪向健侧;由于口轮匝肌瘫痪,鼓气、吹口哨漏气。

5. 不同部位面神经损害出现不同临床症状。①膝状神经节前损害:因鼓索神经受累,出现同侧舌前2/3味觉障碍;镫骨肌分支受累,出现听觉过敏、过度回响。②膝状神经节病变:除表现为面神经麻痹、舌前2/3味觉障碍和听觉过敏外,还有耳郭、外耳道感觉减退和外耳道、鼓膜疱疹,称为亨特综合征(Hunt syndrome),是带状疱疹病毒感染所致。③茎乳孔附近病变:出现上述典型的周围性面瘫体征和耳后疼痛。

【辅助检查】　对于特发性面神经麻痹的患者不建议常规进行化验、影像学和神经电生理检查。

1. 神经电生理检查　当临床需要判断预后时,可选择面神经传导测定。该检查有助于鉴别面神经是暂时性传导障碍还是永久性失神经支配。如早期(起病后 7 天内)完全面瘫者受累侧诱发的肌肉动作电位 M 波波幅为正常侧的 30% 或以上,则在 2 个月内有可能完全恢复;如病后 10 天内出现失神经电位,则恢复缓慢。

2. 影像学检查　须除外临床颅内器质性病变时应行颅脑 MRI 或 CT 检查。

【诊断】　急性起病、临床以周围性面瘫为特征表现、无其他神经系统阳性体征者,在排除颅内器质性病变后,即可确诊。

【鉴别诊断】　须注意与以下疾病鉴别。

1. 吉兰-巴雷综合征　常为双侧周围性面瘫,伴对称性四肢弛缓性瘫痪和感觉障碍,脑脊液检查有特征性的蛋白-细胞分离。

2. 耳源性面神经麻痹　中耳炎、迷路炎、乳突炎常并发耳源性面神经麻痹,也可见于腮腺炎、肿瘤和化脓性下颌淋巴结炎等,常有明确的原发病史及特殊症状。

3. 颅后窝肿瘤或脑膜炎　周围性面瘫起病缓慢,常伴有其他脑神经受损症状及各种原发病的特殊表现,影像学和腰穿检查有助于鉴别。

4. 神经系统莱姆病　可表现为单侧或双侧面神经麻痹,常伴发热、皮肤游走性红斑,常可累及其他脑神经和脊神经,特异性的抗体可予以鉴别。

【治疗】　治疗原则为改善局部血液循环,减轻面神经水肿,缓解神经受压,促进神经功能恢复。

1. 药物治疗

(1)糖皮质激素:对于无禁忌证的 16 岁以上患者,急性期应尽早使用糖皮质激素。常选用泼尼松 30～60mg/d,每日一次顿服,连用 5 天,之后于 5 天内逐渐停用。应用糖皮质激素须评估患者基础疾病并积极预防不良反应。

(2)B 族维生素:维生素 B_1 100mg,维生素 B_{12} 500μg,肌内注射,每日 1 次,促进神经髓鞘恢复;也可口服用药。

(3)抗病毒治疗:伴有带状疱疹(急性期)、亨特综合征的患者,可依据病情联合使用糖皮质激素和抗病毒药物,可选择阿昔洛韦或伐昔洛韦。

2. 护眼　由于不能闭眼瞬目使角膜暴露和干燥,易致感染,可戴眼罩防护,或用左氧氟沙星眼药水等预防感染,保护角膜。

3. 康复　可以尽早开展面部肌肉康复治疗。

【预后】　大多数特发性面神经麻痹预后良好。大部分患者在发病后 2～4 周开始恢复,3～4 个月后完全恢复。70% 的面肌完全麻痹的患者,即使未接受任何治疗,仍可在发病 6 个月后完全恢复。部分患者可遗留面肌无力、面肌痉挛或鳄鱼泪现象等。

三、面肌痉挛

面肌痉挛(facial spasm)又称偏侧面肌痉挛,是指一侧面部肌肉间断性不自主阵挛性抽动或无痛性强直。

【病因与发病机制】　病因未明,有证据表明大部分患者是由于面神经出脑桥根处被微血管袢压迫所致。发病机制可能为面神经的异位兴奋或伪突触传导所致。

【病理】　可见面神经神经纤维因受压所致继发性脱髓鞘改变。

【临床表现】

1. 多中年以后起病,女性较多。

2. 发病早期多为眼轮匝肌间歇性抽搐,后逐渐缓慢扩散至一侧面部其他面肌,以口角肌肉抽搐最为明显,严重时可累及同侧颈阔肌。少数患者病程晚期可伴患侧面肌轻度瘫痪。

3. 紧张、疲倦、自主运动时抽搐加剧,入睡后停止,两侧面肌均有抽搐者少见。

4. 无神经系统其他阳性体征。

【辅助检查】

1. 神经电生理检查 可应用侧方扩散反应（lateral spread response，LSR），或称异常肌反应（abnormal muscle response，AMR）评估，在对面神经的一个分支进行刺激时，另一个分支支配肌也记录到电反应，有助于面肌痉挛的诊断和术中监测。其他检测还包括眨眼反射等与联带运动有关的特征性高频放电，有助于面肌痉挛与其他不自主运动鉴别。

2. 影像学检查 面神经磁共振断层血管成像（MRTA）可显示面神经被邻近的微血管袢压迫。面肌痉挛与面神经通路受机械性刺激或压迫有关，部分患者面神经出脑干处被微血管袢压迫，少数由椎动脉瘤或脑桥小脑角肿瘤所致。

【诊断】 根据病史及面肌阵发性抽动、神经系统无其他阳性体征、肌电图的侧方扩散反应，即可确诊。

【鉴别诊断】 须与以下疾病鉴别。

1. 功能性睑痉挛 常见于中年以上女性患者，常为双侧性，仅局限于眼睑肌的痉挛，无下部面肌抽搐。

2. 抽动症 常见于儿童和青壮年，有较为明显的肌肉收缩，多与精神因素有关。

3. Meige 综合征 又称特发性眼睑痉挛-口下颌肌张力障碍综合征，多见于老年女性，主要为双侧睑痉挛，伴口、舌、面肌、下颌、喉及颈肌肌张力障碍。

【治疗】

1. 药物治疗 A型肉毒毒素（BTX-A）局部注射为目前治疗面肌痉挛的首选方法，安全简便，对大部分患者具有良好的治疗效果。其他药物包括多种镇静药、抗癫痫药，如卡马西平、氯硝西泮、加巴喷丁等。

2. 手术治疗 血管袢压迫所致者，若BTX-A注射疗效不佳，可采用面神经微血管减压等手术治疗。

【预后】 预后良好。

四、多发性脑神经损害

多发性脑神经损害是指各种病因所致的单侧或双侧多个脑神经病变。单侧者常由肿瘤（如鼻咽癌、脑膜瘤等）、血管病（如动脉瘤、血管炎等）、外伤（如颅底骨折、血肿、出血等）、感染（如局限性硬脑膜炎、鼻窦炎蔓延、蛛网膜炎等）所致。双侧者可见于吉兰-巴雷综合征、重症肌无力及肉毒毒素中毒等。病变的不同部位可形成特定的临床综合征。关键在于病因治疗。现将临床常见的多发性脑神经损害综合征总结如表 19-1 所示。

表 19-1 常见的多发性脑神经损害综合征

综合征	病变部位	累及脑神经	常见病因	临床表现
海绵窦综合征（Foix Ⅰ syndrome）	海绵窦	Ⅲ、Ⅳ、Ⅵ、Ⅴ第1支，病变偏后者可有Ⅴ的第2、3支受累	海绵窦血栓性静脉炎；颈内动脉海绵窦瘘；海绵窦内动脉瘤；海绵窦内或邻近部位肿瘤	Ⅲ、Ⅳ、Ⅵ脑神经受损致患侧全部眼肌麻痹，表现为上睑下垂，瞳孔散大，对光反射和调节反射消失，眼球运动障碍，复视；Ⅴ受损致分布区感觉障碍，角膜反射消失；眼部静脉回流障碍致眼球突出，眼结膜充血、水肿
眶上裂综合征（Rochon Duvigneaud syndrome）	眶上裂附近	Ⅲ、Ⅳ、Ⅵ、Ⅴ第1支	肿瘤如鼻咽癌、垂体瘤等；血管性病变如动脉瘤、血管炎；感染如局限性硬脑膜炎、眶上部骨膜炎等；蝶骨小翼附近骨折、出血、血肿等	Ⅲ、Ⅳ、Ⅵ脑神经受损出现全部眼肌麻痹，外展麻痹出现早；三叉神经区域感觉障碍；角膜反射迟钝或消失；可出现同侧 Horner 综合征

续表

综合征	病变部位	累及脑神经	常见病因	临床表现
眶尖综合征（Rollet syndrome）	眶尖区域	Ⅱ、Ⅲ、Ⅳ、Ⅵ、Ⅴ第1支	眶尖部位及附近区域肿瘤、血管病、外伤、感染	Ⅲ、Ⅳ、Ⅵ脑神经受损出现全部眼肌麻痹；三叉神经支配区域感觉过敏、减退；视神经受损致视力下降、视神经萎缩、周边视野缺损
岩尖综合征（Gradenigo syndrome）	颞骨岩部尖端	Ⅴ、Ⅵ	颞骨岩部炎症以急性中耳炎最常见；肿瘤如表皮样瘤、脑膜瘤等；外伤、骨折及出血	患侧Ⅵ脑神经麻痹致内斜视和复视；患侧Ⅴ脑神经眼支支配区疼痛、畏光、角膜感觉减退
脑桥小脑角综合征（Cushing Ⅰ syndrome）	脑桥小脑角	Ⅴ、Ⅶ、Ⅷ，有时伴Ⅵ、Ⅸ、Ⅹ	肿瘤以听神经鞘瘤最为常见，其次为脑膜瘤、上皮样囊肿等；蛛网膜炎、血管畸形	同侧进行性神经性耳聋伴前庭功能受损；面部感觉减退、疼痛，角膜反射减退或消失；同侧眼内斜，轻度周围性面瘫；同侧小脑性共济失调；可有高颅压表现；后组脑神经麻痹症状
迷走-舌下神经综合征（Tapia syndrome）	颅外咽旁间隙、延髓	Ⅹ、Ⅻ	颅骨骨折、寰椎脱位、颈动脉瘤、肿瘤等	Ⅻ脑神经损害患侧舌肌无力伴萎缩；Ⅹ脑神经损害致发音、吞咽困难；可合并同侧Horner综合征
迷走-副-舌下神经综合征（Jackson syndrome）	延髓下部或颈静脉孔附近	Ⅹ、Ⅺ、Ⅻ	原发性和转移性肿瘤、颅底骨折、后咽腔脓肿、脑底动脉瘤、颈静脉孔神经鞘瘤等	Ⅹ脑神经损害致发音、吞咽困难，可出现心动过速；Ⅺ脑神经损害致患侧胸锁乳突肌和斜方肌全部或部分瘫痪；Ⅻ脑神经损害致患侧舌肌无力伴萎缩
一侧颅底综合征（Guillain Garcin syndrome）	一侧颅底弥漫性病变	Ⅰ～Ⅻ	肿瘤最常见，其他可见于颅底骨折、血肿、脑干脑炎、颅底脑膜炎等	广泛一侧脑神经损害（Ⅰ～Ⅻ），一般无脑实质性损害症状；颅骨平片可见颅底广泛性骨质破坏
枕髁-颈静脉孔综合征（Collet-Sicard syndrome）	颈静脉孔和枕骨髁周围	Ⅸ、Ⅹ、Ⅺ、Ⅻ	肿瘤，如上咽部肿瘤、网状细胞肉瘤、恶性淋巴瘤等；外伤；血管病变，如动脉瘤、颈静脉炎；感染等	Ⅸ、Ⅹ脑神经损害致发音、吞咽困难；Ⅺ脑神经损害致胸锁乳突肌和斜方肌无力；Ⅻ脑神经受损致舌肌无力、萎缩，伸舌偏患侧
腮腺后间隙综合征（Villaret syndrome）	颅外咽后区	Ⅸ、Ⅹ、Ⅺ、Ⅻ，颈交感神经干	肿瘤，如腮腺瘤、鼻咽部肿瘤及转移瘤；外伤；感染，如咽部脓肿；颅底颈内动脉瘤	Ⅸ、Ⅹ脑神经损害致患侧舌后1/3味觉消失，软腭、咽喉部感觉缺失和声带、软腭麻痹；Ⅺ脑神经损害致胸锁乳突肌和斜方肌麻痹与萎缩；Ⅻ脑神经受损致舌肌麻痹及萎缩；Horner综合征
颈静脉孔综合征（Vernet syndrome）	颈静脉孔附近	Ⅸ、Ⅹ、Ⅺ	肿瘤、外伤、感染、血管性病变	Ⅸ、Ⅹ脑神经损害致患侧软腭、咽喉部感觉障碍，舌后1/3味觉缺失，声带及软腭麻痹，患侧咽反射消失；Ⅺ脑神经受损致患侧胸锁乳突肌和斜方肌麻痹与萎缩
舌枕大孔区综合征	枕大孔区	Ⅸ、Ⅹ、Ⅺ、Ⅻ	肿瘤，如脑膜瘤、神经鞘瘤；颅底凹陷症、寰椎枕化、先天性畸形等	后组脑神经（Ⅸ、Ⅹ、Ⅺ、Ⅻ）损害症状，可伴颈神经根受损及脑膜刺激征，可有颈髓及延髓损害、小脑损害等

第二节 ｜ 脊神经疾病

脊神经疾病（spinal nerve disease）指各种病因引起的脊神经支配区疾病。根据受损范围分为单神经病、多发性单神经病、多发性神经根/丛病、多发性周围神经病等。

一、单神经病及神经痛

单神经病（mononeuropathy）是指单一神经受损产生与该神经支配范围一致的运动、感觉功能缺失症状及体征。神经痛（neuralgia）是受损神经分布区疼痛，为神经干受累的刺激症状。病因包括创伤、缺血、肿瘤浸润、物理损伤、全身代谢性疾病（如糖尿病）或中毒（酒精、铅）等。

临床表现为受累神经分布区感觉、运动及自主神经功能障碍，伴对应的腱反射减弱或消失。肌电图（EMG）和神经传导测定有助于诊断。神经损伤2～3周后EMG出现失神经改变，如大量纤颤电位及正锐波，肌肉重收缩时运动单位募集明显减少等。神经传导速度可出现不同程度的减慢，动作电位波幅不同程度的减低或消失，有时可有传导阻滞（conduction block，CB）、波形离散（temporal dispersion，TD）。随访神经传导变化对定位、判断神经损伤程度和估计预后有重要意义。

（一）正中神经麻痹

正中神经（median nerve）由C_5～T_1神经根纤维组成，支配包括旋前圆肌、桡侧腕屈肌、掌长肌、各指屈肌等几乎所有前臂屈肌，拇对掌肌、拇短展肌、拇短屈肌等大鱼际肌及第1、2蚓状肌。主要功能为支配前臂旋前、屈腕、屈指。感觉支分布于手掌桡侧3个半手指掌面及其中节和远节指背皮肤。

【病因】　①腕部正中神经嵌压伤是正中神经最常见的损伤，比如腕管综合征（carpal tunnel syndrome，CTS）；②正中神经整个行程中以腕部位置最为表浅，易被锐器戳伤或被利器切割伤；③肱骨和前臂骨折及穿通伤；④肘前区静脉注射时药物外渗；⑤肩关节脱位等。

【临床表现】

1. 运动障碍　握力及前臂旋前功能障碍。上臂受损致完全性正中神经麻痹，表现为前臂旋前不能，腕外展屈曲不能，拇、示、中指不能屈曲，握拳无力，拇指不能对掌、外展及屈曲；肌肉萎缩尤以大鱼际肌明显，手掌扁平；拇指内收呈"猿手"畸形。

2. 感觉障碍　手掌面桡侧，中指和无名指的桡侧一半，手背面示、中指末节和无名指末节桡侧半的感觉减退或消失，常合并灼性神经痛（图19-1）。

3. 常见的综合征　腕管综合征是正中神经损伤最常见的形式，也是"手麻"症状最常见的病因。

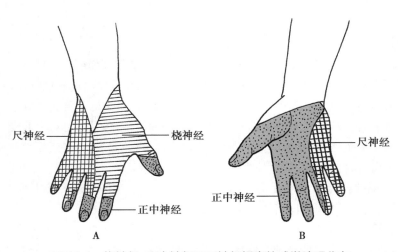

图 19-1　桡神经、正中神经及尺神经损害的感觉障碍分布

A. 桡、正中及尺神经损伤时的感觉障碍（手背面）；B. 桡、正中及尺神经损伤时的感觉障碍（手掌面）。

多见于中年女性,劳动后加剧,休息后缓解。腕管是由 8 块腕骨及其上方腕横韧带共同组成的骨性纤维隧道,其间有正中神经与 9 条肌腱通过。腕管综合征是指各种内科疾病致腕管内容物水肿、静脉淤滞,手腕部反复用力或创伤等原因致正中神经在腕管内受压,出现桡侧 3 指感觉异常、麻木、疼痛及大鱼际肌萎缩。

【诊断与鉴别诊断】 根据正中神经支配区运动、感觉障碍,并且神经电生理检测提示正中神经损伤可确诊本病,神经超声可辅助诊断。需要与颈椎病神经根型、臂丛损害以及淀粉样周围神经病相鉴别。

【治疗】 腕关节制动、佩戴护具、局部理疗;口服吲哚美辛、布洛芬等非甾体抗炎药,疼痛明显的患者可口服加巴喷丁、普瑞巴林等镇痛;腕管内注射泼尼松龙。电生理的失神经支配提示失代偿,是切开腕横韧带松解神经的指征之一。

(二)尺神经麻痹

尺神经(ulnar nerve)由 $C_7 \sim T_1$ 神经根纤维组成,支配尺侧腕屈肌、指深屈肌尺侧半、小鱼际肌、骨间肌、蚓状肌、拇收肌、小指对掌屈肌等。主要功能为屈腕,使手向尺侧倾斜,小指外展、对掌及屈曲等。感觉支主要分布于腕以下手尺侧及小指、环指尺侧半皮肤。

【病因】 嵌压、外伤、炎症、骨折、麻风等可致尺神经麻痹。尺神经在肘部肱骨内上髁后方、尺骨鹰嘴及肘内侧韧带构成的狭窄通道走行,加之位置表浅,故肘管内是最常见的嵌压部位,称为肘管综合征(cubital tunnel syndrome),是发病率仅次于腕管综合征的单神经病。

【临床表现】

1. 运动障碍 主要表现为屈腕困难,手向桡侧偏斜,手指间夹拢困难,拇指不能内收,小指不能运动,各掌指关节过伸,小鱼际肌及骨间肌萎缩,小指和环指不能伸直而呈屈曲位,呈“爪形手”。

2. 感觉障碍 手掌和手背的尺侧,以及整个小指和无名指的尺侧一半感觉减退或消失(见图 19-1)。

3. 肘管综合征 男性多发,常见于外伤、长期屈曲手肘工作、肘关节畸形以及糖尿病患者,首发症状常为掌侧和尺侧 1 个半手指麻木,第一背侧骨间肌和小鱼际肌萎缩,而前臂尺侧是由前臂内侧皮神经支配,故没有麻木。

【诊断与鉴别诊断】 根据腕、肘外伤史,尺神经支配范围典型运动、感觉障碍,辅以肌电图检测,可作出诊断。尺神经损害需要通过不同的感觉运动损害组合确定不同的损害水平。以第一背侧骨间肌萎缩为首发症状,还需要鉴别神经根压迫、臂丛损害、平山病(Hirayama disease,HD)、多灶性运动神经病(multifocal motor neuropathy,MMN)和运动神经元病(motor neuron disease,MND)。

【治疗】 治疗原则是以病因治疗为主,神经营养药及糖皮质激素类药物对症治疗,辅以理疗和功能锻炼。

(三)桡神经麻痹

桡神经(radial nerve)由 $C_5 \sim T_1$ 的神经根纤维组成,其运动支支配前臂伸肌(肱三头肌、肘肌)、腕部伸肌(桡侧腕伸腕肌、尺侧伸腕肌)、手指的伸肌(指总伸肌)、前臂旋后肌、肱桡肌、拇长展肌等,主要功能是伸肘、伸腕及伸指;感觉支分布于上臂、前臂背侧及手背、手指近端背面桡侧半。

【病因】 桡神经是臂丛神经中最易受损伤的一支,病因甚多,包括腋部或上肢受压、感染、肩关节脱臼、肱桡骨骨折、上肢贯通伤、铅和酒精中毒、手术时上臂长时间过度外展或新生儿脐带绕上臂。常见的卡压部位在上臂桡神经沟处,其次是前臂。

【临床表现】 桡神经麻痹(radial nerve paralysis)最突出的临床表现为腕下垂,这是由于伸肌瘫痪,不能伸腕和伸指所致。根据损伤部位不同,临床表现各异。

1. 高位损伤(腋部) 相对少见,有时在长时间绑吊后可出现。在腋下,桡神经发出肱三头肌分支,其以上部位受损,产生完全性桡神经麻痹,上肢各伸肌完全瘫痪,肘、腕、掌指关节均不能伸直,前臂伸直位旋后不能,手通常处于旋前位。

2. 桡神经沟损伤(上臂)　是桡神经损害最常见的类型。常继发于不合适的睡眠体位,多于晨起时发现垂腕、垂指,可伴有手背和前臂桡侧麻木,查体发现肱三头肌功能保留,余桡神经支配肌损害,电生理早期就可以发现桡神经沟处刺激波幅降低或消失。因为该损害可由醉酒后受压导致,而放纵饮酒常在休息日,西方也称为"星期六夜麻痹"。

3. 后骨间神经损伤(前臂)　也常见,病因可为前臂穿刺、外伤或炎症。后骨间神经为桡神经在前臂处的纯运动分支,支配旋后肌、尺侧腕伸肌、示指伸肌、指总伸肌等,而桡侧腕长短伸肌功能保留。因此在后骨间神经损害时表现为典型垂指而不垂腕、腕背伸向桡侧偏斜且不伴有感觉障碍的临床表现。

4. 桡浅神经损伤(前臂)　桡浅神经较为表浅,容易因压迫等因素损伤,例如挽手提包的年轻女性。因邻近神经重叠,桡神经麻痹的感觉障碍仅限于手背拇指和第1、2掌骨间隙背侧的"虎口区"皮肤(见图19-1)。此时表现为相应支配区域的感觉减退、疼痛,而不伴有运动障碍。

【诊断与鉴别诊断】　根据肘、腕、指不能伸直(垂腕、垂指),拇指伸直外展不能,伴手背桡侧及拇、示指背侧近端感觉减退,临床诊断不难。但应与其他表现为垂腕的疾病,如颈椎间盘突出压迫 C_7 和 C_8 神经根、臂丛神经损害、遗传性压迫易感性神经病(hereditary neuropathy with liability to pressure palsy,HNPP)、特殊类型的肌病相鉴别,仔细的体格检查和电生理是重要的诊断和鉴别方法,神经超声也应用广泛。

【治疗】　病因治疗辅以营养神经治疗。桡神经有良好的再生能力,预后较其他上肢神经佳。

(四)腓总神经麻痹

腓总神经(common peroneal nerve)起自 $L_4\sim S_1$ 神经根,为坐骨神经的主要分支,司足背屈、外展、内收及伸趾等。腓总神经于大腿下 1/3 处由坐骨神经分出,绕腓骨小头外侧分出腓肠肌外侧皮神经支配小腿上段外侧面感觉,内侧支分出腓浅神经及腓深神经,前者发出肌支支配腓骨长肌及腓骨短肌,皮支分布于小腿外侧、足背和第 2~5 趾背侧皮肤,后者支配胫骨前肌、踇长伸肌、踇短伸肌及趾短伸肌,并分出皮支到第 1、2 趾相对缘皮肤。

【病因】　腓总神经麻痹常见病因为外伤、压迫,如外科手术、睡眠中压迫及腓骨头骨折、长期习惯盘腿坐等;糖尿病、铅中毒及滑囊炎等也可引起腓总神经麻痹。腓总神经绕行腓骨小头处最易受损。

【临床表现】　足、足趾背屈不能,足下垂,走路呈跨阈步态,小腿前外侧及足背部感觉障碍。

【诊断与治疗】　根据病史、神经系统检查辅以神经电生理资料进行诊断。注意与坐骨神经病和以 L_5 为主的根性损害鉴别。除进行病因治疗外,可加用神经营养剂及局部理疗等。

(五)胫神经麻痹

胫神经(tibial nerve)发自 $L_4\sim S_2$ 神经根,在腘窝上角由坐骨神经分出后,于小腿后方直线下行,支配腓肠肌、比目鱼肌、胫骨后肌、趾长屈肌及足的全部短肌。主要功能为屈膝、足跖屈、内翻及足趾跖屈等。感觉支分布于小腿下 1/3 后侧与足底皮肤。

【病因】　坐骨神经或坐骨神经的胫神经纤维受损相对多,而单纯的胫神经损害较少,多为腘窝处外伤或占位。

【临床表现】　胫神经受损,足和足趾不能跖屈,屈膝及足内收受限,不能用足尖站立和行走,跟腱反射减弱或消失。感觉缺失区在小腿后侧、足底和足外缘。

【诊断与治疗】　诊断主要根据病史、临床表现及神经电生理检查。除病因治疗外,急性期可用糖皮质激素、B 族维生素等,也可采用针灸、理疗及药物离子透入等治疗。肢体畸形明显且保守治疗无效可行手术矫正。

(六)股外侧皮神经病

股外侧皮神经病(lateral femoral cutaneous neuropathy),也称为感觉异常性股痛(meralgia paresthetica)是临床最常见的皮神经炎,是股外侧皮神经损伤所致。股外侧皮神经是纯感觉神经,发自腰丛,由 L_2、L_3 神经根前支组成,穿过腹股沟韧带下方,分布于股前外侧皮肤。

【病因】　股外侧皮神经受损主要见于局部受压（如皮带过紧）、腹膜后肿瘤、腹部肿瘤、妊娠子宫压迫等。其他病因包括肥胖、外伤、糖尿病、酒精及药物中毒等。

【临床表现】　常见于男性，多为一侧受累，表现为大腿前外侧下 2/3 区感觉异常（如麻木、疼痛、蚁走感等），久站或步行较久后症状加剧。查体可有大腿外侧感觉过敏、减退或消失，无肌萎缩和肌无力，呈慢性病程，可反复发作，预后良好。

【治疗】　首选病因治疗，如解除或避免压迫，治疗糖尿病、动脉硬化、中毒等，肥胖者减肥，酗酒者戒酒。疼痛严重者可口服镇痛或镇静药物，大剂量 B 族维生素或 2% 普鲁卡因局部封闭可能有效。疼痛严重、保守治疗无效者可考虑行阔筋膜或腹股沟韧带切开术松解神经压迫。

（七）枕神经痛

枕神经痛（occipital neuralgia）是枕大、枕小、耳大神经分布区疼痛的总称，三对神经来自 C_2、C_3，分布于枕部。

【病因】　枕神经痛多病因未明，常见其继发于呼吸道感染或扁桃体炎等感染性疾病，其他病因还包括颈椎病、颈椎结核、外伤、脊髓肿瘤、骨关节炎、颈枕部肌炎、硬脊膜炎和转移瘤等，多为继发性神经损害。

【临床表现】　多表现为起源于枕部的一侧发作性疼痛，呈"闪电样""过电样"或"放电样"，每次发作仅数秒，间隔数秒或更长的时间反复发作，向头顶（枕大神经）、乳突部（枕小神经）或外耳（耳大神经）放射，可伴有持续性钝痛。头颈活动、咳嗽时加重，有时伴颈肌痉挛，可严重影响日常活动。枕外隆突下常有压痛，枕神经分布区常有感觉减退或过敏。

【治疗】　首先是病因治疗，可用止痛、镇静及神经营养药物，局部封闭，理疗等对症治疗，效果不佳可手术治疗。

（八）臂丛神经痛

臂丛由 C_5～T_1 脊神经前支组成，支配上肢运动及感觉，受损时常产生神经支配区疼痛，故称为臂丛神经痛（brachial neuralgia）。

【病因】　臂丛神经痛分为特发性和继发性两类，以后者多见。特发性臂丛神经痛可能是一种变态反应性疾病，与病毒感染、疫苗接种、分娩、外科手术等有关。继发性臂丛神经痛多由臂丛邻近组织病变压迫所致，分为根性臂丛神经痛和干性臂丛神经痛，前者常见病因有颈椎病、颈椎结核、骨折、脱位、颈髓肿瘤等，后者常由胸廓出口综合征（thoracic outlet syndrome，TOS）、外伤、锁骨骨折、肺上沟瘤、转移性癌肿等引起。

【临床表现】

1. **特发性臂丛神经痛**　①多见于成年人，男女比例为（2～3）∶1；②急性或亚急性起病；③病前或发病早期可有发热、乏力、肌肉酸痛等全身症状，继之出现肩、上肢疼痛，数日内出现上肢肌无力、腱反射改变和感觉障碍。

2. **继发性臂丛神经痛**　①颈椎病是引起继发性臂丛神经痛最常见的原因；②主要表现为肩、上肢出现不同程度的针刺、烧灼或酸胀感，始于肩、颈部，向同侧上肢扩散，持续性或阵发性加剧，夜间或上肢活动时明显，臂丛分布区运动、感觉障碍，局限性肌萎缩，腱反射减弱或消失；③病程长者可有自主神经功能障碍；④臂丛神经牵拉试验和直臂抬高试验多呈阳性。

【诊断与鉴别诊断】　根据临床表现和肌电图、神经传导测定等神经电生理检查可作出临床诊断，但须注意与肩关节炎、肩关节周围炎鉴别。后者疼痛一般局限于肩部或上臂，疼痛不放射，颈部活动疼痛不加重，查体肩关节活动受限，关节肌肉有压痛，无神经受损体征。临床需要鉴别活动受限和肌力减退的区别。在电生理上，丛性损害与根性损害的关键鉴别点在于感觉电位是否降低，在丛性损害的时候，感觉神经尚未换元，可以发现感觉电位降低；而在根性损害时，由于感觉神经已经在后根神经节处换元，因此尽管患者可以有疼痛、麻木等主诉，但感觉电位仍然正常。其他颈椎、肩关节 X 线片、CT 可鉴别诊断。

【治疗】　首选病因治疗,其次可辅以非甾体抗炎药,如布洛芬、对乙酰氨基酚等。为减轻神经水肿和止痛可用 2% 普鲁卡因与泼尼松龙痛点局部封闭。根据情况可试用局部理疗、针灸、颈椎牵引等综合治疗。

(九) 肋间神经痛

肋间神经痛(intercostal neuralgia)指肋间神经支配区的疼痛综合征。

【病因】　可分为原发性和继发性,继发性常由带状疱疹、胸膜炎、肺炎、胸椎或肋骨外伤、肿瘤等引起。

【临床表现】　疼痛沿一个或几个肋间分布,呈持续性刺痛、灼痛,呼吸、咳嗽、喷嚏时加重。查体可发现相应肋间皮肤区感觉过敏和肋骨缘压痛。带状疱疹性肋间神经痛在相应肋间可见疱疹,疼痛出现于疱疹前,疱疹消失后疼痛可持续一段时间。

【治疗】　主要是病因治疗,如切除肿瘤、抗感染、抗病毒等;对症治疗可用止痛剂、镇静剂、B 族维生素、局部封闭、理疗等。

(十) 坐骨神经痛

坐骨神经痛(sciatica)是指沿坐骨神经通路及其分支区内分布的疼痛综合征。坐骨神经发自骶丛,由 $L_4 \sim S_3$ 神经根组成,是全身最长、最粗的神经,经梨状肌下孔出骨盆后分布于整个下肢。

【病因】　原发性坐骨神经痛临床少见,又称坐骨神经炎,病因未明。可能与受凉、感冒以及牙、鼻窦、扁桃体感染侵犯周围神经外膜致间质性神经炎有关,常伴有肌炎或纤维组织炎。

继发性坐骨神经痛临床上常见,是坐骨神经通路受周围组织或病变压迫、刺激所致,少数继发于全身疾病(如糖尿病、痛风、结缔组织病等),根据受损部位可分为根性和干性坐骨神经痛。根性坐骨神经痛较干性坐骨神经痛多见,常由椎管内疾病(脊髓、马尾炎症,腰骶及椎管内肿瘤,外伤,血管畸形等)及脊柱疾病(腰椎间盘突出、腰椎脊柱炎、椎管狭窄、腰椎骨关节病、脊柱结核、肿瘤等)引起。其中以腰椎间盘突出引起者最为多见。干性坐骨神经痛常由骶髂关节病、髋关节炎、腰大肌脓肿、盆腔肿瘤、子宫附件炎、妊娠子宫压迫、臀肌内注射部位不当所致。

【临床表现】

1. 青壮年多见,单侧居多。

2. 疼痛主要沿坐骨神经径路由腰部、臀部向股后、小腿后外侧和足外侧放射。

3. 疼痛常为持续性钝痛,阵发性加剧,或为电击、刀割、烧灼样疼痛,行走和牵拉坐骨神经时疼痛明显。根性痛在咳嗽、喷嚏、用力时加剧。为减轻活动时诱发的疼痛或疼痛加剧,患者将患肢微屈并卧向健侧,仰卧起立时先弯曲患侧膝关节,坐下时健侧臀部先着力,直立时脊柱向患侧侧凸等。

4. 查体可发现直腿抬高试验[拉塞格(Lasègue 征)]阳性,直腿抬高加强试验(Bragard additional test)阳性。

5. 患侧小腿外侧和足背可出现感觉障碍;踝反射减弱或消失;$L_{4\sim5}$ 棘突旁、骶髂旁、腓肠肌处等有压痛点。

6. 腰骶部、骶髂、髋关节 X 线检查有助于发现骨折、脱位、先天性脊柱畸形,CT、MRI、椎管造影有助于发现脊柱、椎管内病变,B 超可发现盆腔相关疾病,肌电图及神经传导测定对判断坐骨神经损害部位(根或干)、程度及预后有意义,但在神经痛阶段,电生理检查可无阳性发现。

【诊断与鉴别诊断】　根据病史、临床症状、体征(如疼痛分布范围、加剧及减轻诱因、压痛点、Lasègue 征、踝反射减弱)及影像学检查,可诊断本病。应注意与以下疾病鉴别。

1. **急性腰肌扭伤**　有外伤史,腰部局部疼痛明显,无放射痛,压痛点在腰部两侧。

2. **腰肌劳损、臀部纤维组织炎、髋关节炎**　也有下背部、臀部及下肢疼痛,但疼痛、压痛局限不扩散,无感觉障碍、肌力减退等,踝反射一般正常。可行 X 线或 CT、MRI 检查鉴别。

【治疗】

1. **病因治疗**　针对病因采取不同治疗方案,如建议腰椎间盘突出者急性期睡硬板床,休息 1～2 周大多症状可稳定。

2. **药物治疗**　维生素 B_1、维生素 B_{12} 等神经营养剂。疼痛明显可用止痛剂如吲哚美辛、布洛芬、卡马西平等。肌肉痉挛可用地西泮。

3. **封闭疗法**　1%~2% 普鲁卡因或加泼尼松龙各 1ml 椎旁封闭。

4. **物理疗法**　急性期可选用超短波、红外线照射治疗,疼痛减轻后可用感应电、碘离子透入及热疗等治疗,也可应用针灸、按摩等治疗。

5. **手术治疗**　疗效不佳或慢性复发者可考虑手术治疗。

二、多发性神经病

多发性神经病(polyneuropathy),区别于单神经病和多发性单神经病(multiple mononeuropathy),是指多根神经受累的神经损害。典型的多发性周围神经病表现为长度依赖性(length-dependent)对称性感觉运动神经病,即下肢重于上肢,远端重于近端,可伴有自主神经功能障碍。

【病因】　常见于药物、化学品、重金属、酒精中毒、代谢障碍性疾病、副肿瘤综合征等。

1. **中毒**　异烟肼、呋喃类药物、苯妥英钠、有机磷农药、重金属等。

2. **营养障碍**　B 族维生素缺乏、慢性酒精中毒、慢性胃肠道疾病或手术后等。

3. **代谢障碍**　卟啉病、糖尿病、尿毒症、淀粉样变性、痛风、黏液性水肿、肢端肥大症、恶病质等。

4. **感染后或继发免疫反应**　急性或慢性炎症性脱髓鞘性多发性神经根神经病、血清或疫苗接种后。

5. **结缔组织疾病**　红斑狼疮、结节病、结节性多动脉炎及类风湿关节炎等结缔组织病。

6. **其他**　癌性远端轴索病、亚急性感觉神经元病、POEMS 综合征等肿瘤相关疾病。

【发病机制】　病因不同,发病机制各异,不具特异性。

【病理】　周围神经轴索变性、节段性脱髓鞘及沃勒变性(详见第二章第四节)。

【临床表现】　按病程可分为急性、亚急性、慢性和复发性。

1. **感觉障碍**　受累肢体远端早期可出现感觉异常如针刺、蚁走、烧灼、触痛和感觉过度等刺激性症状。渐出现肢体远端对称性深浅感觉减退或缺失,呈手套-袜套样分布。

2. **运动障碍**　肢体呈下运动神经元性瘫痪,远端对称性肌无力,可伴肌萎缩、肌束颤动等。肌萎缩上肢以骨间肌、蚓状肌、大小鱼际肌明显,下肢以胫前肌、腓骨肌显著,可出现垂腕、垂足,晚期肌肉挛缩明显可出现畸形。四肢腱反射减弱或消失,通常为疾病早期特征。

3. **自主神经功能障碍**　肢体末端皮肤菲薄、干燥、苍白、变冷、发绀,多汗或无汗,指(趾)甲粗糙、松脆,竖毛障碍,高血压及直立性低血压等。

以上运动、感觉和自主神经通常同时受损,亦可选择性受损,呈四肢对称性分布,由远端向近端进展。

【辅助检查】　①脑脊液检查结果在不同疾病有所不同,部分疾病可有脑脊液蛋白含量升高。②肌电图为神经源性损害,神经传导波幅可有不同程度的降低,传导速度减慢。③必要时可行神经组织活检,常选择腓肠神经,可见周围神经髓鞘脱失或轴索变性。④其他:由于病因众多,还应依据病史及临床表现针对性进行辅助检查,如考虑遗传相关疾病应做基因监测;考虑肿瘤相关疾病可完善血清肿瘤标志物、副肿瘤综合征抗体及头部、胸腹部影像学检查和 PET/CT 等;考虑自身免疫性疾病应完善风湿免疫、狼疮、ANA 抗体谱检测等;考虑 B 族维生素缺乏应完善血清维生素水平测定等。

【诊断】　主要依据肢体远端手套-袜套样分布的对称性感觉障碍、末端明显的弛缓性瘫痪、自主神经功能障碍、肌电图和神经传导测定结果进行诊断,神经传导测定有助于早期诊断亚临床病例。必要时可行神经组织活检。

【鉴别诊断】　主要与以下疾病鉴别。

1. **急性脊髓炎**　截瘫或四肢瘫痪,大小便障碍,传导束性感觉障碍及锥体束征,MRI 可见脊髓病灶。

2. 肌肉疾病和重症肌无力　多以近端无力为主,腱反射可保留或减退,肌病常伴有肌酶升高,电生理可予以鉴别。

3. 周期性瘫痪　反复发作性四肢无力,弛缓性瘫痪,典型的低钾周期性瘫痪发作时血钾显著降低,补钾后恢复正常。

【治疗】

1. 病因治疗　①糖尿病性多发性神经病者应注意控制血糖,延缓病情进展;②药物所致者须立即停药;③重金属及化学品中毒者应立即脱离中毒环境,及时应用解毒剂及补液、利尿、通便以尽快排出毒物;④尿毒症性多发性神经病患者可行血液透析或肾移植;⑤营养缺乏代谢障碍性多发性神经病患者应积极治疗原发病;⑥酒精中毒者须戒酒;⑦对于免疫介导的多发性神经病须免疫调节治疗并积极排查肿瘤;⑧对于肿瘤相关的多发性神经病应积极治疗原发病;⑨对于感染相关的多发性神经病应积极寻找致病菌并相应治疗,如莱姆病、麻风病、布鲁菌病等。

2. 一般治疗　各种原因引起的多发性神经炎,均应早期补充 B 族维生素及维生素 C 等。疼痛明显者可用止痛剂,如加巴喷丁、普瑞巴林等。急性期患者应卧床休息,加强营养,对重症患者加强护理,瘫痪患者勤翻身,瘫痪肢体应使用夹板或支架维持功能位,防关节挛缩、畸形。恢复期可使用针灸、理疗及康复训练。

【预后】　预后依据病因及病程长短存在差异,如早期的中毒、B 族维生素缺乏、感染所致周围神经损伤,去除病因后神经功能可部分或全部恢复,恶性肿瘤相关疾病或病程较长的自身免疫性疾病、遗传疾病、代谢疾病则可出现不可逆的神经功能缺失。

三、吉兰 - 巴雷综合征

吉兰 - 巴雷综合征（Guillain-Barré syndrome,GBS）是一种自身免疫介导的多发性脊神经根神经病,也常累及脑神经。发病率为（0.4～2.5）/10 万。典型的临床表现为急性起病,大部分患者 2 周左右病情达高峰,几乎所有患者在 4 周内病情达高峰,四肢弛缓性无力,常有脑脊液蛋白 - 细胞分离现象,多呈单时相、自限性病程,静脉注射大剂量免疫球蛋白（intravenous immunoglobulin,IVIg）和血浆置换（plasma exchange,PE）治疗有效。该病包括急性炎性脱髓鞘性多发性神经根神经病（acute inflammatory demyelinating polyneuropathies,AIDP）、急性运动轴突性神经病（acute motor axonal neuropathy,AMAN）、急性运动感觉轴突性神经病（acute motor sensory axonal neuropathy,AMSAN）、米勒 - 费希尔综合征（Miller-Fisher syndrome,MFS）、急性泛自主神经病（acute pan autonomic neuropathy,APN）和急性感觉神经病（acute sensory neuropathy,ASN）等亚型。

【病因与发病机制】　尚未完全阐明。目前认为本病是一种自身免疫性疾病,多为某些感染因子(空肠弯曲菌、EB 病毒、肺炎支原体等)或疫苗接种后等诱发。分子模拟机制被认为是导致该病的最主要机制之一,认为病原体某些组分与周围神经某些成分的结构相同,机体免疫系统发生了错误识别,产生自身免疫 T 细胞和自身抗体,进行免疫攻击,致周围神经脱髓鞘。不同类型的 GBS 可识别不同部位的神经组织靶位,临床表现也不尽相同。

【病理】　主要病理改变为周围神经组织小血管周围淋巴细胞、巨噬细胞浸润,神经纤维脱髓鞘,严重病例可继发轴索变性。

【分型】

1. AIDP　是 GBS 中最常见的类型,也称经典型 GBS,病理为多发神经根和周围神经节段性脱髓鞘。

（1）临床表现

1）任何年龄、任何季节均可发病。

2）前驱事件:发病前 4 周内常有呼吸道或胃肠道感染症状或疫苗接种史。

3）病程特点:急性起病,病情多在 7 天至 2 周左右达到高峰,多为单相病程,病程中可有短暂波动。

4）主要症状和体征：首发症状多为肢体对称性弛缓性肌无力（核心症状），自远端逐渐向近端发展或自近端向远端加重，常由双下肢开始逐渐累及躯干肌、脑神经。多于数日至 2 周达高峰。严重病例可累及肋间肌和膈肌致呼吸麻痹。四肢腱反射常减弱。

5）感觉障碍：症状相对轻，呈手套-袜套样分布，也可无感觉障碍。少数患者肌肉可有压痛，尤其以腓肠肌压痛较常见。

6）脑神经受累：以双侧面神经麻痹最常见，其次为舌咽神经、迷走神经、动眼神经、展神经、舌下神经、三叉神经瘫痪较少见，部分患者以脑神经损害为首发症状就诊。

7）自主神经功能障碍：部分患者可有，表现为皮肤潮红、出汗增多、心动过速、心律失常、直立性低血压、手足肿胀及营养障碍、尿便障碍等。

（2）辅助检查

1）脑脊液检查：①脑脊液蛋白-细胞分离是 GBS 的特征之一，多数患者在发病数天内蛋白含量正常，2～4 周内蛋白不同程度升高，但较少超过 1.0g/L；糖和氯化物正常；白细胞计数一般<10×10^6/L；②部分患者脑脊液出现寡克隆区带（oligoclonal bands，OB），提示免疫异常，但并非特征性改变；③部分患者脑脊液抗神经节苷脂抗体阳性。

2）血清学检查：部分患者血清抗神经节苷脂抗体阳性，且血清阳性率高于脑脊液阳性率；部分 AIDP 患者抗 GM1 抗体阳性，但特异性较低。

3）部分患者粪便中可分离和培养出空肠弯曲菌，但目前国内不作为常规检测。

4）神经电生理：早期电生理可无特异性改变，或仅见 F 波、H 反射潜伏期延长；典型运动神经传导测定可见远端潜伏期延长、传导速度减慢，F 波可见传导速度减慢或出现率下降，提示周围神经存在脱髓鞘性病变，在非嵌压部位出现传导阻滞或异常波形离散对诊断脱髓鞘病变更有价值。

5）腓肠神经活检：因为 AIDP 常为自限性疾病，而神经活检具有不可逆的损害，因此一般不作为必需的检查。活检可见有髓纤维脱髓鞘，部分出现吞噬细胞浸润，小血管周围可有炎症细胞浸润。

（3）诊断标准

1）常有前驱感染史，呈急性起病，进行性加重，多在 2～4 周内达高峰。

2）对称性肢体和脑神经支配肌肉无力，重症者可有呼吸肌无力，四肢腱反射减弱或消失。

3）可伴轻度感觉异常和自主神经功能障碍。

4）脑脊液出现蛋白-细胞分离现象。

5）电生理检查提示远端运动神经传导潜伏期延长、传导速度减慢、F 波异常、传导阻滞、异常波形离散等。

6）病程有自限性。

（4）鉴别诊断：如果出现以下表现，则一般不支持 GBS 的诊断：①持续进展肢体无力超过 8 周，或呈不对称性的；②以膀胱或直肠功能障碍为首发症状或持久的膀胱和直肠功能障碍；③脑脊液单核细胞数超过 50×10^6/L；④脑脊液出现分叶核白细胞；⑤存在明确的感觉平面。

需要鉴别的疾病包括：脊髓炎、周期性瘫痪、多发性肌炎、脊髓灰质炎、重症肌无力、急性横纹肌溶解症、白喉神经病、莱姆病、卟啉病、周围神经病、癔症性瘫痪以及中毒性周围神经病。

1）急性起病的慢性炎性脱髓鞘性多发性神经根神经病（acute-onset chronic inflammatory demyelinating polyradiculoneuropathy，A-CIDP）：A-CIDP 是指 4 周内病情达到高峰并开始好转，最初诊断为 AIDP，但好转后病情再次加重并于发病 8 周后仍持续进展或有一次以上的复发，或者需要持续维持免疫治疗的特殊类型的 CIDP。两者的预后是完全不同的，AIDP 为单向病程，对静脉注射大剂量免疫球蛋白治疗高度敏感，预后较好；而 A-CIDP 将面临着持续进展或多次缓解复发，对糖皮质激素反应较好，因此鉴别诊断很重要。A-CIDP 在急性期是很难与 AIDP 鉴别的，但两者在临床表现上还是存在一些细微的差别，如 AIDP 的自主神经障碍、呼吸衰竭和面神经受累更多见，深感觉障碍不如 A-CIDP 明显；相反，发病前无诱发因素，以及发病 4～8 周复查脑脊液蛋白水平仍较高则提示 A-CIDP。而电生理检查无助于两者鉴别。

难点微课

2）脊髓灰质炎：起病时多有发热，肢体瘫痪常局限于一侧下肢，无感觉障碍。

3）急性横贯性脊髓炎：发病前1～2周有发热病史，起病急，发病后1～2天出现截瘫，受损平面以下运动障碍伴传导束性感觉障碍，早期出现尿便障碍，脑神经不受累。影像学表现和传导束性感觉障碍是主要鉴别点。

4）低钾性周期性瘫痪：迅速出现的四肢弛缓性瘫痪，无感觉障碍，呼吸肌、脑神经一般不受累，脑脊液检查正常。血清钾降低、可有反复发作史、补钾治疗有效是主要鉴别点。

5）重症肌无力（myasthenia gravis，MG）：受累骨骼肌病态疲劳、症状波动、晨轻暮重，新斯的明试验可协助鉴别。

2. AMAN　以广泛的运动脑神经、脊神经前根及运动神经纤维轴索病变为主。

（1）临床表现：①可发生于任何年龄，儿童更常见，男女患病率相似，国内患者在夏秋发病较多；②前驱症状：多有腹泻和上呼吸道感染等，以空肠弯曲菌感染多见；③急性起病，通常在2周内达到高峰，少数患者在24～48小时内即可达到高峰；④临床表现为对称性肢体无力，部分患者有脑神经运动功能受损，重症者可出现呼吸肌无力。腱反射减弱或消失与肌力减退程度较一致。无明显感觉异常，无或仅有轻微自主神经功能障碍。

（2）辅助检查：①脑脊液检查：同AIDP；②免疫学检查：部分患者血清和脑脊液中可检测到抗神经节苷脂GM1、GD$_{1a}$抗体，部分患者血清空肠弯曲菌抗体阳性；③电生理检查：运动神经受累为主，并以运动神经轴索损害明显。

（3）诊断标准：参考AIDP诊断标准，突出特点是神经电生理检查提示近乎纯运动神经受累，并以运动神经轴索损害明显。

3. AMSAN　以广泛神经根和周围神经的运动以及感觉纤维的轴索变性为主。

（1）临床表现：①急性起病，通常在2周内达到高峰，少数患者在24～48小时内达到高峰。②对称性肢体无力，多有脑神经运动功能受累，重症者可有呼吸肌无力，呼吸衰竭。患者同时有感觉障碍，甚至部分出现感觉性共济失调。③常有自主神经功能障碍。

（2）辅助检查：①脑脊液检查：同AIDP；②血清免疫学检查：同AMAN；③电生理检查：除感觉神经传导测定可见感觉神经动作电位波幅下降或无法引出波形外，其他同AMAN；④腓肠神经活检：可见轴索变性和神经纤维丢失，但不作为确诊的必要条件。

（3）诊断标准：参照AIDP诊断标准，突出特点是神经电生理检查提示感觉和运动神经轴索损害明显。

4. MFS　以眼外肌麻痹、共济失调和腱反射消失为主要临床特点。

（1）临床表现：①任何年龄和季节均可发病；②前驱症状：可有腹泻和呼吸道感染等，以空肠弯曲菌感染常见；③急性起病，病情在数天至数周内达到高峰；④多以复视起病，也可以肌痛、四肢麻木、眩晕和共济失调起病。相继出现对称或不对称性眼外肌麻痹，程度较重者可表现为眼球固定，部分患者有眼睑下垂，少数出现瞳孔散大，但瞳孔对光反射多正常。可有躯干或肢体共济失调，腱反射减弱或消失，肌力正常或轻度减退，部分有吞咽和面部肌肉无力，四肢远端和面部麻木、感觉减退，膀胱功能障碍。

（2）辅助检查：①脑脊液检查：同AIDP。②血清免疫学检查：大多数患者血清GQ$_{1b}$、GT$_{1a}$抗体阳性。③神经电生理检查：感觉神经传导测定可见动作电位波幅下降，传导速度减慢；脑神经受累者可出现面神经CMAP波幅下降；瞬目反射可见R1、R2潜伏期延长或波形消失。运动神经传导和肌电图一般无异常。有些患者电生理可表现为完全正常，因此电生理检查非诊断MFS的必需条件。

（3）诊断标准：①急性起病，病情在数天内或数周内达到高峰；②临床上以眼外肌麻痹、共济失调和腱反射消失为三大主要症状，肢体肌力正常或轻度减退，需要注意的是有些患者三大主症可能只表现为其中两项；③脑脊液出现蛋白-细胞分离；④病程呈自限性。

（4）鉴别诊断：需要鉴别的疾病包括与 GQ$_{1b}$ 抗体相关的 Bickerstaff 脑干脑炎、急性眼外肌麻痹、脑干梗死、脑干出血、视神经脊髓炎谱系疾病、多发性硬化、重症肌无力等。

【治疗】　强调早期有效的治疗，主要包括免疫治疗和对症、支持治疗。目前认为静脉注射大剂量免疫球蛋白（IVIg）和血浆置换（PE）是 GBS 的主要治疗措施。

1. **免疫治疗**　通过抑制异常的免疫反应，消除血浆中的致病因子，阻止神经损伤，促进神经再生。

（1）静脉注射大剂量免疫球蛋白（IVIg）：可与大量抗体竞争性阻止抗原与淋巴细胞表面抗原受体结合，达到治疗作用。成人剂量为 0.4g/（kg·d），连用 3～5 天。免疫球蛋白过敏或先天性 IgA 缺乏患者禁用。发热、面红为常见的不良反应，减慢输液速度可减轻。偶有无菌性脑膜炎、肾衰竭、脑梗死报道。

（2）血浆置换（PE）：可迅速减少血浆中的抗体和其他炎症因子。每次交换量为 30～50ml/kg，依据病情轻重在 1～2 周内进行 3～5 次。禁忌证包括严重感染、心律失常、心功能不全和凝血功能障碍等。

（3）糖皮质激素：目前国内外指南均不推荐糖皮质激素用于 GBS 治疗。

2. **呼吸肌麻痹的处理**　呼吸肌麻痹是本病的主要死因，故应保持呼吸道通畅及通气功能的良好状态，定时翻身拍背，使呼吸道分泌物及时排出，并预防肺不张和呼吸道感染。重症患者可累及呼吸肌致呼吸衰竭，应置于监护室，密切观察呼吸情况，定时行血气分析。若有明显呼吸困难、肺活量明显降低、血氧分压明显降低，应尽早行气管插管或气管切开，机械辅助通气。

3. **对症、支持治疗**　给予充足的营养支持，预防和控制坠积性肺炎、尿路感染等。

4. **神经营养和康复治疗**　应用 B 族维生素（维生素 B$_1$、维生素 B$_6$、维生素 B$_{12}$ 等）治疗。病情稳定后，早期进行正规的神经功能康复锻炼，以预防失用性肌萎缩和关节挛缩。

【预后】　本病具有自限性，预后较好。大部分 GBS 患者病情在 2 周内达到高峰，继而持续数天至数周后开始恢复，少数患者在病情恢复过程中出现波动。多数患者神经功能在数周至数月内基本恢复，少数遗留持久的神经功能障碍。GBS 的病死率在 3% 左右，患者主要死于呼吸衰竭、感染、低血压、严重心律失常等并发症。

四、慢性炎性脱髓鞘性多发性神经根神经病

慢性炎性脱髓鞘性多发性神经根神经病（chronic inflammatory demyelinating polyradiculoneuropathy，CIDP）是一组由免疫介导的运动感觉周围神经病，呈慢性进展或缓解复发性病程，大部分患者对免疫治疗反应良好。

【病因与发病机制】　病因不明，自身免疫为其发病的主要机制。至今尚未找到特异性致病抗原，但患者血清中多种髓鞘成分抗体升高，10%～71% 的患者血清和脑脊液中糖脂和神经节苷脂抗体升高。

【病理】　周围神经纤维水肿，脱髓鞘与髓鞘重新形成并存，可见洋葱头样改变，血管周围单核细胞浸润。

【临床表现】

1. 各年龄组均可发病，男女发病率相似。

2. 病前少见前驱感染，起病隐匿并逐步进展或呈复发性，至少进展 8 周，约 16% 的患者以亚急性起病。

3. 临床表现主要为上、下肢对称性肢体远端或近端无力，至少两个肢体感觉受累，大多自远端向近端发展。一般无吞咽困难，呼吸困难更为少见。部分患者可伴自主神经功能障碍，表现为直立性低血压、括约肌功能障碍及心律失常等。

4. 查体示四肢肌力减退，肌张力低，伴或不伴肌萎缩，四肢腱反射减弱或消失，四肢末梢性感觉减退或消失，腓肠肌可有压痛，Kernig 征可阳性。

【辅助检查】

1. **脑脊液检查**　80%～90%的患者存在脑脊液蛋白-细胞分离,蛋白含量波动于0.75～2g/L,病情严重程度与脑脊液蛋白含量呈正相关。在老年、糖尿病患者中应谨慎判断脑脊液蛋白升高。少数CIDP患者蛋白含量正常,部分患者寡克隆区带阳性。

2. **电生理检查**　肌电图(EMG)表现为周围神经远端潜伏期延长、传导速度减慢、传导阻滞及异常波形离散。早期行EMG检查可为正常,随着病程进展可出现轴索变性。

3. **神经超声和神经MRI**　推荐用于可疑的CIDP患者,可见神经增粗,影像可见信号改变。

4. **腓肠神经活检**　可见反复节段性脱髓鞘与再生形成的"洋葱头样"改变。

【诊断】　CIDP的诊断目前仍为排除性诊断。符合以下条件的可考虑本病:①症状进展超过8周,慢性进展或缓解复发;②临床表现为不同程度的肢体无力,多数呈对称性,少数为非对称性,近端和远端均可累及,四肢腱反射减弱或消失,伴有深、浅感觉异常;③脑脊液蛋白-细胞分离;④电生理检查提示周围神经传导速度减慢、传导阻滞或异常波形离散;⑤除外其他原因引起的周围神经病;⑥免疫治疗有效。

【鉴别诊断】　应注意与以下疾病鉴别。

1. **AIDP**　起病急,病前常有感染史,发病高峰常在4周内,严重者可出现呼吸肌麻痹。

2. **多灶性运动神经病**　仅累及运动神经,肌无力以上肢为主,分布不对称,感觉障碍罕见,电生理检查显示多灶性运动传导阻滞、F波潜伏期延长,肌电图有纤颤波,激素治疗效果不佳。

3. **运动神经元病**　亦仅累及运动神经,肌无力分布不对称,可出现肌束震颤,无感觉障碍,神经传导速度正常,肌电图示失神经支配电位并常伴有上运动神经元受累的症状和特征。

4. **其他**　常见的其他慢性多发性周围神经病有代谢性、营养障碍性、药物性、中毒性、血管炎性周围神经病,多以轴索受累为主,详细询问病史结合规范的电生理检查和血生化检查,鉴别并不难。还要注意和遗传性运动感觉神经病、副蛋白血症相关周围神经病等进行鉴别,须详细询问家族史,必要时应进行基因检测、血液学相关检查等。

【治疗】　静脉滴注糖皮质激素、静脉注射大剂量免疫球蛋白(IVIg)及血浆置换(PE)等对CIDP均可获得较好的效果,可作为一线治疗选择。

1. **糖皮质激素**　CIDP首选治疗药物之一。甲泼尼龙500～1 000mg/d,静脉滴注,连续3～5天后改为口服泼尼松1～1.5mg/(kg·d),清晨顿服,维持1～2个月后逐渐减量;或者口服泼尼松1～1.5mg/(kg·d),清晨顿服,维持1～2个月后逐渐减量。

2. **IVIg和PE**　静脉注射大剂量免疫球蛋白0.4g/(kg·d),连续5天为1个疗程,每月重复1次,连续3个月,根据病情可追加疗程或使用小剂量激素维持。PE每个疗程3～5次,间隔2～3天,每次交换量为30ml/kg,每月进行1个疗程。需要注意的是:治疗首选糖皮质激素和IVIg,两者均无效时可考虑PE,但在应用IVIg后3周内,不要进行PE。

3. **其他免疫抑制剂**　如出现上述治疗无效、激素依赖或激素无法耐受情况,可选用或加用硫唑嘌呤、环磷酰胺、吗替麦考酚酯、环孢素及利妥昔单抗等。

4. **神经营养和康复治疗**　同GBS。

5. **对症治疗**　有神经痛者,可应用加巴喷丁、普瑞巴林、卡马西平、阿米替林等。

【预后】　70%～90%的CIDP患者对免疫治疗反应良好,少部分患者对治疗无反应,或短期有效后产生依赖。此外,缓解复发型CIDP患者比慢性进展型CIDP患者预后好。

(管阳太)

第二十章 | 自主神经系统疾病

本章思维导图

　　自主神经系统（autonomic nervous system）由交感和副交感神经两大系统组成，主要支配心肌、平滑肌和内脏活动以及腺体分泌。自主神经不受意志控制，属于不随意运动，所以称为自主神经。交感神经兴奋会使器官处于应激状态，其特征为肾上腺素释放增加、心率加快、血压升高、基础代谢率增加、血糖升高、尿潴留、肠蠕动抑制、睑裂和瞳孔扩大。而副交感神经兴奋会使器官休息和放松，具体表现为肾上腺素释放减少、心率减慢、血压下降、基础代谢率降低、血管扩张、膀胱收缩、肠蠕动增加和瞳孔缩小等。自主神经在大脑皮质及下丘脑的支配和调节下，交感与副交感功能相互协调、相互拮抗，共同调节正常生理功能，维持机体内环境的稳定。自主神经系统亦有中枢和周围之分，中枢部分包括自主神经的大脑皮质和皮质下代表区——下丘脑、脑干和脊髓；周围部分包括中脑、延髓和骶髓发出的副交感神经节前纤维和节后纤维，胸、腰髓侧角发出的交感神经节前纤维和节后纤维。

　　自主神经系统是神经系统的重要组成部分，中枢或周围神经病变时常常伴有自主神经功能障碍的症状。本章主要介绍常见的以自主神经功能障碍为突出表现的独立疾病和综合征。

第一节 | 雷诺病

　　雷诺病（Raynaud disease，RD）又称肢端动脉痉挛病，1862年由法国学者雷诺（Raynaud）首先描述，是阵发性肢端小动脉痉挛引起局部缺血导致的疾病，表现为四肢末端（手指为主）对称性皮肤苍白、发绀，继之痉挛的血管扩张充血而导致皮肤发红，伴感觉异常（指或趾疼痛）。多见于青年女性，寒冷或情绪激动可诱发，又称原发性雷诺现象。而继发性雷诺现象（secondary Raynaud phenomenon）是指继发于其他疾病的肢端动脉痉挛现象，常见于结缔组织病、职业暴露所致疾病、药物源性疾病、副肿瘤性疾病等。

　　【病因及发病机制】　目前认为雷诺病是肢端小血管对寒冷和应激的过度反应，其病因及发病机制不清，可能与以下因素有关。

　　1. **交感神经功能紊乱**　当受到寒冷等刺激时，指（趾）血管痉挛性或功能性闭塞引起的肢端局部缺血现象。

　　2. **血管敏感性因素**　肢端动脉本身对寒冷的敏感性增加所致。

　　3. **血管壁结构因素**　血管壁组织结构改变可引起正常血管痉挛收缩或对血中肾上腺素出现异常反应。

　　4. **遗传因素**　部分患者有家族史。

　　【临床表现】　多发生于20～30岁女性，寒冷、情绪变化可诱发，温暖环境可缓解。患者病变多局限于手指，近1/2的患者可同时累及足趾。某些病例可累及鼻尖、外耳、面颊、胸部、舌、口唇及乳头。临床表现为由间歇性肢端血管痉挛引起边界清楚的颜色改变、疼痛及感觉异常，典型发作可分为三期。

　　1. **缺血期**　当环境温度降低或情绪激动时，两侧手指或足趾、鼻尖、外耳突然变白、僵冷。在肢端温度降低同时出现皮肤出冷汗，常伴蚁走、麻木或疼痛感，持续数分钟至数小时。

　　2. **缺氧期**　在局部缺血的基础上，出现肢端青紫或呈蜡状，伴有疼痛，延续数小时至数日后消退或转入充血期。

3. 充血期　肢端动脉充血,温度上升,皮肤潮红,然后恢复正常。也可见发作即出现青紫或苍白后即转为潮红。部分患者在苍白或青紫后恢复正常色泽。疾病反复发作,晚期指尖偶有溃疡或坏疽,肌肉及骨质可有轻度萎缩。

体格检查除指(趾)发凉、颜色改变,还可见手部多汗。桡动脉、尺动脉、足背动脉及胫后动脉搏动均存在。

【辅助检查】

1. 激发试验

(1)冷水试验:指(趾)浸入4℃冷水中1分钟,可诱发颜色变化。

(2)握拳试验:两手握拳90秒后松开手指,部分患者可出现发作时的颜色改变。

(3)将全身暴露于寒冷环境,同时将手浸于10～15℃的水中,发作的阳性率更高。试验时应注意保护患者,避免受凉。

2. 血管无创性检查　激光多普勒血流测定、应变计体积描记法等测定寒冷刺激时手指收缩压。

3. 微循环检查　雷诺病患者甲襞毛细血管镜检查正常,继发性雷诺现象患者可见毛细血管数量减少,管径及形态均异常,皮肤乳头层下静脉丛较正常人更明显。

4. 其他　血沉、血常规及抗核抗体等免疫相关抗体检测应作为常规检查,如异常则支持继发性雷诺现象。

【诊断与鉴别诊断】

1. 雷诺现象的诊断标准　①手指对冷敏感。②发作时有双相颜色变化(苍白和青紫)。③以下7条符合3条及以上:A. 寒冷以外的诱发因素(如情绪激动);B. 发作时累及双手(即使是不同时间及不对称发生的);C. 发作时伴有麻木和/或感觉异常;D. 颜色变化界限分明;E. 患者提供的照片强烈支持雷诺现象;F. 发作可出现在其他部位;G. 颜色变化(苍白、青紫、潮红)。

2. 雷诺病的诊断标准　在雷诺现象诊断基础上,符合:①毛细血管镜检查结果正常;②体格检查无阳性体征;③无结缔组织疾病史;④抗核抗体阴性或低滴度。

3. 鉴别诊断　本病需与继发性雷诺现象、肢端发绀症、红斑性肢痛症、网状青斑、冻疮、冻伤等相鉴别。雷诺病与继发性雷诺现象的鉴别要点见表20-1。

表20-1　雷诺病与继发性雷诺现象的鉴别

特点	雷诺病	继发性雷诺现象
起病	20～30岁	30～40岁
性别	女性多见	男性多见
严重程度	较轻	较严重
组织坏死	少见	常见
分布	对称、双手和双足	非对称
甲襞毛细血管	正常	扩张、管腔不规则、血管袢增大
病因	不明确	继发于其他疾病或药物、损伤等

【治疗】　治疗目的是预防发作,缓解症状,防止肢端溃疡发生。

1. 预防发作　①注意全身保暖,尽量减少肢体暴露在寒冷中的机会,最好在气候温暖和干燥的环境中工作;②避免精神紧张和情绪激动;③避免指(趾)损伤及引起溃疡;④吸烟者应绝对戒烟;⑤有条件时可作理疗,冷、热交替治疗;⑥加强锻炼,提高机体耐寒能力。

2. 血管痉挛期治疗

(1)钙通道阻滞剂:能使血管扩张,增加血流量,为目前最常用的首选药物。①硝苯地平:为治疗首选药物,可使血管痉挛的发作次数明显减少,甚至完全消失。不良反应为面部发红、发热、头痛、踝部水肿、心动过速等,为减轻不良反应可使用硝苯地平缓释剂,如不能应用缓释剂可选用伊拉地平或氨氯地平。②维拉帕米。

（2）血管扩张剂:长期以来一直作为主要治疗用药,对原发性患者疗效较好。①草酸萘呋胺:为5-羟色胺受体拮抗剂,具有较轻的周围血管扩张作用,可缩短发作时间及减轻疼痛;②烟酸肌醇酯:可缩短发作时间及减少发作次数;③甲基多巴:用于痉挛明显或踝部水肿者;④盐酸妥拉唑林:主要不良反应为直立性低血压;⑤罂粟碱。

（3）前列腺素:前列环素（PGI_2）和前列地尔（PGE_1）具有较强的扩张血管和抗血小板聚集作用。

（4）其他药物治疗:严重坏疽继发感染者,应合理使用抗生素治疗。伴发严重硬皮病的患者可用低分子右旋糖酐静脉滴注。巴比妥类镇静药及甲状腺素也有减轻动脉痉挛的作用。

3. 充血期治疗　主要以调节自主神经药物及中药治疗为主,常用药物有 B 族维生素、谷维素及小剂量甲状腺素等。

4. 其他治疗　①外科治疗:对病情严重、难治性患者,可考虑交感神经切除术,或应用长效普鲁卡因阻滞;②血浆置换;③生物反馈疗法等。

第二节 ｜ 红斑性肢痛症

红斑性肢痛症（erythromelalgia）是一种少见的、病因不明的阵发性血管扩张性疾病。主要表现为反复发红、烧灼痛和四肢发热的三联征。

【病因与发病机制】　本病的病因和发病机制尚不清楚。目前研究提示,由于微循环调节功能障碍,毛细血管前括约肌持续收缩,营养通路血管内灌注量不足,引起局部组织缺血缺氧,动静脉短路,局部血液灌注量增加;最终出现患处组织高灌注和缺血缺氧并存的现象,引起皮肤红肿、温度升高和剧痛;组织代谢产物使血管扩张,灌注增加,进一步加重症状。

红斑性肢痛症通常分原发性、继发性和遗传性三种类型。原发性可在任何年龄起病;继发性则多见于骨髓增殖性疾病（如红细胞增多症、血小板增多症等）和自身免疫性疾病,也可见于多发性硬化、脊髓疾病、糖尿病、AIDS 等疾病,此外感染、应用某些药物和蕈中毒也可引起该病;遗传性红斑性肢痛症是常染色体显性遗传性疾病,多有家族史,研究发现钠离子通道 1.7（Nav1.7）亚单位的 *SCN9A* 基因发生突变或者表达异常与本病有关。

【临床表现】

1. 中青年多见,主要症状见于肢端,常对称性累及足或手,尤以双足最常见。

2. 表现为足底部、足趾的红、肿、热、痛,疼痛为阵发性,剧烈烧灼痛、针刺痛,夜间发作次数较多,发作间期仍有持续性钝痛。

3. 温热、活动、肢端下垂或长时间站立均可引起或加剧发作。冷水浸足、休息或将患肢抬高,疼痛可减轻。

4. 体格检查可见肢端皮肤发红充血,按压,红色可暂时消失。皮温升高、轻度肿胀,患处多汗。极少数患者晚期可因营养障碍而出现溃疡或坏疽,感觉及运动系统查体一般无异常。

【诊断与鉴别诊断】

1. **诊断依据**　①成年期发病;②出现肢端对称以足为主的阵发性红、肿、热、痛;③无局部感染及炎症;④受热、站立和运动后疼痛加剧,冷敷、抬高患肢和休息后疼痛减轻;⑤原发性及遗传性需排除可引起继发性红斑性肢痛症的原发病。

2. **鉴别诊断**　对于每个首发病例,应积极排除血栓闭塞性脉管炎、糖尿病周围神经病及雷诺病等。红斑性肢痛症有时是红细胞增多症、血小板增多症等疾病的首发症状,应注意鉴别。

（1）雷诺病:多见于青年女性,是肢端局部缺血所致,寒冷是主要诱因。临床表现主要为苍白、发绀、潮红及局部温度低。

（2）血栓闭塞性脉管炎：多见于 20～40 岁的中青年男性，常在寒冷季节发病，主要表现下肢动脉缺血症状，分为局部缺血期、营养障碍期及坏疽期。出现间歇性跛行，皮肤苍白、发绀，足背动脉搏动减弱或消失，足部干性坏疽、溃疡等表现，疼痛较剧烈。

（3）法布里（Fabry）病：也存在肢端的神经病理性疼痛、感觉异常。除运动、受热外，寒冷也可诱发，且 Fabry 病不存在皮肤发红、局部皮肤温度增高的体征。

（4）糖尿病周围神经病：起病缓慢，可累及任何周围神经，一般下肢重于上肢，以疼痛或感觉障碍为主，夜间明显。

【治疗】

1. **一般治疗**　急性期应卧床休息，抬高患肢，局部冷敷可暂时缓解疼痛。急性期后，应避免过热和任何能引起局部血管扩张的刺激。

2. **药物治疗**

（1）阿司匹林：通过不可逆地抑制血小板环氧合酶活性，抑制前列腺素的合成而起作用，可使疼痛显著缓解。

（2）β 受体阻滞剂：普萘洛尔可减轻大部分患者的疼痛。

（3）局部麻醉剂：利多卡因能有效缓解疼痛，但长期疗效有限。

（4）5-羟色胺选择性再摄取抑制剂：部分患者对此类药物极为敏感，如文拉法辛或舍曲林。

（5）前列腺素：可松弛毛细血管前括约肌，改善营养通路内的血液循环，缓解症状。

（6）其他：钠通道阻滞剂（美西律、卡马西平）、三环类抗抑郁药（阿米替林、丙米嗪）、钙通道阻滞剂（尼莫地平、地尔硫䓬）、加巴喷丁、氯硝西泮、血管收缩剂、激素、自主神经调节剂、维生素类等也对红斑性肢痛症患者有治疗作用。

（7）中药治疗：方剂较多，如加味龙胆泻肝汤等；局部可以应用中草药外敷。

3. **物理疗法**　用超声波或超短波治疗，也可用短波紫外线照射的方法。

4. **封闭疗法**　可选踝上做环状封闭或在骶部硬膜外封闭，也可进行腰交感神经节阻滞。

5. **外科治疗**　个别病例经各种治疗无效，疼痛明显的可选外科手术治疗。

6. **其他**　对于继发性红斑性肢痛症患者，应同时积极治疗原发疾病。

第三节 ｜ 面部偏侧萎缩症

面部偏侧萎缩症（facial hemiatrophy）是一种病因未明的、进行性发展的偏侧组织营养障碍性疾病，表现为一侧面部慢性进行性组织萎缩，如范围扩大可累及躯干和肢体，称为进行性偏侧萎缩症（progressive hemiatrophy）。

【病因】　该病的病因不明，可能与自身免疫、交感神经功能紊乱、基因缺陷以及三叉神经病变相关，也可能与外伤、感染、脂肪代谢紊乱及内分泌失调等因素有关。

【临床表现】

1. 起病隐匿，多在儿童、少年期发病，一般在 10～20 岁，但无年龄限制，女性较多见。

2. 病初患侧面部可有感觉异常、感觉迟钝或疼痛。萎缩过程可从一侧面部任何部位开始，以眶部、颧部较为多见，逐渐扩展到同侧面部及颈部，与对侧分界清晰，常呈条状并与中线平行。患侧皮肤萎缩、菲薄、光滑，常伴脱发、色素沉着、白斑、毛细血管扩张和皮下组织消失。皮肤皱缩、毛发脱落呈"刀痕样"萎缩是本病的特征性表现。后期病变可累及舌肌、喉肌、软腭等；严重者除患侧面部萎缩外还可发生大脑半球萎缩，甚至骨骼和偏身萎缩。

3. 部分患者出现 Horner 综合征、虹膜色素减少、眼球炎症、继发性青光眼等。

4. 本病常与硬皮病、进行性脂肪营养不良有关或并存，脑组织受累可有癫痫或偏头痛发作。

【辅助检查】　X线片可发现病变侧骨质变薄、短小。CT和MRI可提示病变侧皮下组织、骨骼、脑及其他脏器呈萎缩性改变。B超也可发现病变侧脏器变小。

【诊断与鉴别诊断】

1. 诊断依据　患者有典型的单侧面部皮肤、皮下结缔组织和骨骼萎缩特征，而肌力不受影响，可诊断此病。

2. 鉴别诊断　疾病早期需与局限性硬皮病、面肩肱型肌营养不良、面偏侧肥大症等鉴别。

【治疗】　本病的主要治疗目的是减缓疾病进展。目前尚无有效治疗方法，仅限于对症处理。如有癫痫发作、偏头痛、三叉神经痛等可给予相应治疗。外科手术治疗可纠正面部结构缺损。

第四节 ｜ 其他自主神经系统疾病

一、多汗症

多汗症（hyperhidrosis）是多种病因导致的自发性多汗临床症状，可分原发性多汗症和继发性多汗症两种。前者病因不明，可能与遗传因素相关，后者与神经系统器质性疾病或全身系统性疾病相关，如甲状腺功能亢进、结核病、慢性消耗性疾病及传染病等。汗腺广泛分布于体表，且受交感神经节后纤维支配，任何导致交感神经兴奋性增高的疾病均可导致多汗发生。

1. 原发性多汗症　为自主神经中枢调节障碍所致，也可能与遗传有关。常自少年期开始，青年时期明显加重。平时手心、足心、腋窝及面部对称性多汗，如在情绪激动、温度升高或活动后出汗量比正常明显增多，常见大汗淋漓，可湿透衣裤。

2. 继发性多汗症

（1）由某些神经系统疾病引起：如间脑病变引起偏身多汗、脊髓病变引起节段型多汗、多发性神经病恢复期出现相应部位多汗、颈交感神经节因炎症或肿瘤压迫出现同侧面部多汗。

（2）味觉性局部型多汗：为一种继发性多汗症，多为反射性多汗，当摄入过热和过于辛辣的食物时，可引起额部、鼻部、颞部多汗，这种多汗与延髓发汗中枢有关。

（3）面神经麻痹：恢复期可有一侧局部多汗，同时还有流泪和颞部发红，称为鳄鱼泪征和耳颞综合征，是面神经中自主神经纤维变性再生错乱所致。

（4）某些内分泌疾病：如甲状腺功能亢进、肢端肥大症等，也可出现多汗。

3. 治疗　局部应用止汗剂偶尔会有效，抗胆碱能药物如阿托品、格隆溴铵等。胸2神经节切除术或交感神经切除术对手掌多汗患者有效。局部注射肉毒杆菌毒素也可用于阻断调节汗腺分泌的交感胆碱能节后神经纤维，治疗手掌多汗患者。

二、血管神经性水肿

血管神经性水肿（angioneurotic edema）是一种由过敏反应、自主神经功能障碍或遗传因素导致的血管通透性增强和体液渗出增加的疾病。表现为皮肤和黏膜组织（如嘴唇、眼睛、口腔、咽喉和胃肠系统）的水肿，严重患者可以出现气道梗阻、呼吸困难、呕吐和腹痛。起病急，数分钟或数十分钟达高峰，不经治疗可缓解，可反复发作，间歇期正常。治疗上可以选用抗过敏药物，如抗组胺药、糖皮质激素和肾上腺素，但往往会产生耐药性。急性发作期的治疗也可以应用缓激肽受体拮抗剂艾替班特以及血浆来源的C1酯酶抑制剂等。

三、进行性脂肪营养不良

进行性脂肪营养不良（progressive lipodystrophy）是一种罕见的以脂肪组织代谢障碍为特征的自主神经系统疾病，其特征是皮下脂肪组织的进行性萎缩或消失，也可累及内脏脂肪。主要表现为：多数于青少年起病,女性较为常见;起病缓慢,呈进行性局部或全身性皮下脂肪组织萎缩、消失,由面部开始,继而累及颈肩、臂及躯干,常对称分布,部分患者合并局限的脂肪组织增生、肥大;患者可表现为脂肪消失、特殊肥胖及正常脂肪并存;可合并其他症状,如出汗异常、皮温异常、多尿、心动过速、腹痛、头痛、呕吐、精神及性格改变等;有的患者可合并糖尿病、高脂血症、肝脾大及肾脏病变等;个别合并内分泌功能障碍。一般发病后 5～10 年内症状逐渐稳定。目前尚无特殊治疗方法,可试用胰岛素直接注入萎缩区,有些患者可逐渐出现局部脂肪增长。对于病变局限或有职业需要的患者也可行局部脂肪埋植或注射填充剂。

(张忠玲)

本章数字资源

本章思维导图

第二十一章 | 神经肌肉接头疾病和肌肉疾病

神经肌肉接头疾病是指神经肌肉接头传递障碍所引起的疾病,包括重症肌无力、Lambert-Eaton 肌无力综合征及先天性肌无力综合征等。肌肉疾病是指骨骼肌疾病,包括肌营养不良、离子通道病、炎性肌病、线粒体肌病、脂质沉积性肌病和糖原贮积病等类型。本章主要介绍临床上常见的疾病,即重症肌无力、周期性瘫痪、特发性炎性肌病、进行性肌营养不良、强直性肌病。

【骨骼肌的解剖与生理】 骨骼肌是人体执行运动功能的主要器官,也是人体能量代谢的主要部位。每块肌肉由许多肌束组成,每条肌束由许多纵向排列的肌纤维(肌细胞)聚集而成。肌纤维有许多有形结构,如肌膜、肌核、肌原纤维、横管、纵管、终池、线粒体、糖原颗粒、高尔基体、溶酶体等。肌膜是一种特化的细胞膜,具有传递兴奋的特殊功能。肌膜的特定部位(终板)与神经末梢构成神经-肌肉突触联系,完成神经-肌肉的兴奋传递。肌膜每间隔一定距离向内凹陷,穿行于肌原纤维之间,形成横管,将肌膜的电位变化信息快速传入细胞内部。肌浆网是肌纤维内特殊的内质网,其与肌原纤维平行排列,也被称作纵管。纵管内储存有钙离子,主要功能是调节钙离子稳态。肌核(细胞核)位于肌膜下,一个肌纤维内有数百个肌核。肌浆中有许多与肌纤维纵轴平行的肌原纤维,是肌纤维的收缩单位。每个肌原纤维由许多纵行排列的粗、细肌丝组成。粗肌丝含肌球蛋白(myosin),固定于肌节的暗带(A 带);细肌丝含肌动蛋白(actin),一端固定于 Z 线,另一端伸向暗带。Z 线两侧仅含细肌丝,称为明带(I 带)。两条 Z 线之间的节段称为一个肌节(sarcomere),是肌原纤维的最小单位。静息状态时,肌节两端的细肌丝相距较远;收缩状态时,细肌丝向暗带滑动使肌节缩短。

骨骼肌由两型纤维构成:I 型为红肌纤维,又称慢收缩肌纤维(slow twitch fiber),具有高氧化酶活性与低糖原水解酶活性,脂类含量高,主要通过有氧代谢获取能量,在维持与体位有关的肌肉中比例较高,如竖脊肌等躯干肌肉;II 型为白肌纤维,又称快收缩肌纤维(fast twitch fiber),具有高糖原水解酶活性与低氧化酶活性,以糖酵解活动为主,可通过糖原无氧代谢获得能量,在与运动直接有关的肌肉中比例较高。

骨骼肌受运动神经支配。一个运动神经元及其支配的范围称为一个运动单位,是运动系统的最小单位,包括脑干和脊髓运动神经元的胞体、运动神经、神经肌肉接头与所支配的肌纤维。神经肌肉接头由突触前膜(突入肌纤维的神经末梢)、突触后膜(肌膜的终板)和突触间隙构成。神经肌肉接头的传递过程是电学和化学传递相结合的复杂过程。当电冲动从神经轴突传到神经末梢时,电压门控钙通道开放,Ca^{2+} 内流,使突触囊泡与突触前膜融合,囊泡中的乙酰胆碱(acetylcholine,ACh)以量子形式释放进入突触间隙。其中 1/3 的 ACh 分子弥散到突触后膜与乙酰胆碱受体(acetylcholine receptor,AChR)结合,化学门控离子通道开放,引起 Na^+ 内流、K^+ 外流并导致局部电位变化(终板电位)。当终板电位达到一定阈值后会激活肌膜上的电压门控钠通道,产生动作电位,并通过横管系统扩散至整个肌纤维,促使 Ca^{2+} 从肌浆网中释出。肌浆中 Ca^{2+} 浓度升高,使肌球蛋白与肌动蛋白结合,细肌丝向粗肌丝滑行并向肌节中心靠拢,此时肌节变短,肌纤维呈收缩状态。还有 1/3 的 ACh 分子被突触间隙中的乙酰胆碱酯酶分解成乙酸和胆碱而灭活。其余 1/3 的 ACh 分子则被突触前膜重新摄取,准备另一次释放。肌纤维收缩后由肌浆网释放至肌浆中的 Ca^{2+} 迅速被肌浆网重吸收,肌浆中 Ca^{2+} 浓度降低,肌球蛋白与肌动蛋白解离,粗细肌丝复位,引起肌肉舒张。与此同时,肌细胞外的 K^+ 内流、Na^+ 外流,以恢复静止膜电位,一次肌肉收缩周期完成。

动画

NOTES

【发病机制】

1. 神经肌肉接头疾病

（1）突触前膜的 ACh 合成和释放减少：如 Lambert-Eaton 肌无力综合征患者产生的自身抗体、氨基糖苷类药物、血镁增高可阻碍钙离子进入神经末梢；肉毒杆菌毒素影响突触囊泡与突触前膜融合，进而影响 ACh 释放。

（2）突触间隙中的乙酰胆碱酯酶活性降低：如有机磷可降低乙酰胆碱酯酶的活性，使突触间隙的 ACh 浓度增加，导致突触后膜过度去极化。

（3）突触后膜的 AChR 数量减少或结构破坏：如在重症肌无力患者，体内产生的 AChR 抗体直接结合 AChR，使之数量减少和结构功能破坏，导致 ACh 与 AChR 不能正常结合，以致突触后膜不能产生兴奋或兴奋功能低下。

2. 肌肉疾病

（1）肌膜电位异常：如周期性瘫痪、先天性肌强直、先天性副肌强直等。

（2）能量代谢障碍：如线粒体肌病、脂质沉积性肌病和糖原贮积病，因影响肌肉能量代谢致病。

（3）肌膜内病变：如肌营养不良、先天性肌病和炎性肌病等出现结构和功能的异常，使肌纤维不能发挥正常生理功能。

【临床症状与体征】

1. 肌无力　指骨骼肌力量下降。不同类型的神经肌肉疾病，无力分布的范围不尽相同。神经肌肉接头疾病和肌肉疾病所致的肌无力一般双侧对称，近端重于远端，累及范围不能用某一组或某一条神经损害来解释。

2. 肌肉萎缩　指肌纤维体积变小或数目减少导致的骨骼肌容积下降。

3. 运动不耐受　指达到疲劳的运动负荷量下降，例如短距离行走即产生疲劳感，休息后可缓解。见于重症肌无力、线粒体肌病、脂质沉积性肌病。

4. 肌肉肥大与假性肌肉肥大　肌肉肥大分为生理性与病理性，前者如运动员等通过锻炼使得肌肉肥大，后者是因为肌肉组织受到病变的刺激或代偿性增生而出现的肌肉肥大，见于先天性肌强直等。假性肌肉肥大是局部肌肉组织中的脂肪组织与结缔组织增生所致，见于假肥大性肌营养不良等。

5. 肌肉疼痛　主要是肌肉组织内的神经末梢受到刺激所致。肌肉疼痛可以是肌肉出现的自发性疼痛或被按压后出现的疼痛；也可以是静止性和/或活动性肌肉疼痛。肌肉疼痛多见于炎性肌病、糖原贮积病、脂质沉积性肌病、缺血性肌病、横纹肌溶解症、肌肉强直症等。

6. 肌肉强直　是指肌肉收缩后不能立刻放松，但反复多次活动或温暖以后症状减轻。主要见于先天性肌强直和强直性肌营养不良。

7. 肌肉不自主运动　指肌肉在非运动状态下出现的不自主的收缩或抽动。

（1）肌束震颤（fasciculation）：简称束颤，是指一个或多个运动单位所支配肌纤维的不自主收缩，不能引起关节的活动。见于脊髓前角、前根、周围神经损害。

（2）肌纤维震颤（fibrillation）：简称纤颤，是一条或数条肌纤维的收缩，能在肌电图上显示，一般用肉眼观察不到。见于脊髓前角、前根、周围神经损害或肌肉损害。

（3）肌纤维颤搐（myokymia）：是指一组肌肉呈蠕动样运动，患者常有局部异常、不适或酸痛感。见于神经性肌强直、特发性肌肉颤搐及过度疲劳之后。

【诊断】　肌肉疾病和神经肌肉接头疾病的正确诊断必须建立在完整、准确的临床资料与相关辅助检查有机结合的基础上。根据肌无力和肌萎缩的起病年龄、进展速度、是否为发作性、分布、遗传方式、病程和预后，结合实验室生化检测、肌电图、肌肉病理以及基因分析，可对各种肌肉疾病进行诊断和鉴别诊断。

【治疗】

1. 病因治疗　根据发病机制进行治疗。如应用糖皮质激素及免疫抑制剂可减少致病性抗体的产生，从而达到治疗效果。

2. 对症治疗　可改善患者的症状。如溴吡斯的明通过抑制乙酰胆碱酯酶对突触间隙乙酰胆碱的水解,减轻重症肌无力的症状等。

第一节 ｜ 重症肌无力

重症肌无力(myasthenia gravis,MG)是一种神经肌肉接头传递障碍引起的获得性自身免疫性疾病。病变部位在神经肌肉接头的突触后膜,主要由该膜上的 AChR 受到损害导致。临床表现为骨骼肌无力和易疲劳,活动后症状加重,休息和应用胆碱酯酶抑制剂治疗后症状明显减轻。其发病率为(0.8～1)/10 万,患病率为(15～25)/10 万。

【病因与发病机制】　重症肌无力是一种获得性自身免疫性疾病,主要与自身抗体介导的突触后膜 AChR 损害有关。本病主要由 AChR 抗体介导,累及神经肌肉接头,引起神经肌肉接头传递障碍,出现骨骼肌收缩无力。

本病主要由体液免疫介导,其主要发病机制为:①AChR 抗体直接竞争性抑制或间接干扰 ACh 与 AChR 的结合;②与 AChR 结合的 AChR 抗体通过激活补体而使 AChR 降解和结构改变;③AChR 内吞机制使突触后膜上的 AChR 绝对数目减少、突触后膜褶皱破坏。近年来研究发现,极少部分 MG 患者由肌肉特异性受体酪氨酸激酶(muscle-specific receptor tyrosine kinase,MuSK)和低密度脂蛋白受体相关蛋白 4(low-density lipoprotein receptor-related protein 4,LRP4)抗体介导,影响了 AChR 的聚集,进而影响 AChR 功能,导致突触后膜不能产生足够的终板电位使肌纤维去极化产生传导性兴奋,出现突触后膜传递障碍性肌无力。

引起 MG 免疫应答的始动环节仍不清楚。由于几乎所有的 MG 患者均有胸腺异常,故推断诱发免疫反应的起始部位在胸腺。另一个始动因素可能是神经肌肉接头处 AChR 的免疫原性改变,因治疗类风湿的 D-青霉胺可诱发 MG。

家族性 MG 的发现及与人类白细胞抗原(human leukocyte antigen,HLA)的密切关系提示 MG 的发病与遗传因素有关。

【病理】

1. 胸腺　80% 以上的患者胸腺重量增加,淋巴滤泡增生,生发中心增多。10%～20% 合并胸腺瘤。

2. 神经肌肉接头　突触间隙加宽,突触后膜皱褶变浅并且数量减少。免疫电镜可见突触后膜 AChR 明显减少以及 IgG-C3-AChR 结合的免疫复合物沉积。

动画

3. 肌肉组织　少数患者肌肉组织的肌内衣小血管周围可见淋巴细胞浸润,称为"淋巴漏"。

【临床表现】　任何年龄均可发病。发病年龄有两个高峰:20～40 岁发病者女性多见;40～60 岁发病者男性多见,多合并胸腺瘤。常见诱因有感染、精神创伤、过度疲劳、妊娠和分娩等。

(一)临床特征

1. 受累骨骼肌病态疲劳　肌肉连续收缩后出现无力,休息后缓解。常在下午或傍晚肌无力加重,晨起或休息后减轻,此种波动现象称为"晨轻暮重"。

2. 受累肌的分布和临床表现　全身骨骼肌均可受累,多以脑神经支配的肌肉最先受累。①首发症状常为一侧或双侧眼外肌麻痹,出现上睑下垂、复视。重者眼球运动明显受限,甚至眼球固定;②若累及面部肌肉和口咽肌则出现表情淡漠、苦笑面容、说话鼻音,连续进食出现咀嚼无力、饮水呛咳、吞咽困难;③若胸锁乳突肌和斜方肌受累则出现颈软、抬头困难及转颈、耸肩无力;④四肢肌肉受累以近端为重,表现为抬臂、梳头、上楼梯困难,腱反射通常不受影响,感觉正常。

3. 重症肌无力危象　指呼吸肌受累时出现咳嗽无力甚至呼吸困难,需要呼吸机辅助通气,是致死的主要原因。口咽肌无力易发生危象。诱发因素包括呼吸道感染、手术、精神紧张、全身疾病等。大约 10% 的重症肌无力患者可出现危象。

（1）肌无力危象（myasthenic crisis）：为疾病进展严重导致的呼吸肌麻痹性呼吸困难，注射新斯的明后有显著好转为本危象特点。

（2）胆碱能危象（cholinergic crisis）：是因应用胆碱酯酶抑制剂过量引起的呼吸困难，常伴有瞳孔缩小、汗多、唾液分泌增多等药物副作用。注射新斯的明后无效，症状反而加重。

4. 特殊类型MG　①抗 MuSK 抗体阳性 MG：较 AChR 抗体阳性的 MG 发病略晚，首发症状多为眼外肌无力和/或延髓肌无力，病情进展迅速，常导致危象；②抗 LRP4 抗体阳性 MG：发病年龄多变，育龄女性多见，症状较轻。

5. 胆碱酯酶抑制剂治疗有效　这是 MG 的一个重要临床特征。

6. 病程特点　亚急性起病，也可因受凉、劳累病情突然加重。整个病程有波动，缓解与复发交替。晚期患者休息后不能完全恢复。多数病例迁延数年至数十年，靠药物维持。少数病例可自然缓解。

（二）临床分型

根据美国神经病学学会（AAN）2000 年在美国 MG 基金会（Myasthenia Gravis Foundation of America，MGFA）的建议提出 MGFA 分型（表 21-1），旨在评估疾病严重程度、指导治疗和评估预后。

表 21-1　MGFA 临床分型

分型	临床表现
Ⅰ型	眼肌无力，可伴闭眼无力，其他肌群肌力正常
Ⅱ型	除眼肌外的其他肌群轻度无力，可伴眼肌无力
Ⅱa型	主要累及四肢肌和/或躯干肌，可有较轻的咽喉肌受累
Ⅱb型	主要累及咽喉肌和/或呼吸肌，可有轻度或相同的四肢肌和/或躯干肌受累
Ⅲ型	除眼肌外的其他肌群中度无力，可伴有任何程度的眼肌无力
Ⅲa型	主要累及四肢肌和/或躯干肌，可有较轻的咽喉肌受累
Ⅲb型	主要累及咽喉肌和/或呼吸肌，可有轻度或相同的四肢肌和/或躯干肌受累
Ⅳ型	除眼肌外的其他肌群重度无力，可伴有任何程度的眼肌无力
Ⅳa型	主要累及四肢肌和/或躯干肌受累，可有较轻的咽喉肌受累
Ⅳb型	主要累及咽喉肌和/或呼吸肌，可有轻度或相同的四肢肌和/或躯干肌受累
Ⅴ型	气管插管，伴或不伴机械通气（除外术后常规使用） 仅鼻饲而不进行气管插管的病例为Ⅳb型

【辅助检查】

1. 疲劳试验（Jolly test）　嘱患者持续上视出现眼睑下垂或两臂持续平举出现上臂下垂，休息后恢复为阳性。操作细节参照重症肌无力定量评分表（Quantitative Myasthenia Gravis Score，QMGS）（表 21-2）。

2. 胆碱酯酶抑制剂试验　新斯的明（neostigmine）试验最常用。一次性肌内注射甲硫酸新斯的明 1~1.5mg（成人），选取肌无力症状最明显的肌群，记录 1 次肌力，注射后每 10 分钟记录 1 次，持续记录 60 分钟，症状明显减轻者为阳性，为防止新斯的明副作用，一般同时注射阿托品 0.5mg。AChR抗体阳性 MG 患者新斯的明试验阳性率高于抗 MuSK 抗体阳性 MG 患者。

3. 神经肌肉电生理检查

（1）重复神经刺激（repetitive nerve stimulation，RNS）：低频（2~5Hz）和高频（>10Hz）重复刺激尺神经、面神经和副神经等运动神经时，出现动作电位波幅的递减，且低频刺激第 4 或第 5 波的波幅相对于第 1 波递减 10%~15% 以上，高频刺激递减程度在 30% 以上为 RNS 阳性，支持本病的诊断。全身型重症肌无力阳性率在 80% 以上，且与病情明显相关。应该注意的是，在做此项检查时，患者应停用胆碱酯酶抑制剂 17 小时以上，否则可出现假阴性。AChR 抗体阳性 MG 患者 RNS 阳性率高于抗MuSK 抗体阳性 MG 患者。

表 21-2　QMGS 项目及评分标准

检查项目	评分标准			
	正常 0 分	轻度 1 分	中度 2 分	重度 3 分
左右侧视,至出现复视的时间	≥61 秒	11～60 秒	1～10 秒	自发
上视,至出现眼睑下垂的时间	≥61 秒	11～60 秒	1～10 秒	自发
眼睑闭合	正常	闭合时可抵抗部分阻力	闭合时不能抵抗阻力	不能闭合
吞咽 100ml 水	正常	轻度呛咳	严重呛咳或鼻腔反流	不能完成
数数 1～50(观察构音障碍)	无构音障碍	30～49	10～29	0～9
坐位右上肢抬起 90° 的时间 / 秒	240	90～239	10～89	0～9
坐位左上肢抬起 90° 的时间 / 秒	240	90～239	10～89	0～9
肺活量占预计值 /%	≥80	65～79	50～64	<50
右手握力 /kg				
男	≥45	15～44	5～14	0～4
女	≥30	10～29	5～9	0～4
左手握力 /kg				
男	≥35	15～34	5～14	0～4
女	≥25	10～24	5～9	0～4
平卧位抬头 45° 的时间 / 秒	120	30～119	1～29	0
平卧位右下肢抬起 45° 的时间 / 秒	100	31～99	1～30	0
平卧位左下肢抬起 45° 的时间 / 秒	100	31～99	1～30	0

（2）常规肌电图和神经传导速度:一般正常,可帮助排除其他疾病。

（3）单纤维肌电图（single-fiber electromyography,SFEMG）:是用特殊的单纤维针电极测量同一神经支配的肌纤维电位间的间隔时间,通过其是否延长来反映神经肌肉接头处的功能,重症肌无力者表现为颤抖（jitter）增宽和 / 或阻滞（block）。

4. 抗体检测　　AChR 抗体滴度测定对重症肌无力的诊断具有重要参考价值,在超过 85% 的全身型和 60% 的眼肌型 MG 患者中存在 AChR 抗体,但抗体滴度与临床症状的严重程度不成比例。约 40% 的 AChR 抗体阴性的 MG 患者中可检出 MuSK 抗体。部分 MuSK 抗体和 AChR 抗体均阴性的患者可检出 LRP4 抗体。

5. 胸腺 CT 或 MRI 扫描检查　　主要是了解是否有胸腺增生、肥大或肿瘤。

【诊断】　根据病变所累及的骨骼肌无力呈波动性和晨轻暮重特点,以及疲劳试验阳性,应考虑本病的可能。若新斯的明试验呈阳性,或神经电生理提示神经肌肉接头传导障碍,或血清学 AChR 抗体或 MuSK 抗体滴度增高则支持本病的诊断。另外,还应该行胸部 CT、MRI 检查确定有无胸腺增生或胸腺瘤,并根据病史、症状、体征和其他免疫学检查明确是否合并其他自身免疫疾病。

【鉴别诊断】

1. Lambert-Eaton 肌无力综合征　详见第二十五章第一节。

2. 肉毒杆菌中毒　肉毒杆菌的毒素作用于突触前膜,导致突触前膜释放 ACh 数量减少,神经肌肉接头的传递功能障碍,临床表现为从眼睑开始逐渐进展,依次累及口咽部、颈部、上肢、下肢的无力。患者多有肉毒杆菌中毒流行病学史,新斯的明试验阴性。

3. 进行性延髓麻痹　本病是运动神经元病的一个亚型,主要表现为延髓支配肌肉进行性无力及萎缩,类似 MG 症状。主要区别在于本病症状无波动,舌肌明显萎缩伴纤颤,肌电图提示典型的神经源性损害,胆碱酯酶抑制剂治疗无效。

4. 慢性进行性眼外肌麻痹 遗传性线粒体肌病的一个亚型。多在青少年期发病,主要表现为隐匿起病、缓慢进展的对称性眼睑下垂和眼球活动障碍,可伴有肢体近端无力。肌电图提示肌源性损害,血乳酸轻度升高。胆碱酯酶抑制剂治疗无效。肌肉活检和基因检测有利于明确诊断。

【治疗】

1. 药物治疗

(1)胆碱酯酶抑制剂:主要是改善症状。溴吡斯的明为最常用的药物。成人起始剂量为30～60mg,每日3～4次。服药后15～30分钟起效,可以持续3～4小时,每日最大剂量不超过480mg。

(2)糖皮质激素:可抑制自身免疫反应,适用于各种类型的MG。

递增法:起始剂量为10～20mg/d,每周增加5mg/d,直到有显著的临床改善或到达50～60mg/d。

递减法:起始剂量为50～60mg/d,用药第一周可能出现肌无力加重,适用于住院患者。达到目标治疗量后2～4周起效,随后酌情逐渐减量,最后维持一个小剂量帮助患者控制病情,减少复发。

需注意:①部分患者在开始激素治疗的短期内可能出现病情加重,甚至出现肌无力危象。因此,病情严重或咽喉肌无力明显的患者,治疗早期应慎用糖皮质激素,先通过静脉注射大剂量免疫球蛋白或血浆置换使病情稳定后再开始糖皮质激素治疗,同时做好开放气道的准备。②大剂量和长期应用糖皮质激素可诱发糖尿病、股骨头坏死、胃溃疡出血、严重的继发感染、库欣综合征等。

(3)免疫抑制剂:适用于对糖皮质激素治疗有禁忌、疗效不佳或减量困难者。用药期间注意监测血常规、肝功能、肾功能,若出现白细胞或血小板减少、严重胃肠道反应、出血性膀胱炎等则应停药。常用药物有硫唑嘌呤、环孢素A、吗替麦考酚酯、他克莫司、环磷酰胺、甲氨蝶呤,以及生物制剂(如利妥昔单抗)等。

(4)禁用和慎用的药物:已知许多药物可干扰神经肌肉接头传递导致肌无力加重或MG复发。如氨基糖苷类、喹诺酮类、大环内酯类抗生素、硫酸镁等。使用青霉胺的部分患者可出现MG样临床、电生理表现,以及AChR抗体阳性。对于所有MG和神经肌肉接头传递障碍性疾病患者添加任何新的治疗药物时,均需观察有无肌无力加重的情况。

2. 胸腺治疗

(1)伴胸腺瘤MG:尽管大部分胸腺瘤是良性肿瘤,手术切除仍是必需的。

(2)不伴胸腺瘤MG:对于早发MG(发病<50岁)的非胸腺瘤患者,在疾病早期出现AChR抗体阳性和胸腺增生的情况下,胸腺切除术可能是有效的。注意:胸腺切除对于MG是择期手术,须在病情稳定、确定安全的情况下进行。不支持MuSK抗体阳性和LRP4抗体阳性MG患者进行胸腺切除。

3. 血浆置换(PE)和静脉注射大剂量免疫球蛋白(IVIg) PE和IVIg均能快速改善症状,用于肌无力严重阶段,如危象前期、危象期或手术前。

(1)PE:10～14天内进行5次血浆置换,AChR抗体短期内减少,首次或第2次置换后症状改善。疗效可以维持1～2个月。伴有感染的患者慎用。

(2)IVIg:干扰AChR抗体与受体的结合,达到治疗效果。常用0.4g/(kg·d),5天为一疗程。用药1周内起效,疗效维持3～6周。IgA缺乏患者禁用。

4. 危象处理 一旦发生呼吸肌瘫痪,应立即进行气管插管或切开,必要时使用呼吸机辅助通气,并对不同类型的危象采用不同处理办法,如肌无力危象者应加大胆碱酯酶抑制剂用量;胆碱能危象者应暂停胆碱酯酶抑制剂的应用,观察一段时间后再恢复应用胆碱酯酶抑制剂,同时进行对症治疗。危象是重症肌无力最危急的状态,病死率为15.4%～50%。不管何种危象,除了上述特殊处理外,仍须进行以下基本处理:①保持呼吸道通畅,加强排痰,防止发生窒息;②积极控制感染,选用有效、足量和对神经肌肉接头无阻滞作用的抗生素以控制肺部感染;③积极的PE或IVIg治疗可加快恢复。

【预后】 随着免疫抑制治疗在MG的广泛应用,绝大部分患者预后得到了明显改善,肌无力危象发生率和死亡率明显降低。

第二节 │ 周期性瘫痪

周期性瘫痪（periodic paralysis）是以反复发作的骨骼肌弛缓性瘫痪为特征的一组肌病。发作时肌无力可持续数小时或数天，发作间歇期肌力完全正常。该病可分为低钾型、高钾型、正常钾型及Andersen-Tawil综合征，以低钾型多见。

一、低钾型周期性瘫痪

低钾型周期性瘫痪（hypokalemic periodic paralysis）为周期性瘫痪中最常见的类型，以发作性肌无力、血清钾降低、补钾后肌无力能迅速缓解为特征。该病包括原发性与继发性；前者是常染色体显性遗传，故又称为家族性周期性瘫痪，我国多数为散发；后者继发于甲状腺功能亢进、肾小管酸中毒、肾衰竭或代谢性疾病。

【病因与发病机制】 原发性低钾型周期性瘫痪1型的致病基因位于1号染色体长臂（1q31），为编码骨骼肌细胞钙离子通道α-1亚单位的基因CACNA1S突变而致病。CACNA1S的蛋白产物位于横管系统，是二氢吡啶复合受体的一部分，具有调节钙通道和肌肉兴奋-收缩耦联的作用。原发性低钾型周期性瘫痪2型由编码钠离子通道NaV1.4蛋白α亚基的SCN4A基因突变所导致，该型约占低钾型周期性瘫痪的10%，有时可合并先天性副肌强直。肌无力在饱餐后休息中或剧烈活动后休息中最易发作，注射胰岛素、肾上腺素或大量葡萄糖也能诱发。摄入葡萄糖后，钾离子进入细胞内，造成细胞内外钾不平衡，可以诱发肌无力。发病机制尚不清楚，目前普遍认为其与钾离子浓度在骨骼肌细胞膜内、外的波动有关。正常情况下，钾离子浓度在肌膜内高，在肌膜外低。当两侧保持正常比例时，肌膜才能维持正常的静息电位。在骨骼肌钙离子或钠离子通道缺陷的情况下，异常阳离子门控电流存在泄漏，易导致周期性瘫痪。在疾病发作期间，肌纤维对一切电刺激均不起反应，处于瘫痪状态。

【临床表现】

1. 任何年龄均可发病，以20～40岁男性多见，随年龄增长而发作次数减少。疲劳、饱餐、寒冷、酗酒和精神刺激等是常见的诱因。

2. 发病前可有肢体疼痛、感觉异常、口渴、多汗、少尿、潮红、嗜睡、恶心等。常于夜间睡眠或清晨起床时出现对称性肢体无力或完全瘫痪，下肢重于上肢、近端重于远端；少数可从下肢逐渐累及上肢。脑神经支配肌肉一般不受累，膀胱、直肠括约肌功能也很少受累。少数严重病例可发生呼吸肌麻痹、心动过速或过缓、室性心律失常，甚至室颤致死。在发病期，主要体征为肢体不同程度的瘫痪、肌张力低下、腱反射减弱或消失，但无病理反射。

3. 发作一般经数小时至数日逐渐恢复，最先受累的肌肉最先恢复。发作频率不等，一般一年发作数次，个别病例每天均有发作，也有数年甚至终生仅发作一次者。发作间期一切正常，长期发作可出现持续性肌无力。伴甲状腺功能亢进者，瘫痪发作频率较高，持续时间较短。甲亢控制后，发作频率明显减少或消失。

【辅助检查】

1. 发作期血清钾常低于3.5mmol/L，间歇期正常。

2. 心电图呈典型的低钾性改变，U波出现，T波低平或倒置，P-R间期和Q-T间期延长，ST段下降，QRS波增宽。

3. 肌电图可出现运动电位时限短、波幅低；如完全瘫痪，则运动单位电位消失，电刺激无反应。发作间期长时程运动诱发试验可辅助诊断。即在运动前及运动后不同时间点记录某肌肉（常检测小指展肌）复合肌肉动作电位（CMAP）。低钾型周期性瘫痪的CMAP波幅常于活动后15～30分钟逐渐缓慢下降。

4. 基因检测有助于对疾病作出分子诊断。

5. 甲状腺功能、血气分析、尿常规、血生化等实验室检查有助于继发性低钾型周期性瘫痪的病因诊断。

【诊断】　根据发作性弛缓性瘫痪、肢体近端受累为主、发作时血钾低于 3.5mmol/L、心电图呈低钾性改变、补钾治疗有效即可诊断。

【鉴别诊断】

1. **周期性瘫痪不同类型之间的鉴别**　①根据血清钾水平进行鉴别。②根据临床特点进行鉴别，如高钾型周期性瘫痪一般在 10 岁以前发病，尤以白天运动后发作频率较高。肌无力症状持续时间短并有肌强直，补钙、降钾后肌力恢复；而正常血钾型周期性瘫痪常在夜间发病，肌无力持续时间更长，补钾后症状加重，服钠后症状减轻。Andersen-Tawil 综合征常伴有特殊的骨骼发育畸形。③基因检测有助于进一步确定周期性瘫痪的类型。

2. **继发性周期性瘫痪**　须与甲亢、原发性醛固酮增多症、肾小管酸中毒、失钾性肾炎、腹泻、药源性(噻嗪类利尿剂、糖皮质激素等)等导致的发作性肌无力相鉴别。还要注意与癔症和横纹肌溶解症进行鉴别。

3. **重症肌无力**　本病症状也呈波动性，但脑神经支配肌肉多首先受累，疲劳试验及新斯的明试验阳性、血清钾正常、肌电图重复神经电刺激检查异常可资鉴别。

4. **吉兰-巴雷综合征**　本病为急性或亚急性起病、下肢重于上肢的四肢弛缓性瘫痪，发病早期容易被误诊为周期性瘫痪，但伴有感觉障碍和脑神经损害、脑脊液呈蛋白-细胞分离现象、肌电图呈神经源性损害，可与低钾型周期性瘫痪鉴别。

【治疗】

1. 发作期时，如果症状不严重，可给予 10% 氯化钾或 10% 枸橼酸钾 40～50ml 顿服，24 小时内再分次口服，一日总量为 10g。症状较重时，直接静脉滴注氯化钾溶液以纠正低血钾状态。出现呼吸肌麻痹者，应予辅助呼吸，严重者出现心律失常应积极救治。

2. 发作频繁者可在发作间期给予钾盐 1g 口服，每日 3 次。如预防无效，可口服碳酸酐酶抑制剂类药物，如乙酰唑胺 250mg，每日 4 次；或双氯非那胺 50～150mg/d；或螺内酯 200mg，每日 2 次口服。低钠高钾饮食也有助于减少发作。需注意碳酸酐酶抑制剂可使部分患者症状加重。

3. 应避免各种诱因，平时少食多餐，忌高碳水化合物饮食，并限制钠盐。避免受凉及精神刺激。

【预后】　预后良好，随年龄增长发作次数趋于减少。

二、高钾型周期性瘫痪

高钾型周期性瘫痪(hyperkalemic periodic paralysis)又称强直性周期性瘫痪，较少见。本病在 1951 年由 Tyler 首先报道，呈常染色体显性遗传。

【病因与发病机制】　高钾型周期性瘫痪的致病基因位于第 17 号染色体长臂(17q13)，骨骼肌膜钠通道的 α-亚单位基因 *SCN4A* 的点突变，引起肌膜钠离子通道功能异常。钠通道快速失活功能受损，出现持续钠内流和细胞去极化，肌细胞复极化不完全，处于兴奋状态，导致肌强直，而持续去极化状态最终导致肌细胞难以再兴奋，出现肌无力。持续的去极化状态使电压依赖性钾通道活性增强，钾离子外流增多，血清钾浓度升高。

【临床表现】

1. 多在 10 岁前起病，男性较多。饥饿、寒冷、剧烈运动和钾盐摄入可诱发肌无力发作。

2. 肌无力从下肢近端开始，而后累及上肢、颈部肌肉和脑神经支配的肌肉，呼吸肌较少受累，瘫痪程度一般较轻，但常伴有肌肉痛性痉挛。

3. 每次持续时间短，约数分钟到 1 小时。发作频率为每天数次到每年数次。部分患者伴有手内肌、舌肌的强直性发作。肢体放入冷水中易诱发强直性发作。

4. 多数患者在 30 岁左右趋于好转,逐渐停止发作。部分患者多次发作后遗留持续性肌无力及肢体近端肌萎缩。

【辅助检查】

1. 发作时血清钾水平明显高于正常水平,血清肌酸激酶(creatine kinase,CK)可升高。

2. 心电图呈高血钾型改变,如 T 波高、尖,快速型心律失常。

3. 肌电图可见纤颤电位和强直放电。在肌无力发作高峰时,肌电图呈电静息状态,自发或随意运动、电刺激均无动作电位出现。神经传导速度正常。短时程运动诱发试验可见运动后即刻出现复合肌肉动作电位(compound muscle action potential,CMAP)波幅明显升高。

4. 基因检测有助于对疾病作出分子诊断。

【诊断】　根据发作性无力伴肌强直,无感觉障碍和高级神经活动异常,血钾含量增高及家族史,易于诊断。若诊断有困难,可进行以下检查:①钾负荷试验:口服氯化钾 3～8g,若服后 30～90 分钟内出现肌无力,数分钟至 1 小时达高峰,持续 20 分钟至 1 天,则有助于诊断。该试验不应在瘫痪发作期、肾功能障碍或使用胰岛素的糖尿病患者中进行,试验过程中应监测心电图及血钾。②冷水诱发试验:将前臂浸入 11～13℃的水中,若 20～30 分钟出现肌无力,停止浸泡冷水 10 分钟后恢复,则为阳性,有助于诊断。

【鉴别诊断】　应注意与低钾型周期性瘫痪、正常钾型周期性瘫痪和先天性副肌强直症鉴别,另外尚需与继发性高血钾型瘫痪进行鉴别,如肾功能不全、肾上腺皮质功能下降、醛固酮缺乏症和药物性高血钾等。

【治疗】

1. **发作时**　可用 10% 葡萄糖酸钙静脉注射,或 10% 葡萄糖 500ml 加胰岛素 10～20U 静脉滴注以降低血钾,也可用呋塞米排钾。发作间期可预防性服用碳酸酐酶抑制剂类药物如乙酰唑胺。合并肌强直可用美西律等药物缓解。

2. **预防发作**　可给予高碳水化合物饮食,勿过度劳累,避免寒冷刺激、饥饿及高钾饮食(如橙汁、香蕉等),或口服氢氯噻嗪等药帮助排钾。

三、正常钾型周期性瘫痪

正常钾型周期性瘫痪(normokalemic periodic paralysis)又称钠反应性正常血钾型周期性瘫痪,也被视作高钾型周期性瘫痪的一种变异型,由 SCN4A 基因突变引起,为常染色体显性遗传,较少见。多在 10 岁前发病,常于夜间或清晨醒来时发现四肢或部分肌肉瘫痪,甚至发音不清、呼吸困难等。发作持续时间常在 10 天以上。限制钠盐摄入或补充钾盐均可诱发,补钠后好转。血清钾水平正常。主要与吉兰-巴雷综合征、高钾型和低钾型周期性瘫痪鉴别。治疗上可给予:①大量生理盐水静脉滴注;②10% 葡萄糖酸钙 10ml,每天 2 次静脉注射,或钙片每天 0.6～1.2g,分 1～2 次口服;③每天服食盐 10～15g,必要时用氯化钠静脉滴注;④乙酰唑胺 0.25g,每天 2 次口服。间歇期可给予氟氢可的松和乙酰唑胺。另外,避免进食含钾多的食物,如肉类、香蕉、菠菜、薯类。防止过劳或过度肌肉活动,注意寒冷或暑热的影响。

第三节 │ 特发性炎性肌病

特发性炎性肌病(idiopathic inflammatory myopathy,IIM),也称为肌炎,是一类异质性自身免疫性疾病,具有不同的临床表现、治疗反应和预后。肌肉无力通常是典型的临床表现,其他器官也可能受到影响,包括皮肤、关节、肺、心脏和胃肠道。IIM 包括皮肌炎(dermatomyositis,DM)、多发性肌炎(polymyositis,PM)、散发性包涵体肌炎(sporadic inclusion body myositis,sIBM)和重叠性肌炎(overlap myositis,OM)等。

【病因与发病机制】　特发性炎性肌病是一组自身免疫性疾病。存在多种自身抗体,病理上可见到 T 细胞介导的肌细胞损害或补体介导的微血管病变,并与特异性人类白细胞抗原(HLA)基因相关。

免疫病理研究证实了自身免疫机制,PM 以细胞毒性 T 细胞反应为主,大量以 CD8⁺ 为主的 T 细胞伴巨噬细胞包围并侵入非坏死肌纤维是 PM 的病理特点。而 DM 主要是针对肌内血管的体液免疫反应,在小静脉和小动脉壁上可见 IgG、IgM、补体和膜攻击复合物沉积。

约半数 PM 患者与 HLA-DR3 相关。HLA-DR3 单倍体(DRB1*0301、DQB1*0201)见于 75% 的 PM 和包涵体肌炎患者,而青少年 DM 中 DQA1*0501 出现频率较高,说明遗传因素参与了发病。

【病理】

1. DM　束周、肌束膜和血管周围炎性细胞浸润,束周萎缩(指肌束周围肌纤维萎缩)(图 21-1)。

2. PM　炎性细胞在肌肉组织散在分布,在肌细胞膜和肌内膜最为突出(图 21-2),CD8⁺T 细胞侵入非坏死 MHC-1 阳性肌纤维是 PM 的特点。

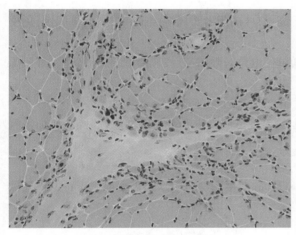

图 21-1　皮肌炎患者肌肉组织 HE 染色
束周、肌束膜和血管周围炎性细胞浸润,束周萎缩(×200)。

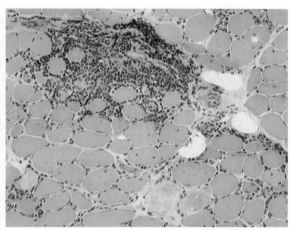

图 21-2　多发性肌炎患者肌肉组织 HE 染色
肌纤维大小不等,萎缩肌纤维以小圆形为主,有些肌纤维出现坏死,肌内衣有大量淋巴细胞浸润。

3. sIBM　肌肉活检特点包括炎症、线粒体功能障碍和异常蛋白质聚集的病理改变。在慢性肌病的病理改变基础上,伴有 CD8⁺T 细胞包围并浸润非坏死肌纤维;细胞色素 c 氧化酶(cytochrome c oxidase,COX)染色可见酶活性缺失和肌纤维数量增多;改良 Gomori(modified Gomori trichrome,MGT)染色可见镶边空泡肌纤维;刚果红染色证实胞质内淀粉样蛋白沉积。

【临床表现】

1. PM、DM

(1)多亚急性起病,DM 累及成人或儿童,PM 累及 18 岁以上成人,均为女性多见。

(2)临床表现:PM、DM 通常为对称性四肢近端无力,常从盆带肌开始逐渐累及肩带肌,表现为上楼困难、蹲起困难、梳头困难等;颈肌无力致抬头困难(垂头征);咽喉肌无力致构音障碍和吞咽困难;在局灶性病变,仅有颈肌和椎旁肌受累出现躯干前屈征。在病程晚期或少部分进展迅速的患者会累及呼吸肌。一些依赖于远端肌肉的精细动作,如系纽扣、开锁等,多在 PM 和 DM 晚期出现。不累及眼外肌。感觉和腱反射一般正常,严重的肌无力可伴有腱反射减弱或消失。DM 多在肌无力之前出现皮疹,表现为眶周紫红色斑疹伴水肿与关节伸面的紫红色丘疹(Gottron 丘疹)或斑疹(Gottron 征)。

(3)其他系统受损:PM 和 DM 常合并其他系统受损:①全身症状,如发热、体重下降、关节疼痛、雷诺现象;②心脏受累,出现房室传导阻滞、心动过速、扩张型心肌病、低射血分数、充血性心力衰竭等;③约 10% 的 DM 和 PM 患者在发病之前或病程早期出现间质性肺炎,同时这些患者抗 tRNA 合成酶抗体阳性率也高。

2. OM 炎性肌病伴发结缔组织病称为重叠综合征。DM 合并系统性硬化症的患者体内可检测到特异性的抗 PM/Scl 抗核抗体;肌炎合并肺间质病变、对称性多关节炎、发热、技工手、雷诺现象,且抗合成酶抗体阳性时称为抗合成酶抗体综合征(anti-synthetase syndrome,ASS),其中最常见的是抗 Jo-1 抗体。

3. 合并恶性肿瘤 所有的炎性肌病都有可能合并恶性肿瘤,尤其是老年患者。肺癌、结肠癌、乳腺癌和卵巢癌多见。在大约一半的病例中,肌炎早于恶性肿瘤出现。

4. sIBM 进展缓慢,可历经数年,主要累及 50 岁以上人群,男性多见。早期不对称的屈腕、屈指、伸膝无力提示 sIBM。也可出现吞咽困难,易致误吸。30%～60% 的患者存在抗识别胞质 5'-核苷酸酶 1A(recognising cytosolic 5'-nucleotidase 1A,NT5C1A)的自身抗体;免疫抑制剂治疗效果不佳;大腿肌肉 MRI 提示严重的大腿前部肌群受累。

【辅助检查】

1. 血尿一般检查 血清肌酸激酶明显升高,可达正常人的 10 倍以上。如合并横纹肌溶解者,可出现肌红蛋白尿。

2. 抗体检测 肌炎特异性抗体 Jo-1、PL-7 等升高。1/3 的患者类风湿因子和抗核抗体阳性,免疫球蛋白及抗肌球蛋白抗体增高。

3. 肌电图 可见大量纤颤电位和正锐波,运动单位电位时限缩窄、波幅降低、多相波增多等肌源性损害的表现。神经传导速度正常。

4. 心电图 52%～75% 的患者有心电图异常,Q-T 延长、ST 段下降。

5. CT 检查 胸部 CT 检查可发现肺间质病变的表现。成人皮肌炎易合并恶性肿瘤,要加强胸部、腹部、盆腔 CT 筛查。

6. 肌肉活检 是诊断与排除其他肌病的重要手段。病理改变见前文所述。

【诊断】 亚急性起病的四肢近端无力、血清 CK 升高、肌电图呈肌源性损害可以考虑特发性炎性肌病的诊断,肌肉活检可以帮助确诊。

【鉴别诊断】

1. 脂质沉积性肌病 脂质沉积性肌病是指原发性脂肪代谢途径中的酶或辅基缺陷导致的,以肌纤维内脂肪沉积为主要病理特征的一组肌病。部分脂质沉积性肌病的表现非常类似于多发性肌炎,如短期内出现四肢近端肌无力、进展较快,且对激素治疗有较好的效果。肌肉活检可见脂滴增多等表现,而无明显炎症性改变。

2. 肢带型肌营养不良症 因具有四肢近端、骨盆、肩胛带肌无力和萎缩以及 CK 增高的特点而须与起病较慢的 PM 相鉴别。但肢带型肌营养不良症常有家族史,起病年龄较年轻,病情进展更慢,肌肉活检缺少炎性肌病特征性改变。

3. 药物性肌病 指在药物使用过程中出现肌痛、肌无力等临床症状。服用 D-青霉胺、降脂药、糖皮质激素、胺碘酮、乙醇期间出现以上症状可提示诊断,肌肉活检可帮助明确诊断。

【治疗】 除 sIBM 外,肌炎的主要治疗分为免疫治疗和对症支持治疗。

1. 免疫治疗 包括糖皮质激素、静脉注射大剂量免疫球蛋白(IVIg)、血浆置换(PE)和免疫抑制剂。

(1)糖皮质激素:为首选药物,可抑制自身免疫反应。通常应用泼尼松 1mg/(kg·d),4～6 周后酌情逐渐减量至最小的维持剂量。不应过早停药,否则容易复发,复发后用药反应较差。对于急性起病和特别严重的病例可早期使用大剂量甲基泼尼松龙(1g/d 静脉滴注 3～5 天)治疗,随后口服用药。另外,对于严重的病例,IVIg 或 PE 也可联合使用。长期服用糖皮质激素治疗应注意预防副作用,监测血压血糖,给予高蛋白饮食,注意钾、钙和维生素 D 的补充及保护胃黏膜治疗。

(2)免疫抑制剂:在激素治疗不满意或激素依赖时加用。可选用其中一种,如甲氨蝶呤、硫唑嘌呤、环磷酰胺、环孢素等,用药期间注意定期监测血常规和肝肾功能。

2. 对症支持治疗 给予高蛋白和高维生素饮食,进行适当体育锻炼和理疗。重症者应预防关节挛缩及失用性肌萎缩。

【预后】　大多数患者对治疗反应较好,但少数呈慢性病程,可长达十余年。个别患者对治疗反应不佳,合并心、肺、肾及消化道受损者可致死。伴发恶性肿瘤者的预后取决于肿瘤的治疗效果。sIBM是炎性肌病中预后最差的一种,多数患者发病 5～10 年需要借助手杖、轮椅等活动。

第四节 ｜ 进行性肌营养不良

进行性肌营养不良(progressive muscular dystrophy,PMD)是一组遗传性进行性骨骼肌变性疾病。临床特征为缓慢进行性、对称性肌肉无力和萎缩,血清 CK 升高;肌电图为肌源性损害;病理显示广泛肌纤维萎缩呈小圆形,伴肌纤维变性、坏死和再生,严重者伴大量脂肪化及结缔组织增生;目前尚无有效的根治方法,基因治疗正在逐步开展中。

根据遗传方式、起病年龄、萎缩肌肉的分布、病程进展速度和预后,进行性肌营养不良可分为假肥大性肌营养不良(pseudohypertrophy muscular dystrophy)[包括 Duchenne 型肌营养不良(Duchenne muscular dystrophy,DMD)和 Becker 型肌营养不良(Becker muscular dystrophy,BMD)]、面肩肱型肌营养不良(facio-scapulo-humeral muscular dystrophy,FSHD)、肢带型肌营养不良(limb-girdle type muscular dystrophy,LGMD)、Emery-Dreifuss 肌营养不良(Emery-Dreifuss muscular dystrophy,EDMD)、先天性肌营养不良(congenital muscular dystrophy,CMD)、眼咽型肌营养不良(oculopharyngeal muscular dystrophy)等。在这些类型中,DMD 最常见,其次为 BMD、FSHD 和 LGMD。

一、发病机制、临床特点和辅助检查

肌营养不良各种类型的基因位置、突变类型和遗传方式均不相同,其致病机制也不一样。实际上各种类型均是独立的遗传病。故本节就常见的肌营养不良疾病的发病机制、临床特点等分别叙述。

(一)假肥大性肌营养不良

假肥大性肌营养不良包括 DMD 和 BMD,属 X 连锁隐性遗传,本病特征性表现为小腿肌肉“假肥大”。BMD 是 DMD 的等位基因病,但临床症状较 DMD 轻。

【病因与发病机制】　致病基因位于染色体 Xp21,编码 dystrophin,即抗肌萎缩蛋白。该蛋白位于骨骼肌和心肌细胞膜的质膜面,具有细胞支架、抗牵拉、防止肌细胞膜在收缩活动时撕裂的功能。具有协同维持肌纤维稳定的作用。DMD/BMD 患者因基因缺陷而使肌细胞缺乏抗肌萎缩蛋白,造成肌细胞膜不稳定并导致肌细胞坏死和功能缺失而发病。DMD 患者大脑皮质神经元突触区抗肌萎缩蛋白的缺乏可能是智力发育迟滞的原因。

从最严重的 DMD 到症状较轻的 BMD,这些差异归因于基因突变的“阅读框架原则”。DMD 的“框外突变”导致阅读框被破坏,抗肌萎缩蛋白无法转录翻译。BMD 的“框内突变”,只影响突变部位附近,没有破坏原有的阅读框架,会产生截短但有部分功能的蛋白,所以症状相对较轻。

【病理】　各种类型的肌营养不良患者的肌肉病理特点为肌纤维大小不等,萎缩肌纤维呈小圆形,可出现不同数量的肌纤维变性和坏死,可伴较多的核内移纤维,不同程度的肌纤维肥大、增生、分裂,以及涡轮样纤维。肌内、束衣明显增宽;严重者肌纤维数量明显减少,大量结缔组织及脂肪组织增生(图 21-3)。各种类型的特

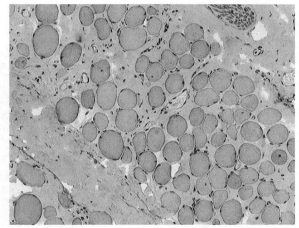

图 21-3　DMD 患者肌肉组织 HE 染色
肌纤维大小不等,萎缩呈小圆形,其间有较多肌纤维玻璃样变性,肌纤维间隙及肌束衣明显增宽,伴有大量结缔组织增生(×100)。

异性蛋白缺陷须用相应的抗体进行检测,如 DMD 和 BMD 患者的肌肉标本可用抗肌萎缩蛋白抗体进行免疫组化染色,可显示抗肌萎缩蛋白缺失(图 21-4),以区分不同的类型。

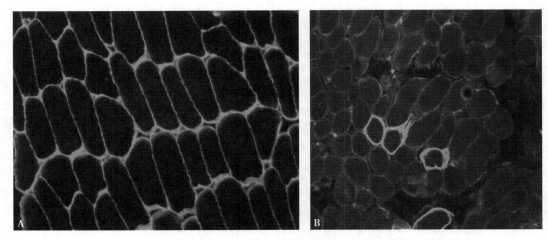

图 21-4　正常肌肉组织和 DMD 患者抗肌萎缩蛋白免疫荧光染色

A. 正常肌肉组织肌纤维膜呈现完整的强荧光带(×200);B. DMD 患者肌肉组织仅 4 个肌纤维膜显示荧光带,大部分肌纤维膜荧光带缺失,提示肌纤维膜的抗肌萎缩蛋白明显缺陷(×200)。

【临床表现】 根据抗肌萎缩蛋白丧失程度的不同,本型可分为 DMD 和 BMD 两种类型。

1. Duchenne 型肌营养不良(DMD)

(1)DMD 是我国最常见的 X 连锁隐性遗传肌病,发病率约 30/10 万活产男婴。女性携带致病基因者,所生男婴 50% 发病,无明显地理或种族差异。

(2)通常 3~5 岁隐匿起病,首先累及髂腰肌、股四头肌和臀肌,随后累及胫前肌。临床表现为走路慢,上楼及蹲位站起困难,脚尖着地,易跌倒。腹肌和椎旁肌无力导致站立时腰椎过度前凸和腹部突出,臀中肌无力导致行走时骨盆向两侧上下摆动,呈典型的"鸭步"。患者自仰卧位起立时必须先翻身转为俯卧位,其次屈膝关节和髋关节,并用手支撑躯干成俯跪位,然后以双手及双腿共同支撑躯干,再用手按压膝部以辅助股四头肌的肌力,身体呈深鞠躬位,最后双手攀附下肢缓慢地站立。上述动作称为高尔(Gower)征,为肌病的特征性表现。随症状加重,可出现跟腱挛缩、平地步行困难。

(3)肩胛带肌、上臂肌往往同时受累,但程度较轻。由于肩胛带松弛形成游离肩;因前锯肌和斜方肌萎缩无力,举臂时肩胛骨内侧远离胸壁,两肩胛骨呈翼状竖起于背部,称为翼状肩胛(图 21-5),在两臂前推时最明显。

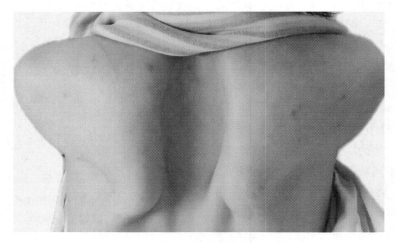

图 21-5　翼状肩胛

（4）90% 的患儿有肌肉假性肥大，触之坚韧，为首发症状之一（图 21-6）。以腓肠肌最明显，三角肌、臀肌、股四头肌、冈下肌和肱三头肌等也可发生。因萎缩肌纤维周围被脂肪和结缔组织替代，故体积增大而肌力减弱。

（5）大多数患者伴心肌损害，如心律不齐，右胸前导联出现高 R 波，左胸前导联出现深 Q 波；心脏扩大，心瓣膜关闭不全。约 30% 的患儿有不同程度的智能障碍。平滑肌损害可有胃肠功能障碍，如呕吐、腹痛、腹泻、吸收不良、巨结肠等。面肌、眼肌、吞咽肌、胸锁乳突肌和括约肌不受累。

（6）患儿病情发展至 12 岁左右时，不能行走，须坐轮椅。晚期患者的下肢、躯干、上肢、髋和肩部肌肉均明显萎缩，腱反射消失；因肌肉挛缩致使膝、肘、

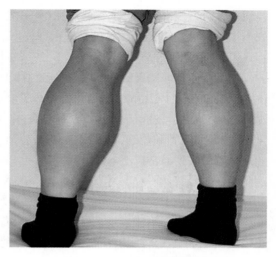

图 21-6　DMD 患者腓肠肌

髋关节屈曲不能伸直。最后因呼吸肌萎缩而出现呼吸变浅、咳嗽无力，多数患者在 20～30 岁因呼吸道感染、心力衰竭而死亡。

2. Becker 型肌营养不良（BMD）　呈 X 连锁隐性遗传，临床症状较 DMD 轻，发病率为 DMD 患者的十分之一。多在 5～15 岁起病，临床表现与 DMD 类似：首先累及盆带肌和下肢近端肌肉，有腓肠肌假性肥大，逐渐波及肩胛带肌；但进展缓慢，病情较轻，12 岁尚能行走，心脏很少受累，智力多正常，存活期长，接近正常生命年限。

【辅助检查】　DMD 和 BMD 均有血清 CK 和乳酸脱氢酶（lactic dehydrogenase，LDH）显著升高，早于肌无力肌萎缩的出现。肌电图为肌源性损害。肌肉 MRI 检查可见病变肌肉脂肪替代、水肿。肌肉病理呈典型的肌营养不良样改变，免疫组化染色提示为抗肌萎缩蛋白完全（DMD）或部分缺陷（BMD）。基因诊断通过多重连接探针扩增技术（multiplex ligation-dependent probe amplification，MLPA）可发现 dystrophin 基因大片段缺失。

（二）面肩肱型肌营养不良（FSHD）

面肩肱型肌营养不良致病基因定位在 4 号染色体长臂末端（4q35）。在此区域内有 D4Z4 重复单位（每个单位长度超过 3.3kb）。正常人 D4Z4 重复次数超过 10 次，而面肩肱型肌营养不良患者主要由 D4Z4 重复次数的减少（为 1～10 次）而致病，D4Z4 区域正常情况下高度甲基化，重复次数减少使甲基化受阻，此时正常情况下被沉默的 *DUX4* 基因表观脱抑制，引起毒性作用。其主要临床表现为：①常染色体显性遗传，性别无差异。多在青少年期起病，但也可见儿童及中年发病者。②面部和肩胛带肌肉常先受累。患者面部表情少，眼睑闭合无力，吹口哨、鼓腮困难，逐渐出现翼状肩胛（见图 21-5）。三角肌、肱二头肌、肱三头肌和胸大肌上半部明显肌无力、肌萎缩，可不对称。可见口轮匝肌假性肥大，嘴唇增厚而微翘，以及三角肌假性肥大。③病情缓慢进展，逐渐累及躯干和骨盆带肌肉，可有腓肠肌假性肥大、视网膜病变和听力障碍。大约 20% 的患者须坐轮椅，生命年限接近正常。辅助检查示：肌电图为肌源性损害，血清 CK 正常或轻度升高。印迹杂交 DNA 分析可通过检测 4 号染色体长臂末端 D4Z4 区域重复单位重复次数来确诊。

（三）肢带型肌营养不良（LGMD）

肢带型肌营养不良是一类具有高度遗传异质性和表型异质性的常染色体遗传性肌病。根据遗传方式分为两种类型，即常染色体显性遗传型（简称为 LGMD1）和常染色体隐性遗传型（简称为 LGMD2）。基因异常导致肌膜蛋白的异常和肌原纤维与细胞骨架蛋白缺陷，从而引发肌细胞的坏死。其主要临床表现为：①常染色体隐性或显性遗传，散发病例也较多。②10～30 岁起病，首发症状多为骨盆带肌萎缩、腰椎前凸、鸭步、下肢近端无力出现上楼困难，可有腓肠肌假性肥大。③逐渐发生肩胛

带肌萎缩、抬臂和梳头困难、翼状肩胛（见图 21-5），面肌一般不受累。④病情缓慢发展，平均于起病后 20 年左右丧失劳动能力。辅助检查示：血清 CK 升高、肌电图呈肌源性损害、心电图正常。

（四）眼咽型肌营养不良

眼咽型肌营养不良致病基因位于染色体 14q11.2～13，是多腺苷酸结合蛋白核 1（poly（A）binding protein nuclear 1，PABPN1）基因 1 号外显子上的 GCN 三核苷酸序列异常扩增所致。本病为常染色体显性遗传，也有散发病例。40 岁左右起病，首发症状为对称性上睑下垂和眼球运动障碍，逐步出现轻度面肌、眼肌无力和萎缩，吞咽困难，构音不清。辅助检查示：血清 CK 正常或轻度升高。基因检测提示三核苷酸序列异常扩增。

二、诊断和鉴别诊断

【诊断】　根据临床表现、遗传方式、起病年龄、家族史，血清 CK 测定、肌电图、肌肉酶组织化学及免疫组织化学检查，可明确诊断；基因分析有助于区别不同的类型，但并非全都为阳性。

【鉴别诊断】

1. 脊髓性肌萎缩　青少年起病的、表现为对称分布的四肢近端肌萎缩，须与肢带型肌营养不良鉴别。本病为常染色体隐性遗传、有肌束震颤、肌电图为神经源性损害，以上特征可资鉴别。

2. 慢性炎症性肌病　因对称性肢体近端无力须与肢带型肌营养不良鉴别。本病无遗传史，病情进展较快，常有肌痛、血清 CK 增高，肌肉病理符合肌炎改变，用糖皮质激素治疗有效，不难鉴别。

3. 重症肌无力　主要与眼咽型肌营养不良进行鉴别。重症肌无力有易疲劳性和波动性的特点，新斯的明试验阳性、肌电图的低频重复电刺激检查波幅递减可帮助鉴别。

三、治疗和预后

【治疗】　肌营养不良迄今无特异性治疗，只能对症治疗及支持治疗，如增加营养、正常活动。有研究表明糖皮质激素［泼尼松 0.75mg/（kg·d）或地夫可特 0.9mg/（kg·d）］能延缓 DMD 患儿肌力和运动功能减退，但激素的用法、用量和开始治疗的时间应根据患者的功能状态、年龄决定，并评估激素不良反应的风险，对患者进行个体化治疗。物理疗法和矫形治疗可预防及改善脊柱畸形和关节挛缩，对维持活动功能很重要。因为肌肉本身病变者（尤其是进展较快者），不鼓励做较剧烈运动，以免加重病情；但建议患者适当运动，不能长期卧床。药物可选用辅酶 Q$_{10}$、ATP、维生素 E 等。近年来，假肥大性肌营养不良的基因治疗发展迅速，包括基因替代（用病毒载体或质粒运输构建 DMD 基因）、基因修饰（用小分子或反义寡核苷酸靶向作用于特定的突变）或干细胞移植治疗，这些治疗方式目前仍处于研发与临床试验阶段。

【预后】　肌营养不良没有特效的治疗方法，病情逐渐进展，多数预后差。DMD 患者至 12 岁时不能行走，20 多岁时多死于呼吸衰竭或心力衰竭；LGMD 2C、LGMD 2D、LGMD 2E、LGMD 2F 和先天性肌营养不良患者也预后不良。FSHD、BMD、眼咽型和远端型肌营养不良患者的预后较好，部分患者寿命可接近正常生命年限。

第五节 ｜ 强直性肌病

强直性肌病是一类伴有肌强直的肌肉疾病，其特征为骨骼肌在随意收缩或物理刺激收缩后不易立即放松；重复收缩或电刺激后骨骼肌松弛；寒冷环境中肌强直加重；在放松状态下受累肌肉肌电图出现连续高频强直电位。

一、强直性肌营养不良

强直性肌营养不良（myotonic dystrophy，MD）是一组以肌无力、肌强直和肌萎缩为特点的多系统受累的常染色体显性遗传病。除骨骼肌受累外,还常伴有白内障、心律失常、糖尿病、秃发、多汗和性功能障碍等表现。不同的患者病情严重程度相差很大,如在同一家系中可见从无症状的成人杂合子到病情严重的婴幼儿。该病分为两型,即强直性肌营养不良1型(MD1)和强直性肌营养不良2型(MD2)。MD1是成人最常见的肌营养不良之一;MD2患者数量显著少于MD1,国内罕见。

【病因与发病机制】 MD1的致病基因位于19号染色体长臂(19q13.3),编码萎缩性肌强直蛋白激酶(dystrophia myotonica protein kinase,DMPK)。*DMPK*基因的3'-端非翻译区存在CTG三核苷酸串联重复序列,正常人重复次数为5~40次,而患者为50~2 000次。MD2的致病基因位于3号染色体长臂(3q21.3),编码细胞核酸结合蛋白(cellular nucleic acid-binding protein,CNBP)。MD2由*CNBP*基因第一内含子中CCTG四核苷酸重复序列异常扩增引起。正常人重复次数小于30次,而MD2患者为75~11 000次不等。目前认为核苷酸串联重复序列扩增是引起MD的主要机制。

【病理】 MD1肌肉活检病理可见肌纤维大小不一,萎缩肌纤维呈角形、圆形和不规则形;有大量核内移肌纤维;伴较多的肌纤维肥大、增殖和分裂;无明显的肌纤维坏死。萎缩肌纤维出现明显的肌浆块为本病特点。ATP酶染色提示萎缩肌纤维以Ⅰ型纤维为主,Ⅱ型肌纤维肥大;可有肌源性群组化现象。

【临床表现】

1. **发病年龄及起病形式** 经典型MD1多在10~30岁之间起病(CTG重复次数为50~1 000次),但也有出生时即起病者(先天性MD1,CTG重复次数>1 000次)。起病隐袭,进展缓慢,肌强直通常在肌萎缩之前数年或与肌萎缩同时发生。病情严重程度差异较大,部分患者可无自觉症状,仅在查体时才被发现。可有阳性家族病史。

2. **肌强直** 肌肉用力收缩后不能即刻正常地松开,且遇冷加重。主要影响手部动作、行走和进食,如用力握拳后不能立即伸展,需重复数次才能放松;或用力闭眼后不能睁开;或开始咀嚼时不能张口。用叩诊锤叩击四肢肌肉时,可见局部肌球形成,称为叩击性肌强直,有诊断价值。

3. **肌无力和肌萎缩** 肌肉萎缩往往先累及手部和前臂肌肉,继而累及头面部肌肉,如上睑、颞肌、咬肌、其余面部诸肌、胸锁乳突肌等。其中尤以颞肌和咬肌萎缩最明显,患者面容瘦长,颧骨隆起,呈"斧状脸",颈消瘦而稍前屈,呈"鹅颈"。在疾病晚期呼吸肌也可受累。部分患者有构音障碍、足下垂及跨阈步态。

4. **其他表现** 大多在成年患者较明显,病变程度与年龄密切相关。

(1)白内障:成年患者常见,且常伴有视网膜色素变性。

(2)内分泌症状:①男性睾丸小,生育能力低;女性月经不规律,卵巢功能低下,过早停经,甚至不孕;②糖耐量异常占35%,常伴糖尿病。

(3)心脏:心脏传导阻滞、房性和/或室性心动过速、不明原因的心肌病伴心力衰竭或猝死。部分患者需植入心脏起搏器。

(4)胃肠道:可出现胃排空慢、胃肠蠕动差、假性肠梗阻、便秘。有时因肛门括约肌无力可大便失禁。

(5)其他:早期秃发是此病的特征性表现之一。部分患者有智力低下、听力障碍、多汗、肺活量减少、颅骨内板增生、脑室扩大、颅内异常信号、睡眠增多等。

MD2表现与MD1类似,但发病年龄更晚(20~75岁之间起病),症状更轻,肌无力更易累及近端肌。

【辅助检查】

1. **肌电图** 典型的肌强直放电对诊断具有重要意义。受累肌肉在放松状态可出现连续高频强直电位并逐渐衰减,同时伴有类似轰炸机俯冲样声音。67%的患者运动单位时限缩短,48%的患者有多相波。病情较轻的患者神经传导检查多数正常,但病情较重及肌肉萎缩明显的患者可以出现神经传导的异常。

2. **心电图** 定期检查心电图,及时发现房室传导阻滞、心律不齐等。必要时行心脏超声和心肌酶谱检查以判断是否存在心肌病的可能。

3. **肌肉活组织检查** 见前文的病理所述。

4. **基因检测** MD1 患者 *DMPK* 基因的 3'-端非翻译区的 CTG 重复序列异常扩增超过 50 次即可确诊。MD2 患者 *CNBP* 基因第一内含子中 CCTG 重复序列异常扩增超过 75 次即可确诊。

【诊断】 根据肌强直和肌萎缩的特点,肌电图提示肌强直电位,可以考虑本病;如有白内障、秃发、睾丸萎缩、月经失调等表现更支持该病的诊断;肌肉病理显示特征性改变、阳性家族史或基因检测阳性者可明确诊断。

【鉴别诊断】 本病主要与其他类型的肌强直鉴别。①先天性肌强直(myotonia congenita):出生时或 20 岁前起病,特征性表现为肌强直、肌肥大、一过性肌无力。无肌萎缩和内分泌改变。②先天性副肌强直(congenital para-myotonia):常染色体显性遗传性疾病。突出的特点是出生时或 10 岁前起病,持续存在的面部、上肢远端肌肉遇冷后肌强直或活动后出现肌强直(反常肌强直)和无力。③高钾型周期性瘫痪(hyperkalemic periodic paralysis):10 岁前起病的弛缓性瘫痪伴肌强直,发作时血钾水平升高、心电图 T 波增高,携带 *SCN4A* 基因致病性变异可明确诊断。④神经性肌强直(neuromyotonia):又称艾萨克(Isaac)综合征,主要见于青年,隐袭起病,缓慢进展,临床特征为以小腿腓肠肌为主的持续性肌肉颤搐,活动后加重,伴局部僵硬及疼痛。约 1/3 的患者会出现肌肉随意收缩后放松缓慢,尤其是握力时,酷似肌强直。肌电图显示神经性肌强直电位可帮助鉴别。免疫异常为其主要发病机制。

【治疗】 目前无对因治疗手段。为减轻肌强直症状,可口服美西律 0.15～0.2g,每日 3 次。经验性用药包括口服苯妥英钠、卡马西平或普鲁卡因胺;但有心脏传导阻滞者禁用普鲁卡因胺。注意心脏病的监测和处理。心脏、胃肠道、内分泌、视力等异常均须请相应科室协助对患者进行综合管理。

【预后】 预后取决于发病的年龄:经典型 MD1 患者预期寿命为 48～60 岁;先天性 MD1 新生儿期死亡率高达 40%,平均寿命 45 岁。

二、先天性肌强直

先天性肌强直(myotonia congenita)首先由查尔斯·贝尔(Charles Bell,1832 年)和莱顿(Leyden,1874 年)报道,1876 年丹麦医师汤姆森(Thomsen)详细描述了其本人及家族四代的患病情况。主要临床特征为婴幼儿发病、肌肉肥大和用力收缩后放松困难。根据遗传特征及临床表现分为 2 型,常染色体显性遗传(Thomsen 病)和常染色体隐性遗传(Becker 病)。患病率为(0.3～0.6)/10 万。

【病因与发病机制】 该病是由位于染色体 7q35 的 *CLCN1* 基因突变所致。该基因编码的骨骼肌电压门控氯离子通道蛋白(chloride channel protein),是一跨膜蛋白,对骨骼肌细胞膜内外的氯离子的转运起重要作用。*CLCN1* 基因致病性突变使氯离子的通透性降低从而诱发肌强直。

【病理】 本病没有特征性的病理改变。幼儿、儿童期仅有轻度肌纤维大小不等和轻度的Ⅱb 型肌纤维萎缩。成年后出现Ⅱb 型肌纤维缺乏。

【临床表现】

1. **起病年龄** 多数患者自婴儿期或儿童期起病,也有在青春期起病者。肌强直及肌肥大逐渐进行性加重,在成人期趋于稳定。

2. **肌强直** 全身骨骼肌普遍性肌强直,下肢起病早、症状重。患者肢体僵硬、动作笨拙,静态起动较慢,如久坐后不能立即站立,站久后不能马上起步,握手后不能放松,但多次重复运动后症状减轻。在寒冷的环境中上述症状加重。叩击肌肉可见叩击性肌强直。家族中不同患者肌强直的程度差异很大。

3. **肌肥大** 全身骨骼肌肥大,下肢更明显,酷似"运动员"。可有一过性肌无力,无肌肉萎缩,感觉正常,腱反射存在。

4. 其他　部分患者可出现精神心理症状,如易激动、情绪低落、孤僻、抑郁及强迫观念等。心脏不受累,患者一般能保持工作能力。

【辅助检查】　肌电图提示有肌强直电位,即插入电位延长,扬声器发出轰炸机俯冲样声音。肌肉活组织检查可观察到特殊改变(见强直性肌营养不良病理所述)。血清肌酶和心电图一般正常。

【诊断】　根据婴幼儿或儿童起病的肌强直及肌肥大,结合肌电图可考虑本病;特殊的病理改变、阳性家族史和基因检测可协助确诊。

【鉴别诊断】

1. 强直性肌营养不良　多在 10～30 岁起病,肌无力、肌萎缩明显,无普遍性肌肥大,有白内障、前额秃发、睾丸萎缩、月经失调等,易鉴别。

2. 其他　还应与先天性副肌强直、神经性肌强直、高钾型周期性瘫痪等强直性肌病鉴别。

【治疗】　目前无特效治疗。可用美西律、苯妥英钠、卡马西平、普鲁卡因胺等减轻肌强直症状。

【预后】　预后良好,寿命不受影响。

(郭军红)

本章数字资源

本章思维导图

第二十二章 | 神经系统遗传病

遗传性疾病（genetic disease）是由于遗传物质（染色体、核基因和线粒体基因）异常导致的疾病。在遗传性疾病中约一半以上累及神经系统，其中以神经功能症状为主要临床表现者称为神经系统遗传病。神经系统遗传病可在任何年龄发病，但绝大多数在小儿或青少年期起病，具有家族性和终生性特点。不少疾病的病因和发病机制尚未阐明，致残、致畸及致愚率很高，危害极大，治疗困难。在研究、诊断和治疗遗传性疾病时，核心问题主要包括该疾病是否具有家族遗传性、家庭中再发风险率是多少、发病受环境因素影响的大小以及预防或延缓疾病发生的可能性。同时，医学伦理问题密切贯穿遗传病的诊断和治疗等过程，如产前和症状前诊断、基因诊断和治疗等，应给予高度关注。神经系统遗传病包括单基因病、多基因病、染色体病及线粒体病。本章各节着重论述没有在其他章节讨论的神经系统单基因病。

【分类与遗传方式】 根据受累的遗传物质不同，神经系统遗传病主要分为四大类，包括单基因病、多基因病、染色体病和线粒体病。

1. **单基因病**（monogenic disease） 发生主要受一对等位基因的控制，是单个基因发生碱基替代、插入、缺失、重复或动态突变引起的疾病，传递方式遵循孟德尔遗传规律在上下代之间垂直传递。我国神经系统单基因病患病率约为 109.3/10 万，报道较多的疾病有亨廷顿病、遗传性脊髓小脑性共济失调、腓骨肌萎缩症、肝豆状核变性、脊髓性肌萎缩等。其遗传方式可分为常染色体显性遗传、常染色体隐性遗传、X 连锁显性遗传、X 连锁隐性遗传、Y 连锁遗传和动态突变遗传等。

（1）常染色体显性遗传病（autosomal dominant hereditary disease）：致病基因位于 1～22 号染色体，杂合子即可发病，累及神经系统的遗传病一半以上以此方式遗传，如常见的亨廷顿病、遗传性脊髓小脑性共济失调、腓骨肌萎缩症等。

（2）常染色体隐性遗传病（autosomal recessive hereditary disease）：致病基因位于 1～22 号染色体，杂合子为基因携带者，纯合子或双杂合子发病。遗传代谢病多以此种形式进行遗传，如肝豆状核变性、苯丙酮尿症等。

（3）X 连锁隐性遗传病（X-linked recessive hereditary disease）：致病基因位于 X 染色体上，杂合子不发病，纯合子（女性）或半合子（男性）发病，如假肥大性肌营养不良等。

（4）X 连锁显性遗传病（X-linked dominant hereditary disease）：致病基因位于 X 染色体上，杂合子、半合子均发病，如部分腓骨肌萎缩症等。

（5）Y 连锁遗传病（Y-linked hereditary disease）：致病基因位于 Y 染色体上，随 Y 染色体传递，呈全男性遗传。

（6）动态突变遗传病（dynamic mutation associated hereditary disease）：又称重复扩展疾病（repeat expansion disorders），致病基因多位于常染色体或 X 染色体上，显性遗传，为三核苷酸或多核苷酸异常扩增导致。可有遗传早现现象，即发病时间一代比一代早，症状一代比一代重。如亨廷顿病、部分脊髓小脑性共济失调、强直性肌营养不良、脆性 X 综合征和肯尼迪病等。

2. **多基因病**（polygenic disease） 是多个基因的累加效应与环境因素共同作用所致的疾病，也称多因子病。癫痫、偏头痛、帕金森病和阿尔茨海默病等是常见的神经系统多基因病。大多数多基因病呈散发，仅有一少部分（5%～10%）呈单基因方式遗传，如家族性帕金森病和家族性阿尔茨海默病。

3. 染色体病（chromosomal disease）　是由染色体数目或结构异常所致的疾病。染色体异常可以通过显微镜直接观察到，如唐氏综合征患者体细胞中多了一个 21 号染色体。

4. 线粒体病（mitochondrial disease）　主要为线粒体 DNA 突变所导致，随同线粒体传递，呈现特殊的母系遗传现象，常见病有线粒体肌病、线粒体脑肌病等。

【症状与体征】　神经系统遗传病的临床症状具有多样性，包括共同性症状、特异性症状和非特异性症状。

1. 共同性症状　即神经遗传病均具有不同组合的临床表现。如智能发育不全、痴呆、行为异常、语言障碍、抽搐、眼球震颤、不自主运动、共济失调、笨拙、瘫痪、感觉异常、肌张力改变和肌肉萎缩等。还可有面部五官畸形、脊柱裂、弓形足、指趾畸形、皮肤毛发异常和肝脾大等。

2. 特异性症状　即某些神经遗传病的特殊表现，具有诊断价值或重要提示。如肝豆状核变性的K-F 环、黑矇性痴呆的眼底樱桃红斑、神经纤维瘤病的皮肤咖啡牛奶斑、结节性硬化症的面部血管纤维瘤等。

3. 非特异性症状　即其他非神经遗传病也常有的症状，如肌无力、头痛、头晕等。

【诊断】　通过病史、症状、体征及常规辅助检查等发现上述临床表现的共同特征时应首先考虑到遗传病的可能，然后依据遗传学特殊诊断方法，如系谱分析、染色体检查、DNA 和基因产物分析来提出和确定诊断。具体路径如下。

1. 临床资料收集　要遵循准确、详细的原则，除了要注意身体发育、智力发育、性器官和第二性征发育是否有异常外，还要特别注意发病年龄、性别、独特的症状和体征。

2. 系谱分析　开展详细的家系调查，根据系谱图，初步判断是否为遗传病，区分是单基因、多基因或线粒体遗传，显性或隐性遗传，根据有无遗传早现现象推测是否为动态突变病。

3. 体检　除神经系统常规体检外，需要根据病史和系谱注意某些特殊症状和体征（如神经纤维瘤病的咖啡牛奶斑），并再次确认患者的受累范围。

4. 常规辅助检查　特定基因缺陷可导致生化检测中相应酶和蛋白的改变，如假肥大性肌营养不良患者的血清肌酸激酶增高，肝豆状核变性患者血清铜和铜蓝蛋白水平降低、尿铜排泄增加。影像学检查可以发现特定神经结构的变化，如结节性硬化症、脊髓小脑性共济失调的头颅影像检查。骨髓、神经、肌肉等活检发现的病理特征则对某些神经遗传病具有确诊价值，如腓骨肌萎缩症 1 型周围神经活检可见洋葱头样改变。

5. 遗传物质和基因产物检测　包括染色体数量和结构变化、DNA 分析（即基因诊断）、基因产物检测等，往往可以达到确诊和预测疾病的目的。

（1）染色体检查：检查染色体数目异常和结构畸变，如唐氏综合征和性染色体疾病等。

（2）基因诊断：用分子生物学和分子遗传学技术在 DNA 水平检测其结构和表达是否异常，从而对特定的疾病进行诊断。使用聚合酶链反应、限制性内切酶及直接测序技术可以确定某基因片段突变，基因芯片和二代测序等技术则为大规模、高通量确定某疾病相关基因异常提供了检测手段。适用于有症状患者、症状前患者、基因携带者和高危胎儿（产前诊断）等。

（3）基因产物检测：主要针对已知基因产物的遗传病的特定蛋白进行分析，如假肥大性肌营养不良患者，可用免疫组化染色法测定肌细胞膜的抗肌萎缩蛋白（dystrophin）的表达量。

【防治】　目前大部分神经系统遗传病尚缺乏有效的治疗方法，疗效多不满意。因此，通过避免近亲结婚、推行遗传咨询、携带者基因检测、产前诊断和选择性流产等措施防止患儿出生及预防遗传病的发生是最根本的措施。

此类疾病治疗原则包括：针对遗传缺陷采取替代疗法、对症治疗、康复和手术矫正等以提高患者的生活质量，通过神经营养和保护性治疗延缓疾病的进展。值得重视的是，针对那些发病较晚、受饮食和环境因素影响较大的神经遗传病临床前患者，如能早期诊断、及时治疗可使症状减轻或缓解，乃至延缓疾病的发生。如肝豆状核变性患者用铜的螯合剂青霉胺治疗促进体内铜排出；苯丙酮尿症患儿用低苯丙氨酸奶粉和苯丙氨酸解氨酶治疗等。基因治疗正处在试验阶段,有望通过替换、增补或校正缺陷基因,达到治愈遗传病的目的。

第一节 | 遗传性共济失调

遗传性共济失调(hereditary ataxia,HA)是一大类以共济失调为主要特征的神经系统遗传病。本病具有高度临床与遗传异质性,一般有明确家族史,主要病变部位为小脑、脑干、脊髓及其传导纤维、大脑皮质、基底核、丘脑、脑神经、脊神经、自主神经等也可受累,神经系统以外主要累及心脏、内分泌、骨骼、皮肤等器官系统。大部分遗传性共济失调的病因和发病机制尚未阐明,研究提示三核苷酸或多核苷酸异常扩增、DNA 修复功能缺陷、转录异常、离子通道缺陷、线粒体功能障碍、钙稳态失调等与其发病相关,其中多聚谷氨酰胺(polyglutamine,polyQ)的毒性作用可能是引起这类疾病最有代表性的发病机制。

根据遗传方式 HA 可分为四大类:①常染色体显性遗传性共济失调,最常见,如脊髓小脑性共济失调(spinocerebellar ataxia,SCA)、发作性共济失调等;②常染色体隐性遗传性共济失调,如Friedreich 共济失调、共济失调-毛细血管扩张症等;③X 连锁遗传性共济失调;④线粒体遗传性共济失调。

一、脊髓小脑性共济失调

脊髓小脑性共济失调(spinocerebellar ataxia,SCA)是遗传性共济失调的主要类型,目前已超过50 种亚型,polyQ 相关 SCA 最常见(表 22-1),平均患病率约为 2.7/10 万。SCA 多在成年期发病,常染色体显性遗传,具有高度遗传和临床异质性,其临床表现除小脑性共济失调外,还可伴有眼球运动障碍、视神经萎缩、视网膜色素变性、锥体束征、锥体外系体征、肌萎缩、周围神经病和痴呆等。遗传早现现象是 SCA 动态突变遗传的典型特征,表现为同一家系的发病年龄逐代提前,症状逐代加重。不同 SCA 亚型发病与种族有关,SCA1 和 SCA2 在意大利和英国多见,SCA3 常见于我国、日本、德国和葡萄牙。

表 22-1　polyQ 相关 SCA 的分类及临床特点

疾病	基因	突变方式及基因产物	临床主要特点
SCA1	6p22.3/*ATXN1*	CAG 重复,ataxin-1	小脑性共济失调,眼肌麻痹,锥体束征,周围神经病
SCA2	12q24.12/*ATXN2*	CAG 重复,ataxin-2	小脑性共济失调,慢眼动,腱反射减弱,肌阵挛
SCA3(MJD)	14q32.12/*ATXN3*	CAG 重复,ataxin-3	小脑性共济失调,慢眼动,锥体束征,锥体外系体征,突眼,周围神经病,肌萎缩
SCA6	19p13.2/*CACNA1A*	CAG 重复,电压依赖性钙通道 α-1A 亚单位	振动觉和关节位置觉减退,部分有发作性共济失调,病情进展缓慢
SCA7	3p14.1/*ATXN7*	CAG 重复,ataxin-7	小脑性共济失调,视力下降伴视神经萎缩和视网膜色素变性
SCA17	6q27/*TBP*	CAG 重复,TATA 盒子结合蛋白	小脑性共济失调,肌无力,肌萎缩,痴呆
ATX-THAP11	16q22/*THAP11*	CAG 重复,THAP11	小脑性共济失调,可伴肌阵挛
DRPLA	12p13.31/*ATN1*	CAG 重复,atrophin-1	小脑性共济失调,舞蹈症,癫痫发作,肌阵挛,痴呆

【病因与发病机制】　SCA 绝大多数是由于编码谷氨酰胺的 CAG 重复序列扩增产生 polyQ,进一步选择性损害小脑、脊髓和脑干的神经元所致。CAG 扩增次数越多发病年龄越早。

【病理】　主要表现为小脑、脑干和脊髓变性、萎缩,但各亚型也有其特点,常见亚型特点如下。

1. SCA1 主要是脊髓小脑束和后索受损,很少累及黑质、基底核及脊髓的前角细胞。

2. SCA2 的下橄榄核、脑桥和小脑损害为重。

3. SCA3 主要损害脑桥、脊髓小脑束、黑质和脊髓前角细胞。

4. SCA7 的特征是视网膜神经细胞变性。

【临床表现】　30～40 岁隐匿起病,缓慢进展,也有儿童期及 70 岁起病者。通常在起病 10～20 年后不能行走。

1. 整体表现

（1）共济失调表现:以下肢共济失调为首发症状,表现为走路摇晃、步基宽、易跌倒。继而出现双手笨拙及意向性震颤、辨距不良,上肢共济失调和构音障碍也是早期症状。眼部症状包括眼球震颤、扫视变慢。

（2）非共济失调表现:不同亚型可伴有锥体束征、痴呆、肌张力障碍、帕金森样症状、面部肌束颤动、周围神经病和肢体远端肌肉萎缩等。

2. 常见的 polyQ 相关 SCA 各亚型特点见表 22-1。

【辅助检查】

1. 影像学检查　颅脑 CT 或 MRI 示小脑萎缩和脑干萎缩,尤其是脑桥和小脑中脚萎缩;PET 检查可见小脑、脑干、枕叶代谢减低,部分 SCA 合并帕金森综合征患者可有多巴胺能摄取减低。

2. 电生理检查　脑干诱发电位可出现异常,肌电图可有周围神经损害。

3. 脑脊液检查　大多正常。

4. 基因检测　通过致病基因检测进行分子遗传学检查确诊。

【诊断】　根据共济失调病史及家族史,构音障碍、眼球运动障碍及其他相关伴随症状和体征,结合神经影像学的资料可作临床诊断,分子遗传学的检查有助于确诊。

【鉴别诊断】　鉴别诊断需要排除获得性共济失调与其他遗传因素引起的共济失调综合征。

1. 获得性共济失调　获得性共济失调指由明确病因导致的共济失调,多数可进行治疗,主要包括中毒性共济失调(如酒精中毒、重金属中毒等)、副肿瘤综合征、其他以共济失调为表现的神经系统疾病(多发性硬化、Wernicke 脑病等),可根据病史、前驱症状、是否存在家族史、相关生化检查等予以鉴别。

2. 其他遗传因素引起的共济失调　如遗传性痉挛性截瘫复杂型和亨廷顿病等,可有共济失调表现,须通过基因检测鉴别。

【治疗】　目前本病尚无特异性治疗方法,对症治疗可以缓解症状。利鲁唑、坦度螺酮、他替瑞林等可改善某些 SCA 亚型共济失调症状;左旋多巴或多巴胺受体激动剂可缓解锥体外系症状。康复训练、物理治疗及助行器等可能有助于改善生活质量。进行遗传咨询对了解下一代的发病情况有所裨益。

【预后】　患者大多预后不良,常在发病后 10～20 年内死于肺部感染、营养不良等并发症,少部分 SCA 亚型进展相对缓慢。

二、Friedreich 共济失调

Friedreich 共济失调(Friedreich ataxia,FRDA)是最常见的常染色体隐性遗传性共济失调,由 Friedreich(1863 年)首先报道。欧美地区多见,我国罕见,人群患病率约 2/10 万,近亲结婚的后代发病率高。主要临床特征为儿童期发病,进行性上肢和步态共济失调伴锥体束征、构音障碍、深感觉丧失、弓形足和心脏损害等。

【病因与发病机制】　绝大多数情况下,Friedreich 共济失调是由于 9 号染色体长臂 9q13-21.1 上

的 *FXN* 基因内含子区内 GAA 三核苷酸序列纯合扩增突变所致。正常人 GAA 重复扩增的次数少于 42 次,而 Friedreich 共济失调的患者重复扩增次数为 66~1 700 次,形成异常螺旋结构抑制基因的转录,导致蛋白产物表达减少,进一步影响脊髓、小脑和心脏等部位的细胞分化、增殖而发病。

【病理】　肉眼可见脊髓变细,胸段为著。镜下可见脊髓后索、脊髓小脑束和皮质脊髓束变性,有髓纤维脱失,胶质增生。脑干神经核和传导束、后根神经节变性萎缩。周围神经脱髓鞘,胶质增生。小脑皮质和齿状核受累较轻。心脏因心肌肥厚而扩大。

【临床表现】

1. 发病年龄通常是 8~15 岁,偶见婴儿和 50 岁以后起病,男女均可以受累。

2. 首发症状为双下肢共济失调,步态不稳、步态蹒跚、左右摇晃、易于跌倒;继而发展到双上肢共济失调,动作笨拙、辨距不良、取物不准和意向性震颤;常有言语不清或爆发性语言、心慌气短、心绞痛、心力衰竭、视力听力减退、反应迟钝。

3. 查体可见水平眼震,垂直性和旋转性眼震较少,双下肢肌无力,肌张力低,跟 - 膝 - 胫试验和闭目难立征阳性,下肢音叉振动觉和关节位置觉减退;后期可有 Babinski 征阳性、肌萎缩,偶有括约肌功能障碍。约 85% 的患者有心律失常、心脏杂音、下肢水肿,75% 的患者有上胸段脊柱畸形,50% 的患者有弓形足、马蹄内翻足,25% 的患者有视神经萎缩,10%~20% 的患者伴有糖尿病。

4. 通常起病 15 年后不能行走,多于 40~50 岁死于感染或心脏病。

【辅助检查】

1. **影像学检查**　X 线片可显示脊柱畸形,MRI 可显示脊髓变细,小脑萎缩相对不常见;超声心动图可发现向心性肥厚型心肌病。

2. **电生理检查**　心电图可发现心室肥厚、心律失常、心脏传导阻滞;神经电生理检查可见感觉神经的传导速度正常而波幅显著下降甚至消失。视觉诱发电位的异常提示有视神经受累。

3. **基因检测**　*FXN* 基因 GAA 的扩增次数可协助诊断。

【诊断】　根据儿童或少年期起病,呈常染色体隐性遗传,自下肢向上肢发展的进行性共济失调、构音障碍、深感觉障碍、腱反射消失、Babinski 征阳性等,可初步诊断;如有脊柱侧凸或后凸畸形、弓形足、心肌病、MRI 显示脊髓萎缩和 *FXN* 基因 GAA 异常扩增可以确诊。

【鉴别诊断】　不典型病例需要与以下疾病鉴别。

1. **共济失调伴选择性维生素 E 缺乏症**(ataxia with isolated vitamin E deficiency,AVED)　该病表现为缓慢进展的共济失调综合征伴神经病变,可通过头部震颤较明显、血清维生素 E 缺乏、对维生素 E 治疗效果较好,与 Friedreich 共济失调鉴别。

2. **毛细血管扩张性共济失调综合征**(ataxia telangiectasia,AT;Louis-Bar syndrome)　表现为进行性小脑性共济失调、异常眼球运动、眼皮肤毛细血管扩张和免疫缺陷等,可通过眼皮肤毛细血管扩张、甲胎蛋白升高、免疫球蛋白降低与 Friedreich 共济失调鉴别。

3. **鲁西 - 莱维综合征**(Roussy-Lévy syndrome)　该病呈常染色体显性遗传,可表现为姿势性震颤、步态共济失调、远端肌萎缩、弓形足、反射消失和轻度远端感觉丧失。其周围神经病变的特征是髓鞘形成障碍,而不是 Friedreich 共济失调的轴索型神经病,可通过以上特点与 Friedreich 共济失调鉴别。

【治疗】　目前本病治疗措施包括给予辅酶 Q_{10} 和其他的抗氧化剂(泛醌、艾地苯醌),研究显示这些药物可以改善心肌和骨骼肌的生物能量代谢,减慢病程的进展。轻症患者可以用支持疗法和功能训练,外科手术用于治疗脊柱和足部的畸形。

【预后】　患者大多预后不良,大部分死亡年龄为 30~40 岁,平均死亡年龄为 37 岁,主要死因是心功能不全,通常为充血性心力衰竭或心律失常。

第二节 ｜ 遗传性痉挛性截瘫

遗传性痉挛性截瘫(hereditary spastic paraplegia,HSP)又称施特林佩尔 - 洛兰(Strümpell-Lorrain)

病,是一组以双下肢进行性肌张力增高和无力、剪刀步态为特征的综合征,具有明显遗传异质性,包括常染色体显性遗传、常染色体隐性遗传、X连锁遗传及线粒体遗传。患病率约(0.1~9.6)/10万。

【病因与发病机制】　本病具有高度的遗传异质性,目前已发现90个亚型,按照发现的顺序依次命名为SPG1、SPG2等。截至目前,已经定位的致病基因共有80余个。

常染色体显性遗传HSP常见的亚型是SPG4和SPG3A。SPG4致病基因为 *SPAST*,编码spastin蛋白,主要参与轴突运输、维持微管功能;SPG3A致病基因为 *ATL1*,编码atlastin蛋白,参与内质网与囊泡运输。

常染色体隐性遗传HSP常见的亚型是SPG11和SPG15。SPG11致病基因为 *SPG11*,编码spatacsin蛋白;SPG15致病基因为 *ZFYVE26*,编码spastizin蛋白,这两个蛋白均参与溶酶体自噬。

X连锁遗传性HSP少见,其中,SPG1致病基因为 *L1CAM*,编码神经细胞黏附分子L1(L1CAM),参与轴突发育;SPG2致病基因为 *PLP1*,编码髓鞘蛋白脂蛋白,参与髓鞘发育。

【病理】　HSP的典型病理改变以轴索变性和脱髓鞘为主,以胸髓为重,主要累及脊髓内长的上、下行纤维束,表现为长度依赖性的皮质脊髓束与薄束变性,受累最严重的为传导至下肢的皮质脊髓束。而脊髓中前角和后角细胞以及周围神经多不受累。

【临床表现】　HSP的临床表现具有高度异质性,发病年龄和严重程度在不同病例间差距较大。一般来说,HSP多在儿童期或青春期发病,男性略多,典型症状是缓慢进行性痉挛性双下肢无力,但是严重程度不一。可分为单纯型和复杂型。

1. **单纯型**　多呈常染色体显性遗传。多于20~40岁发病,极少数为10岁前发病。主要表现为痉挛性截瘫:病初先感到双下肢僵硬,走路易跌倒,上楼困难,体检可见下肢肌张力增高,剪刀步态,腱反射亢进,病理反射阳性。多数患者有弓形足。随着病情进展,双上肢也可出现锥体束征,疾病晚期有些患者会出现感觉障碍和括约肌功能障碍。

2. **复杂型**　多为常染色体隐性遗传或X连锁遗传。发病多在儿童期、青少年期。临床表现复杂,除上述痉挛性截瘫外,可合并脊髓外损害表现,如智力低下、共济失调、帕金森样表现、癫痫、眼震、眼肌麻痹、周围神经病、肌无力、肌萎缩等神经系统症状和体征,还可伴有视神经萎缩、视网膜色素变性、听力障碍、脊柱侧凸、皮肤损害等神经系统以外的症状和体征。痉挛性截瘫和上述不同症状的组合构成多种临床综合征。

(1) HSP伴锥体外系体征:痉挛性截瘫伴有帕金森综合征样强直、动作性或静止性震颤、舌的肌张力障碍样运动、四肢手足徐动等。

(2) HSP伴视神经萎缩[贝尔(Behr)综合征]:除视神经萎缩外通常合并小脑体征,所以也称为视神经萎缩-共济失调综合征。

(3) HSP伴黄斑变性(Kjellin综合征):痉挛性截瘫伴肌萎缩、精神发育迟滞和中心性视网膜变性。

(4) HSP伴精神发育迟滞和皮肤鱼鳞病[舍格伦-拉松综合征(Sjögren-Larsson syndrome)]:HSP的儿童可在早期或其他神经症状进展后出现精神发育迟滞和鱼鳞病。

(5) HSP伴远端肌肉萎缩(Troyer综合征):以手部肌肉萎缩起病,而后出现下肢肌肉的痉挛或挛缩,可合并有突出的痉挛性构音障碍、假性延髓麻痹、轻度小脑体征、手足徐动和耳聋。

(6) HSP伴认知障碍及远端肌肉萎缩(Mast综合征):幼儿期发病,痉挛性截瘫伴共济失调、智力低下、双手肌肉萎缩、二尖瓣脱垂和尿失禁。

【辅助检查】

1. **影像学检查**　脊髓MRI可发现颈段、胸段脊髓变细或萎缩;颅脑MRI可发现胼胝体发育不良、脑白质疏松、小脑萎缩等。

2. **电生理检查**　大多数患者的周围神经传导正常;下肢感觉诱发电位可见后索纤维传导延迟;运动诱发电位可见皮质脊髓束的传导速度减慢、诱发电位波幅降低,通常在腰段脊髓支配的肌肉中无法引出运动诱发电位,而上肢的运动诱发电位正常或有轻度的传导速度减慢。

3. **脑脊液检查**　一般正常。

4. **基因检测**　用于最终确诊及明确分型。

【诊断】　根据家族史、儿童/青少年期发病、缓慢进行性双下肢无力、肌张力增高、腱反射亢进、病理征阳性、剪刀样步态，伴有下肢远端轻度的振动觉减退，排除其他疾病，可以临床初步诊断；根据是否伴有其他症状，进一步分为单纯型和复杂型；可根据基因诊断分型。

【鉴别诊断】

1. **原发性侧索硬化**　因有双下肢肌张力增高、腱反射亢进和病理征阳性而须与 HSP 鉴别，但原发性侧索硬化多在中年发病，进展较快，无其他系统受累等可与之鉴别。

2. **脊髓压迫症**　特别是缓慢生长的脊髓或枕骨大孔区肿瘤，可通过影像学检查明确。

3. **其他**　包括脑性瘫痪、亚急性联合变性、肾上腺脊髓神经病、有机酸尿症等先天代谢性疾病，脊髓小脑共济失调、多巴反应性肌张力障碍等也须与 HSP 鉴别。

【治疗与预后】　本病尚无特异性治疗方法，主要是对症治疗。巴氯芬、盐酸乙哌立松等可减轻肌张力增高的症状；理疗、按摩和适当运动也有所帮助；物理疗法和康复锻炼可改善肌力、预防肌肉痉挛等。

单纯型 HSP 通常不影响寿命，但严重影响生活质量。复杂型 HSP 因多系统受累，预后不佳。

第三节 ｜ 腓骨肌萎缩症

腓骨肌萎缩症（Chart-Marie-Tooth disease，CMT），又称遗传性运动感觉神经病（hereditary motor sensory neuropathy，HMSN），是遗传性周围神经病中最常见的类型，由夏科（Charcot）、马里（Marie）和图思（Tooth）于 1886 年首先报道，患病率约为 1/2 500。CMT 具有高度遗传异质性和临床异质性，遗传方式以常染色体显性遗传多见，也可为常染色体隐性或 X 连锁遗传。临床特征是对称性、缓慢进行性的肢体远端（腓骨肌和足内侧肌）无力及肌萎缩、腱反射减弱或消失、弓形足和锤状趾，伴轻至中度感觉减退。

【分型、病因与发病机制】

1. **分型**

（1）根据遗传方式，CMT 可分为常染色体显性遗传、常染色体隐性遗传及 X 连锁遗传。

（2）进一步根据神经电生理检查，将显性遗传 CMT 分为脱髓鞘型（CMT1）和轴索型（CMT2），这是常用的临床分型。CMT1 型正中神经运动神经传导速度（motor nerve conduction velocity，MNCV）明显下降，MNCV<38m/s（正常 MNCV>40～45m/s）；CMT2 型髓鞘相对保留，正中神经 MNCV 正常或接近正常。婴儿期起病的严重脱髓鞘性 CMT 称为 CMT3。值得注意的是，部分类型的 CMT 的电生理特点常介于脱髓鞘型和轴索型之间，如 CMTX，其正中神经 MNCV 处于 25～45m/s，有学者提出中间型 CMT 的概念。

（3）更细致的亚型分型由致病基因及其位点决定，目前已发现的致病基因可进一步细分为近 100 种亚型，如 CMT1 可细分为 1A、1B、1C 型等。

2. **病因与发病机制**　不同亚型 CMT 的病因和发病机制不同：①髓鞘结构和功能异常，如 60%～70% 的 CMT 是由 *PMP22* 基因异常重复变异所致（CMT1A），该基因编码的 PMP22 蛋白是周围神经髓鞘的组成成分，10%～20% 的 CMT 由 *GJB1* 基因变异所致（CMT1X），其编码蛋白参与髓鞘间隙连接蛋白组成；②细胞骨架和轴索运输功能障碍，如 *NEFL* 基因变异所致的 CMT2E，该基因编码轻链神经丝蛋白；③线粒体功能异常，如最常见的 CMT2 型是由 *MFN2* 基因变异所致（CMT2A），该基因编码线粒体融合蛋白；④蛋白酶体、分子伴侣功能障碍；⑤核膜和 mRNA 加工异常；⑥胞质运输和细胞内信号转导障碍；⑦葡萄糖与鞘脂代谢异常；⑧离子通道功能异常等。

【病理】　CMT1 型可见周围神经对称性、节段性脱髓鞘，由于反复脱髓鞘和髓鞘再生，形成同心圆形"洋葱头"样结构,大体病理可见神经粗大。CMT2 型主要为轴索变性和有髓神经纤维慢性进行性减少,前角细胞数量轻度减少,当累及感觉神经后根时,薄束变性较楔束严重。自主神经系统相对保持完整。肌肉呈现失神经支配改变,有成组萎缩和靶样肌纤维。

【临床表现】

1. 多为儿童期或青春期起病,也可中年起病,起病隐匿,进展缓慢。

2. 主要表现为慢性进行性、对称性的肢体远端肌肉无力和萎缩,感觉障碍,腱反射减弱或消失。

3. 肌肉萎缩　开始于足和下肢,数月至数年内可波及手肌和前臂肌。肌肉萎缩累及小腿全部肌群和大腿的下 1/3 时,整个下肢呈倒立的香槟酒瓶状,称"鹤腿"(图 22-1)。手部肌萎缩,可波及前臂肌肉,成爪形手样外观。萎缩很少波及肘以上部分和大腿的中上部。足部肌肉萎缩可导致弓形足和锤状趾畸形。患者常伴有脊柱侧弯。足背屈力弱甚至呈 0 级,表现为足下垂,行走呈跨阈步态,受累肢体腱反射消失。

视频

4. 感觉障碍　尽管可累及感觉神经,但肢体疼痛和感觉障碍的症状往往不突出。深、浅感觉减退可从远端开始,多呈手套-袜套样改变,通常表现为痛、温觉和振动觉减退,位置觉很少受损。一般情况下,自主神经和脑神经不受累。

5. 患者临床表现的严重程度差异较大,有些患者可能仅有弓形足,甚至无任何临床症状,仅在偶然的神经电生理检查中发现异常。而有些患者则出现严重的肌肉无力和萎缩。

6. CMT1 型(脱髓鞘型)常在儿童晚期或青春期发病,主要临床表现如上;CMT2 型(轴索型)发病晚,成年开始出现肌萎缩,部位和症状如上,但程度较轻。某些 CMT 亚型合并有其他特征性的伴随症状,如 CMTX1 可有脑白质病变,CMT2A2 可有视神经萎缩,CMT2J 可出现阿迪瞳孔和听力减退等。

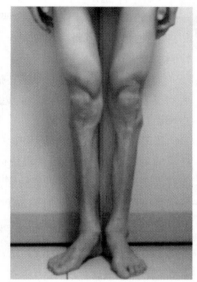

图 22-1　腓骨肌萎缩症患者下肢"鹤腿"样外观

【辅助检查】

1. **神经电生理检查**　CMT1 型有广泛的神经传导速度显著下降,不伴传导阻滞,复合肌肉动作电位(CMAP)和感觉神经动作电位(SNAP)波幅正常或降低。CMT2 型神经传导速度大致正常或轻度下降,CMAP 和 SNAP 波幅明显降低。

2. **病理检查**　周围神经活检,CMT1 型主要表现为脱髓鞘和施万细胞增生,形成"洋葱头"样结构;CMT2 型主要为轴索变性及神经纤维显著丢失。肌肉活检提示神经源性肌萎缩。

3. **基因检测**　基因检测及遗传分析有助于明确诊断并分型。CMT1A 多用多重连接探针扩增技术(MLPA)或基于全外显子组测序的拷贝数分析检测 *PMP22* 基因重复变异,其他基因的点突变可采用 Sanger 测序或全外显子组测序等方法检测。

4. **生化检查**　血清肌酶正常或轻度升高。脑脊液通常正常,少数病例蛋白含量增高。

【诊断】　根据儿童或青春期起病,出现缓慢进展的对称性双下肢无力,以及"鹤腿"、足下垂、弓形足,伴有感觉障碍,腱反射减弱或消失,神经电生理提示周围神经脱髓鞘或轴索变性,神经活检有脱髓鞘和/或轴索变性,阳性家族史,结合基因检测可以确诊。家族史对于 CMT 的诊断很重要,对于无明确家族史的患者应对其家族成员(尤其是其父母)进行神经科检查,即使发现轻微的周围神经损害或是仅有肌电图异常改变对诊断也有帮助。

【鉴别诊断】　CMT 通常进展缓慢,对于相对进展较快的周围神经病应考虑其他诊断的可能,如糖尿病、酒精中毒、重金属中毒或免疫介导的神经病。CMT 的感觉症状常不突出,但仍须进行细致的感觉检查,如果没有感觉损害的体征,肌电图也无感觉障碍的证据则应考虑其他诊断的可能。

CMT 须与以下疾病相鉴别。

1. 远端型肌营养不良 四肢远端逐渐向上发展的肌无力、肌萎缩，须与 CMT 鉴别，但该病成年期发病，不伴感觉障碍，肌电图呈肌源性改变，运动传导速度正常，可用于鉴别。

2. 慢性炎症性脱髓鞘性多发性神经根神经病（CIDP） 进展相对较快，脑脊液中蛋白含量增加，激素治疗有效，足部无畸形，易于与 CMT 鉴别。若肌电图上出现传导阻滞、异常波形离散，进一步支持 CIDP。

3. 慢性进行性远端型脊髓性肌萎缩 该病的肌萎缩分布和病程与 CMT2 型相似，但该病伴有肌肉跳动，且肌电图上可见广泛的纤颤、束颤电位和巨大动作电位等前角细胞损害特点，无感觉传导障碍，可与 CMT 鉴别。

4. 转甲状腺素蛋白淀粉样变性多发性神经病（ATTR-PN） 通常于成年期起病，以下肢感觉障碍和自主神经功能障碍为早期特征，可逐渐出现四肢远端肌无力表现，须借助神经活检及基因检测（如检测 *TTR*）鉴别。

【治疗】 本病目前尚无逆转病程的治疗方法，主要是对症和支持疗法，以最大限度发挥患者独立活动能力、提高生活质量、减少残疾发生发展为治疗目标。主要包括康复治疗、外科矫形、药物对症和心理治疗等综合治疗方案。

康复治疗包括运动锻炼和佩戴适当支具或矫形器，避免关节挛缩、提高有氧运动能力、维持肌力。当严重的足畸形引起疼痛或者出现行走困难，保守治疗无效时，可考虑进行外科手术治疗。应避免使用可能有周围神经毒性的药物，如肿瘤化疗药物铂类、长春新碱等。小分子药物、基因治疗等目前仍处于研发与临床试验阶段。对于确诊 CMT 的患者，应进行遗传咨询，有生育需求的患者应建议产前诊断。

【预后】 多数 CMT 进展非常缓慢，但不同亚型间存在很大差异，部分患者可能在疾病后期丧失行走能力，但通常不会影响寿命。

第四节 | 神经皮肤综合征

神经皮肤综合征是一组由外胚层组织和器官发育异常引起的疾病，多为常染色体显性遗传病。以神经系统和皮肤等多器官、多系统病变为主要特征，也可累及中胚层和内胚层器官，如心、肺、骨、肾、胃肠等。常见的神经皮肤综合征包括神经纤维瘤病、结节性硬化症和脑面血管瘤病。

一、神经纤维瘤病

神经纤维瘤病（neurofibromatosis，NF）是最常见的神经皮肤综合征，呈常染色体显性遗传，是基因缺陷使神经嵴细胞发育异常而导致的多系统损害。根据临床表现和基因定位，目前最常见的两种类型是 1 型（NF1）和 2 型（NF2）。NF1 由冯·雷克林豪森（von Recklinghausen）于 1882 年首次描述，约占 96%，基因定位于 *NF1* 基因，主要特征是皮肤咖啡牛奶斑和多发的神经纤维瘤，患病率为（30～40）/10 万；NF2 约占 3%，主要表现为 20 岁左右出现双侧听神经瘤，皮肤改变很轻，故又称为中枢神经纤维瘤或双侧听神经瘤病，基因定位于 *NF2* 基因。

【病因与发病机制】 *NF1* 基因编码 327kD 的神经纤维瘤蛋白（neurofibromin），其为肿瘤抑制因子 GTPase 激活蛋白，功能为抑制 Ras 介导的细胞增殖；*NF2* 基因编码 merlin（或称 schwannomin）蛋白，亦为肿瘤抑制因子。*NF1* 基因出现易位、缺失、重排或点突变，或 *NF2* 基因出现缺失和点突变，导致来源于神经嵴的细胞成分（如施万细胞、黑色素细胞、神经内膜的成纤维细胞以及皮肤和神经的细胞）在多个部位过度增殖，黑色素细胞功能异常而致病。

【病理】 主要特点是外胚层神经组织发育不良、过度增生和肿瘤形成。NF1 神经纤维瘤好发于周围神经远端、脊神经根，尤其是马尾；脑神经多见于听神经、视神经和三叉神经。脊髓内肿瘤包括室管膜瘤和星形胶质细胞瘤，颅内肿瘤最常见为脑胶质细胞瘤。镜下见细胞有时呈梭状排

NOTES

列,细胞核呈栅栏状。皮肤肿瘤的特点是表皮很薄,基底层可以色素化或非色素化。真皮层的胶原和弹力蛋白被疏松排列的结缔组织细胞所取代。皮肤色素斑内的黑色素细胞数量是正常的,只是黑素小体增多或异常增大。2%～5%的肿瘤有恶变的可能,在外周形成肉瘤,在中枢形成星形细胞瘤和胶质母细胞瘤。NF2多见双侧听神经瘤和多发性脑膜瘤,瘤细胞排列松散,巨核细胞常见。

【临床表现】

1. 神经纤维瘤病 1 型

（1）皮肤表现

1）皮肤咖啡牛奶斑:是最具有诊断性的临床表现,几乎所有病例出生时就可见到。表现为色素过度沉着,形状大小不一,边缘不整,不凸于皮面,好发于躯干不暴露部位(图 22-2)。青春期前有 6 个以上直径>5mm 咖啡牛奶斑(青春期后直径>15mm)者具有高度的诊断价值。

2）雀斑和色素沉着:成簇出现在腋窝、腹股沟区等处的雀斑也是其特征之一,多在儿童期出现;大而黑的色素沉着常提示簇状神经纤维瘤,如果位于中线提示有脊髓肿瘤。

3）皮肤和皮下神经纤维瘤:主要由瘤样施万细胞和成纤维细胞组成,也含有肥大细胞、内皮细胞、周细胞等。出现于约 60% 的患者,于儿童后期出现。主要类型如下。①神经纤维瘤:浅表神经纤维瘤位于皮内,呈半球形或带蒂,大小从数毫米到数厘米不等,质地柔软,颜色呈肉色或紫罗兰色,主要分布于躯干、面部,也可累及四肢(图 22-3);②丛状神经纤维瘤:沿神经干及其分支弥漫性分布的神经纤维瘤,常伴有皮下组织的过度生长,称为神经纤维瘤性象皮病,即使单发,亦有诊断价值,多分布于面部、头皮、颈部和胸部,具有局部侵袭的特点。

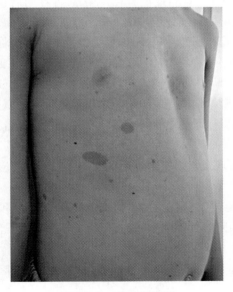

图 22-2　咖啡牛奶斑

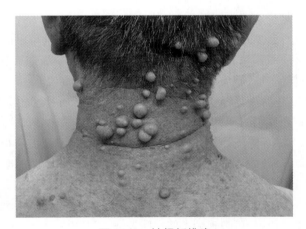

图 22-3　神经纤维瘤

（2）神经系统表现

1）周围神经或神经根肿瘤:周围神经均可受累,马尾好发,肿瘤呈串珠状沿神经干分布,一般无明显症状,但大的肿瘤可产生压迫症状。

2）颅内肿瘤:一侧或两侧听神经瘤最常见,视神经、三叉神经及后组脑神经均可发生;可合并脑膜脊膜瘤、多发性脑膜瘤、胶质瘤、脑室管膜瘤等,少数病例可有智能减退、学习困难、发育障碍和癫痫发作等。约半数患者可合并巨头畸形。

3）椎管内肿瘤:脊髓任何平面均可发生单个或多个神经纤维瘤、脊膜瘤,可合并脊柱畸形和脊髓空洞症等。

（3）眼部症状：裂隙灯下可见到虹膜上突起的粟粒状橙黄色圆形小结节，为错构瘤，也称 Lisch 结节，是 NF1 的特征性改变。

（4）其他系统损害：先天性骨发育异常较常见，包括脊柱侧凸伴或不伴后凸、颅骨不对称、缺损和凹陷等。肿瘤直接压迫可导致骨骼改变，如听神经瘤可引起内耳道扩大；脊神经瘤可引起椎间孔扩大、骨质破坏。长骨、面骨和胸骨过度生长、长骨骨质增生、骨干弯曲和假关节也较常见。NF1 患者可出现高血压、脑血管扩张及狭窄、烟雾病或动脉瘤等，偶尔有腹肌的萎缩和部分性白化病。NF1 患者肿瘤风险增加，儿童包括横纹肌肉瘤、造血系统肿瘤等，成人包括各种恶性肿瘤及内分泌肿瘤等。

2. 神经纤维瘤病 2 型　主要表现为神经系统肿瘤，以神经鞘瘤最为常见，双侧听神经瘤是 NF2 的主要特征，患者可出现听力丧失和耳鸣。皮肤症状没有或很少，有些患者可合并丛状神经鞘瘤、脑脊膜瘤或青少年后囊下晶状体混浊。

【辅助检查】

1. 影像学检查　X 线平片可见各种骨骼畸形；CT、MRI 等有助于发现中枢神经系统肿瘤。

2. 电生理检查　脑干听觉诱发电位对听神经瘤有较大的诊断价值。

3. 基因检测　*NF1* 基因致病突变以缺失突变最为常见，*NF2* 基因则以缺失突变和点突变常见，可结合 Sanger 测序、多重连接探针扩增技术（MLPA）或二代测序技术检测。

4. 病理检查　皮肤、皮下结节或神经干包块的活检可确诊。

【诊断】

1. NF1 诊断标准　父母没有诊断 NF1 的患者符合以下 2 条或以上可确诊，父母诊断为 NF1 的患者，符合以下 1 条或以上可确诊：①6 个或以上的咖啡牛奶斑，青春期前直径＞5mm，青春期后直径＞15mm；②腋窝或腹股沟区雀斑；③2 个或以上的任何类型的神经纤维瘤或 1 个丛状神经纤维瘤；④视神经胶质瘤；⑤2 个或以上的虹膜错构瘤（Lisch 结节）；⑥特征性骨病变，如蝶骨发育不良或长骨皮质增厚，伴或不伴假关节；⑦在看似正常的组织（如白细胞）中存在 *NF1* 基因的杂合致病变异且变异等位基因比例为 50%。

2. NF2 诊断标准　满足下面其中一条就可以确诊：①影像学检查或组织学确诊双侧听神经瘤；②一级亲属有 NF2 并有单侧听神经瘤；③一级亲属有 NF2 和有下列中的两项：神经细胞瘤、脑膜瘤、神经鞘瘤、胶质瘤或青少年后囊下晶状体混浊。

【鉴别诊断】　应根据皮肤表现、有无听神经瘤等临床表现及基因检测鉴别 NF1 与 NF2。此外应重点鉴别的罕见疾病如下。

1. 豹皮（LEOPARD）综合征　表现为黑痣、心电图传导异常、眼距过宽、肺动脉狭窄、男性生殖器异常、发育迟缓、耳聋等，该病为常染色体显性遗传，可有皮肤咖啡牛奶斑及梗阻性心肌病，但神经纤维瘤与 Lisch 结节罕见。

2. Legius 综合征　又称为类神经纤维瘤病 1 型综合征，为常染色体显性遗传，由 *SPRED1* 基因变异所致，可表现为类似皮肤表现，但肿瘤发生少见。

3. 其他　应与结节性硬化、局部软组织蔓状血管瘤鉴别。

【治疗与预后】　目前无特殊治疗，但须对确诊患者终生进行肿瘤监测。听神经瘤、视神经瘤等颅内及椎管内肿瘤可手术治疗，部分患者可用放疗，癫痫发作者可用药物治疗。国外已批准激酶抑制剂塞鲁美替尼用于 2 岁以上无法手术切除合并有丛状神经纤维瘤的 NF1 患者。此外，有多种靶向药物正在开展临床试验。大部分 NF1 患者可以存活相当长的时间，但是当合并有高血压、脊髓损害或肿瘤恶变时，总体的预期寿命将减少 15 年左右。

二、结节性硬化症

结节性硬化症（tuberous sclerosis，TSC），又称伯恩维尔（Bourneville）病，是一组常染色体显性遗传性神经皮肤综合征,以皮肤损害、癫痫发作和智能减退为主要临床特征,发病率为 1/9 000~1/6 000。临床上可以见到皮肤、神经系统、心脏、肾脏和其他器官的多系统损害。

【病因与发病机制】 本病以常染色体显性遗传为主,但亦有部分散发病例。常见的基因突变为 *TSC1* 和 *TSC2* 基因突变。*TSC1* 和 *TSC2* 的基因产物分别为错构瘤蛋白(hamartin)和结节蛋白(tuberin),有调节细胞的分化和增殖的作用,而 *TSC1* 和 *TSC2* 基因突变将破坏上述两种蛋白对哺乳动物雷帕霉素靶蛋白(mTOR)通路的抑制功能,导致 mTOR 通路激活,引起外胚层、中胚层和内胚层细胞异常分化和增殖而形成错构瘤。但通常这种增殖是有限的,不会向恶变方向转化。

【病理】 脑部的主要病理改变是神经胶质增生性硬化结节,广泛出现于大脑皮质、白质和室管膜下,常伴有钙质沉积,可出现异位症及血管增生等。若硬化结节凸入脑室内可形成特有的白色和/或粉红色的烛泪样肿块,阻塞室间孔、中脑导水管和第四脑室底时可引起脑积水。显微镜下,结节由胖大的纤维性星形细胞交织排列构成。皮肤改变主要是皮脂腺瘤,由皮肤神经末梢、增生的结缔组织和血管组成。眼部可见视网膜上的晶状体瘤,为神经元和胶质细胞所构成。其他脏器病理改变如心、肝、肾、肺等也可发生错构瘤、骨质硬化和囊性变。

【临床表现】 多在儿童期发病,男多于女。呈常染色体显性遗传,散发病例也较多见。典型临床表现为皮肤损害、癫痫发作和智能减退。

1. 神经系统损害

(1)癫痫发作:是主要症状。可自婴儿痉挛症开始,以后转化为全面性、简单部分性和复杂部分性发作。

(2)智能减退:智能减退多呈进行性加重,常伴有情绪不稳、行为幼稚、易冲动和思维紊乱等精神症状。癫痫发作出现的年龄越小越易出现精神发育迟滞。

(3)其他:根据结节发生的部位,还可以有相应脑区的症状和体征。极少数患者由于室管膜下结节阻塞脑脊液循环通路可出现脑积水及高颅压。

2. 皮肤损害

(1)血管纤维瘤:口鼻三角区的血管纤维瘤(图 22-4)是皮肤损害的特征性症状,呈淡红色或红褐色,为针尖至蚕豆大小的坚硬蜡样丘疹。90% 以上患儿 4 岁开始出现,随年龄增长丘疹逐渐长大,至青春期融合成片。偶尔可见前额部和头皮处血管纤维瘤。

(2)色素脱失斑:是最早的皮肤改变,见于约 85% 的患者,出生时即存在,通常线状分布于躯干和肢体,呈椭圆形,从数毫米到数厘米不等。出现 3 个以上长度超过 1cm 的色素脱失斑可提示诊断。

(3)其他:部分患者 10 岁以后可见腰骶部的鲨革样斑,粗糙略隆起,为结缔组织增生所致,也具有诊断价值;部分患者青春期还可见甲床下纤维瘤等。

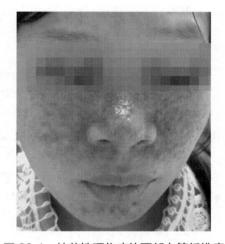

图 22-4 结节性硬化症的面部血管纤维瘤

3. 其他脏器的损害 可有视网膜或视神经处灰色或黄色的晶状体瘤,牙釉质上多发性的小凹,牙龈纤维瘤,心脏的横纹肌瘤,肺囊肿和淋巴管平滑肌瘤,肝、肾囊肿和血管平滑肌脂肪瘤,胃、小肠和结直肠错构瘤样息肉,骨囊肿等。此外,还可以有颅内动脉、主动脉和腋动脉处的动脉瘤。

【辅助检查】

1. 影像学检查 颅脑 CT 或 MRI 可以发现室管膜下巨细胞星形细胞瘤,皮质中的结节、钙化以及血管发育异常(如血管瘤)。胸部 CT 可显示淋巴管肌瘤病的典型征象。肾脏超声检查可以评价肾囊肿和血管平滑肌脂肪瘤的改变,有助于在肾功能不全之前进行干预治疗。超声心动图可以发现心脏横纹肌瘤的存在。

2. **电生理检查**　心电图可以发现心律失常。对怀疑有癫痫发作的患者应做脑电图检查。

3. **眼底检查**　可见视网膜、虹膜出现圆形结节状或分叶状低色素区域。

4. **基因检测**　是诊断的"金标准",发现 TSC1 或 TSC2 基因致病突变即可确诊。须注意的是,约 2/3 的患者由致病新发变异所致,无明显家族史;10%~15% 的患者通过传统的基因检测未能发现致病变异,但不能排除诊断,应考虑致病变异的体细胞嵌合可能。

【诊断】　临床诊断标准包括了 11 项主要特征及 7 项次要特征,若有 2 条及以上主要特征,或 1 条主要特征加 2 条及以上次要特征可确诊。主要特征包括:①色素脱失斑(≥3个,直径≥5mm);②面部血管纤维瘤(≥3个)或前额部纤维斑块;③指(趾)甲纤维瘤(≥2个);④鲨革样斑;⑤多发性视网膜错构瘤;⑥皮质发育不良(包括皮层结节和/或脑白质放射状迁移线);⑦室管膜下结节(≥2个);⑧室管膜下巨细胞星形胶质细胞瘤;⑨心脏横纹肌瘤;⑩淋巴管平滑肌瘤病;⑪血管平滑肌脂肪瘤(≥2个);若只有⑩和⑪项则不符合确诊标准。次要诊断标准包括:①"斑驳样"(confetti)皮肤病变(1~2mm 色素脱失斑);②牙釉质凹陷(≥3处);③口腔内纤维瘤(≥2个);④视网膜色素脱失斑;⑤多发肾囊肿;⑥非肾性错构瘤;⑦骨骼硬化性改变。

当疑似本病而临床表现不足时,国际指南推荐进行基因检测。只要在非病变组织中查出 TSC1 或 TSC2 基因突变则不论临床表现如何,即确诊 TSC。

【鉴别诊断】　应注意与其他累及皮肤、神经系统和视网膜的疾病鉴别,如神经纤维瘤病。注意与原发或继发性癫痫相鉴别。

【治疗与预后】　西罗莫司等 mTOR 抑制剂可抑制 mTOR 通路过度活化而控制细胞增殖,对结节性硬化症相关的脑室管膜下巨细胞星形细胞瘤、肺淋巴管平滑肌瘤病等有较好的疗效。对症治疗包括控制癫痫发作、降颅压等,药物治疗无效的癫痫患者可采用手术治疗,若脑室管膜下巨细胞星形细胞瘤引起梗阻性脑积水或有明显的占位效应,可考虑手术治疗。

整体预后良好,但不同患者严重程度及预后差异较大,各器官系统的并发症是导致死亡的主要原因,包括神经系统疾病、肾病、肺部疾病等。

三、脑面血管瘤病

脑面血管瘤病(encephalofacial angiomatosis),又称为斯特奇 - 韦伯(Sturge-Weber)综合征或脑三叉神经血管瘤病,是以面部毛细血管畸形与累及脑和眼部的相关毛细血管 - 静脉畸形为特征的先天性疾病,主要表现为一侧面部三叉神经分布区不规则血管痣、对侧偏瘫、偏身萎缩、癫痫发作和智能减退。发病率约 2/10 万,多为散发病例,部分呈现家族性发病特点。

【病因与发病机制】　目前认为本病的毛细血管 - 静脉畸形是胚胎期外胚层组织体细胞突变导致毛细血管形成的控制失调或成熟失当的结果。一项对患者的受累和正常组织样本全基因组测序研究发现,本病可能由 GNAQ 基因体细胞嵌合突变导致,其累及部位取决于受累胚胎发育的阶段。

【病理】　神经系统的主要病理改变是软脑膜血管瘤,好发于面部血管痣的同侧枕叶和顶叶,血管瘤充填在蛛网膜下腔内,软脑膜变厚,钙质沉积在血管壁、血管周围组织或神经元内,伴有相应部位的脑组织萎缩。镜下见神经细胞变性、胶质细胞增生和钙质沉积。皮肤改变为毛细血管扩张,并非真正的血管瘤。

【临床表现】

1. **皮肤改变**　出生时即可见到红葡萄酒色扁平血管痣,多沿三叉神经第Ⅰ支分布(图 22-5),也可累及第Ⅱ、Ⅲ支,严重者可蔓延至颈部、躯干和对侧面部,少数可见于口腔黏膜。血管痣边缘清楚,略隆起,压之不褪色。血管痣累及上睑和前额时,常伴有青光眼和皮损同侧的脑组织受累,仅累及三叉神经第Ⅱ、Ⅲ支者很少出现神经系统症状。皮肤血管的异常丰富可以促进结缔组织和骨的过度生长,出现面部畸形和脊柱侧凸。

2. **眼部症状** 可出现突眼和青光眼,有时伴有脉络膜血管瘤。当枕叶受累时患者出现同向性偏盲。

3. **神经系统症状** 约90%的患者出现癫痫发作,多为血管痣对侧肢体局灶性发作,全面性强直-阵挛发作少见,抗癫痫药物往往无效。同时也可伴有血管痣对侧偏瘫、偏盲、偏身感觉障碍以及偏侧肢体的萎缩。可有智能障碍、行为异常和语言障碍。

【辅助检查】

1. **影像学检查**

(1) 2岁以后颅骨X线平片可以显示颅内与脑回外形一致的特征性双轨状钙化灶。

(2) 颅脑CT可见颅内钙化和单侧脑萎缩(图22-6)。

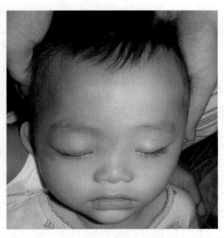

图22-5 沿三叉神经第Ⅰ支范围分布的
头面部扁平血管痣

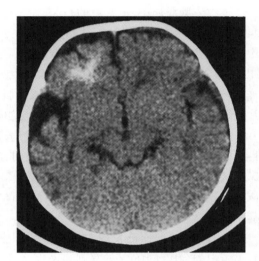

图22-6 颅脑CT显示位于头面部血管痣同侧
的颅内钙化和脑萎缩(与图22-5为同一病例)

(3) 颅脑MRI可以发现皮质萎缩、软脑膜血管瘤、静脉窦闭塞和脉络膜静脉扩张。增强扫描可见异常血管影。

(4) DSA可见皮质浅静脉缺乏、静脉窦充盈缺损和异常扭曲的静脉。

(5) SPECT早期可见皮质高灌注,后期为低灌注。

(6) PET可见受累脑半球代谢减低。

2. **脑电图检查** 受累脑半球可见背景活动减少、波幅降低和癫痫样放电。

【诊断】 根据面部典型红葡萄酒色扁平血管痣,伴有癫痫、青光眼、突眼、对侧偏瘫、偏身萎缩等症状之一即可确诊。头颅X线平片与脑回外形一致的双轨状钙化,头CT和MRI显示钙化、脑萎缩和脑膜血管瘤等有助于诊断。

【治疗与预后】 主要是对症治疗,控制癫痫发作。皮肤血管痣可用激光治疗,外科治疗的指征是难治性癫痫、青光眼或脊柱侧凸。目前认为小剂量阿司匹林可用于本病患者,以预防脑血流受损和缺氧缺血性神经元损伤的进展,且不增加患者颅内出血风险。该病预后主要取决于受累脑部与皮肤病变范围,约一半患者可能随年龄增长出现神经功能恶化。

第五节 │ 线粒体病

线粒体是细胞内提供能量的细胞器,广泛存在于人体的组织细胞内(成熟红细胞除外)。线粒体病(mitochondrial disease)是一组由线粒体DNA(mitochondrial DNA,mtDNA)或编码与线粒体有关蛋白的核DNA(nuclear DNA,nDNA)致病变异导致线粒体结构和功能障碍、ATP合成不足的多系统疾病。以肌肉、脑等能量需求高的器官受累为主。如病变以侵犯骨骼肌为主,则称为线粒体肌病(mitochondrial myopathy);如病变同时累及中枢神经系统,则称为线粒体脑肌病(mitochondrial encephalomyopathy)。临床上常见的线粒体脑肌病包括线粒体脑肌病伴高乳酸血症和卒中样发作(mitochondrial encephalomyopathy with lactic acidosis and stroke-like episode,MELAS)、肌阵挛癫痫伴破碎红纤维综合征(myoclonic epilepsy with ragged red fibre,MERRF)、卡恩斯-塞尔(Kearns-Sayre)综合征(KSS)、Leigh病等。

【病因与发病机制】　本病的病因主要是mtDNA发生致病变异(如点突变、缺失、重复,以及拷贝数减少等),使线粒体编码的酶或载体发生障碍,许多线粒体参与的生化反应受影响,氧化磷酸化过程受阻,因而不能产生足够的ATP而导致能量代谢障碍。因此线粒体病的临床症状是复杂多样的。

在线粒体脑肌病中,最常见的是MELAS。80%的MELAS有mtDNA 3243位点A到G的点突变(3243 A→G)引起线粒体tRNA(Leu)基因的突变,影响蛋白合成。在MELAS患者中,代谢应激时循环中的一氧化氮水平下降,出现血管收缩和低氧血症,这是脑卒中样发作的发病机制之一。80%的MERRF综合征有mtDNA 8344位点A到G的点突变(8344 A→G)引起线粒体tRNA(Lys)基因的突变,同样影响蛋白合成。50%的慢性进行性眼外肌麻痹(CPEO)和90%的KSS的肌肉组织存在mtDNA大片段缺失,最常见的是8468到13446位点之间的4 977bp的缺失。

线粒体环基因为母系遗传,子代是否发病,取决于子代正常和突变线粒体DNA的比例和组织特异性。当mtDNA的突变比例达到某一阈值时,患者才会出现症状(阈值效应),mtDNA突变比例越高临床症状越重,这也是线粒体病临床表现复杂多样的原因之一。如mtDNA 3243 A→G突变比例高时,临床可出现卒中样发作、痴呆、癫痫和共济失调等;而突变比例相对低时,只出现糖尿病和耳聋,甚至无症状。

除mtDNA突变外,已发现300多个核基因也和线粒体病有关。这些核基因涉及氧化磷酸化系统有关蛋白的合成、mtDNA的复制和表达、线粒体分裂和融合,并且协助某些复合物的跨线粒体膜转运等。

【病理】

1.肌肉　肌活检冷冻切片经改良Gomori三色(modified Gomori trichrome,mGT)染色可见破碎红纤维(ragged red fiber,RRF),是线粒体病的典型病理改变,由大量变性线粒体聚集而成。此外,细胞色素c氧化酶(COX)染色可见COX阴性肌纤维(图22-7),琥珀酸脱氢酶(SDH)染色可见深染肌纤维。电镜下可见肌膜下或肌原纤维间有大量异常线粒体,线粒体嵴排列紊乱,有时可见类结晶样包涵体。

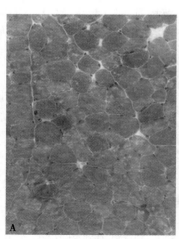
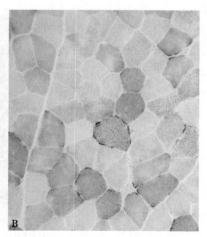

图22-7　线粒体脑肌病的肌肉病理
A. mGT染色(×200),示破碎红纤维;B. COX/SDH双染色(×200),示
COX阴性肌纤维(图中蓝染肌纤维)。

2. 脑　脑的病变复杂多样,广泛受累。主要有海绵样改变、神经元变性丢失、灶性坏死或广泛层性坏死、星形细胞增生、脱髓鞘和矿物质沉积。MELAS 患者还可见颞顶枕叶皮质多灶性软化灶、脑皮质萎缩、基底节钙化、颅内多灶性坏死伴小血管增生和星形细胞增多、灶状或层状海绵样改变。MERRF 患者可有齿状核、红核和苍白球等核团变性。

【临床表现】　本病可发生于任何年龄阶段,多呈慢性进展,可累及多个系统,临床表现复杂多样。临床按受累组织不同主要分为如下几种。

1. 线粒体肌病　多在 20 岁左右起病,也有儿童及中年发病者,男女均可受累。临床上以肌无力和不能耐受疲劳为主要特征,往往轻度活动后即感疲乏,休息后好转,常伴有肌肉酸痛及压痛,无"晨轻暮重"现象,肌萎缩少见。易误诊为多发性肌炎、重症肌无力、脂质沉积症和进行性肌营养不良等。

2. 线粒体脑肌病

（1）MELAS 综合征:为线粒体脑肌病最常见的类型。多在儿童和青少年期发病。以头痛、呕吐及反复卒中样发作(偏瘫、偏盲或皮质盲、失语等)为突出特点。反复卒中样发作可导致认知功能减退。常合并身材矮小、不耐疲劳、局灶或全身性癫痫、听力减退、糖尿病等,可有阳性家族史。发作期影像学检查,颅脑 MRI 显示 T_2 和 DWI 像沿脑回(主要为枕叶、颞叶)分布的皮质及皮质下高信号,T_1 像低信号,这种改变常称为"层状坏死",且这种影像学的变化与脑血管支配分布不一致,是本病特征性影像学改变。这种改变经过数月后可完全消失,少部分留有局灶脑萎缩;再复发时,这种特征性的改变又可出现在另一部位的皮质。此外,常见血和脑脊液乳酸增高。

（2）慢性进行性眼外肌麻痹(chronic progressive external ophthalmoplegia,CPEO)和 Kearns-Sayre 综合征(KSS):CPEO 任何年龄均可发病,青春期或成年发病者多。首发症状为眼睑下垂和眼肌麻痹,缓慢进展为全眼外肌麻痹,导致眼球运动障碍。因进展缓慢且双侧眼外肌均受累,复视并不常见。部分患者随病程进展,可出现咽喉肌肉和四肢无力。对新斯的明不敏感。

KSS 多在 20 岁前发病,多为散发性。表现为三联征:慢性进行性眼外肌麻痹、视网膜色素变性、心脏传导阻滞。其他神经系统异常包括小脑性共济失调、脑脊液蛋白增高、神经性耳聋和智能减退等。病情进展较快,多在 20 岁前死于心脏病。

（3）MERRF 综合征:多在儿童期发病。主要特征为肌阵挛癫痫发作、小脑性共济失调,常合并智力低下、听力障碍和四肢近端无力。有明显的家族史。有的家系伴多发性对称性脂肪瘤。

（4）Leigh 病:又称亚急性坏死性脑脊髓病(subacute necrotizing encephalomyelopathy),多为婴幼儿起病,智力运动发育落后或倒退,影像学存在对称性脑干和/或基底节病灶,且有相应临床症状,如肌张力障碍、眼外肌麻痹、吞咽困难、呼吸异常等。

【辅助检查】

1. 血生化检查

（1）乳酸和丙酮酸最小运动量试验:约 80% 的患者阳性,即运动后 10 分钟血乳酸和丙酮酸仍不能恢复正常。脑肌病者脑脊液乳酸含量也增高。

（2）线粒体呼吸链复合酶活性降低。

（3）约 30% 的患者血清肌酸激酶(CK)和乳酸脱氢酶(LDH)升高。

2. 肌肉活检　见前面的病理描述。典型病理改变可帮助确诊。

3. 影像学检查　颅脑 CT 或 MRI 示皮层病变、白质脑病、基底节钙化、脑萎缩和脑室扩大。急性期颅脑 MRI 出现层状坏死提示线粒体脑病可能。

4. 肌电图　60% 的患者为肌源性损害,少数兼有肌源性和神经源性损害。

5. 基因检测　对诊断有决定性意义,需要完善特定组织的线粒体环基因(血液、尿液或肌肉组织)及核基因检测。

（1）80% 的 MELAS 综合征患者为 mtDNA 的 3243 位点 A→G 突变。

（2）CPEO 和 KSS 多为 mtDNA 大片段缺失,可能发生在卵细胞形成或胚胎形成的时期。

（3）MERRF 综合征主要为 mtDNA 8344 位点的突变。

【诊断】

1. **线粒体肌病**　不耐受疲劳,血乳酸或丙酮酸试验呈阳性,肌活检可见大量 RRF、COX 阴性肌纤维,可诊断本病;电镜可见肌纤维内异常线粒体大量堆积,基因检测证实存在致病变异可进一步明确诊断。

2. **线粒体脑肌病**　发现核心症状,如偏头痛样发作、反复卒中样发作和早期癫痫发作提示 MELAS;共济失调、癫痫发作和肌阵挛组合提示 MERRF;进行性眼外肌瘫痪、视网膜色素变性、心脏传导阻滞或耳聋提示 KSS 等。结合影像学及肌活检出现大量 RRF、COX 阴性肌纤维,可考虑线粒体脑肌病的可能,进一步基因检测可支持诊断。

【鉴别诊断】　线粒体肌病主要与重症肌无力、脂质沉积性肌病、多发性肌炎、肢带型肌营养不良鉴别。线粒体脑肌病除了与上述疾病鉴别外,还应与多发性硬化、急性播散性脑脊髓炎、脑血管病、肌阵挛癫痫、血管性痴呆等鉴别。但上述疾病的血乳酸和丙酮酸不高,肌肉活检、线粒体相关的生化功能测定、基因检测可资鉴别。

【治疗】　目前无特效治疗,主要是对症治疗。主要的措施如下。

1. **饮食疗法**　可减少内源性毒性代谢产物的产生。采用的膳食方案取决于患者的营养状态和饮食对生化改变的影响。有报道显示生酮饮食(高脂肪、适量蛋白质、低碳水化合物)适用于某些线粒体病患者,尤其是合并癫痫以及丙酮酸脱氢酶缺乏症者,但禁用于线粒体相关的肌病患者。

2. **药物治疗**　辅酶 Q_{10}、艾地苯醌和大量 B 族维生素可使血乳酸和丙酮酸水平降低。左卡尼汀可以促进脂类代谢和改善能量代谢。有学者建议使用 L-精氨酸、牛磺酸治疗 MELAS 的卒中样发作。对癫痫发作、颅压增高、心脏病、糖尿病等进行对症治疗。

3. **其他**　物理治疗可减轻痛苦。KSS 有重度心脏传导阻滞者可用心脏起搏器。最根本的治疗有待于正在研究的基因治疗。

【预后】　预后与发病年龄和临床表现密切相关。发病年龄越小,临床症状越多,预后越差。

（王朝霞　江　泓）

第二十三章 | 神经系统发育异常性疾病

本章数字资源

本章思维导图

神经系统发育异常性疾病（neurodevelopmental disorders）指在胚胎发育期，由多种因素引起的获得性神经系统发生或发育缺陷性疾病。

本组疾病的病因及发病机制尚不完全清楚，多为遗传和环境共同导致。胎儿早期，特别是胚胎期前 3 个月，是神经系统发育的关键时期，胎儿容易受到母体内、外环境等各种因素的影响。这些有害因素可能引起基因突变或染色体异常，从而导致不同程度的神经系统发育障碍、迟滞或缺陷，表现为出生后神经组织及其覆盖的被膜和颅骨的各种畸形和功能异常。神经系统功能异常的症状在婴儿出生时即可出现，也可在出生后神经系统发育的过程中逐渐表现出来，严重者可能导致胎儿流产或在出生后 1 年内夭折。

1. **妊娠期常见的致畸因素**

（1）感染：母体被细菌、病毒（风疹病毒常见）、螺旋体等感染，病原体通过胎盘引起胚胎先天性感染而致畸，如先天性心脏病、脑发育异常、脑积水、白内障及先天性耳聋等。

（2）药物：肾上腺皮质激素、雄性激素、抗肿瘤、抗癫痫和抗甲状腺药物等对胎儿均有致畸可能。

（3）辐射：妊娠前 4 个月孕妇接受骨盆及下腹部放射性治疗或强烈的 γ 射线辐射等均可导致胎儿畸形，以小头畸形最常见。

（4）躯体疾病：孕妇严重贫血、营养不良、异位胎盘等均可导致胎儿营养障碍；频繁惊厥发作、羊水过多可导致子宫内压力过高，使胎儿窘迫缺氧；糖尿病、代谢障碍等都可能直接影响胚胎发育，导致畸形发生。

（5）其他社会心理因素：孕妇焦虑、忧郁等消极情绪及吸烟、酗酒等不良行为习惯均可能对胎儿的发育造成伤害。

2. **本组疾病的主要分类**

（1）颅骨脊柱畸形相关的神经系统疾病

1）神经管闭合缺陷：颅骨裂、脊柱裂及相关畸形，可分为隐性和显性两类。

2）颅骨、脊柱畸形：狭颅症、小头畸形、枕骨大孔区畸形（扁平颅底、颅底凹陷症等）、寰枢椎脱位、寰椎枕化、颈椎融合、小脑扁桃体下疝畸形及先天性颅骨缺损等。

3）脑室系统发育畸形：先天性脑积水等。

（2）神经组织发育缺陷

1）脑皮质发育不良：脑回增宽、脑回狭小、脑叶萎缩性硬化及神经元异位等。

2）先天性脑穿通畸形。

3）胼胝体发育不良。

4）全脑畸形：脑发育不良（无脑畸形）、先天性脑缺失性脑积水、巨脑畸形、左右半球分裂不全或仅有一个脑室等。

（3）脑性瘫痪

（4）神经外胚层发育不全：临床上称神经皮肤综合征，包括结节性硬化症、多发性神经纤维瘤病、脑面血管瘤病、共济失调毛细血管扩张症和视网膜小脑血管瘤病等。

第一节 ｜ 颅颈区畸形

颅颈区畸形是指发生于颅底、枕骨大孔区及上颈椎的畸形，伴或不伴有神经系统损害症状。在胚胎发育、神经管闭合过程中，此处闭合最晚，故最易发生先天性畸形。颅颈区畸形包括颅底凹陷症、扁平颅底、小脑扁桃体下疝畸形和颈椎异常（颈椎融合、寰椎枕化和寰枢椎脱位）等。这些疾病既可单独发生，也可共同存在，扁平颅底常与颅底凹陷症合并发生。

一、颅底凹陷症

颅底凹陷症（basilar invagination）又称颅底压迹（basilar impression），是临床常见的颅颈区畸形。

【病因与发病机制】　本病可分为原发性和继发性。原发性颅底凹陷症多见，是先天发育异常所致，多合并小脑扁桃体下疝畸形、扁平颅底、寰枕融合等畸形。继发性颅底凹陷症较少见，常与佝偻病、骨软化症、畸形性骨炎［佩吉特（Paget）病］、类风湿关节炎及甲状旁腺功能亢进等疾病有关。

本病主要是由枕骨大孔狭窄、颅后窝变小，导致小脑、延髓、后组脑神经、高位颈髓和颈神经根受压或受刺激，并影响椎动脉供血，从而出现各种神经症状和体征。晚期常因脑脊液循环障碍，出现梗阻性脑积水和颅内压增高。

【临床表现】

1. 多在成年后起病，缓慢进展，可因头部突然用力而诱发临床症状，或使原有症状骤然加重。常伴有短颈、蹼颈、后发际低、后颈疼痛、头颈部活动不灵活、强迫头位以及身材矮小等特殊外貌。

2. 枕骨大孔区综合征是指枕骨大孔区各种病变所致的一组临床综合征，可有以下几种临床症状和体征。

（1）颈神经根症状：颈枕部疼痛、活动受限或强直。一侧或双侧上肢麻木、无力、肌萎缩、腱反射减弱或消失等。

（2）后组脑神经损害：吞咽困难、饮水呛咳、声音嘶哑、构音障碍、舌肌萎缩等延髓麻痹（真性球麻痹）症状，以及面部感觉减退、听力下降、角膜反射减弱等。

（3）上位颈髓及延髓损害：四肢轻瘫、锥体束征、不同程度的感觉障碍、吞咽及呼吸困难等。伴有延髓、脊髓空洞症者表现为分离性感觉障碍。

（4）小脑损害：以眼震最为常见，晚期可出现小脑性共济失调。

（5）椎-基底动脉缺血症状：发作性眩晕、恶心、呕吐、心悸、出汗等。

（6）颅内压增高：早期一般无高颅压症状，晚期因脑脊液循环障碍而出现头痛、呕吐和视神经乳头水肿等高颅压症状，可合并小脑扁桃体下疝畸形及脊髓空洞症等。

【辅助检查】

1. **头颅正侧位 X 线片**　测量枢椎齿状突的位置是本病的确诊依据。腭枕线（chamberlain line）为自硬腭后缘至枕骨大孔后缘的连线（图 23-1），齿状突高出此线 3mm 以上即可确诊颅底凹陷症，高出 3mm 及以下为可疑。扁平颅底常与颅底凹陷症合

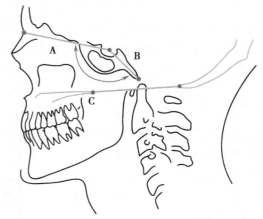

图 23-1　**颅底角和腭枕线测量示意图**

A 为鼻根至蝶鞍中心连线；B 为蝶鞍中心向枕骨大孔前缘连线，其与 A 所形成的夹角为颅底角；C 为腭枕线，即自硬腭后缘至枕骨大孔后缘的连线。

并发生,通过测量颅底角大小可以辅助诊断扁平颅底。颅底角(basal angle)是由鼻根至蝶鞍中心连线与蝶鞍中心向枕骨大孔前缘连线所形成的夹角(图 23-1),正常为 109°～145°,平均为 132°,颅底角超过 145° 即为扁平颅底。

2. **颅脑 CT、MRI 检查**　颅脑 CT 可发现脑室扩大、脑积水等异常。颅脑 MRI 可发现小脑扁桃体下疝畸形、中脑导水管狭窄及延髓、脊髓空洞症等畸形。

【诊断与鉴别诊断】　诊断依据:①成年后起病,缓慢进展病程;②短颈、后发际低,头颈部活动受限;③枕骨大孔区综合征的症状和体征;④典型的影像学改变。可合并小脑扁桃体下疝畸形、扁平颅底和寰枢椎脱位等畸形。

本病应与延髓、脊髓空洞症,颅后窝或枕骨大孔区占位性病变,多发性硬化及脑干、小脑、后组脑神经、脊髓损伤所引起的疾病相鉴别。CT 及 MRI 检查是鉴别诊断的重要依据。

【治疗】　手术是本病唯一的治疗方法。X 线平片及 MRI 显示畸形,但无临床症状或症状轻微者,可随访观察。临床症状明显且进行性加重、脑脊液循环受阻、颅内压增高、X 线片示合并寰枢椎脱位是本病的手术适应证。手术可解除畸形对延髓、小脑或上位颈髓的压迫,重建脑脊液循环通路,加固不稳定的枕骨脊椎关节等。

二、小脑扁桃体下疝畸形

2301
动画

小脑扁桃体下疝畸形又称阿诺德-基亚里(Arnold-Chiari)畸形,为枕骨大孔区的发育异常使颅后窝容积变小,小脑扁桃体、延髓下段及第四脑室下部疝入颈椎椎管内,造成枕大池变小或闭塞、蛛网膜粘连肥厚等。

【病因、发病机制与分型】　病因尚不清楚,可能与胚胎第 3 个月时神经组织生长过快、脑组织发育不良及脑室系统和蛛网膜下腔之间脑脊液动力学紊乱有关。小脑扁桃体延长与延髓下段和第四脑室下部成楔形进入枕骨大孔或颈椎管内,舌咽神经、迷走神经、副神经及舌下神经等后组脑神经和上部颈神经牵拉下移,枕骨大孔和颈上段椎管被填满,脑脊液循环受阻导致梗阻性脑积水。本病常伴有其他颅颈区畸形,如脊髓脊膜膨出、脊椎裂、脊髓空洞症、第四脑室囊肿和小脑发育不全等。

该病根据畸形的特点及轻重程度分为以下四型。

1. **Chiari Ⅰ型**　小脑扁桃体及下蚓部疝至椎管内,延髓与第四脑室位置正常或轻度下移,可合并脊髓空洞症,一般不伴有脊髓脊膜膨出。

2. **Chiari Ⅱ型**　最常见,小脑、延髓、第四脑室均疝至椎管内,第四脑室正中孔与导水管粘连狭窄造成梗阻性脑积水,多伴有脊髓脊膜膨出。

3. **Chiari Ⅲ型**　最严重,除Ⅱ型特点外,常合并上颈段、枕部脑膜膨出。

4. **Chiari Ⅳ型**　表现为小脑发育不全,不向下方移位。

【临床表现】　女性多于男性,Ⅰ型多见于儿童与成人;Ⅱ型多见于婴儿;Ⅲ型多在新生儿期发病;Ⅳ型罕见,常于婴儿期发病。

颈枕部疼痛常为首发症状,伴有颈枕部压痛及强迫头位。随病情进展,可同时出现以下几组症状。

1. **延髓、上颈髓受压症状**　可出现不同程度的轻偏瘫或四肢瘫、腱反射亢进、病理征阳性等锥体束征。合并脊髓空洞症时可出现相应的症状,如节段性分离性感觉障碍、呼吸困难及括约肌功能障碍等。

2. **脑神经、颈神经症状**　后组脑神经受损可出现耳鸣、面部麻木、吞咽困难及构音障碍等;颈神经受损可表现为手部麻木无力、手肌萎缩及枕下部疼痛等。

3. **小脑症状**　眼球震颤及步态不稳等。

4. 慢性高颅压症状 头痛、视神经乳头水肿等。

【辅助检查】 首选 MRI 检查,矢状位可清晰直观地显示小脑扁桃体下疝畸形和继发囊肿、脑积水、脊髓空洞症等(图 23-2)。

【诊断与鉴别诊断】 根据发病年龄、临床表现,尤其是 MRI 影像学检查可以明确诊断。应与多发性硬化、脊髓空洞症、运动神经元病、颈椎病、小脑性共济失调等疾病相鉴别。根据本病特征性的 MRI 表现,易与上述疾病鉴别。

【治疗】 对于无(或有轻度)临床症状的或仅有颈枕部疼痛、病情稳定的患者可保守对症治疗。手术治疗为本病的主要治疗方法,其目的是解除压迫与粘连,缓解症状。手术指征包括:①有梗阻性脑积水或颅内压增高者;②临床症状进行性加重;有明显神经系统受损体征者。手术方法多采用枕下颅后窝骨性减压术,可联合硬膜成形术。有梗阻性脑积水者须行脑脊液分流术。

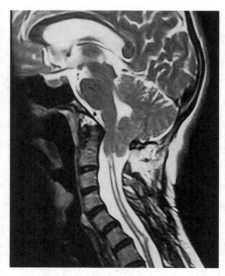

图 23-2　小脑扁桃体下疝畸形的 MRI 表现

T_2 加权像矢状位显示小脑扁桃体下移,与延髓下段形成楔形疝入枕骨大孔及椎管内,合并脊髓空洞症。

第二节 | 脑性瘫痪

脑性瘫痪(cerebral palsy)简称脑瘫,是指先天或围生期由多种因素导致的非进行性脑损害综合征,主要表现为持续存在的运动障碍和姿势发育障碍。运动障碍常伴有感觉、知觉、认知、交流和行为障碍,以及癫痫和继发性肌肉骨骼损害。脑性瘫痪是儿童中最常见的先天性(或围生期所发生的)脑功能障碍综合征。本病发病率较高,国外脑性瘫痪的发病率为 1‰～5‰,我国脑性瘫痪的发病率为 1.8‰～4‰。

【病因与发病机制】 脑性瘫痪的病因复杂,包括出生前、围生期、出生后和遗传性因素。流行病学研究表明,大多数脑性瘫痪的病因来自分娩之前。其风险增加与早产、先天性畸形、宫内感染、胎儿生长受限、多胎妊娠和胎盘异常有关。

1. **出生前因素** 胚胎期脑发育异常;孕妇妊娠期间重症感染(特别是病毒感染)、严重营养缺乏、外伤、妊娠毒血症、糖尿病及放射线照射等,影响胎儿脑发育导致永久性的脑损害。

2. **围生期因素** 早产是脑性瘫痪最常见的致病因素。低出生体重、分娩时间过长、脐带绕颈、胎盘早剥、前置胎盘致胎儿脑缺氧,产伤、急产、难产、出血性疾病所致的颅内出血,以及母子血型不合或其他原因引起的新生儿高胆红素血症所致的核黄疸等均可引起本病。

3. **出生后因素** 中枢神经系统感染、中毒、头部外伤、严重窒息、心脏停搏、持续惊厥、颅内出血及不明原因的急性脑病等。

4. **遗传性因素** 一些脑瘫患儿可有家族遗传病史,在同辈或上辈的母系或父系家族中有脑瘫、智力障碍或先天畸形等,近亲结婚出生的婴儿中脑瘫的发生率增高。

其中,早产、低出生体重是目前公认的最主要的脑瘫致病因素,且孕龄越小、出生体重越低,脑瘫患病率越高。

【病理】 病理改变以弥散的、不同程度的大脑皮质发育不良或萎缩性脑叶硬化最为多见,皮质和基底节有分散的大理石样的病灶瘢痕;其次为脑局部白质硬化和脑积水、脑穿通畸形。出生前损害以脑发育不良为主,出生时及出生后损害以瘢痕、硬化、软化和部分脑萎缩、脑实质缺陷为主。1/3 的病例有肉眼可见的脑回变窄、脑沟增宽等;2/3 的病例有显微镜下的结构异常,如皮质各层次的神经细胞退行性变、神经细胞数目减少、白质萎缩、部分中枢结构胶质细胞增生等。

【临床表现】　脑性瘫痪的临床特点是运动障碍,主要为锥体系损伤,可并发锥体外系、小脑、脑干以及脊髓等损伤,常伴智力发育障碍和癫痫发作。症状和体征随年龄的增长可能会有所改善,这是脑性瘫痪区别于其他遗传代谢疾病的临床特点。根据临床表现将脑性瘫痪分为以下几种类型。

1. **痉挛型**　是脑性瘫痪中最常见和最典型的类型,约占脑瘫患儿的 60%～70%。包括截瘫型、四肢瘫型、偏瘫型和双侧瘫型。损害部位主要位于大脑皮质运动区和锥体束。主要表现为肢体的异常痉挛,下肢痉挛表现为剪刀步态,足内翻或外翻,膝关节、髋关节屈曲挛缩等;上肢可呈拇指内收、指关节屈曲、前臂旋前、肘屈曲等异常体位。严重者四肢强直,常伴有智能低下、情绪及语言障碍和癫痫等。牵张反射亢进是痉挛型的特点,临床检查可见锥体束征。

2. **强直型**　强直型是指痉挛型中有四肢呈僵硬状态的脑性瘫痪类型。牵张反射亢进明显,做被动运动时四肢屈伸均有抵抗。常伴有智能、情绪、语言等障碍以及癫痫、斜视、流涎等。此型实际上是严重的痉挛型的表现。

3. **不随意运动型**　又称手足徐动症,约占脑性瘫痪的 20%。病变累及基底核、小脑齿状核等锥体外系。表现为难以用意志控制的四肢、躯干或颜面舞蹈样或徐动样的不随意运动,有时伴有言语障碍。本型患儿智能损害不重,但由于上肢运动及语言障碍,独立生活较困难。

4. **共济失调型**　约占脑性瘫痪的 5%。以小脑功能障碍为主要特点,表现为眼球震颤、肌张力低下、肌肉收缩不协调、步态不稳等。走路时躯干不稳伴头部略有节律的运动(蹒跚步态)。可伴有先天性白内障、智能障碍及感觉异常等。

5. **肌张力低下型**　又称弛缓型,多见于婴幼儿,表现为躯干和四肢肌张力明显低下、关节活动幅度过大、运动障碍严重、不能竖颈和维持直立体位等,常伴有智能和语言障碍。

6. **混合型**　脑性瘫痪各型的典型症状混合存在者,称为混合型。其中以痉挛型和手足徐动型混合常见。

【辅助检查】　颅脑 MRI、CT 检查可以了解脑瘫患儿颅内有无结构异常。脑电图对确定患儿是否合并癫痫及合并癫痫的风险具有重要意义;脑诱发电位可发现患儿的视听功能异常。这些检查有助于明确病因、提供确诊依据、判断预后和指导治疗。

【诊断与鉴别诊断】　脑性瘫痪缺乏特异性实验室指标,诊断主要依靠临床表现,其具有三个特点:①早期性:即从出生前到出生后 1 个月内所致的脑损伤;②非进行性:即脑瘫是非进行性的中枢性运动障碍;③障碍多重性:主要障碍为运动功能障碍及姿势异常,同时伴有肌肉强直或痉挛、异常感知、抽搐及视听言语等其他障碍。

应注意与以下疾病鉴别:①遗传性痉挛性截瘫:本病多有家族史,病程呈缓慢进展,智能障碍少见;②先天性肌张力不全:与弛缓型双侧瘫痪相似,都有肌张力低下,但先天性肌张力不全患者肌腱反射消失,无智力发育障碍,也无不自主运动和其他锥体束损害体征;③小脑退行性病变:其共济运动障碍的表现随年龄增长而加剧可帮助鉴别。

【治疗】　尚无特效的疗法。目前治疗主要以康复治疗为主,配合适当外科手术和药物治疗,通过各种手段改善患儿的功能,使其潜能充分发展。

1. **康复治疗**　原则是早期干预、娱乐性、个体化和集体性。内容包括日常生活能力、基本动作模式、日常生活管理。主要包括以下方法。

(1)家庭教育:包括正确的卧姿、抱姿、运动、头部稳定性、翻身、坐位、爬行、跪立、站立、行走、语言等训练。

(2)社会教育:包括在特殊学校、福利院、康复机构中进行的特殊教育;在集体的、游戏式的环境中进行的引导式教育;利用大脑的整合作用,将人体器官各部分的感觉信息组合起来,对身体内外知觉做出反应的感觉整合训练;通过音乐疗法提高患儿的四肢协调性、语言表达能力及学习兴趣。

(3)心理护理:对患儿的进步多表扬和鼓励。给患儿及家长提供心理咨询及指导。

2. **药物治疗**　疗效有限。主要有促进脑代谢的脑神经细胞营养药物,以利于患儿神经功能的恢复;用于对症治疗的药物,如癫痫发作患者可根据不同类型服用恰当的抗癫痫药物;巴氯芬等肌肉松弛药物可以降低肌张力等;对于挛缩的肌肉还可以注射 A 型肉毒毒素。

3. **手术治疗**　经保守治疗无效者可行手术治疗。①选择性脊神经后根切断术(selective posterior rhizotomy,SPR):治疗肢体痉挛;②选择性周围神经切断术(selective peripheral neurotomy,SPN):治疗痉挛状态;③蛛网膜下腔持续注入巴氯芬(continuous intrathecal baclofen infusion,CIBI):治疗痉挛性脑瘫;④矫形外科手术:对于因关节囊挛缩而出现的不易改变的关节畸形及肢体痉挛,经长期治疗运动能力改善不大者可行肌腱切开、移植或延长等矫形手术,以恢复肌张力平衡、松解痉挛软组织和稳定关节。

第三节 ｜ 先天性脑积水

难点微课

先天性脑积水(congenital hydrocephalus)又称婴儿脑积水,是指脑脊液分泌过多、循环受阻或吸收障碍,在脑室系统和蛛网膜下腔内不断积聚增多,继发脑室扩张、颅内压增高和脑实质萎缩等。婴儿因颅缝尚未闭合,头颅常迅速增大。

【病因与分类】　先天性脑积水的常见病因包括由于产伤引起的颅内出血、宫内或产后感染、胎内已形成的颅后窝肿瘤与脉络丛乳头状瘤、先天性导水管狭窄畸形和小脑扁桃体下疝畸形(Arnold-Chiari 畸形)等。遗传方面,目前发现有 100 多个基因变异位点和先天性脑积水有关。其中 *L1CAM*,*MPDZ*,*CCDC88C* 和 *AP1S2* 基因突变与先天性脑积水有关。

临床上将脑积水分为交通性脑积水和梗阻性脑积水两类。

1. **交通性脑积水**(communicating hydrocephalus)　是脑脊液循环通路畅通,但脑脊液分泌过多或蛛网膜吸收障碍所致的脑积水。

2. **梗阻性脑积水**(obstructive hydrocephalus)　是脑脊液循环通路上的某一部位受阻所致的脑积水,多伴有脑室扩张。大多数先天性脑积水为梗阻性脑积水。常见病因有先天性导水管狭窄畸形(中脑导水管狭窄、分叉、中隔形成或导水管周围胶质增生)、第四脑室侧孔闭锁综合征[丹迪-沃克(Dandy-Walker)综合征]、小脑扁桃体下疝畸形(Arnold-Chiari 畸形)和 Galen 大静脉畸形等。其他如脑膜脑膨出、脑穿通畸形、无脑回畸形等也可并发脑积水。

【病理】　脑积水的突出特点是脑室扩大,可表现为第三脑室以上或侧脑室的扩大,也可以是全脑室系统的扩大。脑实质因长期受压变薄,脑回平坦,脑沟消失,脑白质萎缩明显,胼胝体、基底核及四叠体最易受到损害。

【临床表现】　早期可不影响患儿的生长发育,晚期可见生长停滞、智力下降。部分患儿脑积水发展到一定时期自行停止进展。主要临床表现如下。

1. **头颅形态异常**　头围异常增大是本病的最重要体征,常在出生时或出生不久即出现且呈进行性加剧,在一定时间内连续测量头围,有明显改变。患儿头颅过大与躯干生长比例不协调,呈头颅大、颜面小、前额突出、下颌尖细的容貌(图 23-3)。若头部过重,颈部难以支撑,表现为垂头,通常不能坐或站立。

2. **颅内压增高**　婴儿期的颅缝未闭对颅内压力有一定的缓冲作用,但随着脑积水的进行性发展,颅内压增高及静脉回流受阻征象显现,患儿的前囟扩大、张力增高,颅缝裂开,头皮静脉明显怒张;颅骨变薄,头发稀少,呈特殊头形,叩诊时可出现

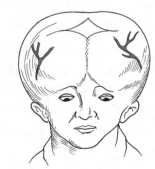

图 23-3　**先天性脑积水头型**
患儿头颅大、颜面小、前额突出、前囟扩大、头皮静脉怒张,双眼同向向上运动不能,上部巩膜暴露,呈"落日征"。

破壶音征（MacEwen 征）。婴儿常表现为精神萎靡、烦躁不安、尖声哭叫，严重者出现呕吐、嗜睡或昏睡。

3. **神经功能障碍**　如果第三脑室后部的松果体侧隐窝扩张明显，压迫中脑顶盖部，可出现眼肌麻痹，类似帕里诺综合征（Parinaud syndrome），表现为双眼同向向上运动不能，上部巩膜暴露，眼球下半部被下眼睑遮盖，称之为"落日征"，是先天性脑积水的特有体征。展神经麻痹也较常见。晚期患儿出现生长停滞，智力下降，嗅觉、视力减退，严重者呈痉挛性瘫痪、共济失调和去大脑强直。

【辅助检查】

1. **头围测量**　头围测量一般测三个径：①周径：为最大头围，自眉间至枕外隆凸左右对称环绕头一周。正常新生儿头周径为 33～35cm，出生后 6 个月内周径每月增加 1.2～1.3cm。②前后径：自眉间沿矢状线至枕外隆凸。③横径：为两耳孔经前囟连线。本病患儿头围显著增加，可为正常同龄儿头围的数倍。

2. **影像学检查**　①头颅平片：颅腔扩大，颅骨变薄，颅缝分离，前后囟扩大。②颅脑 CT：梗阻性脑积水可见脑室系统扩大，脑实质显著变薄；交通性脑积水时鞍上池等基底池增大，额顶区蛛网膜下腔增宽，脑室不大或轻度扩大。③MRI检查：可以清晰地从冠状面、矢状面和横断面显示颅脑影像，发现畸形结构和脑室系统梗阻部位，为明确脑积水的病变部位与性质提供直接的影像依据。如侧脑室额角膨出或呈圆形（冠状面）、第三脑室呈气球状、胼胝体升高（矢状面）等（图 23-4）。

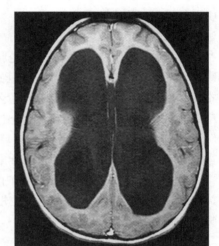

图 23-4　先天性脑积水颅脑 MRI 表现
双侧侧脑室明显扩大，额角和枕角膨出圆钝，脑实质变薄，脑沟变浅。

【诊断与鉴别诊断】　根据婴儿出生后头颅明显快速增大、前囟扩大或膨出、特殊头型、颅内压增高、"落日征"、叩诊破壶音以及头围测量明显增大等表现可诊断此病。完善颅脑 CT、MRI 检查可进一步明确病因。

本病应注意与巨脑症、佝偻病、婴儿硬膜下血肿等相鉴别。CT 或 MRI 检查可帮助鉴别诊断。

【治疗】　本病的治疗包括手术治疗和药物治疗，以手术治疗为主。做好产前诊断和选择性终止妊娠，可以降低本病的发病率。

1. **手术治疗**　是主要治疗手段，尤其是对有进展的脑积水更应手术治疗。

（1）病因治疗：解除梗阻的病因是理想的治疗方法。导水管狭窄者可行导水管扩张术或置管术；第四脑室正中孔粘连可行粘连松解、切开成形术；枕骨大孔区畸形合并脑积水者行枕下减压及上颈椎减压术等。

（2）减少脑脊液形成：如侧脑室脉络丛切除术等。

（3）脑脊液分流术：①颅内分流术：适用于脑室系统内梗阻性脑积水，最常用侧脑室-枕大池分流术；②颅外分流术：适用于梗阻性或交通性脑积水，常用侧脑室腹腔分流术、脑室颈内静脉分流术及脑室心房分流术等。

2. **药物治疗**　一般作为暂时对症或手术治疗的辅助治疗，不宜长期使用。

（1）减少脑脊液分泌：首选乙酰唑胺，25～50mg/（kg·d），但须注意此药可引起代谢性酸中毒。

（2）增加体内水分的排出：间接减少脑脊液量，降低颅内压。可选用高渗脱水药物与利尿药物，如甘露醇、氢氯噻嗪、呋塞米等。

（3）对有蛛网膜粘连者，可给予糖皮质激素口服或静脉滴注。

（田仰华）

本章思维导图

第二十四章 | 睡眠障碍

睡眠与觉醒是人和动物普遍存在的生理现象。睡眠具有重要的生理功能,是维持机体健康以及中枢神经系统正常功能必不可少的生理过程。睡眠-觉醒障碍可导致躯体、精神心理以及认知等多方面的功能异常,并可导致高血压、心脑血管疾病、痴呆、抑郁等疾病的发生,增加死亡风险。

【睡眠发生机制】 觉醒和睡眠的不同脑功能状态受脑内觉醒发生系统、睡眠发生系统的控制。觉醒与睡眠所构成的周期性变化实际上是脑内各相关系统相互作用的动态平衡结果。与睡眠相关的脑区结构较复杂,包括脑干网状结构、丘脑、下丘脑-视交叉区、前脑基底部、额叶底部和眶部等。多种神经递质如乙酰胆碱、多巴胺、5-羟色胺、肾上腺素、γ-氨基丁酸等也参与这个过程。睡眠发生系统和觉醒发生系统之间的相互抑制性调节通路,为睡眠和觉醒交替提供了解剖学结构基础。觉醒发生系统兴奋,则大脑处于觉醒状态。在睡眠发生系统的作用下,觉醒系统被抑制,大脑则进入睡眠状态。睡眠觉醒周期的转换还受生物钟和睡眠稳态过程的调节,此即睡眠-觉醒相位调节双过程模型理论。

【睡眠分期及各期特征】 睡眠可分为非快速眼动(non-rapid eye movement,NREM)睡眠期和快速眼动(rapid eye movement,REM)睡眠期。根据睡眠深度不同,NREM期又分为N1期、N2期和N3期。

N1期(入睡期):是清醒转入睡眠的过渡阶段,心跳和呼吸开始减慢,眼球运动也减慢,肌肉放松,体温开始下降。脑电图中,脑电波变慢,α波逐渐减少,波形不整,连续性差,后期频率可稍慢,出现低幅θ波和β波,但以θ波为主。

N2期(浅睡期):眼球运动停止,心率减慢,肌肉进一步放松。脑电特征是在θ波的背景上出现睡眠纺锤波和κ复合波。

N3期(深睡期):对外界刺激的反应减弱,心率和呼吸减慢到睡眠中的最低水平,血压和体温下降,肌肉活动减少。脑电图上开始出现中或高振幅慢波δ波,δ波的比例反映睡眠深度,随着睡眠深度加深,δ波比例超过50%,这一睡眠阶段又称为慢波睡眠。

REM睡眠期:脑电活动的特征与N1期相似,呈现低波幅混合频率波。REM睡眠时眼电活动显著增强,出现特征性的双眼球往返的快速眼动。肌电活动显著下降甚至消失,尤其是颈后及四肢肌肉的抑制更显著,呈姿势性肌张力弛缓状态,由此可以与觉醒相区别。此时自主神经功能不稳定,呼吸浅快不规则,心率增快,血压波动,瞳孔时大时小,体温调节功能丧失。梦境多于此期出现。

正常成人整夜睡眠中NREM和REM睡眠交替发生。睡眠是从觉醒状态首先进入NREM睡眠,NREM循环由浅入深再由深入浅,然后进入REM睡眠。一个NREM和一个REM组成一个睡眠周期,平均持续时间为90分钟。一般成年人每晚有4~6个周期,其中NREM睡眠占75%~80%,REM睡眠占20%~25%。

【睡眠障碍的分类】 根据国际睡眠障碍分类第3版(International Classification of Sleep Disorders,3rd edition,ICSD-3),睡眠障碍分为7大类:①失眠障碍;②睡眠相关呼吸障碍;③中枢性过度嗜睡;④昼夜节律睡眠-觉醒障碍;⑤异态睡眠;⑥睡眠相关运动障碍;⑦其他睡眠障碍。

【睡眠障碍的诊断评估方法】 睡眠障碍的诊断和评估方法常分为客观和主观两类,主观评估方法包括睡眠障碍相关问卷和量表;客观评估方法包括多导睡眠监测(polysomnography,PSG)和体动记录仪(actigraphy)等。

在睡眠障碍的诊断和随访中,可以请患者及家属共同完成睡眠问卷的填写,以收集完整、可靠的病史,并对睡眠障碍的严重程度及治疗效果进行评估。常用的问卷包括反映睡眠主观情况的睡眠日记,反映日间思睡程度的爱泼沃斯思睡量表(Epworth Sleepiness Scale,ESS)、失眠相关的匹兹堡睡眠质量指数量表(Pittsburgh Sleep Quality Index,PSQI)、失眠严重指数量表,睡眠呼吸暂停相关的 Stop-Bang 量表、柏林问卷(Berlin Questionnaire)及快速眼动睡眠行为障碍问卷等。PSG 是睡眠评估中最主要的客观诊断工具,可同时监测脑电图、眼动电图、肌电图、心电图、呼吸气流、胸腹式呼吸努力、血氧饱和度以及肢体活动等多项生理指标,并可对受试者清醒和睡眠中的行为进行同步视频记录。PSG 能够结合临床对受试者的夜间总睡眠时间、睡眠潜伏期、睡眠效率、睡眠中觉醒次数与清醒的时间、睡眠结构、异常的脑电、呼吸功能、心血管功能及异常行为等进行综合分析,辅助临床对睡眠相关疾病进行诊断。

此外,应常规进行内科检查和神经系统查体;同时进行耳鼻咽喉科、口腔科检查以明确上气道阻塞情况;建议进行神经心理学检查,应用记忆、注意、焦虑、抑郁等认知情感量表评估以了解患者的精神心理状态。

【神经系统疾病伴随睡眠障碍机制】　神经系统疾病伴随睡眠障碍的机制复杂,可能的机制包括以下几种。

1. **神经系统疾病累及睡眠相关的神经结构和神经递质平衡**　各种原因造成的睡眠相关解剖结构破坏和递质传递功能障碍均能导致睡眠障碍。如双侧脑桥被盖部的病变常有 REM 睡眠障碍;双侧旁正中丘脑梗死常有睡眠增多;痴呆患者体内褪黑素的分泌量降低,24 小时分泌曲线低平,昼夜节律异常等。

2. **躯体疾病、精神症状和药物因素**　睡眠也受到生理、心理、环境因素、精神疾病、躯体疾病以及药物等影响,常是很多躯体疾病、神经精神疾病的表现之一。睡眠障碍及其相关性疾病不及时处理和调整,又可诱发更为严重的躯体和心理疾病。如帕金森病患者肢体活动和翻身动作受限所致的不适感,会使觉醒次数增加。常见的抗癫痫药物和帕金森病治疗药物对睡眠均有显著的影响。

3. **神经系统疾病与睡眠障碍互为影响**　如阻塞性睡眠呼吸暂停综合征(obstructive sleep apnea syndrome,OSA)可以增加卒中发生风险、诱发卒中复发、增加死亡风险;反之卒中也可导致新发 OSA 或加重原有 OSA。

睡眠医学是一门交叉医学学科,旨在研究睡眠和觉醒的生理与病理生理变化,睡眠与觉醒障碍的发病机制、临床表现、诊断评估、预防及治疗,以及睡眠障碍与系统性疾病的相关关系。目前在睡眠医学基础和临床研究工作中仍存在大量的未知领域和未解之谜。

第一节 ｜ 失眠障碍

失眠障碍(insomnia disorder)是最常见的睡眠障碍,是由入睡或睡眠维持困难导致的睡眠时间和质量下降,精力和体力恢复不满意,并影响日间社会功能的一种主观体验。成年人群中,失眠发病率在 20%～40%,且随着年龄增加而升高。

【病因】　失眠的病因有多种,多由精神、心理因素及躯体疾病所致。大致可以分为 5 类:①遗传和躯体因素:人群中失眠的遗传率约 44%,其中女性高于男性。一些神经系统疾病和躯体疾病的病理生理变化影响睡眠中枢结构,或者疾病致残、疼痛和不适,以及患病后继发的心理情绪变化会增加失眠发病。例如帕金森病和甲状腺功能亢进常导致失眠。②环境因素与睡眠习惯欠佳:如卧室内强光、噪声及温度不适宜等;睡眠时间不规律,午睡、卧床时间过多,午后饮用咖啡或睡前剧烈运动等不良睡眠习惯均可导致失眠。③精神心理因素:如焦虑、抑郁、应激事件、内心冲突等。难以产生睡意的环境与睡眠相关行为的联想缺乏是导致失眠的外在因素。因患者过分关注睡眠问题所致的躯体紧张和习得性阻睡联想是常见的内在因素。④食物和药物因素:酒精、咖啡、茶叶等兴奋性饮料的不适当使用、中枢兴奋剂滥用、巴比妥及其他镇静药物的戒断、某些治疗药物的不良反应(如血管紧张素转换酶抑制剂类药物导致的咳嗽)或中枢兴奋剂(如苯丙胺)的使用等。⑤睡眠-觉醒生物节律变化:人为的不规律作息、频繁轮班、跨时区旅行等造成生物钟节律改变。

【临床表现】　男女均可发病,女性多见。主要表现为入睡困难、易醒、早醒、醒后再入睡困难和醒后无恢复感等。患者因睡眠质量下降及总睡眠时间减少,常伴有日间功能障碍,如日间困倦疲劳、注意力不集中、记忆力减退,可伴有紧张、不安、强迫、情绪低落,多数患者因过度关注自身的睡眠问题产生焦虑,而焦虑又可加重失眠,形成恶性循环。

【辅助检查】

1. 睡眠问卷　匹兹堡睡眠质量指数量表(Pittsburgh Sleep Quality Index,PSQI)是常用的睡眠评定量表,用于评定最近1个月的睡眠质量。PSQI由19个自评条目及5个他评条目组成,参与记分的18个条目划为睡眠质量、入睡时间、睡眠时间、睡眠效率、睡眠障碍、药物以及日间功能障碍7个因子,每个因子0~3分,总分0~21分,得分越高,睡眠障碍越明显。

2. 多导睡眠监测(PSG)　主要表现为睡眠效率低、睡眠总时间减少(<360分钟),睡眠潜伏期(>30分钟)和NREM睡眠N1期延长,觉醒次数(≥2次)或觉醒总时间(≥30分钟)增加,NREM睡眠期深睡眠比例减少等。

【诊断】　失眠的诊断须符合以下条件。

1. 存在以下一种或多种睡眠异常症状:①入睡困难;②睡眠维持困难;③比期望的起床时间更早醒来;④按照适当的作息时间该上床睡觉时,表现出抗拒上床睡觉的意愿。

2. 存在以下一种或者多种与失眠相关的日间症状:①疲劳或全身不适感;②注意力不集中或记忆障碍;③社交、家庭、职业或学业等功能损害;④情绪易烦躁或易激动;⑤日间思睡;⑥行为问题(比如:多动、冲动或攻击性增加);⑦精力和体力下降;⑧易发生错误与事故;⑨过度关注睡眠问题或对睡眠质量不满意。

3. 这些症状不能单纯用没有合适的睡眠时间、不恰当的睡眠环境或其他类型的睡眠障碍更好地解释。

依据失眠持续的时间可将失眠分为:①急性失眠:失眠时间为1个月之内。可由突发的应激事件或服用中枢性兴奋药(苯丙胺、哌甲酯等)引起;②慢性失眠:睡眠异常症状和相关的日间症状至少每周出现3次,且持续至少3个月。多见于慢性神经系统疾病和精神疾病。

【治疗】　明确失眠的潜在病因及病程长短有助于采取针对性治疗措施,对于病因明确的须采取病因治疗。建立良好的睡眠卫生习惯,学会控制和纠正各种影响睡眠的行为与认知因素是治疗失眠的基本方法;次之是要重建正常睡眠模式,恢复正常睡眠结构。主要包括非药物治疗和药物治疗。

1. 非药物治疗　主要包括睡眠卫生教育和心理行为治疗。睡眠卫生教育,可以帮助养成良好的睡眠习惯,消除对失眠症状的关注和恐惧,是失眠治疗的基础。心理行为治疗利用认知心理理论和行为学理论,改变患者对睡眠和失眠的认知偏差,帮助其建立良好的睡眠卫生习惯,阻断失眠与卧床间的异常条件反射。通常包括刺激控制疗法、睡眠限制疗法、认知行为治疗和放松疗法。此外,物理治疗(如光照疗法、经颅磁刺激、生物反馈治疗、经颅微电流刺激疗法)以及饮食疗法、芳香疗法、按摩、顺势疗法等,目前缺乏循证医学依据,可作为失眠患者的辅助疗法。

2. 药物治疗　作为失眠患者的短程辅助性疗法,主要用于消除对失眠的恐惧和焦虑,减少生理性觉醒。宜与心理行为治疗、体育锻炼等同时进行。应用促进睡眠药物要注意药物依赖和停药症状反弹,遵从个体化和按需用药的原则,以低剂量、间断(每周3~5次)、短期给药(常规用药不超过3~4周)为主,长期用药应注意缓慢减药和逐渐停药(每天减掉原药的25%)。

目前临床治疗失眠障碍的药物主要包括以下几类。

(1)苯二氮䓬类受体激动剂(benzodiazepine receptor agonist,BZRA):分为苯二氮䓬类药物(benzodiazepine,BZD)和非苯二氮䓬类药物(non-benzodiazepine,non-BZD)。前者是目前使用最广泛的催眠药,包括艾司唑仑、阿普唑仑、劳拉西泮、地西泮、氯硝西泮、氟西泮、夸西泮、替马西泮、三唑仑等。该类药物可改善失眠患者入睡困难,增加总睡眠时间,不良反应包括日间困倦、头昏、肌张力减低、跌倒、认知功能减退等。持续使用须注意戒断症状和反跳性失眠。后者主要包括唑吡坦、佐匹克隆、右佐匹克隆和扎来普隆等，这类药物具有起效快、半衰期短、一般不产生日间困倦等特点。

（2）褪黑素受体激动剂：雷美替胺、阿戈美拉汀等。主要用于治疗以入睡困难为主诉的失眠以及昼夜节律失调性睡眠障碍。

（3）具有镇静作用的抗抑郁药物：曲唑酮、米氮平、氟伏沙明、多塞平等，可改善抑郁和焦虑患者的睡眠。

（4）食欲素受体拮抗剂：苏沃雷生，可缩短入睡潜伏期，减少入睡后觉醒时间，增加总睡眠时间。

（5）其他：如小剂量喹硫平、奥氮平等。

第二节 ｜ 发作性睡病

发作性睡病（narcolepsy）是一种原因不明的慢性睡眠障碍，以难以控制的日间思睡或睡眠发作、猝倒发作、睡瘫、睡眠相关幻觉及夜间睡眠紊乱为主要临床特点。临床可分为两型：I型发作性睡病，即促食欲素（orexin）［又称下丘脑分泌素（hypocretin，Hcrt）］缺乏综合征，既往称为伴猝倒发作性睡病；II型发作性睡病，既往称为不伴猝倒发作性睡病。全球各地区患病率从 0.000 23%～0.05% 不等。

【病因与发病机制】　发作性睡病病因不明，一般认为多基因易患性、自身免疫因素、感染等可影响睡眠与觉醒相关神经环路的功能，导致发作性睡病的发生。本病有遗传倾向，患者一级亲属患病率是正常人群的 10～40 倍。人类白细胞抗原（human leukocyte antigen，HLA）等位基因与I型发作性睡病高度相关，DQB1*06:02、DQB1*03:01 与I型发作性睡病密切相关。

尸检研究发现，I型发作性睡病患者下丘脑外侧区 Hcrt-1 神经元大量丢失。而且，I型发作性睡病患者脑脊液 Hcrt-1 水平明显减低或缺失。动物研究表明，Hcrt-1 神经元部分缺失，可以不出现脑脊液 Hcrt-1 水平下降，但仍出现发作性睡眠的症状，不伴有猝倒。因此，目前认为，下丘脑外侧区 Hcrt-1 神经元的减少或丢失与发作性睡病的发病机制密切相关。

【临床表现】　发作性睡病四联征即日间过度思睡、猝倒发作、睡瘫和睡眠相关幻觉。通常 10～30 岁起病，发病高峰年龄为 8～12 岁，多数报道称男性患病比例略高于女性。

1. **日间过度思睡**　指白天突然发生不可克制的睡眠发作，可以发生在静息时，也可以发生在一些运动（如上课、驾车、乘坐汽车、看电视等）过程中，甚至在吃饭、走路、洗澡时都可能发生。睡眠持续时间从几分钟到数小时不等。

2. **猝倒发作**　见于约 70% 的患者，为本病的特征性症状，具有诊断价值。表现为在强烈的情感刺激（如大笑、发怒）发生时，躯体两侧肌张力突然丧失而猝倒，但当时意识清楚，记忆保存，呼吸正常。

3. **睡瘫**　见于 25%～50% 的患者。发生于刚刚入睡或觉醒时数秒钟到数分钟内，表现为肢体不能活动，不能言语，发作时意识清楚，患者常有濒死感，这种发作可被轻微刺激所终止。

4. **睡眠相关幻觉**　见于 33%～80% 的患者。是发生于觉醒-睡眠转换期的一种梦境样体验，多伴有恐怖或不愉快的体验，可为视觉或体感幻觉（如"灵魂出窍"感），也可为听觉、平衡觉或多种感觉复合形式的幻觉。

【辅助检查】

1. **多导睡眠监测（PSG）**　患者睡眠结构紊乱，睡眠潜伏期显著缩短（<10 分钟），可出现睡眠始发的 REM 睡眠；夜间睡眠中断，觉醒次数和时间增多，睡眠效率下降。阻塞性睡眠呼吸暂停综合征、REM 睡眠期行为障碍的发生率较高。

2. **多次睡眠潜伏时间试验（multiple sleep latency test，MSLT）**　发作性睡病的重要诊断依据，可量化日间思睡程度。MSLT 是由连续 5 次，每次间隔 2 小时的小睡测试组成，检查前夜应行 PSG，并确保睡眠时间大于 6 小时。发作性睡病患者睡眠潜伏期和 REM 潜伏期显著缩短，平均睡眠潜伏期一般不多于 8 分钟。若在睡眠起始 15 分钟内进入 REM 期,则称为睡眠起始快速眼动现象(sleep onset rapid eye movement periods,SOREMP),对本病有诊断意义。

3. **实验室检查**　脑脊液中的 Hcrt-1 含量是 I 型发作性睡病的确诊指标。患者有发作性睡病的临床症状,且脑脊液 Hcrt-1 浓度≤110pg/ml 或<以同一标准检验正常者平均值的 1/3 时,诊断为 I 型发作性睡病。此外,HLA 等位基因与发作性睡病高度相关,尤其是 I 型发作性睡病,因此必要时可选择进行基因检测。

【分型与诊断】　根据 ICSD-3 标准,发作性睡病两型具体诊断依据如下。

1. **I 型发作性睡病**　须同时满足以下 2 条标准。

(1)每日出现日间难以克制的困倦欲睡或非预期的日间入睡,症状持续至少 3 个月。

(2)满足以下 1 项或 2 项条件:①猝倒发作,MSLT 检查平均睡眠潜伏期≤8 分钟,且出现≥2 次 SOREMP 现象;②脑脊液中 Hcrt-1 浓度≤110pg/ml 或<以同一标准检验正常者平均值的 1/3。

2. **II 型发作性睡病**　诊断须同时满足以下 5 条标准。

(1)每日出现日间难以克制的困倦欲睡或非预期的日间入睡,症状持续至少 3 个月。

(2)标准 MSLT 检查平均睡眠潜伏期≤8 分钟,且出现≥2 次 SOREMP。

(3)无猝倒发作。

(4)脑脊液中 Hcrt-1 水平>110pg/ml,或>以同一标准检验正常者平均值的 1/3。

(5)出现思睡症状和/或 MSLT 结果无法用其他原因解释,如睡眠不足、OSA、睡眠时相延迟障碍、药物的使用或撤药等。

【鉴别诊断】

1. **特发性过度睡眠**　是指持续性或反复发作性日间过度睡眠,常缺乏与快速眼动睡眠相关的表现,如发作性猝倒、睡瘫、入睡前幻觉等,无发作性睡病的 MSLT 表现。

2. **癫痫**　部分发作性睡病患者可产生自动行为,即患者在看似清醒的状态下出现漫无目的的单调、重复的动作,须与癫痫复杂部分性发作和失神发作相鉴别。但癫痫没有不可控制的睡眠和猝倒发作,PSG 有利于鉴别。

3. **假性猝倒**　精神疾病相关的假性猝倒发作常常发生在有人在场的情况下,患者突然倒下,但有保护性姿势从未受过伤。精神心理因素可以诱发,暗示治疗和心理治疗能减少或消除发作,精神心理评估、MSLT 和脑脊液中的 Hcrt-1 检测有助于鉴别。

【治疗】

1. **一般治疗**　保持生活规律、养成良好的睡眠卫生习惯、控制体重、避免情绪波动、日间规律小睡可以减轻症状。应尽量避免危险性较高的体育活动,如登山、游泳、驾车及操作机械等。

2. **药物治疗**　主要是中枢兴奋药的应用。传统的中枢兴奋药包括苯丙胺(安非他命)、哌甲酯(利他林)、匹莫林等,其机制是促进突触前单胺递质释放、抑制再摄取,长期应用须注意其成瘾和依赖。目前推荐替洛利生作为首选药物,是新型组胺 H3 受体拮抗剂/反向激动剂,通过增加中枢神经系统内源性组胺和其他兴奋性神经递质(如乙酰胆碱、多巴胺、去甲肾上腺素)的释放,达到改善日间思睡和猝倒的作用。临床上须按照向上滴定方案用药,常用剂量为 18~36mg/d。莫达非尼、γ-羟丁酸钠也是治疗发作性睡病的一线药物,但目前研究没有发现莫达非尼可以改善猝倒发作。

其他药物:三环类抗抑郁药如普罗替林、丙米嗪、氯米帕明等,5-羟色胺选择性再摄取抑制剂(如氟西汀)以及 5-羟色胺去甲肾上腺素再摄取抑制剂(如文拉法辛)等可以用于治疗猝倒发作、入睡前幻觉和睡瘫。但应注意,治疗过程中突然减量或停药会导致猝倒发作时间延长、频率增加、严重程度增加,甚至出现猝倒持续状态。

第三节 | 快速眼动睡眠行为障碍

快速眼动睡眠行为障碍(rapid eye movement sleep behavior disorder,RBD)是最常见的 REM 睡眠

期异态睡眠,是一种以 REM 睡眠期间肌肉张力弛缓状态消失,伴随与梦境相关的局部或全身肌肉活动为特征的睡眠疾病,发作时常出现暴力行为并可造成自身伤害和伤及他人,导致睡眠片段化。该病发病率为 0.4%～5%。

【病因】　近 60% 的患者病因不明,年龄增长是一个明显的发病因素。儿童青少年起病多为使用抗抑郁药物和共病发作性睡病所致,而成年发病者排除药物因素和中枢神经系统损害以后可能预示为特发性,常常与神经系统变性疾病有关。

1. **特发性 RBD**　患者终身仅仅表现 RBD 症状而无其他伴随症状。有学者认为大部分特发性 RBD 患者终将发生神经系统变性病。

2. **继发性 RBD**　①药源性 RBD:抗精神病药、三环类抗抑郁药及 5- 羟色胺选择性再摄取抑制剂、苯二氮䓬类镇静催眠药、单胺氧化酶抑制剂、苯乙肼、乙醇、咖啡等,均可引起 RBD 发生;②症状性 RBD:为与正常 REM 睡眠期肌张力缺失相关的脑干相应部位损害导致的 RBD 表现,如某些可能影响脑干功能的神经系统疾病,包括发作性睡病、肌萎缩侧索硬化、癫痫、多发性硬化等;③与神经系统变性疾病相关的 RBD:α- 突触核蛋白(α-synuclein)异常沉积可导致多种神经系统变性疾病,如帕金森病、路易体痴呆、多系统萎缩等,RBD 常为这类疾病的前驱/早期症状或伴随的临床表现。

【临床表现】

1. 本病多见于中老年人,男女比例为 2∶1。

2. RBD 可突然起病,也可有长时间甚至数十年的前驱症状,主要表现为与睡眠相关的运动和言语,如肢体抖动、梦语、喊叫等。

3. RBD 的发病频率可以从数周 1 次到每晚数次不等。

4. RBD 临床主要表现是梦境行为演绎,包括鲜活或暴力的梦境及与梦境相关的行为或情感反应。典型表现是睡眠期间出现不同程度的行为动作甚至暴力行为,如殴打同床者,甚至下床活动、伤人或毁物,患者在清醒后可清晰回忆梦境内容,但对睡眠中出现的异常行为活动无记忆。绝大多数患者仅主诉睡眠期间身体受伤,严重者可出现硬脑膜下血肿、腰椎骨折等。女性 RBD 患者相对来说有暴力内容的梦境少见,但在梦境中多为受害者角色。虽然 REM 睡眠表现个体差异明显,但仅少数患者主诉白天思睡。

【辅助检查】

1. **量表**　RBD 筛查问卷(REM Sleep Behavior Disorder Screening Questionaire,RBDSQ)包含 13 个项目,对 RBD 的多种临床特点进行自我评定,可用于 RBD 初步筛查。

2. **多导睡眠监测(PSG)**　诊断 RBD 最重要的辅助检查,可发现特征的 REM 睡眠期骨骼肌失弛缓(REM sleep without atonia,RWA)和梦境行为演绎(dream enactment behavior,DEB)。前者是指 REM 期患者肌张力增高,PSG 下颌、肢体肌电图上可见到阵发或持续性肌电活动增高。后者是指视频中发现 REM 期患者出现梦语、大哭大笑、肢体动作等。

【诊断】　根据 ICSD-3 标准,诊断 RBD 需要满足以下所有条件。

1. 出现 REM 睡眠期骨骼肌失弛缓(RWA)现象。

2. 有明确的梦境行为演绎(DEB),有临床发作史或 PSG 监测记录到明确的发作。

3. REM 睡眠期脑电无癫痫样放电。

4. 症状不能被其他病因解释,包括其他类型的睡眠行为异常、神经/精神疾病、药物原因、内科躯体疾病或者物质滥用等。

其中,RWA(PSG)和 DEB(临床症状)是 RBD 的诊断重点。

【鉴别诊断】

1. **睡眠相关癫痫**　临床有癫痫发作特征,如刻板性、重复性和短暂性。有时整夜 PSG 可记录到一晚多次发作的行为事件,多以一些异常的运动或姿势为主,少有攻击行为,可伴有强直和阵挛样活动。多发生于 NREM 睡眠期,睡眠 EEG 常可见癫痫样放电。

2. **阻塞性睡眠呼吸暂停（OSA）**　RBD 患者常伴有 OSA，且在 REM 睡眠期间呼吸事件更多，部分患者在呼吸努力和/或呼吸恢复时伴有发声和运动事件，特别是在 REM 睡眠期发生可能被误诊为 RBD，须仔细判读 PSG，建议在对 OSA 治疗后再评估。

3. **睡惊症**　儿童及青少年多见，在睡眠中突然发生，发作时有极度恐惧表现，常伴有令人毛骨悚然的尖叫，存在明显自主神经功能紊乱。PSG 监测显示多发生于刚入睡时或 NREM 睡眠 N1 期。

【治疗】

1. **非药物治疗**　提供安全的睡眠环境，包括在地板上放置床垫、将家具的边角用软物包裹、对玻璃窗进行安全性保护、睡前移去潜在的危险物品，如利器、玻璃、水杯、水壶等。建议患者单独居住，保持规律作息，避免精神兴奋药物的使用和酒精的刺激，停用可能诱发或加重 RBD 的药物。

2. **药物治疗**

（1）氯硝西泮：治疗 RBD 的有效药物，建议剂量为 0.25～2mg，睡前 15 分钟服用，最高不超过 4mg。对于 RBD 伴有痴呆、步态异常以及阻塞性睡眠呼吸暂停的患者应谨慎使用。

（2）褪黑素：对治疗合并路易体痴呆、帕金森病、多系统萎缩的 RBD 患者有明确疗效。睡前服用，建议剂量为 3～12mg。

（3）其他：有报道称部分其他药物可改善 RBD 症状，如雷美替胺、阿戈美拉汀、普拉克索、佐匹克隆、唑尼沙胺、多奈哌齐、美金刚、中成药抑肝散等。

第四节 ｜ 不宁腿综合征

不宁腿综合征（restless legs syndrome，RLS）是一种主要累及腿部的常见的感觉运动障碍性疾病，主要表现为静息或夜间睡眠时出现双下肢难以名状的感觉异常和不适感，以及强烈的活动双下肢的欲望，睡眠中下肢频繁活动或躯干辗转反侧，症状于活动后缓解，停止后又再次出现。RLS 严重影响患者生活质量，尤其可导致失眠、抑郁和焦虑。

RLS 可发生于任何年龄，发病率随年龄增长而升高，女性患病率是男性的 2 倍。我国关于 RLS 流行病学数据有限，来自上海的社区调查显示，50 岁以上人群患病率为 0.69%～1.4%。

【病因】　RLS 按病因可分为原发性和继发性两类。原发性 RLS（发病年龄＜45 岁）通常有家族史，大部分家族性 RLS 呈常染色体显性遗传，少数家系则呈常染色体隐性遗传或非孟德尔遗传模式。继发性 RLS 患者多数在 40 岁以后发病，与多种神经系统疾病（如帕金森病、脑卒中、多发性硬化、脊髓病变等）、铁缺乏、妊娠或慢性肾脏疾病有关。此外，部分药物或物质可能诱发或加重 RLS 症状，如尼古丁、乙醇、咖啡、抗抑郁药、抗精神病药、抗组胺药等。

【发病机制】　RLS 的发病机制尚不明确，有以下几种学说。

1. **中枢神经系统铁缺乏或代谢障碍**　铁参与脑内多巴胺合成、髓磷脂合成与能量生成，增加突触密度。铁缺乏或代谢障碍可使脑黑质神经元受损，影响多巴胺系统功能。

2. **中枢神经系统多巴胺功能紊乱**　黑质纹状体区多巴胺转运蛋白减少，多巴胺受体减少。

3. **遗传学**　全基因组关联分析（GWAS）表明易感性单核苷酸多态性与 RLS 相关。目前已发现 *MEIS1*、*BTBD9*、*MAP2K5*、*LBXCOR1* 等 19 个基因可能与 RLS 有关。

4. **神经环路异常**　中枢阿片系统异常、中枢神经系统下行抑制通路功能失调致脊髓神经元过度兴奋、皮质-纹状体-丘脑-皮质环路网络功能失调、腺苷通路异常等也可能在 RLS 的病理生理机制中起重要作用。

【临床表现】

1. 任何年龄均可发病，中老年多见。通常为慢性和进展性病程，多为良性经过。

2. 典型临床症状为下肢为主的感觉异常和不适感，伴有强烈、迫切想要移动肢体的冲动/欲望，活动后明显减轻，夜间睡眠或安静时出现或加重，患者对肢体深部不适感描述各异，如蚁爬感、蠕动感、灼烧感、触电感、憋胀感、酸困感、牵拉感、紧箍感、撕裂感甚至疼痛。这种不适感尤以小腿显著,也可累及大腿及身体其他部位,如上肢、头部、腹部,且通常呈对称性。患者需要不停地按摩下肢、活动下肢或下床行走从而减轻不适症状,一旦恢复休息状态会再次出现上述不适感。

3. 其临床症状具有特征性昼夜变化规律,腿部不适感多出现在傍晚或夜间,发作高峰为午夜与凌晨之间,白天症状相对轻微。

【辅助检查】

1. **实验室检查** 主要用于排除继发性因素。血常规、血清铁蛋白、总铁结合度、转铁蛋白饱和度等贫血相关检查,可排除缺铁性贫血继发的 RLS。血尿素氮、肌酐等肾功能检测,可排除慢性肾衰竭或尿毒症继发的 RLS。血糖、糖化血红蛋白检查,可排除糖尿病继发的 RLS。对于有阳性家族史的患者可以进行相关基因学筛查。

2. **多导睡眠监测**(PSG) RLS 常伴有睡眠中周期性肢体运动。82%～100% 的 RLS 患者 PSG结果提示周期性肢体运动指数(periodic limb movement index,PLMI)>5 次/小时。PLMI 增高可支持RLS 诊断,但并非诊断 RLS 的必要条件。

【诊断】 参考 ICSD-3 和国际不宁腿综合征研究小组(International Restless Legs Syndrome Study Group,IRLSSG)2014 年制订的诊断标准,诊断须同时满足以下 A～C。

A. 有迫切需要活动腿部的欲望,通常伴腿部不适感或认为是由腿部不适感所致,同时符合以下症状:①症状在休息或不活动状态下出现或加重,如躺着或坐着;②运动(如行走或伸展腿部)可使症状部分或完全缓解,至少活动时症状部分或完全缓解;③症状全部或主要发生在傍晚或夜间。

B. 上述症状不能由其他疾病或行为问题解释(如腿痉挛、姿势不适、肌痛、静脉曲张、下肢水肿、关节炎或习惯性踮脚)。

C. 上述症状导致患者忧虑、苦恼、睡眠紊乱,或心理、躯体、社会、职业、教育、行为及其他重要功能障碍。

支持诊断的证据:包括 PSG 发现周期性肢体运动,多巴胺能药物治疗有效,RLS 阳性家族史,缺乏日间思睡。

【鉴别诊断】

1. **夜间腿痉挛** 夜间单侧、不自主肌肉痛性收缩,可出现短暂的肌肉痉挛,通过简单的足背屈或伸展可使症状得到缓解。

2. **静坐不能** 常与抗精神病药物的使用相关,表现为内心的不安宁及说不清的全身不适而非腿部不适,症状无夜间加重现象;活动后并不能缓解或消失。

3. **外周神经系统病变** 多由创伤、神经压迫、营养失调、感染、代谢、炎症、中毒或其他原因引起。通常引起感觉障碍,无昼夜规律性;活动后症状不能缓解。

4. **外周血管病变** 主要由动脉粥样硬化所致,活动后痉挛性疼痛加重,可出现间歇性跛行,休息时改善;症状无昼夜规律性。

【治疗】

1. **一般治疗** 保持良好睡眠卫生习惯,避免睡眠剥夺,避免或减少咖啡因、茶、能量饮料、尼古丁、乙醇等摄入,睡前洗澡或进行简单的活动可能有效。评估可能加重 RLS 症状的潜在因素,避免使用可能诱发 RLS 的药物(如多巴胺受体拮抗剂、抗抑郁药、抗组胺药、钙通道阻滞剂)。

2. **药物治疗**

(1)口服或静脉补铁:当患者血清铁蛋白水平<75μg/L 和/或转铁蛋白饱和度<45% 时,建议补充铁剂。

(2)多巴胺受体激动剂:普拉克索是中-重度 RLS 的首选治疗药物,以小剂量(0.125mg,每晚)起始。其他还可以选择罗匹尼罗、罗替高汀。

(3)多巴胺能制剂:左旋多巴是最早的治疗药物,但长期使用容易出现症状恶化。

（4）$\alpha_2\delta$ 钙通道配体类药物：如加巴喷丁-恩那卡比、加巴喷丁、普瑞巴林，可考虑用于以感觉症状为主、疼痛明显的患者。

（5）阿片类受体激动剂：如长效羟考酮-纳洛酮缓释剂、羟考酮，须注意滥用风险，可诱发或加重睡眠呼吸暂停、抑制心血管系统。

3. 非药物治疗　包括渐进式有氧运动训练、近红外光照疗法、重复经颅磁刺激、经颅直流电刺激、针灸疗法等，但仍需更多的循证医学证据支持。

（刘春风）

第二十五章 | 内科系统疾病的神经系统并发症

神经系统整合调节着其他各系统、各器官的功能,从而保持着机体内在环境的相对稳定,同时机体其他各系统对神经系统也有密切影响。各种代谢紊乱、中毒、心血管病变、营养障碍、肿瘤等对神经系统均有一定的影响,如心肺疾病可导致神经系统缺血、缺氧病变;肝脏疾病可导致肝性脑病、脊髓病、周围神经病;肾脏疾病可导致尿毒症脑病、周围神经病和肌病;各种代谢紊乱、肿瘤营养障碍可引起神经系统病变等。各系统疾病引起的神经系统并发症包括脑和脊髓症状、周围神经(包括脑神经)损害、自主神经功能紊乱、肌肉及运动系统障碍,常见的症状包括头痛、头晕、意识障碍、肢体瘫痪等。

诊断首先应根据出现的神经系统临床症状和体征进行定位及定性分析,再结合相关的内科疾病做进一步的检查。并发症在不同的系统性疾病所出现的时间不同,多数在系统性疾病出现的同时或者病程晚期出现。若已有系统性疾病的典型临床表现,则对于神经系统并发症的诊断并不困难。治疗必须病因和对症治疗相结合,原发疾病的治疗与神经系统并发症的治疗两者兼顾。

由于篇幅所限,这里只选择一些临床常见的伴有神经系统症状的内科疾病加以论述。

第一节 | 神经系统副肿瘤综合征

神经系统副肿瘤综合征(paraneoplastic neurological syndromes, PNSs)是由恶性肿瘤继发的免疫介导的以神经系统损害为主的一组临床综合征。2021年以Graus教授为首的国际专家更新了PNSs的诊断标准:①可影响神经系统的任何部位,常为刻板的临床表现;②与恶性肿瘤相关;③具有免疫介导的发病机制的神经系统疾病。

【流行病学】 据报道,每300例肿瘤患者中有1例发生PNSs,发病率为(1.6~8.9)/100万,任何类型的肿瘤均可导致PNSs,其中最常见的恶性肿瘤为小细胞肺癌。

【发病机制】 肿瘤细胞表达与神经组织相同或相似的抗原,产生特异性抗体,主要包括抗神经元细胞内靶抗原的抗体和抗神经元细胞表面或突触蛋白抗原的抗体。抗体对诊断PNSs具有重要的意义,根据其与恶性肿瘤发生的频率进行分级,可分为高风险抗体(>70%与恶性肿瘤有关)(表25-1)、中风险抗体(30%~70%与恶性肿瘤有关)(表25-2)和低风险抗体(<30%与恶性肿瘤相关)(表25-3)。

表25-1 高风险抗体在PNSs中的分布情况(>70%与恶性肿瘤相关)

抗体	神经系统表型	肿瘤出现率/%	常见肿瘤	性别、年龄相关性及其他特征
Hu(ANNA-1)	SNN、EM、LE、慢性胃肠道假性梗阻	85	在SCLC中阳性率远高于NSCLC,也见于其他神经内分泌肿瘤和神经母细胞瘤	LE在<18岁患者中通常为非副肿瘤性
CV2/CRMP5	EM、SNN	>80	SCLC和胸腺瘤	相对于合并SCLC的患者,合并胸腺瘤的患者更年轻,更常出现MG,而较少出现神经系统疾病

续表

抗体	神经系统表型	肿瘤出现率/%	常见肿瘤	性别、年龄相关性及其他特征
SOX1	LEMS 伴或不伴快速进展性小脑综合征	>90	SCLC	与 SCLC 的相关性高
PCA-2	感觉运动神经病、快速进展性小脑综合征和 EM	80	SCLC、NSCLC 和乳腺癌	—
Amphiphysin	多发性神经根神经病、SNN、EM、SPS	80	SCLC 和乳腺癌	通常与相关抗体共存；孤立性抗 Amphiphysin 抗体阳性女性患者，多伴乳腺癌和 SPS
Ri	脑干/小脑综合征、OMS	>70	在乳腺癌中的阳性率高于肺癌（包括 SCLC 和 NSCLC）	多见于女性乳腺癌、男性肺癌患者
Yo（PCA-1）	快速进展性小脑综合征	>90	卵巢癌和乳腺癌	患者几乎均为女性，如为男性，应证实肿瘤抗原表达
Ma2 和/或 Ma	LE、间脑炎和脑干脑炎	>75	睾丸癌和 NSCLC	伴睾丸肿瘤的年轻男性常为 Ma2 抗体阳性；伴 NSCLC 的老年患者常为 Ma1/2 抗体双阳性
Tr/DNER	快速进展性小脑综合征	90	霍奇金淋巴瘤	—
KLHL11	脑干/小脑综合征	80	睾丸癌	年轻男性

注：ANNA，抗神经元细胞核抗体；SNN，感觉神经元病；EM，脑脊髓炎；LE，边缘叶脑炎；SCLC，小细胞肺癌；SOX1，SRY 相关高迁移率组盒蛋白 1；NSCLC，非小细胞肺癌；CV2/CRMP5，CV2/ 坍塌反应调节蛋白 5；MG，重症肌无力；LEMS，Lambert-Eaton 肌无力综合征；PCA，浦肯野细胞抗体；Amphiphysin，两性蛋白；SPS，僵人综合征；OMS，斜视性眼阵挛 - 肌阵挛综合征；Tr/DNER，Delta/Notch 样表皮生长因子相关受体；KLHL11，Kelch 样蛋白 11。

表 25-2　中风险抗体在 PNSs 中的分布情况（30%～70% 与恶性肿瘤相关）

抗体	神经系统表型	肿瘤出现率/%	常见肿瘤	性别、年龄相关及其他特征
AMPAR	LE	>50	SCLC 和恶性胸腺瘤	当合并其他肿瘤神经抗体时，副肿瘤性来源可能性大
GABAᵦR	LE	>50	SCLC	副肿瘤病例在老年男性、吸烟者中更常见，伴相关的抗 KCTD16 抗体；多数年轻患者为副肿瘤性
mGluR5	脑炎	约 50	霍奇金淋巴瘤	—
P/Q 型 VGCC	LEMS、快速进展性小脑综合征	50～90	SCLC	合并 N 型 VGCC 抗体者可能在副肿瘤性 LEMS 中较常见
NMDAR	抗 NMDAR 脑炎	38	卵巢或卵巢外畸胎瘤	肿瘤多为卵巢畸胎瘤，主要见于 12～45 岁的女性（50%）；老年患者合并肿瘤可能性较低（<25%）；儿童副肿瘤性病例罕见（<10%）
CASPR2	Morvan 综合征	50	恶性胸腺瘤	仅在 Morvan 综合征情况下，才应被视为中风险抗体

注：AMPAR，α- 氨基 -3- 羟基 -5- 甲基 -4- 异噁唑受体；LE，边缘叶脑炎；SCLC，小细胞肺癌；GABAᵦR，γ- 氨基丁酸 B 受体；KCTD16，含钾通道四聚化结构域 16；mGluR5，代谢型谷氨酸受体 5；VGCC，电压门控钙通道；LEMS，Lambert-Eaton 肌无力综合征；NMDAR，N- 甲基 -D- 天冬氨酸受体；CASPR2，接触蛋白相关蛋白 2。

表 25-3　低风险抗体在 PNSs 中的分布情况（<30% 与恶性肿瘤相关）

抗体	神经系统表型	肿瘤出现率/%	常见肿瘤	性别、年龄相关及其他特征
mGluR1	小脑性共济失调	30	大多数为血液系统肿瘤	—
GABA$_A$R	脑炎	<30	恶性胸腺瘤	儿童副肿瘤性来源的发生率（10%）低于成人（60%）
CASPR2	LE，获得性神经性肌强直（Isaac 综合征）和 Morvan 综合征	<30	恶性胸腺瘤	Morvan 综合征多与恶性胸腺瘤相关（50%），LE 常是非副肿瘤性
GFAP	脑膜脑炎	约 20	卵巢畸胎瘤和腺癌	可为抗 NMDAR 脑炎伴卵巢畸胎瘤的免疫伴随物
GAD65	LE、SPS 和小脑性共济失调	<15	SCLC，神经内分泌肿瘤和恶性胸腺瘤	副肿瘤性患者年龄较大，且多为男性，伴相关神经元抗体和非典型临床表现
LGI1	LE	<10	恶性胸腺瘤和神经内分泌肿瘤	副肿瘤性病例主要见于 Morvan 综合征伴血清 LGI1 和 CASPR2 抗体阳性患者
DPPX	脑炎伴中枢神经系统过度兴奋和 PERM	<10	B 细胞肿瘤	—
GlyR	LE 和 PERM	<10	恶性胸腺瘤和霍奇金淋巴瘤	—
AQP4	视神经脊髓炎谱系疾病	<5	腺癌	年龄较大的患者和男性患者，发病时会有严重恶心/呕吐的症状
MOG	MOG 抗体相关疾病	5 例报道	大多数为卵巢畸胎瘤	—

注：mGluR1，代谢型谷氨酸受体 1；GABA$_A$R，γ-氨基丁酸 A 受体；CASPR2，接触蛋白相关蛋白 2；GFAP，胶质纤维酸性蛋白；GAD，谷氨酸脱羧酶；SCLC，小细胞肺癌；NMDAR，N-甲基-D-天冬氨酸受体；LGI1，富亮氨酸胶质瘤失活蛋白 1；DPPX，二肽基肽酶样蛋白 6；PERM，伴强直和肌阵挛的进行性脑脊髓炎；GlyR，甘氨酸受体；LE，边缘叶脑炎；SPS，僵人综合征；AQP4，水通道蛋白 4；MOG，髓鞘少突胶质细胞糖蛋白。

【临床表现】　多为亚急性起病，症状数日至数周发展至高峰，累及中枢及周围神经系统。PNSs 可表现为不同的临床综合征，目前国际上普遍使用"高危临床表型"和"中危临床表型"来划分。与恶性肿瘤关联密切的，称为"高危临床表型"，如脑脊髓炎、边缘叶脑炎、快速进行性小脑综合征、斜视性眼阵挛-肌阵挛综合征（opsoclonus-myoclonus syndrome，OMS）、亚急性感觉神经元病、胃肠道假性梗阻（肠神经病变）以及 Lambert-Eaton 肌无力综合征（Lambert-Eaton myasthenic syndrome，LEMS）。这 7 种表型此前被称为"经典的 PNSs"，在这些表型中，恶性肿瘤是重要的触发因素，因此，临床识别到此类高危表型应积极搜寻潜在的恶性肿瘤。"中危临床表型"指可能合并或不合并恶性肿瘤的神经系统疾病，即临床迅速进展（<3 个月）、脑脊液或脑/脊髓核磁共振影像学中有炎性证据，并检测到神经元特异性抗体，尤其是在排除其他病因后。

【辅助检查】

1. **血清和脑脊液抗体检测**　检测血清和脑脊液中的副肿瘤神经抗体。

2. **脑脊液检查**　可见细胞数增多，蛋白总量以及 IgG 水平轻中度升高。

3. **神经影像学检查**　大部分 PNSs 患者结果正常或轻度异常，无特异性。仅部分边缘叶脑炎、副肿瘤小脑变性患者影像学可有相应改变。

4. 肿瘤筛查　彩色多普勒超声和 PET/CT 等影像学检查协助肿瘤的筛查。

【诊断】　2021 年国际专家组发布的《神经系统副肿瘤综合征新诊断标准》根据临床表型、抗体类型、恶性肿瘤相关性赋予相关分值并建立了 PNSs 诊断评分系统（表 25-4），根据所得分数进行诊断分层：确诊的（≥8 分）、很可能的（6～7 分）、可能的（4～5 分）和非 PNSs（≤3 分）。在此诊断标准中，恶性肿瘤的存在是 PNSs 确诊的必要条件。

表 25-4　PNSs 诊断评分系统

评分项		得分/分
临床表型 [a]	高危临床表型	3
	中危临床表型	2
	流行病学定义的与恶性肿瘤无关的临床表型	0
抗体类型 [b]	高风险抗体（>70% 与恶性肿瘤相关）	3
	中风险抗体（30%～70% 与恶性肿瘤相关）	2
	低风险抗体或抗体阴性（<30% 与恶性肿瘤相关或不存在恶性肿瘤相关性）	0
恶性肿瘤	发现，且与临床表型及抗体相关（如果存在）或虽然不相关但肿瘤组织有抗原表达	4
	未发现（或不相关）但随访时间<2 年	1
	未发现且随访时间>2 年	0
诊断层级	确诊的	≥8
	很可能的	6～7
	可能的	4～5
	非 PNSs	≤3

注：[a] 高危临床表型既往称为经典型 PNSs，肿瘤是其重要触发因素，表型常提示为副肿瘤性病因，包括脑脊髓炎、边缘性脑炎、斜视性眼阵挛 - 肌阵挛等；中危临床表型多是伴或不伴肿瘤的神经系统疾病，尤其是在没有找到其他解释的情况下，若神经元特异性抗体检测阳性可考虑为中危临床表型。[b] 高风险抗体多数针对细胞内抗原，是 PNSs 的生物学标志物；中风险抗体与肿瘤的关联程度低，但目标抗原在神经元和肿瘤中都有表达；低风险抗体，目标抗原在相关肿瘤中低表达或不表达。

【治疗】　PNSs 的治疗主要包括三个方面：①明确肿瘤后，尽快对肿瘤进行治疗；②针对 PNSs 的免疫治疗，包括糖皮质激素、血浆置换、静脉注射大剂量免疫球蛋白等；③对症治疗，如抗癫痫、神经保护等药物治疗。

以下根据神经系统不同的受累部位，就几种典型的 PNSs 加以论述。

一、中枢神经系统副肿瘤综合征

1. 副肿瘤性小脑变性（paraneoplastic cerebellar degeneration，PCD）　又称为亚急性小脑变性，是常见的副肿瘤综合征。PCD 多见于小细胞肺癌，也可见于其他恶性肿瘤，如卵巢癌、乳腺癌、淋巴瘤（特别是霍奇金病）等。多见于成年女性，急性或亚急性起病，表现为快速进展的小脑综合征。病程多呈进行性进展，自然缓解罕见。典型临床症状多是步态不稳，出现肢体及躯干共济失调，可伴有构音障碍、眩晕、恶心、呕吐、眼震等。步态共济失调可能是最突出或唯一的初始症状，但在疾病后期可累及躯干和肢体，可将其定义为快速进展性小脑综合征。部分 PCD 患者会合并其他类型的 PNSs。MRI 和 CT 早期正常，晚期可有小脑萎缩。CSF 检查可有轻度淋巴细胞升高，蛋白和 IgG 也可升高，可出现寡克隆区带阳性。血清和脑脊液中可查到抗 Yo 抗体（乳腺癌、卵巢癌等）、抗 Hu 抗体（小细胞肺癌）、抗 CV2/CRMP5 抗体（小细胞肺癌、胸腺瘤）和抗 Tr 抗体（霍奇金淋巴瘤）等，其中抗 Yo 抗体和抗 Tr

抗体与 PCD 相关性强。原发肿瘤的有效治疗是基础,可应用糖皮质激素、静脉注射大剂量免疫球蛋白、血浆置换及免疫抑制剂治疗。PCD 的总体预后不佳。

2. **副肿瘤性脑脊髓炎**(paraneoplastic encephalomyelitis,PEM) 是侵及中枢神经系统多个部位的副肿瘤综合征,可累及边缘叶、脑干、小脑及脊髓,甚至后根神经节,本病常与副肿瘤性感觉神经元病同时存在。PEM 患者的脑和脊髓广泛受损,灰质受损重于白质,某些特定部位如颞叶及其邻近结构(边缘叶)、脑干(尤其延髓)、小脑及脊髓灰质等易累及。临床可出现以下的单一(或同时出现多种)症状和体征:①皮质脑炎:可表现为局灶性癫痫持续状态;②边缘叶脑炎;③脑干脑炎:导致眼球运动异常(眼震、斜视性眼肌阵挛、核上性或核性眼肌麻痹)、脑神经损伤(构音障碍、吞咽困难等)等;④小脑性步态及肢体共济失调;⑤脊髓炎:可致上、下运动神经元受损,肌阵挛,强直疼挛等;⑥自主神经功能障碍;心律失常、直立性低血压或中枢性通气障碍是常见的致死因素。当同时累及多个部位时诊断为PEM,当主要侵及某一部位时,应进行针对性诊断,如以颞叶内侧的边缘叶损伤为主的称为副肿瘤性边缘叶脑炎,以脑干损伤为主的称为副肿瘤性脑干脑炎或脑干炎,以脊髓症状为主的称为副肿瘤性脊髓炎等。引起 PEM 最常见的肿瘤是小细胞肺癌,常见的合并抗体包括抗 Hu 抗体、抗 CV2/CRMP5 抗体等。

3. **副肿瘤性边缘叶脑炎**(paraneoplastic limbic encephalitis,PLE) 是一组可累及海马、杏仁核、岛叶及扣带回等边缘结构的综合征,急性或亚急性起病,临床表现以近记忆力受损、精神行为异常和癫痫发作为特点,为自身免疫性疾病。与 PLE 相关的最常见肿瘤是小细胞肺癌。PLE 的临床表现分为单纯型和复合型,单纯型表现为记忆力和定向力障碍(认知功能障碍)、情感障碍、精神分裂样表现(精神症状)和癫痫发作。复合型则可以合并脑干、小脑、脊髓、后根神经节等多部位损害。70%~80% 的患者在颅脑 MRI 上会出现单侧或双侧内侧颞叶 T_2WI 和 FLAIR 信号增高。脑电图可正常或出现单侧、双侧颞叶慢波或尖波。CSF 检查可有轻度淋巴细胞升高,蛋白和 IgG 也可升高,可出现寡克隆区带。血清和脑脊液中可以检出抗 Hu 抗体、抗 Ma2 抗体、抗 $GABA_BR$ 抗体、抗AMPAR 抗体等。该病须与病毒性脑炎、桥本脑病等鉴别诊断。本病目前没有特效治疗,主要包括原发肿瘤的治疗、免疫调节或免疫抑制及对症治疗,本病的预后与导致本病的肿瘤相关,总体疗效和预后差。

二、周围神经系统副肿瘤综合征

周围神经系统 PNSs 在肿瘤性疾病的任何阶段均可发生。发生在恶性肿瘤晚期的周围神经病变,常引起轻至中度的感觉运动障碍,但往往被肿瘤治疗伴随的神经毒性所掩盖。相反,肿瘤早期阶段发生的周围神经病变通常快速进展,有时也呈复发和缓解病程,活检发现有炎性细胞浸润和轴索脱失或脱髓鞘。

1. **副肿瘤性感觉神经元病**(paraneoplastic sensory neuronopathy,PSN) 是 PNSs 的典型表现之一,可与 PEM 合并存在。本病常与小细胞肺癌相关,发病机制与自身免疫诱导的后根神经节感觉神经元损伤有关,常涉及抗 Hu 抗体。主要病理改变在脊髓后根神经节内,表现为神经元脱失、变性,淋巴细胞及单核细胞浸润,后根、脊髓后角细胞、后索继发性退行性变。多见于中老年女性,亚急性起病、快速进展,往往症状先于肿瘤发生。首发症状通常为振动觉和关节位置觉消失,继而出现一侧或双侧不对称性肢体远端疼痛、麻木、感觉异常和反射减退或消失,数日或数周后累及双侧肢体近端、躯干及面部,以深感觉障碍明显,下肢重于上肢,腱反射消失,肌力相对正常。特殊感觉(如味觉和听觉)也可累及。自主神经功能障碍较常见,如便秘、直立性低血压等。最终可出现严重的感觉性共济失调、行走困难和假性手足徐动症。肌电图典型改变为明显的感觉纤维损害,并至少有一根感觉神经动作电位缺失,运动神经和 F 波正常。脑脊液检查可见蛋白升高、淋巴细胞增多,有时可见寡克隆区带阳性。血清和脑脊液肿瘤抗体可以检出抗 Hu 抗体、抗 CV2/CRMP5 抗体、抗 Amphiphysin 抗体等。血浆置换、糖皮质激素及静脉注射大剂量免疫球蛋白对多数患者可起到短期缓解或改善的作用。早期切除原发肿瘤可延缓本病病程,但预后不良。

2. **亚急性运动神经元病**(subacute motor neuronopathy,SMN) 是一种罕见的副肿瘤综合征,发病率<2%。多伴发于淋巴瘤和骨髓瘤等恶性肿瘤。亚急性运动神经元病通常在恶性肿瘤缓解期且症状相对稳定时出现,与其他大多数 PNSs 不同,其主要侵及脊髓前角细胞和延髓运动神经核,表现为非炎性退行性变。临床表现为亚急性进行性上、下运动神经元受损的症状,以双下肢无力、肌萎缩、肌束震颤、腱反射消失等下运动神经元损害多见,上肢和脑神经受损较少见,感觉障碍轻微。上运动神经元损害表现类似肌萎缩侧索硬化。肌电图表现为失神经电位。脑脊液检查正常,部分患者蛋白含量常增高。血清和脑脊液主要相关肿瘤抗体为抗 Hu 抗体。诊断主要依据查到肿瘤证据和相关肿瘤抗体。尚无特效的治疗办法。病程进展缓慢,有些患者于数月或数年后神经症状趋于稳定或有所改善。

三、神经肌肉接头副肿瘤综合征

神经肌肉接头副肿瘤综合征是神经系统副肿瘤综合征中由免疫介导引起的神经肌肉接头功能障碍性疾病,其中兰伯特-伊顿肌无力综合征(Lambert-Eaton myasthenic syndrome,LEMS)是该类疾病中最典型的一种。

LEMS 是一种由免疫介导的、罕见的神经肌肉传导障碍性疾病,病变主要累及突触前膜,导致神经末梢乙酰胆碱(ACh)的释放减少。

【病因与发病机制】 约 66.6% 的 LEMS 伴发肿瘤,其中,80% 以上为小细胞肺癌。病变位于突触前膜,其自身抗体作用于周围神经末梢突触前膜的 ACh 释放部位及电压门控性钙通道,使 ACh 释放减少并阻止钙离子传递,引起神经肌肉接头传递障碍。

【临床表现】

1. 多见于中年患者,男女比例约为 5∶1。

2. 亚急性起病,临床三主征为近端肌无力、自主神经障碍、腱反射减弱或消失。

3. 肌无力以双下肢近端无力为典型特点,常为首发症状,也是受累最严重的肌肉群,表现为起立、上楼梯和步行困难。肌无力从肢体近端向远端发展,伴有病态疲劳,可表现为患者活动后即出现疲劳,但短暂用力后肌力反而增强,而持续收缩后又呈现疲劳状态。一般不累及脑神经支配的肌肉。半数以上患者有自主神经功能障碍,口干、便秘、阳痿是常见症状。

【辅助检查】

1. **肌电图** 复合肌肉动作电位(CMAP)降低,重复神经电刺激高频刺激试验可见 CMAP 波幅增加 100% 以上,低频重复神经电刺激可见 CMAP 波幅显著递减和运动后易化。

2. **血清抗体检测** 血清 AChR 抗体阴性。约 85%~90% 的 LEMS 患者血清中可测到 P/Q 型抗电压门控的钙通道(P/Q 型 VGCC)抗体,此抗体可确诊 LEMS。小细胞肺癌引起的 LEMS,全部患者血清 P/Q 型 VGCC 抗体阳性,67% 的患者可表现为抗 SOX1 抗体阳性,且抗 SOX1 抗体对诊断具有高度特异性。

3. **原发肿瘤筛查** 胸部 CT 和 PET/CT 检查,血清肿瘤标志物和抗体检测。如第一次检查阴性,须 3~6 个月复查一次,至少持续 2 年。

【诊断与鉴别诊断】 LEMS 的诊断有 3 个支持条件:病史和体格检查、肌电图(显示神经肌肉接头的突触前膜缺陷)和血清 P/Q- 型 VGCC 抗体阳性。本病须与重症肌无力鉴别(表 25-5)。

【治疗与预后】 针对肿瘤的相应治疗也可使症状明显改善,但不稳定。与其他 PNSs 不同,由于体内抗体不断产生,单独应用血浆置换治疗的效果不理想,血浆置换加用免疫治疗有效。无论是否伴发肿瘤,目前认为,首选 3,4- 二氨基吡啶(3,4-DAP)治疗。胆碱酯酶抑制剂(如溴吡斯的明)通常效果不佳,可与 3,4-DAP 联合应用。另外,还应注意避免应用钙通道阻滞剂类药物,如尼莫地平、维拉帕米、氟桂利嗪等。患者常因肿瘤本身在数月至数年内死亡。

表 25-5　LEMS 和重症肌无力的鉴别诊断

鉴别点	LEMS	MG
病变部位	突触前膜	突触后膜
临床特点	下肢近端无力为首发症状；由下而上发展，自主神经功能受损，腱反射减弱	多始于眼外肌；由上而下发展；受累骨骼肌病态疲劳
肌电图	静态下，复合肌肉动作电位（CMAP）降低；低频重复神经电刺激（RNS）CMAP 衰减，高频刺激或运动后 CMAP 增加（＞100%）	静态下，CMAP 正常；低频重复神经电刺激（RNS）CMAP 衰减，高频刺激或运动后 CMAP 衰减或正常
血清抗体检测	抗 P/Q 型 VGCC 抗体、抗 SOX1 抗体	乙酰胆碱受体（AChR）抗体
相关肿瘤	小细胞肺癌	胸腺瘤

第二节 │ 糖尿病神经系统并发症

糖尿病神经病变（diabetic neuropathy，DN）是内分泌系统最常见的神经系统并发症，可影响人体神经系统的各个部分，如脑和脊髓、脑神经、周围神经和自主神经。随着年龄增长患病率不断上升，多见于血糖控制不佳的糖尿病患者。

【发病机制】　DN 的发病机制尚未完全阐明，有学者认为其发生与糖代谢紊乱、微血管病变、神经生长因子减少和生物机制等多种因素有关。

【分类】　糖尿病神经病变分类如下。

1. **糖尿病性脑血管病**（diabetic cerebrovascular diseases）
（1）糖尿病腔隙性脑梗死（diabetic cerebral lacunar infarction）
（2）糖尿病多发性脑梗死（diabetic multiple cerebral infarction）
2. **糖尿病脑病**（diabetic encephalopathy）
3. **糖尿病性脊髓病**（diabetic myelopathy）
（1）脊髓前动脉综合征（anterior spinal artery syndrome）
（2）糖尿病性肌萎缩（diabetic amyotrophy）
（3）糖尿病性假性脊髓痨（diabetic pseudotabes）
4. **糖尿病性周围神经病**（diabetic peripheral neuropathy）
（1）糖尿病性脑神经病（diabetic cranial neuropathy）：包括单脑神经病或多脑神经病。
（2）糖尿病性脊神经病（diabetic spinal neuropathy）：感觉运动神经病（sensorimotor neuropathy）。
1）对称性多发末梢神经病（distal symmetrical polyneuropathy）
2）局灶性神经病（focal neuropathy）
A. 糖尿病性单神经病（diabetic mononeuropathy）
B. 糖尿病性多发单神经病（diabetic mononeuropathy multiplex）
（3）糖尿病性肌萎缩（diabetic amyotrophy）：亦属糖尿病性脊髓病。
（4）自主神经病（autonomic neuropathy）
1）低血糖性意识障碍（hypoglycemic unawareness）
2）瞳孔异常（pupillary abnormality）
3）心血管自主神经病（cardiovascular autonomic neuropathy）
4）血管运动神经病（vasomotor neuropathy）
5）汗腺运动神经病（sudomotor neuropathy）
6）胃肠自主神经病（gastrointestinal autonomic neuropathy）

A. 胃张力缺乏（gastric atony）：糖尿病性腹泻或便秘（diabetic diarrhea or constipation）

B. 排空时间延长（upper gastrointestinal dysmotility）

7）泌尿生殖系统自主神经病（genitourinary autonomic neuropathy）

A. 膀胱功能障碍（bladder dysfunction）

B. 性功能障碍（sexual dysfunction）

下面就几个常见的糖尿病神经系统并发症加以叙述。

一、糖尿病合并急性神经系统并发症

糖尿病合并急性神经系统并发症指的是发病突然、须尽早处理的并发症，包括急性出血性和缺血性脑血管病、急性糖尿病酮症酸中毒、急性低血糖症、高渗性非酮症性综合征等几种急性并发症。糖尿病引起的脑血管病参见脑血管病章节。其他并发症可见内科学相关章节。

二、糖尿病合并慢性神经系统并发症

（一）糖尿病性多发性周围神经病

糖尿病性多发性周围神经病（diabetic peripheral polyneuropathy）是最常见的糖尿病性神经系统并发症，多见于中老年、长期患病、未经适当治疗的患者。病变通常为对称性，以感觉神经和自主神经症状为主，而运动神经症状较轻，症状多见于下肢和足部。

【临床表现】

1. 慢性起病，逐渐进展。多数对称发生，不典型者可以从一侧开始发展到另一侧，主观感觉明显而客观体征不明显。有些神经症状明显但无明显糖尿病症状，甚至空腹血糖正常仅糖耐量异常，此时须通过神经传导速度检测才能明确诊断。

2. 感觉症状通常自下肢远端开始，主要表现为烧灼感、针刺感及电击感，夜间重，有时疼痛剧烈难以忍受而影响睡眠。还可以出现肢体麻木感、蚁走感等感觉异常，活动后好转，可有手套、袜套状感觉减退或过敏。

3. 自主神经症状较为突出。可出现直立性低血压。此外，皮肤、瞳孔、心血管、汗腺和周围血管、胃肠、泌尿生殖系统均可受累。

4. 肢体无力较轻或无，一般无肌萎缩。查体时可见下肢深、浅感觉异常和腱反射减弱或消失。

【诊断与鉴别诊断】　诊断主要依靠以感觉和自主神经症状为主的多发性周围神经病的症状和体征，以及糖耐量异常、血糖或糖化血红蛋白升高的检查结果。注意与癌性周围神经病、慢性炎症性脱髓鞘性多发性神经根神经病及遗传性周围神经病鉴别。

【治疗】　以控制血糖、改善微循环、营养神经治疗为主。

（二）糖尿病性单神经病

糖尿病性单神经病（diabetic mononeuropathy）是指单个神经受累，可以侵犯脑神经，也可以侵犯脊神经，如果侵犯两个以上神经称为多发性单神经病。脑神经主要以动眼神经、展神经多见。脊神经可累及股神经、腓神经、尺神经、正中神经等。糖尿病性单神经病主要是血液循环障碍所致，多数患者可见较明显的轴索变性及程度不等的节段性脱髓鞘，细小的感觉纤维受损较为显著。以急性或亚急性起病者居多，临床表现为受损神经相应支配区域的感觉、运动障碍，肌电图检查以神经传导速度减慢为主。病程可持续数周到数月，治疗与多发性周围神经病相同。呈自限性，多在两个月内痊愈。

（三）糖尿病性自主神经病

80% 的糖尿病患者有不同程度的自主神经受损，可以发生在糖尿病的任何时期，但最易发生在病程 20 年以上和血糖控制不良的患者中。交感神经和副交感神经、有髓纤维和无髓纤维均可受累。

较常见的糖尿病性自主神经病（diabetic autonomic neuropathy）如下。

1. 糖尿病性胃肠自主神经病（diabetic gastrointestinal autonomic neuropathy） 糖尿病常引起胃、肠自主神经损害，导致其功能紊乱，包括胃轻瘫、腹泻、便秘等。

2. 糖尿病性膀胱功能障碍（diabetic bladder dysfunction） 13% 的糖尿病患者合并有膀胱功能障碍，出现排尿困难、膀胱容量增大，称为低张力性大容量膀胱。由于膀胱内长时间有残余尿，因此常反复发生泌尿系统感染。

3. 糖尿病性性功能障碍（diabetic sexual dysfunction） 男性糖尿病患者有接近半数出现阳痿，它可以是糖尿病自主神经障碍的唯一表现，可能是由骶部副交感神经受损所致。40 岁以下的女性患者 38% 出现月经紊乱，此外还有性冷淡和会阴部瘙痒。

另外，还可有糖尿病心脏自主神经病变（diabetic cardiac autonomic neuropathy），出现心动过速、直立性低血压等不适症状；累及汗腺可出现汗液分泌异常；出现瞳孔调节异常，有时可见阿-罗瞳孔。

（四）糖尿病性脊髓病

糖尿病性脊髓病（diabetic myelopathy）是糖尿病少见的并发症，主要包括脊髓前动脉综合征、糖尿病性肌萎缩和糖尿病性假性脊髓痨。①脊髓前动脉综合征的临床表现详见第十八章第六节；②糖尿病性肌萎缩主要表现为缓慢进展的非对称性以下肢为主的肌肉疼痛、无力及萎缩，少数可累及上肢，查体可见肌张力低下，腱反射减弱或消失，可出现肌束颤动，偶可见下肢病理征；③糖尿病性假性脊髓痨是脊髓的后根和后索受累引起的，临床表现为深感觉障碍，患者多出现步态不稳、夜间行走困难、走路踩棉花感，闭目难立征阳性。

以上治疗均以调控血糖、改善微循环、营养神经治疗为主。

第三节 │ 系统性红斑狼疮的神经系统表现

系统性红斑狼疮（systemic lupus erythematosus，SLE）是一种常见的、慢性的、可累及全身多系统的自身免疫性疾病。我国患病率为（30～70）/10 万，其中 90% 以上是女性患者。有 1/3～1/2 的 SLE 患者可累及神经系统，称为神经精神狼疮（neuropsychiatric systemic lupus erythematosus，NPSLE），其临床表现多种多样，提示可能有多种病理机制参与。

【发病机制】 该病的发病机制尚不完全清楚，目前认为主要有两种机制：血管性损伤和自身免疫介导的神经炎症反应。

1. 血管性损伤 大小血管均可累及。主要包括：①抗体对脑血管的损伤：抗磷脂抗体可直接作用于血管内皮细胞，造成内皮损伤，进一步导致血小板黏附、聚集形成血栓，造成微小梗死灶、出血、水肿和脑组织软化；抗内皮细胞抗体具有单核细胞趋化作用，使单核细胞浸润于血管壁内，破坏血管壁和促进动脉硬化形成。②抗体对凝血系统的影响：抗磷脂抗体也可以影响凝血机制，导致血栓形成或心源性脑栓塞，从而导致血管闭塞等。

2. 自身免疫介导的神经炎症反应 主要包括：①抗原-抗体复合物对脉络膜和血-脑屏障的损伤：抗原-抗体复合物对脉络膜和血-脑屏障造成损伤，可使细胞因子和抗体进入脑组织，引起中枢神经系统功能异常等。②抗体对神经细胞的直接损伤：一些抗体，如抗神经元抗体、抗神经胶质细胞抗体、抗淋巴细胞抗体，可以直接杀伤神经组织，导致 CNS 免疫性脱髓鞘、脑容量减少等；同时，可能存在神经细胞表面的膜蛋白抗体，这些抗体可影响细胞功能因而在临床上引起精神症状和癫痫发作；此外，抗双链 DNA 抗体通过与 N-甲基-D-天冬氨酸受体（NMDAR）的 NR2 亚基发生交叉反应，影响海马区突触的谷氨酸传递，最终可导致认知功能障碍或精神症状的发生等。

【临床表现】 神经精神狼疮可以出现在 SLE 病程的任一时期，但更多见于 SLE 起病时或之后的 1～2 年，临床症状表现多样，美国风湿病协会（American College of Rheumatology，ACR）将 NPSLE 命名并分为中枢神经系统性（头痛、癫痫发作、脑血管病、炎性脱髓鞘疾病、精神异常、情感障碍、认知障碍）、周围神经系统性（周围神经病变、自主神经病变等）共 19 种亚型，神经系统损害以头痛症状最常见，其次是癫痫、脑血管病、精神症状及认知障碍等。现介绍几类典型的神经精神狼疮。

1. **头痛** 是SLE神经系统最常见的症状,占24%~72%。主要表现为慢性头痛,其次是偏头痛、紧张型头痛。

2. **癫痫发作** 是另一常见症状,占14%~37%,青少年患者多见。可以在SLE早期发生,甚至出现在皮肤症状前,晚期更多见。发作形式有全面性起源和局灶性起源发作,可出现癫痫持续状态,甚至导致死亡。

3. **脑血管病** 也是SLE常见的神经症状,占3%~44%,包括脑梗死、脑出血、蛛网膜下腔出血等,病变可累及大脑、小脑和脑干。原因可以是脑血管本身病变,也可以是来源于心脏附壁血栓的脱落造成栓塞。除此之外,SLE并发的高血压、尿毒症本身也可以引起脑血管病。

4. **认知障碍及精神症状** 是常见的临床表现,多数患者表现为轻中度认知障碍,主要表现为记忆力减退、注意力减退、执行力下降,只有3%~5%的SLE患者会出现严重的认知障碍。少数患者合并精神症状,表现为胡言乱语、意识模糊、躁动不安、幻觉、妄想等。

5. **无菌性脑膜炎** 较少见,可表现为发热、头痛、颈强直等。可有脑脊液淋巴细胞或多形核白细胞增多,微生物检查阴性。

6. **运动障碍** 主要是狼疮性舞蹈症,偶可见帕金森综合征。舞蹈症常出现在SLE早期,可以是首发症状,青少年多见,临床多表现为不自主的、突然的、短暂的、非刻板的运动,累及单侧或双侧。

7. **脊髓炎** 较少见,发生率为1%~2%。常是急性或亚急性发病,胸髓受累居多,表现为双下肢无力,甚至完全性截瘫,受损平面以下各种感觉减退和消失,大小便功能障碍等。

8. **脑神经病变** 1%~3%的患者发生单个或多个脑神经病变,最常累及的是第Ⅲ、Ⅴ、Ⅵ和Ⅶ对脑神经,症状和体征取决于神经病变的部位,可能包括复视、眼球震颤、上睑下垂、面部疼痛或感觉丧失、构音障碍、面肌无力、听力损失和眩晕。

9. **脊神经病变** 发生率为1.5%~14%,主要是非对称性神经炎。最常见的症状是感觉异常,可有手套-袜套状痛觉减退,其次是感觉性共济失调。也可以累及神经根,表现为急/慢性炎症性脱髓鞘性多发周围神经病,少数报道也可以出现单神经病、多发神经病、弥漫性神经病等。

【辅助检查】

1. **血清免疫学** 首先免疫方面检查符合SLE的诊断,血清中一些抗体与临床表现有一定的关系,例如抗淋巴细胞抗体与认知障碍有关,抗核蛋白P抗体(抗rRNP)与精神异常有关,抗磷脂抗体与脑梗死、舞蹈症和脊髓炎有关。

2. **脑脊液** 部分患者脑脊液压力及白细胞数轻度升高,以淋巴细胞升高为主,多数患者蛋白轻度升高,糖和氯化物多正常。约半数患者寡克隆区带阳性。抗体检测:可查到抗双链DNA抗体、抗磷脂抗体、抗神经元或淋巴细胞抗体等。CSF中C4补体和糖的含量降低常提示活动性狼疮性脑病。

3. **影像学** SLE脑病的CT、MRI表现多样,无特征性表现,主要表现为脑梗死、脑出血等,但在发病24小时内颅脑MRI有典型的长T_1、长T_2信号,应用激素后迅速消退提示SLE脑病。

4. **脑电图** 合并癫痫发作后局灶性病变时,患者会出现异常放电,如局灶性棘波、尖波和慢波;合并脑炎时,可表现弥漫性慢波。

5. **肌电图** 累及周围神经的患者可出现神经传导速度减慢,个别显示轴索损害的改变。

【诊断与鉴别诊断】 目前尚无统一的神经精神狼疮的诊断标准,主要以排他性临床诊断为主。SLE确诊后,当患者出现其他病因难以解释的神经系统症状、体征时,应考虑并发神经系统狼疮。鉴别诊断须除外有明显的动脉硬化及其他危险因素所致的脑梗死、脑出血及蛛网膜下腔出血。还需要除外多发性硬化,因为该病也常见于中、青年女性,临床亦表现为缓解复发的特点,通过影像学难以鉴别,主要通过CSF及血清免疫学等检查辅助鉴别。

【治疗与预后】

1. **一般治疗** 应尽早诊断、尽早治疗。本病是一种慢性疾病,需要长期随访、不断调整治疗方案。目前没有很好的根治方法,应帮助患者树立与疾病长期斗争的信念。尽量避免一些诱发因素

（如紫外线照射、感染、精神刺激），注意休息。妊娠和生育也会加重病情。慎用普鲁卡因胺、肼屈嗪等药物。

2. 神经内科治疗　主要是对症治疗，例如癫痫可应用抗癫痫药物，高凝状态可应用抗血小板聚集及改善循环药物，静脉窦血栓可应用抗凝治疗，周围神经病可用 B 族维生素，舞蹈症可用氟哌啶醇治疗，颅内压增高可使用降低颅内压的药物等。

3. SLE 治疗　SLE 主要治疗方法是糖皮质激素、羟氯喹和免疫抑制治疗。目前激素应用方法比较普遍的是甲泼尼龙冲击治疗，然后序贯为足量治疗，并逐渐规律减量维持。免疫抑制剂治疗包括环磷酰胺静脉滴注，吗替麦考酚酯、他克莫司、环孢素、硫唑嘌呤口服，甲氨蝶呤鞘内注射等治疗。应注意激素和免疫抑制剂的不良反应和继发感染。发生脑炎、脑膜炎、横贯性脊髓炎、视神经炎等时，须激素冲击治疗，必要时可联合静脉注射大剂量免疫球蛋白，并尽早开始应用免疫抑制剂联合治疗，如环磷酰胺、吗替麦考酚酯，难治型或重型患者可考虑利妥昔单抗治疗。

NPSLE 经免疫治疗后平均十年内可完全缓解，但致残、致死率相对高于其他未累及神经系统的 SLE 患者。

第四节 | 甲状腺疾病神经系统并发症

一、甲状腺功能亢进的神经系统病变

甲状腺功能亢进（hyperthyroidism）简称甲亢，是指由多种原因导致甲状腺功能增强、甲状腺激素分泌过多而引起的多系统受累的高代谢综合征。受累的系统包括循环系统、消化系统、神经系统等。甲亢神经系统损害的机制尚不清楚，可能是甲状腺激素大量释放，使神经细胞线粒体氧化过程加速，消耗大量能量，导致细胞缺氧及能量不足所致。该病起病可急可缓，急性多见。可与甲亢危象并存，多由服药不规则或停药诱发，也可独立存在。在甲亢或甲亢危象症状存在的基础上可出现发热伴中枢神经损害和精神异常，包括以下四种。

1. 甲状腺毒性脑病（thyrotoxic encephalopathy）　可有不同程度的意识障碍、错觉、幻觉以及明显的精神运动性兴奋，患者可很快进入昏迷状态。还可表现为去皮质状态、癫痫发作、延髓麻痹、锥体束受累、脊髓丘脑束受累、锥体外系受累等。精神异常可为兴奋状态，亦可为抑郁状态。脑脊液无色透明，细胞数多正常，可有压力增高及蛋白增高。脑电图示中、重度异常，以弥漫的高波幅慢波为主。颅脑 CT 早期多数正常，也可在额颞区、半卵圆中心及基底核出现欠均匀低密度灶。颅脑 MRI 可见相应部位长 T_1、长 T_2 异常信号。

2. 急性甲状腺毒性肌病（acute thyrotoxic myopathy）　较为罕见，表现为发展迅速的肌无力，严重时可在数日内发生弛缓性瘫痪。常侵犯咽部肌肉而发生吞咽及发音障碍，甚至累及呼吸肌引起呼吸麻痹。少数患者可侵犯眼肌及其他脑神经所支配的肌肉。腱反射常降低或消失，肌肉萎缩不明显，括约肌功能保留，无感觉障碍。

3. 慢性甲状腺毒性肌病（chronic thyrotoxic myopathy）　很常见，特别是中老年男性，儿童少见。特点为进行性肌萎缩与肌力下降，而甲亢症状并不明显。易侵犯近端肌，伸肌较屈肌更易受累。少数患者可同时侵犯肢体远端肌和面肌，但无单纯远端肌萎缩者。一般肌萎缩与肌无力程度一致，但也有肌力下降明显而萎缩不明显者，尤其是女性患者。本病常同时侵及双侧，少数可以单侧为主。腱反射正常或亢进。少数患者萎缩肌肉可伴束颤。

4. 甲状腺毒性周期性瘫痪　甲亢合并周期性瘫痪的概率为 1.9%～6.2%，男性多见，发作特点与家族性周期性瘫痪相同，即常在夜间或白天安静时突然发生肢体弛缓性瘫痪，主要累及近端肌，很少累及躯干和头颈部。可伴有自主神经障碍，如心动过缓或过速、低血压、呕吐、烦渴、多汗、瘫痪及水肿等。血钾降低，但补钾并不能改善肌力。

二、甲状腺功能减退性神经系统病变

甲状腺功能减退(hypothyroidism)性脑损害,主要表现为不同程度的神经精神症状。轻者记忆减退、反应迟钝、精神抑郁、淡漠、轻度智能障碍等;重者步态不稳、共济失调、嗜睡、痴呆、精神错乱,甚至出现甲减性昏迷而死亡。甲减如为先天性或发生在出生后早期,可引起精神发育不良、智能缺陷。

甲减性脑神经病变可有嗅、味、视、听觉减退,眩晕,视物模糊、视野缺损、视神经萎缩。视力改变一般认为是由甲减继发脑垂体肿大压迫视神经所致。此外也可有三叉神经痛及面神经麻痹。

甲减性脊神经病变较常见,表现为四肢远端感觉异常,如刺痛、麻木、烧灼感等。其中一半有感觉症状,如振动觉、痛觉及触觉障碍;部分患者有手套-袜套样感觉障碍。

此外,甲减极易导致阻塞性睡眠呼吸暂停低通气综合征(obstructive sleep apnea hypopnea syndrome,OSAHS),进而引起头昏、嗜睡、认知功能受损。

本病经甲状腺素治疗后,大部分临床症状可很快消失,预后良好。

三、桥本脑病

桥本脑病(Hashimoto encephalopathy,HE)是一种与自身免疫性甲状腺疾病相关的脑病。以抗甲状腺抗体增高为特征,而甲状腺功能可为正常、亢进或低下。本病病程呈复发-缓解或进展性,应用激素后可有显著疗效,所以桥本脑病又被称为自身免疫性甲状腺炎相关的激素反应性脑病(steroid responsive encephalopathy associated with autoimmune thyroiditis,SREAT)。

【发病机制】　目前HE的发病机制尚不清楚,其发生与甲状腺功能水平无关,抗甲状腺抗体也不是导致脑病的直接原因。多认为甲状腺炎和脑病都与免疫系统的过度激活有关,可能与以下因素相关:①自身免疫反应介导微血管病变导致的脑内低灌注;②促甲状腺激素过度释放引起的毒性效应;③自身免疫性复合物攻击髓磷脂碱基蛋白,触发脑血管性炎症而造成脑水肿;④甲状腺组织与神经组织有共同的抗原决定簇,因此在病理状态下产生的自身抗体可同时对神经细胞或 α-烯醇化酶(ENO)产生免疫杀伤作用。

【病理】　病理改变主要为脑实质内毛细血管周围、动静脉、脑膜血管周围(特别是以静脉为中心的)淋巴细胞浸润及髓鞘和/或轴突损害。

【临床表现】　本病多急性或亚急性起病,少数慢性起病,中年女性多见。根据发病类型可分为两类:一类是以局灶症状为主的卒中样发作型,为本病特异症状之一,病程呈复发-缓解形式,临床表现为锥体束症状(如偏瘫、四肢瘫),也可出现失语、失用、失读、小脑性共济失调、感觉障碍等;另一类为进行性痴呆及精神症状型,幻觉以幻听常见,可出现兴奋症状,如激越、易怒、不安等。亦可出现抑郁、淡漠、意志缺乏、认知功能低下、妄想、人格改变、行为异常等。

此外,意识障碍发生率较高,其程度可从轻度嗜睡到昏迷,意识内容改变以意识模糊多见。还有锥体外系症状,可出现不随意运动、肌阵挛、震颤。少数出现斜视、眼阵挛、舞蹈症样运动、肌阵挛、上腭震颤和眼睑痉挛。癫痫发作以全面性发作较多,多呈强直-阵挛发作,也可呈局灶性癫痫发作。还可伴有睡眠障碍、听觉过敏、偏头痛、神经痛性肌萎缩症以及脱髓鞘性周围神经病。

【诊断】　本病目前尚无统一的诊断标准,临床上均采用排除性诊断标准。抗甲状腺抗体检查对诊断非常重要。抗甲状腺过氧化物酶抗体(抗TPO抗体)阳性,可高出正常几倍或几百倍。抗甲状腺球蛋白抗体(抗TG抗体)可为阳性也可为阴性。脑脊液可见蛋白正常或轻度升高,但也有达300mg/dl者,细胞数轻度增加。脑电图呈全面慢波,多与临床症状密切相关,亦可出现三相波、棘波、棘慢波、突发性慢波。本病虽然可以全面性癫痫发作为多发症状,但在发作间期脑电图上呈现癫痫样改变者少,这可能为本病的特征之一。影像学大部分患者的CT、MRI无特异性改变,或MRI显示非特异性的大脑皮质下白质区 T_2WI、FLAIR高信号,随着病情好转,白质区高信号可以恢复正常。SPECT显示脑部存在低血流信号,主要发生部位在额叶,其次是颞叶、顶叶、枕叶及小脑半球。既往将糖皮质激素治疗有效纳入诊断标准依据中,但临床上部分患者对糖皮质激素治疗缺乏敏感性,因此即使患者经糖皮质激素治疗病情无明显改善,仍不能排除本病。

【治疗】　目前糖皮质激素为首选治疗药物,给药后 1～2 天,在多数患者中开始出现明显的效果。对于症状出现反复者可重复用药,或联用免疫抑制剂,如环磷酰胺、硫唑嘌呤等。亦可试用静脉注射大剂量免疫球蛋白治疗、血浆置换疗法。极少数患者可自愈。如治疗合理、及时,本病预后良好。

（杨　薇）

推荐阅读

［1］王伟,罗本燕.神经病学［M］.4版.北京:人民卫生出版社,2023.

［2］王维治.神经病学［M］.3版.北京:人民卫生出版社,2021.

［3］BRAZIS P W,MASDEU J C,BILLER J.临床神经病学定位［M］.7版.王维治,王化冰,译.北京:人民卫生出版社,2018.

［4］中华医学会神经病学分会,中华医学会神经病学分会神经肌肉病学组,中华医学会神经病学分会肌电图与临床神经电生理学组.中国特发性面神经麻痹诊治指南［J］.中华神经科杂志,2016,49(2):84-86.

［5］BILLE J,GRUENER G,BRAZIS P.DeMyer神经系统检查［M］.6版.李晓光,译.北京:科学出版社,2013.

［6］中国抗癫痫协会.临床诊疗指南——癫痫病分册(2023修订版)［M］.北京:人民卫生出版社,2023.

［7］中华医学会神经病学分会,中华医学会神经病学分会脑血管病学组.中国急性缺血性脑卒中诊治指南2018［J］.中华神经科杂志,2018,51(9):666-682.

［8］中华医学会神经病学分会,中华医学会神经病学分会脑血管病学组.中国脑出血诊治指南(2019)［J］.中华神经科杂志,2019,52(12):994-1005.

［9］关鸿志.病毒性脑炎的诊治［J］.中华神经科杂志,2022,55(7):747-754.

［10］中华医学会结核病学分会结核性脑膜炎专业委员会.2019中国中枢神经系统结核病诊疗指南［J］.中华传染病杂志,2020,38(7):400-408.

［11］《中华传染病杂志》编辑委员会.中国宏基因组学第二代测序技术检测感染病原体的临床应用专家共识［J］.中华传染病杂志,2020,38(11):681-689.

［12］中国痴呆与认知障碍指南写作组,中国医师协会神经内科医师分会认知障碍疾病专业委员会.2018中国痴呆与认知障碍诊治指南(一):痴呆及其分类诊断标准［J］.中华医学杂志,2018,98(13):965-970.

［13］田金洲,解恒革,王鲁宁,等.中国阿尔茨海默病痴呆诊疗指南(2020年版)［J］.中华老年医学杂志,2021,40(3):269-283.

［14］中华医学会神经病学分会帕金森病及运动障碍学组,中国医师协会神经内科医师分会帕金森病及运动障碍学组.中国帕金森病治疗指南(第四版)［J］.中华神经科杂志,2020,53(12):973-986.

［15］中华医学会神经病学分会,中华医学会神经病学分会头痛协作组.中国偏头痛诊断与治疗指南(中华医学会神经病学分会第一版)［J］.中华神经科杂志,2023,56(6):591-613.

［16］中华医学会神经病学分会,中华医学会神经病学分会周围神经病协作组,中华医学会神经病学分会肌电图与临床神经电生理学组,等.中国亚急性联合变性诊治共识［J］.中华神经科杂志,2020,53(4):269-273.

［17］王学峰,王康,肖波.成人全面性惊厥性癫痫持续状态治疗中国专家共识［J］.国际神经病学神经外科学杂志,2018,45(1):5-8.

［18］中华医学会神经病学分会神经肌肉病学组,中华医学会神经病学分会肌电图及临床神经电生理学组,中华医学会神经病学分会神经免疫学组.中国吉兰-巴雷综合征诊治指南［J］.中华神经科杂志,2010,43(8):583-586.

［19］中国免疫学会神经免疫分会,中华医学会神经病学分会神经免疫学组.中国多发性硬化诊断和治疗专家共识［J］.中国神经免疫学和神经病学杂志,2018,25(6):387-394.

［20］中国免疫学会神经免疫分会.中国视神经脊髓炎谱系疾病诊断与治疗指南(2021版)［J］.中国神经免疫学和神经病学杂志,2021,28(6):423-436.

［21］中国卒中学会,中国卒中学会神经介入分会,中华预防医学会卒中预防与控制专业委员会介入学组.急性缺血性卒中血管内治疗中国指南2023［J］.中国卒中杂志,2023,18(6):684-711.

［22］中华医学会神经病学分会神经感染性疾病与脑脊液细胞学学组.中国自身免疫性脑炎诊治专家共识(2022年版)［J］.中华神经科杂志,2022,55(9):931-949.

［23］中华医学会神经病学分会神经遗传学组.遗传性共济失调诊断与治疗专家共识［J］.中华神经科杂志,2015,48(6):459-463.

［24］中国医师协会神经内科分会认知障碍专业委员会,《中国血管性认知障碍诊治指南》编写组.2019年中国血管性认知障碍诊治指南［J］.中华医学杂志,2019,99(35):2737-2744.

［25］LOUIS E D,MAYER S A,NOBLE J M. Merritt's Neurology［M］. 14th ed. Philadelphia：Wolters Kluwer Health,2021.

［26］ROPPER A H,SAMUELS M A,KLEIN J P,et al. Adams and Victor's Principles of Neurology［M］. 11th ed. New York：McGraw-Hill,2019.

［27］GREENBERG D A,AMINOFF M J,SIMON R P,et al. Lange Clinical Neurology［M］,11th ed. New York：McGraw-Hill,2020.

［28］SHEFNER J M,AL-CHALABI A,BAKER M R,et al. A proposal for new diagnostic criteria for ALS［J］. Clinical neurophysiology. 2020,131（8）:1975-1978.

［29］PAVLOVA M K,LATREILLE V. Sleep Disorders［J］. Am J Med. 2019,132（3）:292-299.

［30］GRAUS F,VOGRIG A,MUNIZ-CASTRILLO S,et al. Updated Diagnostic Criteria for Paraneoplastic Neurologic Syndromes［J］. Neurol Neuroimmunol Neuroinflamm 2021,8（4）:e1014.